主　编
M. Bradford Henley
Michael F. Githens
Michael J. Gardner

HARBORVIEW
骨折手术技巧图解
（第二版）

Harborview Illustrated Tips and Tricks in
FRACTURE SURGERY
2nd Edition

主　译
张　伟

副主译
孙　辉 | 陈宇杰 | 芮碧宇

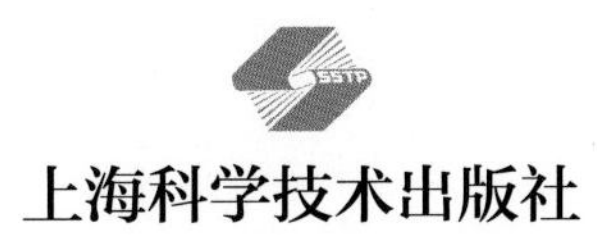

上海科学技术出版社

图书在版编目（CIP）数据

HARBORVIEW骨折手术技巧图解 / （美）布拉德福特·亨利等主编 ; 张伟主译. -- 2版. -- 上海 : 上海科学技术出版社, 2024.1
书名原文: Harborview Illustrated Tips and Tricks in Fracture Surgery, 2nd Edition
ISBN 978-7-5478-6332-9

Ⅰ. ①H… Ⅱ. ①布… ②张… Ⅲ. ①骨折－外科手术－图解 Ⅳ. ①R687.3-64

中国国家版本馆CIP数据核字(2023)第185515号

本书提供了药物的适应证、不良反应以及剂量用法的准确资料，但这些信息可能会发生变化，故强烈建议读者查阅书中所提药物的制造商提供的产品说明书。本书力求提供准确的信息以及已被广泛接受的技术和方法。但是，作者、编辑和出版者不保证书中的信息完全没有任何错误；对于因使用本书中的资料而造成的直接或间接的损害也不负有任何责任。

上海市版权局著作权合同登记号　图字：09－2019－161号

HARBORVIEW骨折手术技巧图解（第二版）

主　编　M. Bradford Henley | Michael F. Githens | Michael J. Gardner

主　译　张　伟

副主译　孙　辉 | 陈宇杰 | 芮碧宇

上海世纪出版（集团）有限公司
上　海　科　学　技　术　出　版　社　出版、发行
（上海市闵行区号景路159弄A座9F－10F）
邮政编码 201101　www.sstp.cn
山东韵杰文化科技有限公司印刷
开本 889×1194　1/16　印张 42.5
字数：1100千字
2011年7月第1版
2024年1月第2版　2024年1月第1次印刷
ISBN 978－7－5478－6332－9/R・2843
定价：398.00元

内容提要

《HARBORVIEW骨折手术技巧图解》是一部非常实用的学术参考书，展示了美国华盛顿大学Harborview医院在骨科创伤领域的深厚底蕴和丰富经验。其第一版由上海科学技术出版社于2011年引进并出版，重印多次，深受广大读者喜爱。

第二版延续了第一版的框架和写作风格，增加并丰富了许多部位骨折复位和固定的新技术，凝聚了Harborview众多校友的智慧成果和优秀经验。书中以大量的手术实例图片配合简明、精练的文字，通过分步图解的形式，向读者阐明各部位骨折复位和固定的主要步骤；在阐述每项手术技术的过程中均以“TIP”的形式穿插介绍手术操作技巧，这一板块系作者多年临床经验的高度浓缩，也是本书的精华所在。

本书内容全面、系统，实用性强，无论是刚涉足骨科临床的住院医生，还是高年资的主刀医生，都能从书中获益。

译者名单

主 译 张 伟

主 审 马 昕 张长青 范存义

副主译 孙 辉 陈宇杰 芮碧宇

参译者（以姓氏笔画为序）

王 鑫 尹博浩 刘辰骏 齐 鑫 关俊杰 杨伟超
宋 飒 陈亦轩 范致远 林子煊 罗鹏波 周润华
徐 宁 黄晶焕 黄晶晶

第一版参译者（以姓氏笔画为序）

史国栋 朱 巍 刘 岩 安智全 李晓林 张 竞
林浩东 欧阳跃平 赵良瑜 施忠民 顾文奇
徐盛明 高 洪 郭永飞 郭彦杰 梅国华 程相国
蒙德鹏

作者名单

主 编

M. Bradford Henley, MD, MBA
Professor of Orthopaedic Surgery and Sports Medicine
Department of Orthopaedics and Sports Medicine
Harborview Medical Center
University of Washington
Seattle, Washington

Michael F. Githens, MD
Assistant Professor of Orthopaedic Surgery and Sports Medicine
Harborview Medical Center
University of Washington
Seattle, Washington

Michael J. Gardner, MD
Professor and Vice Chair
Chief, Orthopaedic Trauma
Stanford University School of Medicine
Palo Alto, California

编著者

Mark R. Adams, MD
Assistant Professor
Orthopaedic Trauma Fellowship Director
Department of Orthopaedics
Rutgers, New Jersey Medical School
Newark, New Jersey

David P. Barei, MD, FRCSC
Professor
Department of Orthopaedic Surgery
Fellowship Director, Orthopaedic Traumatology
Harborview Medical Center
University of Washington
Seattle, Washington

Daphne M. Beingessner, BMath, BSc, MSc, MD, FRCSC
Associate Professor
Department of Orthopaedics and Sports Medicine
University of Washington
Seattle, Washington

Stephen K. Benirschke, MD
Professor of Orthopaedic Surgery and Sports Medicine
Department of Orthopaedics and Sports Medicine
Harborview Medical Center
University of Washington
Seattle, Washington

Mitchell Bernstein, MD, FRCSC
Assistant Professor
Departments of Surgery & Pediatric Surgery
McGill University
Head, Pediatric Orthopaedic Trauma
Montreal Children's Hospital
Co-Director, Limb Deformity Unit
Shriners Hospital for Children—Canada
Orthopaedic Trauma & Limb Deformity Surgery
Montreal General Hospital
Montreal, Quebec, Canada

Julius Bishop, MD
Assistant Professor and Associate Residency Director
Department of Orthopaedic Surgery
Stanford University School of Medicine
Palo Alto, California

Michael L. Brennan, MD
Vice Chairman and Director of Orthopaedic Trauma
Department of Orthopaedic Surgery
Baylor Scott and White Health
Temple, Texas

Dave Brokaw, MD
Orthopedic Trauma Surgeon
Indiana Orthopedic Hospital
Indianapolis, Indiana

Steven M. Cherney, MD
Assistant Professor
Department of Orthopaedic Surgery
University of Arkansas for Medical Sciences
Little Rock, Arkansas

Joseph Cohen, MD
Assistant Professor of Orthopedic Trauma
Department of Orthopedic Surgery
Loyola University Medical Center
Maywood, Illinois

Peter A. Cole, MD
Division Medical Director, HealthPartners Medical Group
Chair, Orthopaedic Department, Regions Hospital
Professor, University of Minnesota
Minneapolis, Minnesota

William W. Cross III, MD
Assistant Professor
Vice Chair, Department of Orthopedic Surgery
Chair, Division of Community Orthopedic Surgery
Division of Orthopedic Trauma
Department of Orthopedic Surgery
Mayo Clinic

Rochester, Minnesota

Bryce A. Cunningham, MD
Orthopedic Trauma Surgeon
Department of Orthopaedic Surgery
University of Tennessee College of Medicine—Chattanooga/Erlanger Hospital
Chattanooga, Tennessee

Christopher Domes, MD
Resident
University of Washington Department of Orthopaedics and Sports Medicine
Harborview Medical Center
Seattle, Washington

Anthony J. Dugarte, MD
Research Fellow
Department of Orthopaedic Surgery
Regions Hospital
University of Minnesota
Minneapolis, Minnesota

Jonathan Eastman, MD
Associate Professor
Department of Orthopaedic Surgery
University of California, Davis Medical Center
Sacramento, California

Andrew R. Evans, MD, FACS
Assistant Professor of Orthopedic Surgery
Co-Director, Orthopedic Trauma, Brown University
Rhode Island Hospital
Providence, Rhode Island

Jason M. Evans, MD
Orthopaedic Trauma Surgery and Complex Fracture Care
Department of Surgery
TriStar Skyline Medical Center
Nashville, Tennessee

Eric D. Farrell, MD
Assistant Clinical Professor
Department of Orthopaedic Surgery
David Geffen School of Medicine at UCLA
Los Angeles, California

Michael J. Gardner, MD
Professor and Vice Chair
Chief, Orthopaedic Trauma
Stanford University School of Medicine
Palo Alto, California

Matthew R. Garner, MD
Assistant Professor of Orthopaedics and Rehabilitation
Division of Orthopaedic Trauma
Milton S. Hershey Medical Center
Penn State College of Medicine
Hershey, Pennsylvania

Reza Firoozabadi, MD, MA
Assistant Professor of Orthopaedic Surgery and Sports Medicine
Department of Orthopaedics and Sports Medicine
Harborview Medical Center
University of Washington
Seattle, Washington

Michael F. Githens, MD
Assistant Professor of Orthopaedic Surgery and Sports Medicine
Department of Orthopaedics and Sports Medicine
Harborview Medical Center
University of Washington
Seattle, Washington

Douglas P. Hanel, MD
Professor
Director of Orthopaedic Education
Section of Hand and Microvascular Surgery
Department of Orthopaedics and Sports Medicine
University of Washington
Seattle, Washington

Edward J. Harvey, MD, MSc, FRCSC
Professor of Surgery
McGill University
Michal and Renata Hornstein Chair in Surgical Excellence
Montreal General Hospital
Montreal, Quebec, Canada

Jonah Hébert-Davies, MD, FRCSC
Assistant Professor
Harborview Medical Center
University of Washington
Seattle, Washington

Garin G. Hecht, MD
Instructor
Department of Orthopaedic Surgery and Sports Medicine
Harborview Medical Center
University of Washington
Seattle, Washington

M. Bradford Henley, MD, MBA
Professor of Orthopaedic Surgery and Sports Medicine
Department of Orthopaedics and Sports Medicine
Harborview Medical Center
University of Washington
Seattle, Washington

Jessica Hooper, MD
Resident Physician
Department of Orthopaedic Surgery
NYU Langone Orthopaedic Hospital
New York, New York

Robert A. Hymes, MD
Associate Professor, Section Chief Orthopaedic Trauma, Director of Clinical Research
Orthopaedic Surgery
Inova Fairfax Medical Campus, VCU School of Medicine
Fairfax, Virginia

Stephen A. Kennedy, MD, FRCSC
Assistant Professor
Department of Orthopaedics and Sports Medicine
University of Washington
Seattle, Washington

Conor Kleweno, MD
Assistant Professor
Department of Orthopaedic Surgery
Harborview Medical Center
Seattle, Washington

Stephen A. Kottmeier, MD
Chief of Orthopaedic Trauma Service
Professor of Clinical Orthopaedics
Department of Orthopaedic Surgery
State University of New York—Health Sciences Center at Stony Brook
Stony Brook, New York

Thomas M. Large, MD
Orthopaedic Trauma Surgeon
Mission Orthopaedic Trauma Services
Mission Hospital
Asheville, North Carolina

James Learned, MD
Assistant Clinical Professor of Orthopaedic Surgery
UC Irvine Medical Center
Orange, California

Justin F. Lucas, MS, MD
Orthopedic Trauma Fellow
Department of Orthopedics and Sports Medicine
Harborview Medical Center
University of Washington
Seattle, Washington

Randall Drew Madison, MD
Clinical Instructor
Department of Orthopaedic Surgery
State University of New York—Stony Brook University Hospital
Stony Brook, New York

Aden N. Malik, MD
Resident
Department of Orthopaedic Surgery
State University of New York—Stony Brook University
Stony Brook, New York

Randall E. Marcus, MD
Charles H. Herndon Professor and Chairman
Department of Orthopedics
Case Western Reserve University
University Hospitals Cleveland Medical Center
Cleveland, Ohio

Anna N. Miller, MD
Associate Professor
Chief, Orthopaedic Trauma
Department of Orthopaedic Surgery
Washington University School of Medicine
St. Louis, Missouri

Matthew A. Mormino, MD
Professor
Department of Orthopaedic Surgery
University of Nebraska Medical Center
Omaha, Nebraska

Sean E. Nork, MD
Professor of Orthopaedic Surgery and Sports Medicine
Department of Orthopaedics and Sports Medicine
Harborview Medical Center
University of Washington
Seattle, Washington

Sarah C. Pettrone, MD (deceased)
Hand Fellow
Department of Orthopaedics
University of Washington
Commonwealth Orthopaedics
Reston, Virginia

Eric G. Puttler, MD
Orthopedic Surgeon
Rainier Orthopedic Institute
Puyallup, Washington

Motasem Refaat, MD
Clinical Instructor
Orthopaedic Surgery and Orthopaedic Trauma
University of California, San Francisco
San Francisco, California

Zachary V. Roberts, MD
Orthopedic Surgeon
DFP Orthopedics
Research Medical Center
Centerpoint Medical Center
North Kansas City Hospital
Kansas City, Missouri

Nicholas M. Romeo, DO
Assistant Professor
Department of Orthopaedic Surgery
Case Western Reserve University School of Medicine
MetroHealth Medical Center
Cleveland, Ohio

Milton Lee (Chip) Routt Jr, MD
The Andrew R. Burgess M.D. Professor and Endowed Chair
Department of Orthopedic Surgery
McGovern Medical School
University of Texas Health Science Center
Houston, Texas

John A. Scolaro, MD, MA
Associate Clinical Professor
Department of Orthopaedic Surgery
University of California, Irvine
Orange, California

Daniel N. Segina, MD
Director of Orthopaedic Trauma
Vice Chairman, Department of Orthopaedic Surgery
Holmes Regional Medical Center
Melbourne, Florida

Justin C. Siebler, MD
Associate Professor
Chief Orthopaedic Trauma
Department of Orthopaedic Surgery and Rehabilitation
University of Nebraska Medical Center
Omaha, Nebraska

Michael S. Sirkin, MD
Vice Chairman and Professor
Department of Orthopedics
Rutgers, New Jersey Medical School
Newark, New Jersey

Clay A. Spitler, MD
Assistant Professor
Department of Orthopaedic Surgery
University of Mississippi Medical Center
Jackson, Mississippi

Matthew P. Sullivan, MD
Assistant Professor of Orthopaedic Surgery
Department of Orthopaedic Surgery
State University of New York—Upstate Orthopedics
Upstate University Hospital
Syracuse, New York

Hobie Summers, MD
Associate Professor, Chief of Orthopaedic Trauma
Department of Orthopaedic Surgery and Rehabilitation
Loyola University Medical Center
Maywood, Illinois

Lisa A. Taitsman, MD, MPH
Associate Professor of Orthopaedic Surgery and Sports Medicine
Department of Orthopaedics and Sports Medicine
Harborview Medical Center
University of Washington
Seattle, Washington

Nirmal C. Tejwani, MD
Professor, NYU Langone Orthopedics
Chief of Trauma, Bellevue Hospital
New York, New York

Edward R. Westrick, MD
Assistant Professor
Drexel University College of Medicine
Orthopaedic Trauma Surgeon
Allegheny General Hospital of Allegheny Health Network
Pittsburgh, Pennsylvania

Raymond D. Wright Jr, MD
Associate Professor, Orthopaedic Surgery
Orthopaedic Trauma Fellowship Director
Department of Orthopaedic Surgery and Sports Medicine
University of Kentucky Chandler Medical Center
Lexington, Kentucky

Brad J. Yoo, MD
Associate Professor
Department of Orthopaedics and Rehabilitation
Yale University
New Haven, Connecticut

Brandon J. Yuan, MD
Assistant Professor of Orthopedics
Orthopedic Trauma Service
Mayo Clinic College of Medicine
Rochester, Minnesota

骨折手术技巧图解

（第二版）

Harborview Illustrated Tips and Tricks in Fracture Surgery

2nd Edition

中文版前言

（第二版）

带着对《HARBORVIEW骨折手术技巧图解》的喜爱，我们在期待中迎来了《HARBORVIEW骨折手术技巧图解》的修订和更新，还是一样简明、实用的风格，还是熟悉的Harborview味道，不过增加了更多的经验和技巧，就如同这些年不断发展的Harborview骨科创伤团队，如同全世界范围不断进步的骨科技术，以及不断向上奋进的我们各自的团队和平台！

由于各种客观原因，近年来我们特别忙于医疗和健康事务，因而迟迟没有将第二版中文版奉献给大家。所幸的是，经过国家骨科医学中心上海市第六人民医院骨科部分同事，以及上海科学技术出版社编辑老师们的共同努力，我们终于以高质量的标准完成了第二版的翻译工作。感谢第一版译者所付出的辛勤劳动，也感谢第二版的译者团队，特别是孙辉、陈宇杰、芮碧宇三位优秀同事，应邀担任了副主译工作，并付出了大量的时间和精力！

正如第二版英文版的前言所述，本书所展现的技术并非“唯一或最优”，每位读者其实和作者一样都有各自的宝贵经验，也是未来同类作品的潜在作者，相互学习，共同提高，彼此成就，必然是所有创伤骨科医生也是所有人获得成长的重要途径！

愿我们所有同行在将来随年龄渐长或退出工作岗位之后，如果身边的亲朋需要医疗救治时，都会有称职、优秀甚至杰出的新一代值得信赖，那便是我们在繁忙的医疗工作之余多做一些教学、培训及创作和翻译各种优秀作品的价值所在。

我们今天的所有努力，都是为了在将来理想成真！

国家骨科医学中心
上海市第六人民医院骨科
张　伟
2023年7月

骨折手术技巧图解

（第二版）

Harborview Illustrated Tips and Tricks in Fracture Surgery

2nd Edition

英文版前言
（第二版）

编写《HARBORVIEW骨折手术技巧图解（第二版）》的初衷源于与一些高级临床培训（advanced clinical experience，ACE）毕业生的讨论，他们大多是美国、加拿大等国家的创伤骨科医生，他们盛赞第一版的实用性，可以说本书深受创伤骨科医生、住院医生和访问学者的好评。不过，许多人表示他们跟从Harborview导师学到了许多没有包含在第一版中的“技巧和窍门”；另外，从Harborview毕业的医生还将学到的技术进行了改良和提高，或者有了自己发明的新技术，他们也希望将其与更多的同行分享，以提高对患者的诊治水平。他们鼓励我联系Harborview创伤骨科的所有毕业生，为第二版征集优秀的手术技巧，这样的第二版就堪称Harborview校友版了。我们收到了来自过去近40年的众多学者的贡献，其中，最“高年级”的是Randy Marcus（1980届），我们也收到了许多来自最近一届毕业生（2015届）的建议。大多数人都提交了一项或多项技巧，有的甚至提交了多达5项技巧。

虽然书中的手术技巧源自Harborview校友，但这并不意味着他们声称拥有任何特定技术或过程的所有权，这些技术也不完全是他们的“发明”，其中一些技巧已经由相同或不同的作者发表过。我们想强调的是，第二版传承第一版的编写初衷，希望通过传播新颖或有用的想法以提高创伤骨科的诊疗水平。作者的贡献不只在于技巧本身，更在于其付出的不懈努力，能够将这些技巧通过文字和图解的形式分享给同行。如果所写的技巧不是作者自己的原创成果，注明技巧的原作者无疑是最理想的做法，尽管有时也很难做到。

Michael Gardner和我邀请了Michael Githens（2016届）协助编写，对第一版中的许多章节进行了修订。Michael Gardner在完成“fellow”培训后加入了Harborview创伤团队，他的新颖视角和想法为第二版校友版的广度和深度做出了贡献。我们感谢他对细节的精心打磨，并将他作为本版的第三主编。

Michael Gardner和我还将提交的每个新技术和技巧至少检查了三遍，并经编辑许可进行了修饰和梳理，使文本与第一版的风格保持一致。虽然体量大增，但我们保持了第一版的架构。在每章的开头，按字母顺序列出了所有贡献者的姓名。有些新增的技巧被整合到相应章节，也有一些新增的技巧被单独列出。所有作为独立技巧的作者名字也都列在上述贡献者名单里。需要特别指出的是，我们没能将所有征集到的技巧都写入本书，但我们对所有的贡献者都深表感谢！

如第一版前言中所述，我想再次致谢所有为人们提供紧急医疗服务的同仁（无论是骨科医生还是其他科医生）。令人欣慰的是，如果我的家人或朋友需要紧急创伤救治，会有这么多在Harborview医疗中心和美国其他优秀的创伤中心接受过培训的创伤外科医生和其他科医生可以信赖。我还想再次感谢我过去和现在的所有老师和导师，尤其是我的三位榜样：Bernd Claudi博士、Kenneth D. Johnson博士和Richard E. “Dickey” Jones博士（他们都是前UTHSCD/Parkland医生）。在他们作为骨科医生的整个职业生涯中，Bernd、Ken和Dickey都致力于终身学习、教学，并与同事、住院医生和医学生分享他们的知识、想法和见解；他们无私慷慨地将自己的时间和服务免费提供给患者和同事；他们总是尊重医疗团队的所有成员，都愿意把患者的需要放在第一位，总是“做正确的事”，而不考虑回报和自己的个人得失。

自第一版以来，我希望Harborview的创伤团队能够不断发展和壮大，我们在ACE学员中灌输了同样的服务初心和理念。第一版写作于2009—2010年，如今在第一版前言里所列的ACE学员名单里又增加了36位。这36位都已经完成了创伤“fellow”培训，并获得注册。

免责声明

本书中所提供的内容仅供教学使用。内容并非是适用于所讨论的医疗情况的唯一的、最好的方法或过程，而是旨在提供作者的一种方法、观点、陈述或意见，以期对面临类似情况的其他同行提供参考。出版商、编辑和作者不承担任何和所有的伤害或其他损害赔偿责任，这些损害赔偿可能是由个人使用其中所展示的技术而产生的，无论这些索赔是由医生还是任何其他人提出的。本书提供的任何内容（包括音频和视频），都不允许复制。

FDA声明

本书描述的一些技术、医疗器械和（或）药物已被FDA批准用于特定用途，也有一些技术、医疗器械和（或）药物可能尚未被FDA批准。FDA已经声明，医生有责任在临床实践中确认使用的每种药物或医疗器械的FDA许可状态。治疗医师有责任向患者披露和讨论药物或医疗器械的“超适应证使用”（即必须告知FDA尚未批准该药物或器械用于所述目的）。如果产品的使用没有在FDA批准的适应证范围内，都是“超适应证使用”。

我还要感谢我的妻子Ann Rutledge、我的父母Ernest和Elaine、我的女儿Taryn和Cailin，以及所有在这个项目中给予我支持和帮助的同事及朋友们。

Bradford Henley

英文版序
（第一版）

20世纪70年代中期，当时我还是一位住院医生，骨折的治疗以石膏固定和牵引为主。年轻的股骨骨折患者需要住院几个星期，卧床并进行牵引治疗，床尾用木盒垫高以对抗牵引的重力，然后再用石膏管型固定几个月。开放性骨折则用经皮穿针 + 石膏固定和Orr方法治疗，结果发生骨髓炎甚至导致截肢的情况比较常见。也有一些骨折患者经开放手术治疗，但只能用一些直的钢板或者针来固定，而这些手术的适应证既不明确也不连贯。那时，迈阿密的Sarmiento 医生及其主办的骨折课程班介绍了个性化塑形支具及功能化治疗方法，很受欢迎。我作为高年资住院医生参加了其中的一期。讲师中有一位并不很有名的来自西雅图的医生Sigvard “Ted” Hansen，他报道了在Harborview医院开展的闭合穿钉内固定技术治疗骨折的初期结果，他们在Gerhard Kuntscher到访时学到这项技术。为证明这项技术的优越性，他还列举了内骨骼动物较外骨骼动物更具优势这一例子。后来，Ted才意识到，正是这节我有幸目睹的课程，促进了闭合穿钉内固定技术的推广应用，也开启了长骨骨折治疗的新纪元。

在我担任住院总医生的时候，我去达沃斯参加了AO（国际内固定研究协会）的年度课程。AO这个几乎都是由欧洲的骨科医生组成的小组，当时正在建立骨折内固定治疗的系统体系，但却没有被美国骨科医生所接纳。那些来自瑞士的设计精确的内植物和手术器械，以及高度规范化的手术技术，是那么的引人入胜。当该体系终于被引入美国时，这种强调早期坚强固定和尽快恢复功能活动的理念便在当时的美国引起了骨折治疗的巨大变革。在那个时期，外固定技术也在美国再次兴起，被广泛用于开放性骨折的治疗。当时的美国正值道路交通伤亡事故发生的顶峰，开放性骨折发生率很高。

后来我在马里兰休克创伤中心工作，该中心位于医院的一座比较旧的侧楼里。其间我参与并见证了一个新学科的诞生——创伤骨科。对严重创伤的最优化救治和对复杂骨折的治疗，已经成为当时的研究焦点。人们吐故纳新、勇于革新。1983年在拉斯维加斯召开的美国骨科医师学会（AAOS）年会上，来自Harborview医院的Bob Winquist医生报道了他们应用闭合穿钉内固定技术治疗504例股骨骨折的极其有效的经验，这成为美国创伤骨科发展进程中的一个关键时刻。这一非常重要的学术报告，被大会安排在第一副主席致词之前的重要时段进行，在多功能会议中心的大厅里，数千人聆听了这一报告。

功能支具学派的领头人Gus Sarmiento参与讨论，也强调这项技术具有前所未有的优势，必将改变骨折的治疗标准。

此后至今的27年里，创伤骨科不断发展，现代骨折治疗技术在全世界获得推广。Harborview医院骨科已经成为在创伤骨科领域具有领导地位的团队之一。作为邻近几个州范围内的创伤救治中心，他们源源不断地接受大量的骨折患者，这也使得他们能够培养出一支大规模的创伤骨科专业队伍。他们积累了大量的临床经验，也进行了许多重要的临床研究。他们不断改进和完善治疗技术，建立和提炼了有关骨折手术治疗的一系列技术规范。在这里接受的进修培训经历（fellowship）被认为是美国最好的，世界各地的骨科医生纷纷来这里访问学习。

兼具医学博士学位和工商管理硕士学位的Bradford Henley教授，是Harborview医院创伤骨科的资深专家。他以高超的临床专长及商业领导能力组织编纂了这本优秀的手术技术图解。Harborview创伤骨科的教授和那些在读或结业了的访问学者精心撰写了各个章节。高质量的术中照片结合精美的绘图，贯穿全书。每幅插图都配以图注，以简洁的文字呈现了手术技巧和细节。

本书所提供的骨折治疗方法和手术技术，成为现有的有关骨折的主要教科书的有益补充。读者对这种详细阐述“怎样做”（how to do）的指南类书籍之需求正日益增长。据《全球伤病负担分析报告》披露：目前交通事故伤的数量在持续增加，在发展中国家更是如此。问题的症结在于，脆弱的行人和坚硬的机动车共用一道，而公共交通又不堪重负且危险重重。不断增加的伤亡和残疾造成了巨大的社会和经济压力。在人口众多的经济大国，如印度和中国，飞速发展的机动化导致车祸伤的数量激增。在发达国家，安全气囊、安全带和先进的汽车设计虽降低了交通事故的病死率，却未能减少严重下肢损伤的发生。今天，很多国家的医疗系统都有了巨大发展，外科医生已能充分运用现代的内固定及外固定技术治疗骨折，以减低创伤带来的伤残率。对于所有志在对骨折患者进行有效治疗的外科医生来说，Harborview的这本专著必将大有裨益。

Bruce Douglas Browner, MD, MS, FACS

英文版前言
（第一版）

我在大约15年之前就开始构思本书。我对骨科手术的学习与大多数骨科医生一样，先阅读有关专业技巧方面的论著，接着观摩带教老师的手术操作。到了一定的阶段，我开始像个真正的外科医生一样自己实施手术，当然还得在高年资医生的指导之下。直到在达拉斯的得克萨斯大学西南医学中心（UTHSCD）和Parkland医院获得第一个学术职位，我才开始独立主刀手术。与大多数骨科医生一样，我也是通过“学习、实践、传授”的过程，总在不断改进手术技术以求精益求精。在我的整个职业生涯中，我一直在用自认为更有效和更高效的方法去完善手术过程，以达到解剖复位的手术目标（切开复位内固定，而不仅仅是切开内固定）。

离开UTHSCD后，我入职华盛顿大学Harborview医学中心（HMC）。1988年2月我初到HMC的时候，骨科的全职医生仅有5名，分别是Sigvard“Ted”Hansen、Keith Mayo、Paul A. Anderson、Stephen K. Benirschke和Bruce J. Sangeorzan。当时Steve和Bruce分别刚刚完成创伤和足踝专业的fellow培训。至1988年底，Marc Swiontkowski的加入，使得人数增加至7人。Ted、Bruce和Paul的专业方向都不是创伤骨科，但也参加创伤骨科的值班和从事骨折患者的救治。在接下来的几十年中，Harborview骨科团队兴衰浮沉，不断发展壮大。目前，这里全职的创伤骨科医生就有8个，再加上Ted Hansen，共有了超过179（医生・年）的创伤骨科专业经验（特指完成fellow培训之后的人员）。除了这些核心力量，还有其他隶属于HMC的治疗组参与创伤外科、手外科及脊柱外科的救治工作。我相信，Harborview骨科是全美国最大的创伤骨科中心，其累计骨创伤救治经验在全美国最多，约280（医生・年）。

Harborview长期致力于医学教育和医学继续教育工作。从20世纪70年代开始，这里就为那些渴望能在创伤骨科专业机构有更多工作经验的医生提供机会。无论是来自院校还是社区的骨科医生，在这里都可以和住院医生和教授们一起工作3个月或6个月。直到20世纪80年代中期，才有部分医生的学习时间延长至1年。随着创伤骨科医院协会（OTHA，也就是创伤骨科协会OTA的前身）的建立，Harborview可每年提供2个一年期的创伤骨科fellow名额。至80年代末，在Marc Swiontkowski和我来了以后，每年能提供3个ACE名额。在接下来的20年里，每年ACE名额逐渐由3个，增加为4个、5个，直到现在的6个。

正是因为在西雅图的HMC担任创伤骨科主治医生，我才能倾注所有的时间致力于骨科创伤救治的工作实践。反复的手术实践让我有机会形成了一整套独特的手术技巧。在Harborview，还使我有机会与当时全世界最前沿的学术大师和最有经验的创伤骨科医生一起工作。这里的氛围很好，有利于大家分享和提高相关的治疗技术。我们每周一次的例行骨折讨论会很出名，一般有6~12名创伤骨科医生参加，允许对有关急性骨科创伤的救治进行自由讨论和争论。此外，我和我的同事常常相互“造访”，以观摩彼此的手术技巧。这些好的传统使我和同事们能分享彼此的手术技巧和治疗观念，形成我们的理念，用于患者救治和教学之中。

在过去的15年里，我常常寻思着将这些手术技巧编纂成书或写成论文在杂志发表。虽然已经有一部分手术技巧被ACE学员在骨科杂志发表过了，但HMC创伤团队的许多理念还未公开过。ACE学员向来有通过日记或记录本记下每个病例的手术操作技巧的良好习惯。我在2007—2008学年的9月份向当时的6位创伤学科访问学者提出了上述想法，他们是Mike Brennan、Andy Evans、Jason Evans、Mike Gardner、Zach Roberts和Ray Wright，他们都很积极地表示支持。此后，他们将每一天或者对每一个病例的学习和观察都以电子文档的方式记录下来。他们调用保存在X线拍片设备和平面透视机中的数字图像，作为每一份笔记的辅助图解。他们的手工绘图被一位我在UTHSCD工作时（1985—1988年）认识的技艺精湛的医学绘图专家——Scott Bodell 制成医学插图，也被附在他们的记录上，作为对手术技巧的图解。这本书是这6位ACE学员在2007年8月至2008年8月间对于所选定病例详细观察和记录的结果。他们均是本书一个以上章节的指定作者。

在这一年的课程中，Michael Gardner 医生对本书的编写产生浓厚兴趣。他用自己的领导才能帮我组织各种事项并担任他的同伴的联络人。基于他对本书的学术兴趣，最早且持之以恒地参与本书编写，我提议他为我的共同主编。

我和Michael都明白，HMC 是一所启发巧思、凝集技艺的骨科学中心。这受益于那些寻求获得教育和高级培训的学者、访者和医生们源源不断的造访。他们帮助HMC的团队进行手术技巧的精炼和治疗理念的改良，从而产生新的治疗技术，提高救治水平。我们坚信骨科创伤救治在未来一定会持续发展。我们期望HMC和我们的ACE学员，在创伤骨科的研究和协作上能持续领跑。

本书作者不会声称拥有书中所谓的“技术”、“技巧”和“诀窍”的所有权。相反，我们认为，这只是HMC团队所实践过、被6位一年期创伤骨科ACE学员观察和记载下的技术的汇编。其中的一些技巧来自我们与国内和国际同道之间的合作，而其他的一些确确实实可归功于HMC团队中之某一位。其中一些观点可能已经被其他作者发表过，如果我们发现了，就会将其标注为引文。

谨以此书献给所有从事急救医疗服务的骨科以及其他学科的同道。令我高兴的是，在美国有这么多曾在Harborview和其他优秀的创伤中心接受过培训的创伤专业医生，即便是当我的家人或朋友急需创伤救治之时，他们也都值得我信任。我要特别感谢我所有的老师（特别是Bernd Claudi教授和Kenneth D. Johnson医生），所有在UTHSCD和华盛顿大学HMC的同事，所有OTA的委员和会员，以及所有的ACE学员。正是这些人和他们的学生，为了国家的需要，献身于急诊创伤救治服务，并坚持不懈地进行着医学教育和继续教育工作。最重要的感谢献给我的太太Ann Rutledge，我的父母Ernest和Elaine，我的女儿Taryn和Cailin，还有我的同事和朋友们，谢谢你们在本书编著过程中给予我的支持和帮助。

M. Bradford Henley

当我作为住院医生首次访问Harborview时，就参加了这里的骨折周会。在亲身经历了骨折术后讨论及X线片演示后，我顿时明白：我要学习和追求这里每一位成员都具备的骨折固定的质量、技术和风格。我在Harborview做fellow培训期间，骨折周会的内容令人目不暇接。每一个病例的手术回顾，都以15或20张连续的X线透视照片让我们得以一步步重温手术过程。连对某一特殊骨折块如何放置复位钳、对常见骨折类型的复位顺序、选择和放置某一内植物的理由等细节，都常常要在会上进行讨论。这是一个讲授和学习骨折手术技术极其有效的途径。在会上，我和我的同伴开始快速记下感兴趣的病例名字，然后详细查阅并存储图像。我们获得了大量极有示范意义的病例，这也是本书成文的基础。随后的日子里，在每一次手术之前，我都会无数次地复习本书中的这些章节，我希望它也能对其他的年轻骨科医生有所帮助。在我的早期医生职业生涯和fellow培训期间就参与这样的“课外”专著编写活动，这离不开我的妻子Katie和女儿Kelsey的无限支持和理解，谢谢她们！

我希望这本我和同事们编写的、关于手术病例和操作技巧方面的专著，能为你们所喜欢。

Michael J. Gardner

致　敬

2017年12月10日，骨科创伤界得知Dean G. Lorich博士猝然离世的消息，无不感到震惊和悲伤。与Dean博士一起工作的人可以证明，他是一位大师级外科医生。他对细节的关注、对完美的不懈追求和精湛的技术专长，都达到了常人难以企及的高度。他拥有无与伦比的创新思维能力，勇于打破常规，敢于挑战极限，竭力让患者获得更好的治疗效果。然而，比他个人的高超技术和耐力更令人印象深刻和钦佩的是，他那致力于把学员们培养成更好的外科医生的精力和激情。他用“严厉的爱”言传身教，影响和帮助年轻的外科医生快速成长。

我已行医将近10年了，随着同事圈和临床经验的不断积累，我很难记起来具体从哪里学到了某项技术或手术方法的细微差别，但我永远不会忘记给我传授骨科手术基本原理和基础知识的Dean博士，我永远感激他。他是我的良师益友，也是无数其他骨科医师的良师益友，我们会深深地悼念他，直到永远。虽然他从来不想要这么多的赞扬和感激，但我想把这本书献给Dean博士，衷心地感谢他，并愿他安息。

Mike Gardner

目 录

骨折手术技巧图解

（第二版）

Harborview Illustrated Tips and Tricks in Fracture Surgery

2nd Edition

第 1 篇

患者体位与手术原则

Patient Positioning and Operative Principles

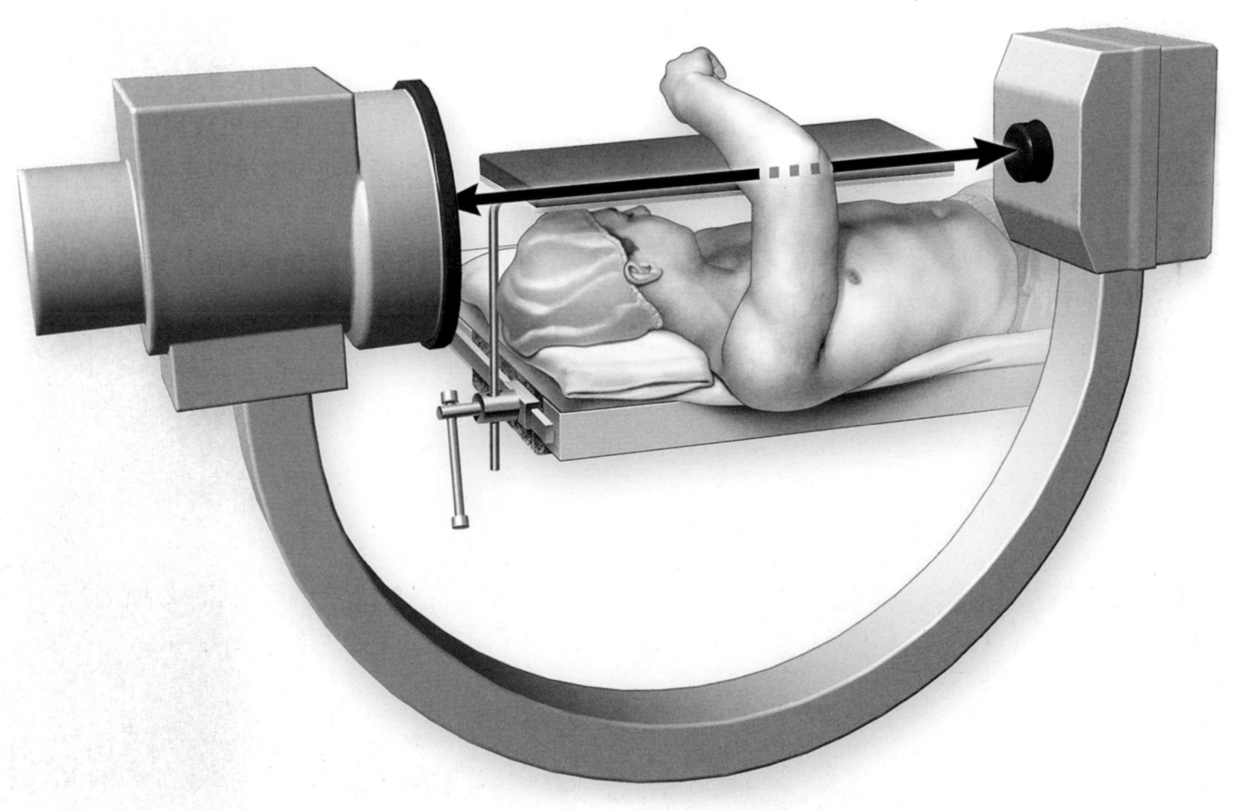

第1章

Michael L. Brennan, Eric D. Farrell, Conor Kleweno, Lisa A. Taitsman

患者体位
Patient Positioning

- 理想的患者体位摆放不仅要方便术者在术中能充分显露伤肢（手术部位），也要便于术中透视。
- 体位不当会造成软组织长时间受到压迫及剪切力量，影响照护质量并危及患者安全，引起局部血液循环障碍、出现压疮和神经损害等组织受损情况。即便是常规手术也有可能出现这类状况。

上肢

锁骨、肱骨近端和肱骨干切开复位内固定术

- 患者仰卧于倒置的、带悬空端的可透视手术台。
    - 标准沙滩椅位可作为备选方式。
- 将患者尽量靠手术台近端和患侧边缘，头部置于手术台患侧上角处（图1-1，图1-2）。
    - 颈部稍后伸，头部微转向对侧；前额垫软巾，固定带要跨前额以约束头部。
- 必要时将小块布巾折叠后，垫于同侧肩胛区下方。
- C臂机平行于手术台长轴，置于手术台头端，能获得肱骨腋位和肩胛带的标准透视。
- 安置可透视的臂托（如有机玻璃材料）衬以褥垫，向外突出床缘足够宽度以支撑手臂。
    - 若透光的有机玻璃臂托与手术台水平高低不匹配，可在臂托上叠放褥垫并用胶布固定之，以增加臂托的厚度。

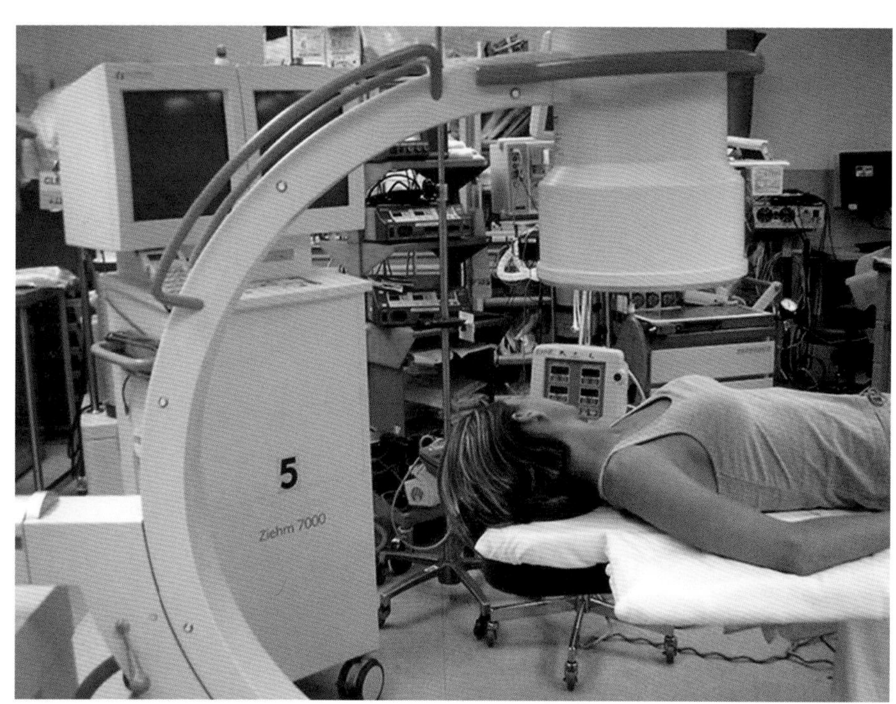

图1-1　摆放仰卧位做上肢手术，C臂机置于手术台头端。

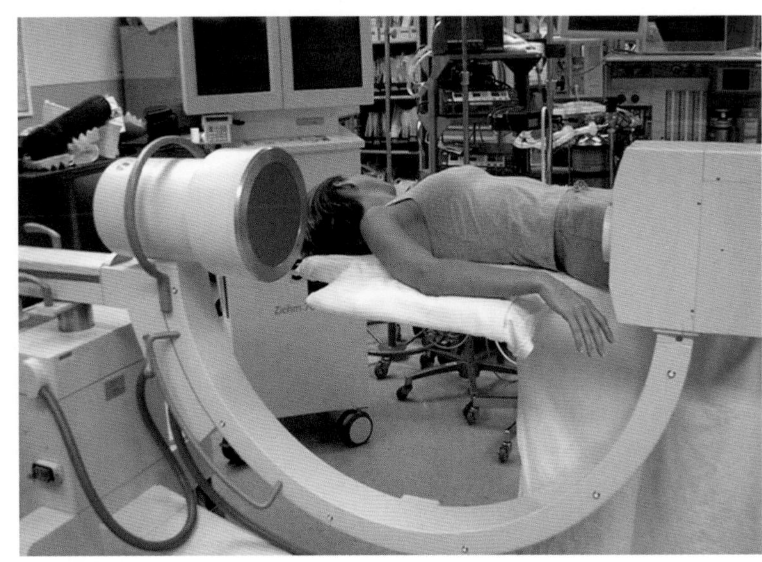

图1-2　腋位透视时的C臂机位置。

- 铺单时要露出整个上肢。
- 消毒和铺单范围要达躯干中线的对侧（图1-3，图1-4）。
    - 范围要包括胸骨上切迹。

肱骨髓内钉（仰卧位）

- 倒转带悬空端的可透视手术台或全透视的手术台，确保患者的头部或者上肢位于悬空侧。
- 肩胛区下垫以小褥垫，如折叠布巾。
- C臂机位于手术台另一侧，上方的接收探头可以旋转越过最高点，与地面垂直方向呈45°，也可以反方向旋转90°，从另一个方向透视（图1-10，译者加注）。
- 健侧上肢要内收并紧贴体侧，以避免妨碍C臂机沿手术台或患臂长轴的平移。
- 有机玻璃托板上放置折叠布单，以匹配手术台的水平高度。
    - 有机玻璃托板长轴平行置于手术台上，上面要放置褥垫与患者肢体相隔。
    - 此托板需要向外突出于手术台边缘10.16~15.24 cm（4~6 in），用于支撑内收的术侧肢体（图1-5~图1-9）。
- 上臂处于内收位，内旋40°~60°，C臂机的接收探头朝自体机身方向旋转30°~60°，可获得肱骨近端正位透视像，即Grashey正位透视像（图1-10B，图1-11）。
- 上臂处于内收位，内旋40°~60°，C臂机的接收探头要越过最高点，向远离机身方向旋转30°~60°，便可获得肱骨近端的肩胛骨“Y”侧位透视像（图1-10A，图1-12）。
- 正位透视像与肩胛骨“Y”侧位透视像之间切换，C臂机旋转的弧度要达到90°，以确保获得相互垂直的影像。

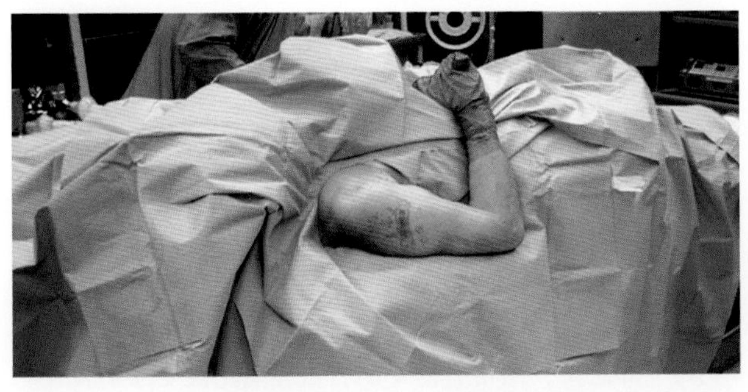

图1-3　行上肢手术时取仰卧位，消毒和铺单完毕。

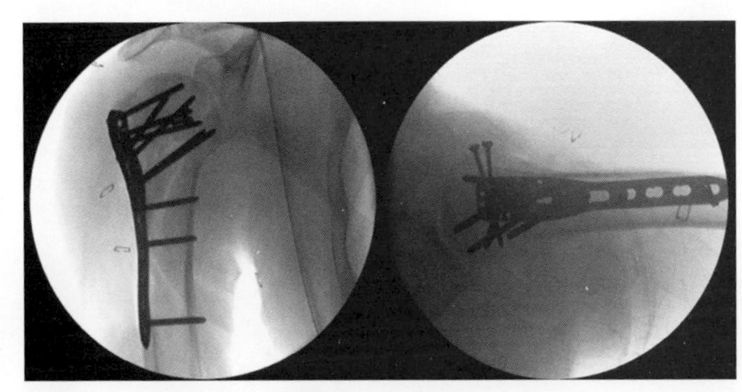

图1-4　仰卧位，正位和腋位透视图像。

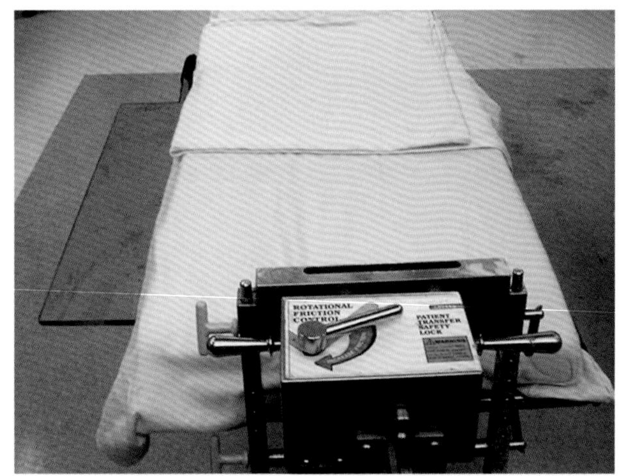

图1-5　安置有机玻璃托板的可透视手术台（1）。

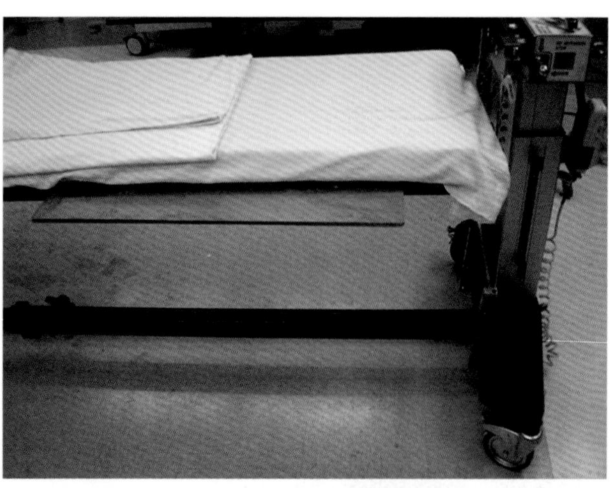

图1-6　安置有机玻璃托板的可透视手术台（2）。

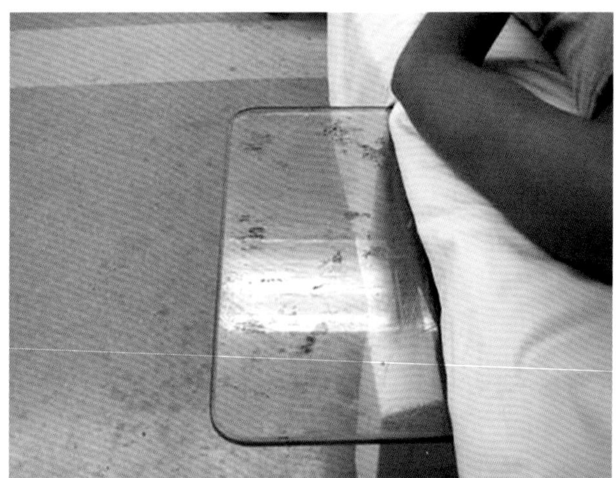

图1-7　有机玻璃托板支撑患侧上肢。

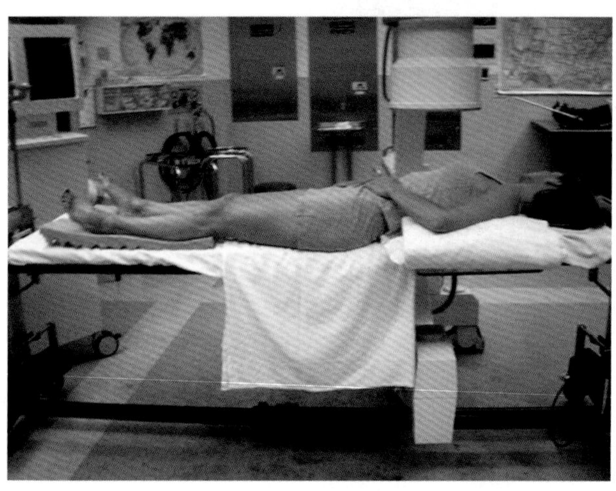

图1-8　仰卧位，用带有褥垫的有机玻璃托板支撑上肢。

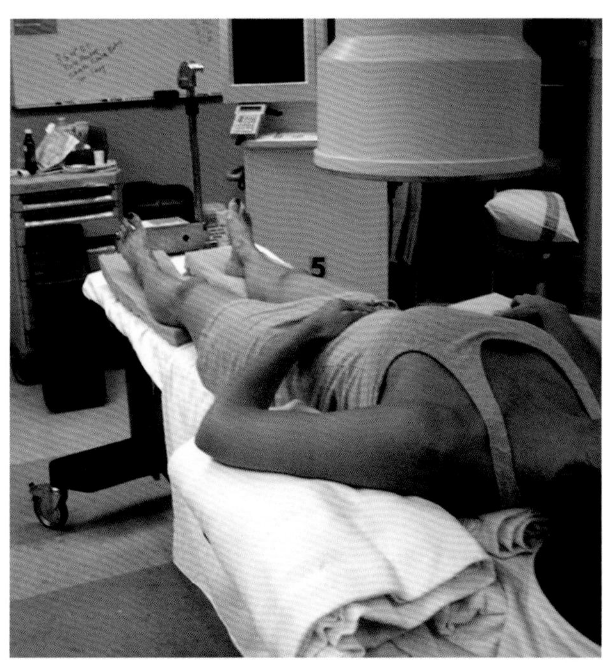

图1-9　仰卧位，用带有褥垫的有机玻璃托板支撑上肢（从头端往尾端看）。

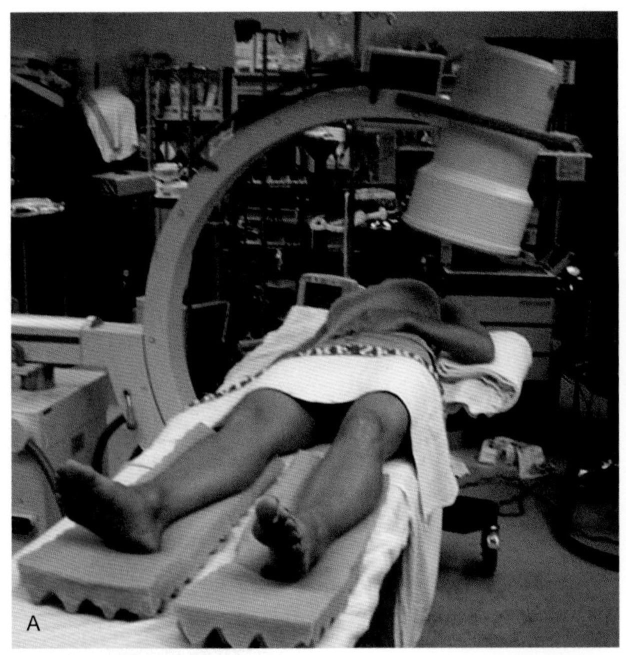

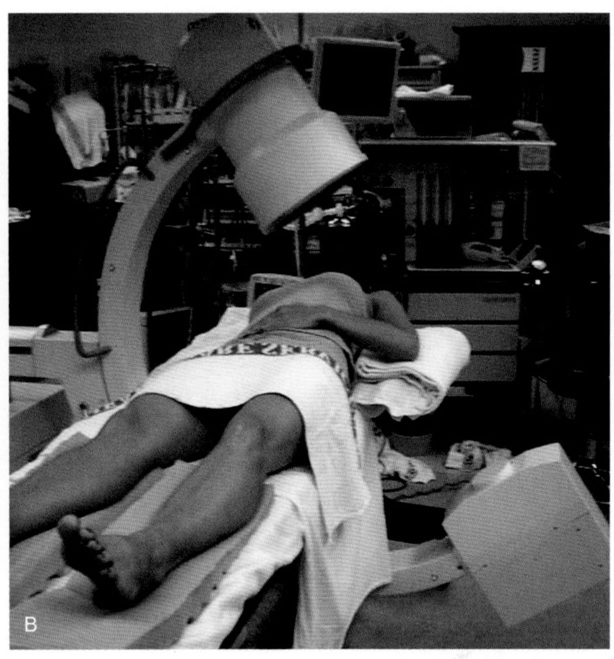

图1-10　拍摄侧位像（A）及正位像（B）时的C臂机的方位（两种投照方向应相互垂直，本图中不够垂直）。

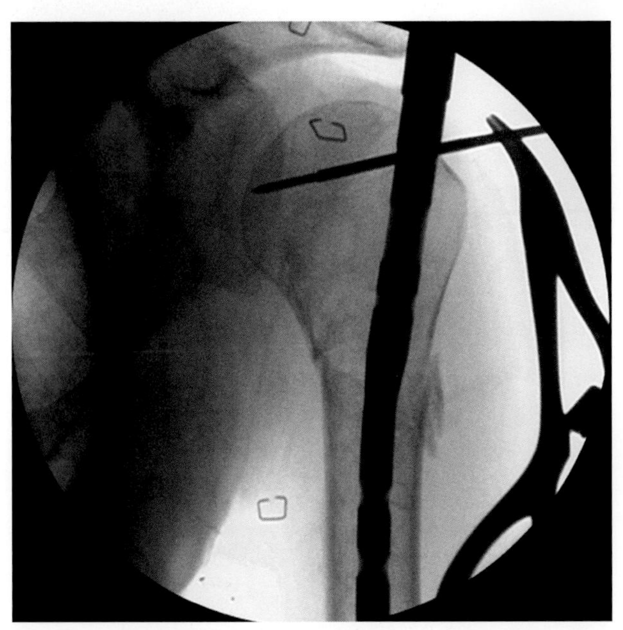

图1-11　术中肱骨正位透视像。

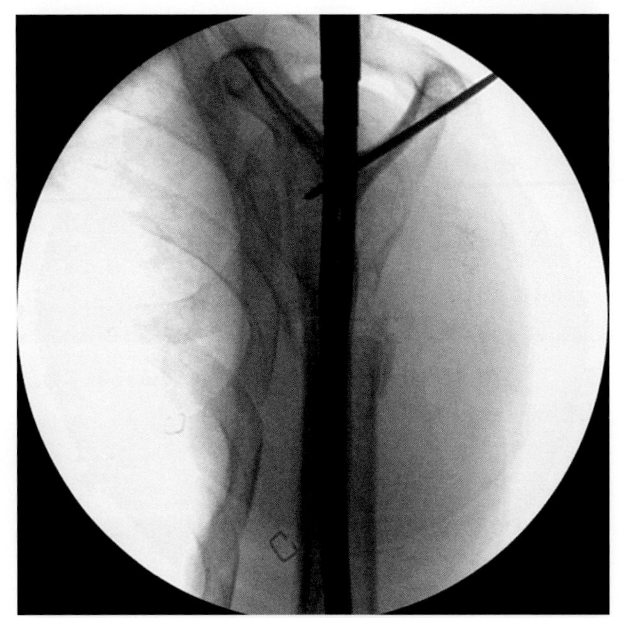

图1-12　术中肱骨的肩胛骨“Y”侧位透视像。

肱骨干骨折切开复位内固定术：前外侧或侧方入路

- 患者取仰卧位。
- 可透视手术台。
- 同侧肩胛区下垫以小褥垫（如折叠布巾）。
- C臂机置于手术台的另一侧（接收探头要“越过最高点”，与垂直方向旋转45°）。
- 健侧上臂内收，紧贴体侧。
- 可透视的上臂支撑台或有机玻璃托板衬以褥垫，以匹配手术台的水平高度。
- 上臂内旋40°~60°，C臂机接收探头要越过最高点向前旋转30°~60°，获得侧位透视像。
- 上臂内旋40°~60°，C臂机接收探头要向机身回旋30°~60°，获得肱骨正位透视像。

- 正位透视像与肩胛骨“Y”侧位透视像之间切换，C臂机旋转的弧度要达到90°，以确保获得相互垂直的影像。

肱骨干骨折（后入路），肘部骨折切开复位内固定术（侧卧位）

- 倒转可透视的、带悬空端的手术台。
  - C臂机安置于头侧（平行于手术台长轴）。
  - 腋下放沙袋（避免处于下垂的手臂受沙袋约束）。
  - 折叠布单安置于躯干前后，可替代沙袋起稳定躯干的作用。
  - 有机玻璃托板向外突出手术台边缘15.24 cm（6 in），支撑下垂的手臂（图1-13）。
  - 避免处于身体下方的健侧手臂肩外展和肘屈曲超过90°。
  - 放置布巾衬垫，以免肱骨过度外旋（最多外旋70°~80°）。
  - 通过长连接杆，将可透视臂托连于手术台头端的滑轨上，其长轴平行手术台水平面（图1-14~图1-20）。

肱骨干骨折切开复位内固定术（后入路），逆行髓内钉固定术或肘部骨折手术，患者取俯卧位

- 使用胸部卷垫（由单个布单卷成）或用Wilson框架（图1-21）。

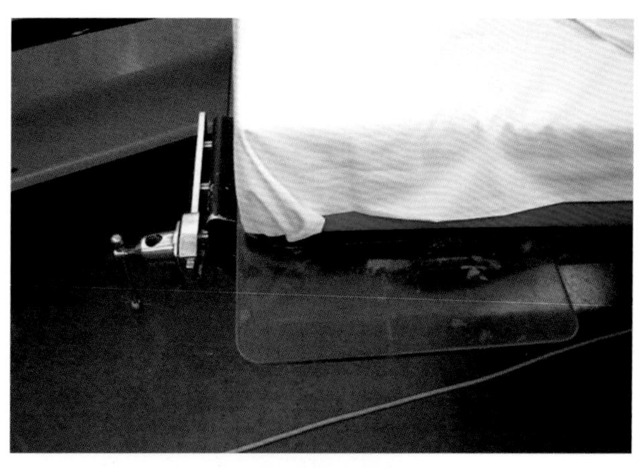

图1-13 有机玻璃托板用于安置健侧上肢，依托手术台的可透视臂托用于支撑患侧上臂。

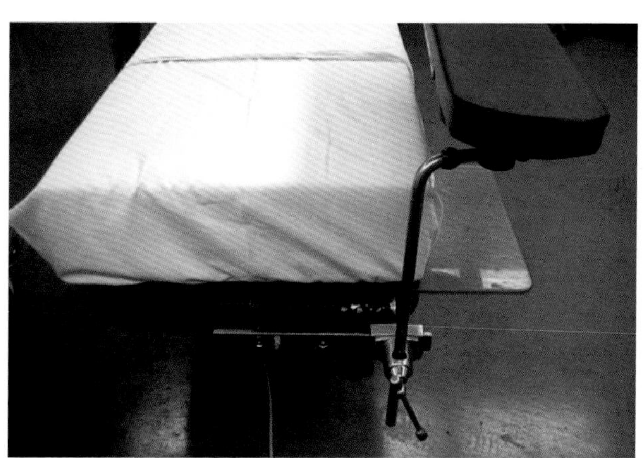

图1-14 高于手术台的可透视臂托连接于滑轨，手术侧肢体安置其上，健肢安置于在下方的有机玻璃托板上（从床头观看）。

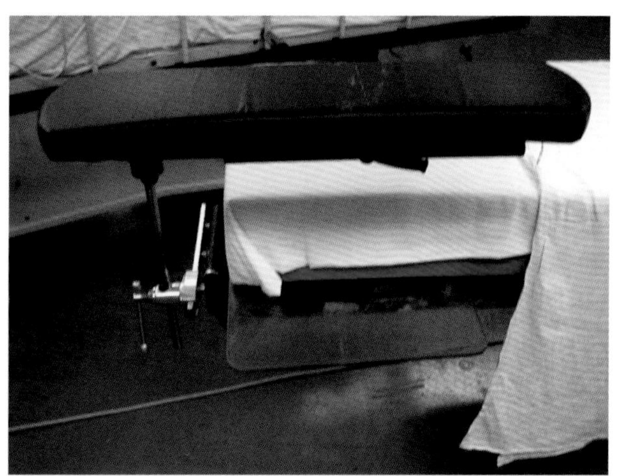

图1-15 患肢置于可透视臂托上，健肢置于有机玻璃托板上（侧面观）。

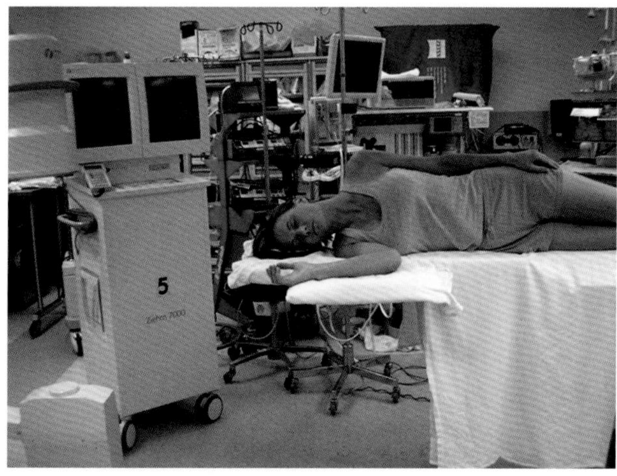

图1-16 侧卧位（未放置沙袋状态）。

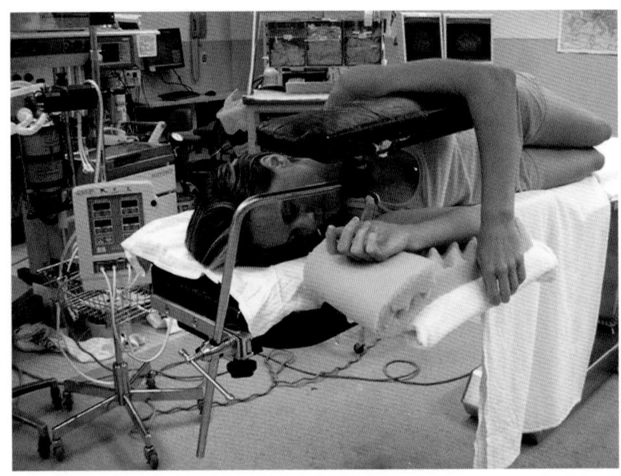

图1-17 侧卧位，患肢搁置在可透视臂托上（未放置沙袋状态）。

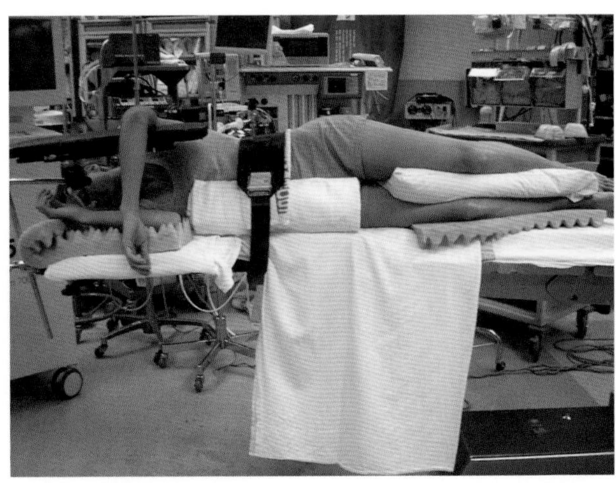

图1-18 侧卧位，铺巾前。

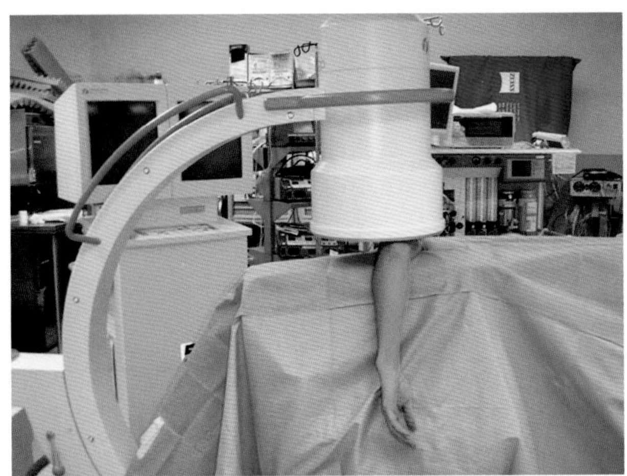

图1-19 侧卧位，术中透视正位时C臂机的摆放状态。

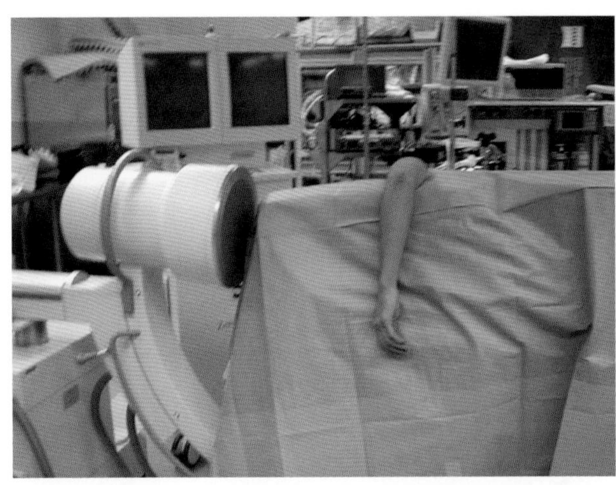

图1-20 侧卧位，术中透视侧位时C臂机的摆放状态。

- 若使用布单卷，需在髂嵴加横向卷垫。
- 健侧手臂内收并置于平行手术台的托板上；也可外展不超过90°安放于俯卧位托板上，要避免过度外旋。
- 将患肢安置于有机玻璃托板上并外展90°，需要把布单固定在托板上，以匹配手术台的水平高度或Wilson框架对应的肩关节水平面（图1-22，图1-23）。
- 有机玻璃托板纵轴要垂直于手术台纵轴，突出手术台边缘12.70~20.32 cm（5~8 in），这样摆放后患侧肘关节的屈曲度能超过90°。
- 要避免健肢肩关节外展超过90°，外旋超过70°。
- C臂机置于手术台头侧（机身与手术台纵轴平行）（图1-24，图1-25）。

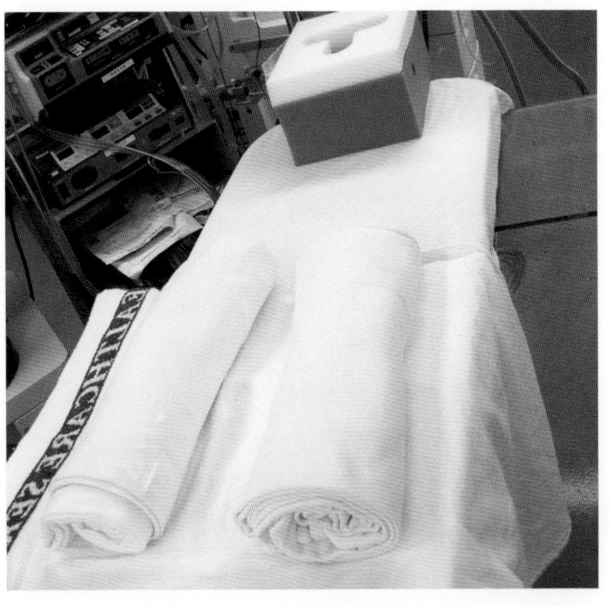

图1-21 可透视的手术台，其右上缘是有机玻璃托板。

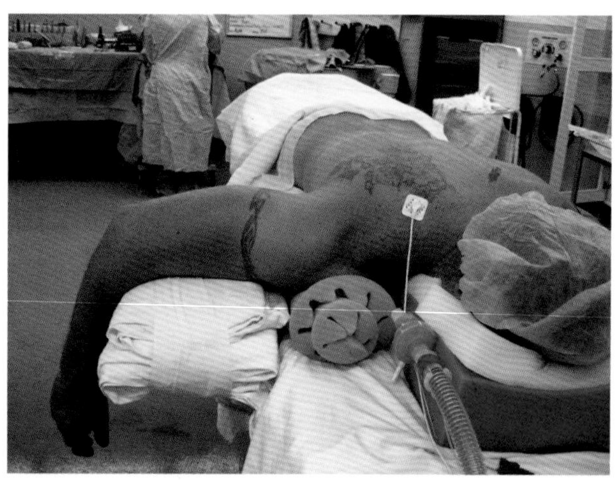

图1-22 可透视有机玻璃托板上垫布单，患侧肩关节和上臂安置其上。肘关节屈曲90°。

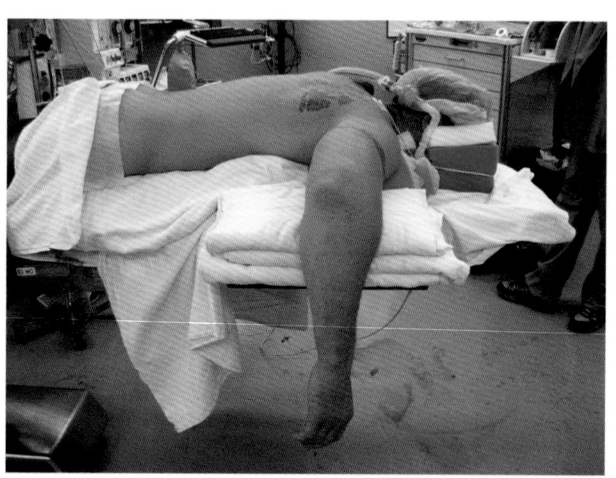

图1-23 可透视的手术台和有机玻璃托板。肩关节外展90°，肘关节屈曲90°。

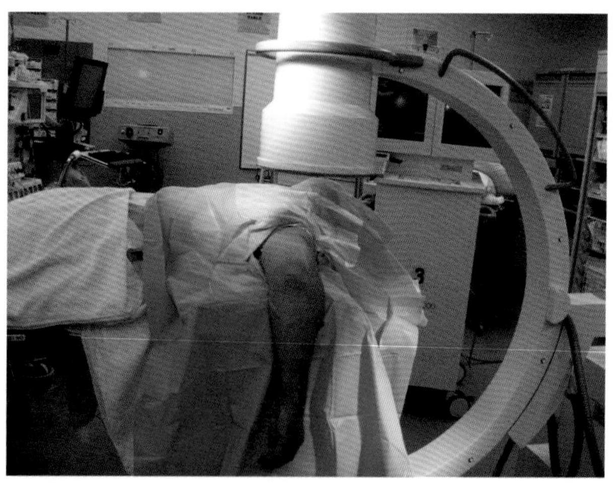

图1-24 透视正位时，C臂机的摆放位置。

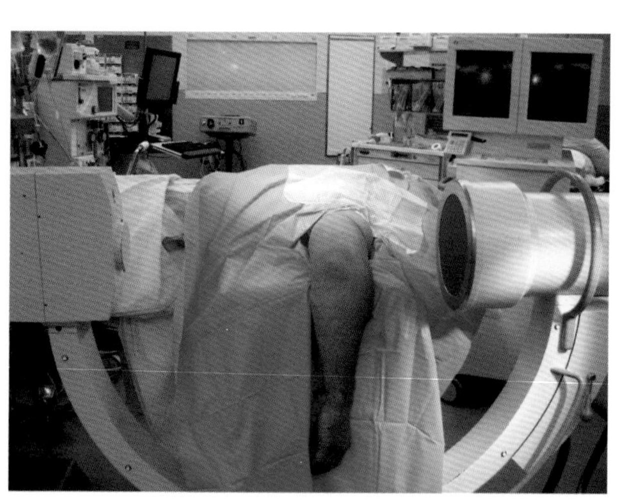

图1-25 透视侧位时，C臂机的摆放位置。

骨盆和髋臼：前方入路，穿皮手术操作

- 患者取仰卧位。
- 需要可透视手术台。
- C臂机要安置在手术侧的对面。
- 躯干中轴线下垫2块折叠布单，用来垫撑腰骶部。
- 双侧手臂置于臂托上，并外展60°~90°。
- 必要时附加下肢牵引装置。
- 铺单时要将手术侧的整个下肢均暴露在手术野中。若需行骶髂螺钉固定手术，还应暴露双侧的侧腹部（图1-26~图1-30）。
- 即使只计划做一侧骶髂螺钉固定手术，体侧的铺单范围也应足够低，以便应付两侧都做骶髂螺钉手术的可能。
- 若需行耻骨支逆行通道螺钉固定手术，铺单时需紧贴阴茎或阴唇基底部的上缘。
- 若需同时行泌尿系统手术，术区要包含阴茎和阴囊。

骨盆和髋臼：Kocher-Langenbeck入路

- 患者取俯卧位。
- 需要可透视手术台。
- C臂机要安置在手术侧的对面。
- 使用胸部卷垫（由单个布单卷成）。
- 需在髂嵴加横向卷垫。
- 双侧上臂外展90°，双侧肘部屈曲90°，置于平行于手术台的臂托上。
- 术野消毒铺巾的显露范围要包括同侧整个下肢，以及双侧的侧腹部（图1-31~图1-36）。

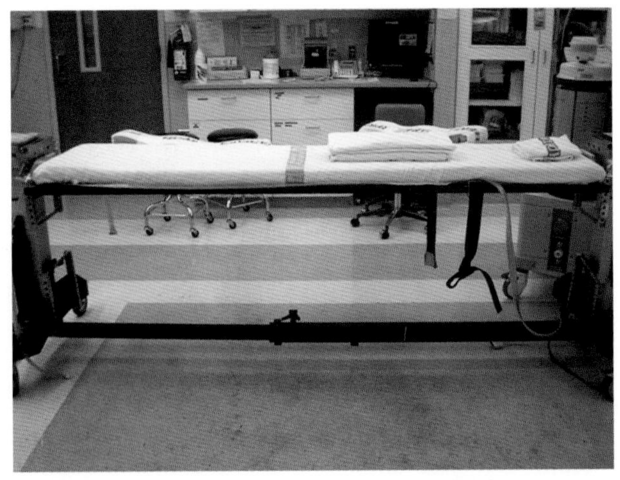

图1-26 可透视平板手术台，中部放置折叠布单，用来垫撑腰骶部。

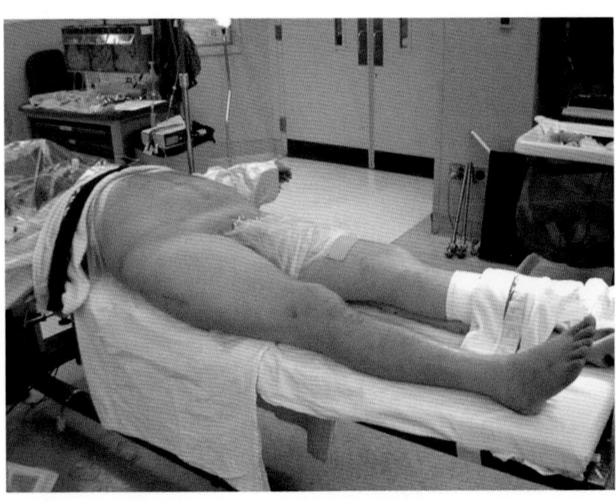

图1-27 患者取仰卧位，中间垫以折叠布单。

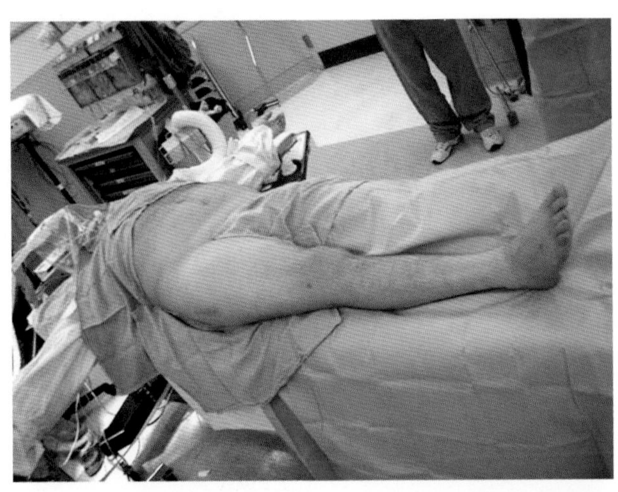

图1-28 消毒铺巾后，整个下肢要暴露在术野中，腹部范围向上应至乳头平面。

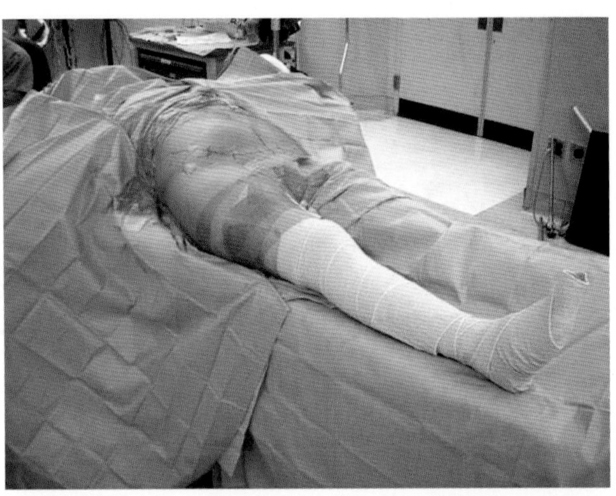

图1-29 仰卧位下，腿部用无菌袜套和弹力绷带包裹缠绕。

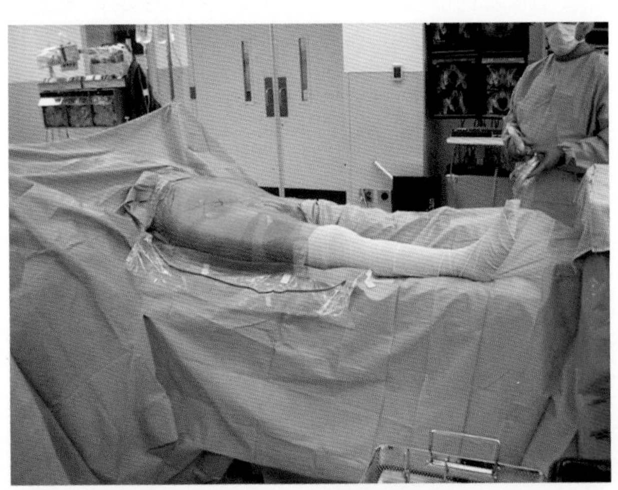

图1-30 骨盆和（或）髋臼手术开始时的体位。

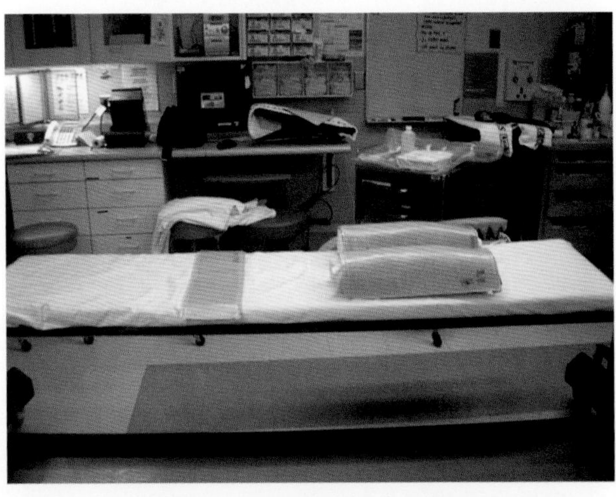

图1-31 用于俯卧位、带胸部垫高的可透视平板手术台。

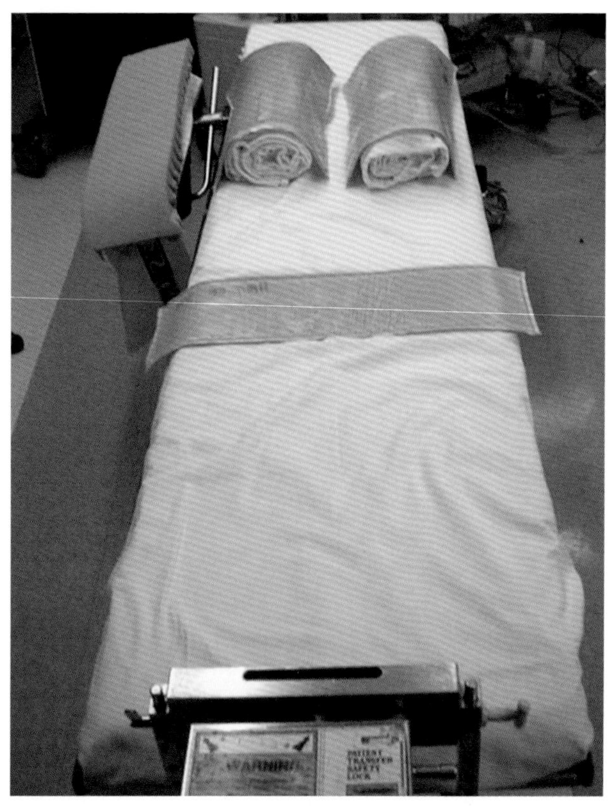

图1-32 用于俯卧位、带垫枕的可透视平板手术台。

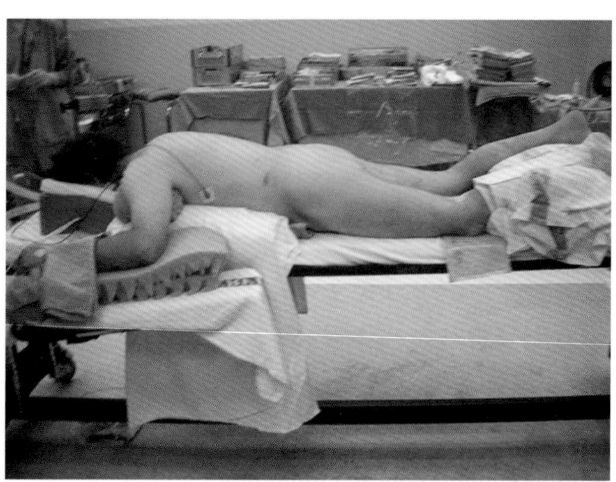

图1-33 患者俯卧位，置于垫枕上。两侧均采用特制的臂托，可避免俯卧位时肩关节过度外旋。

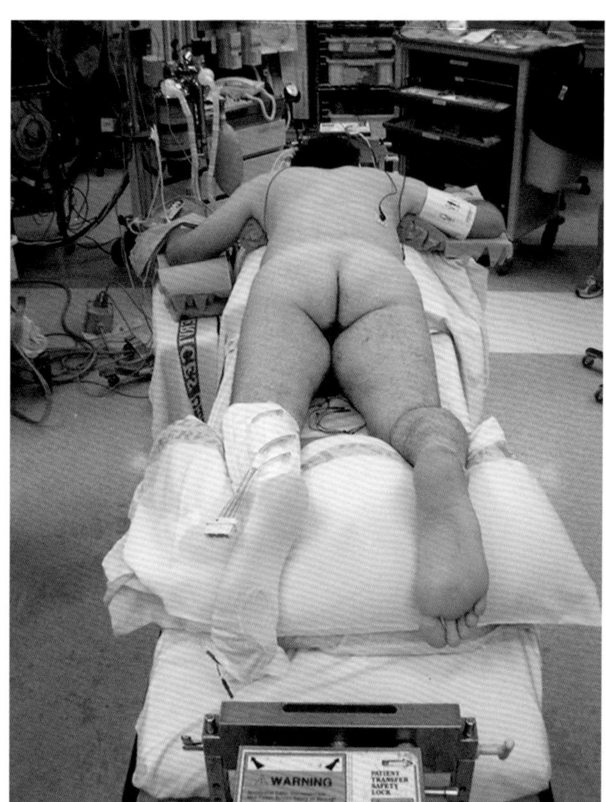

图1-34 取俯卧位时，双侧小腿下方要垫软枕。

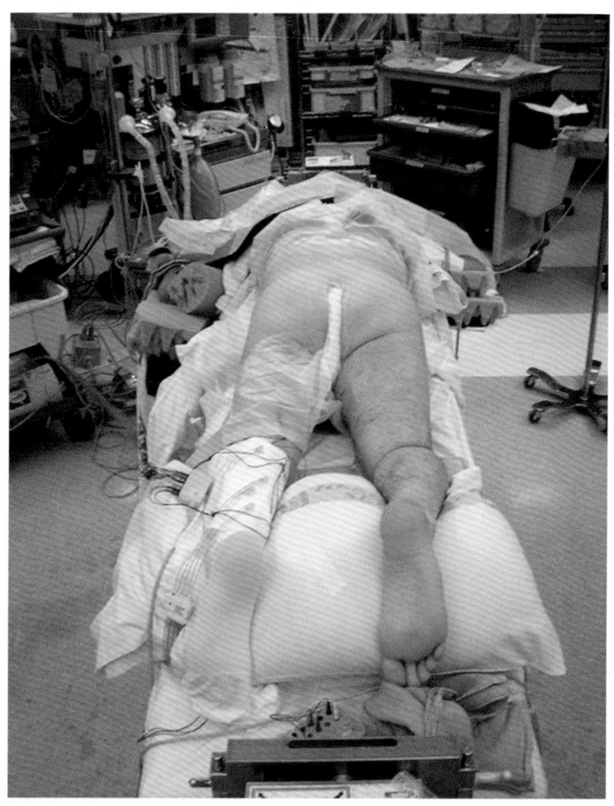

图1-35 皮肤消毒前，要将骨盆后方区域和手术侧肢体与身体其余部分充分隔开。

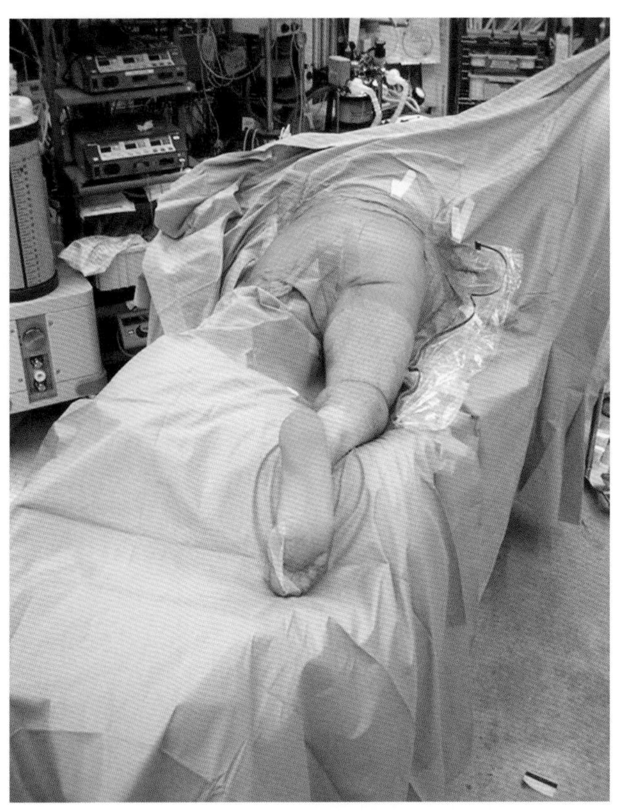

图1-36　消毒铺巾后，患者俯卧时的状态。

下肢

顺行股骨髓内钉，仰卧位，髋部骨折，股骨转子下骨折

- 允许近端可透视的手术台。
- 髋部下方要垫高。
  - 一般用单个卷垫即可。
  - 患侧臀部要求悬空；也就是说，卷垫应置于靠近躯干中轴。
  - 患者应近贴手术台边缘或稍稍超出手术台边缘。
- 术侧下肢用带斜面的垫枕垫高。
- C臂机要安置在手术侧的对面。
- 位于手术台尾端的牵引装置应安放在伤侧下肢的另外一边，以便手术时患肢内收，显露梨状窝和股骨转子部（图1-37~图1-40）。
- 用无菌且防渗的封套包裹牵引装置。
- 上臂要放置于胸前，而非腹部，这样不影响髋或臀部的置钉开口（图1-41~图1-45）。

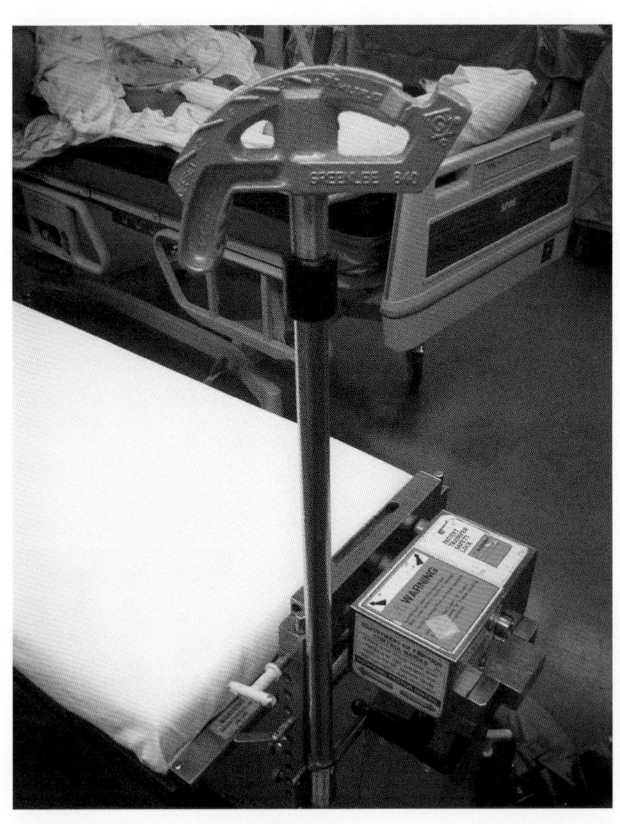

图1-37　连接于手术台的牵引柱。

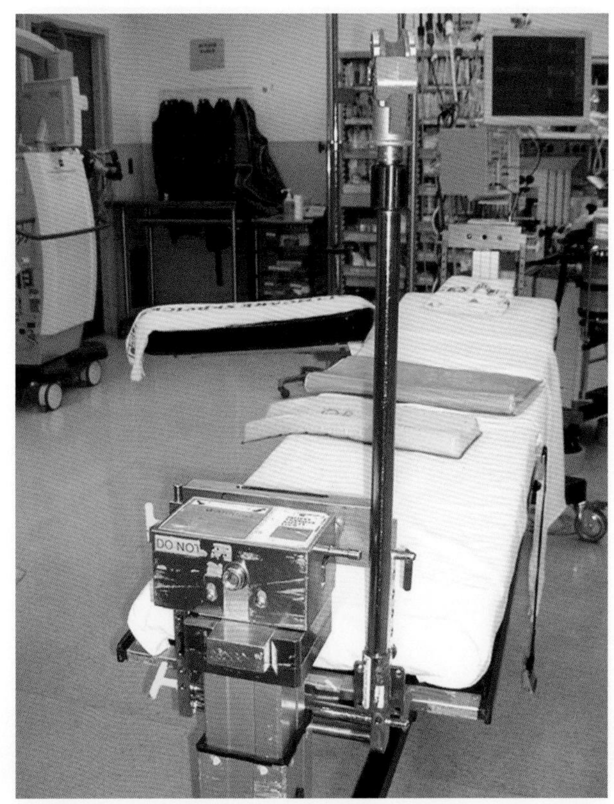

图1-38　可透视手术台的底部与牵引柱相连。

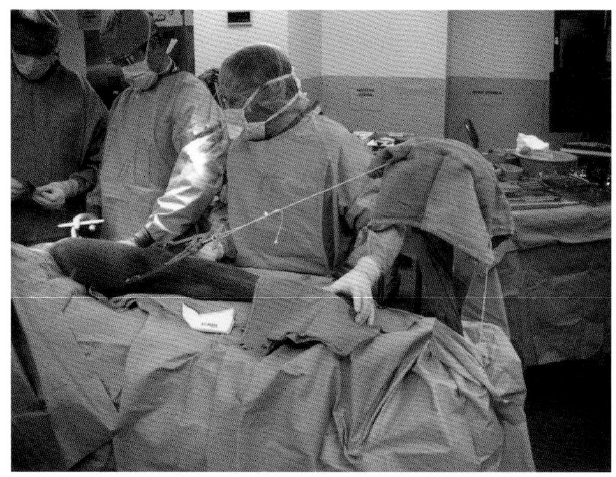

图1-39 在平板手术台上做股骨髓内钉手术，患侧下肢能自由摆放。无菌绳索一端连接克氏针牵引弓，跨过牵引柱弧形顶端后，绳索另一端配挂非无菌的砝码及配重装置。牵引柱要用无菌、防透的封套包裹覆盖。

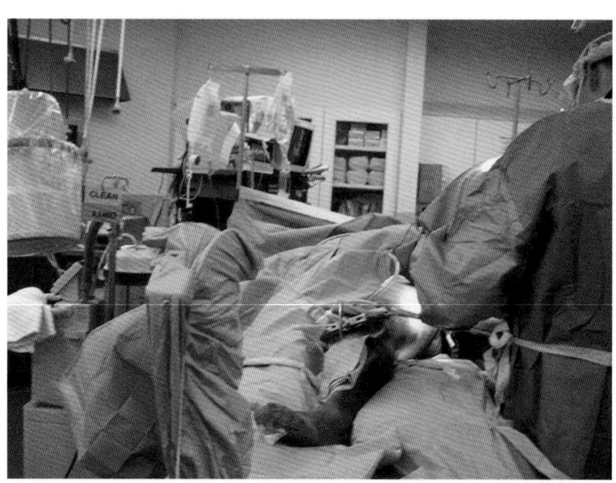

图1-40 在平板手术台上做股骨髓内钉手术，患侧下肢能自由摆放，手术台尾部安置了牵引柱。

- 取下手术台患侧滑轨上所有不可透视的附属装置。
- 将导尿管和健侧小腿肌肉泵的管道置于健肢褥垫的下方，避免影响C臂机操作。
- 消毒和铺单时范围要大些，尤其在侧腹部和臀部应尽可能靠后方，便于C臂机透视、手术器械及内植物的操作。

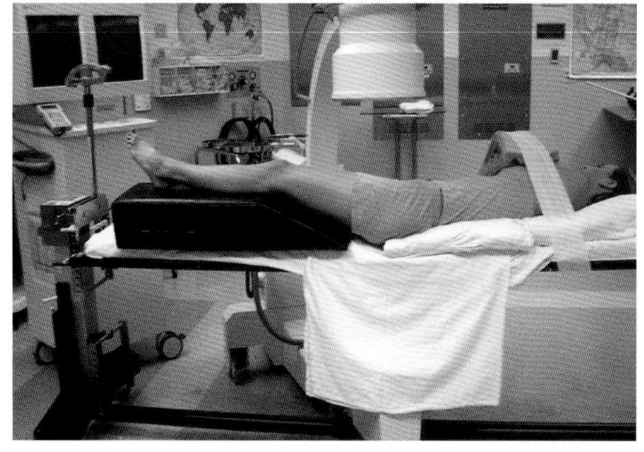

图1-41 患者取仰卧位并将其移到手术台边缘；躯干中部枕以卷垫，可使患侧臀部悬空；同侧手臂要固定于胸前。

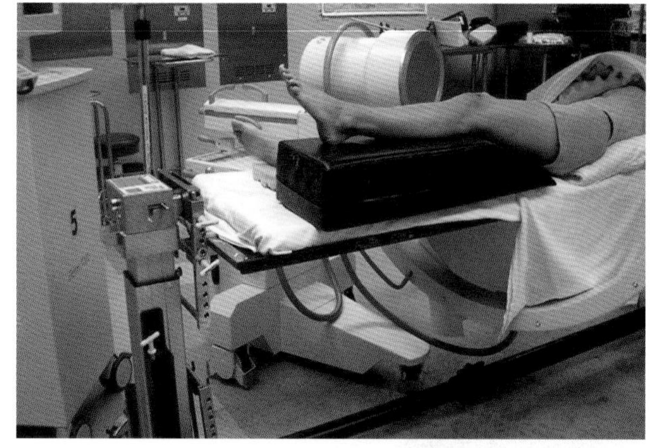

图1-42 透视侧位时，C臂机需要摆放的位置。

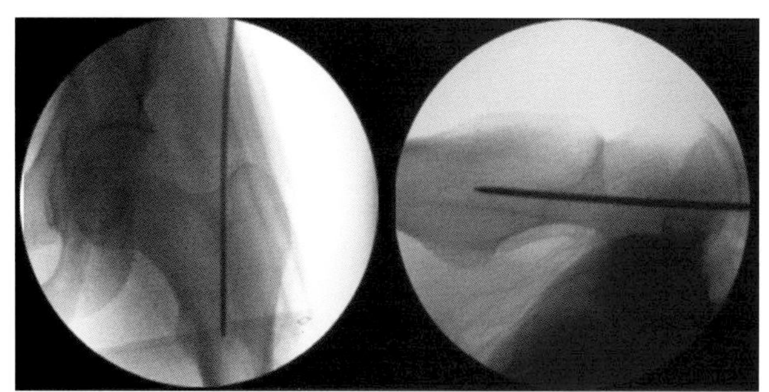

图1-43 这样容易获得正位和侧位透视像。

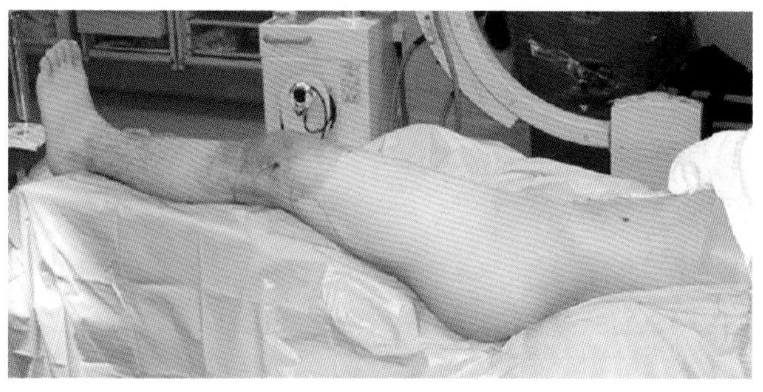

图1-44 取这种体位，臀部悬空易于摆放。

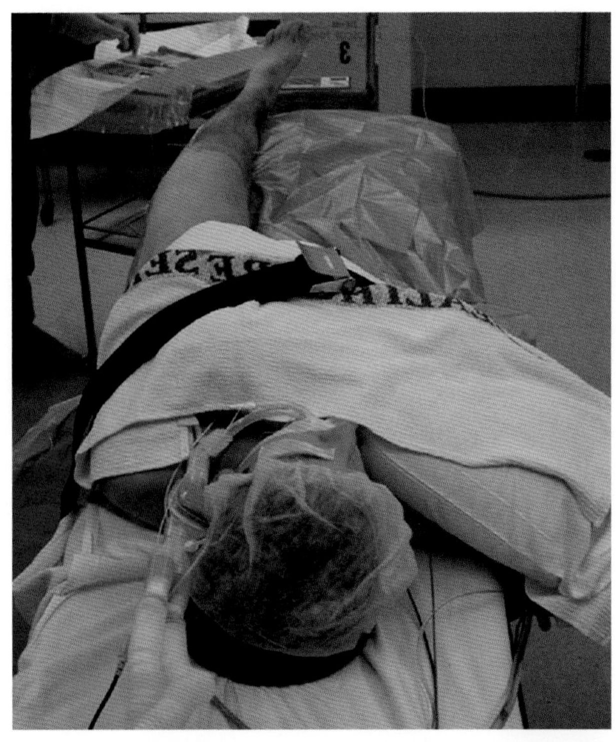

图1-45　从头侧观看可以看到：通过在躯干中间和同侧肩下的衬垫，使得骨盆和躯干倾斜转向健侧，患侧得到抬高。

顺行股骨髓内钉，侧卧位，股骨转子下骨折

- 患者取侧卧位。
- 可透视的平板手术台（图1-46）。
- 用“飞机架”方式固定位于上方的手臂，手臂下方枕以泡沫垫，以防尺神经和骨性凸起的周围皮肤软组织不受压迫。
- 位于下方的手臂亦需要枕以泡沫垫。
- 腋区卷枕。
    - 用卷好的布单前后挤住腹部和脊柱，使患者维持侧卧位（图1-47）。
    - 用布单卷堆叠在下方小腿的周围，为手术侧肢体创建一个稳定的平台。用宽胶带固定牢靠（图1-48）。
- C臂机朝向患者正前方（图1-49）。

逆行股骨髓内钉

- 可透视手术台。
- 髋部下方摆放衬垫。
- C臂机安置在手术侧的对面。
- 弯曲膝关节，并在膝下方摆放楔形枕或可透视三角形衬垫。
    - 允许膝关节有30°~60°的屈曲范围，以免扩髓时伤及胫骨平台前方或髌骨下极。
- 若需术中牵引，患侧大腿可使用股骨髁上牵引弓或胫骨结节牵引弓，连接至手术台尾部的牵引杆，以利于复位（图1-50）。

股骨远段、胫骨平台、髌骨、足踝部骨折

- 带悬空端的可透视手术台。
- 侧方固定垫（卷垫、楔形垫枕或Ⅳ号沙袋）。
- C臂机安置在手术侧的对面。

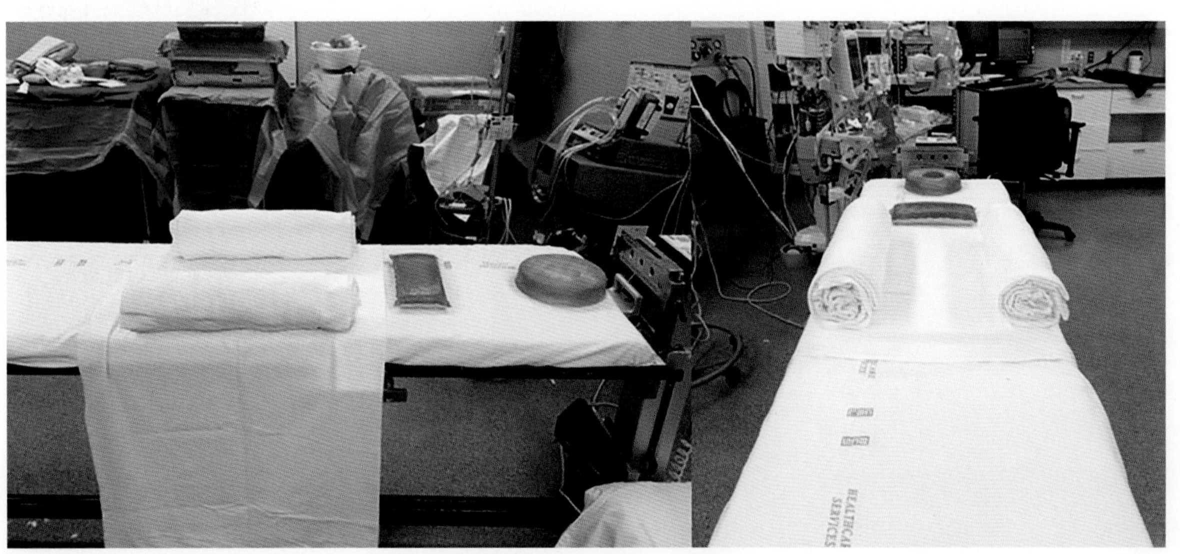

图1-46　分别从侧方和从床尾观察可透视的平板手术台，上胸部（腋区）衬以乳胶垫，躯体两侧衬以布单做的卷枕。

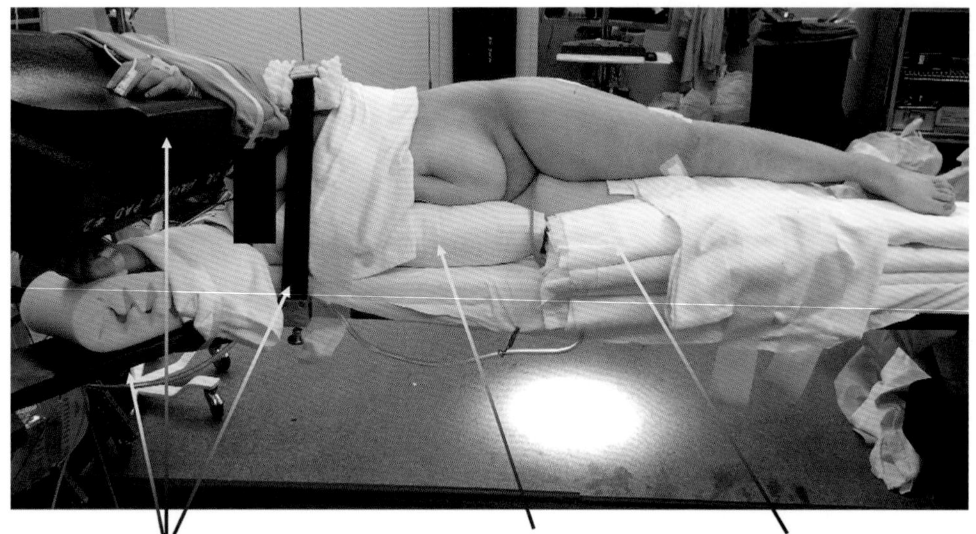

图1-47　患者取侧卧位（前方观），用臂托及卷垫支撑并保护上肢，用折叠布单垫保护下肢。

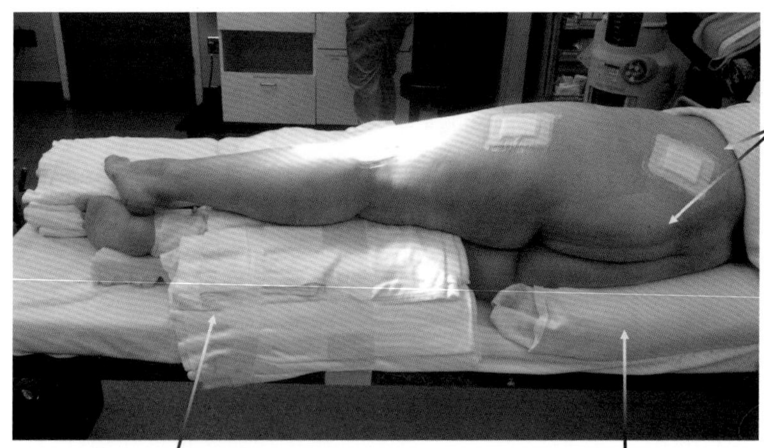

图1-48　患者取侧卧位（后方观），后背用卷垫支撑，下肢用折叠的布单垫护。

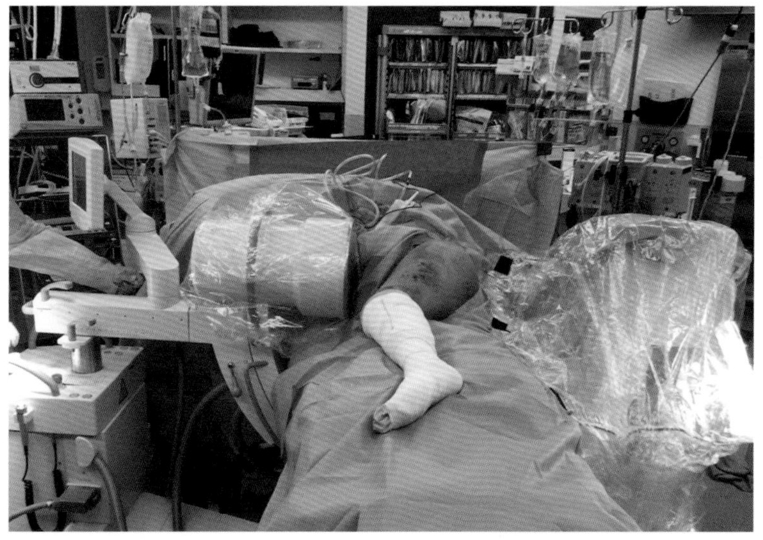

图1-49　患者取侧卧位，透视正位时C臂机的摆放状态。

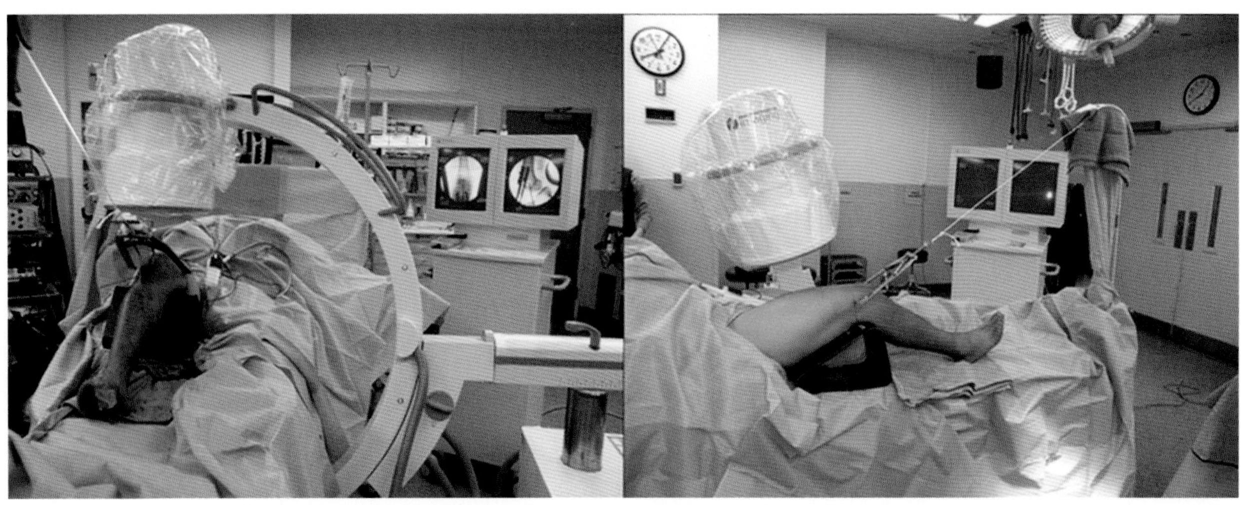

图1-50 屈曲膝关节，做逆行股骨髓内钉时的术中牵引方式。

- 用带斜坡的海绵枕抬高患肢（图1-51）。
- 患者应尽量摆放于靠近手术台尾端。
- 采用胫骨后外侧入路时可考虑选择侧卧位（如后踝骨折的切开复位内固定手术）；此时若要显露内踝，需外旋患肢。
  - 对于三踝骨折或Pilon骨折手术来说，固定体位之前应确认患髋有足够的外旋程度。
- 若只需使用单一胫骨后外侧或后内侧入路，则选择俯卧位。
  - 足踝部应伸出手术台尾端，以利踝关节背伸。
  - 用凝胶泡沫垫保护髌骨。
- 跖跗骨折手术，用三角形枕头或斜坡以利术中透视。该体位也可用于胫骨髓内钉手术（图1-52，图1-53）。

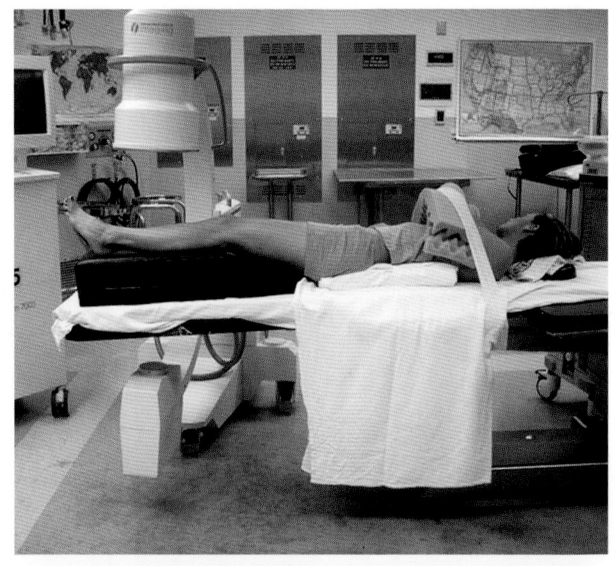

图1-51 仰卧位适用于大部分下肢骨折病例。采用患侧垫高，腿部就能处于旋转中立位（髌骨垂直朝上）。

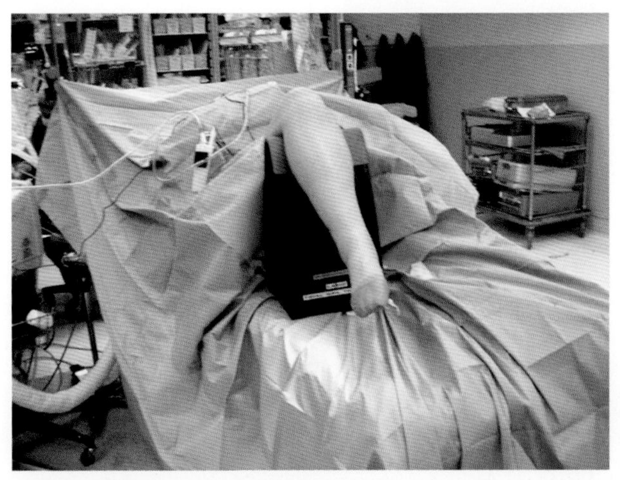

图1-52 用可透视三角形衬垫使膝关节屈曲。

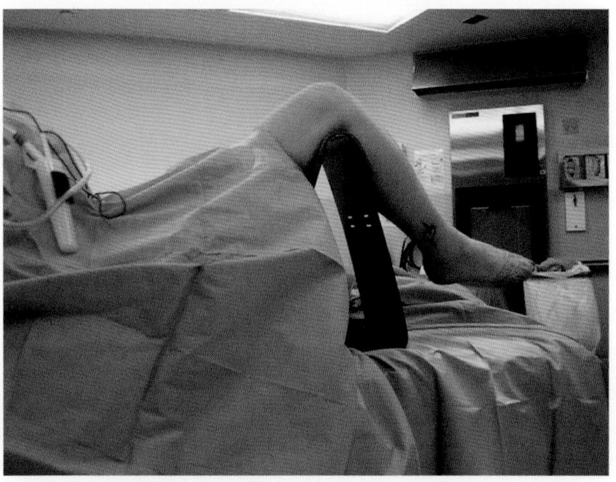

图1-53 用可透视三角形衬垫使膝关节屈曲。

TIP

下肢手术内侧入路与外侧入路应有序进行

Eric D. Farrell

病理解剖

患者体位摆放应该是许多骨科手术的关键环节。双侧下肢和（或）“双切口”病例可能会带来体位摆放的窘境。用垫枕抬高一侧骨盆可能方便单一手术的显露操作，但会影响另一种（边）入路或手术操作。

解决方案

用巾单和叠好的床单垫高半侧盆骨。

操作技术

所需材料如下：

- 手术室用的巾毯或布单，需适当折叠。
- 7.62 cm（3 in）宽的丝质胶带。

病例：男性，57岁，左侧胫骨平台双髁骨折。受伤后2周准备进行切开复位内固定手术（图1-54）。处理这类骨折往往需要做双切口。

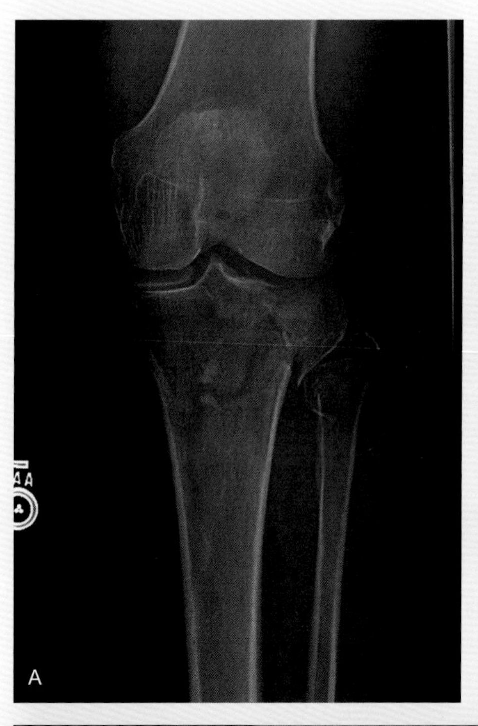

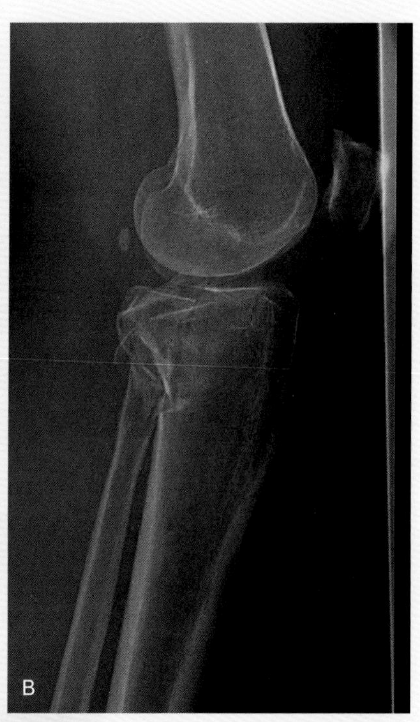

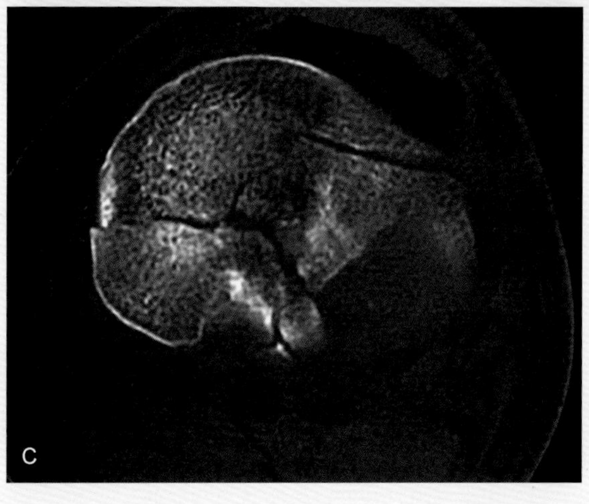

图1-54 左侧胫骨平台双髁骨折，术前X线片（A、B）及CT图像（C）。

- 让患者平卧在可透视的手术台上，采用全身麻醉方式，并制作两个垫枕（亦称垫单）。
- 考虑先行膝内侧入路和骨折内固定，所以右半盆骨下方的垫枕要比左侧的更大些。完成胫骨平台内侧骨折复位内固定后，撤除右侧垫枕。用单个巾毯加上布单再做一个垫枕，放在左半盆骨下方。要卷紧亚麻布的巾单，并用丝质胶带绑牢（图1-55）。
  - 根据患者具体病情，制作垫枕需要用到巾毯或者布单的不同组合。本例患者术中使用的垫枕属于“平均”尺寸。
- 需要移除垫枕时，可以用上述丝质胶带事先做成一个“拉环”（图1-56）。

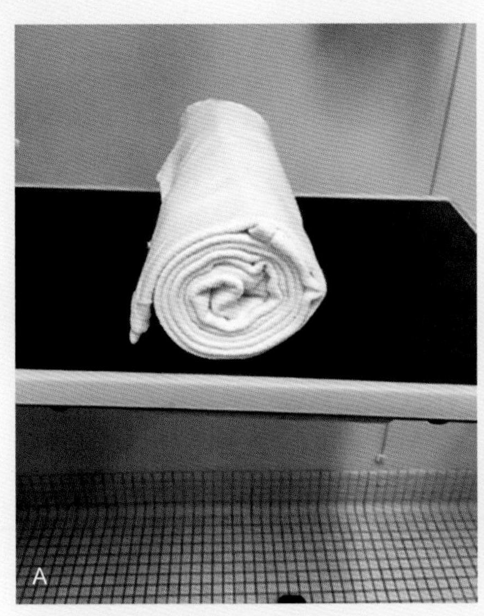
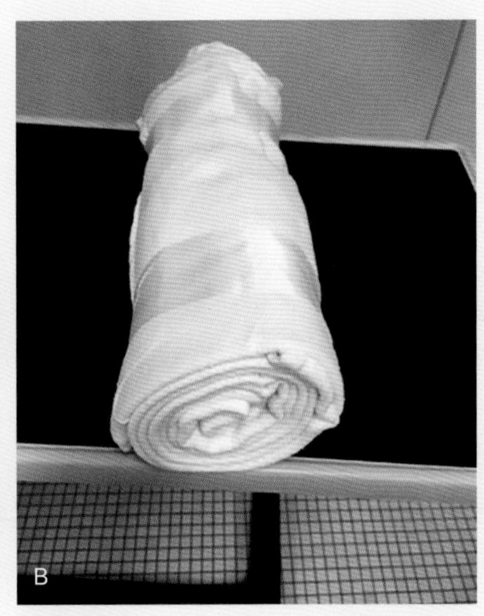

图1-55 A、B. 将巾毯卷紧并用7.62 cm（3 in）宽的丝质胶带绑牢。

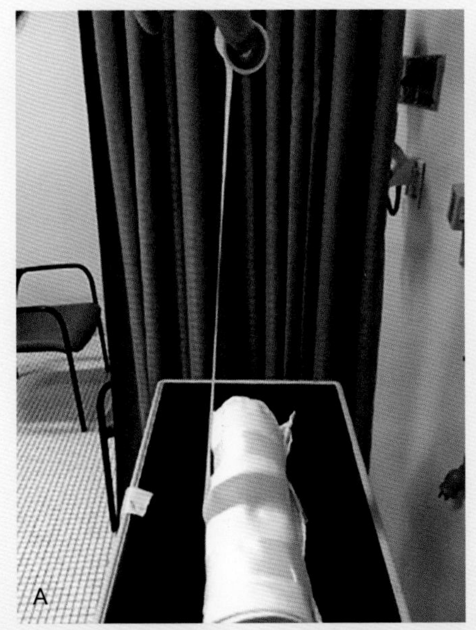
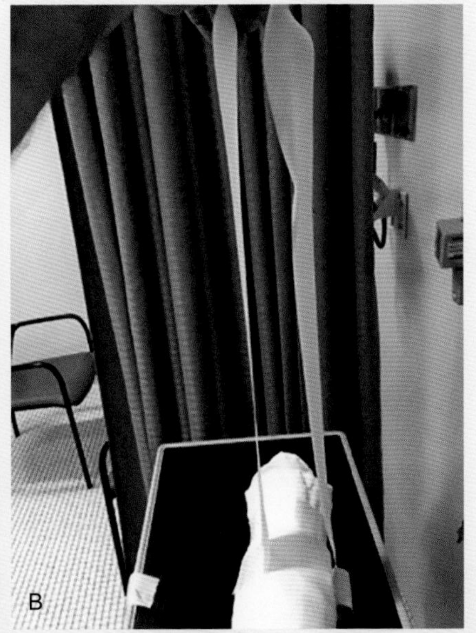

图1-56 A~E. 将丝质胶带缠绕在垫枕的中间部分，留出60.96~91.44 cm（24~36 in）长的尾端。拉出一长段丝质胶带后将其反折，将两段丝质胶带贴紧压实形成尾端，这样就做成了拉环。

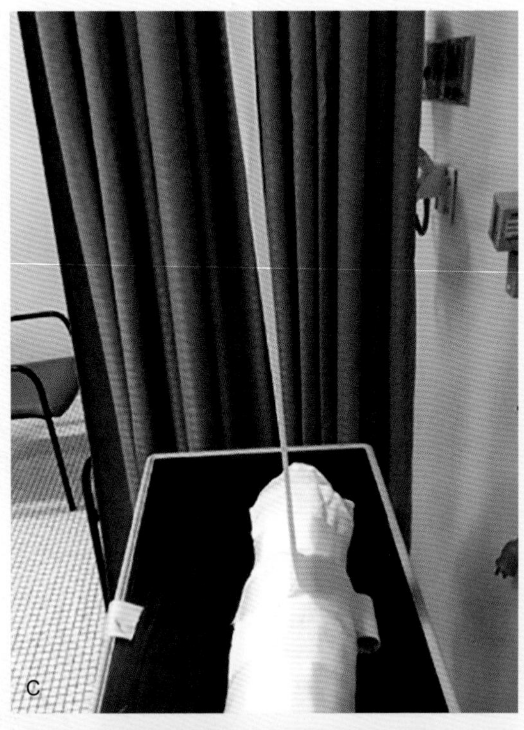

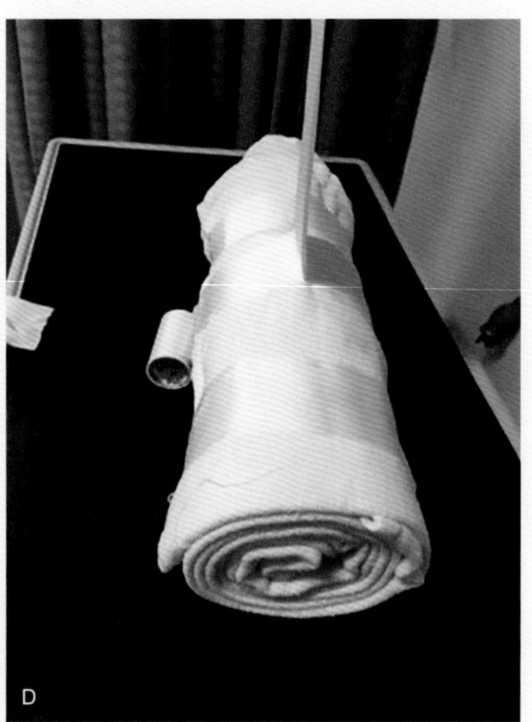

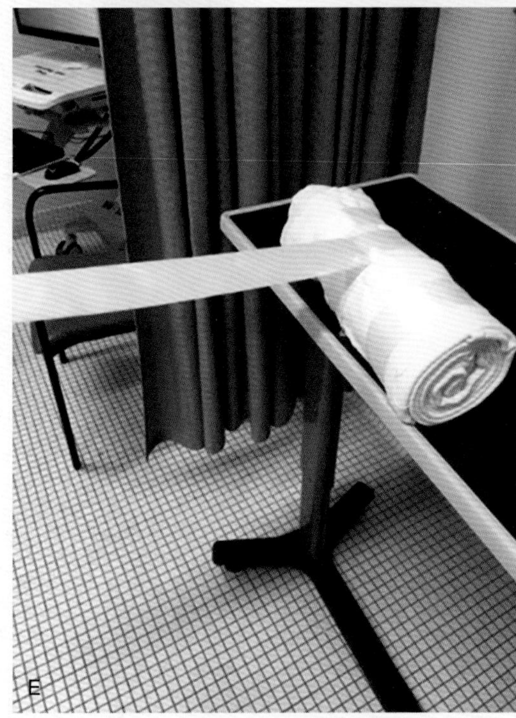

图1-56（续）。

- 先放置左侧盆骨下方的垫枕，并查验其大小和尺寸。简而言之，大小合适的垫枕能使在肢体静止位，髌骨朝向正前方。根据术者的具体要求，也可以增加或减小肢体的旋转角度（图1-57）。
- 检查并固定放置在左侧盆骨下方的垫枕，然后再关注右侧垫枕和右侧盆骨。将患者右侧盆骨向左侧翻转，将“更大”的垫枕塞在坐骨和右半躯干下方（图1-58）。

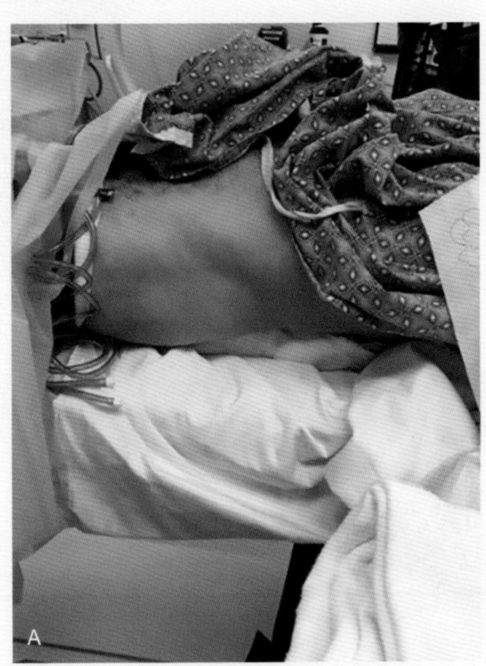

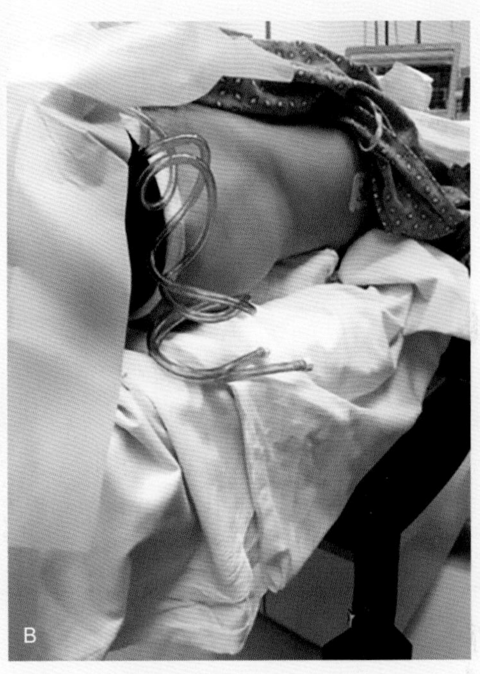

图1-57 A、B. 从两个不同角度观察左侧髋部下方的垫枕。值得注意的是，要将垫枕安置在一侧盆骨下面，是直接衬垫在患者身体下方，而非放置在手术台的床单下方。

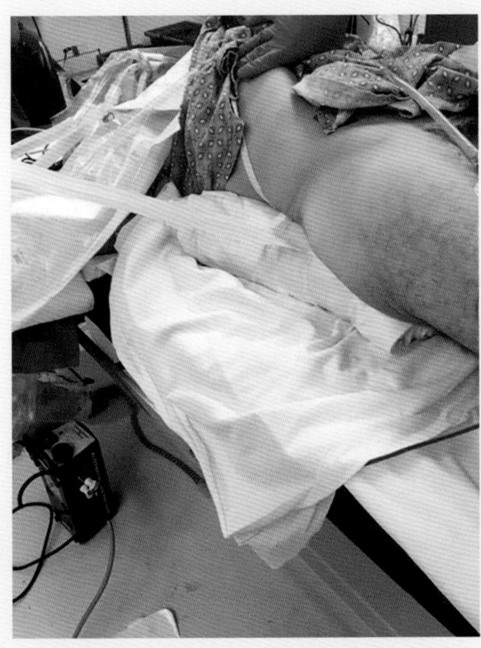

图1-58 将更大的垫枕放置在右侧盆骨下方。注意要把拉环留在外侧缘，以便术中轻松抽出垫枕。

- 重新评估左下肢体位，在消毒和铺巾之前再次检查确认（图1-59）。
- 完成内侧平台切开复位内固定后，在内侧切口处放置湿润的海绵；该切口用3.0尼龙缝合线稀疏缝合或完全关闭。
- 在不干扰无菌铺巾的情况下，利用拉环移除右侧盆骨下方的垫枕。
- 交换C臂机、手术医生和洗手护士的站位。
- 随后显露外侧胫骨平台。

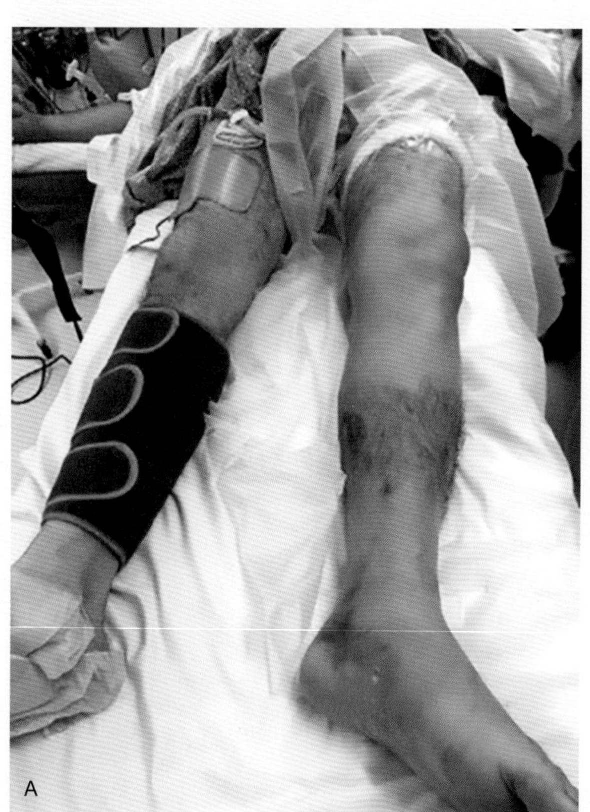

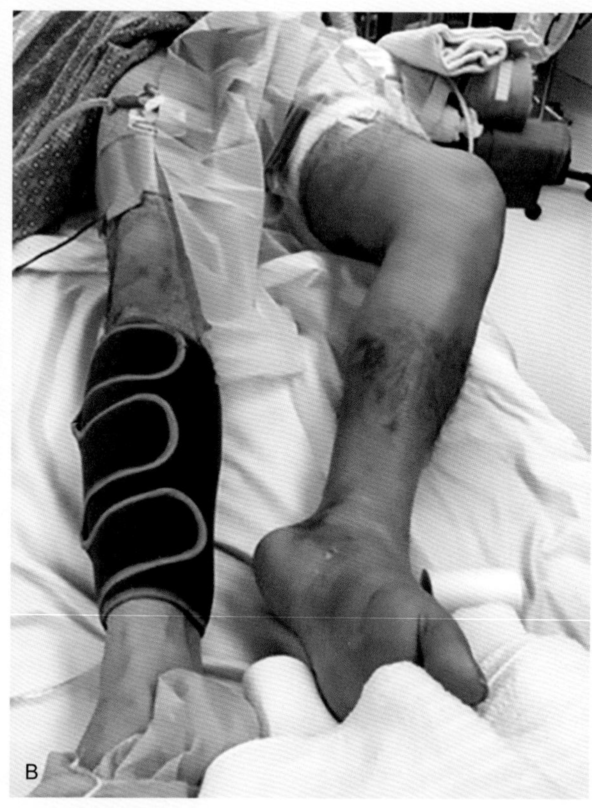

图1-59 A、B. 两侧垫枕都放置完毕后，评估是否适合内侧平台手术入路。

胫骨髓内钉

- 带悬空端的可透视手术台。
- 侧方固定垫（卷垫、楔形垫枕或Ⅳ号沙袋）。
- C臂机置于手术侧的对面。
- 采用可透视的三脚架，辅助膝部屈曲及骨折复位。
- 与做标准髓内钉操作一样，患者亦可以采取膝关节半伸直位，这时无需使用可透视的三脚架。

跟骨骨折

- 患者取侧卧位。
- 带悬空端的可透视手术台。
- 患者尽量摆放于靠手术台的尾端。
- C臂机置于患者身背侧。
- 上方手臂置于“飞机”架上，手臂下垫泡沫海绵垫，以保护尺神经和局部骨性突起。

- 下方手臂也要用海绵垫保护。
- 用沙袋配合卷枕或者胸部楔形垫，防止下方手臂受压。
  - 也可以用卷垫前后挤推固定腹部与后背，维持侧卧的摆放（图1-60，图1-61）。
- 用3块泡沫海绵垫来保护下肢。
  - 第1块置于患者与手术台之间，用以保护股骨大转子、绕腓骨颈的腓总神经及外踝。
  - 第2块海绵垫带有按“下方肢体形状剪裁”的凹槽，凹槽内可安置小腿加压装置，将健侧下肢放置其中（图1-62）。
  - 最上方的海绵垫将凹槽和健侧肢体覆盖，用作手术平台（图1-63）。
- 在海绵垫表面盖一层褥垫，再用绑带固定防滑（图1-64，图1-65）。

跟骨骨折：经皮复位和固定术

- 体位同跟骨切开复位内固定术。
- C臂机机身朝向足跟侧。
  - 为获得跟骨轴位图像，C臂机要几乎平行于手术台长轴，但是接收头要远离手术台，仅向体背侧充分旋转，并与地面平行。

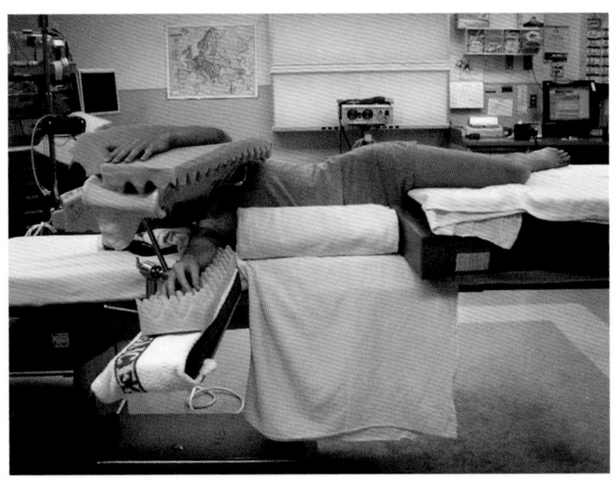

图1-60　摆放侧卧位做下肢手术。

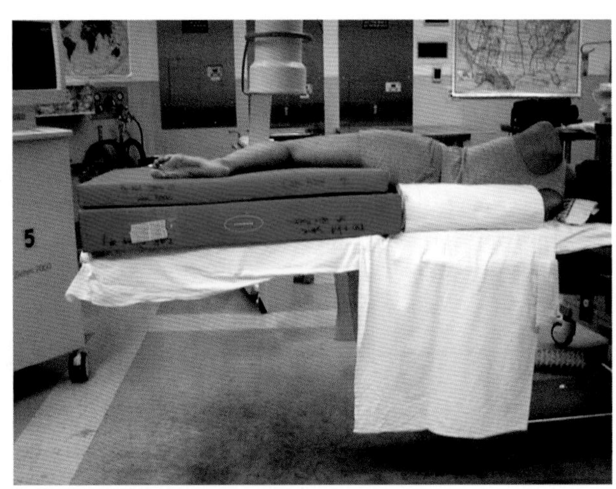

图1-61　摆放侧卧位做下肢手术，背侧观。

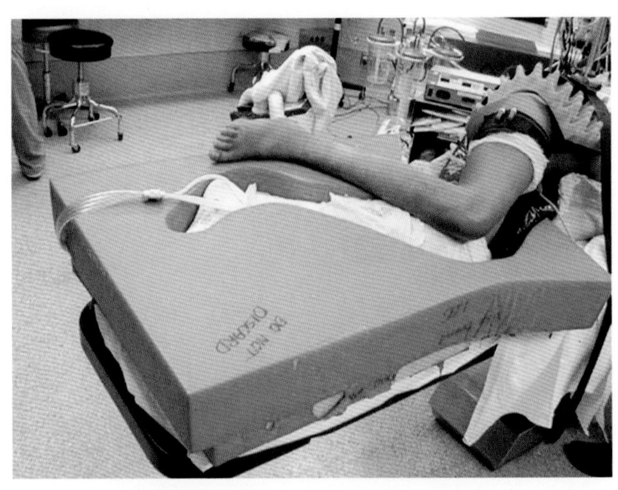

图1-62　特制泡沫海绵垫用于侧卧位下肢手术。

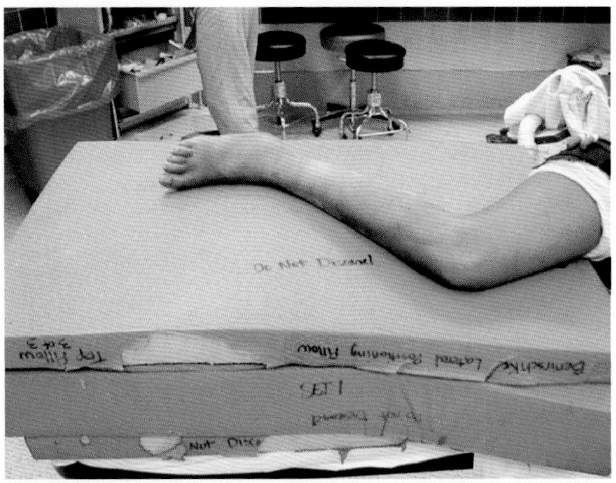

图1-63　特制泡沫海绵垫用于侧卧位下肢手术，上方的平垫可用作手术操作平台。

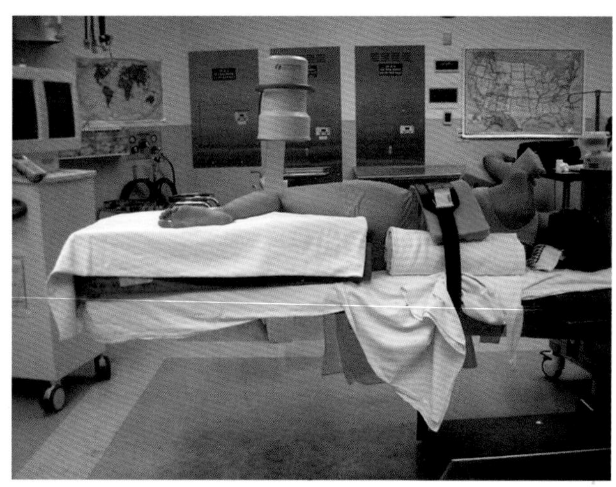

图1-64 侧卧位（后面观），在泡沫海绵枕表面盖一层褥垫，再以绑带固定。

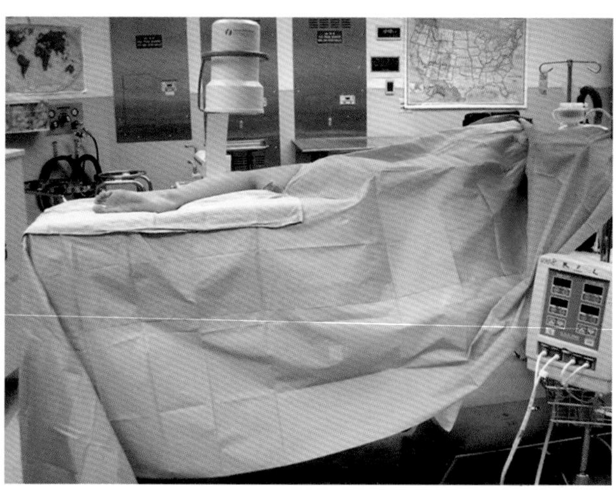

图1-65 铺单后的侧卧位景象。

Mitchell Bernstein, Hobie Summers, Clay A. Spitler

第2章

下肢力线的术中评估

Intraoperative Assessment of Lower-Extremity Alignment

病理解剖

下肢力线不良会引起步态异常，导致关节面受力变化，可能早期就出现创伤后关节炎或者创伤后关节炎进入进展期。

解决方案

掌握下肢力线的正常值（图2-1~图2-4）及如何测量这些值，将有助于恢复正常解剖结构并改善预后结果。

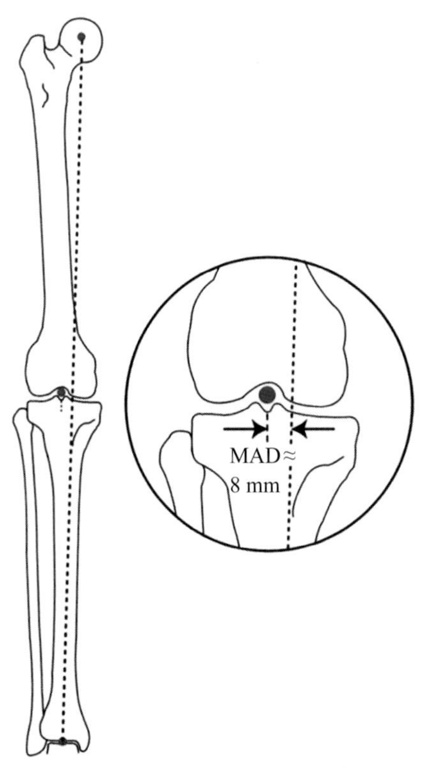

图2-1 通过从股骨头中心点到踝关节中心点绘制的直线来评估下肢力线（判断存在内翻还是外翻）。正常情况下，此线应通过膝关节中心点（平均）偏内8 mm。MAD，机械轴偏移。MAD内移表示力线内翻畸形，MAD外移表示力线外翻畸形[1]。

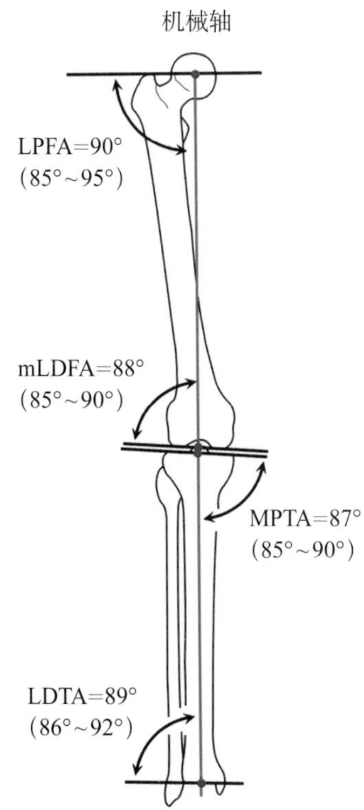

图2-2 关节方向角：绘制该角时，以关节中心点作为角的顶点，由机械轴线构成角的两条边。绘制下述角度是落在肢体的外侧还是内侧，要按照约定俗成。要注意，胫骨的机械轴和解剖轴共线；因此，胫骨没有机械（m）或解剖（a）轴的前缀。LPFA，股骨近端外侧角，一定要通过机械轴来测量；mLDFA，股骨远端外侧角（机械轴线）；MPTA，胫骨近端内侧角；LDTA，胫骨远端外侧角[1]。

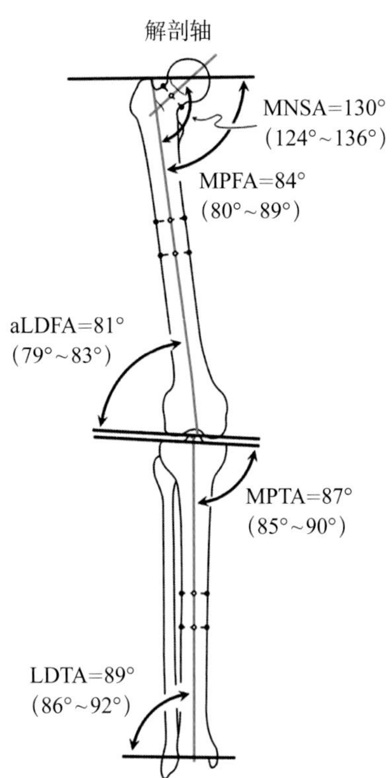

图2-3 关节解剖方位角：由解剖轴线绘制构成，从骨干的中心线衍化而来。注意：胫骨的机械轴和解剖轴共线，因此胫骨没有机械轴或解剖轴前缀。MNSA，股骨颈干内侧角，源自解剖轴线的测量；MPFA，股骨近端内侧角，一定是源自解剖轴线的测量角；aLDFA，股骨远端外侧解剖角；MPTA，胫骨近端内侧角；LDTA，胫骨远端外侧角[1]。

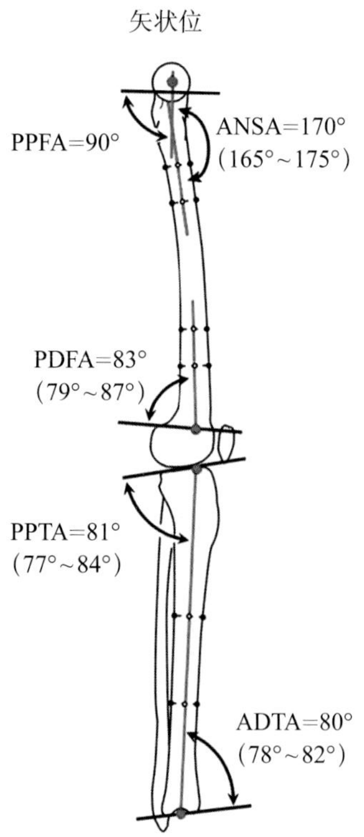

图2-4 矢状位力线：由解剖轴线绘制构成，从骨干的中心线衍化而来。ANSA，股骨颈干前倾角；PPFA，股骨近端后倾角；PDFA，股骨远端后倾角；PPTA，胫骨近端后倾角；ADTA，胫骨远端前倾角[1]。

操作技术

- 下肢力线的正常值和参考范围早已有详尽的记录和描述[1]。
- 恢复解剖力线是创伤后重建的基本要求之一。
- 膝关节周围骨折（股骨远端和胫骨近端）对整个下肢的力线影响最大。
- 全面掌握轴位、矢状面和冠状面力线的正常数值，将有助于手术医生对骨折复位了然于心(图2-1~图2-4)。
- 应在术中使用一些具体策略来评估力线。
- 术中拍摄X线平片（感光长盒），能评估冠状面和矢状面上的肢体力线情况。

术中评估力线的策略：测量长度

- 用对侧（正常）肢体作为模板，采用透视标尺的方法（图2-5~图2-7）。

术中评估力线的策略：旋转对位

- 临床遇到以下情况，如长骨的节段性骨折、广泛粉碎性骨折、双侧肢体受损或创伤后重建手术，术中不可能或者也做不到旋转对位的评估(图2-8)。经股骨颈、股骨髁和踝关节的CT横断面，可以精确评估旋转对位。
- 应由经治外科医生来阐述CT图像上的旋转状态，不能仅依赖影像科医生的描述。
- 通常要由两名不同的手术医生来阐述，以确保旋转角度计算的准确性（图2-9）。

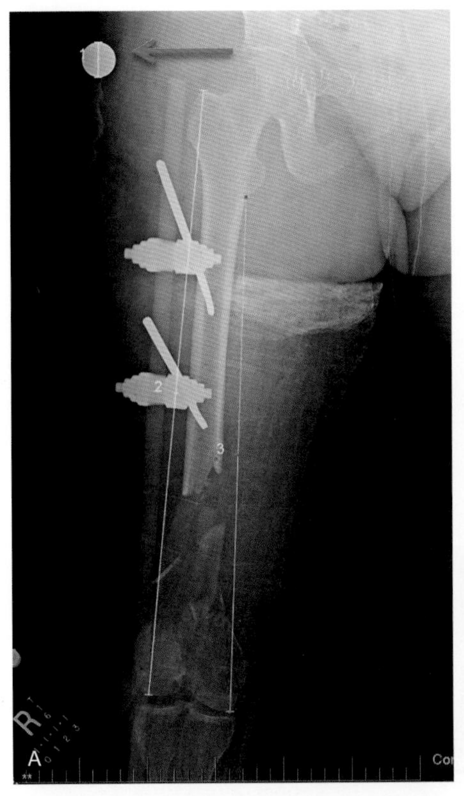
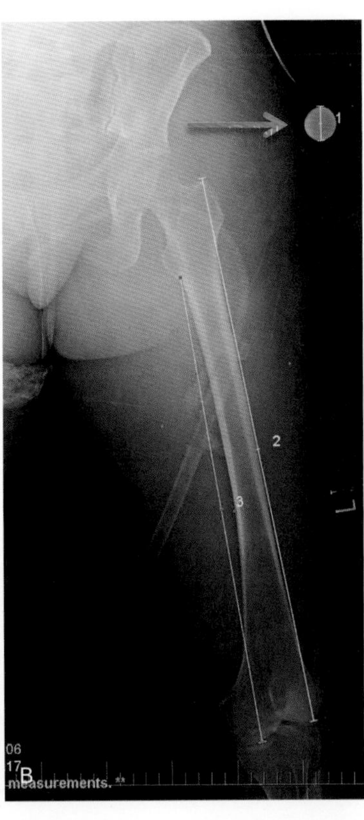

图2-5　女性，46岁，机动车碰撞后受伤，开放性ⅢA型股骨远端骨折，干骺端骨质缺损11 cm。首次冲洗、清创和跨关节外固定支架后，拍摄了整个股骨的校准X线片，用于模板制作。注意伤侧（A）和对侧正常肢体（B）上的校准标记（红色箭头）。可随意选取以下影像学标志来比较两侧股骨的长度：股骨大转子、小转子、外髁和内髁。测量后发现伤侧肢体比正常股骨短缩了12 mm。

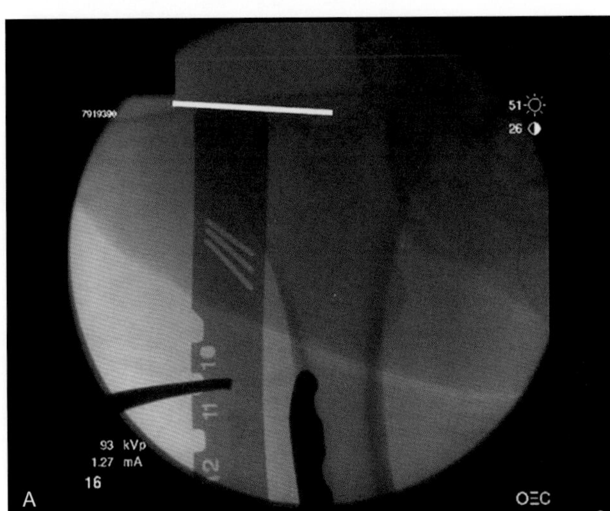
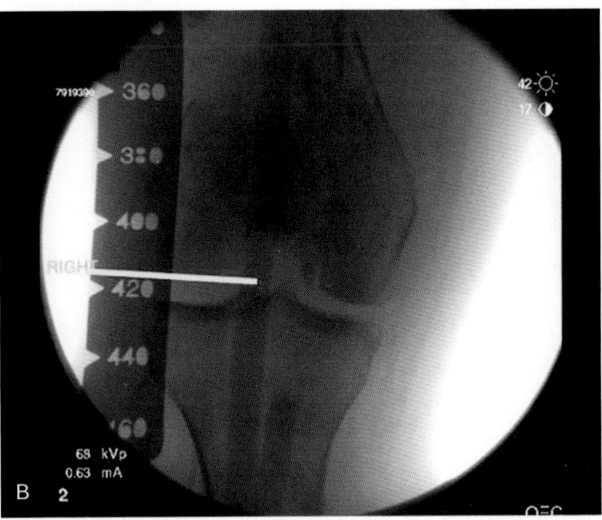

图2-6　与图2-5同一患者。使用股骨髓内钉套件中的透视标尺。术前评估已经发现，我们有必要将股骨延长12 mm。A、B. 从股骨大转子到股骨外侧髁的测量过程。

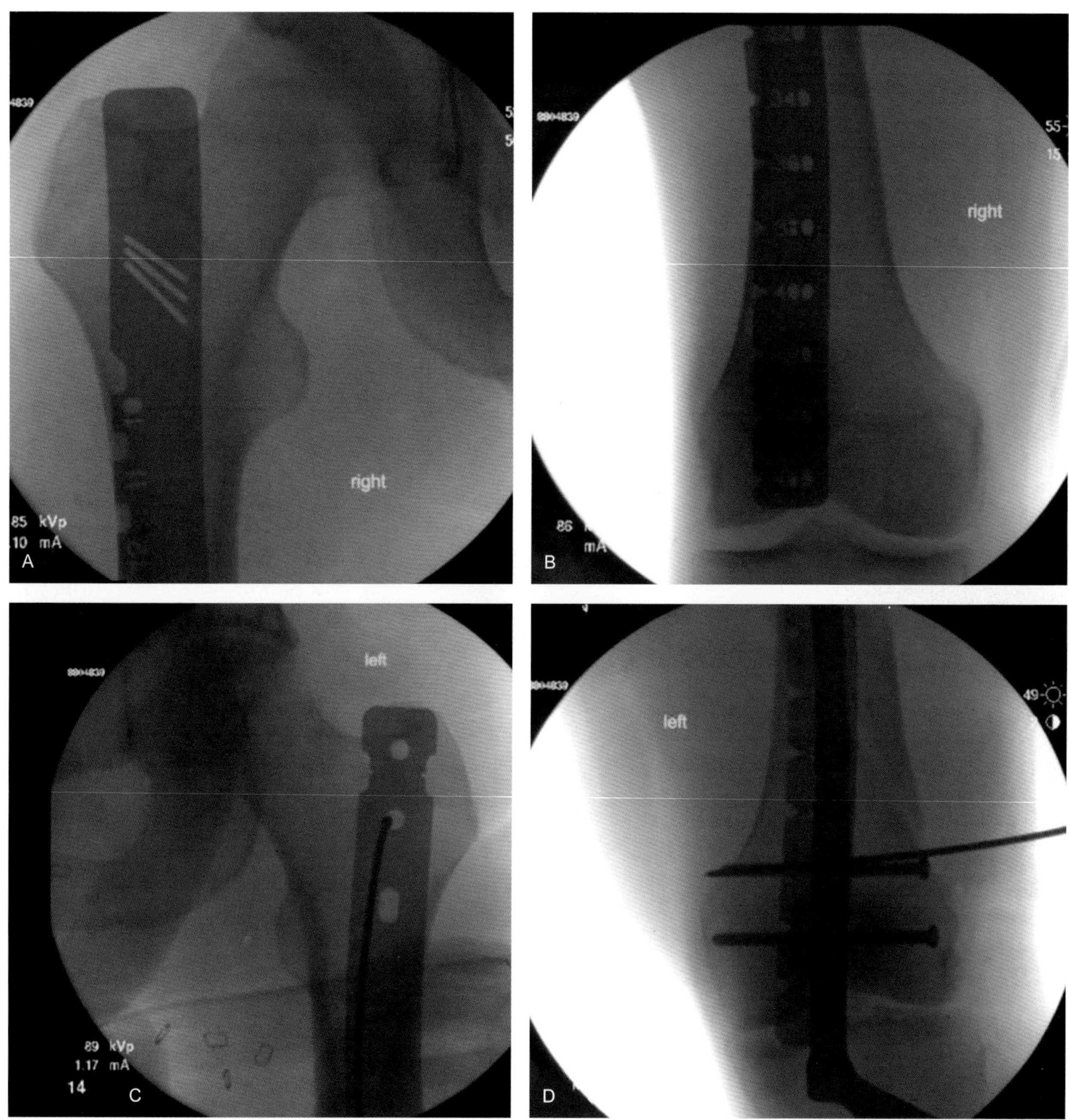

图2-7 A、B. 在消毒铺巾前，用非灭菌的透视标尺测量健侧肢体的长度。C、D. 测量值用于术中确认，判断内固定之前受伤肢体的长度是否得到恢复。

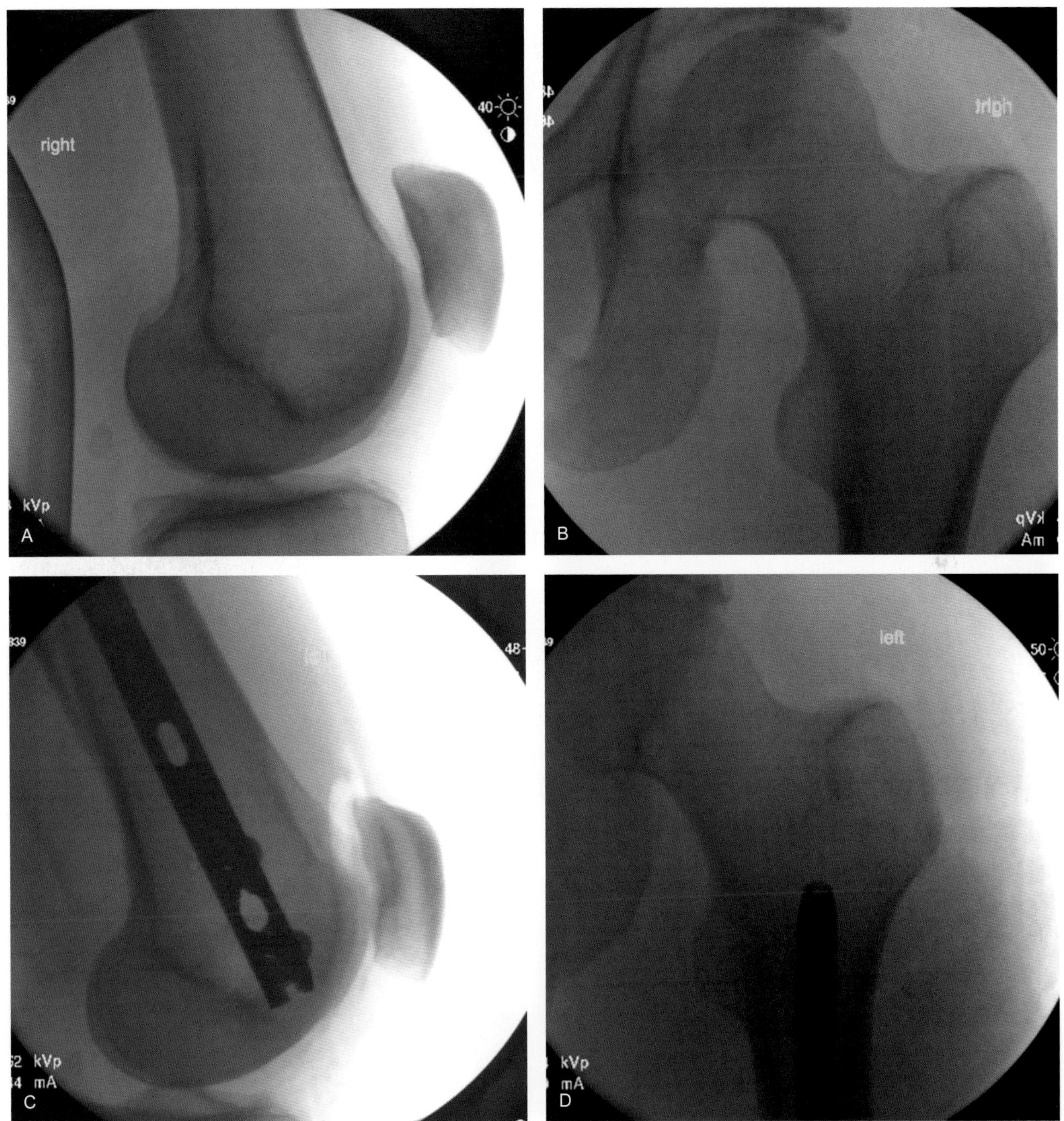

图2-8 男性，54岁，左股骨干粉碎性骨折，采用逆行股骨髓内钉治疗。手术之初，在消毒铺巾前先获取了对侧股骨远端的完美外侧图像（A）。然后将C臂机旋转90°，在不移动肢体的情况下获得髋部的正位图像（B），确保此图像得以保存以供后续使用。需要注意的是，图B中的影像要水平翻转180°，以便与伤侧肢体进行比较。完成髓内钉远端交锁后，要获取股骨远端的完美外侧图像（C）。再次将C臂机旋转90°，获得髋部的正位图像（D），注意不能移动肢体，此时将股骨小转子外形轮廓与健侧进行比较（B）。如果小转子显得不太突出，则股骨远端相对于近端存在外旋。为了纠正这种情况，应将远段股骨内旋和（或）将近段股骨外旋，然后重新透视评估，直至股骨小转子的外形轮廓接近。

右侧肢体（图2-9）

确定畸形的一种实用方法是将股骨颈轴线相对于参考线角度变成0°。对于右侧肢体，需要将其内旋1.69°，这会“消除”骨折远端1.69°的外旋角度。因此，经过换算，右下肢外旋角度为：15.92° − 1.69° = 14.23°。

左侧肢体（图2-9）

将股骨颈轴线相对于参考线角度变成0°。对于左侧肢体，需要将其外旋11.65°，这会“消除”骨折远端11.65°的内旋角度。因此，经过换算，左下肢的内旋角度为：15.11° − 11.65° = 3.46°。

- 注：在上述示例中，未使用术语前倾和后倾。
  - 后倾是股骨远端的外旋畸形。
  - 前倾是股骨远端的内旋畸形。

如果需要使用术语“前倾”和“后倾”，可描述为右侧股骨颈后倾14.23°，左侧股骨颈前倾3.46°。

为了使患者的右侧下肢与正常的左侧相匹配，则需要将右股骨的远端内旋17.69°（14.23° + 3.46°）。但在术中，对于人体而言，做不到旋转17.69°。实际上，这要通过借助无菌量角器及直径2.5 mm或更粗的2枚斯氏针来实现超过15°且小于20°的旋转。钢针越粗，刚性就越强，不会像较细的克氏针那么容易被周围软组织（如髂胫束）阻挡。

- 术中纠正存在的旋转差异（图2-10）。

计算过程（图2-11）

将股骨颈轴线相对于参考线角度变成0°，这就需要内旋30.87°，也就是“增加”远端骨段30.87°的内旋。因此，内旋的角度为：30.87° +28.24° = 59.11°。换句话说，右髋关节股骨颈前倾角为59.11°。

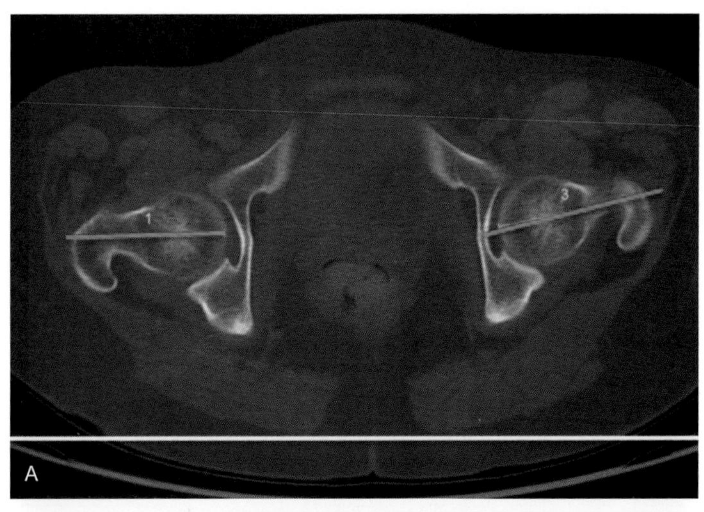

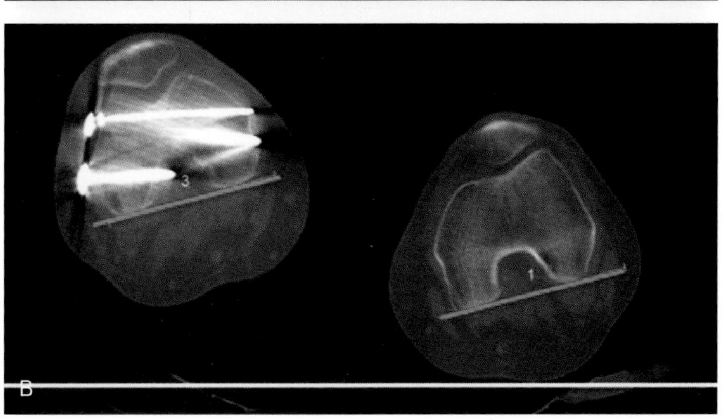

图2-9 与图2-5同一患者。在第二阶段植骨手术之前，通过CT检查判断旋转对位情况。A. 连接股骨头和股骨颈的中心形成一条最佳拟合线（红线），绘制出股骨颈的轴线。在近端和远端图像中以相同的方式绘制平行的参考线（黄线）；一般让该线平行于图像底部。测量发现右侧股骨颈相对于参考线（黄线）有1.69°的外旋。左侧股骨颈相对于参考线（黄线）有11.65°的内旋。B. 在股骨远端水平，红线与股骨后髁相切。同样的方式，平行于图像底部绘制参考线（黄线）。测量发现右侧股骨髁相对于参考线（黄线）有15.92°的外旋。左侧股骨髁相对于参考线（黄线）有15.11°的内转。

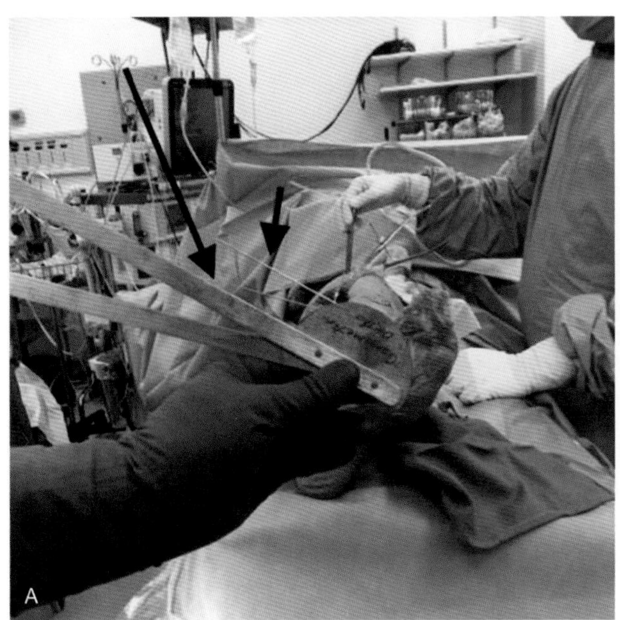

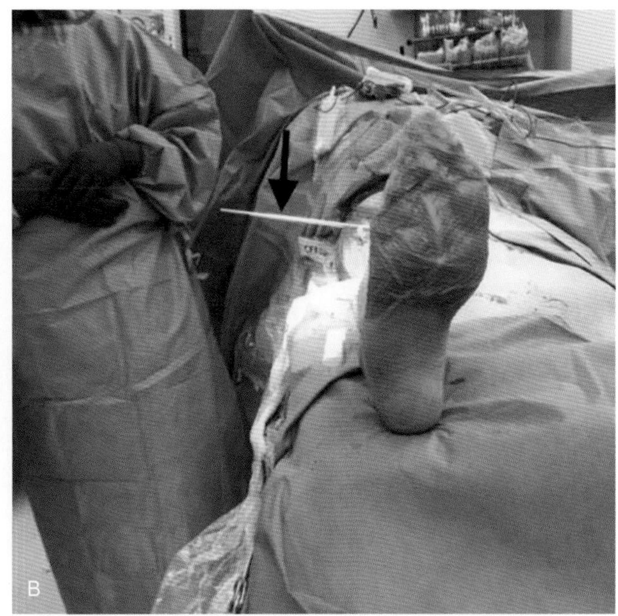

图2-10　术中具体操作过程。A. 在骨折近端和远端分别置入2.5 mm斯氏针（黑色箭头所示）。远端斯氏针相对于近端斯氏针的外旋角度大于15°且小于20°，然后内旋远端骨段，通过矫正2枚斯氏针最终会共线平行。B. 内旋远端骨段，可以使2枚斯氏针达到共线平行（如黑色箭头所示）。

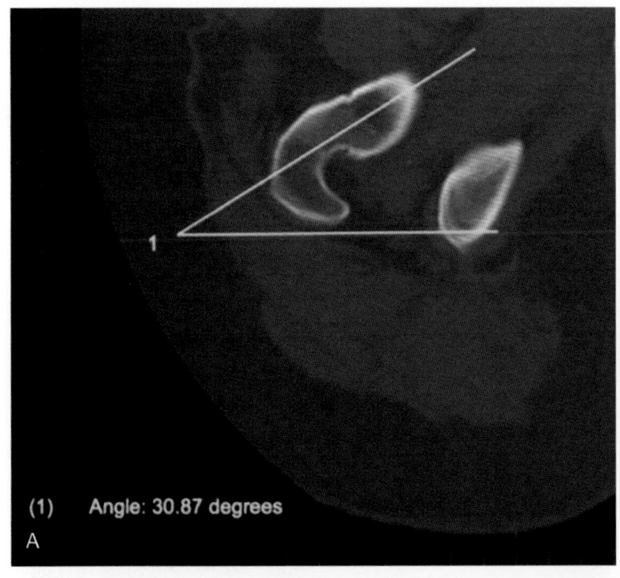

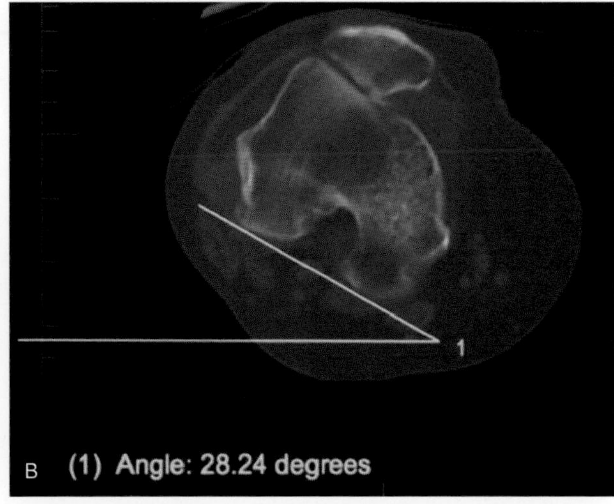

图2-11　这是另一例股骨旋转不良患者。CT扫描右侧股骨颈（A）和右侧股骨髁（B）。测量后发现，A. 右股骨颈轴线相对于参考线（绿色水平线）为30.87的外旋°。B. 右股骨髁相对于参考线（绿色水平线）为28.24°的内旋。

- 正常前倾角为10°。
  - 这相当于股骨髁相对于同侧股骨颈存在10°的内旋。
- 假设前倾10°为“正常”值，该患者的畸形为49.11°（59.11°－10°）。
- 该患者的股骨前倾角过大，相当于增加了股骨远端的内旋角度。
- 为了矫正畸形，需要将股骨远段外旋49.11°。

胫骨的扭转

右侧肢体（图2-12）

将股骨髁线相对于基准线变成0°，需要外旋肢体26°，这样就可以“消除”远段骨块26°的内旋角度。因此，内旋角度为：7.18°−26°=−18.82°，或胫骨外旋了18.81°。注：正常胫骨扭转为外旋10°~15°。

左侧肢体（图2-12）

将股骨髁线相对于基准线变成0°，需要外旋肢体31°，这将“增加”远段骨块31°的外旋角度。因此，外旋角度为：0.31°+31°=31.31°，相当于胫骨外旋了31.31°。

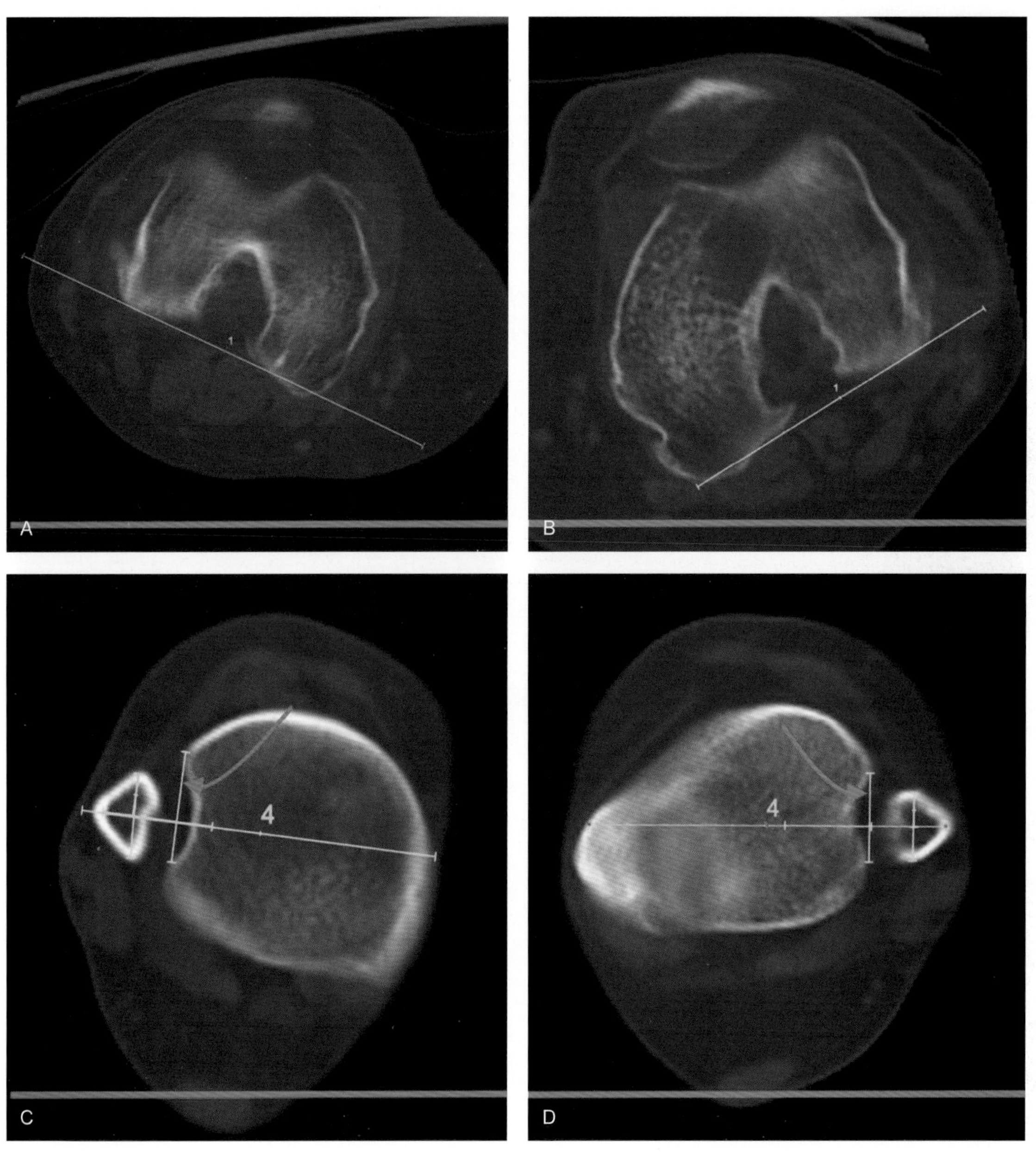

图2-12　胫骨的旋转不良。CT检测双侧股骨髁（A、B）和踝关节（C、D）外形的旋转情况。根据同侧股骨髁测算胫骨近端的旋转状态，如图2-9和2-11所示。由于我们用股骨髁替代胫骨近端，所以事先假设没有关节内病变（如膝关节旋转不稳定）。C、D. 踝关节水平处，需要经下胫腓联合生成最佳拟合线。为了保证这种方法的可重复性，首先画一条连接腓骨沟前后缘的连线，然后绘制一条该连线的垂线（红色箭头所示）。C和D中的线4与腓骨沟的垂线共线，位于腓骨前后径的中央。A. 测量发现右侧股骨髁相对于参考线（红线）内旋了26°。B. 测量发现左侧股骨髁相对于参考线（红线）内旋了31°。C. 右踝关节相对于参考线（红线）内旋了7.18°。D. 左踝关节相对于参考线（红线）外旋了0.31°。

术中评估力线的策略：肢体的机械轴（图2-13）

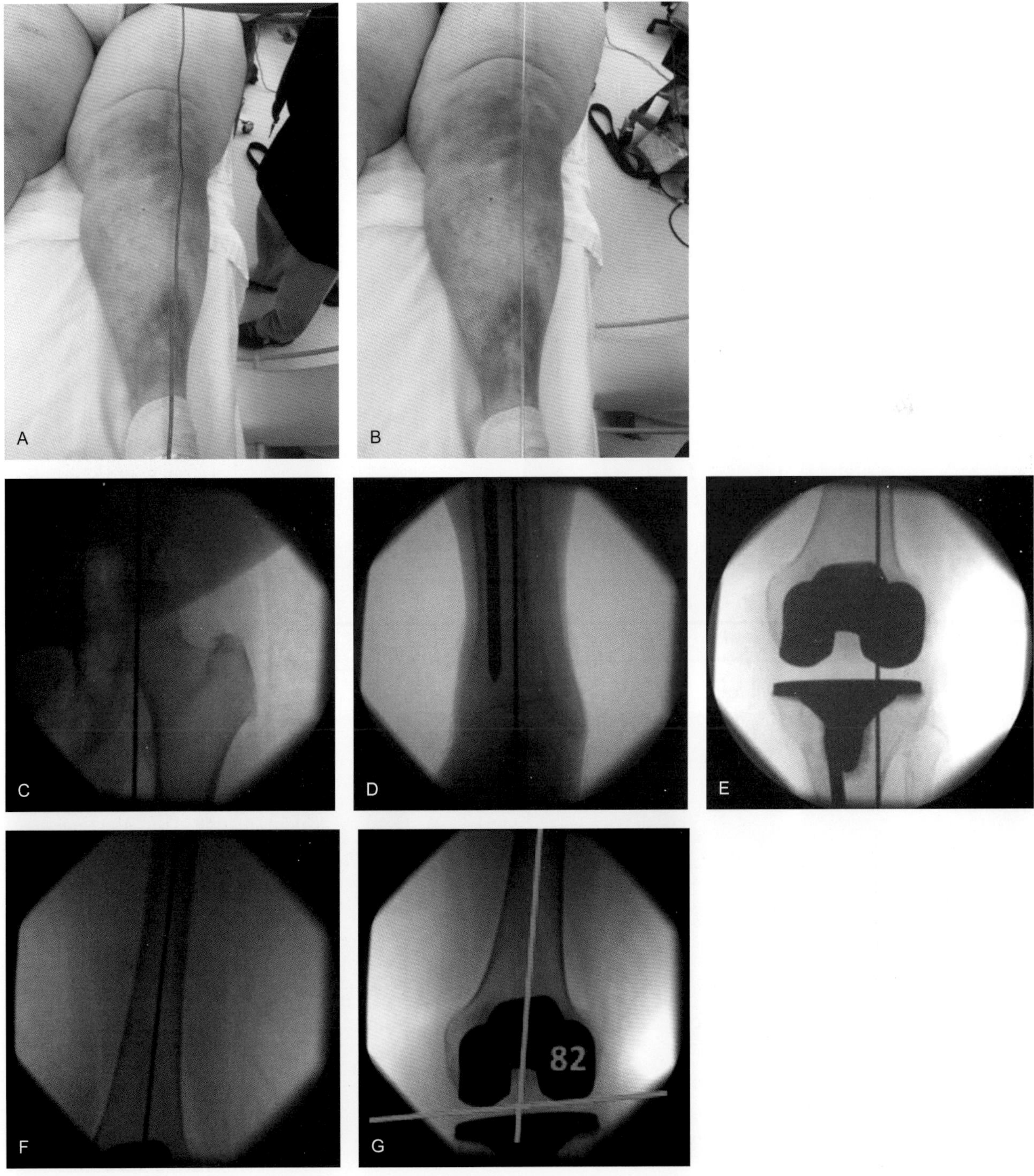

图2-13　用高频电刀（Bovie）的导线（A）或长金属线（B）来评估肢体的机械轴线。透视定位股骨头中心点（C）和踝关节中心点（D）。该患者的机械轴线通过膝关节中央的外侧，即下肢外翻畸形（E）。分析股骨远端后，发现aLDFA为82°（正常值79°~83°）；因此，畸形肯定位于胫骨近端（F、G）。

术中评估力线的策略：股骨冠状面（图2-14~图2-23）

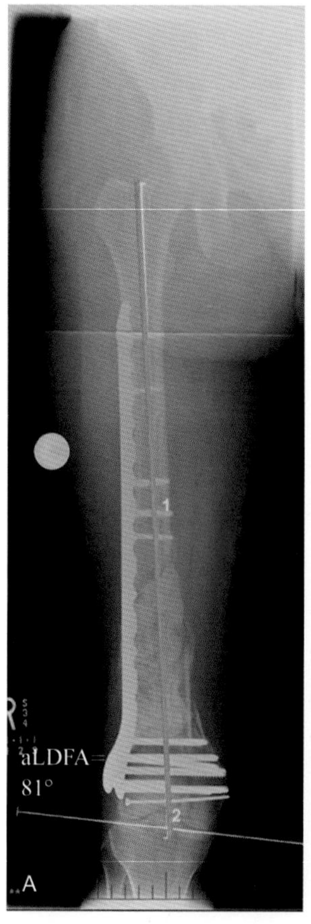

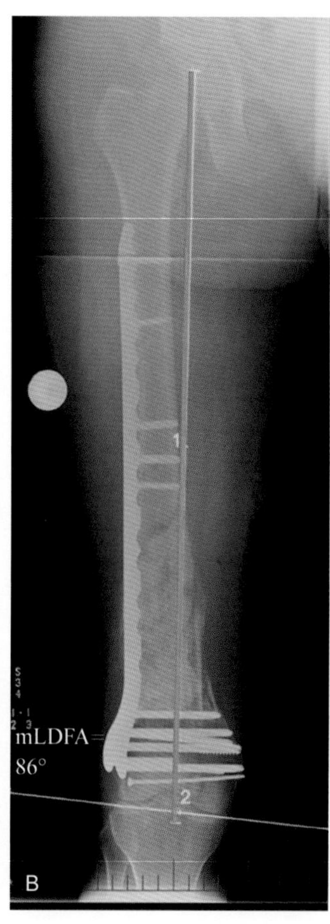

图2-14 术中采用拍摄脊柱侧弯的长摄片盒或图像拼接技术，便于绘制解剖轴成角（A）和机械轴成角（B）情况，用于评估冠状位力线。

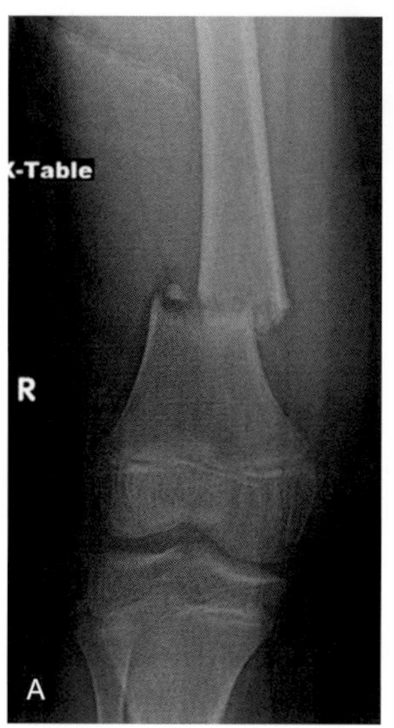

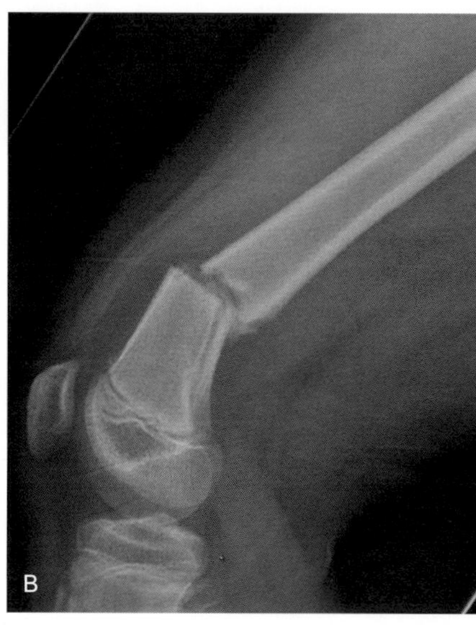

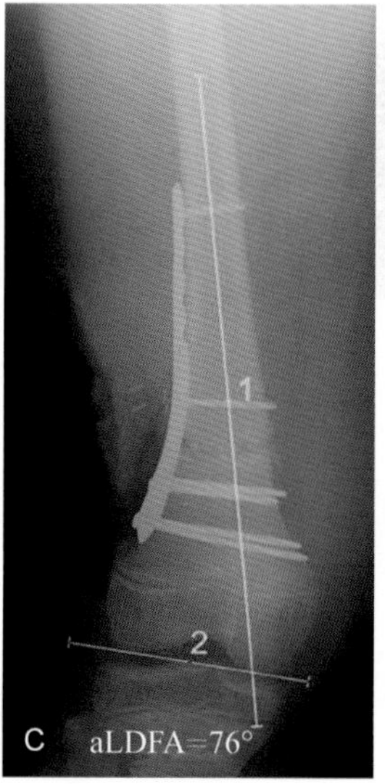

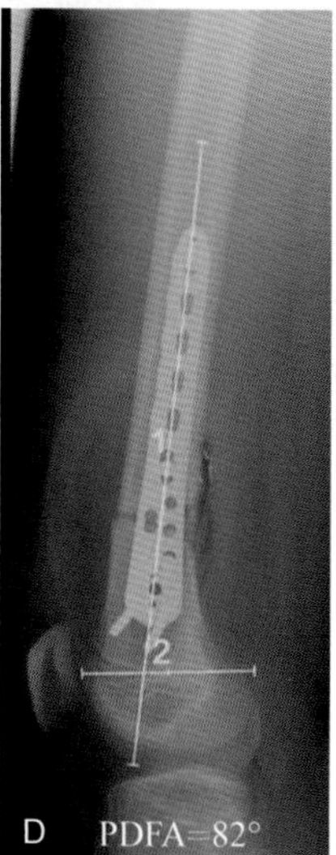

图2-15 一名11岁骨骼未发育成熟的男性患者，出现闭合性股骨干下段移位性骨折（A、B）。选择3.5 mm系统胫骨远端内侧围关节锁定接骨板进行固定。C. 先采用常规（非锁定）螺钉实现初始复位后，测量aLDFA为76°，即外翻5°。这是通过术中正位透视确定的。D. 侧位X线未显示任何对位不良，PDFA为82°。

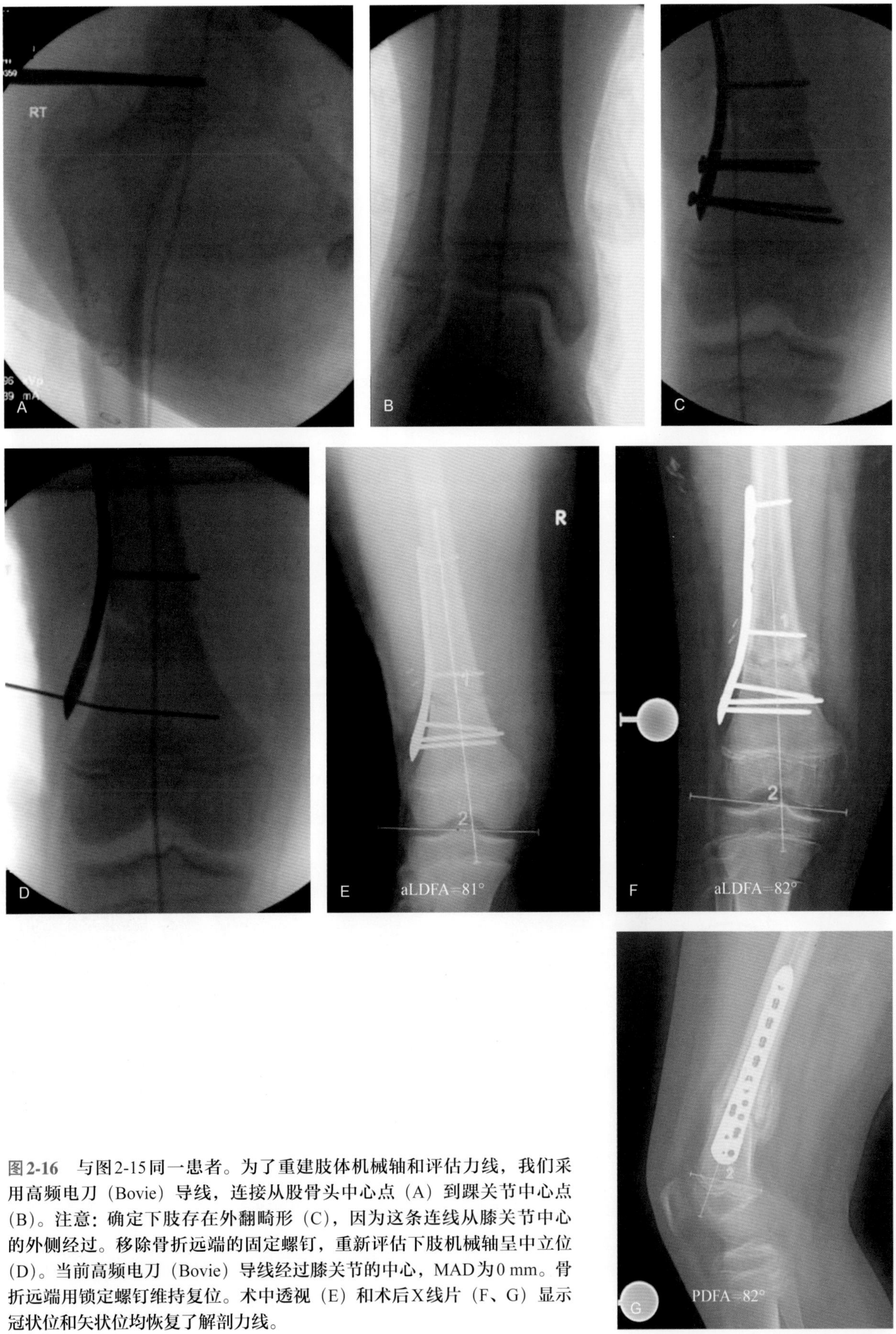

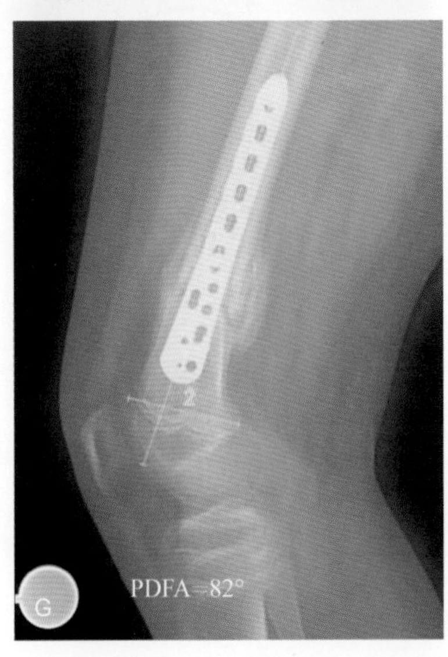

图2-16　与图2-15同一患者。为了重建肢体机械轴和评估力线，我们采用高频电刀（Bovie）导线，连接从股骨头中心点（A）到踝关节中心点（B）。注意：确定下肢存在外翻畸形（C），因为这条连线从膝关节中心的外侧经过。移除骨折远端的固定螺钉，重新评估下肢机械轴呈中立位（D）。当前高频电刀（Bovie）导线经过膝关节的中心，MAD为0 mm。骨折远端用锁定螺钉维持复位。术中透视（E）和术后X线片（F、G）显示冠状位和矢状位均恢复了解剖力线。

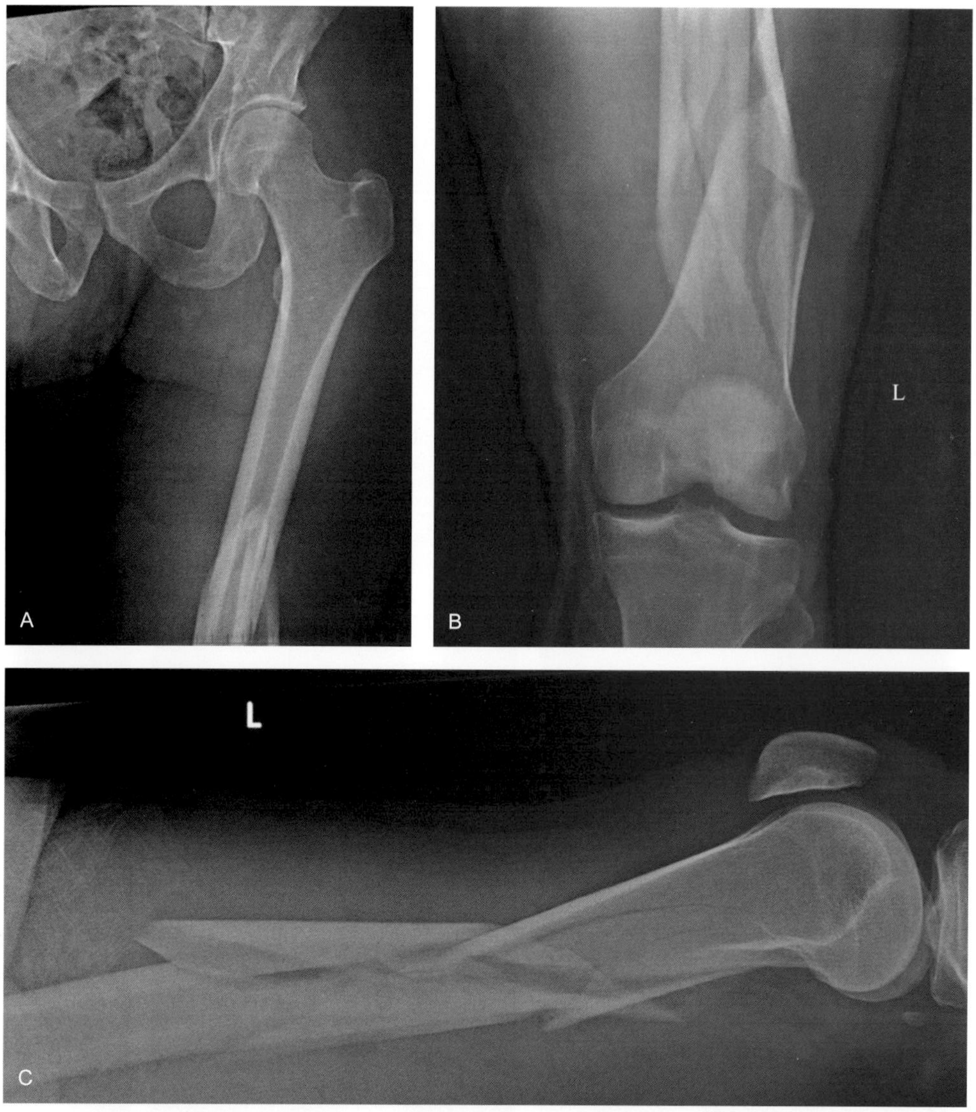

图2-17　A~C. 男性，53岁，被454 kg（1 000 lb）橱柜砸伤左大腿后，出现股骨远端粉碎性骨折。

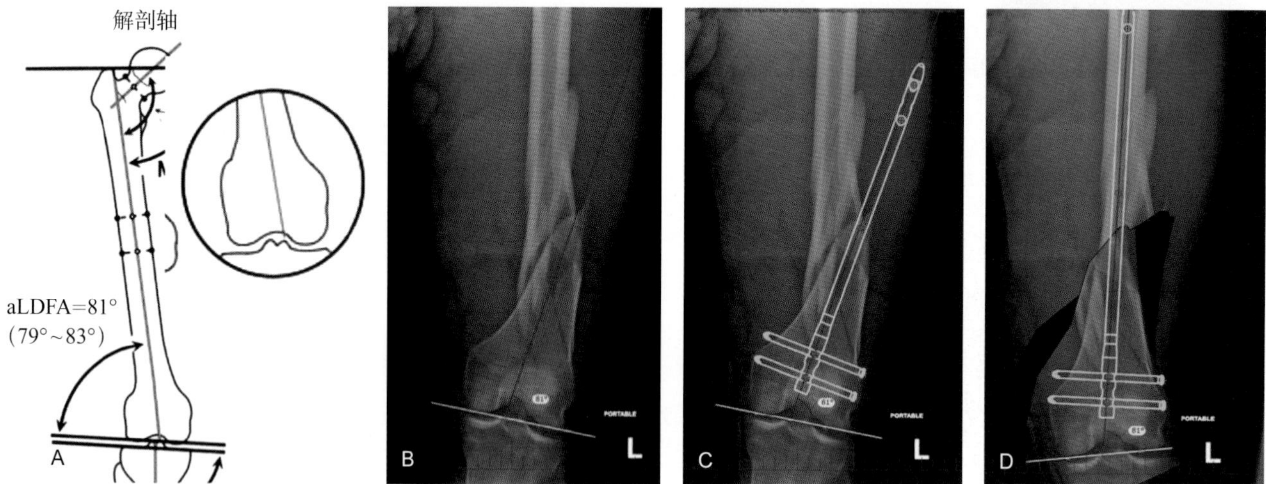

图2-18　采用解剖轴进行术前规划。A. 股骨解剖轴的定义是骨干的中心线。注意：这条线向远端延伸，与胫骨内侧髁间嵴交汇，而非经过膝关节的中心点。逆行股骨髓内钉的术前计划（B、C）。这位股骨骨折患者近端的峡部是完整的，所以允许髓内钉引导下复位骨折近端（D）。只要进钉点和插钉方向顺着股骨解剖轴，就能恢复解剖力线。因此，进钉点应与胫骨内侧髁间嵴平齐，并与关节面线成9°外翻角（即aLDFA为81°）。

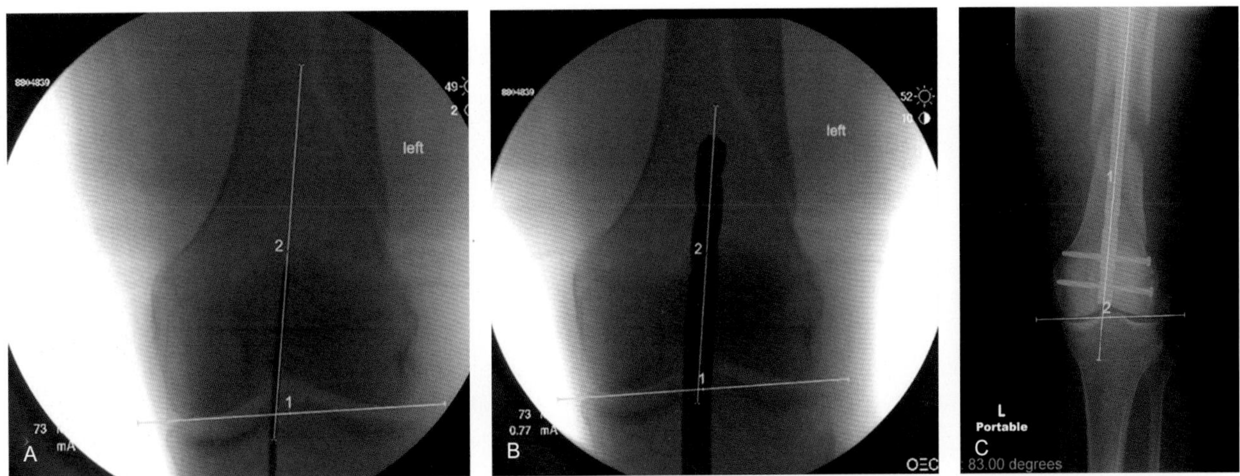

图2-19　术中操作步骤。关键和最重要的步骤是确保进钉点紧贴胫骨内侧髁间嵴（A、B），保持外翻9°进钉。采用直径8.5 mm动力髋螺钉（DHS）（Synthes，Paoli，PA）刚性扩髓器打通股骨髓腔以保证髓内钉的解剖行径（B）。可以在C臂机屏幕上使用量角器功能来确认正确钉道轨迹。A和B测的角度均为82°。最终测得aLDFA为83°。注意：如C所示，股骨髓内钉要紧贴胫骨内侧髁间嵴（以此替代骨干中心线的延长线）。

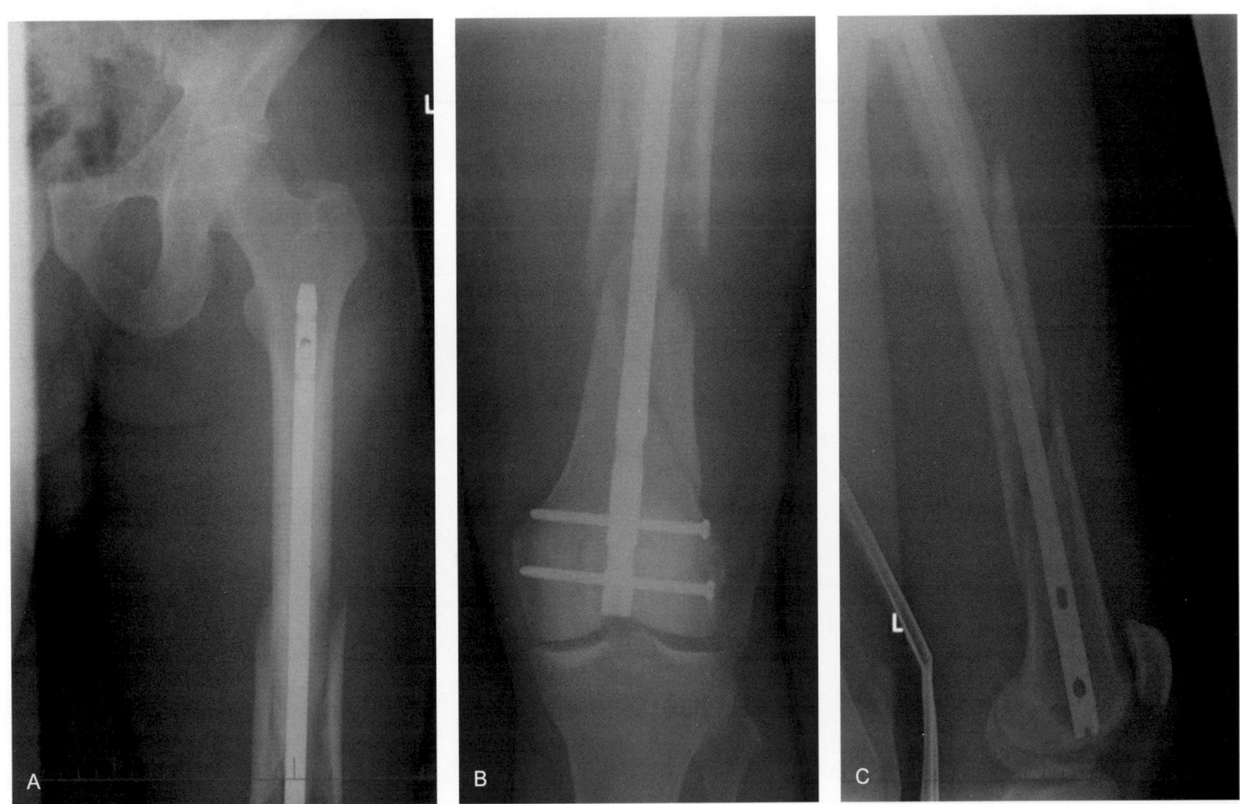

图2-20　术后即刻X线片显示，冠状位和矢状位上的解剖力线得到恢复（A~C）。测得aLDFA为83°；PDFA为82°。用透视测量尺评估肢体长度恢复情况。采用术前健侧股骨小转子透视下的轮廓评估肢体旋转情况。

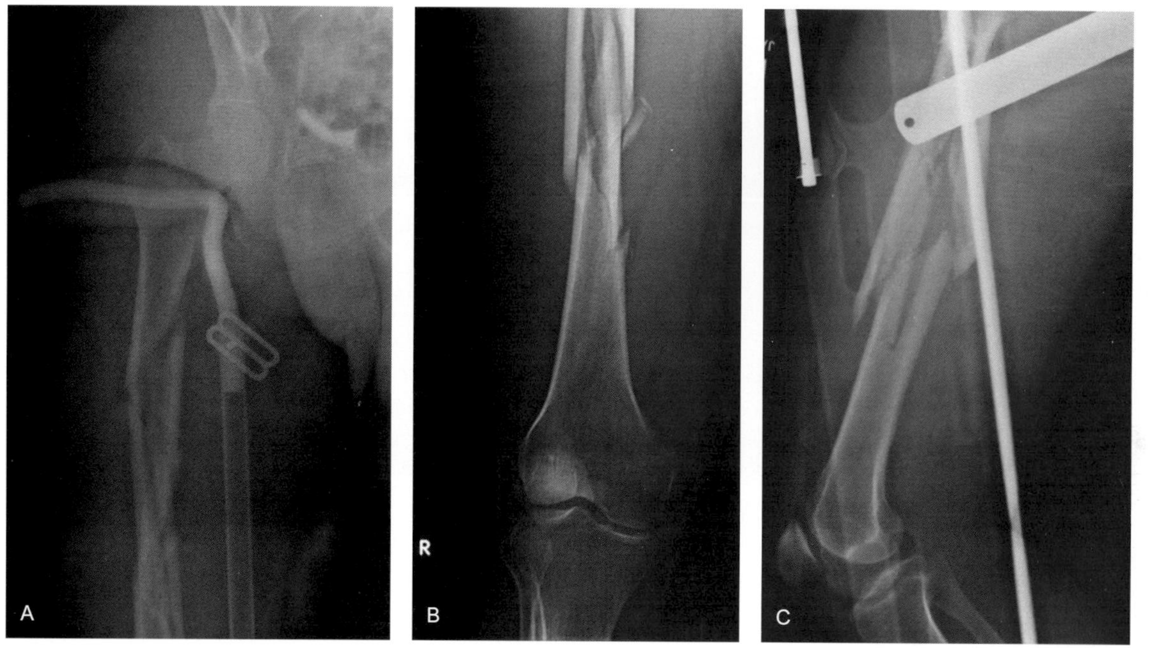

图2-21 男性，23岁，工作时被一根907 kg（2 000 lb）钢筋从3 m（10 in）高处掉落砸伤右大腿，导致其右股骨节段性闭合骨折（A~C）。

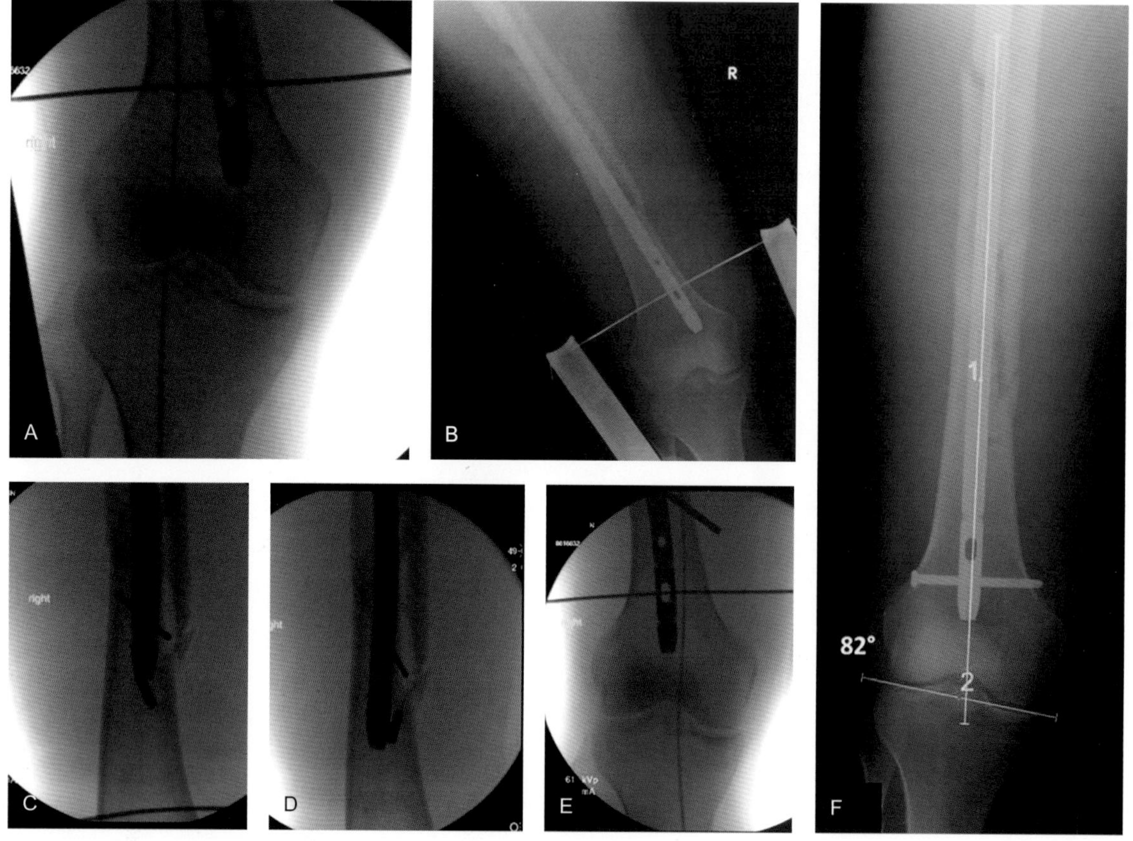

图2-22 选择顺行股骨髓内钉，从梨状窝开口。髓内钉远端瞄准器是非解剖的。A. 高频电刀（Bovie）导线技术用于判定力线恢复情况，发现导线经过膝关节中心点的外侧，提示外翻畸形。B. 在安置远端交锁螺钉之前，透视证实力线不良，存在外翻畸形。C、D. 使用阻挡钉技术调整力线，使髓内钉处于股骨远端的中央。E. 重复高频电刀（Bovie）导线技术，术中再次透视发现远端交锁钉的方向得到改善，下肢力线得到纠正。F. 术中再次透视证实力线恢复正常，股骨远端外侧解剖角（aLDFA）为82°。

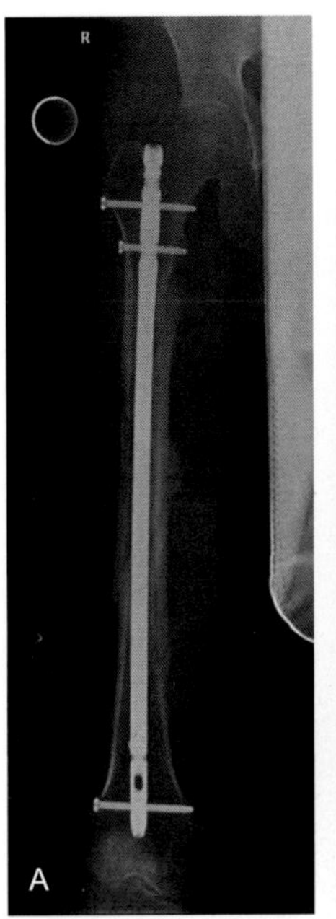

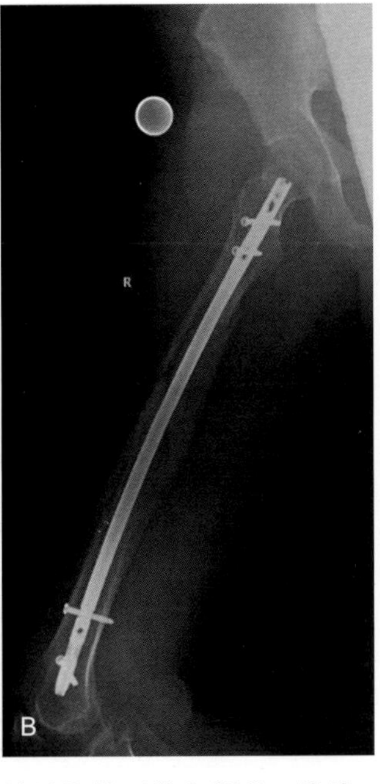

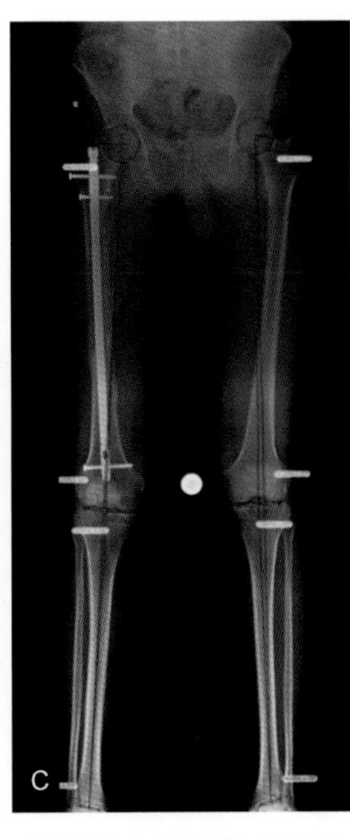

正位片

测量工具信息			
肢体力线分析（双侧）			
	Pre		
角度（°）	R	L	正常
mLPFA	85°	87°	85°~90°
mLDFA	86°	87°	85°~90°
mMPTA	88°	89°	85°~90°
mLDTA	83°	79°	86°~92°
JLCA	1°	1°	0°~2°
	Pre		
长度（mm）	R	L	差异
MAD	3	7	
股骨	450	453	3
胫骨	348	347	1
总长	802	803	1

D

图2-23 A、B. 右侧股骨最终的正位和侧位X线片。C. 最终站立位下肢全长片（髋关节至踝关节）。D. 正位片的力线分析。

TIP

蚌壳式截骨

Clay Spitler

病理解剖

在急性骨折之前已存在下肢畸形，可能会对骨折复位和髓内固定带来挑战。这通常需要使用环形外固定支架或接骨板固定。

解决方案

先在畸形愈合部位做蚌壳式截骨术，随后采用髓内钉改善畸形骨段的整体力线。若采用接骨板固定但未做截骨矫正，虽然骨折最终能愈合，但先前存在的畸形依旧存在，下肢机械力线仍旧不良。虽然环形外固定支架可用于纠正骨折端的整体力线，但必须通过牵张成骨技术来纠正短缩。而先在畸形节段做蚌壳式截骨术，随后用髓内钉通过未受影响的骨折近端和骨折远端，这样髓内钉就可以有效治疗骨折，并同时矫正成角和旋转畸形（图2-24）。

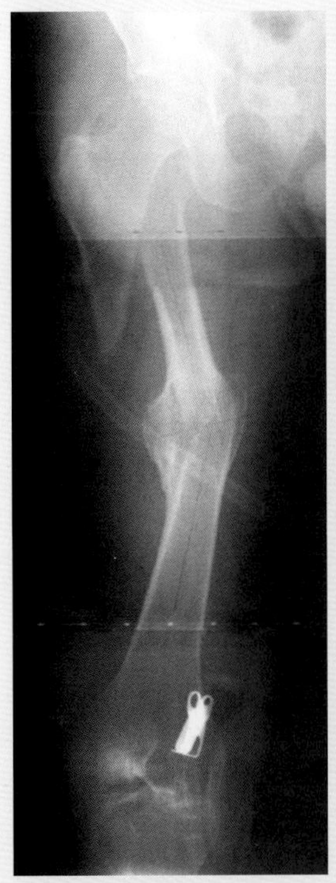

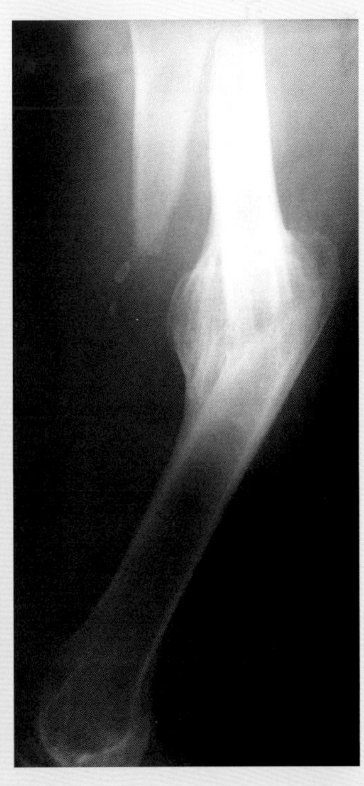

图2-24 男性，62岁，急性股骨转子下骨折的正位和侧位图像。患者既往有股骨干骨折史，此前曾接受过牵引治疗。

操作技术

- 通过分离畸形节段的骨膜并在畸形节段的远近端切断与正常骨段的联系，来完成蚌壳式截骨术（图2-25）。

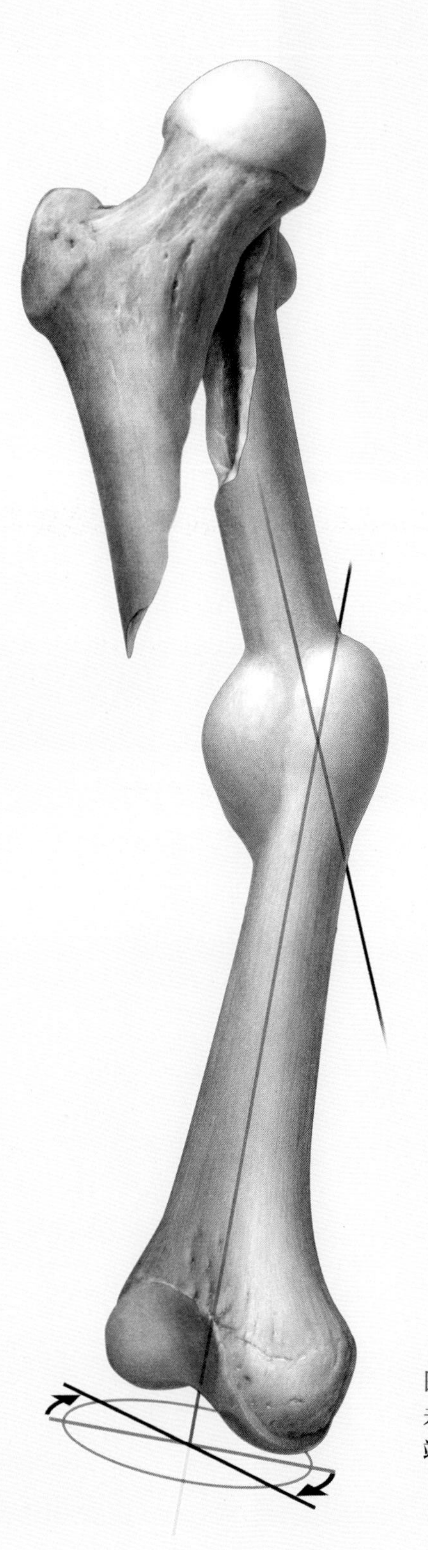

图2-25 为了做好蚌壳式截骨术，首先必须确定未出现畸形的近端骨段和远端骨段，以便确定近端骨段和远端骨段的横行截骨处。

- 然后沿着其长轴先对畸形骨段的一端进行截骨，用椎板撑开器打开截骨部位，并以远侧骨皮质的裂开点作为铰链，从而保留远侧骨皮质上完整的骨膜（图2-26）。
- 入钉点方向要以正常的解剖髓腔为轴线，选取合适的进钉角度沿髓腔插入球头导针，并保证导针始终处于远端骨段的（正位－侧位）中央位置。
    - 近端骨段和远端骨段均要扩髓，但不要对截骨骨段进行扩髓。
- 覆盖在蚌壳样骨块表面的肌肉能截留扩髓时带来的骨碎屑，相当于局部扩髓。插入髓内钉后，这些骨碎屑就会进入骨段的截骨间隙，促进骨愈合。
- 以对侧肢体作为长度测量和旋转测量的模板，在近端和远端骨段完成交锁螺钉固定，而截骨产生的骨块保留在髓内钉的周围。
- 该手术已成功用于无相关骨折的股骨和胫骨骨干畸形愈合（图2-27，图2-28）（Russell et al.，JBJS Am 2009）。

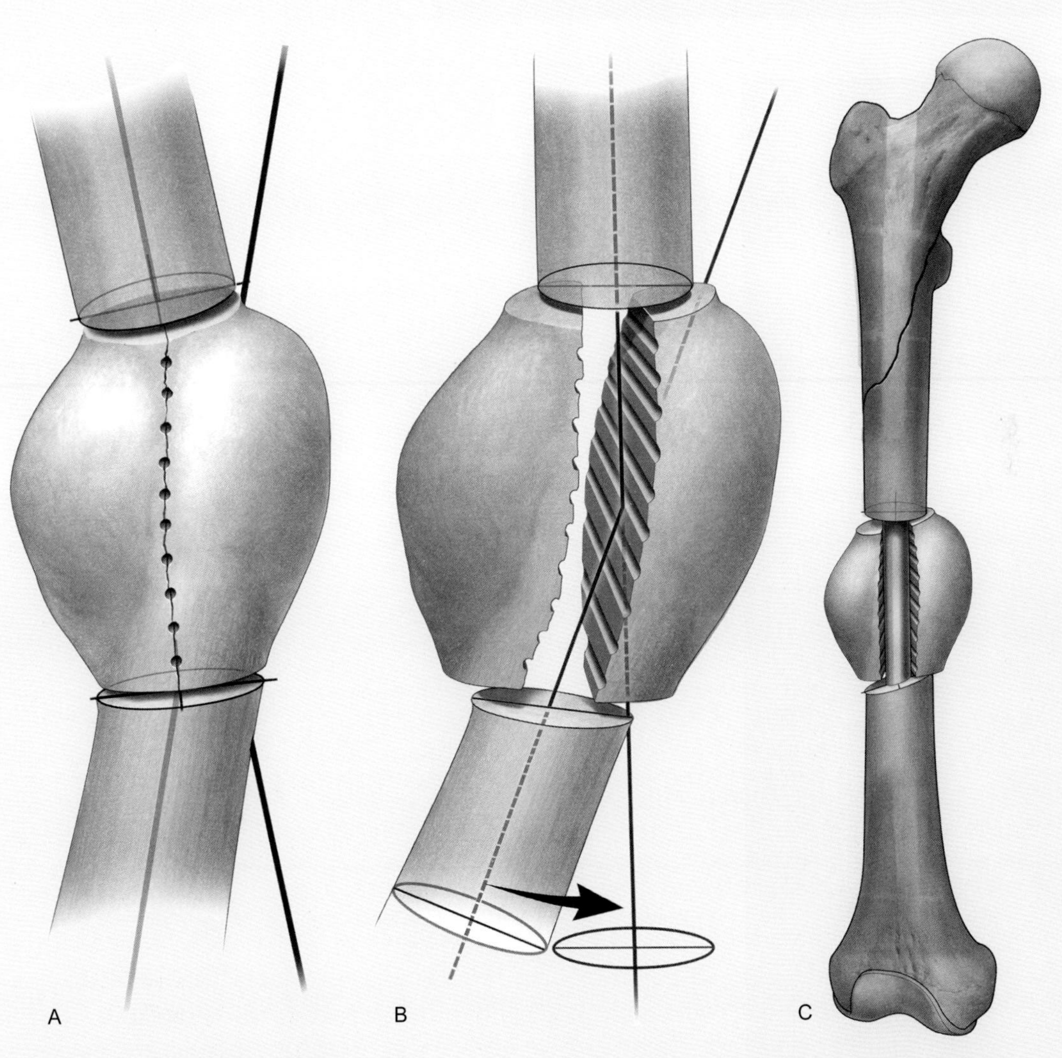

图2-26　蚌壳式截骨术示意图。

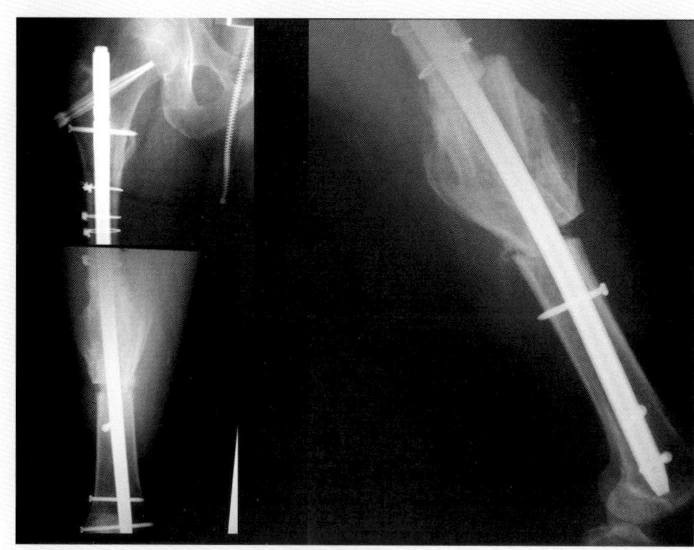

图2-27 男性，62岁，右股骨转子下骨折，做了短节段蚌壳式截骨术及髓内钉固定术。图示为术后正位片和侧位片。

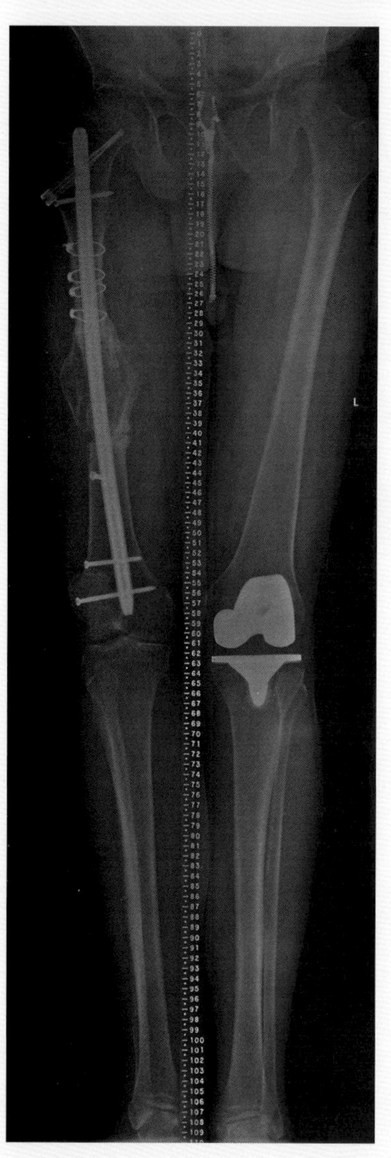

图2-28 骨愈合后的扫描图像显示下肢机械轴已得到恢复，患肢存在非常轻度的短缩。

术中评估力线的策略：胫骨冠状位（图2-29）

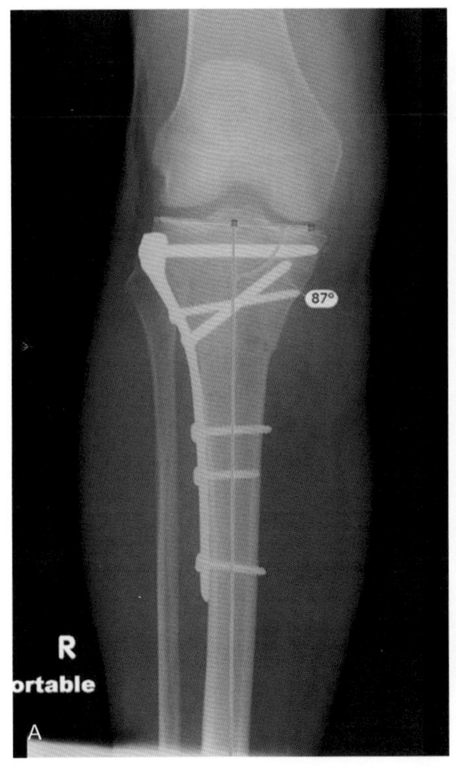

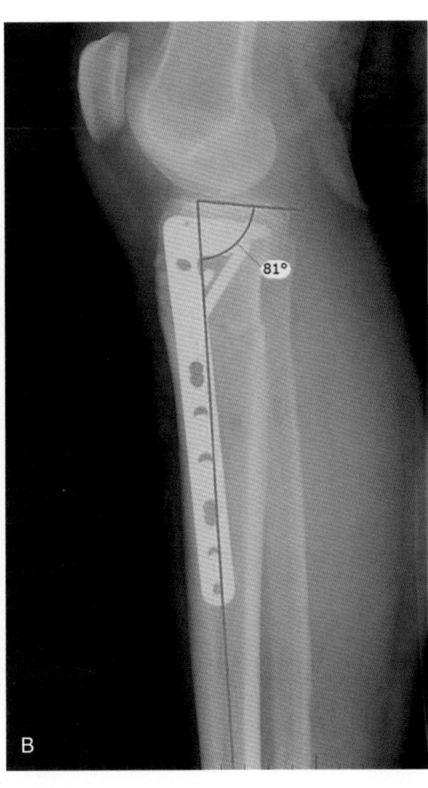

图2-29 A、B. 在胫骨平台重建过程中，术中正位和侧位X线片可以精确测量冠状位和矢状位的力线情况。MPTA为87°；PPTA为81°。

术中评估力线的策略：胫骨矢状位（图2-30）

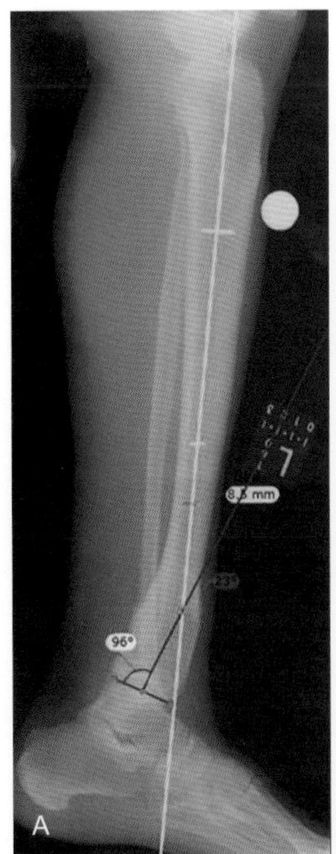

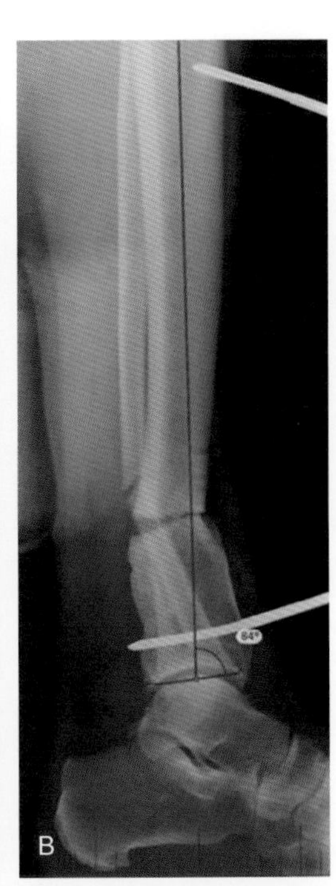

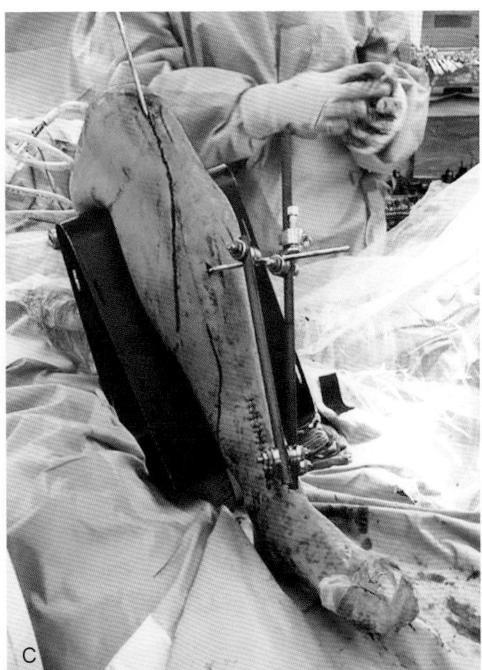

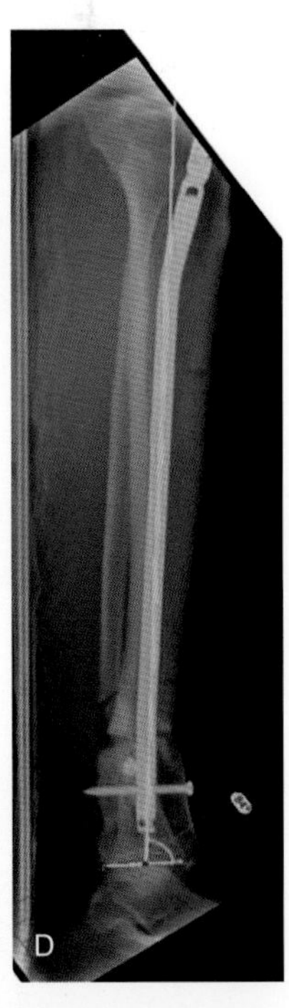

图2-30 用外固定支架矫正胫骨前向畸形愈合。A. 术前计划旨在将ADTA矫正为84°。B. 在插入髓内钉之前的术中平片，评估ADTA。C. 术中照片显示安置在前方的外固定支架，辅助矫正畸形。D. 插入髓内钉后立即进行X线摄片，测得ADTA为84°，矫正程度略有不足。

术中评估力线的策略：股骨远端合并胫骨近端（图2-31~图2-33）

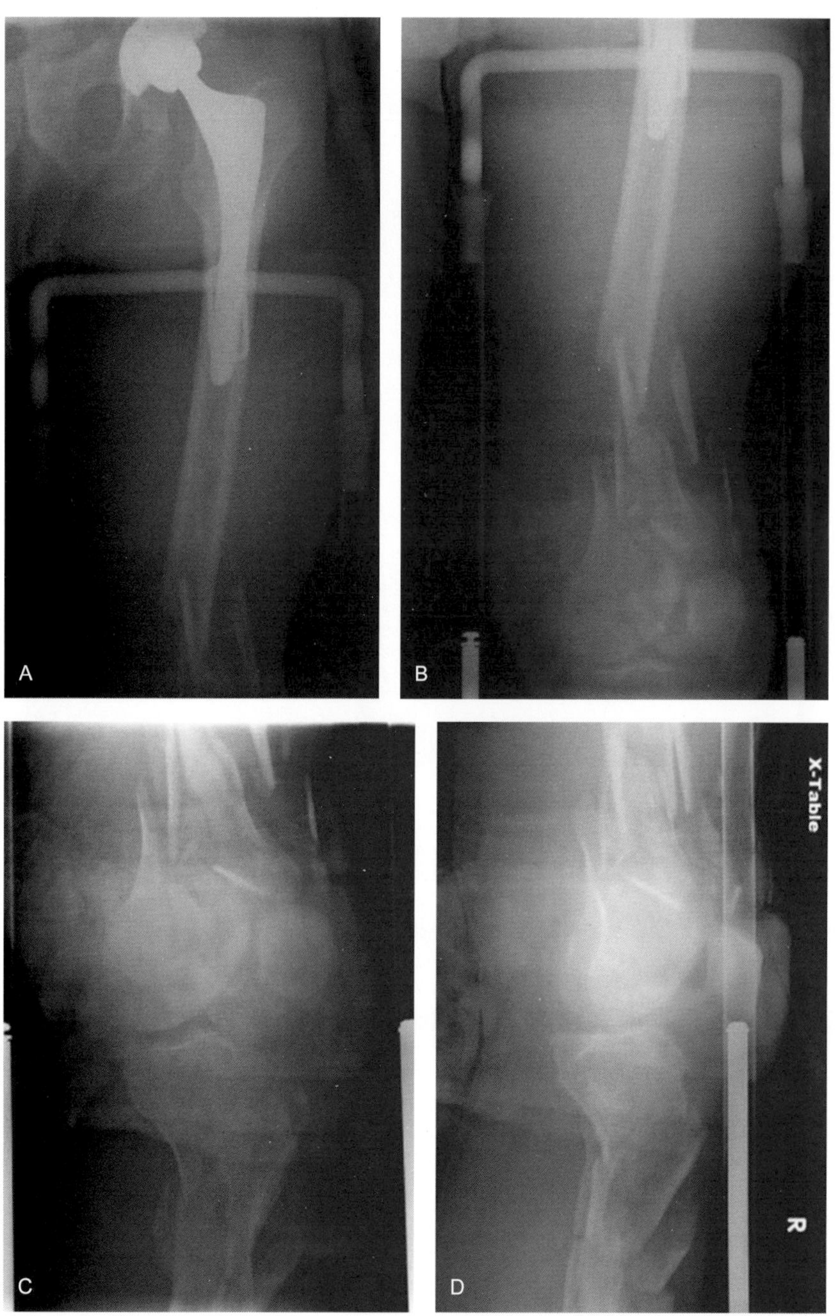

图2-31 男性，55岁，摩托车高速碰撞车祸后出现左侧股骨远端开放性骨折伴干骺端骨缺损（AO 33-C3型），左侧开放性胫骨平台关节内骨折累及双髁，右侧闭合性股骨平台双髁骨折。患者的左侧做了全髋关节置换术，术后功能良好（A~D）。

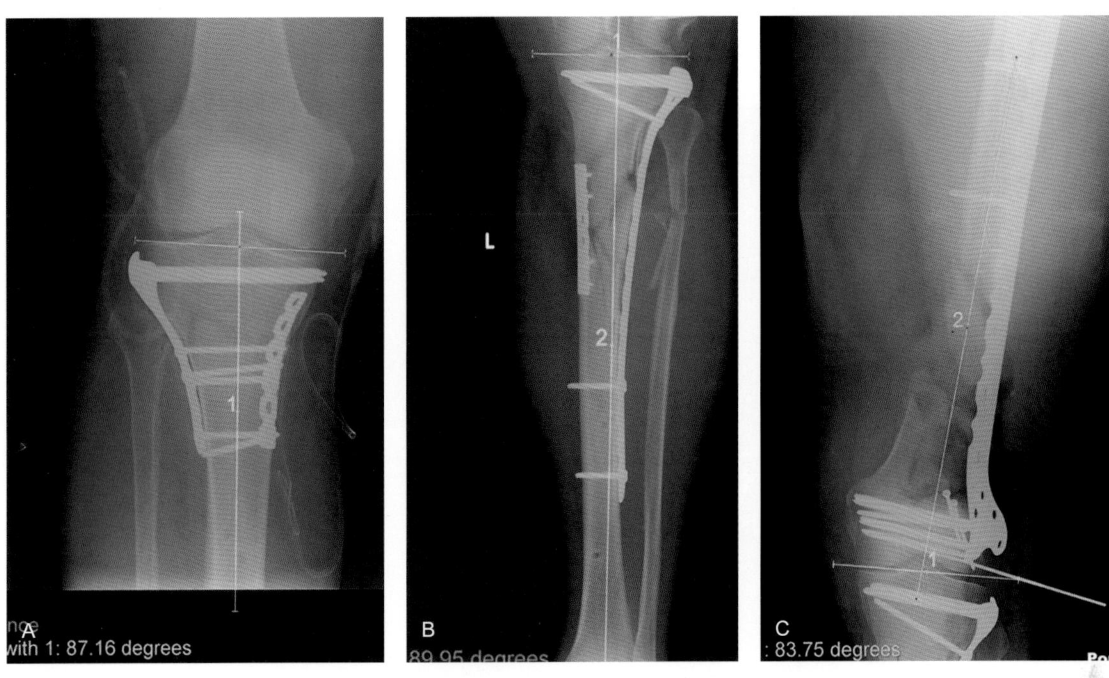

图2-32　术中X线片确认左侧和右侧膝关节的冠状位力线。A. MPTA为87.16°。B. MPTA为89.95°。C. aLDFA为83.75°。

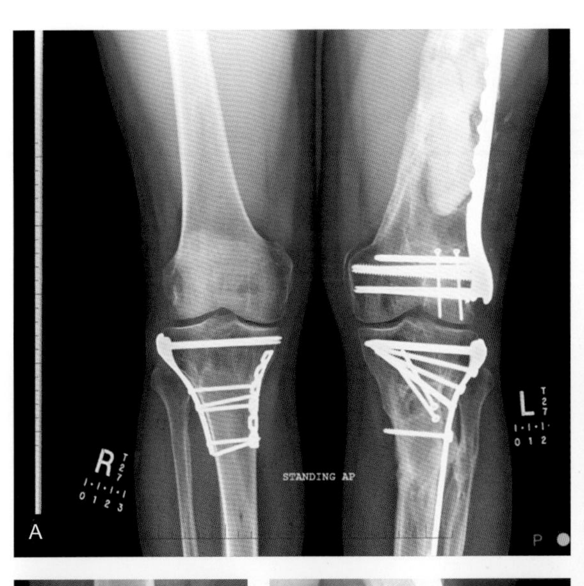

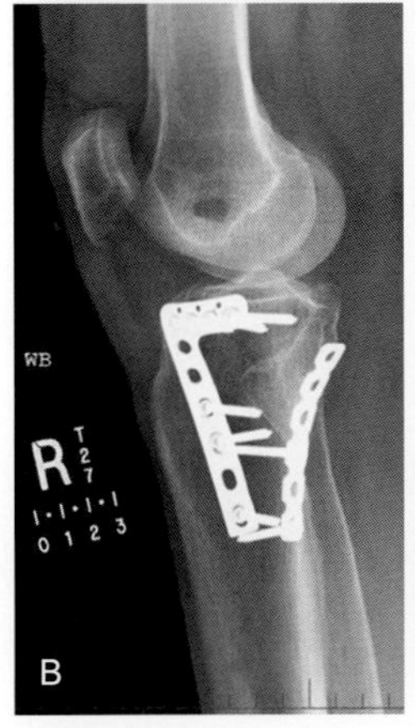

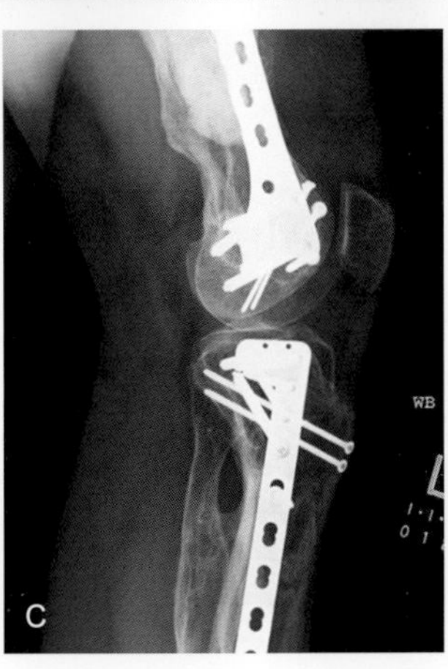

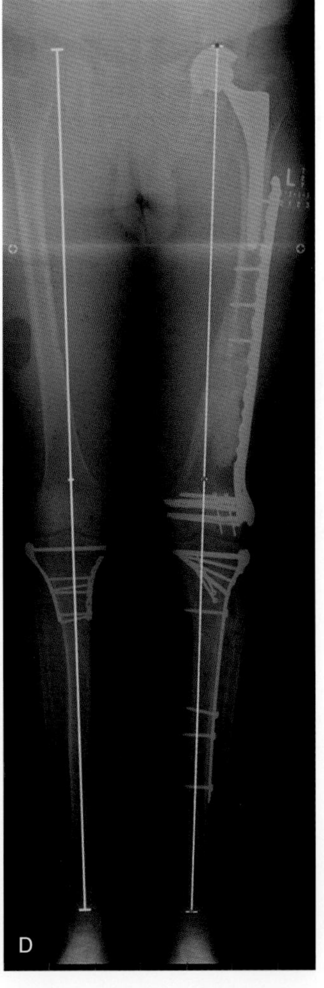

图2-33　A~C. 最后拍摄的膝关节站立位X线片，MPTA（右侧）为89°，MPTA（左侧）为89°，PPTA（右侧）为84°，PPTA（左侧）80°。D. 站立位从髋部到踝关节（下肢全长）X线片，双下肢机械轴均在中立位，MAD为0 mm。注：左、右下肢机械轴线分别通过各自膝关节的中央，且双侧肢体等长。

术中评估胫骨远端/踝关节力线的策略：冠状位和矢状位（图2-34，图2-35）

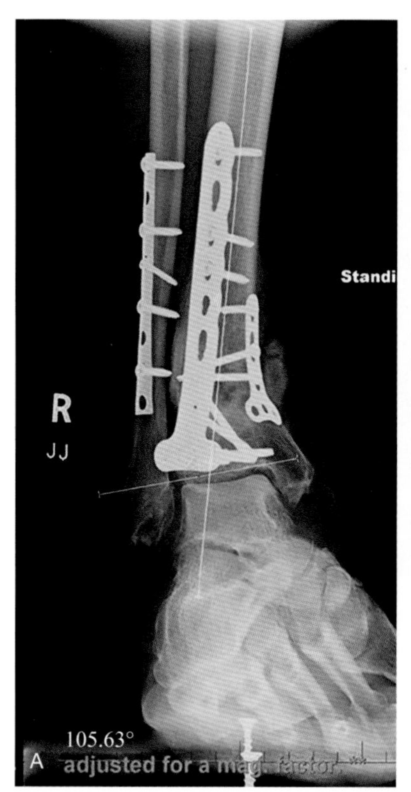

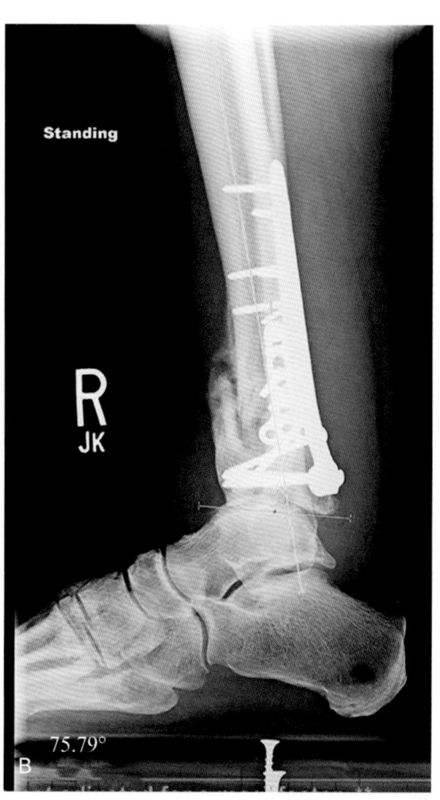

图2-34　男性，64岁，胫骨远端内翻畸形愈合。A、B. 术前胫骨远端X线片显示，踝关节内翻和反屈畸形（LDTA约为106°，ADTA约为76°）。

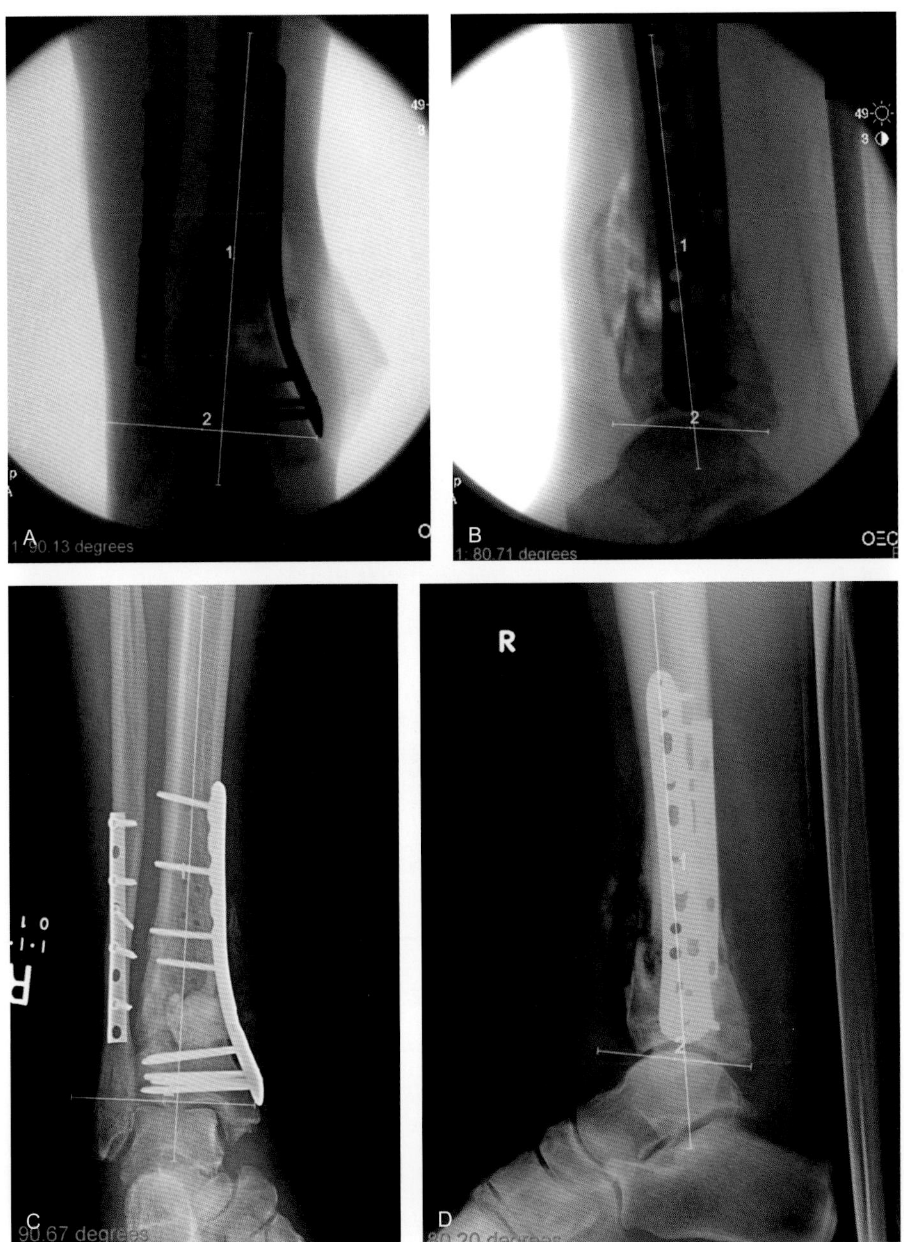

图2-35 术中矫正了17°内翻畸形（106°至89°），设定目标为正常LDTA（89°）。A、B. 术中透视用于计算矫正度数。C、D. 术后即刻X线片，最终LDTA为90°，ADTA为80°。

参考文献

[1] Paley D. *Principles of Deformity Correction*. New York, NY: Springer-Verlag Berlin Heidelberg; 2002.

第3章

David Brokaw, Eric D. Farrell, Reza Firoozabadi, Michael F. Githens, Stephen A. Kottmeier, Randall Drew Madison, John A. Scolaro, Clay A. Spitler, Matthew P. Sullivan

开放性骨折、骨筋膜室综合征、骨缺损和感染的处理

Management of Open Fractures, Compartment Syndrome, Bone Defects, and Infection

开放性骨折的冲洗和清创术

无菌器械与设备

- 膀胱镜的管路系统或脉冲灌洗装置。
- 超过6 L的无菌生理盐水。
- 各种大小不一的拉钩或牵开器，基本上都是“L形”，如Sofield拉钩、Langenbeck拉钩或Army-Navy拉钩。
- 大刮匙（直刮匙和弯刮匙）。
- 小刮匙（直刮匙和弯刮匙）。
- 各类齿状钩。
- 肩关节拉钩，各类骨钩。
- 各种咬骨钳（髓核钳等）。
- 临时或常备：电动磨钻。
- 聚甲基丙烯酸甲酯（PMMA）骨水泥。
- 粗编织线，用于制作串珠。
- 硫酸钙串珠。
- 万古霉素、妥布霉素、庆大霉素粉剂。

创伤性伤口的处理

- 延长横行撕裂伤口勿跨越胫骨缘，要以Z字形延长以最大限度地保存皮肤活性。
  - 受碾挫的组织禁用T形或十字形切口。
    - 若在伤口的拐角处有继续断裂的倾向，或者该伤口超过2个拐角，可能无法闭合伤口或需要创面充分肉芽化才行。
  - 尽量避免将横跨或斜跨胫骨前内缘的伤口做纵行延伸，因为当恢复骨折原有长度时，这种伤口有可能会哆开。相反，可以考虑创建一个单独的纵行手术入路（胫骨前外缘或胫骨后内缘），用于清创和骨折复位。
- 遇到开放性股骨干骨折，必须要求将骨折断端从皮肤中脱出进行检查和彻底清创。
  - 即使皮肤伤口很小，股骨近端骨块的末端也可能遭受严重污染。
- 对于胫骨内侧面的Ⅰ型或Ⅱ型开放性伤口，可以考虑单独保留该伤口，另取前外侧或后内侧手术入路做开放性骨折彻底清创和冲洗。
  - 最好避免将“胫前”开放性伤口在胫骨内侧做延伸；相反，仅做清创/切除真皮、表皮和皮下组织（从外到内）足已。
  - 通过另外新的手术切口，从内到外对开放性骨折和更深层的组织进行清创（图3-1）。

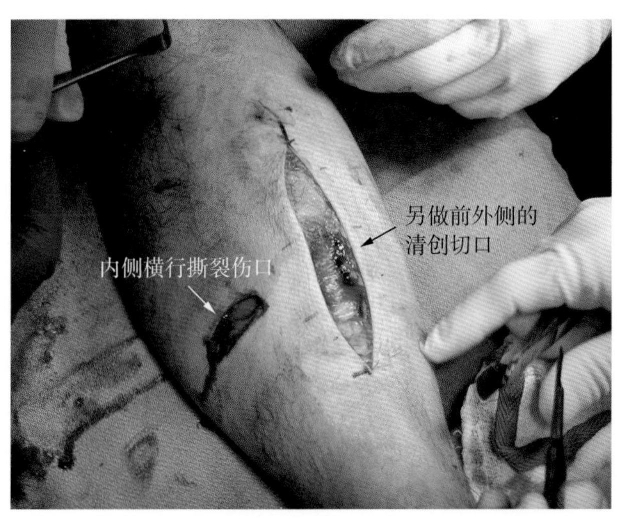

图3-1　本例开放性胫骨骨折患者伴有前内侧横行撕裂伤口，另取前外侧手术切口进行骨折部位的清创。这样就避免了延伸内侧伤口，因为后者的软组织包裹更为脆弱。

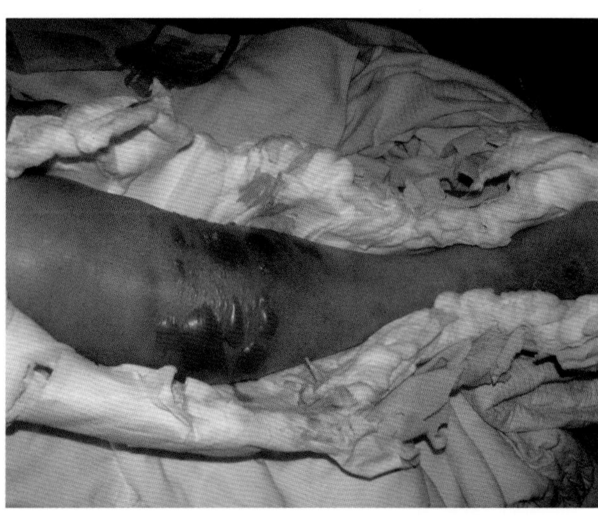

图3-2　该患者存在胫骨近端的高能量骨折和严重软组织损伤，所以应高度怀疑急性骨筋膜室综合征。

  - 理由：如果局部水肿阻碍一期闭合，位于前间室肌肉组织表面的前外侧伤口还可以做植皮手术，而内侧面的伤口则可能需要局部旋转组织瓣或游离组织瓣来覆盖。
  - 如果已经明确需要游离组织瓣来覆盖原始伤口，则不要使用此项技术。
    - 考虑与整形外科医生一起会诊商量，以免做出影响软组织修复的抉择。
- 显露近端和远端骨断端后给予清创。
  - 请注意，受损区域可能会向任意方向延伸，而不局限于骨折部位和伤口周围。
  - 要评估所有剪切型损伤的组织平面，是否存在污染物和其他异物残片。
  - 积极清除所有异物和污染物。
  - 切除坏死的皮肤、丧失血供或疏松的皮下组织和筋膜层、不再有收缩反应的肌肉和失去软组织附着的碎骨。
  - 由于皮肤可能是非皮瓣治疗患者的重要资源，因此在皮肤修复方面要有所保留，只去除缺血/失活的部分。
  - 如果经过充分清洗，边缘存活的皮肤至少可以视为临时的生物型敷料。
  - 移除但不要遗弃可能用于促进解剖复位的较大失活碎骨块。
  - 清创结束后，要用数升无菌生理盐水冲洗所有伤口和骨断端以清除污染。
- 可以通过建立珠链袋或在含有抗生素珠链的骨缺损上，应用创面负压辅助伤口闭合（VAC）技术来处理较广泛的软组织和（或）骨缺损。
- 在胫骨干骨折固定之前、期间和之后，必须警惕骨筋膜室综合征的风险（图3-2）。

TIP

自制的肢体冲洗凹槽

David Brokaw

病理解剖

在上肢、下肢开放性骨折的冲洗和清创过程中，会产生大量可能含有血源性病原体的液体。为保证无菌技术的实施及防止手术室人员接触潜在的有害物质，必须安全收集、容纳和处置这些液体。

解决方案

我们设计了一款定制、可重复使用、可高压灭菌的不锈钢清创凹槽，也称为“千层面（意大利语）的烤炉”，旨在保持无菌状态和收集废水。它能安全地将肢体维持在易于冲洗和清创手术的位置，同时收集、容纳和处理大量含有血源性病原体的液体。它允许术中透视，并且易于拆卸以便进行自身清洁和消毒。

操作技术

- 专业焊接制造商采用医用级不锈钢材质和直径1.27 cm（1/2 in）的不锈钢丝网制作清创凹槽（图3-3，图3-4）。

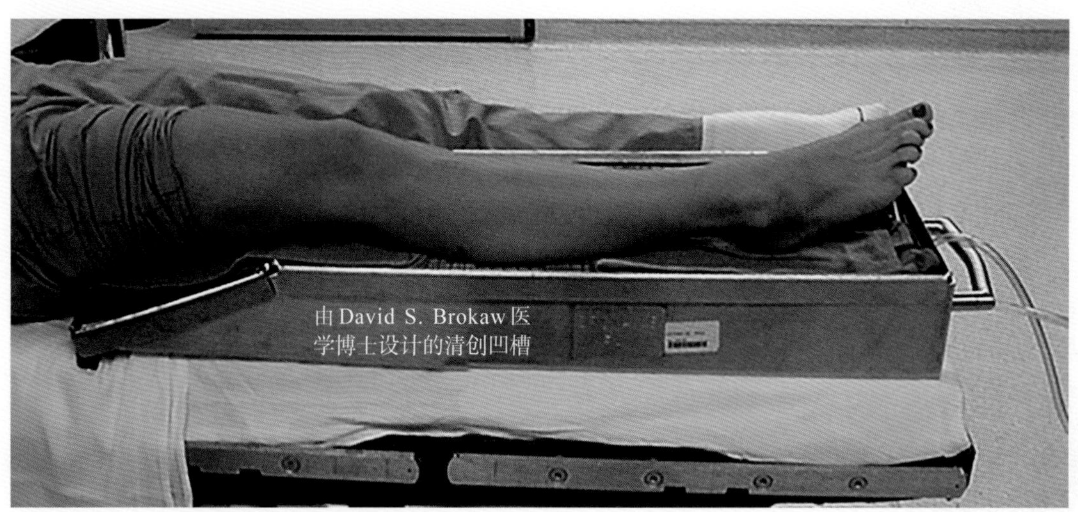

图3-3　图示为清创凹槽和肢体摆放情况。

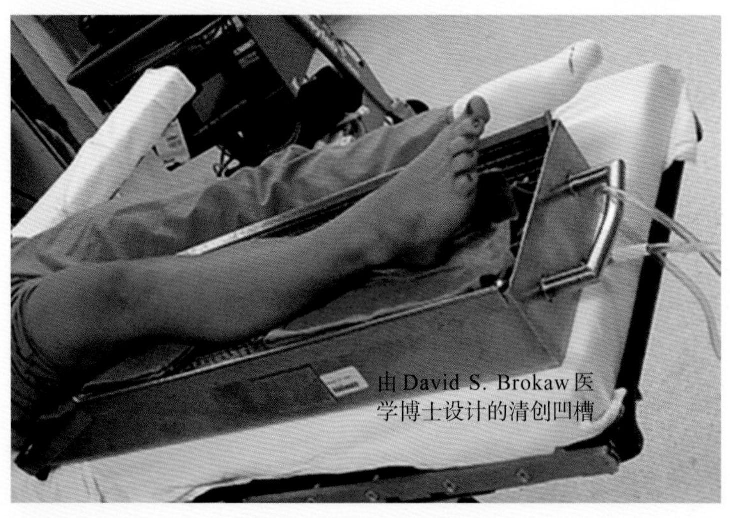

图3-4　图示为清创凹槽和肢体摆放情况。

- 我们通过测量多名患者、手术室人员和同事的肢体来制订清创凹槽的具体尺寸。该清创凹槽尺寸大小合适，可拆卸进行清洗，并适应标准尺寸的手术室高压灭菌锅。其棱角都被打磨圆滑，所以将其包裹在蓝色（无纺布）的无菌包中不会导致局部磨穿。
    - 具体尺寸：长81 cm（32 in），宽25 cm（10 in），远端深10 cm（4 in），近端深1.27 cm（1/2 in）。
    - 这种近端逐渐降低的设计，保证了仰卧位时肢体处于理想的休息位而无受压点。收集盘从近端到远端也逐渐下降了2.5 cm（1 in），保证液体能自动导流（图3-5~图3-8）。
- 远端装有可拆卸的网状过滤器，防止引流管被组织碎屑和凝血块堵塞（图3-9）。

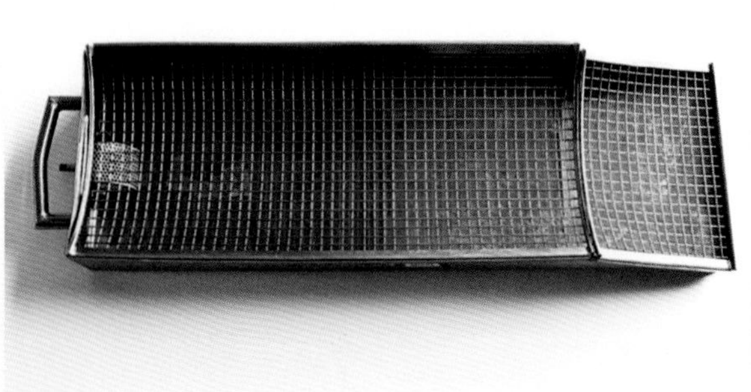

图3-5　整体组装完毕的清创凹槽，安装了不锈钢丝网。

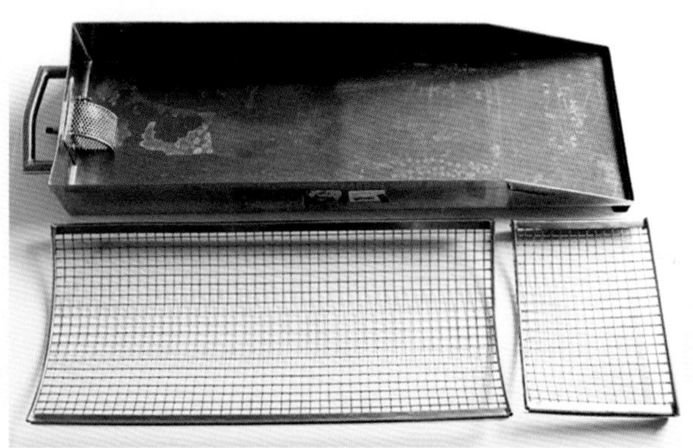

图3-6　清创凹槽，将不锈钢丝网卸下。

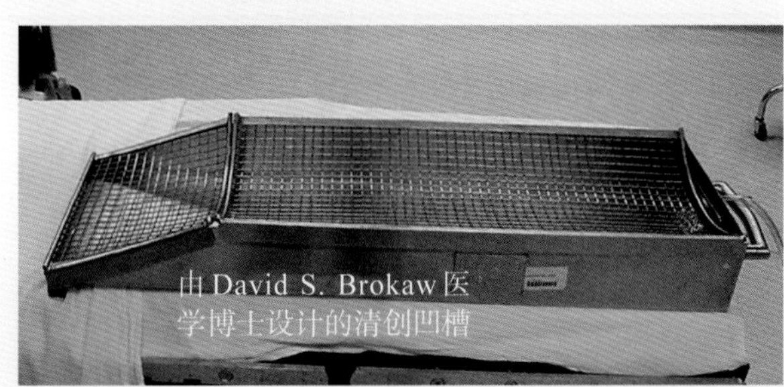

图3-7　清创凹槽摆放在手术台上。

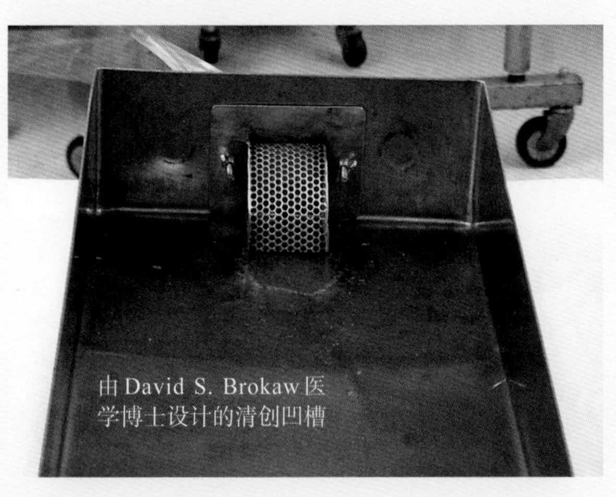

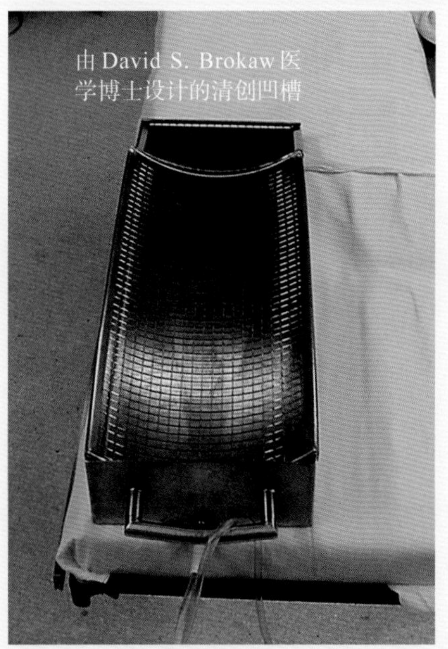

图3-8　清创凹槽摆放在手术台上。

图3-9　可拆卸的网状过滤器安装在凹槽远端，用来防止引流管堵塞。

- 标准口径无菌引流管道能连接到外部吸引装置的接头上，让冲洗下来的污染物排放到壁挂式抽吸罐中或关节镜手术中常用的较大独立式液体收集装置中。
- 制作1.27 cm（1/2 in）不锈钢网筛分成两块，便于清洁，由内到外有略微向下的弧度，以便更好地托撑上肢和（或）下肢软组织（图3-10）。
    - 清创凹槽可容纳约12 L液体，术中容器充满时，手术室人员可用吸引管将液体转移到空引流容器中。
    - 凹槽末端设有大型连接手柄以便组装和术中摆放，清创步骤完毕后洗手护士亦能轻松地从无菌区移走已污染的凹槽。
    - 当上肢采用这款清创凹槽时要用无菌手术巾支撑部分肢体，以免局部受压。
    - 术中透视可以很好地穿透这款清创凹槽，观察到除最隐匿骨折线外的所有部位。这在做外固定支架时检查术中骨折对位情况很有帮助。
- 最早的产品已经历了数千次高压灭菌锅的循环而没有损坏。多年来，它的尺寸大小能适应所遇到肢体的各种极限情况。从临床角度上讲，患者和手术室人员所处的无菌手术环境更为清洁和安全。原始成本（包括材料和制造成本）约为1 500.00美元。考虑到可使用数千次，因此均次使用的成本非常低。

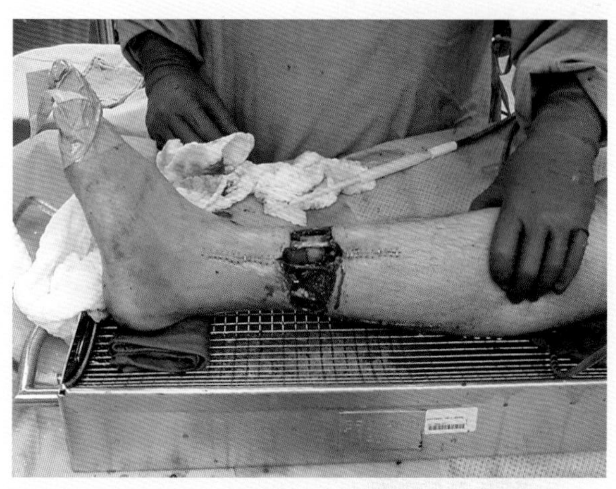

图3-10 处理开放性胫骨骨折时应用这款清创凹槽。

TIP

冲洗技术：保持术野清洁

Eric D. Farrell

病理解剖

冲洗干净或污染的伤口是骨科常规操作；然而收集废液可能很困难，也很混乱。传统使用的是肾形弯盘或圆形盆，但经常会导致外溢。

解决方案

采用蓝色无菌巾并结合含碘医用薄膜巾（Ioban），将所有液体导流进接引盆或冲洗袋中的技术。

操作技术

设备要求

- 纵向卷紧蓝色无菌巾，构成“导流槽”的两侧。
- 将含碘医用薄膜巾（Ioban）裁剪成宽约16 cm长条状，铺在底层的部分可能需要更宽（图3-11）。
- 收集袋（引流袋）一般用于侧卧位患者，以及肩部和髋部手术（图3-12）。
- 大号接引盆一般用于肢体远端手术（图3-13）。

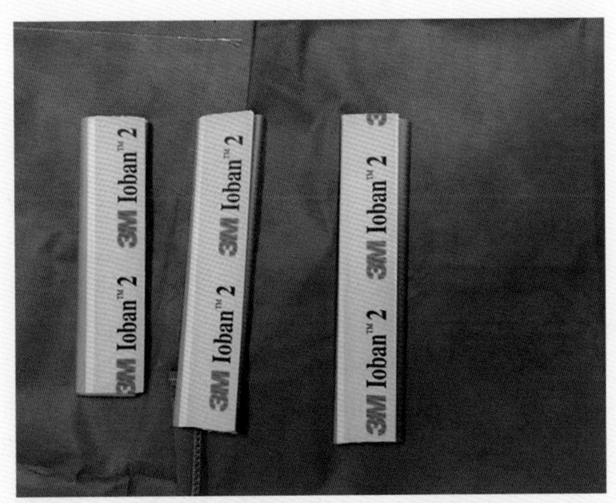

图3-11　将含碘医用薄膜巾（Ioban）裁剪成条状。

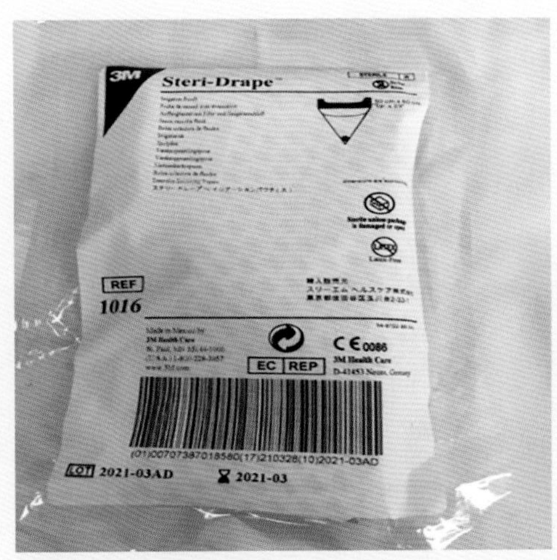

图3-12　三角形引流袋。

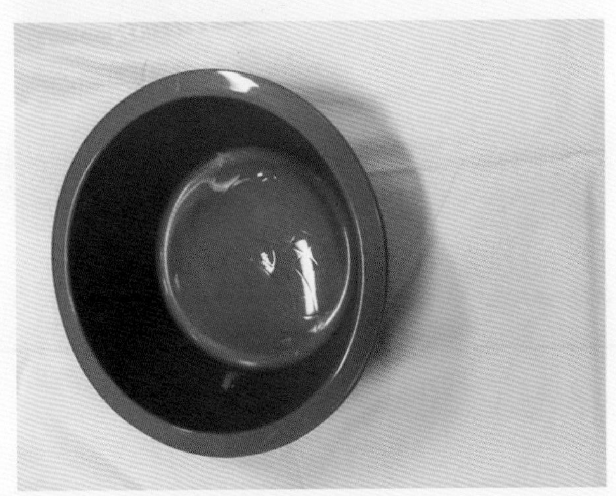

图3-13　大号接引盆。

肩部和肘部操作流程

- 以肱骨远端1/3骨折切复内固定手术作为示例（图3-14）。
- 在划开皮肤前先放置三角形引流袋，确保其黏合密封性能良好。引流袋的位置使患者的手处于中立休息位，而无需手腕的屈曲或背伸（图3-15）。
- 用无菌巾包裹住整个前臂，并用巾钳固定，以防止手部受到污染（图3-16）。

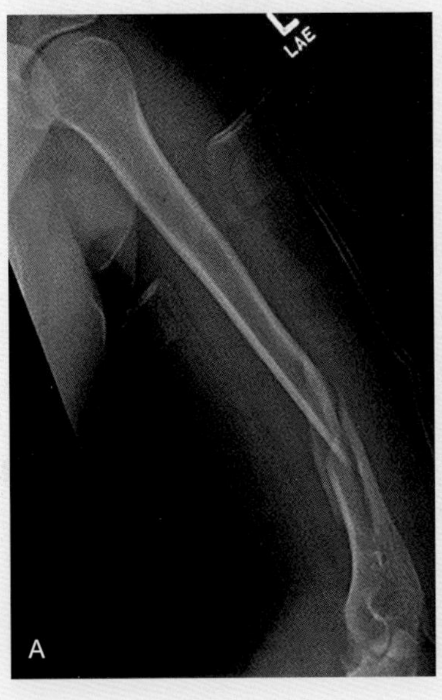

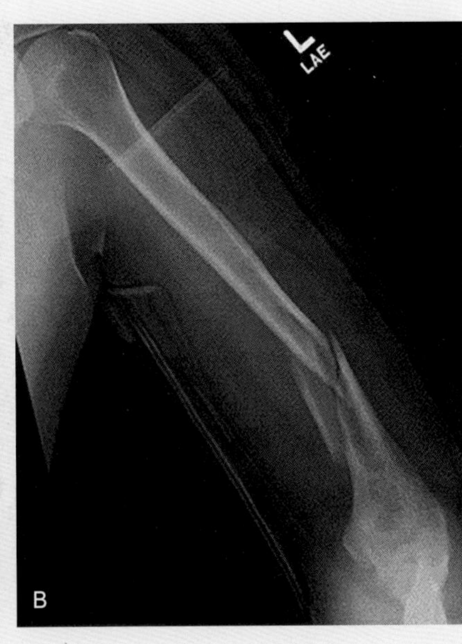

图3-14　A、B. 左肱骨远端1/3骨折的术前影像资料，患者摆放成侧卧位，准备行经肱三头肌旁的后路手术。

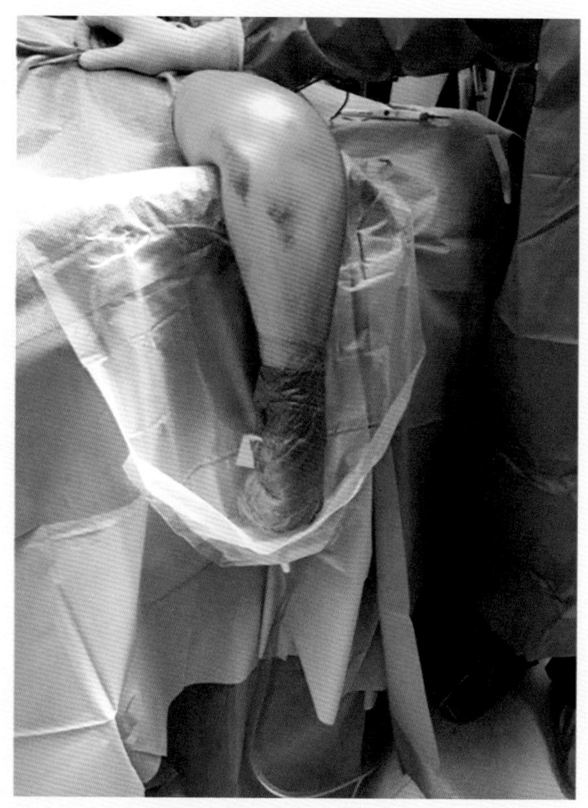

图3-15 要将引流袋延伸到伤口的下方。

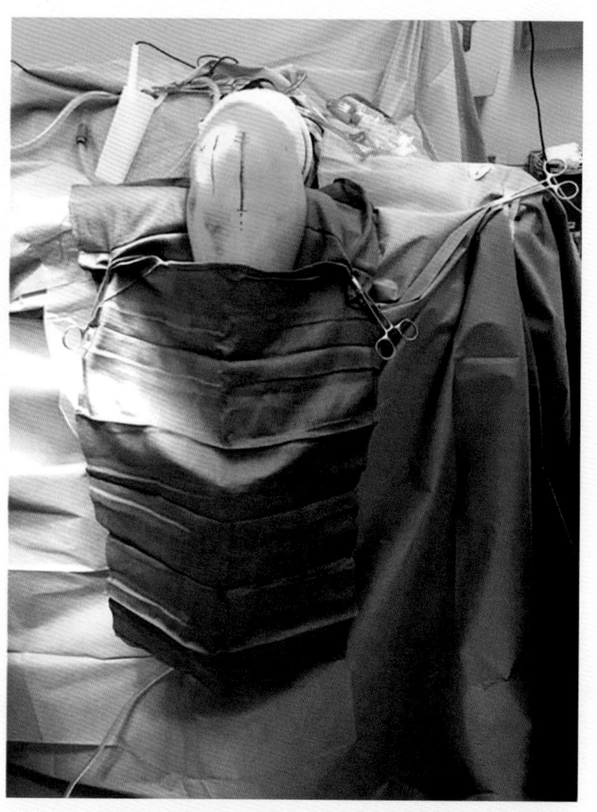

图3-16 用蓝色无菌巾遮盖前臂，以防污染。创建出“门”的效果，移除其中一个巾钳就能露出手部。

- 当准备冲洗时，卷紧的蓝色无菌巾平行于肢体放置，末端要放入引流袋中。然后沿无菌巾经手术区域直到引流袋，用含碘医用薄膜巾（Ioban）全程都密闭起来（图3-17）。

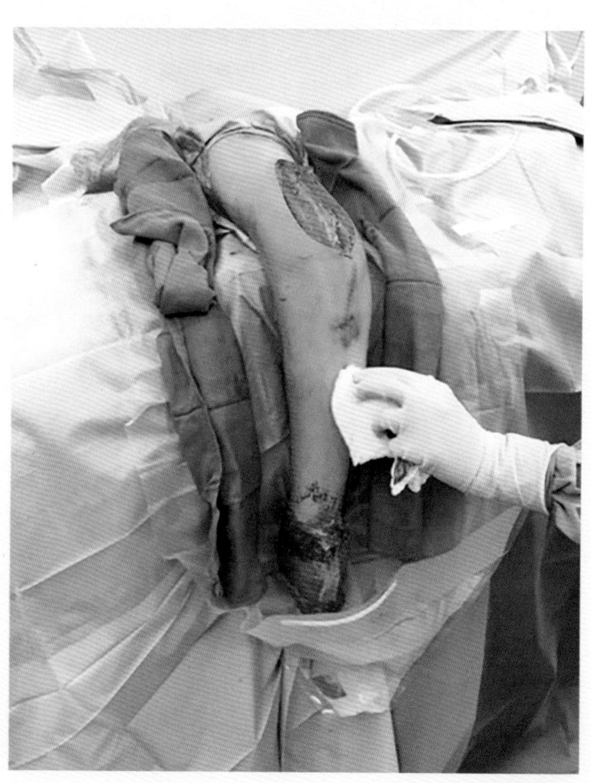

图3-17 放置新引流袋时，要重新铺巾并更换手术消毒手套。卷紧的蓝色无菌巾要与肢体平行，另一块无菌巾要置于上方以填充凹陷。

- 用含碘医用薄膜巾（Ioban）贴在卷紧的无菌巾表面，并延伸到引流袋内。第三条较宽的含碘医用薄膜巾（Ioban）要贴在肢体下方，形成导流槽的“底面”。注意：尽量靠近端放置蓝色无菌巾，这样可以充填周围空隙或缺口，促进液体通过重力流入袋中（图3-18）。
- 现在可以开始冲洗伤口，所有液体都能如愿导流进入引流袋中，后者与负压吸引装置相连（图3-19，图3-20）。清创冲洗后，再进行骨折的最终固定（图3-20）。

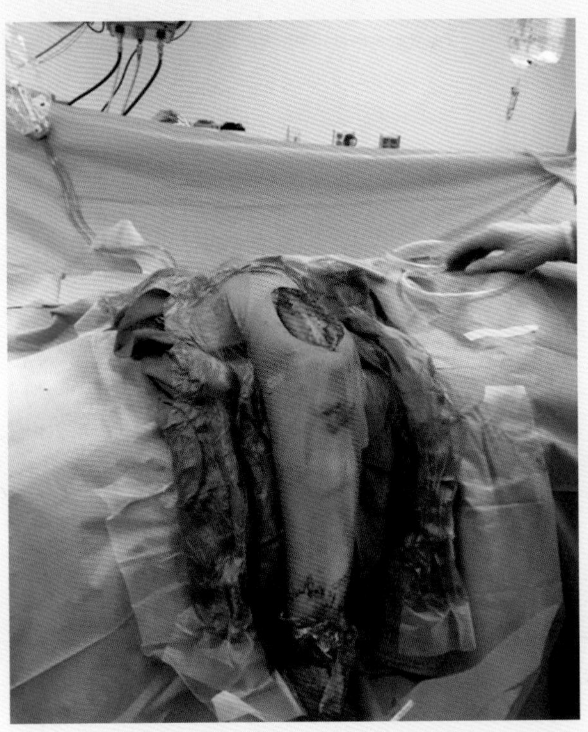

图3-18 含碘医用薄膜巾（Ioban）贴在蓝色无菌巾表面，注意不要把卷好的无菌巾弄扁平，维持好导流槽的侧壁。含碘医用薄膜巾（Ioban）要将切口表面的皮肤连同蓝色无菌巾一起封住，并一直延伸到引流袋中。

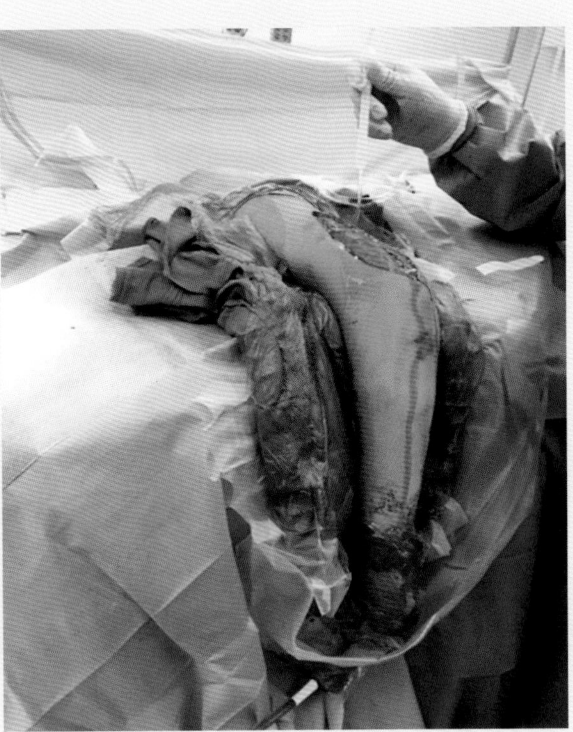

图3-19 通过重力冲洗引流装置，液体流入袋中。在这张照片中可见底面亦贴有含碘医用薄膜巾（Ioban）。

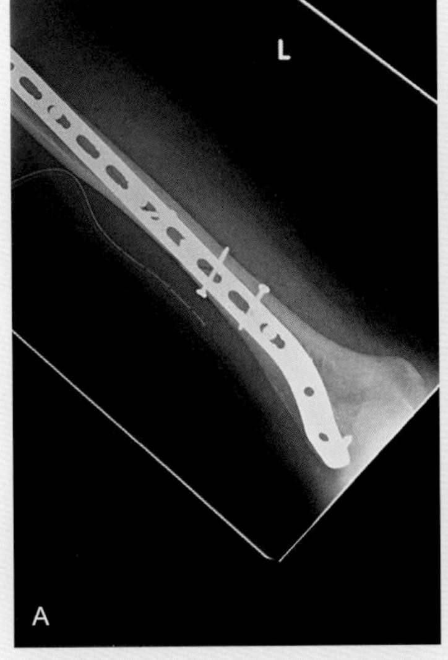

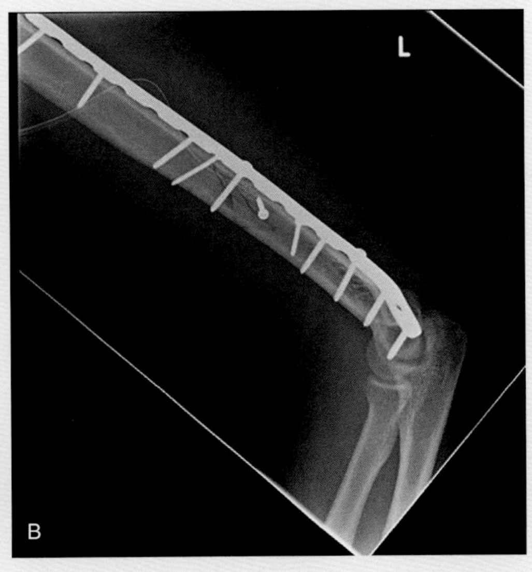

图3-20 最终的正位（A）和侧位（B）影像资料。

下肢操作流程

对于膝关节或下肢伤口，可以直接在伤口下方放置一个接引盆，伤口近端和远端都要覆盖无菌巾。然后用含碘医用薄膜巾（Ioban）将无菌巾与皮肤黏合密封，将液体导入接引盆。将负压吸引管直接放入盆中（图3-21）。

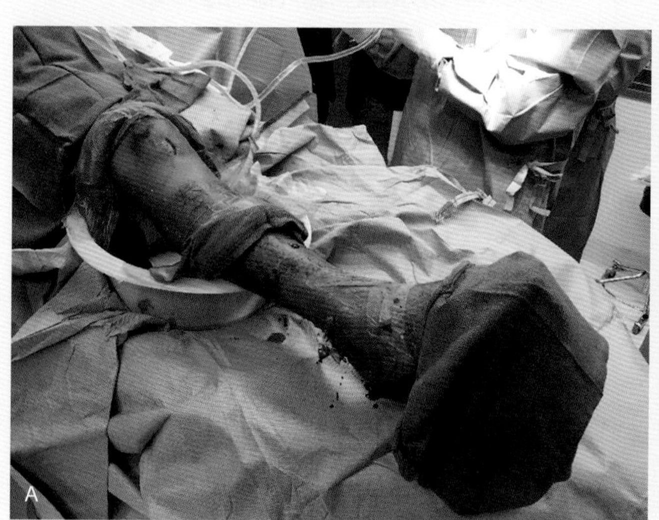
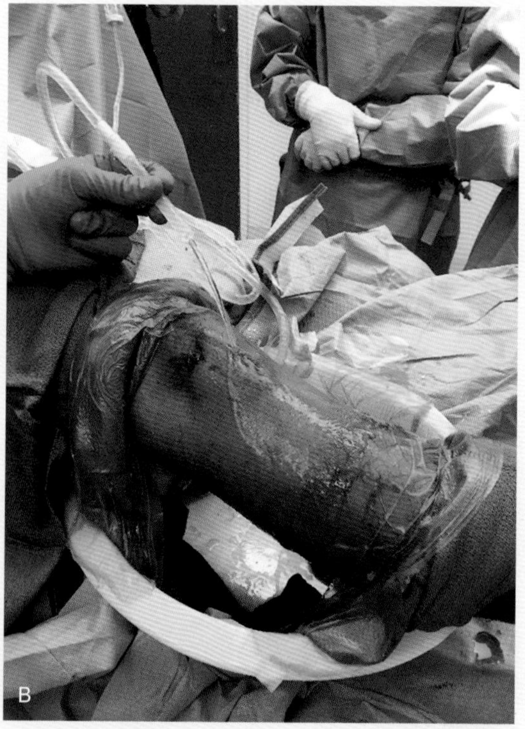

图3-21 A、B. 下肢安置在接引盆上，周围用无菌巾包裹并引向盆内，用含碘医用薄膜巾（Ioban）黏合密封无菌巾。

伤口处理

TIP

Allgöwer法（改良Donati）渐进式关闭张力性皮肤伤口

Matthew P. Sullivan, Reza Firoozabadi

病理解剖

创伤组织的皮肤闭合可能极具挑战性，尤其是手术前或手术过程中出现了软组织肿胀。

解决方案

有时需要高级闭合技术来处理手术和创伤性伤口，以便保护且闭合水肿组织，通常包括以下情形：

- 前臂掌侧Henry入路。
- 胫骨远端前内侧和前外侧入路。
- 腓骨后外侧入路。
- 距骨双入路。
- 跟骨外侧扩展入路。
- 开放性骨折伤口。

手术目标

- 谨慎而细致地处理软组织问题，尽量避开开放性创口周围脆弱组织，避免高风险手术入路带来的医源性损伤。
- 无张力闭合，即允许伤口自然愈合，而无需植皮或复合带血管组织瓣移植。

操作技术

所需器械或材料：

- 3-0或4-0尼龙缝合丝线（图3-22A）。
- 10.16 cm × 0.64 cm（4 × 1/4 in）未裁剪过的胶带（图3-22B）。
- 蚊式止血钳，10~25把（图3-22C）。

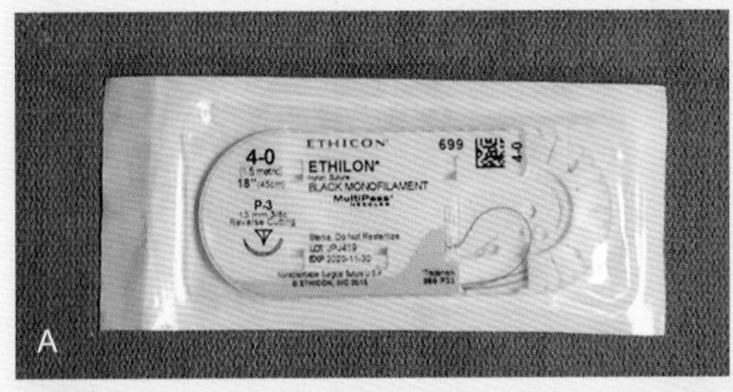

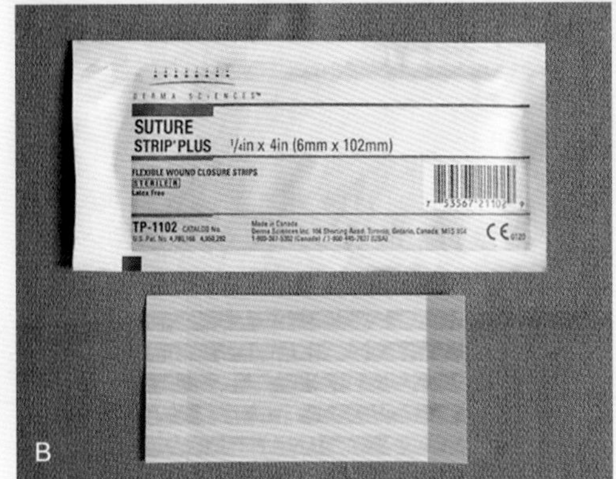

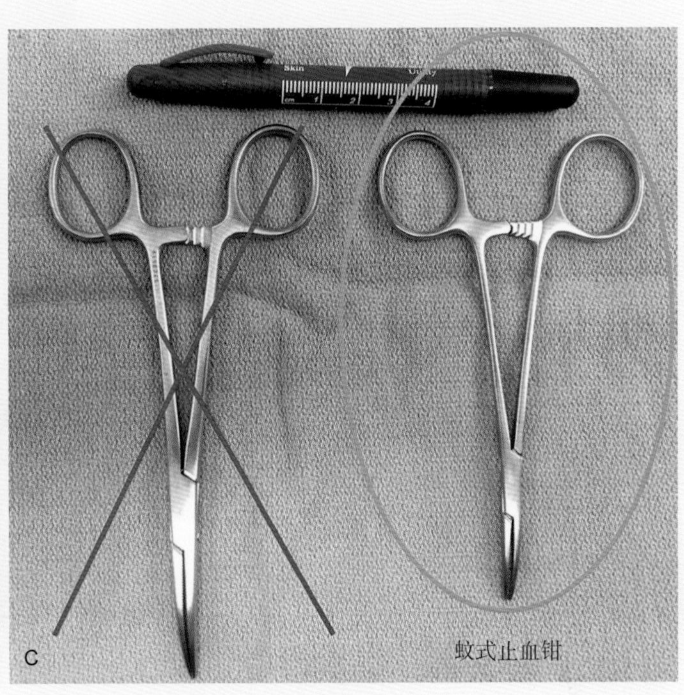

图3-22 渐进式关闭张力性皮肤伤口所需用的缝合线（A）、胶带（B）和蚊式止血钳（C）。

示教案例1

- 男性，24岁，发生高能量摩托车车祸伤。骨科损伤包括双侧开放性前臂骨折，需要手术治疗。
- 右前臂为Gustilo ⅢA型开放性骨折（图3-23）。尺侧缘开放性伤口深达皮下脂肪层。桡骨和尺骨周围均有明显的软组织剥脱。
- 利用原开放性伤口，延伸后率先处理尺骨骨折。在治疗桡骨骨折之前，先闭合该切口。

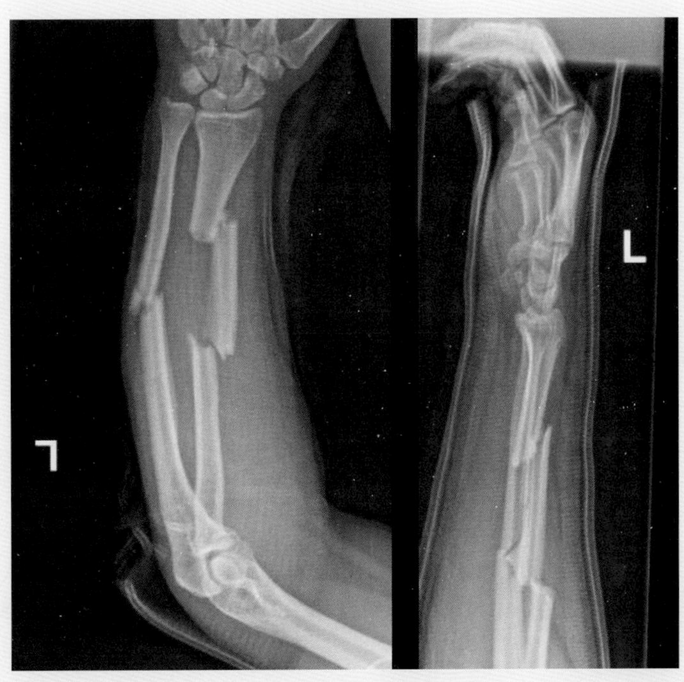

图3-23 开放性（Gustilo ⅢA型）前臂双侧骨折。

- 接着通过常规掌侧Henry入路治疗桡骨骨折。
- 由于局部肿胀严重，内固定后已无法闭合此切口。因此，用负压伤口敷料覆盖掌侧手术切口，负压设置为125 mmHg（图3-24）。
- 术后2天患者重新返回手术室进行冲洗和清创，延迟闭合一期手术切口。

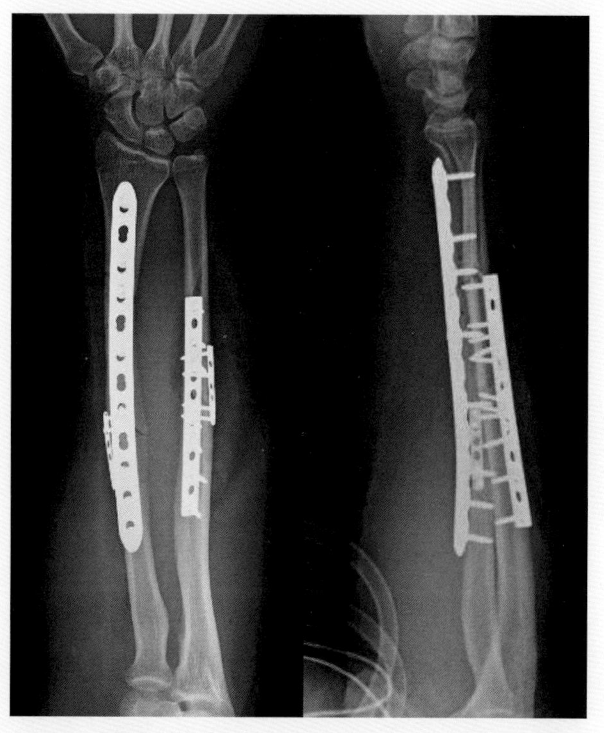

图3-24 入院当天进行确切骨折固定。由于掌侧筋膜室有明显软组织肿胀，所以无法闭合掌侧Henry伤口。

Allgöwer-Donati技术

- 多层次缝合方法。
  - 缝合技术。
  - 拉紧技术。
- 缝合技术。
  - 半垂直褥式缝合。
  - 半埋式垂直真皮缝合。
  - 缝合线是从伤口一侧的表皮进针和出针。
  - 线结所在处是缝合中最缺血的部分。
  - 必须确定是否为皮瓣伤口或局部受损的伤口。如果皮肤有任何微血管结构损伤，则应将线结安置在伤口损伤最小的一侧（图3-25）。

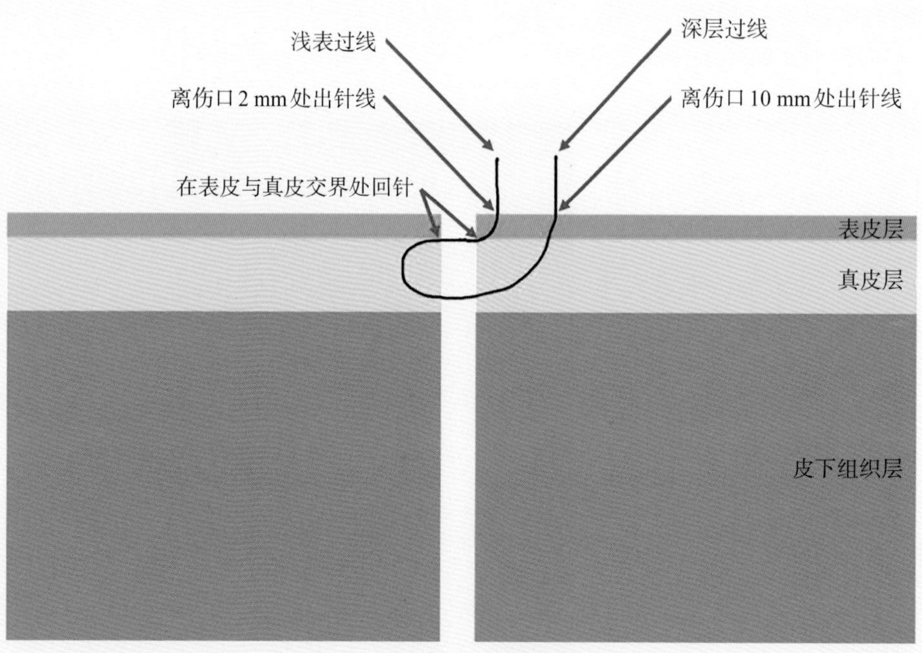

图3-25 示意图展示了Allgöwer式缝合技术。请注意，缝针从离伤口10 mm处进入皮肤并形成深层缝合段，然后在伤口对侧的真皮中折返转向，并在真皮-表皮交界处形成浅层缝合段后出针。接着重新在伤口这侧的真皮-表皮交界处进针，并立即从进针侧皮肤出针。请注意，线结不能横跨伤口。

- 拉紧技术。
  - 第一针应安置在伤口中央部位，随后的每一针应始终将剩余的伤口一分为二。最终，各缝合线之间应间隔5~10 mm（图3-26）。这样就确保伤口最终被均匀分段。
  - 每放置好一根缝线，就用一把小蚊式钳将缝线的尾部扣住。在拉紧和结扎之前要留置多条缝合线（图3-26）。
  - 助手握住3~5把蚊式钳，将缝线尾部向上提拉，远离即将在伤口打结的这侧。这就会把关闭张力性伤口所需的缝合力量分布在这几针线上，使手术医生能够在相对无张力的情形下在切口上打结（图3-27）。

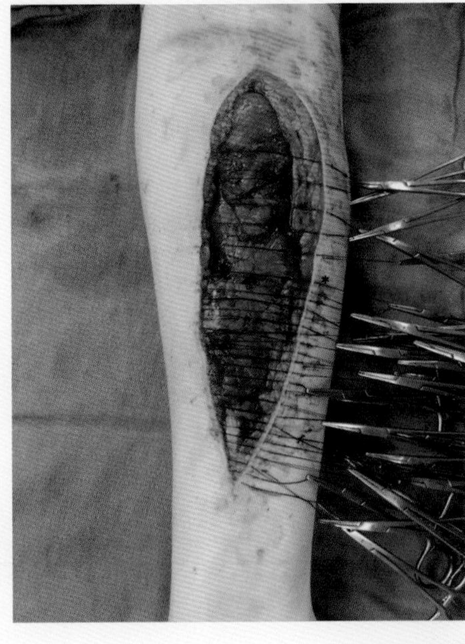

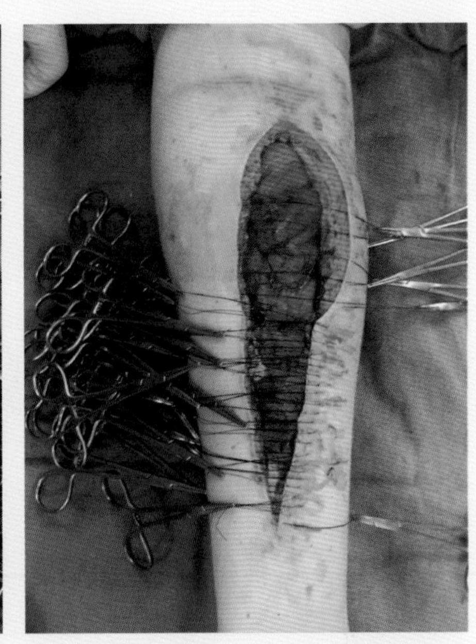

图3-26　第一根缝线（*）将伤口段一分为二。放置好所有缝合线，并扣住缝线尾部。然后，将众多蚊式钳翻转到伤口的另一侧，开始拉紧需要关闭的软组织。请注意，最初缝线都只放置在切口的同一侧。

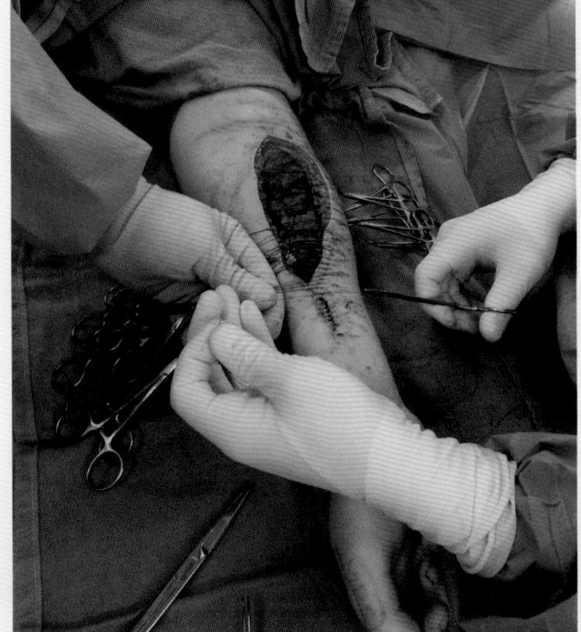

图3-27　若已经留置好伤口一半的缝线，助手就握住3~5根缝线，将其向上提拉，并远离即将在伤口打结的这侧。这波操作使得伤口缘好似即将打结的“前沿阵地”。请注意，助手提拉之后即将打结的5根缝线，这为手术医生创建了一个“无张力”的环境，以便系紧每根线结。

- 一次只放置伤口一半长度的缝线（图3-28）。这样可以防止手术医生浪费时间沿着整个伤口放置缝线，直到开始打结时才意识到伤口最终无法闭合。
- “蚊式钳操作”极大促进了伤口的有效关闭。这同样可以借助长手术钳（DeBakey组织钳）来完成（图3-29）。

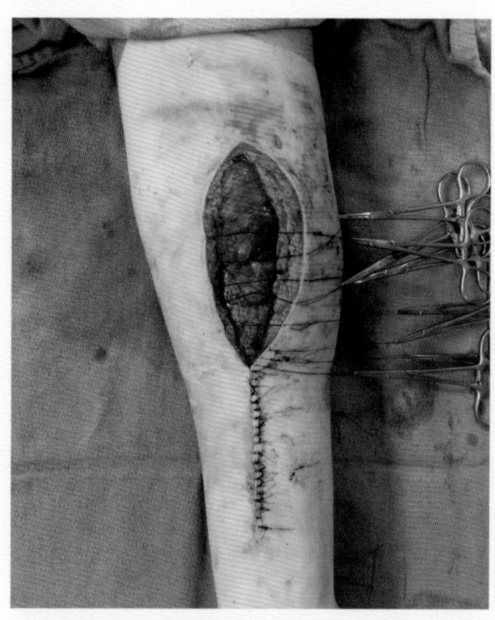

图3-28　一次只关闭伤口的一半长度。请注意，伤口边缘相互靠得很近，不会像水平或垂直褥式缝合技术造成缺血性外翻。

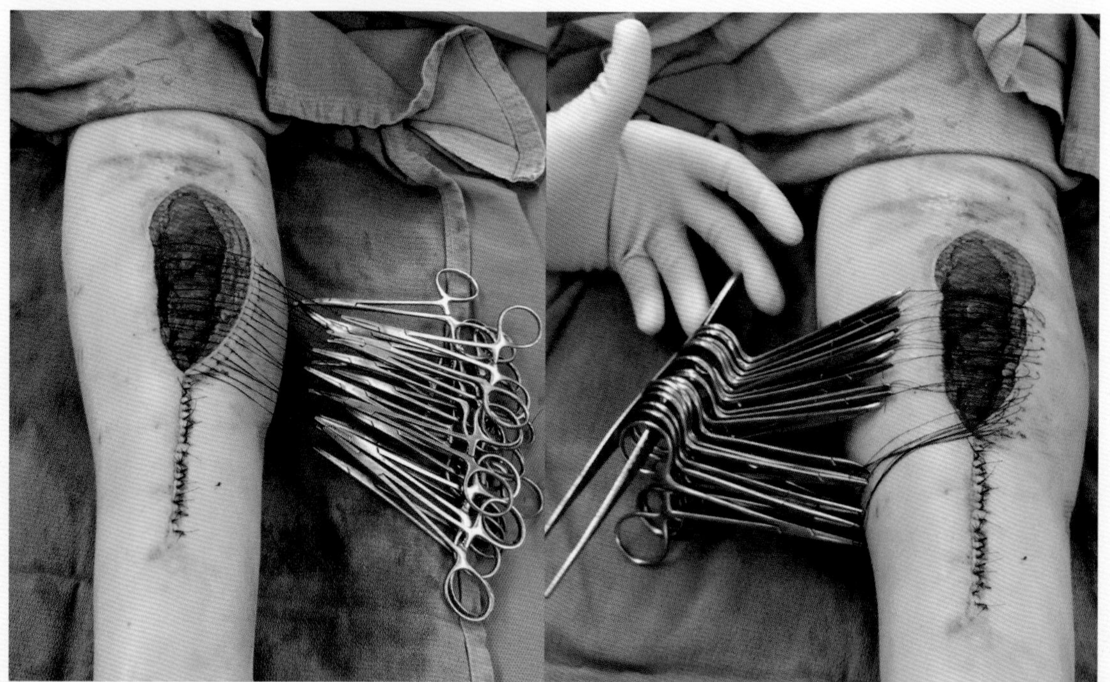

图3-29　伤口近端留置的众多缝线，分别用DeBakey组织钳编排整齐。

- 将剩余伤口再一分为二，沿着切口的一半长度留置缝线，然后拉紧缝线并打结来闭合伤口。这样能避免手术医生再次遇到尴尬，即相当长的时间用于留置缝线，但事实上伤口却不能做到一期关闭(图3-30)。
- 只要操作正确，伤口边缘可以完全对齐，而不像水平或垂直褥式缝合技术造成外翻（图3-31）。这为最终愈合提供了最友好的生物学环境。

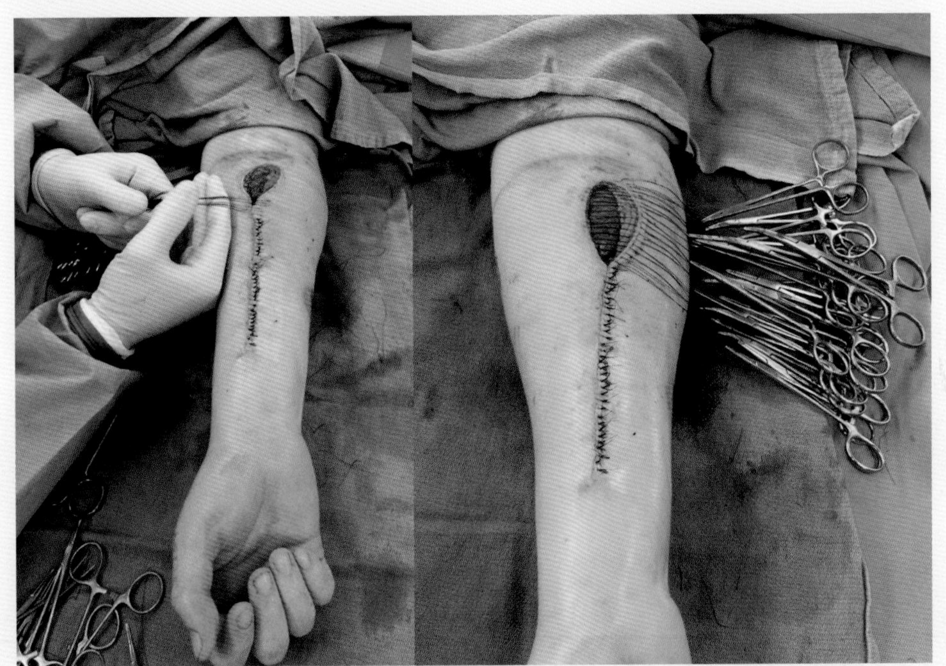

图3-30 继续用拉紧技术关闭剩余伤口。

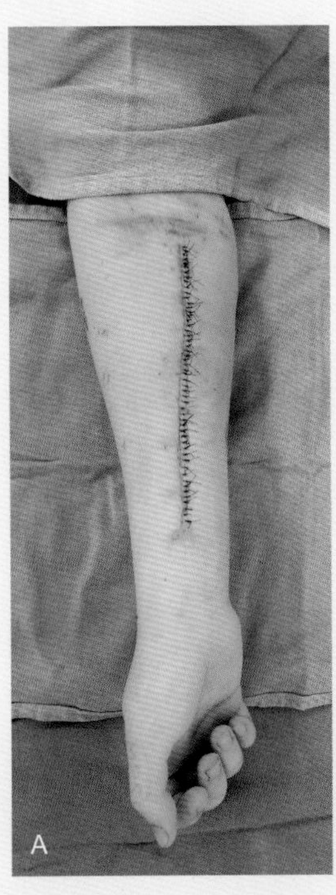

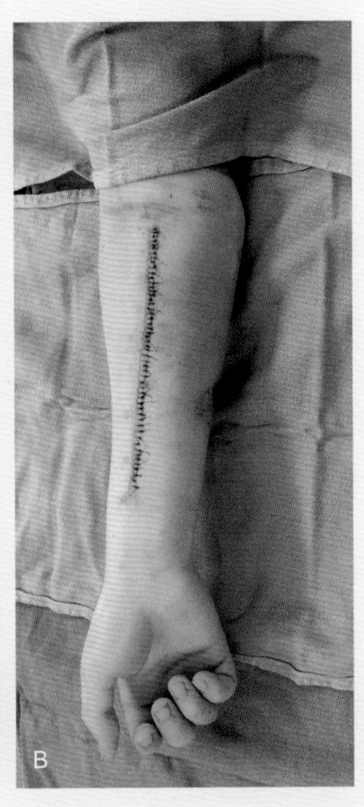

图3-31 最终伤口完全闭合、创缘对齐（A和B），并无皮肤外翻或坏死迹象。

- 患者离开手术室之前，手术医生应确保所有筋膜室都是可压缩的，且受损肢体远端没有血运危象（图3-32）。
- 长条（10.16 cm/4 in）、未经裁剪的（0.64 cm/1/4 in）宽胶带在愈合过程中对伤口修复强度起着至关重要的作用，尤其是遇到术后伤口发生肿胀的时候。通过维持其长度（10.16 cm/4 in），由软组织肿胀产生的张力会分散在整条胶带上，从而防止创缘哆裂。
- 最后，整个伤口应先覆盖由含聚维酮碘（碘络酮）的湿纱布，然后才是表层的干燥无菌纱布。
- 预计将在术后2~4周拆除缝合线。3个月后，伤口愈合良好（图3-33）。

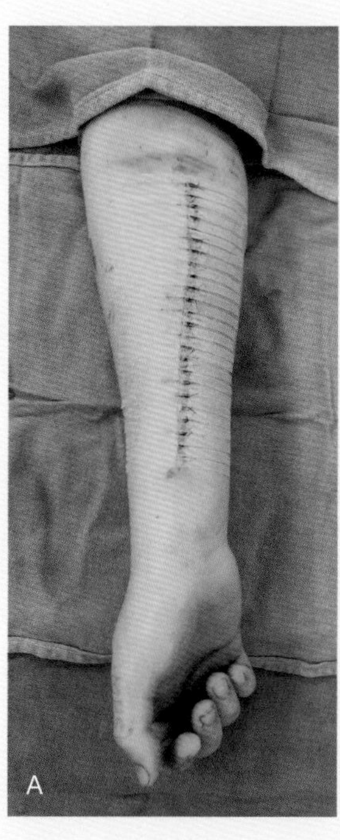

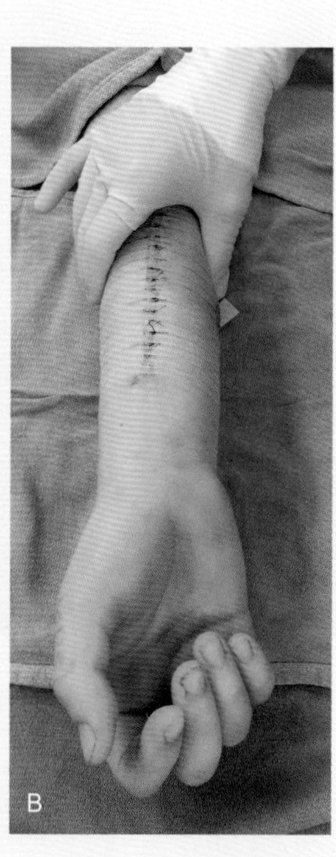

图3-32 沿伤口（A）放置全长度的伤口黏性胶带(Steri-Strips)。如果术后出现伤口肿胀，应尽可能留置胶带以便分散闭合伤口的张力。此外需注意，手术医生确保能轻松地挤压前臂，手部呈粉红色且末梢灌注良好（B）。

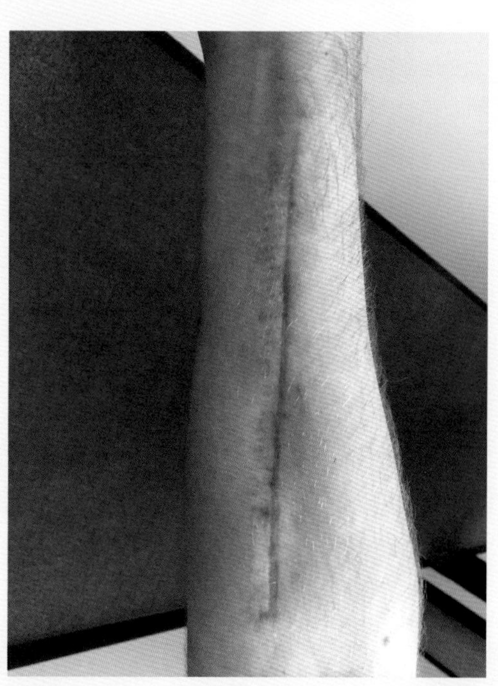

图3-33 术后3个月的临床随访显示该切口愈合良好。

骨筋膜室综合征：单切口筋膜室切开减压术

- 取仰卧位。
- 沿着小腿后外侧与腓骨平行，取长纵行直切口，从腓骨头近端以远4~7 cm开始直至到腓骨远端以近约5 cm处（图3-34）。
- 掀开前侧和后侧的全厚皮瓣。
    - 采用海绵将皮肤、皮下层与深层的筋膜分离，有助于掀起切口皮瓣。
    - 穿支动脉血管通常毗邻肌间隔，遇到时应给予保留。
    - 在掀起前侧皮瓣的远端时，需识别从外侧间室穿出筋膜层的腓浅神经，并保护之。
    - 继续掀起皮瓣，直到确认清楚前侧间室、外侧间室和后方浅层间室。
        - 直接触诊前侧和外侧肌间隔有助于辨认这些筋膜室。
    - 长纵行切开后方浅层间室表面的筋膜，随后切开外侧间室，最后是前侧间室。按上述顺序操作将减少出血量，因为出血会遮掩后方(处于更低位置的）手术部位。

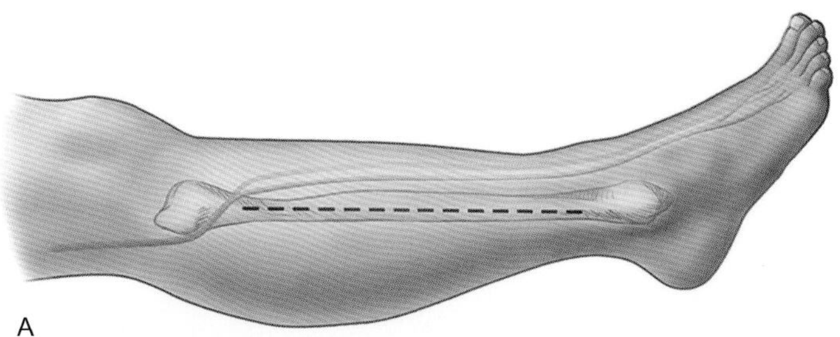

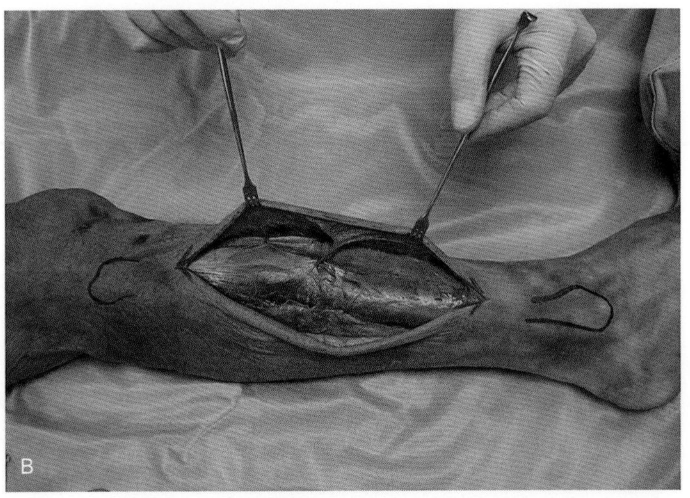

图3-34　A. **以腓骨为参照，右小腿的切口位置示意图。B. 右小腿的大体解剖，已掀起前侧与后侧的全厚皮瓣。此时可以识别前间室、外侧间室和后方浅层间室。注意筋膜上的各穿支血管（经允许引　自**Maheshwari R, Taitsman LA, Barei DP. Single-incision fasciotomy for compartmental syndrome of the leg in patients with diaphyseal tibial fractures. J Orthop Trauma. 2008; 22: 723–730)。

    - 分别通过背伸踝关节、内翻后足、跖屈踝关节和跖趾关节的活动过程，直视下各间室的肌肉内容物，辨识出筋膜切开后每个间室，包括后方浅层间室、外侧间室和前侧间室(图3-35)。
- 切开外侧间室后用Allis钳提起切口下方的筋膜层，将其轻柔地向外持续牵拉时，跃入术者眼帘的是绷紧的外侧肌间隔。
- 然后将腓骨肌群的后方从外侧肌间隔的前方钝性掀起，直至切口全长均可见外侧肌间隔在腓骨后外侧的附着部。
- 锐性切开外侧肌间隔的腓骨后外侧附着部并结合电凝，就能进入小腿的后方深层筋膜室。
    - 要紧贴腓骨后外侧缘切开筋膜。
    - 充分利用手术切口，沿腓骨全长切开外侧肌间隔的腓骨后外侧附着部，显露后方深层筋膜室。
        - 通过不断止血、借助外侧肌间隔的侧方张力及向前牵开腓骨肌群（外侧间室)，都有助于打开筋膜。

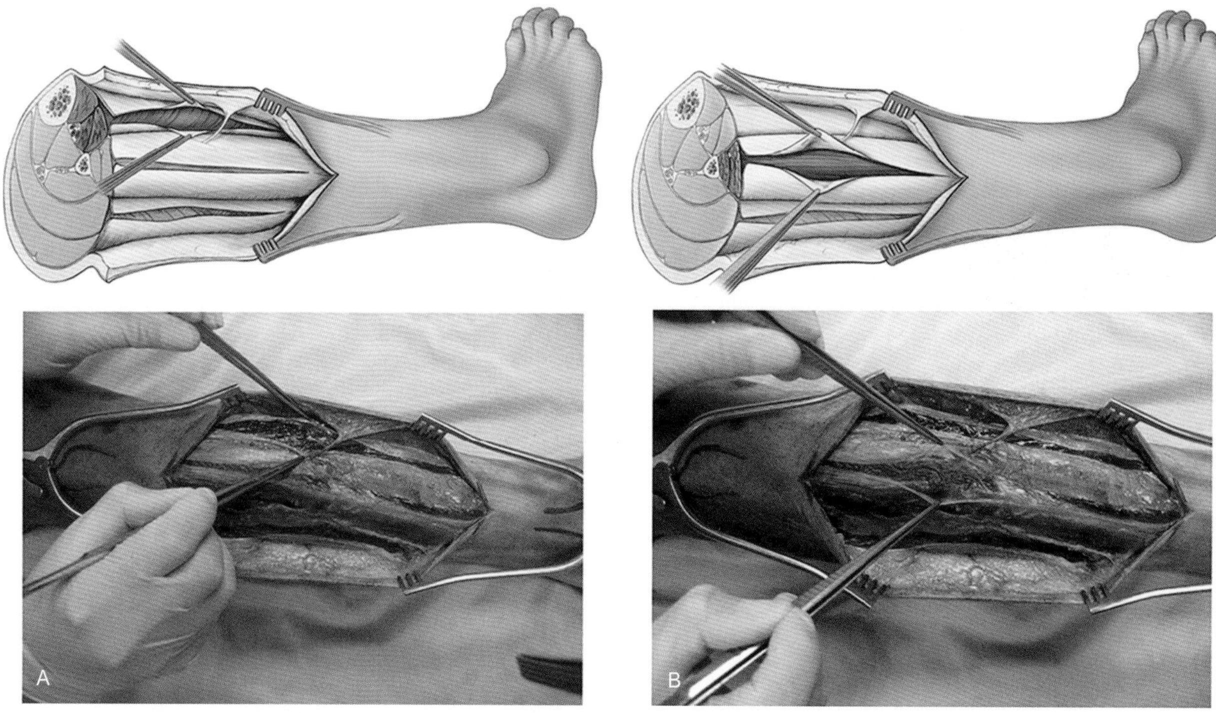

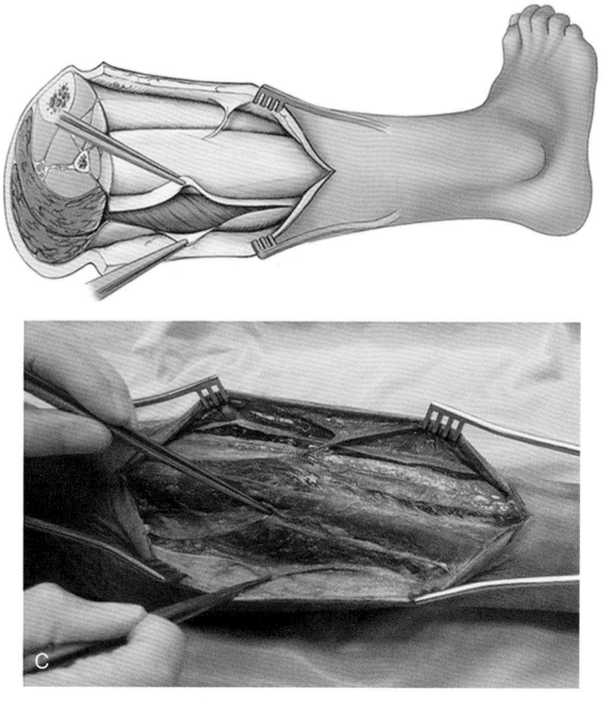

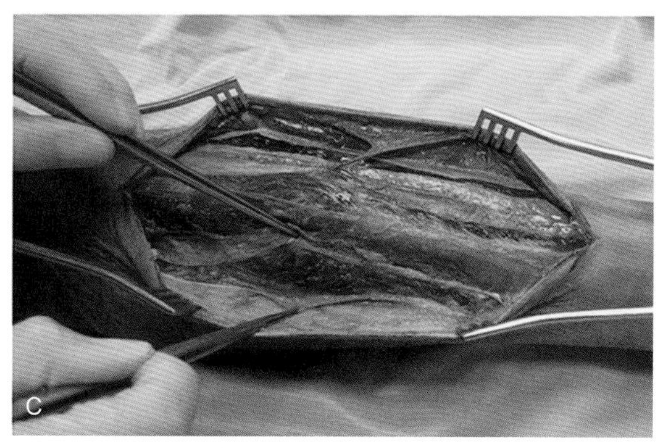

图3-35 右小腿的示意图与大体解剖图，展示了前侧间室（A）、外侧间室（B）和后方浅层间室（C）的切开过程（此例中，只是为展示而采用自动撑开器，在实际操作时通常不需要）（经允许引自Maheshwari R, Taitsman LA, Barei DP. Single-incision fasciotomy for compartmental syndrome of the leg in patients with diaphyseal tibial fractures. J Orthop Trauma. 2008; 22: 723–730）。

- 通过背伸和跖屈踇趾的跖趾关节及趾间关节来辨别踇长屈肌的肌腹，从而确定已经探入后方深层筋膜室（图3-36，图3-37）。

○ 对于内固定后的筋膜室切开减压术，需要无菌操作。

节段性骨缺损的处理

- 目前有许多方法可以处理骨缺损，如何选择处理方式取决于骨缺损的部位和治疗时机。
- 干骺端缺损往往在清创外固定时采用含抗生素的PMMA链珠进行治疗，形成标准的骨水泥间隔物，以此开启Masquelet（诱导膜，译者注）

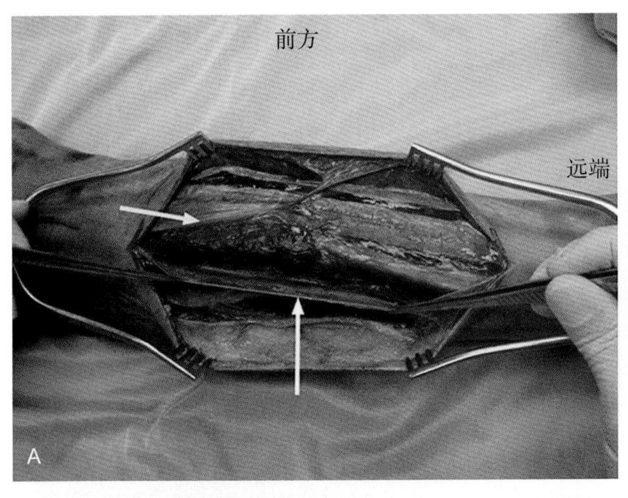

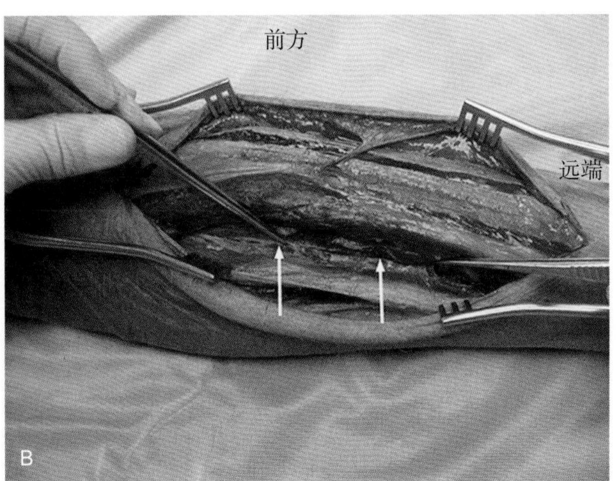

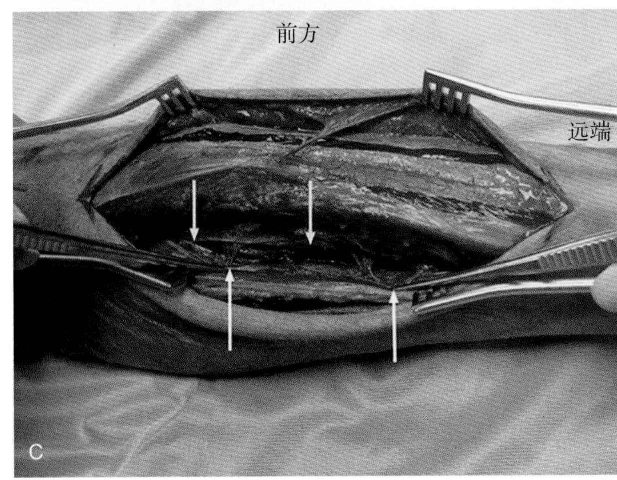

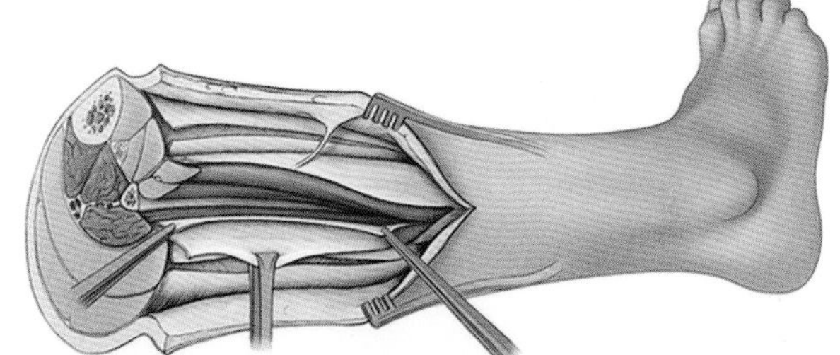

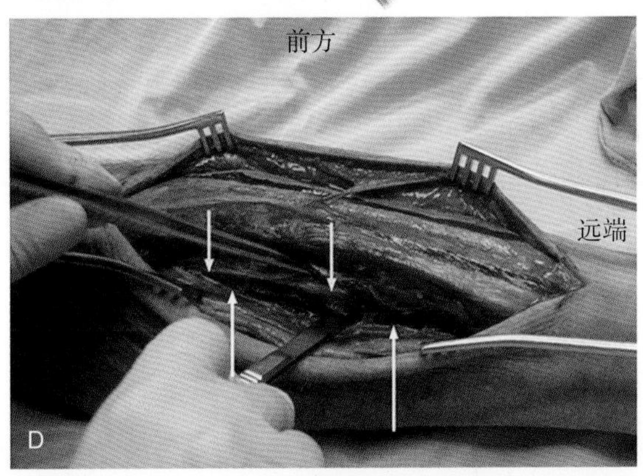

图3-36　右小腿的大体解剖图和示意图，展示了后方深层筋膜室的切开过程。A. 已经打开外侧间室的筋膜。用2柄镊子提住已切开筋膜的后部（白色箭头处），并将其向术者的方向牵拉。黄色箭头所示，从外侧间室的深层筋膜和外侧肌间隔的前方已经掀起外侧间室的肌群（腓骨肌）。B. 白色箭头所指处为腓骨后外侧的外侧肌间隔附着部。C. 已经切断外侧肌间隔的附着部（白色箭头处），并将其向后牵离腓骨后外部（黄色箭头所示），这样后方深层间室得以开放。D. 在腓骨后外侧的深面放置1把手术器械（黄色箭头），顺利进到后方深层筋膜室。白色箭头标记处为外侧肌间隔被切断的附着部（此例中，只是为展示而采用自动撑开器，在实际操作时通常不需要）（经允许引自Maheshwari R, Taitsman LA, Barei DP. Single-incision fasciotomy for compartmental syndrome of the leg in patients with diaphyseal tibial fractures. *J Orthop Trauma*. 2008; 22: 723–730）。

技术以便确切固定。

- 若在初次清创时打算做确切固定手术，可以先用骨水泥间隔物或链珠充填骨缺损。

- 通常，骨干缺损可在初次清创术时置入骨水泥间隔物，并采用髓内钉作为确切固定方式。
  - 如果骨缺损处污染严重，需要多次序贯清创手术，则可以采用链珠袋技，术便于二期取出。
- 对于范围非常广泛的节段性骨缺损或严重污染的开放性骨折，可采用细张力钢丝构成的环形外固定支架和骨搬运技术来处理，这也是分期植骨术的一种替代方式。

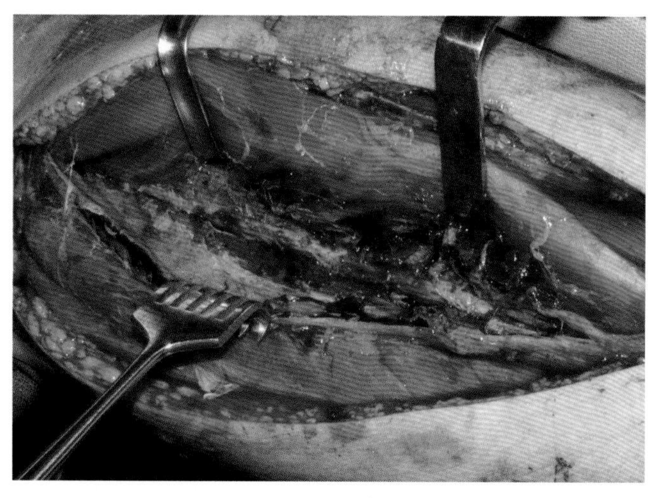

图3-37 通过小腿单个外侧切口充分减压所有4个筋膜间室的临床示例。

TIP

用体外制造的PMMA间隔物，通过诱导膜技术结合髓内固定方式（改良Masquelet技术）治疗节段性长骨干骨缺损

Stephen A. Kottmeier, Randall Drew Madison

病理解剖

- 外伤性骨缺损是相当棘手的治疗挑战。虽然软组织和骨缺损必须同时得到修复，但是结果往往变幻莫测，而且无治疗定式。目前使用的几种骨骼再生方法中，多数需要高级技能组合和谋略。Masquelet的诱导膜技术简洁巧妙，其结果亦不再遥不可及，同时又避免了显微血管吻合技术或牵张成骨的必由之路。
- 然而，事实证明在髓内装置周围放置和取出骨水泥间隔物并非易事。直接在已置入的髓内钉周围进行现场制作（骨水泥）间隔物，可能会导致其形状或尺寸大失所望，而且周围软组织必须承受骨水泥聚合时的放热反应。在随后间隔物的去除过程中，如何避免损害新形成的诱导膜，可能是一项费时耗力的工作。

解决方案

- 可在体外（在后方无菌台上）制作与节段性骨缺损形状和尺寸相匹配的圆柱形骨水泥间隔物。
    - 在骨水泥硬化之前，将其一分为二。
    - 然后在骨水泥完成聚合反应后，就可以轻松地置入和环扎这两个半部。
- 二期取出间隔物时，操作简便且无损伤，随后再进行骨移植。
- 采用这项技术并结合髓内固定，可能会化解与外固定支架产生的相关冲突，甚至可能解决接骨板带来的问题。
- 体外制作骨水泥间隔物的好处：
    - 既错开了骨水泥聚合反应中的放热过程，又避免了其对局部软组织的损害。
    - 均匀设计的骨水泥间隔物，对于生成预期空间形态的诱导膜大有裨益。
    - 骨水泥间隔物的后部尺寸得到控制，因此产生的空腔会更宽大。
    - 可以无创取出骨水泥间隔物，减少对新生诱导膜的损害。

操作技术

- 上述技术最常用于解决股骨和胫骨的节段性骨缺损，当然也可用于其他长骨干。这里所讨论的案例涉及胫骨。

- 对失活的软组织和骨组织进行广泛、积极、序贯的清创操作。初始评估时（图3-38A上）可能无法辨别骨质是否失活，但在随后的清创术中（图3-38A下）却更易识别。
    - 警告：合并感染的病例往往都是坏死骨质和缺血性软组织切除不充分的结果。充分清除坏死骨质，通常会带来节段性的骨缺损（图3-38B）。
- 第一步基本上都是应用外固定支架桥接固定，同步配合开放性骨折标准化的抗菌预防措施。
- 在广泛节段性骨质切除（切除式清创）并应用临时外固定支架之后，再结合局部软组织覆盖进行髓内固定（图3-39）。
    - 对于Gustilo ⅢB型开放性骨折，软组织缺损通常需要局部组织瓣或游离组织瓣转移覆盖。

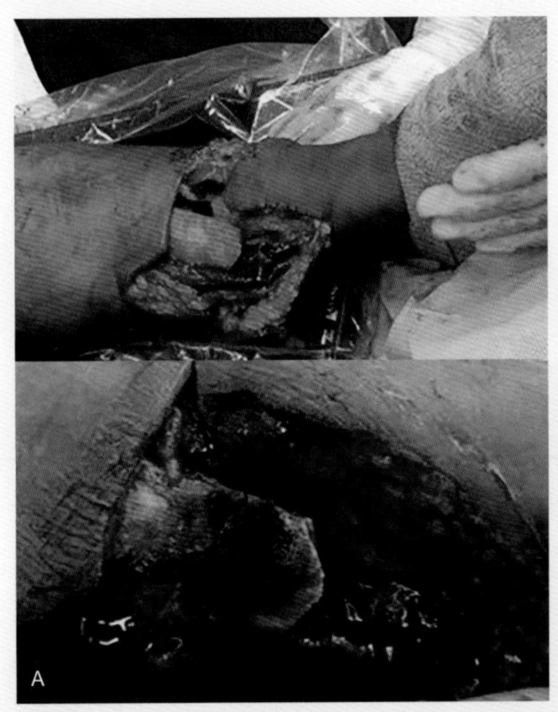

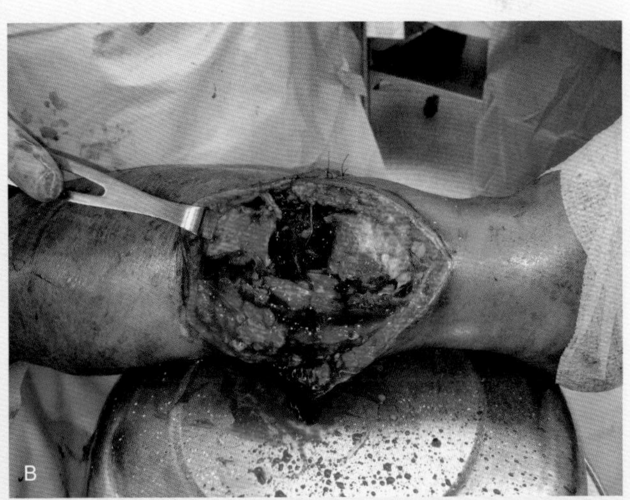

图3-38 A. Gustilo Ⅲ型开放性胫骨干骨折，受伤即刻和几天后呈现的状态。注意骨干上的缺血灶。B. 同一患者在彻底清创和切除坏死骨质后的状态。

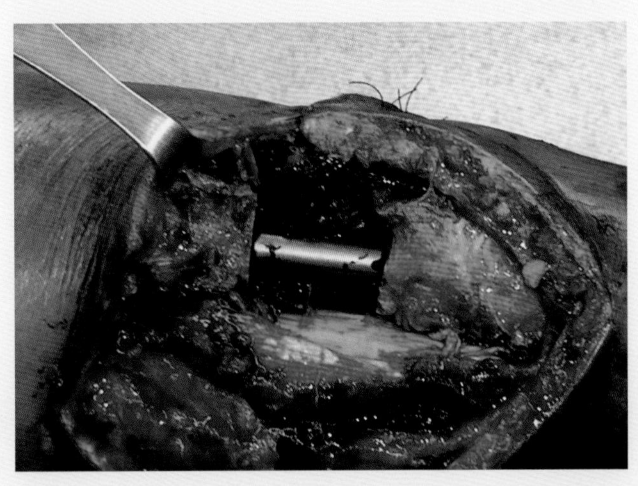

图3-39 透过骨缺损处可见髓内钉。请注意骨断端和局部软组织血运良好。

- 然后在后方无菌台上制作体外骨水泥间隔物。
    - 当骨水泥处于面团期时，(在正式安放之前) 将其塑形成包绕髓内钉所需的尺寸和形状，或采用具有类似髓内钉尺寸和形状的其他器械工具来塑形。
        - 我们发现，某些髓内钉组件中的钻头导向套筒可能正好适用。
    - 在骨水泥间隔物完全硬化之前，沿其纵轴用手术刀对称剖开 (图3-40)。
- 警告：间隔物要略短于骨缺损长度，确保恰好安置 (图3-41)。
- 将这两半间隔物分别置入骨缺损，包绕髓内钉，并用单股丝线 (PDS) 缝线环扎之 (图3-42)。
- 然后另取一包抗生素水泥，(粉剂和液剂) 混合后制作骨水泥帽。
    - 面团期时，将其施加在骨缺损的两端，

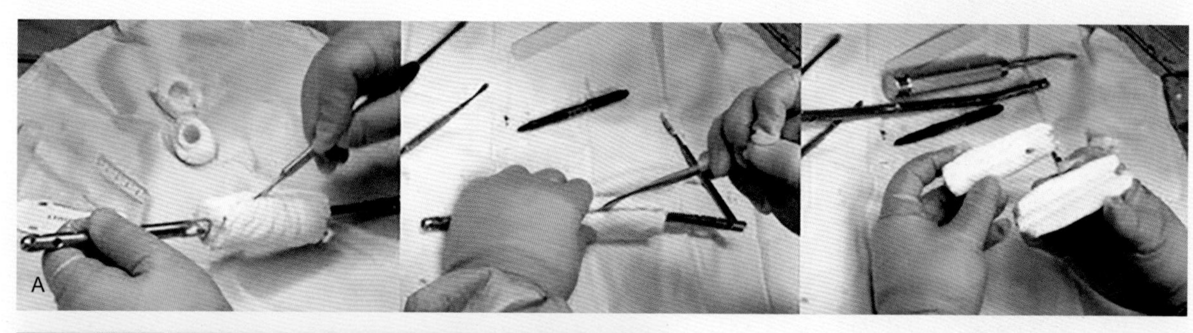

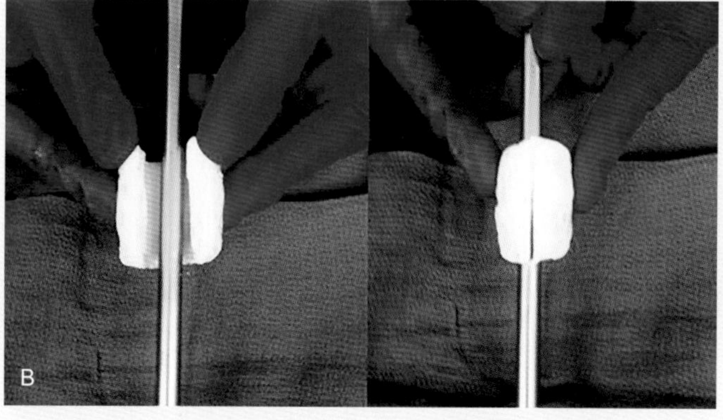

图3-40 A. 在骨水泥间隔物硬化前，沿纵轴将其劈成两半。B. 以真实髓内钉为模板，塑造出的能打开和闭合的蚌壳式骨水泥间隔物。

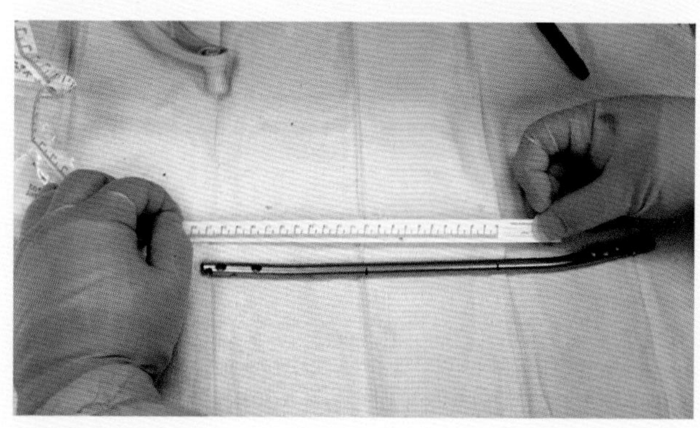

图3-41 测量骨缺损具体情况，然后包绕髓内钉制作长度稍短、接近局部骨周径的间隔物。

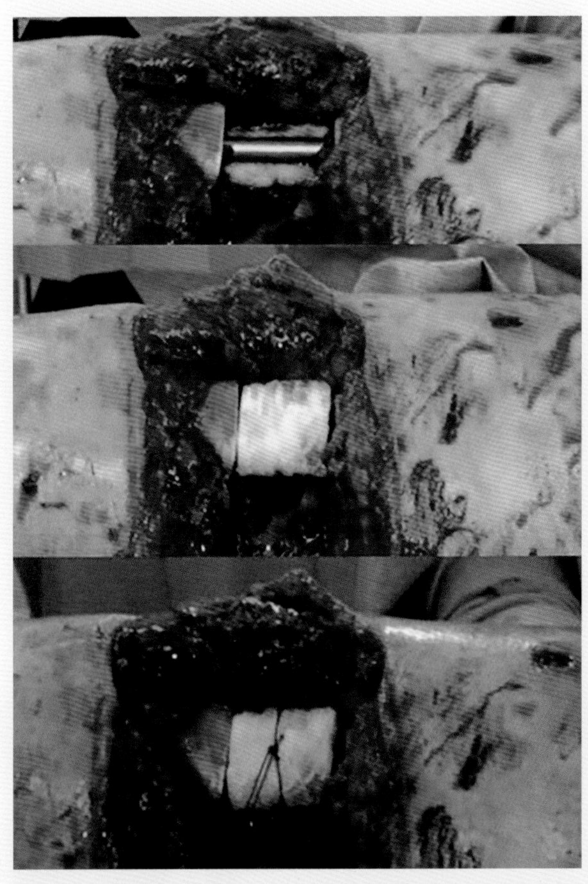

图3-42 先用半个蚌壳式骨水泥间隔物充填骨缺损，然后再加用另一半。两个半部用PDS环扎固定。

以便叠加在骨水泥间隔物和骨折端之上。
  - 用低温生理盐水浸渍骨水泥帽，弱化其聚合时产生的放热效应。
  - 骨水泥帽要叠加在骨折端边缘，从而确保形成连续的诱导膜（红色箭头所指处）（图3-43）。
- 一般情况会在骨水泥间隔物中添加抗生素。
  - 常见组合是同时添加妥布霉素和万古霉素。
  - 应考虑每种抗生素的热稳定性/不稳定性。
  - 应选用对已知感染和病原体敏感的抗生素类型。
  - 警告：抗生素的用量可能会影响骨水泥的机械性能，尽管一般情况下这并不重要。
  - 警告：相对于杀菌抗生素，采用抑菌抗生素可能产生抑制效果，而不是根除未知感染。
- 根据预定时间间隔，再次取出骨水泥间隔物（通常为1~2个月）。
  - 无损伤的取出方式（图3-44），可保留完整的诱导膜（图3-45）。

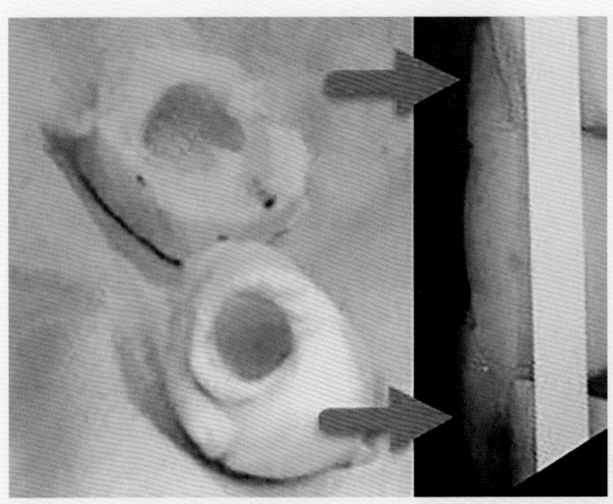

图3-43 制作抗生素骨水泥帽，并将其叠加在骨水泥间隔物和骨折断端的骨皮质表面。X线片中，红色箭头指向骨水泥帽的位置。

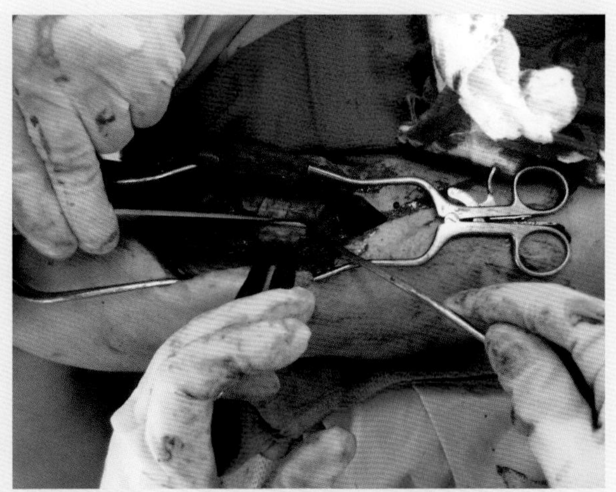

图3-44 切开后取出胫骨干骨水泥间隔物。

- 靠置入时已制作出的分成两个半圆柱形骨水泥间隔物，有利于后期无损伤地取出。这样也就避免了使用骨凿或其他可能破坏诱导膜的强力移除方式。黄色箭头所示为诱导膜，连续地通过了骨折断端。
- 然后用指定的移植材料或填充物组合充填坚固完整的诱导膜腔室（图3-46）。
  - 警告：避免过度充填，因为这可能导致移植材料的孔隙率降低，从而阻碍骨质再生。
  - 当新生骨的X线透光度接近完整相邻骨质的50%时，可以开始负重。

示教案例2

- 患者因摩托车碰撞事故，造成高能量开放性胫骨骨折伴有骨缺损。清创切除失活骨质后，导致更大范围的节段性骨缺损（图3-47A）。
- 移除外固定支架后使用交锁髓内钉固定，采用包绕胫骨髓内钉（在插钉前）或包绕交锁螺钉套筒的方式，定制一个相应尺寸的骨水泥间隔物。
  - 在硬化前将其一分为二（图3-47B）。
  - 然后置入骨水泥间隔物来桥接节段性骨缺损（图3-47C）。

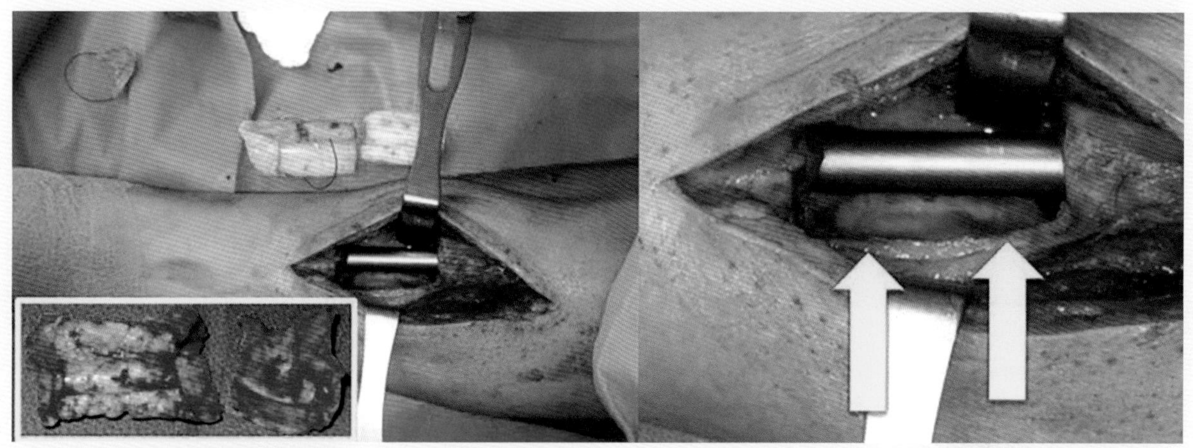

图3-45 将骨水泥间隔物切割成两半，后期就可以做到无创地取出。黄色箭头所示为诱导膜，连续地通过了骨折断端。

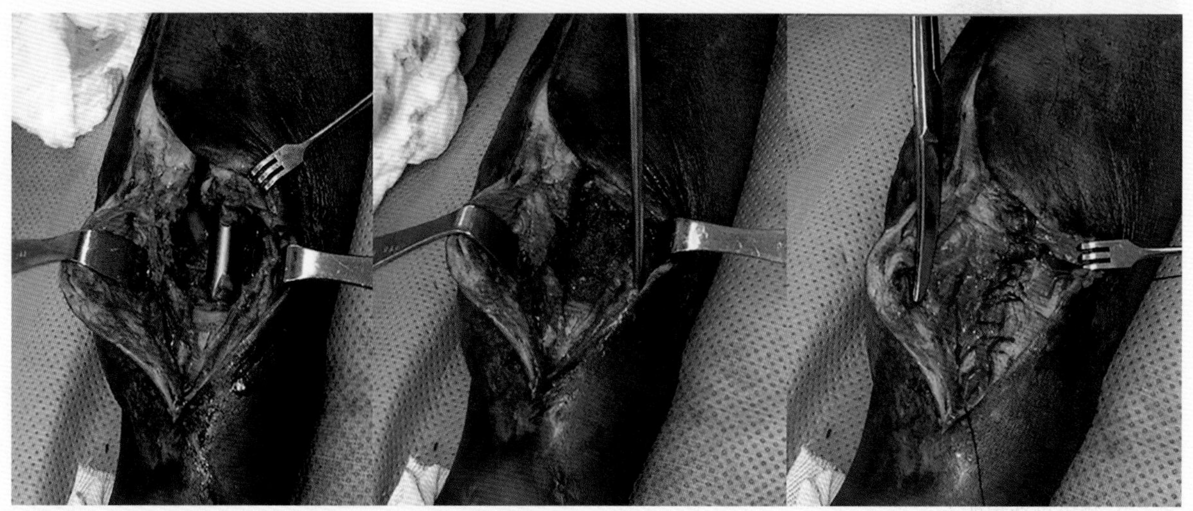

图3-46 将植骨材料充填诱导膜腔室，然后缝合关闭之。

- 置入4~6周后，无损伤地取出间隔物（图3-47D）。
  - 将移植材料和/或骨空隙填充物充填形成的诱导膜腔室（图3-47E）。
  - 术后6个月，诱导膜技术使得骨质获得再生，临床结果令人满意（图3-47F）。

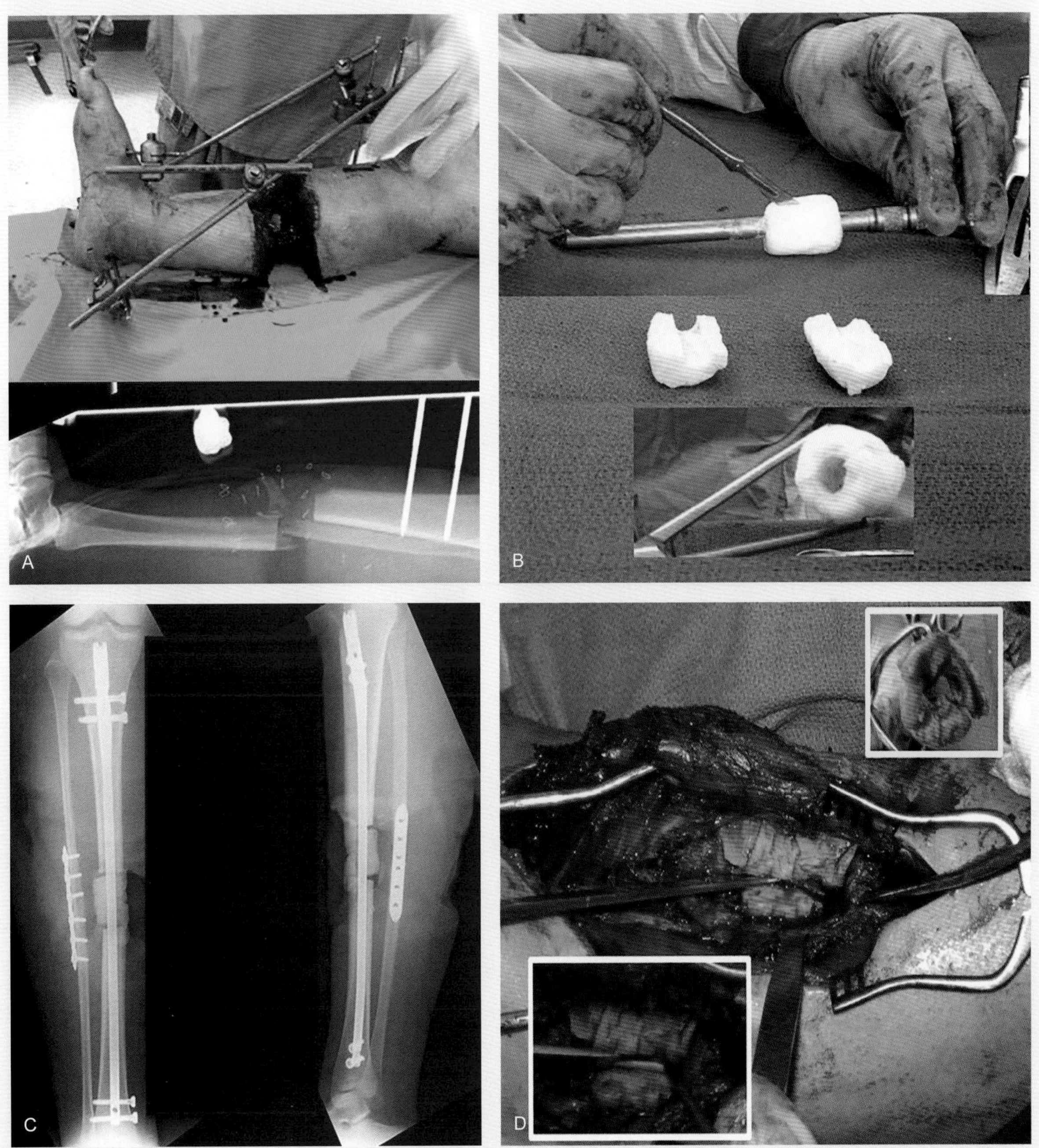

图3-47 A. 使用外固定支架固定Gustilo ⅢB型开放性胫骨干骨折。注意清创切除后的节段性软组织缺损和骨质缺损。B. 测量骨缺损的大小范围，采用包绕钻头导向套筒的方式制造一个类似大小的骨水泥间隔物（其纵向长度要减少几毫米）。C. 术后X线片所示，肢体长度得以恢复、髓内钉稳定可靠，以及置入骨水泥间隔物的情形。请留意局部存在软组织缺损和骨缺损。D. 纵行切开诱导膜，显露骨断端和骨水泥间隔物。间隔物由两个半部构成，可以无损伤地移除它，而不伤及诱导膜。

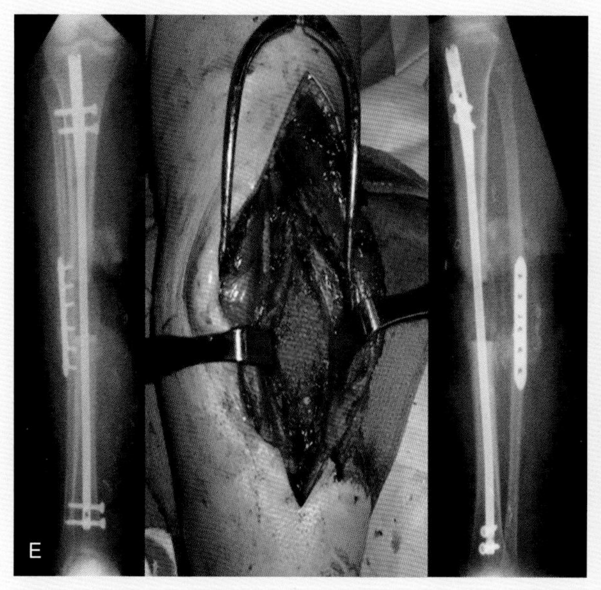

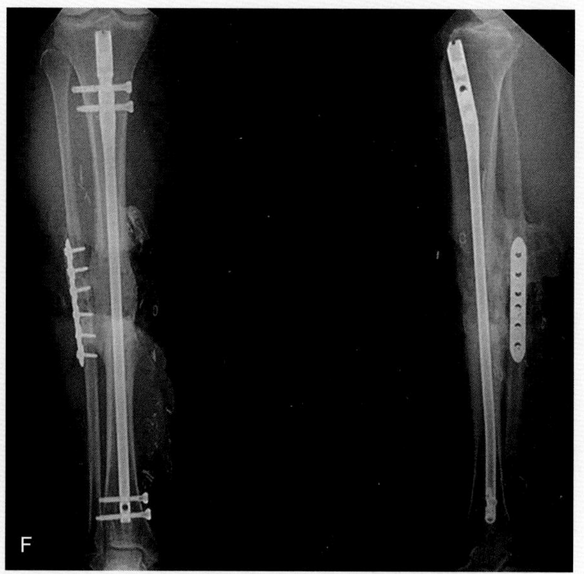

图3-47（续） E. 无创取出骨水泥间隔物后，将自体骨松质植入该患者的诱导膜空腔内。F. X线片显示移植后6个月出现骨质再生，并桥接缺损。

如何处理感染

- 手术后的任何时间点都可能出现感染。
- 如果在骨愈合之前发生感染，相对于保留内植物来说，处理感染时往往需要转换成外固定。
  - 骨骼自身不稳定将明显不利于消灭感染。
  - 保持骨骼的稳定性可以防止畸形不断加重，而这种畸形往往结局不良。
- 此外若发生感染性骨不连，同时治疗感染和骨不连，将需要某种（特殊）类型的内植物或外固定支架。
- 话又说回来，由于细菌生物膜的生成，所以在留有内植物的情况下对抗感染并非易事。
- 目前有几种策略可以纾困解难。

TIP 制作含抗生素骨水泥涂层的接骨板和髓内钉

John A. Scolaro, Clay Spitler

病理解剖

一般采用静脉注射抗生素治疗关节周围和长骨干感染。虽然局部应用抗生素能起辅助作用，但在留有金属内植物的情况下效果极其有限。

解决方案

用含抗生素的骨水泥制作出覆盖金属内植物大部分表面的涂层。这种改进方式既能增加抗生素的局部释放，又能满足骨折固定的稳定性需求。这样就营造出符合骨折愈合的良好环境。

含抗生素骨水泥涂层接骨板的制备流程

归拢内固定所需的无菌器械和设备（图3-48）。

- 用于所需解剖区域的接骨板和器械。
- 多枚钻头。
- 骨膜剥离子。
- 牙科探针。

- 标准压舌板。
- 聚甲基丙烯酸甲酯骨水泥粉剂和单体（液剂）。
- 所需植入的抗生素粉剂。
- 将锁定套筒安置在接骨板的目标螺孔中（图3-49）。
  - 如果应用内植物（接骨板）前无法确定所需螺钉的分布配置，则（用锁定套筒）填满所有螺孔。
  - 为了获得所需数量的锁定套筒，可能要再取一个内植物器械箱或小型/大型骨折锁定套装。
- 如果要使用经皮插入的导向装置，则需要在接骨板上标记连接手柄的位置，使得骨水泥不会用于该区域。
- 将所需的抗生素粉剂与PMMA骨水泥粉末混合，然后添加单体液剂，再搅拌混合骨水泥。
- 使用压舌板将含抗生素骨水泥均匀涂抹到接骨板上（图3-50）。
  - 手术医生自行决定是否要用骨水泥覆盖接骨板的下表面（贴骨侧）；但如果不用骨水泥环形包裹接骨板周围，则骨水泥更容易从接骨板上脱离。
  - 虽然需要在锁定套筒周围放置骨水泥，但必须确保套筒周围不能堆积过量骨水泥。
  - 可以采用骨膜剥离子来勾勒每个锁定套筒周围的骨水泥轮廓，并移除接骨板下表面螺孔中的骨水泥。

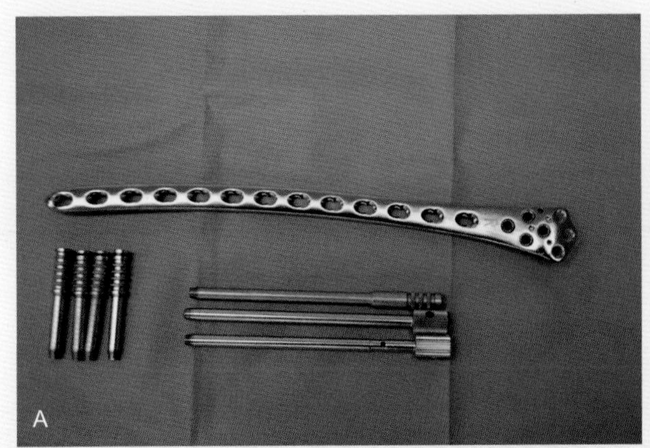

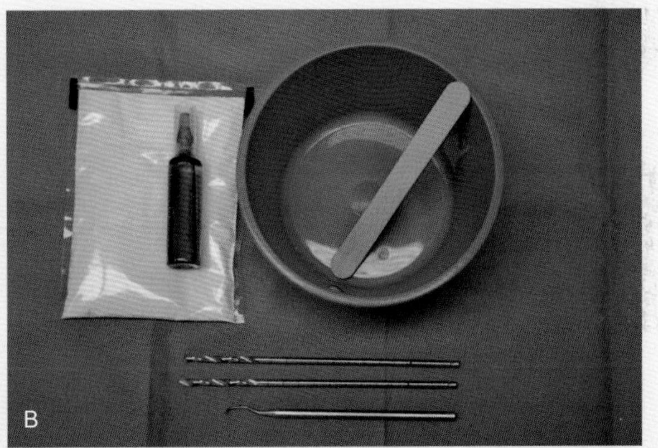

图3-48　制备含抗生素骨水泥涂层接骨板所需的设备。A. 所需内植物和相关器械。B. 骨水泥套装、多枚钻头和牙科探针。

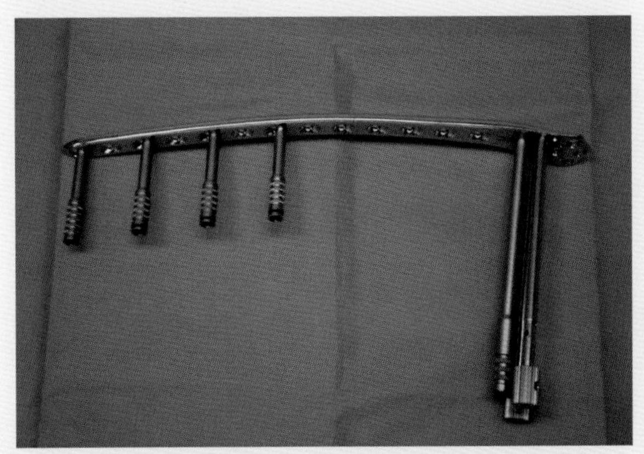

图3-49　在应用骨水泥之前，先要安置好锁定套筒。

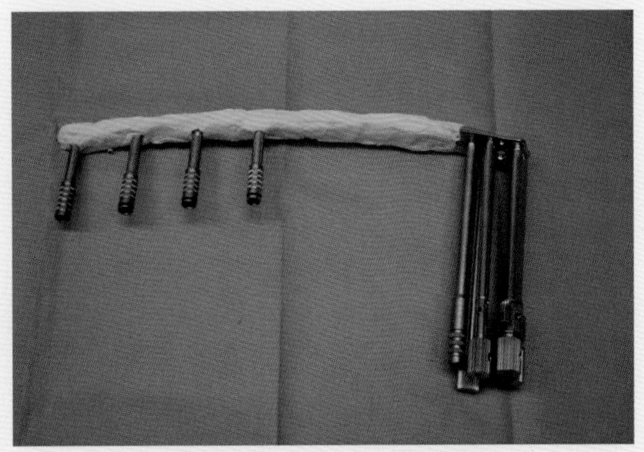

图3-50　骨水泥要360°无死角包裹接骨板。

- 在骨水泥最终凝固之前，应从接骨板取下锁定套筒，并使用骨膜剥离子轻柔移除每个螺孔周围多余的骨水泥。牙科探针可用于精细操作，使骨水泥不要侵入接骨板的锁定螺纹（图3-51）。
- 骨水泥完全凝固后，应将钻头穿过每个所需的螺钉孔，以确保钻头和螺钉能置入螺孔。
- 可再次使用牙科探针清除接骨板螺纹上的残留骨水泥。
- 接下来，若有需要，可以在使用接骨板之前先安装好经皮插入的导向装置（图3-52）。
- 然后复位骨折，并给予临时固定。
- 虽然理论上可以经保留螺孔使用锁定或非锁定螺钉，但还是锁定螺钉最常用，因为内植物的主要作用相当于内置的外固定器（图3-53）。

要点

- 应在骨水泥硬化凝固前从接骨板上移除锁定套筒，但也不能太早，因为太早期的骨水泥还处于黏稠拉丝状态，较难掌控。
- 需留意的是，骨水泥不应放置在接骨板通常凸起的区域（如肱骨远端、股骨远端、胫骨远端等）。
- 若遇到不能使用髓内固定器械（图3-54，图3-55）或必须固定短节段骨质（图3-56，图3-57），此时采用含抗生素骨水泥涂层的锁定接骨板最为有利。

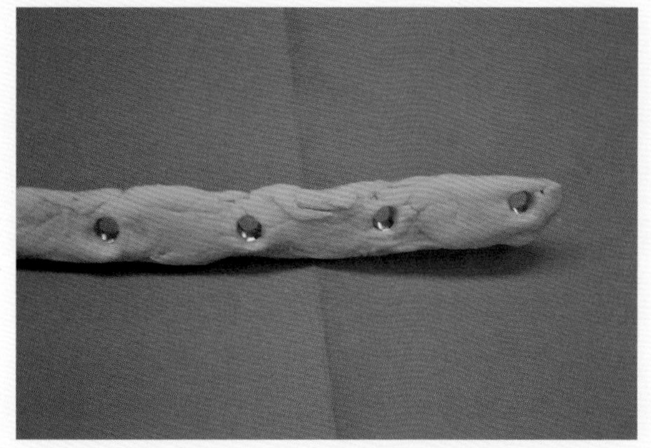

图3-51 移除锁定套筒后，锁定孔的螺纹要清理干净。

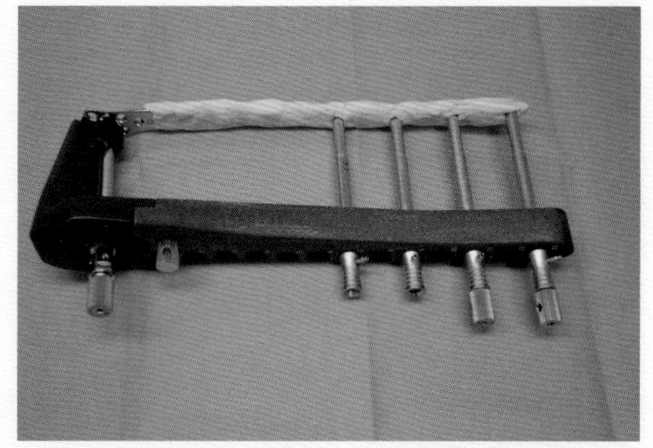

图3-52 使用外接瞄准臂时，首先要根据其定位点来安置，避免应用骨水泥而妨碍了瞄准臂的使用。

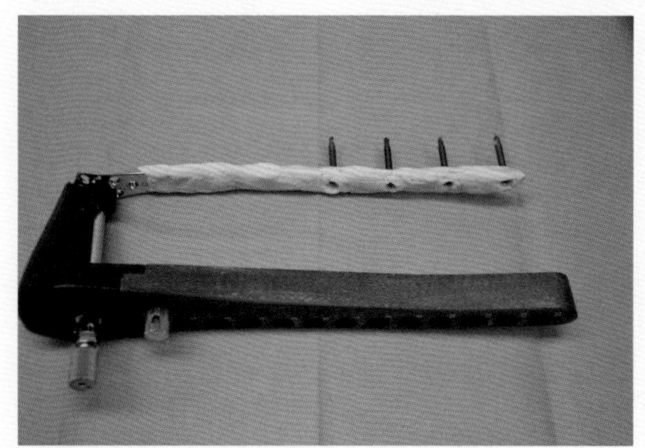

图3-53 经外接瞄准臂置入锁定螺钉，达到稳定固定的效果。

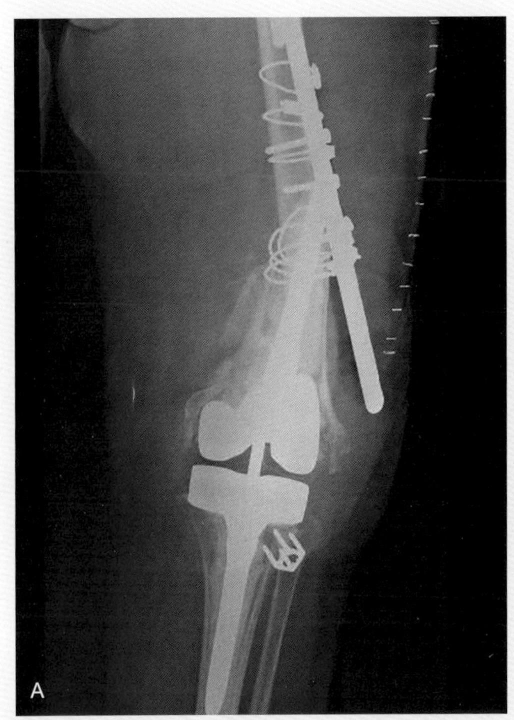
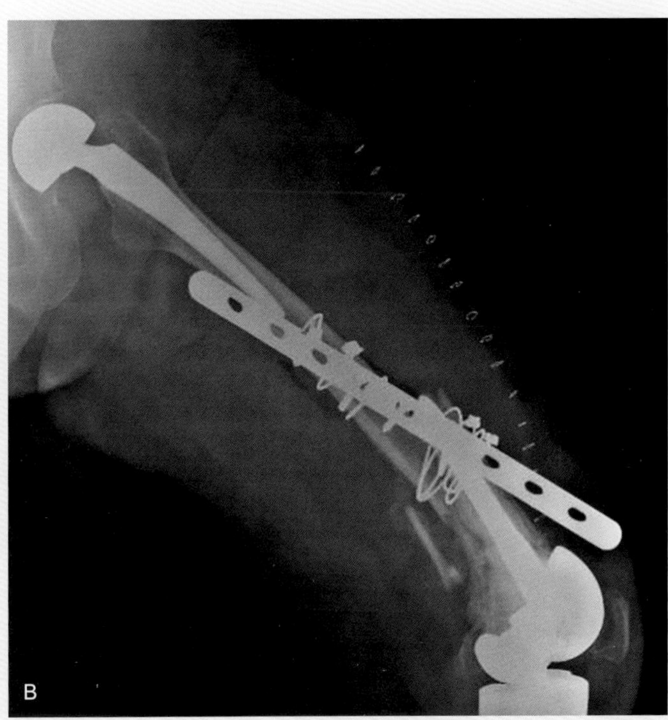

图3-54　正位（A）和侧位（B）X线片显示，股骨（远近侧）假体间骨折出现慢性感染性骨不连。

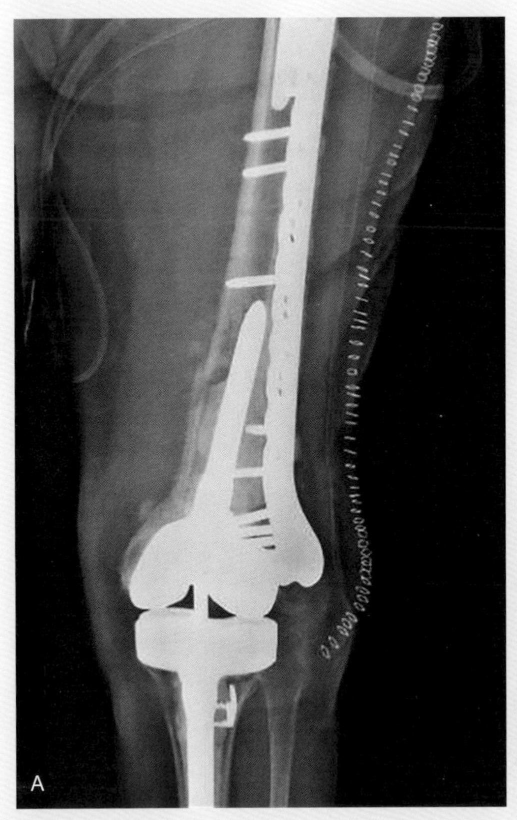
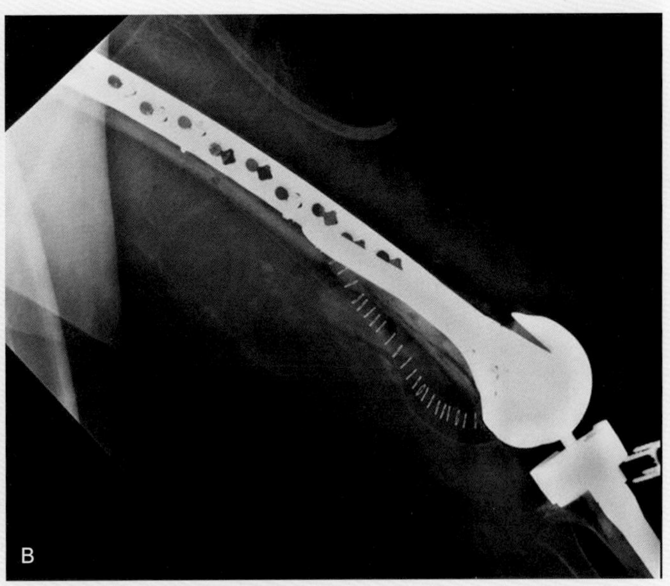

图3-55　移除（原）内植物，并使用带抗生素涂层的外侧锁定接骨板修复骨不连，术后正位（A）和侧位（B）X线片。

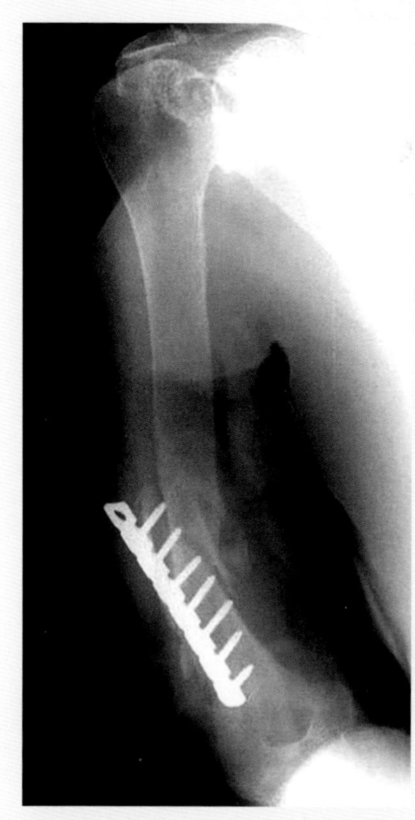

图3-56 肱骨远端1/3感染性骨不连的正位X线片。

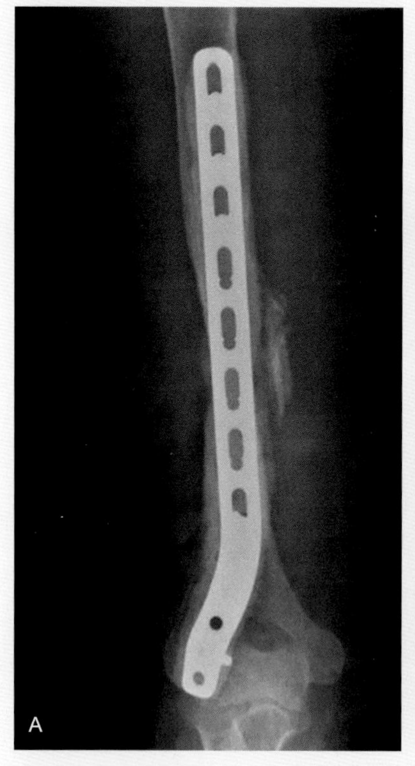

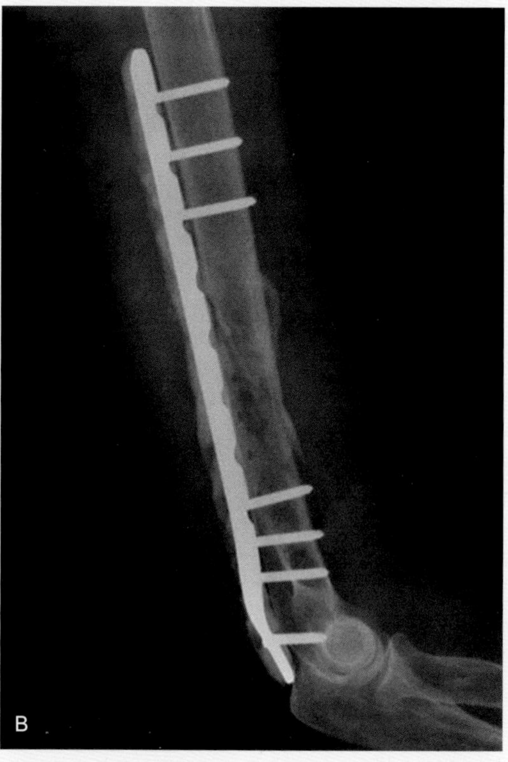

图3-57 术后正位（A）和侧位（B）X线片显示已移除原内植物，并使用带抗生素涂层的锁定接骨板修复骨不连。

- 在进行适当感染控制的干预时，接骨板可以临时用作分期处理的技术手段，或者如果骨折出现愈合且接骨板无异常迹象，那么这种措施可能就是最终的处理方式了。

带抗生素骨水泥涂层的髓内钉技术

无菌器械与设备

- 需要置入的内芯（图3-58）。
  - 标准髓内钉。
  - 环形外固定支架的带螺纹连接杆，带或不带螺纹孔眼和对应螺母。
  - 硬质导丝/光滑导丝。
- 所需髓内钉的外层模具（图3-59）。
  - Fr 40胸腔引流管。
  - 灌洗引流管（含各种直径）。
- 矿物油（图3-60）。
- PMMA骨水泥粉剂和单体（液剂）。
- 需要置入的抗生素粉剂。
- 骨水泥混合搅拌设备。
- 骨水泥注射枪。
- 10号或更大号的手术刀刀片（2个）。
- 骨膜剥离子。
- 如果要使用标准交锁髓内钉：
  - 多个钻头组件。
  - 髓内钉导丝。

操作技术

- 确定所需使用的关键内植物。
  - 如果骨折不稳定或还未愈合，应使用小直径的髓内钉，因为它允许交锁固定（8~10 mm）。
  - 如果是长骨干的稳定骨折，可以使用光滑的金属导丝或螺纹杆代替髓内钉。
- 确定所需髓内钉的最终直径（图3-61）。
  - Fr 40胸管的内径通常略大于10 mm。
  - 标准灌注引流管的内径有多种规格，需要进行测量，才能确定最终制作的骨水泥髓内钉外径。
- 如果采用金属导丝或金属杆，先要测量骨髓腔的近似长度，并切割至适当的长度。
- 切割所选导管的长度要略大于植入内芯的长度。
- 用矿物油涂覆导管内壁，确保管腔的内径都要涂覆到（图3-62）。
- 将髓内钉或金属杆置入导管内（图3-63）。

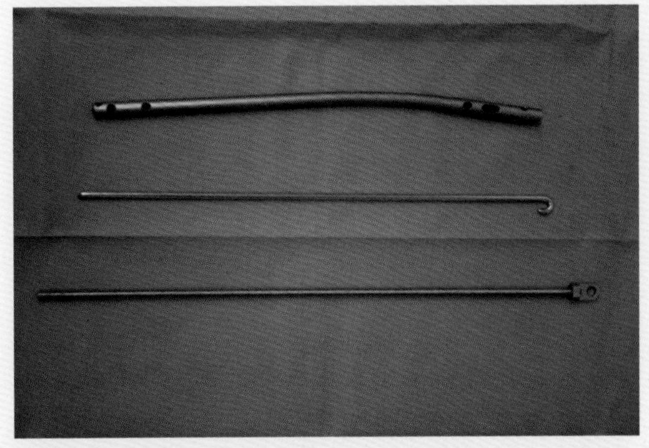

图3-58 各种类型的髓内植入物都可制作含抗生素骨水泥的涂层。从左到右（从上至下）分别是，交锁髓内钉、硬质导针、带内置铰链的Ilizarov螺纹杆。

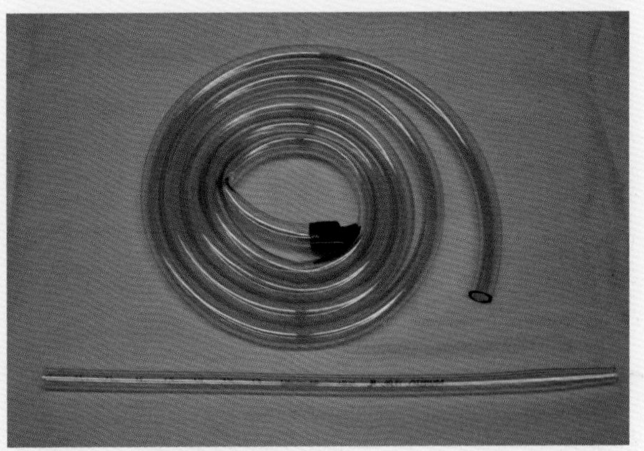

图3-59 不同口径的灌注引流管可用作浇筑骨水泥的替代管道。

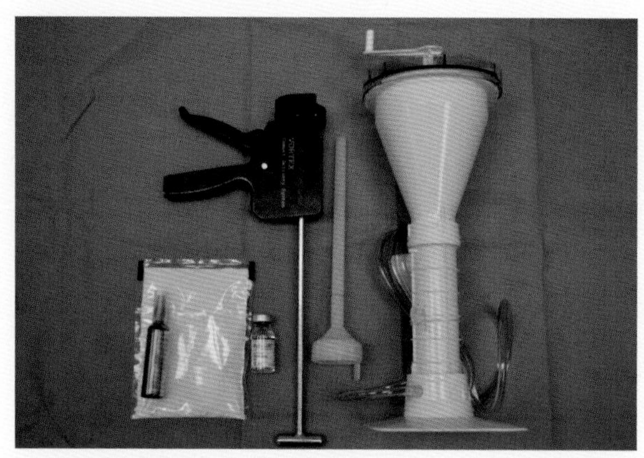

图3-60 骨水泥套装，其中包括一把骨水泥枪，用于制作骨水泥涂层髓内钉。

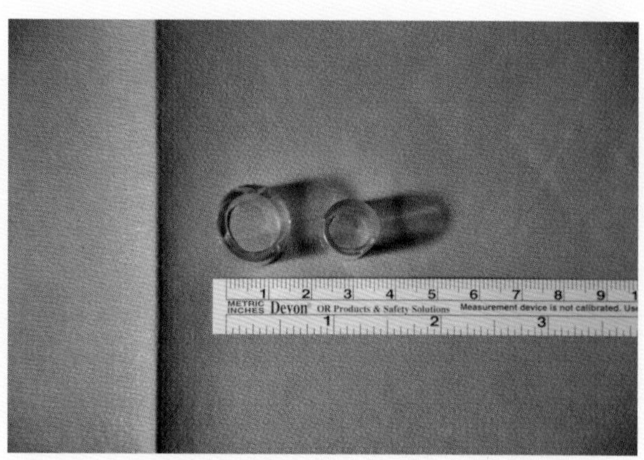

图3-61 要备好不同直径的胸导管和灌注引流管，再根据所需髓内钉的直径来选择。

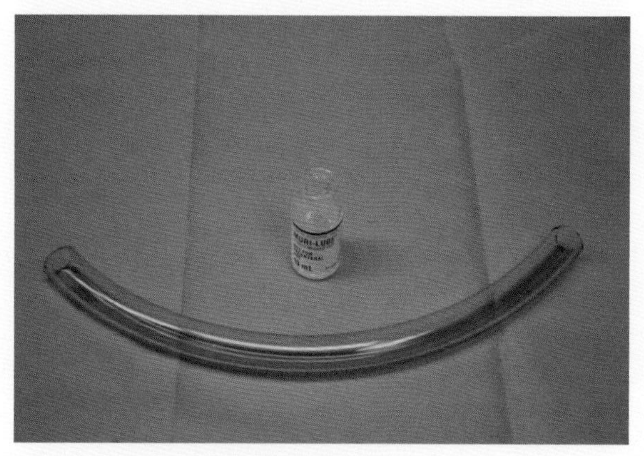

图3-62 用矿物油涂覆导管内壁。

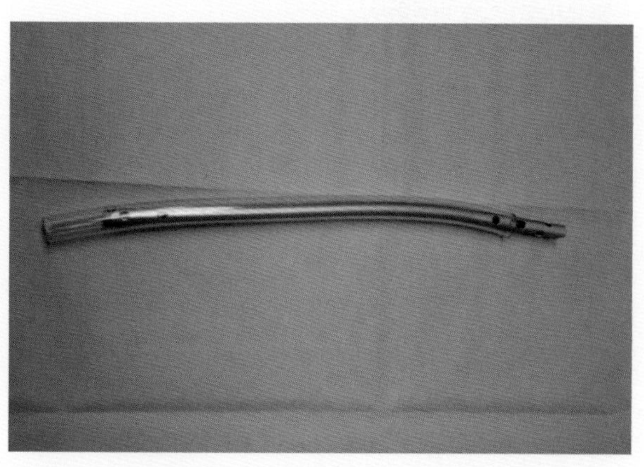

图3-63 将金属杆置入导管中，其近端要游离在外，避免骨水泥沾染插钉接口处的螺纹。

- 将所需的抗生素粉剂和减量的PMMA骨水泥粉剂混合，再添加液相单体，并在骨水泥搅拌器内混合骨水泥。
- 一旦骨水泥混合且稠度均匀，立即将其装入骨水泥注射枪。
- 将导管末端放在注射枪的喷嘴上，接着把骨水泥注入塑料导管（图3-64）。
- 一旦骨水泥进入导管内，徒手操作将植入内芯置于管腔中央，使骨水泥在其表面均匀分布（图3-65）。
- 如果需要维持标准交锁髓内钉的中空状态，则需要在骨水泥的凝固过程中，不断将球头导丝反复插入、取出、再插入，以便创建导丝通道（图3-66）。
- 待骨水泥完全凝固并恢复至室温后，使用10号刀片沿塑料模具的纵轴彻底切开（图3-67）。
- 用骨膜剥离子小心地拆除外面的塑料模具。
- 如果计划使用标准交锁髓内钉，可用锋利钻头重新恢复（原来的）锁钉孔（图3-68）。

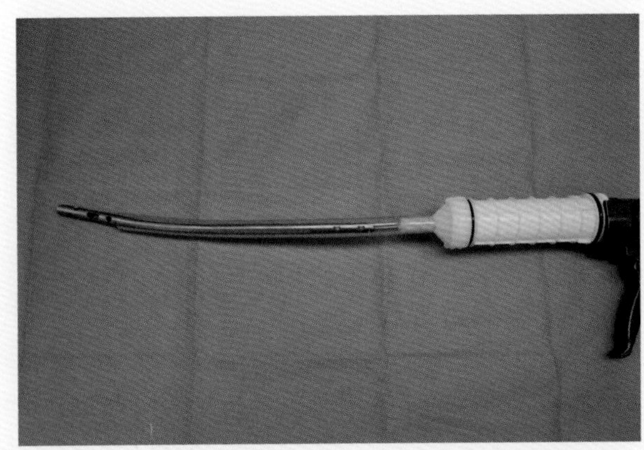

图3-64　使用骨水泥枪将混合好的骨水泥注入导管。

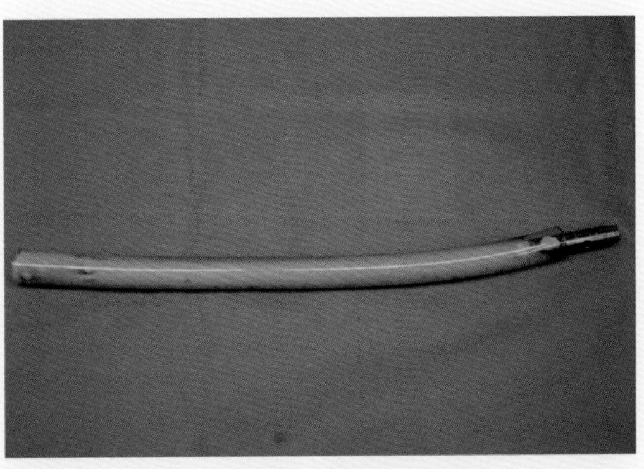

图3-65　持续注入骨水泥，直到其充满导管。

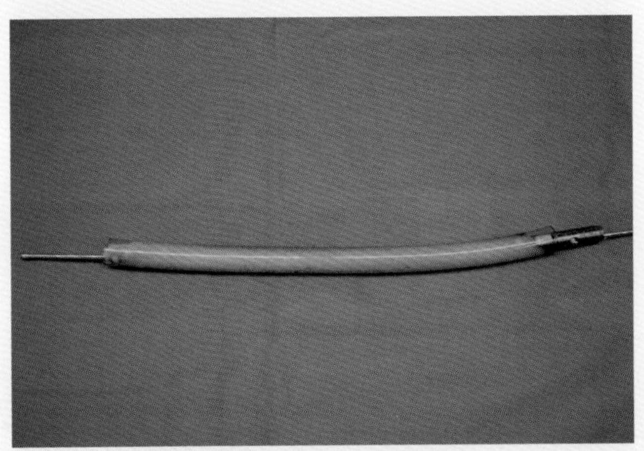

图3-66　骨水泥硬化时，导丝贯穿髓内钉。

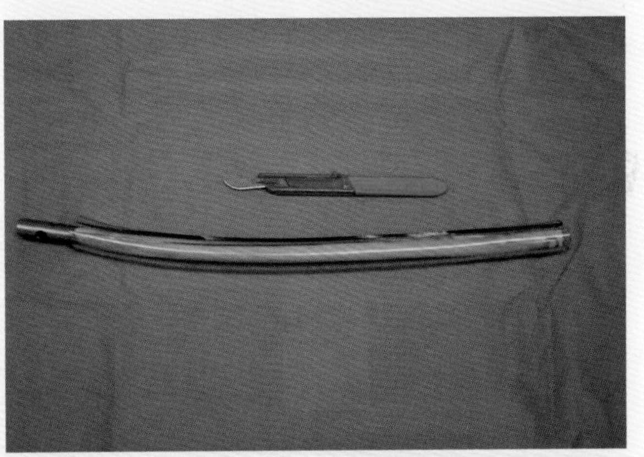

图3-67　使用10号或20号手术刀片剖开导管。

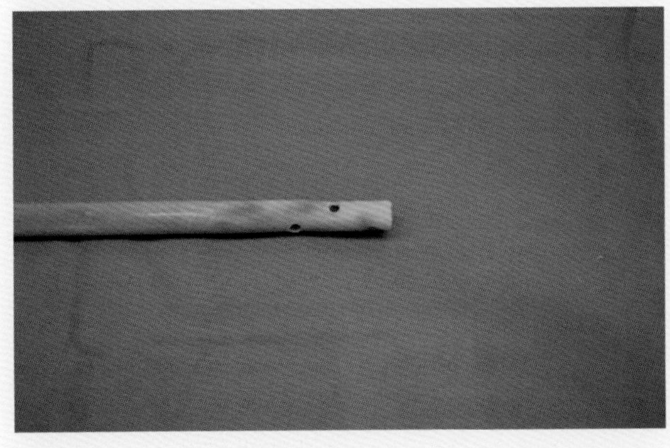

图3-68　若计算使用交锁螺钉，则需用钻头重新打出孔道。

要点

- 混合后应尽快将骨水泥注入导管，以便液状的骨水泥能很容易地沿着管腔内流经髓内钉的全长。
- 可以塑形螺纹杆、硬质导丝或光滑导丝，使其符合已拔除髓内钉的Herzog弯度或曲率半径（图3-69）。
- 可以在螺纹杆底部放置一个螺母，为新制的内植物底部提供阻挡。

- 带螺纹孔眼（如Ilizarov的内置铰链）可安置在螺纹杆顶部，以方便插钉和拔钉（图3-69A），或可能用作交锁螺钉/螺栓的功效（图3-69B）。
- 骨水泥必须完全凝固后才能剖开模具，否则骨水泥将黏在模具上或与内芯内植物脱离。
- 根据手术医生的判断，特别是当需要使用多枚交锁螺钉时，螺钉表面一部分可以不覆盖骨水泥，或移除螺钉表面一部分骨水泥（待其凝固后再削去脆性骨水泥）（图3-70）。

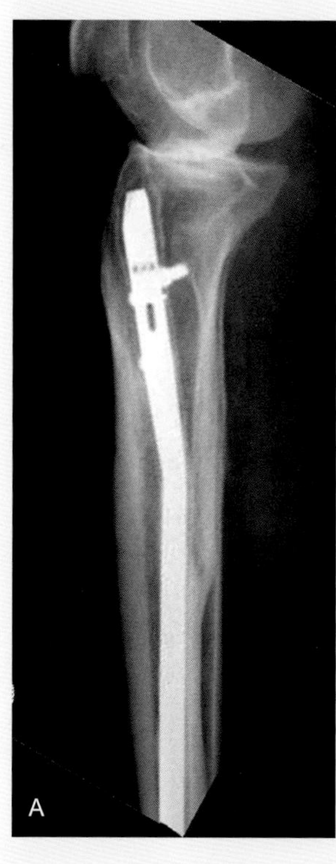

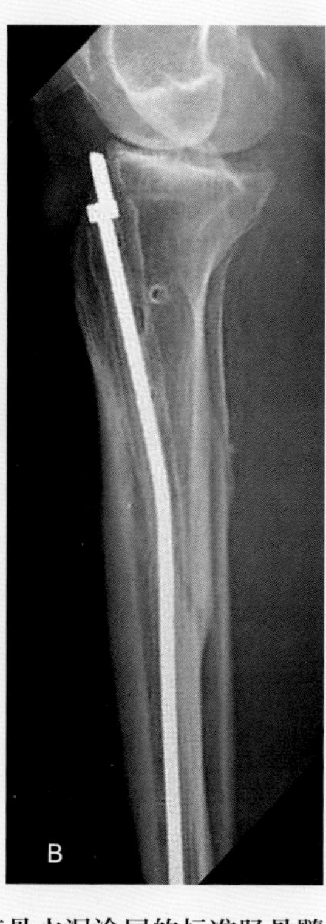

图3-69 A. 侧位X线片：带有骨水泥涂层的标准胫骨髓内钉。B. 侧位X线片：带有骨水泥涂层的小直径螺纹杆。

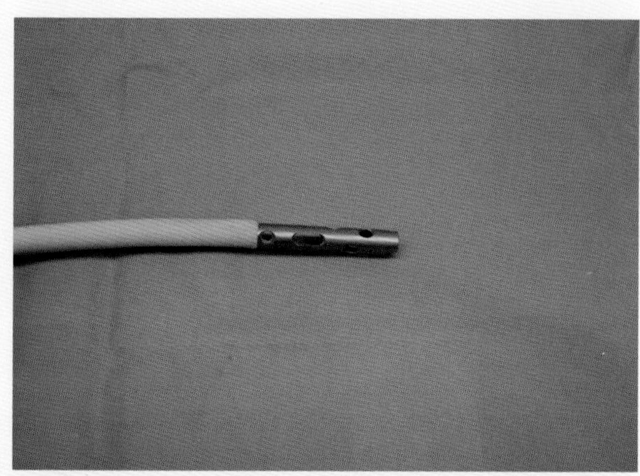

图3-70 由于计划在髓内钉远端使用多枚交锁螺钉，所以该处没有放置骨水泥。

第2篇
臂和肩
Shoulder/Arm

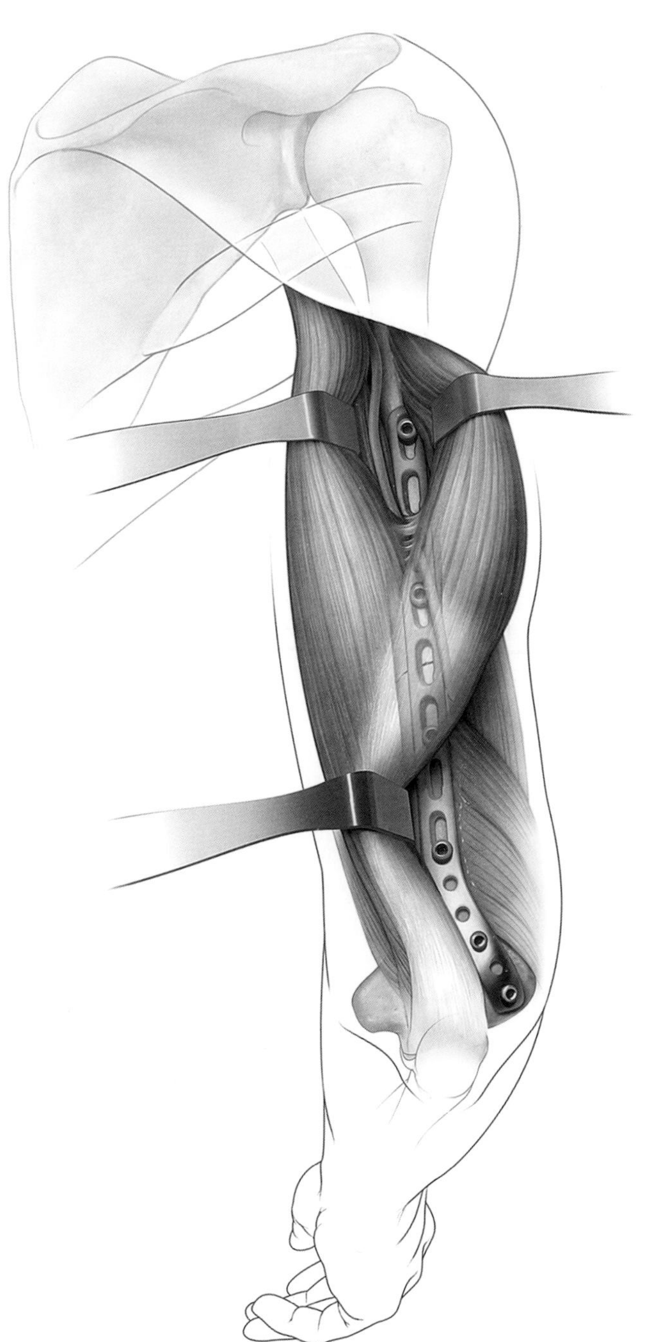

第4章

Peter A. Cole, Anthony J. Dugarte, Zachary V. Roberts

肩胛骨与肩胛盂骨折

Scapula and Glenoid Fractures

无菌器械与设备

- 无菌布单，包括用以包裹前臂及手部的不透水袜套和约10 cm（4 in）宽的弹力绷带。
- 0.25%布比卡因和肾上腺素，用于后方切口（以尽量减少皮肤出血）。
- 大号和小号点式复位钳（Weber钳）。
- 内植物：
  - 2.7 mm和3.5 mm重建接骨板及螺钉。
  - 1/4和1/3管型板。
  - 2.0 mm和2.4 mm系统接骨板和螺钉。
  - 单配的超长螺钉（直径2.0 mm、2.4 mm、2.7 mm、3.5 mm）。
- 各种克氏针和电钻/钻头。
- 如需复位移位性骨折，应准备股骨牵开器，尤其是受伤等待时间超过20天者。

患者体位

- 侧卧位：用于改良Judet入路。
  - 侧卧位优于俯卧位。
  - 侧卧位时更易于触摸喙突以便置入螺钉，必要时也方便经皮在喙突上置入“操纵杆”进行手法复位操作。
  - 将患者置于可透视手术台的悬空侧（手术床倒转180°放置），便于术中透视。
  - 用胸廓垫保护腋部，可使用小的布巾单，并作适当垫衬。
  - 用放好衬垫的有机玻璃板支撑下方未受伤的手臂；手术侧手臂在消毒铺巾后要保持自由活动度，并使用放好衬垫的无菌Mayo立式托盘支撑。
    - 这主要是为了手术操作和体位摆放，便于复位和透视。
    - Mayo立式托盘上要垫折叠好的枕单；并用无菌单覆盖Mayo立式托盘。
  - 另外，手术侧上肢可用自调式可透视支架支撑，并用无菌布单覆盖之（图4-1，图4-2）。
  - 透视球管应垂直患者和手术台，由患者身前方进入，置于手术医生的对侧。
    - 这样就可以透视肩胛骨“Y”位及Grashey前后位图像。

手术入路

- 改良Judet入路[1]。
- 取弧形切口，先平行肩胛冈，后转为平行于肩胛骨内侧缘（图4-3）。
- 在切开皮肤前先注射混合肾上腺素的0.5%布比卡因，可尽量减少皮缘出血。
- 掀起全厚皮肤和皮下组织瓣，注意保护肩胛骨后方肌肉和背阔肌表面筋膜的完整性（图4-4）。
- 确认三角肌下缘，锐性切开该处筋膜（图4-5）。
- 从内侧向外侧，在冈下肌表面分离三角肌后部的下缘。
  - 反折三角肌时保持深筋膜与三角肌间的完整性（深筋膜与三角肌一体）（图4-6）。
- 从肩胛冈上锐性剥离三角肌起始部。

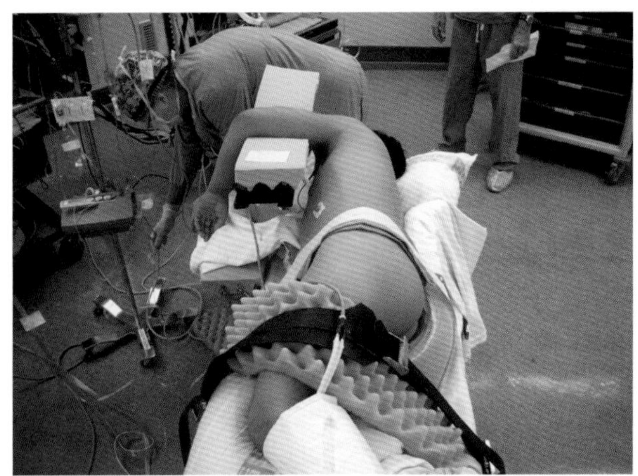

图4-1　侧卧位拟行改良Judet手术入路。

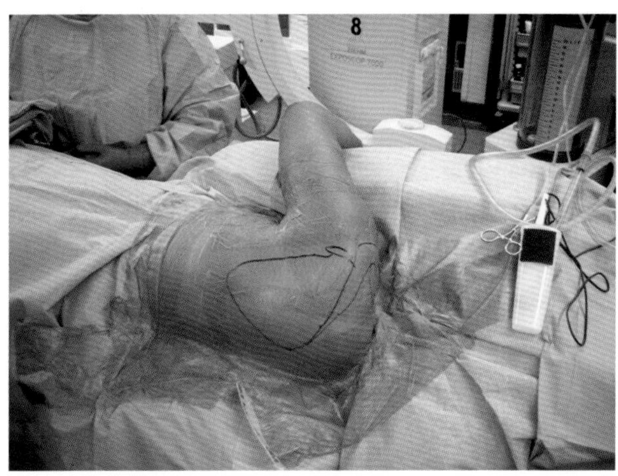

图4-2　消毒和铺单。整个手臂消毒后应置于术野中以便于在无菌区操作。应保证C臂机由对侧进入时没有物体阻挡。

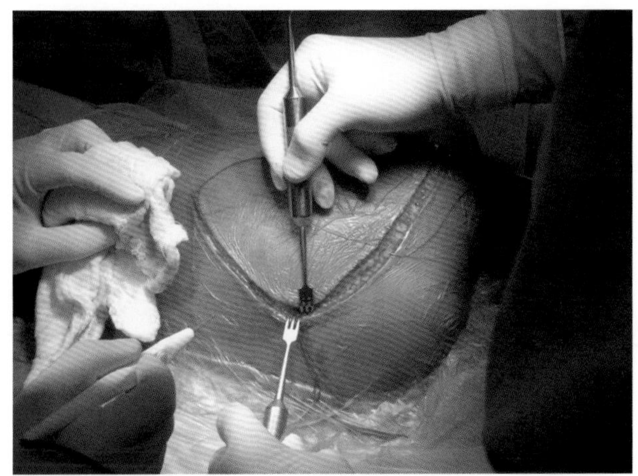

图4-3　弧形切口。

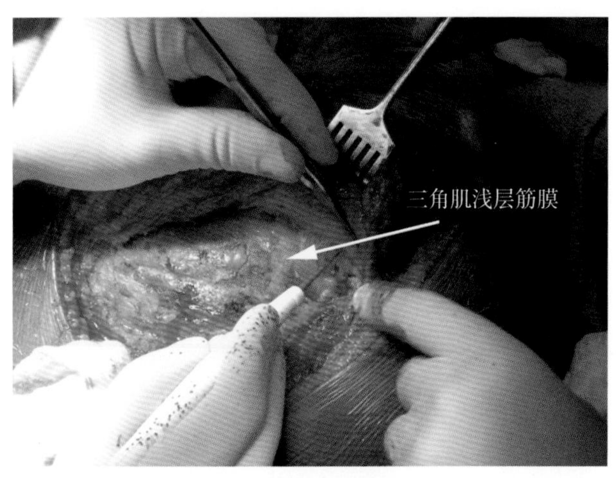

图4-4　从三角肌筋膜层掀起全厚皮瓣。

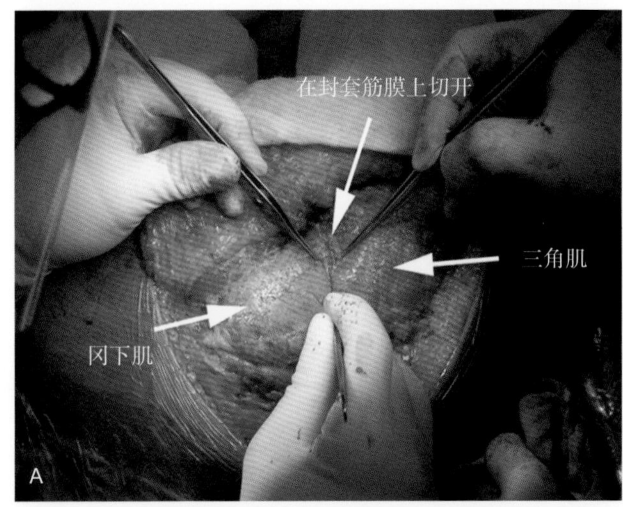

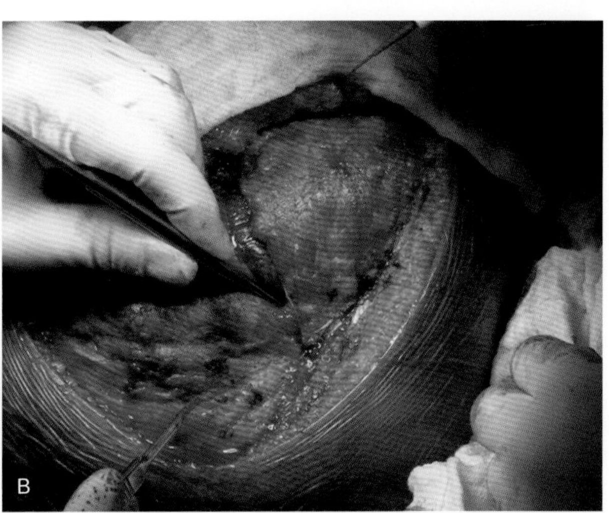

图4-5　A、B. 沿三角肌后部的下缘切开封套筋膜。

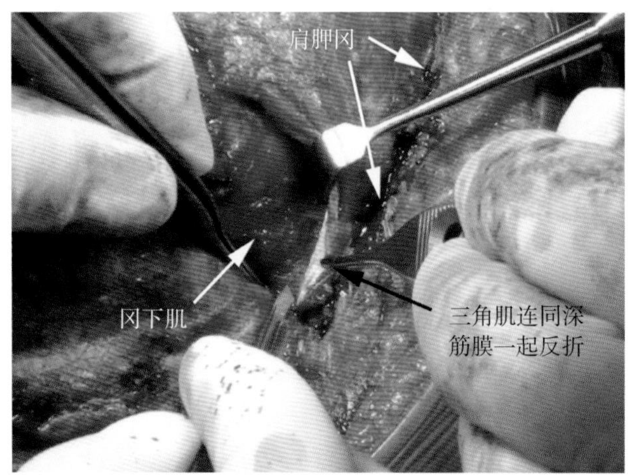

图4-6　从冈下肌表面反折掀起三角肌及深筋膜。

- ○ 起始部的内上角要用缝线标记，以便牵开和后期修复时辨认（图4-7）。
- 向外上方牵开三角肌后部（图4-8）。
- 在小圆肌和冈下肌之间的间隙分离，显露肩胛骨外缘和肩胛盂颈下部（图4-9，图4-10）。
- 如需显示骨折在关节内的部分，可在冈下肌和小圆肌之间纵行切开后方关节囊。
- 如需显露骨折线内上方范围，可掀起冈下肌起始部，形成一个有限的内侧显露窗口。
- 如果骨折时间已超过2周，则需要采用标准的Judet入路，清理和复位骨折通常需要反折牵开带神经血管蒂的冈下肌。

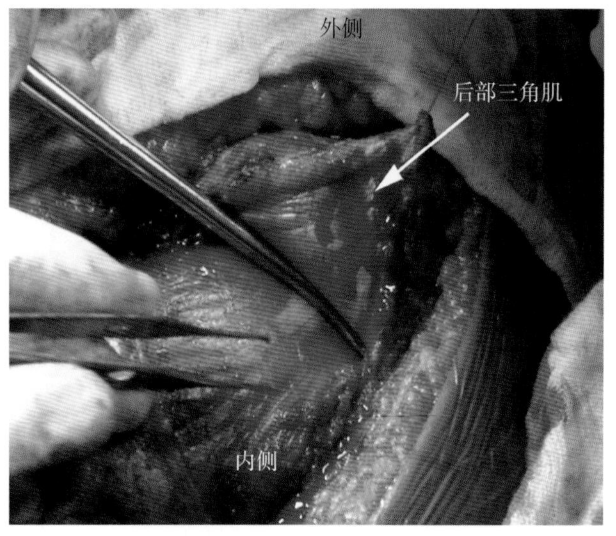

图4-7　一旦到达深筋膜层，即可从肩胛冈上剥离三角肌后部。

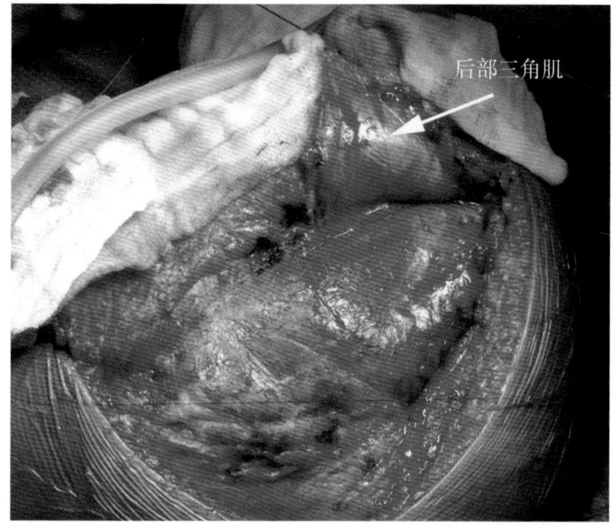

图4-8　从内向外反折，将三角肌推至肩胛骨外缘。

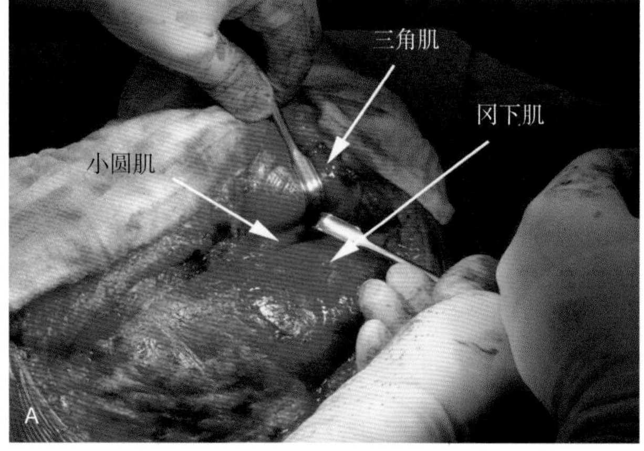

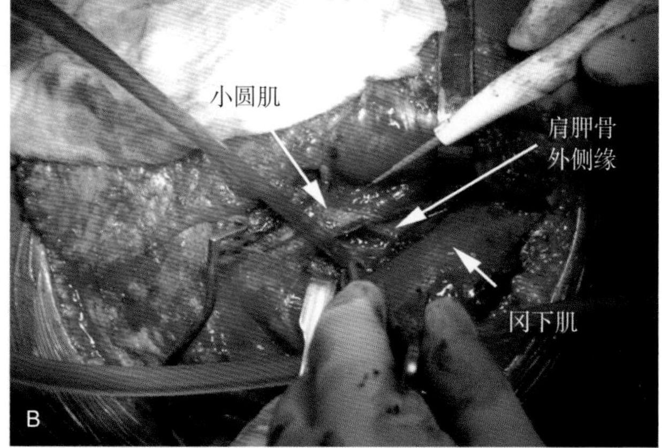

图4-9　A、B. 反折三角肌后可经冈下肌－小圆肌间隙充分显露肩胛骨的外侧缘。

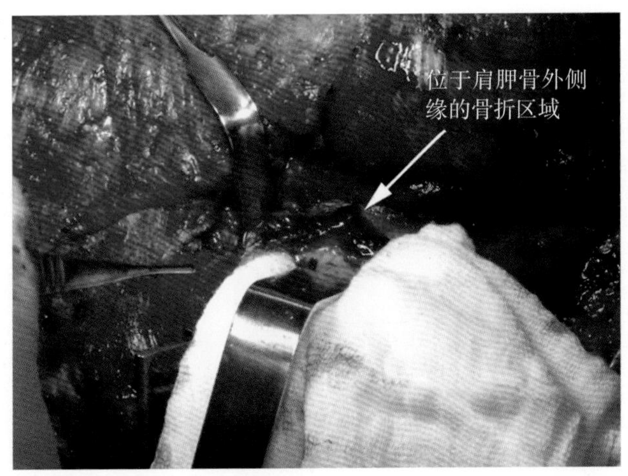

图4-10 清除血肿和剥离骨膜，然后显露骨折端。

TIP 改良迷你Judet入路

Peter A. Cole, Anthony J. Dugarte

病理解剖

肩胛体横行骨折是最常见的肩胛骨骨折类型，骨折线分别止于肩胛颈和脊柱缘。累及肩胛颈的骨折且骨折线经过肩胛冈，虽然不太常见，但可以明显减小Judet切口的尺寸。

经典Judet扩展入路的切口是起自肩峰沿肩胛冈向内走行至其脊柱缘，再转向远端沿肩胛骨脊柱缘至肩胛下角。然后掀起骨表面的肌皮瓣，其中包含了部分肩袖、三角肌，也保护了其肩胛上神经血管蒂。

改良Judet入路是形式上的一种新变化，虽然皮肤切口不变，但是从肌肉筋膜层掀起皮下组织瓣。通过肌间隙到达外侧缘、肩胛冈及内侧缘，然后进行复位和内固定。

解决方案

"改良迷你Judet入路"是经典后路手术的新变化形式，能将切口尺寸缩减1/3，减少了软组织损伤，并降低了手术操作难度。它可用于特定的骨折形式，其骨折线虽然不延伸至内侧缘，但是从外侧缘向近端贯穿肩胛冈，骨折基本位于外侧。

操作技术

最佳适应证

- 关节外骨折。
- 肩胛盂颈骨折累及关节内，骨折线起自外侧缘，向近端延伸贯穿肩胛冈，始终位于肩胛上角/脊柱缘的外侧（图4-11，图4-12）。

手术入路

- 与标准Judet入路相似，不同之处在于它没有向内延伸到椎体缘。
- 虽然是标准"回力镖"切口（图4-13A），但长度减少了1/2或1/3（图4-13B），仍允许根据实际需求适当显露肩峰、肩胛冈的外侧部分、肩胛骨颈和肩胛盂的后方结构。

患者体位

- 患者取侧卧位，"略向前倾斜"（图4-14）。
- 消毒铺巾要包含上1/4躯干。

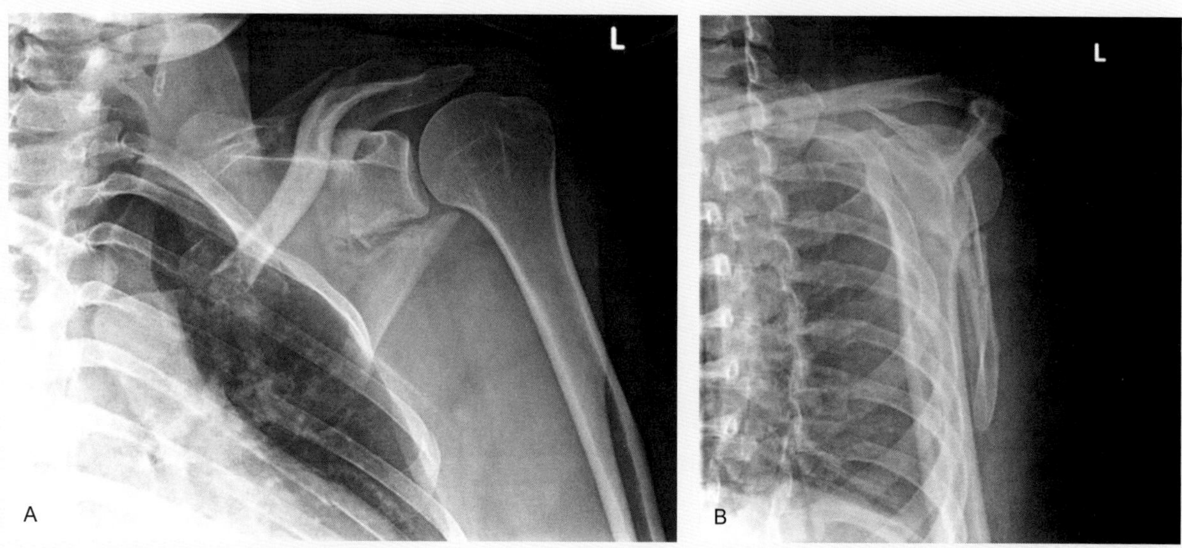

图4-11 正位（A）和肩胛骨Y位（B）X线片显示肩胛骨呈粉碎性骨折，骨折线起自肩胛盂颈基底，未向关节内延伸。此外，还有左侧多处肋骨骨折。

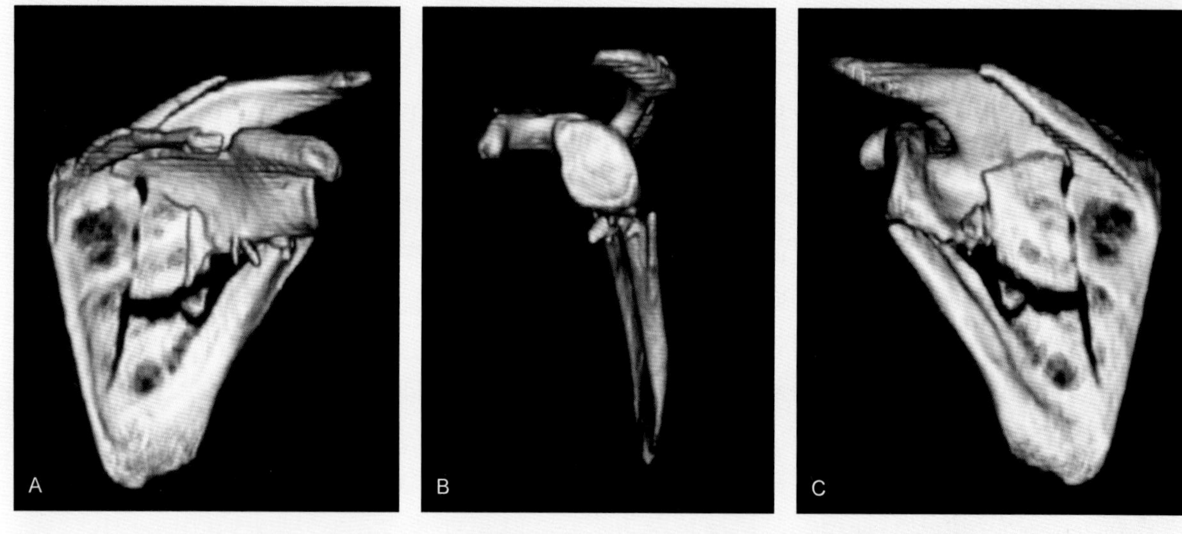

图4-12 与图4-11同一患者，其正位（A）、肩胛骨Y位（B）和后-前位（C）的三维CT成像。

手术入路

- 确定骨性标志（图4-14）。
- 扪及肩峰，切口起自肩峰最外缘，沿着肩胛冈切开。
- 然后将切口转向床尾方向，在三角肌和肩袖肌肉组织表面掀起皮下组织瓣。
- 经皮下组织，切开三角肌表面的筋膜层（图4-15）。
- 确定三角肌后部下缘，然后切开此处筋膜，向上方或头端牵开三角肌（图4-16）。
    - 显露冈下肌和小圆肌表面的筋膜。
- 顺肌纤维方向切开覆盖在冈下肌和小圆肌表面的筋膜，并分离出小圆肌和冈下肌之间的间隙（图4-16）。
    - 这样就到达了肩胛盂后方和肩胛颈。
- 该入路可以固定肩峰、肩胛冈、肩胛颈和肩胛盂后方结构。

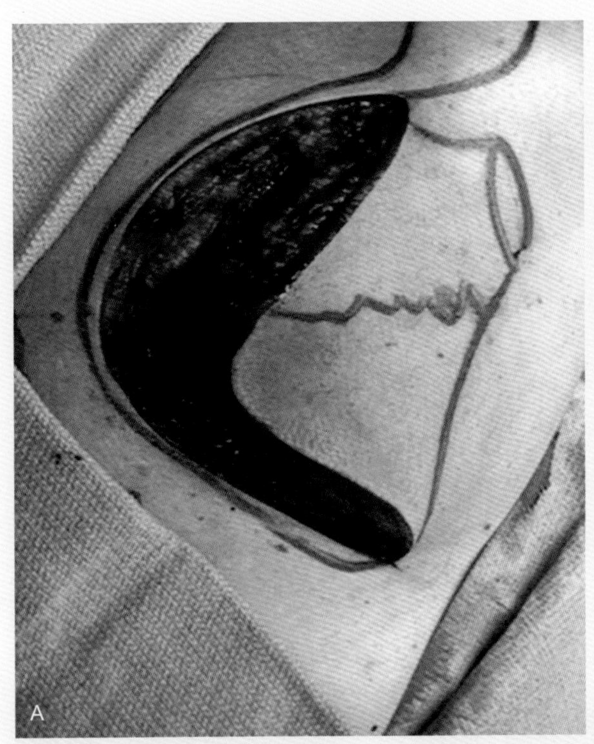

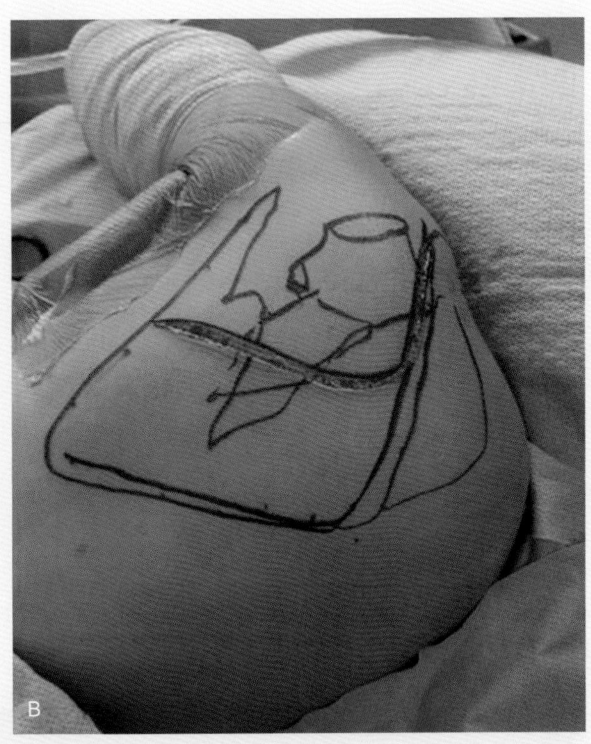

图4-13　A. 经典Judet切口是弧形“回力镖”切口，从肩峰外唇沿肩胛冈延伸，再沿内侧缘走行，并止于下角。B. 改良迷你Judet切口将长度缩减近50%。注意经典Judet切口是沿着肩胛骨内侧缘描绘的。

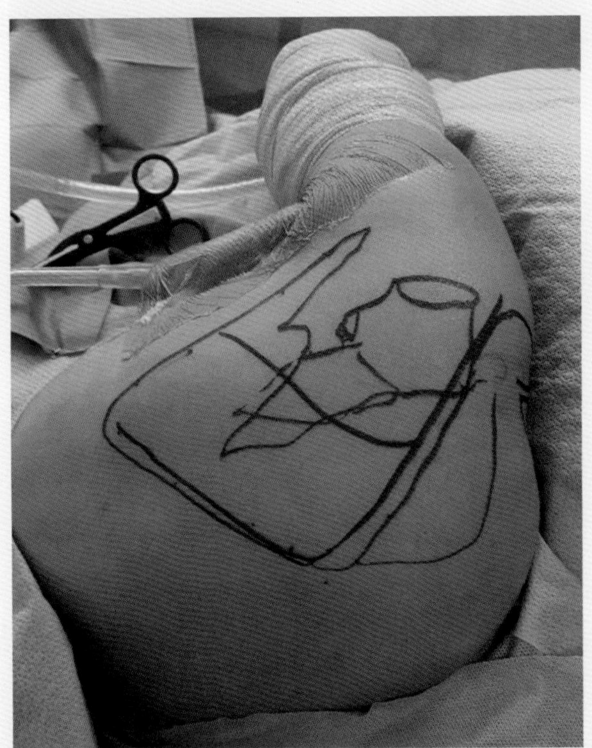

图4-14　患者左侧卧位，由手术医生划定骨性标志，重点突出关节盂、肩峰、肩胛冈、肩胛下角和上角，以及内移的外侧缘。

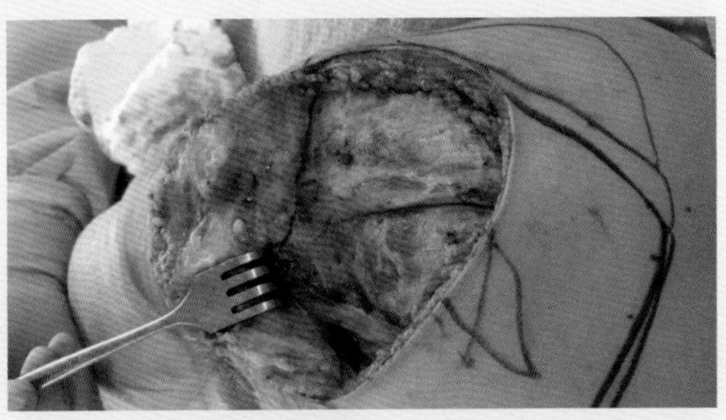

图4-15　从三角肌及其筋膜表面掀开皮下组织瓣，显露深层冈下肌和小圆肌表面筋膜。

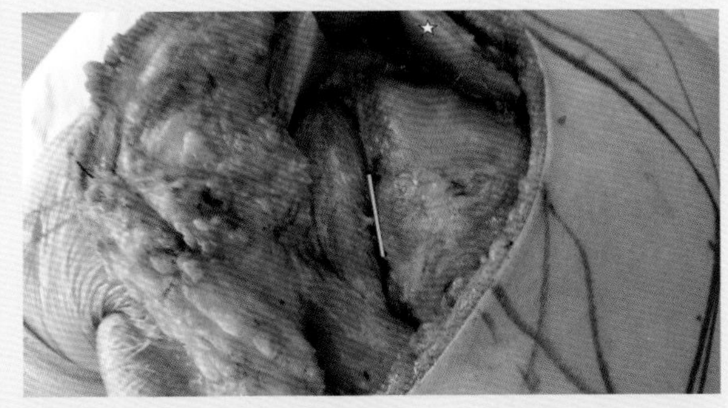

图4-16　将三角肌（白色星号）向头侧牵开，显露冈下肌和小圆肌之间的间隙（绿线）。

复位技巧

- 先复位肩胛颈骨折，重建外侧缘。
- 接着复位肩胛冈，重建其曲度。
- 辅助复位的方法：
  - 用肩关节钩能操控外侧缘的下半部分。
  - 用1枚Schanz钉置入肩胛盂，就可操控上半部分，这部分连着或包含肩胛盂骨块。
  - 然后在外侧缘用点式复位钳临时固定。

内植物（图4-17）

典型内植物包括：

- 肩胛冈和外侧缘，分别应用2.7 mm系统重建板和2.7 mm系统加压板。
- 蝶形骨块或其他粉碎情形，可采用2 mm微型螺钉固定。
- 肩胛冈外侧端的肩峰部（或肩峰基底骨折），可用3.5 mm拉力螺钉技术。螺钉头朝向肩胛盂颈，固定效果最佳。

切口闭合

- 外侧缘。
  - 用0号编织可吸收缝线修复筋膜层。
- 肩峰肩胛冈缘。
  - 用0号编织可吸收缝线修复筋膜层。
- 皮下组织用2-0可吸收缝线关闭。
- 用3-0可吸收皮内缝线关闭皮肤切口。

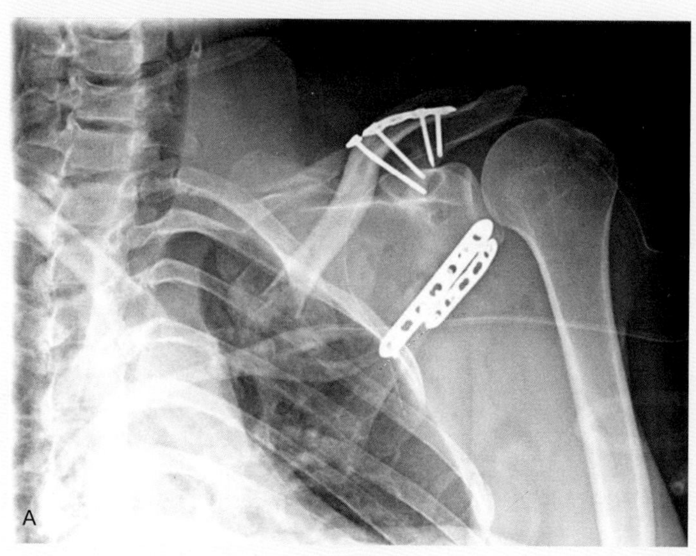

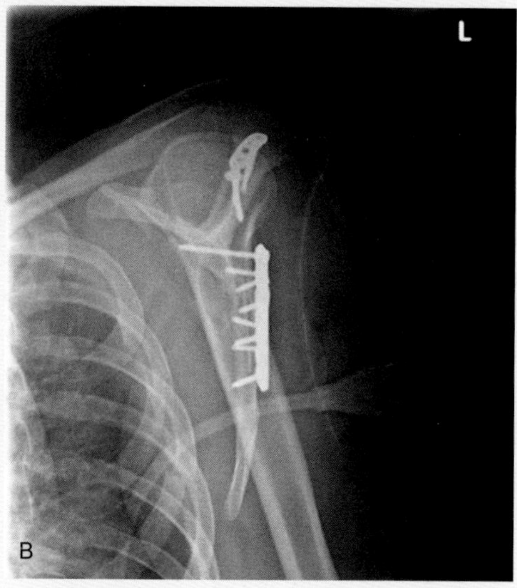

图4-17 正位（A）和肩胛骨Y位（B）X线片显示，肩峰张力侧上放置了4孔2.7 mm锁定动力加压接骨板、用3.5 mm带垫圈的皮质拉力螺钉跨骨折线固定；采用7孔2.7 mm锁定动力加压接骨板和5孔2.0 mm锁定动力加压接骨板共同固定外侧缘。

TIP 肩胛体部和肩胛颈骨折的微创手术入路

Peter A. Cole, Anthony J. Dugarte

病理解剖

多数肩胛骨骨折需要后路手术来固定。Judet描述了一个经典的大角度切口，两条边分别平行于肩胛冈和脊柱缘，然后从冈下窝掀起肌瓣。

解决方案

深入理解肩胛骨体部和肩胛颈的骨折形态，可将经典入路的切口变得更小，从后方入路完成复位和固定。

操作技术

适合这种入路的最佳情形包括：

- 外侧缘和脊柱缘均具有单一骨折线的简单骨折类型［Ada和Miller Ⅱ C型，以及 AO/OTA A3型（修订版）］(图4-18)。
- 手术日期：自受伤之日起不超过1周。

患者体位和消毒铺巾

- 患者取侧卧，躯干略微向前倾斜（“略微向前倾斜”）(图4-19)。
- 消毒铺巾要覆盖包含上1/4的躯干。
    - 患侧手臂外展90°，并置于上肢垫上。

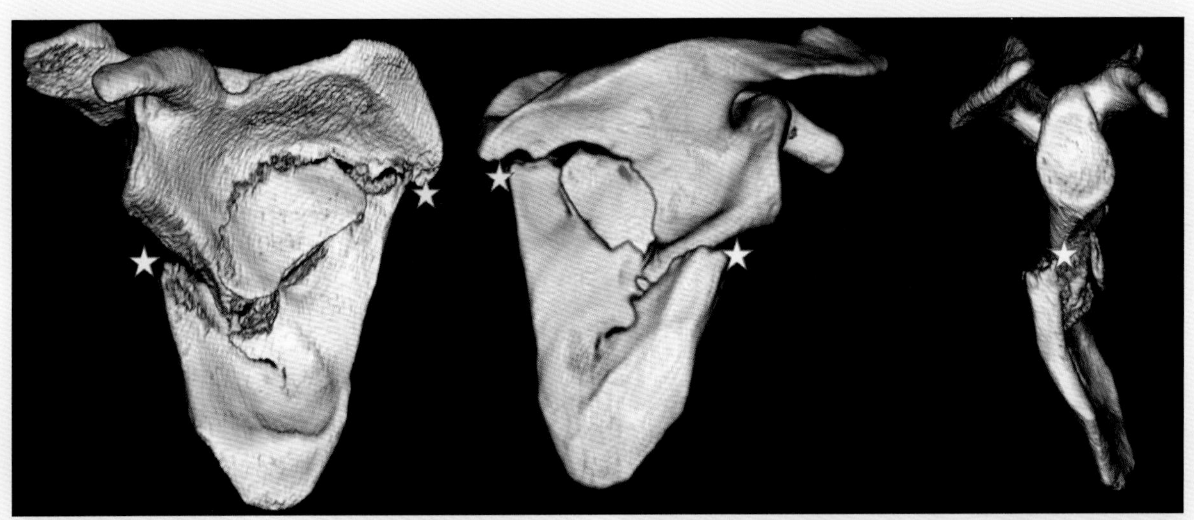

图4-18　AO/OTA A3型（修订版）右肩胛骨骨折的三维CT图像，标注了内侧缘骨折线位置（黄色星号）和外侧缘骨折线位置（白色星号）。

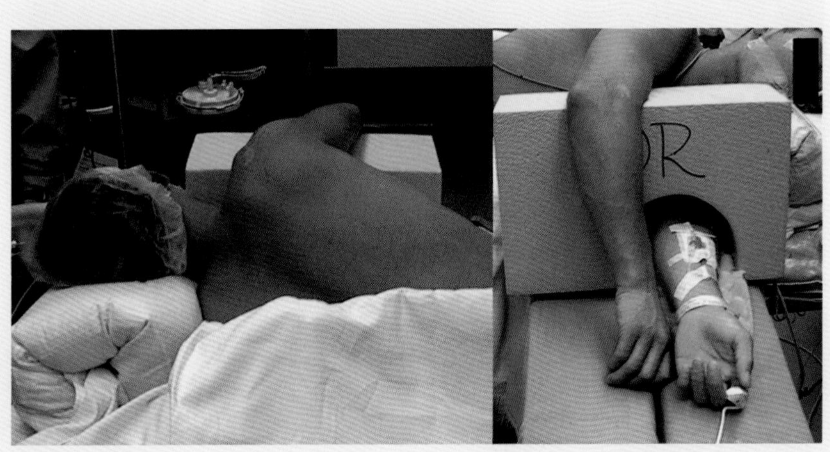

图4-19　患者处于“略微向前倾斜”位置，消毒铺巾后准备内固定手术。

手术入路

- 仔细研读三维CT图像，并触诊骨性标志，然后标记具体切口。
- 取两处6 cm直切口。
    - 第一处切口：位于关节盂颈处或外侧缘。
        - 向深层解剖分离至三角肌筋膜，在三角肌后侧头下缘顺肌纤维走行切开筋膜。
        - 将三角肌纤维束向上方牵开，显露出覆盖冈下肌和小圆肌的筋膜层。
        - 顺其肌纤维走行切开前述筋膜，并在冈下肌和小圆肌的间隙向深面钝性分离至肩胛骨外侧缘，此处标志通常有一条脂肪带。
        - 谨慎牵开冈下肌，无论是牵拉操作抑或拉钩的尖端，都要避免损伤肩胛上神经。
        - 必要时，在肩胛外侧缘电灼凝结旋肩胛动脉。
    - 第二处切口：位于椎体缘或肩胛冈。
        - 在肩胛骨内侧角，向深面分离至筋膜层及骨膜。
        - 从边缘掀起冈下肌的筋膜起始部，这样就能直视骨折。
- 在外侧窗和内侧窗可以直视骨折线的两个端点，便于其复位和固定（图4-20）。

复位技巧

- 用T形手柄卡盘把持住肩胛盂颈处置入的Schanz钉；在外侧缘的下方骨块钻孔，并用肩关节钩勾住该孔，然后实现复位。
    - 将上方骨块向外侧移动，同时下方骨块向内侧移动。
- 采用点式复位钳经椎体缘骨折两端的导孔，进行复位固定。

内植物

- 外侧缘。
    - 2.7 mm动力加压板。
- 内侧缘。
    - 2.7 mm重建板。
- 因为手术窗口小，所以建议使用锁定板固定。
- 由于不需要塑形接骨板，因此通常先行外侧缘固定。辅助接骨板用来增强固定效果（图4-21）。

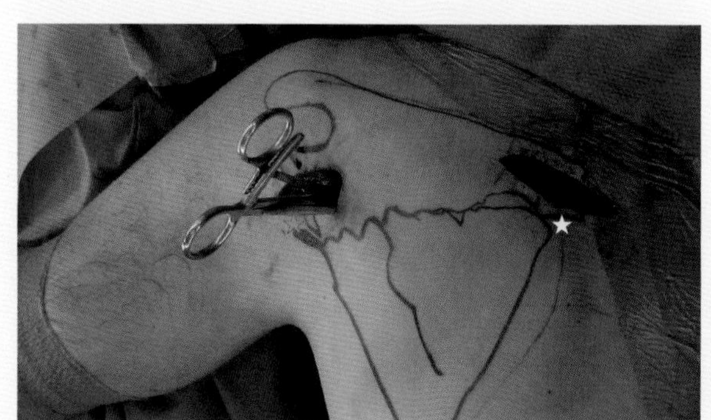

图4-20 术中图像显示手术医生绘制了该患者骨折的构型（修订后的AO/OTA A3），可见切口两端的肩胛盂颈（蓝色星号）和椎体缘（黄色星号）。虽然每处切口都能直视下判断肌肉层次，但这种显露通常需要两名助手。

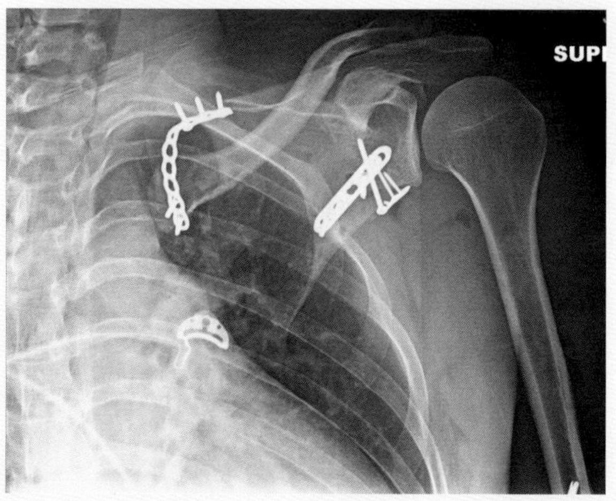

图4-21 术后正位（AP）X线片显示，一块塑形过的3孔2 mm系统锁定板用于临时复位，这样就能移除复位钳；紧贴外侧缘放置了一块2.7 mm系统锁定动力加压板，骨折两侧各置入2枚锁定螺钉；另有一块8孔2.7 mm系统的重建板，塑形后其轮廓外形与肩胛骨脊柱缘一致，在肩胛冈的内上角处和脊柱缘分别用锁定螺钉固定。

切口闭合

- 外侧缘。
  - 使用0号编织可吸收缝合线修复肌筋膜层。
- 内侧缘。
  - 用1号编织可吸收缝线修复筋膜层。
- 皮下组织用2-0编织可吸收缝合线。
- 用3-0可吸收皮内缝线关闭皮肤切口（图4-22）。
- 可能不需要留置引流管。

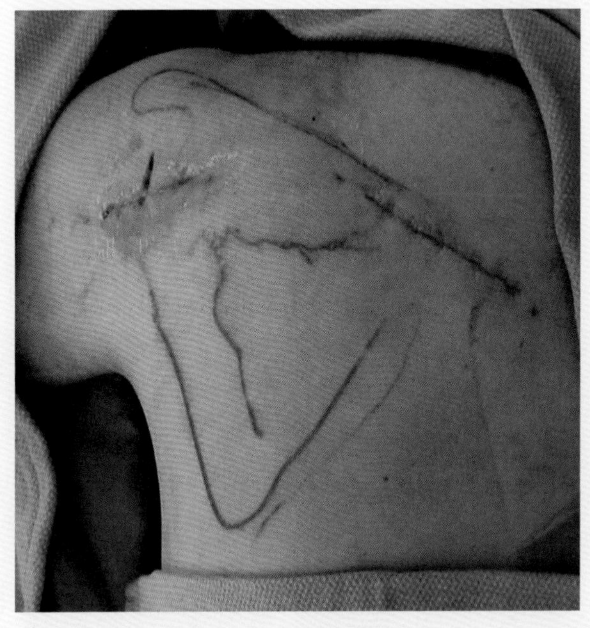

图4-22　手术完成后，关闭内外侧缘切口。

骨折评价

- 大多数需要手术治疗的肩胛骨骨折包括肩胛冈下方横行骨折，且下方骨折块向外侧移位（图4-23）。
- 一般情况下，必须重建肩胛骨外侧缘后，才能精准复位盂、颈复合体。
  - 应仔细评价该区域的骨折粉碎程度，从无粉碎骨折到严重的粉碎骨折（图4-24）。
- 少数情况下，肩胛骨下方的骨块会被矢状面上的垂直骨折线分为内侧和外侧两部分。
- 应该认识到这类骨折会破坏肩胛骨下方骨折块内侧缘和外侧缘间的联系，因此单纯复位内侧缘不会带来肩胛骨下方骨折块外侧缘的精确复位。

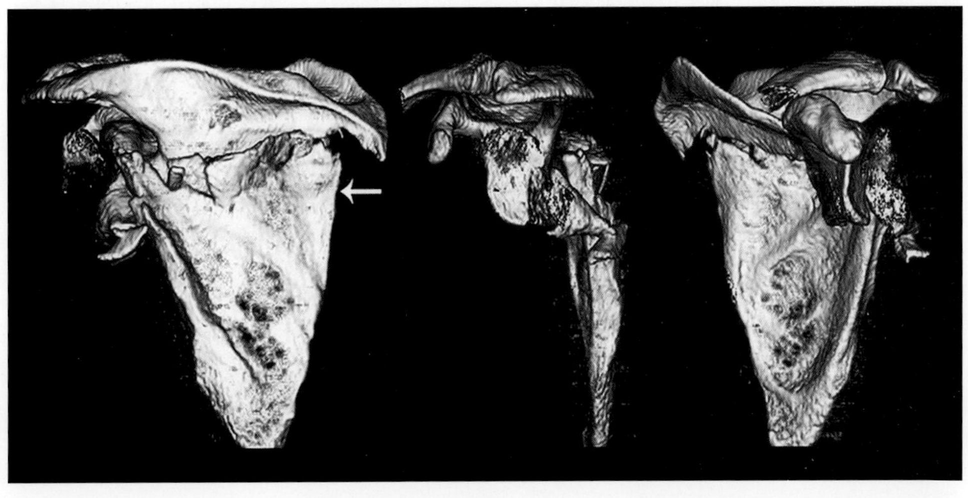

图4-23　三维CT重建显示肩胛体与肩胛颈骨折合并肩胛盂骨块移位。注意由于冈下肌、大圆肌、小圆肌和背阔肌的牵拉，使得肩胛骨下方骨折块向外侧移位。大多数病例应首先复位下方的移位骨块以便为重建关节面创造条件。肩胛骨内侧缘横行骨折线的内移程度，可作为骨折是否已经得到复位的良好指标（白色箭头所示）。

复位和固定技术

- 清除骨折端的血肿、肉芽组织和嵌入的骨膜组织。
  - 由于肩胛骨有大量肌肉起止点附着，因此其自身血供十分丰富。
  - 由于肩胛骨骨折愈合迅速，骨折端会有大量骨痂形成，所以骨折端或周围骨痂会妨碍骨折复位。
- 应由内向外进行手术操作。
  - 遇到肩胛骨体部横行移位骨折时，准确复位肩胛体脊柱缘和肩胛骨内侧部位可以提高整体复位质量，恢复外侧缘缺损及肩胛盂颈部的解剖关系，从而自动获得关节内骨折块的复位（图4-25）。

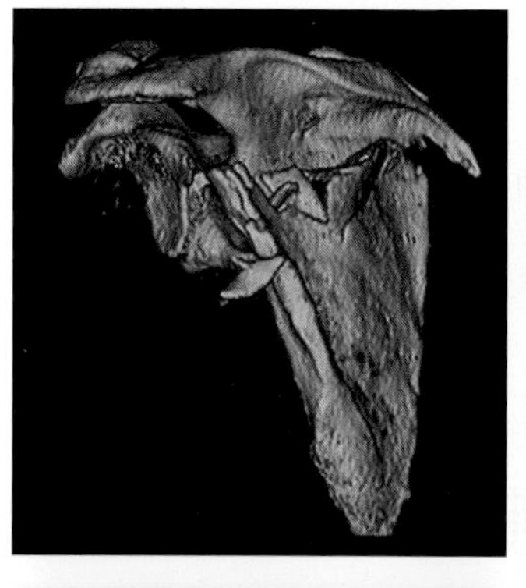
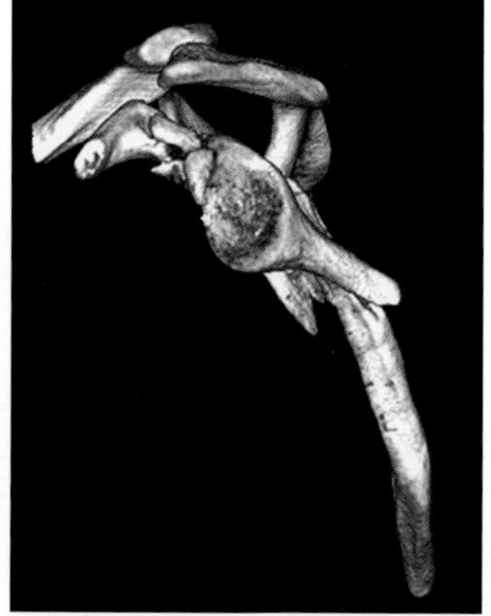
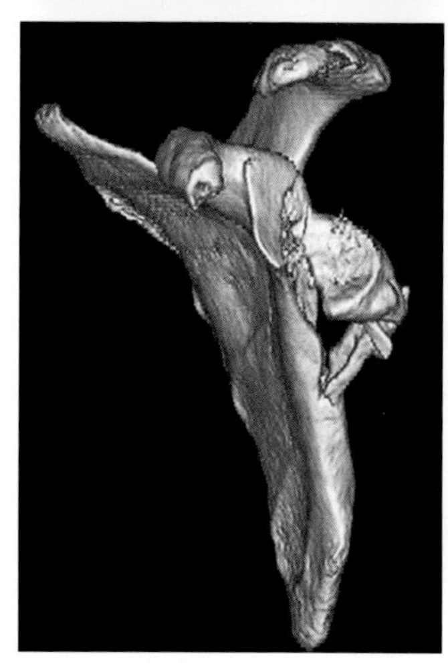
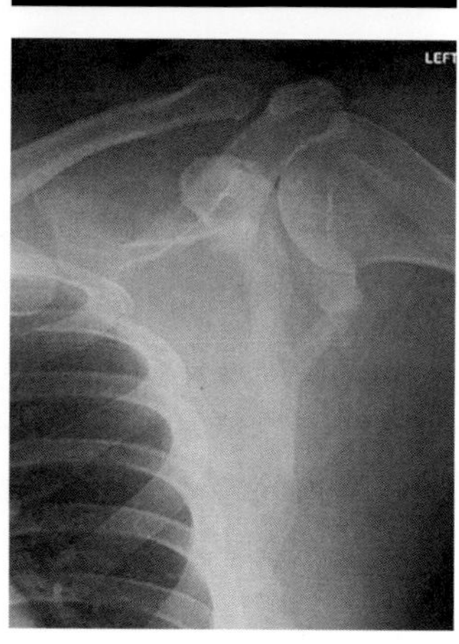

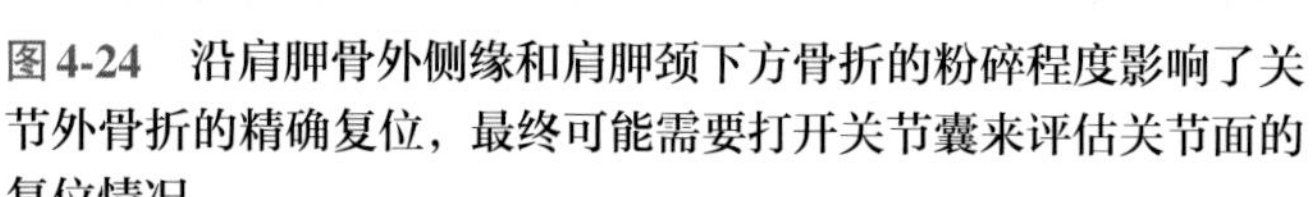

图4-24　沿肩胛骨外侧缘和肩胛颈下方骨折的粉碎程度影响了关节外骨折的精确复位，最终可能需要打开关节囊来评估关节面的复位情况。

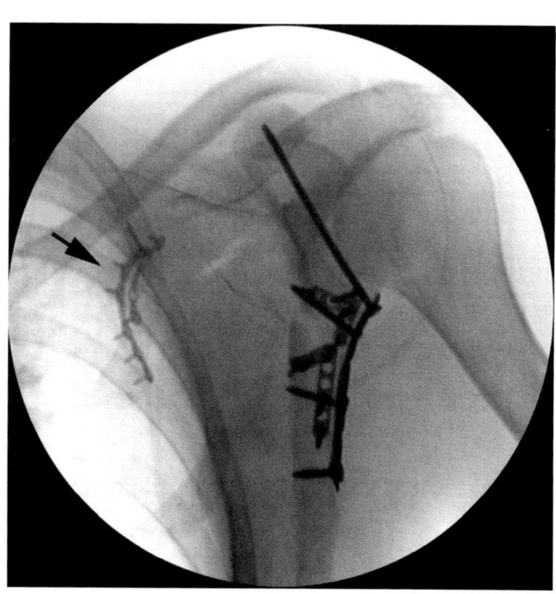

图4-25　先在内侧冈下窝复位并用接骨板临时固定来维持肩胛体下方骨折块的位置，以便肩胛骨外侧缘和肩胛盂颈的精确重建。

TIP 肩胛骨骨折的复位策略

Peter A. Cole, Anthony J. Dugarte

病理解剖

考虑到肩胛骨骨折后每个骨折块受到的牵拉致畸力量及骨折块的移位情况，所以实现骨折复位通常需要较高技术要求。

解决方案

目前我们已经找到了一些技巧和辅助工具，能简便地处理肩胛骨骨折的复位。从实战角度说，局部置入Schanz钉及使用肩关节钩、椎板撑开器或微型牵开器大有裨益。

操作技术

- 外侧缘受到的牵拉致畸力量导致骨块明显移位，这也是复位过程中最大的挑战（图4-26）。
- 由于需要在丰厚的肌肉组织周围操作，这可能会进一步阻碍复位。
- 准备处理骨折之前要确保显露充分，从骨折端移除软组织以便勾勒出清晰的骨折线走行（图4-27）。
  - 其中软组织一般包括在这些骨折中快速形成的骨痂，以及局部粘连组织和骨膜。
  - 骨痂中发现的骨形成蛋白若得以保存并用于移植，将有利于骨折愈合。
- 在处理骨折块之前，掌握最常见的畸形类型至关重要。
  - 通俗地说，相较于肩胛骨体部，近端骨块发生内移并屈曲。
  - 这五项技术可以单独使用也能组合使用，完成外侧缘的复位、纠正成角畸形及恢复盂极角的正常角度。

Schanz钉

- 置入肩胛盂颈，可以操控近端骨块。
  - 旋转和平移肩胛颈部，使其与外侧缘远端骨块对位。
- 可用带有卡盘的T形手柄把持住4.0 mm或5.0 mm的Schanz钉（图4-28）。

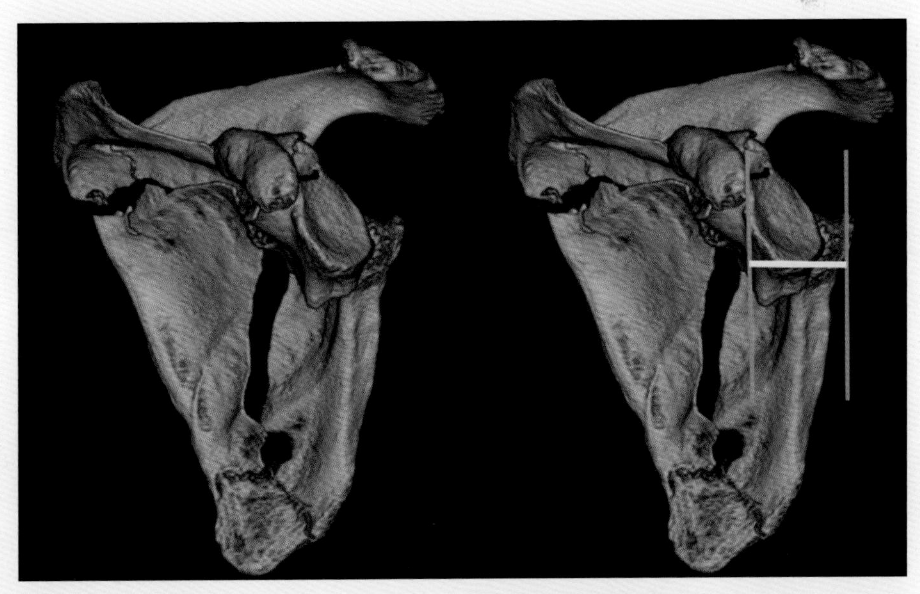

图4-26　三维CT扫描显示左肩胛骨广泛粉碎性骨折，骨折线延伸至肩胛盂上缘、喙突基部，并向内侧贯穿肩胛体部。请注意外侧缘的水平偏距（内移程度，黄色线段）。

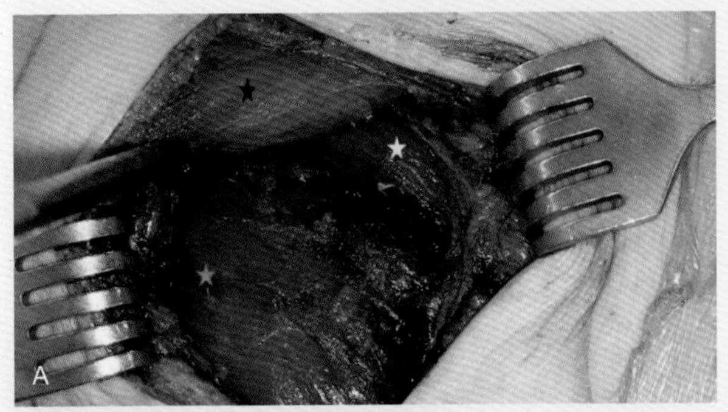

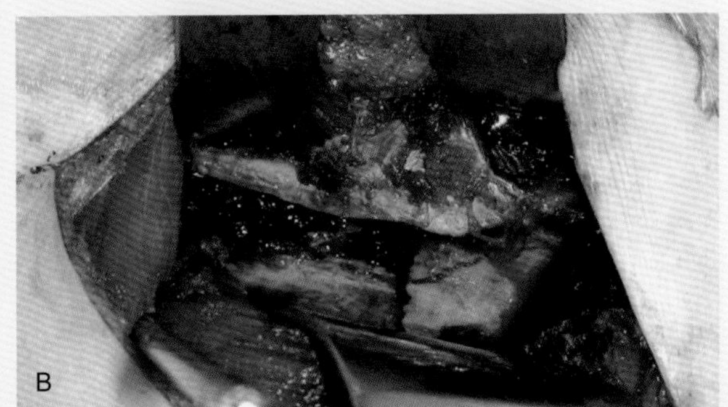

图4-27　A. 术中照片显示将三角肌上牵开（黑色星号）后，显露冈下肌（蓝色星号）和小圆肌（黄色星号）之间的肌间隙。B. 在上述肩袖组织的肌间隙中找到骨折线。

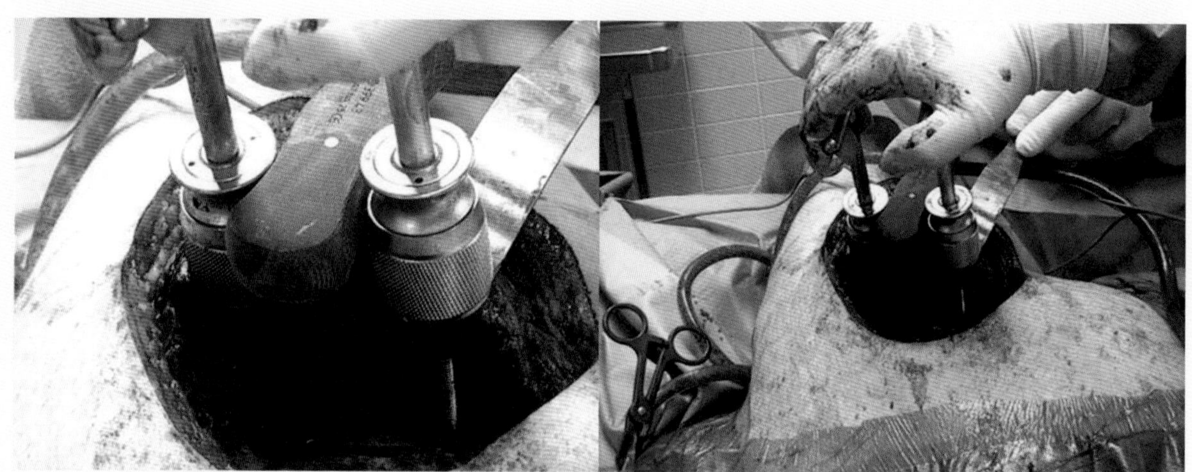

图4-28 用带有卡盘的T形手柄把持住Schanz钉。

肩关节钩

- 为了实现骨折对位，在外侧缘远端骨块上钻一处导孔后插入肩关节钩，并操控近端骨块（图4-29）。

点式复位钳

- 将复位钳的尖齿放置在外侧缘的导孔中，以环形卡扣方式跨越主骨折线（图4-30）。

椎板撑开器和骨盆复位钳

- 在近端骨块和远端骨块之间置入（图4-31）。
- 移动骨块以实现复位效果。
- 在伤后几天会形成软骨痂，2周后逐渐发展为较硬、接近成熟的骨痂组织。
  - 遇到这种情况，必须通过使用椎板撑开器或撑开复位钳来松解，克服局部骨痂的阻挡。
  - 将3.5 mm骨皮质螺钉置入肩关节盂，作为椎板撑开器的挤推支点。

小型外固定支架配合直径4.0 mm的Schanz钉

- 由于骨折线的扩展方向或广泛粉碎而无法使用点式复位钳时，也许这种方式有助于维持骨折复位和/或骨骼长度（图4-32）。
- 如果前述4种技术均未达到复位要求，也许它能奏效。

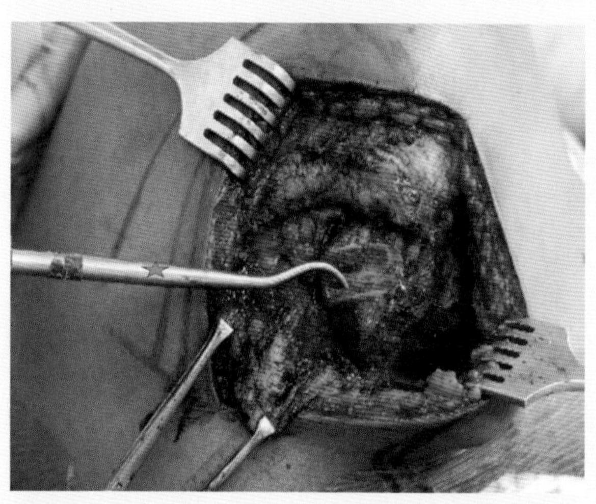

图4-29 肩关节钩。

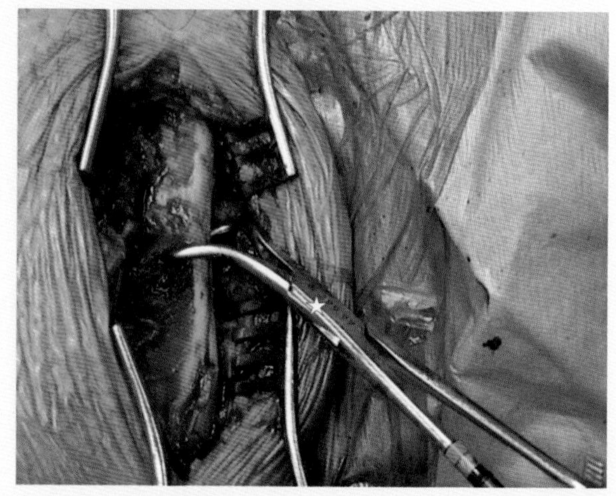

图4-30 点式复位钳（白色星号）。

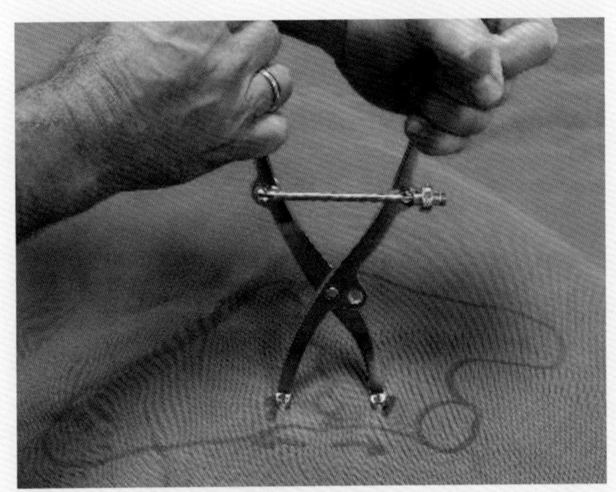

图4-31　骨盆复位钳或椎板撑开器。

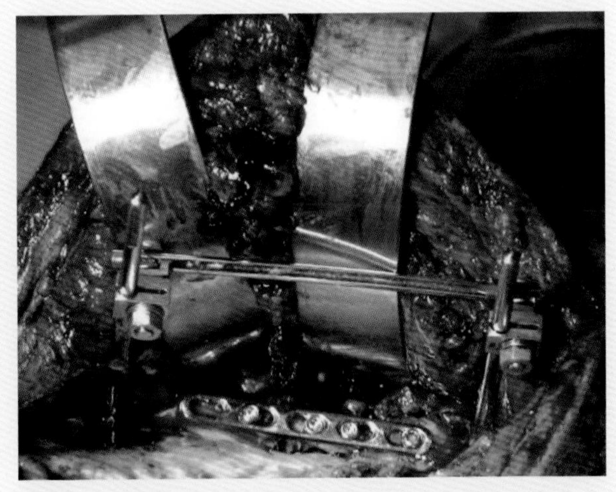

图4-32　小型外固定支架配合直径4.0 mm的Schanz钉。

- 如果复位要求达标，可使用4孔或5孔2.4 mm锁定重建板固定外侧缘。
  - 临时固定物应尽量靠内侧放置，以便腾出空间让2.7 mm加压板沿外侧缘做最终的确切固定。
- 可以用类似方式复位内侧缘。
  - 采用儿科用的Kocher钳将12孔2.4 mm塑形锁定重建接骨板夹持在肩胛骨上，实现临时稳定和最终固定。
    - 将手术钳的其中一枚尖齿扣入肩胛骨骨质，另一枚尖齿连同接骨板一起夹持在肩胛骨背侧表面。
    - 手术钳也可用于接骨板的塑形：将手术钳的鼻部（头部弯曲处）插入特定螺孔中，实现接骨板所需的扭转和折弯，以便固定到肩胛冈上。
  - 关键是要考虑到有胸腔医源性损伤的潜在风险，所以肩胛骨内侧缘在钻孔过程中通常仅靠突破单层骨皮质的手感，而且一般只放置8~10 mm长度的螺钉。
- 较少见的情况包括肩胛下角骨折。
  - 微型3.5 mm锁定T形板可最大限度增加远端骨块中的螺钉数量。

- 采用迷你接骨板（如2.0 mm，1/4管型接骨板）或微型接骨板（如1/3管型接骨板）来提供临时固定（图4-25，图4-33）。
- 虽然沿肩胛骨外侧缘使用3.5 mm或2.7 mm接骨板能提供足够的结构强度，但是复位钳也要经常利用该侧骨面，所以这会影响接骨板的正确安置。
- 若要在肩胛骨外侧缘同时放置复位钳和内植物的技巧在于使用2.0 mm迷你接骨板。
  - 迷你接骨板通常可以提供足够的固定强度，这样就能移去复位钳，以便随后放置较大的1/3管型或类似的接骨板。
  - 这些迷你接骨板也可留在原位作为辅助固定。
- 从喙突置入长螺钉以增强稳定性。
  - 置入喙突螺钉时，应利用肩胛骨Y位透视来辅助定位。
  - 触摸喙突轮廓有助于三维定位螺钉的置入方向（图4-34）。
- 后路盂唇下（sublabral）盂肱关节切开术可以直视关节面的复位情况，并确保关节外内植物的位置。
- 为扩大关节面移位程度或粉碎程度的探视范围，可以在盂肱关节上安置撑开器（图4-35）。

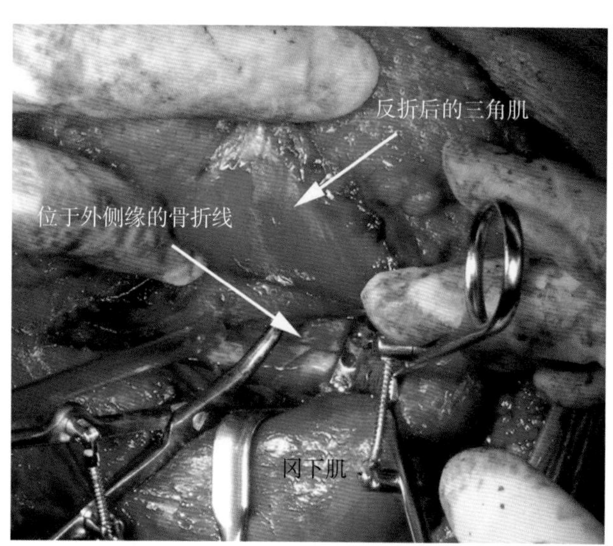

图4-33 复位钳的经典使用方法是将其尖齿置于肩胛骨外侧缘，另一枚尖齿置于肩胛骨背侧面的单皮质钻孔内。微型接骨板可提供足够强度的临时固定，并且允许移走复位钳。

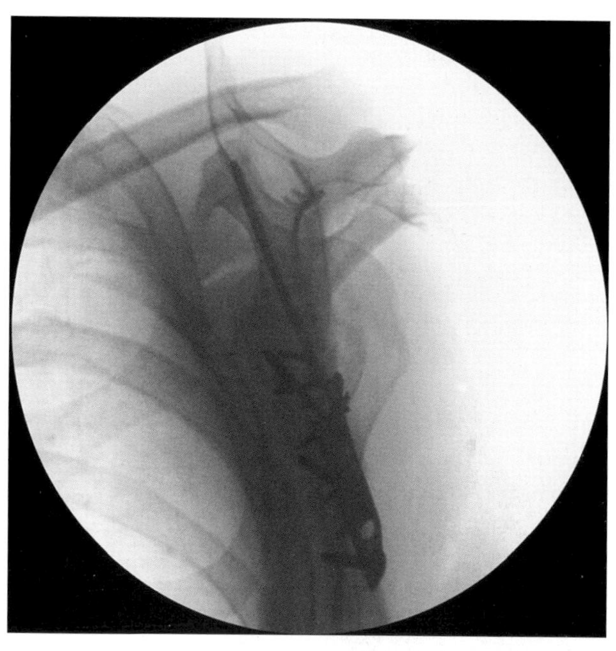

图4-34 肩胛骨Y位透视像有助于确定喙突螺钉的置入方向。

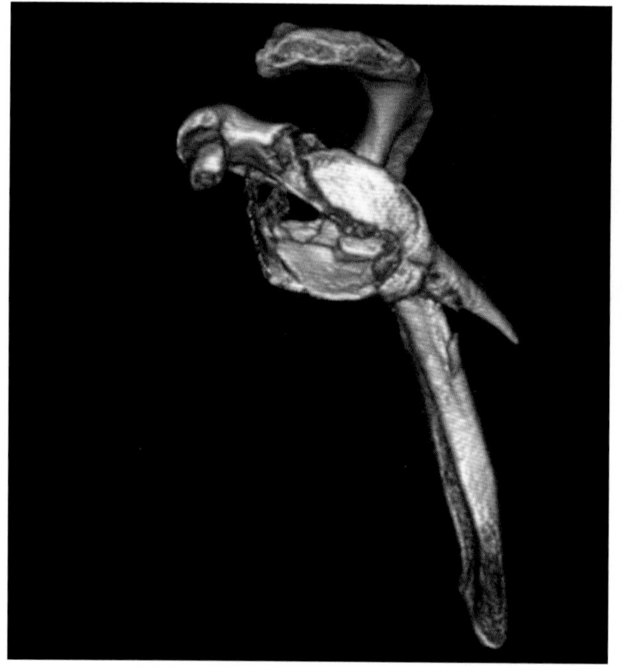

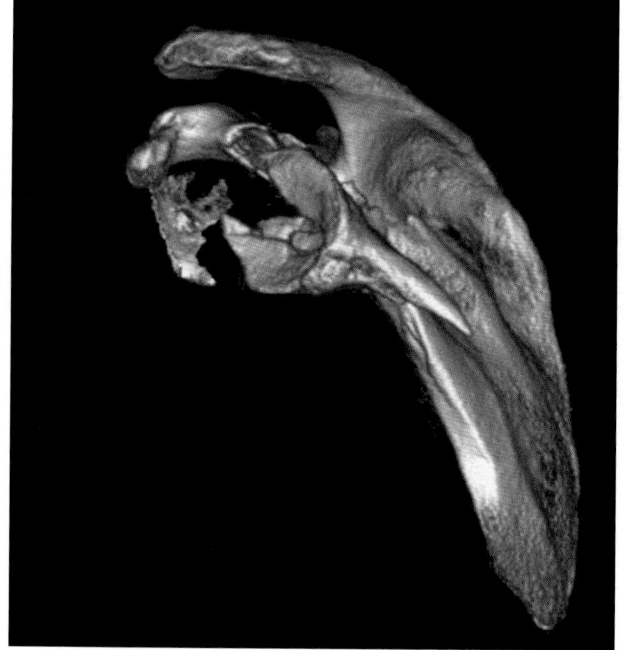

图4-35 三维CT重建可见肩胛盂骨折，关节面粉碎骨折伴有中央嵌插的骨块。

- 将4.0 mm Schanz钉置入肩峰基底部，用5.0 mm Schanz钉经皮置入肱骨近端骨质，并在透视下确认该钉的位置（图4-36）。
- 采用带开放式加压装置的单杆外固定支架或小型万向撑开器来撑开整个关节（图4-37）。
    - Grashey正位也有助于确认关节外螺钉的位置和关节面复位情况（图4-38）。

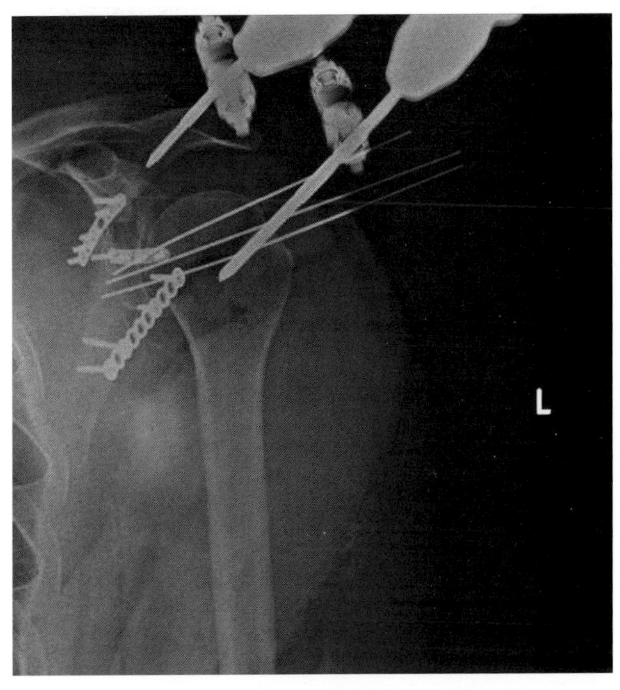

图4-36 术中透视显示撑开器固定钉的具体位置。一枚4.0 mm钉置于肩峰基底部，另一枚5.0 mm钉置于肱骨近端骨质中。

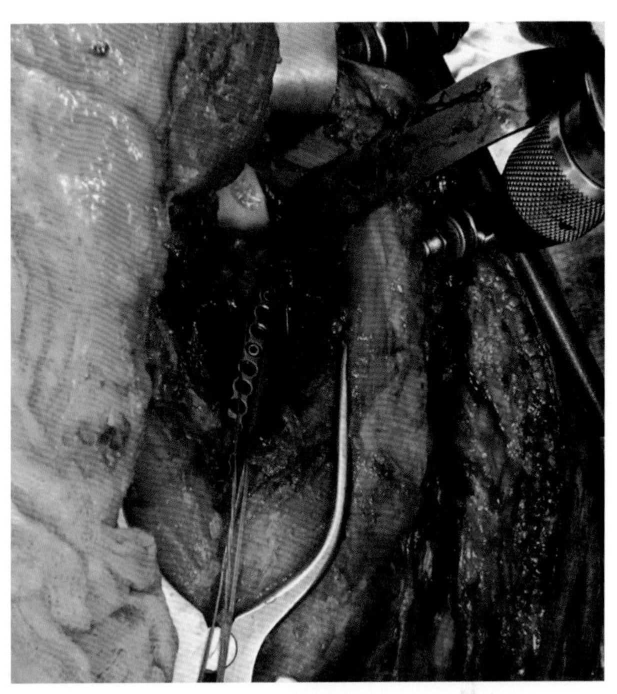

图4-37 术中照片显示了跨盂肱关节撑开的实际效果。采用改良Judet入路、后侧关节囊切开显露骨折。应用跨肩关节可调式撑开器可以增加肩盂关节面的直视范围。

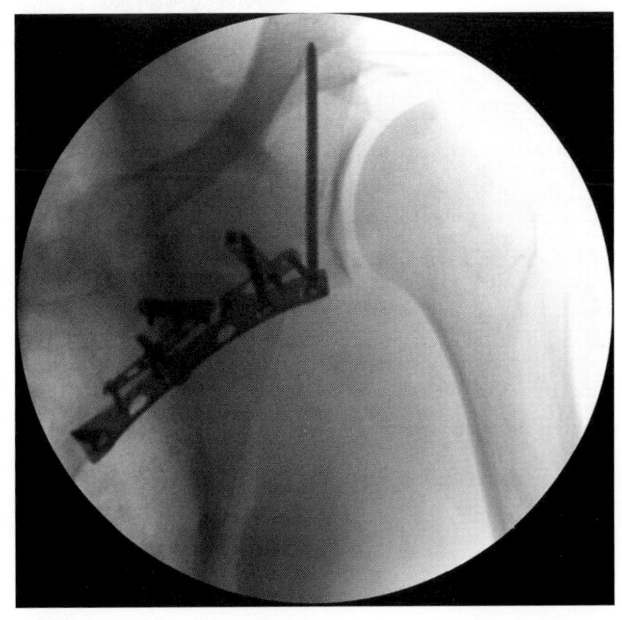

图4-38 Grashey正位透视确认关节外喙突螺钉的位置。

切口闭合及术后处理

- 于肩胛冈上钻多个孔，解剖修复三角肌筋膜的起始部以防止撕脱。
- 要采用不可吸收或慢吸收缝线间断缝合筋膜。
- 逐层缝合皮肤，留置闭合负压引流。
- 术后康复应包括Codman训练和关节被动训练，康复训练应该在术后6周三角肌愈合后开始进行。

肩关节盂前（部）骨折

- 通常出现在盂肱关节前脱位，可以单独发生，或同时伴有肱骨近端骨折（图4-39）。
    - 可以累及喙突。
- 骨折块的大小不定，公认的手术固定指征是盂肱关节失稳。

患者体位

- 取仰卧或沙滩椅位。

手术入路、复位方法及内固定技术

- 三角肌-胸大肌间隙入路。
- 通常直视下显露，并需要切断肩胛下肌腱。
    - 切断肩胛下肌腱的位置应距其肱骨小结节止点1 cm处，便于后期缝合修复。

  - 应于肩胛下肌腱断端预置缝线以防其向内回缩，便于牵拉和后期缝合重建。
- 盂肱关节囊前方可能是完整的，也可能从肱骨端或关节盂唇处撕裂。
- 若关节囊完整，则需切开关节囊后直视关节面，应在靠关节囊的外侧切开，避免损伤关节盂唇。
- 少数情况下，若骨块足够大，则可通过对合盂、颈前方的不规则骨皮质来获得复位。
  - 通常前下方的骨块相对较小，所以几乎不能采用透视来评估复位情况，如果不打开关节囊检查，就可能会漏诊关节面的压缩性骨折。
- 一般使用2.7 mm、2.4 mm或2.0 mm骨皮质拉力螺钉进行固定，可根据骨折块大小决定是否使用支撑钢板（图4-40）。
- 关节盂前方骨折不能采用劈三角肌的手术入路。然而，肱骨近端合并肩盂前部的联合损伤应通过三角肌胸大肌入路进行治疗。

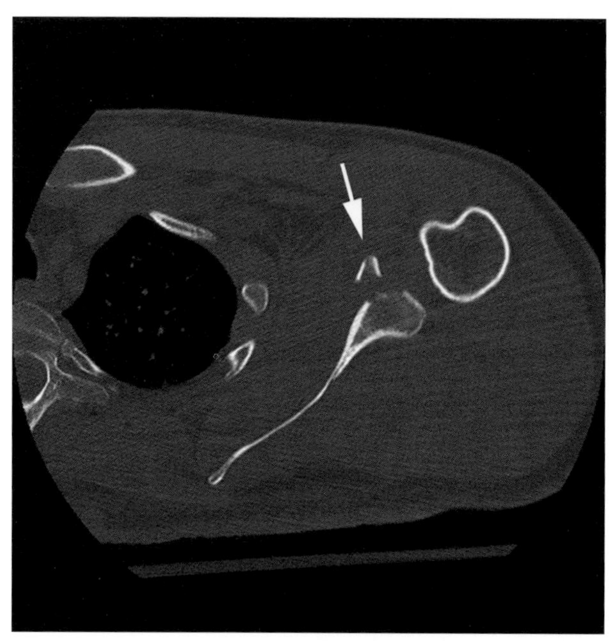

图4-39　肩关节盂前部骨折（箭头所指处）。

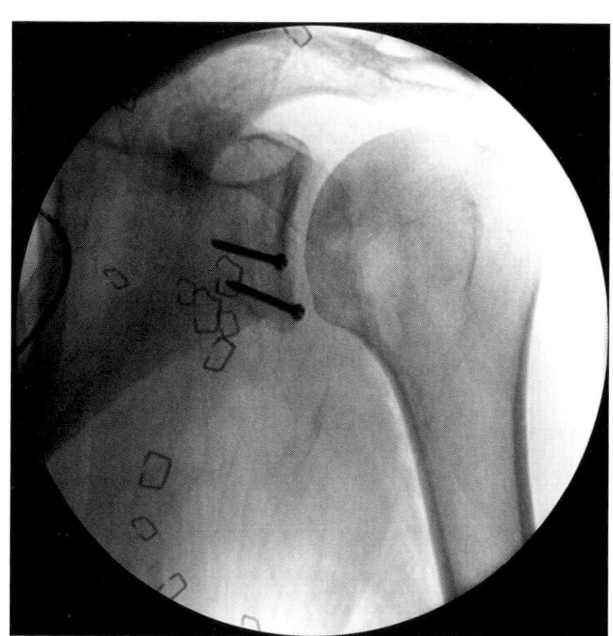

图4-40　使用2.4 mm骨皮质拉力螺钉进行固定。

参考文献

[1] Nork SE, Barei DP, Gardner MJ, et al. Surgical exposure and fixation of displaced type IV, V, and VI glenoid fractures. *J Orthop Trauma*. 2008;22(7):487–493.

Julius Bishop, Michael L. Brennan, Michael F. Githens, Eric G. Puttler

第5章

锁骨骨折

Clavicle Fractures

无菌器械与设备

- 铺巾时要包含不透水的无菌臂套和约10 cm (4 in) 宽的弹力绷带覆盖前臂和手部。
- 选择合适大小的骨折复位钳：
  - 大号和小号点式骨复位钳（Weber钳）。
  - 持板钳（Verbrugge，使接骨板安置在骨骼的中央位置）。
  - 小号带齿持骨钳（带小“螯钳”）。
- 带螺纹克氏针或直径2.5 mm的Schanz钉（如用于微型外固定支架），用于手法操作/复位和髓内固定。
- 微型牵开器（尤其针对陈旧性骨折、骨不连和畸形愈合病例）。
- 各类内植物。
  - 开放复位内固定：
    - 多种解剖型接骨板。
    - 3.5 mm加压或重建接骨板。
    - 2.7 mm加压或重建接骨板（非高温退火）。
    - 2.0 mm、2.4 mm直板用于临时固定。
    - 2.0 mm、2.4 mm螺钉，用于单独拉力螺钉技术。
  - 髓内固定物：
    - 不锈钢或钛质小直径弹性髓内钉，常用直径为2.5~3.5 mm。
    - 髓内钉固定：直径4.5 mm、5.0 mm、5.5 mm或6.5 mm长空心螺钉（应使用最大直径螺钉以获得尽可能大的骨内把持力）。
  - 可考虑使用半螺纹螺钉加压或使用骨皮质螺钉的拉力螺钉技术。
- 多枚克氏针及动力钻。

患者体位

- 取“船长座”（沙滩椅）位或仰卧位，将患者置于可透视手术台上（如倒置悬臂式可透视手术台）。
  - 倒置悬臂式手术台，用于髓内钉固定锁骨骨折。
  - 沙滩椅位或倒置悬臂式手术台，便于接骨板或髓内钉固定锁骨骨折。
    - 由于常用手术台头尾两端的支撑结构可造成“入口位”和“出口位”透视困难，所以这种水平可透视床不能用于锁骨骨折手术。
- 整个患侧上肢都要消毒、360°无死角铺巾，以便术中能自由移动肢体和复位操作。

手术入路

前下方入路

- 手术切口以骨折为中心，沿锁骨下缘切开。
- 注意保留斜行或垂直锁骨走行的3~5支锁骨上神经的分支[1]。
- 于外侧从锁骨前缘锐性分离三角肌起始部。
  - 关闭切口时应修复三角肌起始部。

前上方入路

- 切口与前下方入路切口相似。

- 深层解剖，于锁骨上剥离颈阔肌。

髓内钉入路

- 患侧胸锁关节以远1.5 cm做小切口，用于由内至外的弹性髓内钉固定。
- 平行锁骨外侧骨干，在肩峰后方做小切口由外向内置入髓内钉。

复位和固定技术

- 复位策略取决于骨折部位和类型。
- 对于简单类型（长斜行或含简单蝶形骨块者），采用小号Weber钳结合单独2.0 mm或2.4 mm拉力螺钉就能获得解剖复位和骨折端加压。然后在锁骨上方或前下位置使用3.5 mm中和接骨板。
- 对于粉碎性骨折，要恢复锁骨的长度和对位，并采用桥接内固定技术（图5-1）。
- 这可以通过使用带齿持骨钳操控近断端和远断端，并用2.0 mm或2.4 mm长接骨板在骨表面上实现骨折临时稳定，但这不是最终内植物方案。
- 然后移去复位钳，在游离好的骨面上放置桥接钢板（图5-2）。
- 根据骨折类型，可以将临时固定接骨板留置在原位或移去（图5-3）。
  - 若需要用双接骨板固定粉碎性骨折或节段性

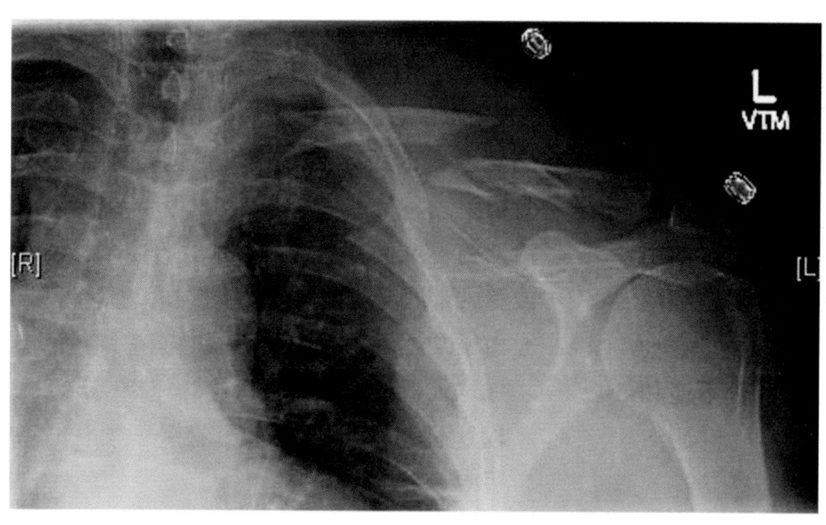

图5-1 正位片上可见锁骨粉碎性骨折。

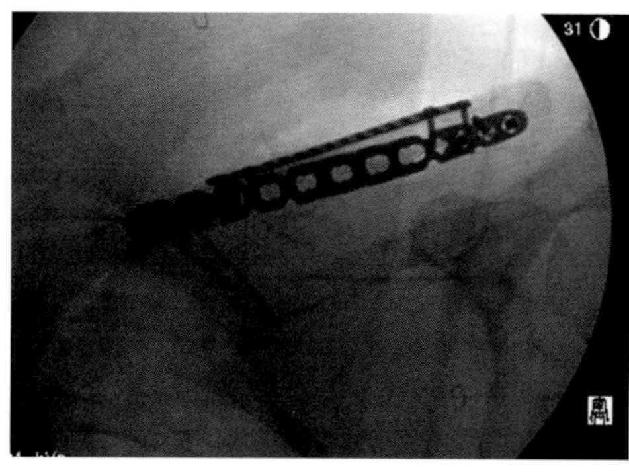

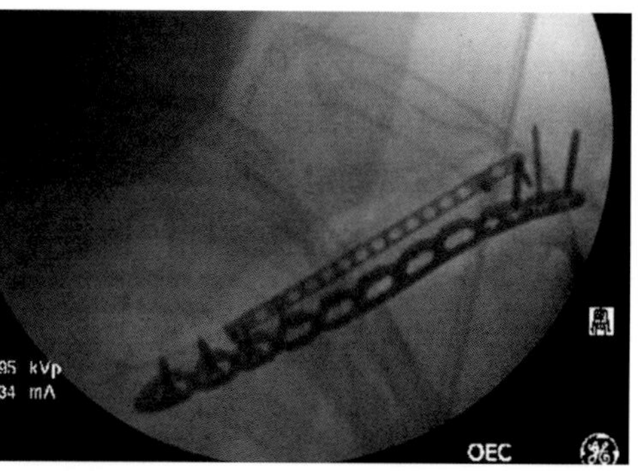

图5-2 采用桥接钢骨板技术治疗锁骨粉碎性骨折的术中透视图像。先恢复锁骨的长度、骨折对位和旋转，然后用长2.0 mm接骨板做临时固定，最终采用3.5 mm解剖型前方接骨板进行固定。

骨折，考虑到所需的结构强度，所以其中一块必须是3.5 mm接骨板。

- 使用解剖型接骨板、塑形2.7 mm或3.5 mm加压接骨板，也可使用2.7 mm或3.5 mm非高温退火的（硬质）重建接骨板，接骨板应贴附于锁骨外上方或前下骨面。
  - 应根据患者身材、依从性、骨折形态和程度选择接骨板。
    - 对于身材高大和陈旧性骨折患者，应避免使用微型（2.7 mm）或弹性（重建）接骨板。
    - 对于简单骨折类型，为达到固定强度可以采用2.7 mm和2.4 mm的垂直双接骨板技术，或许这样能降低与内植物相关并发症的风险（图5-4）。
    - 这种方式千万不能用于粉碎性骨折或身材高大的患者。
  - 通常放置在前下方的接骨板突出不明显，对于患者来说可能更易于耐受（图5-5），尤其是那些需要肩部承重或爱用肩背包的患者。
    - 根据断面解剖特点，前下方接骨板优势在于，固定最为脆弱的锁骨远端时所用螺钉可以更长些。
    - 上方接骨板远端螺钉长度为10~14 mm，而前下方接骨板远端前后方向的螺钉长度一般为22~28 mm（图5-6）。

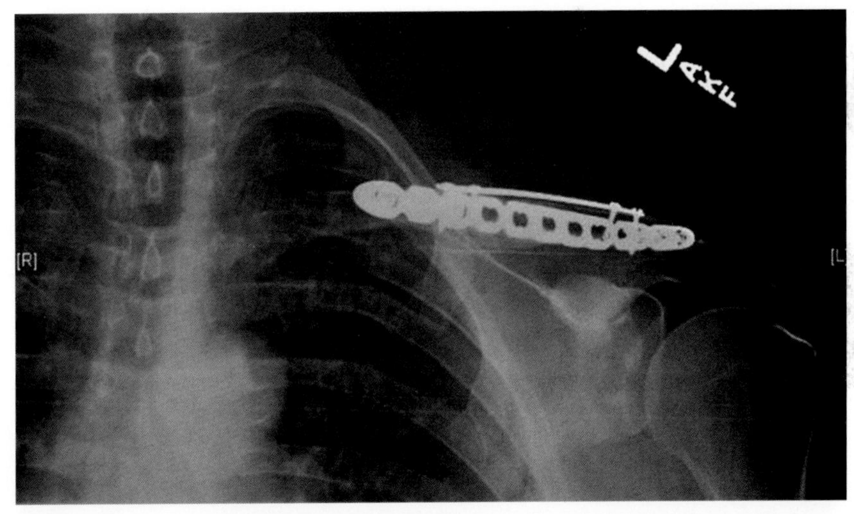

图5-3　该例锁骨长节段粉碎骨折中，术中临时固定用的接骨板辅助复位后就留在原位以增强固定效果。

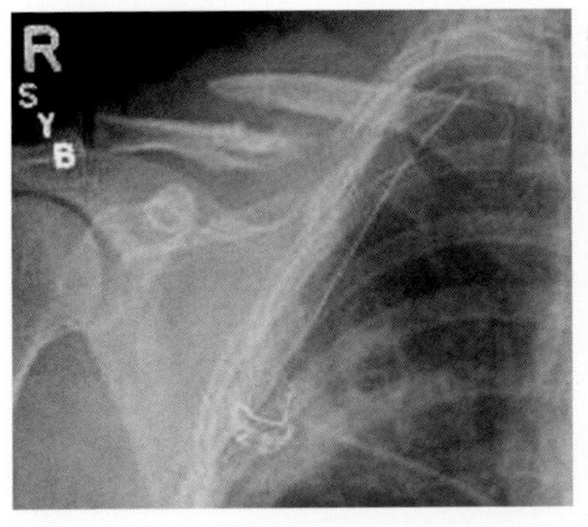

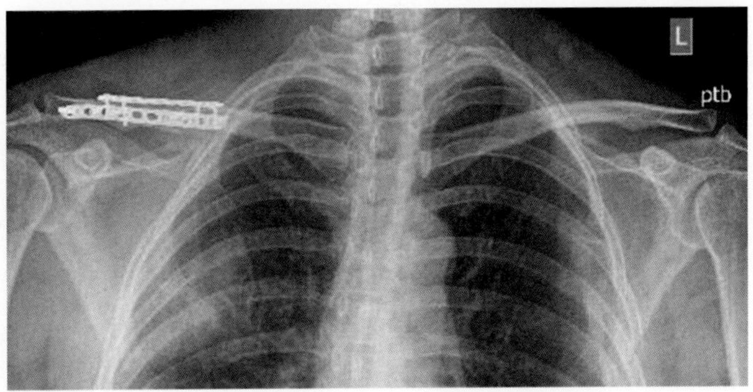

图5-4　简单类型锁骨骨折受伤时和术后的X线图像，采用上方放置2.4 mm系统和前下放置2.7 mm系统的垂直双接骨板技术。

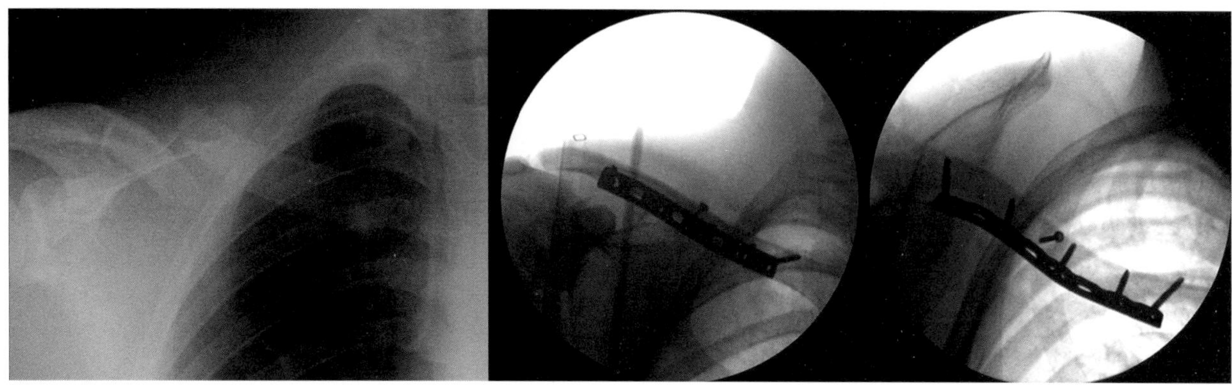

图5-5 应用3.5 mm加压接骨板在前下方固定锁骨骨折。

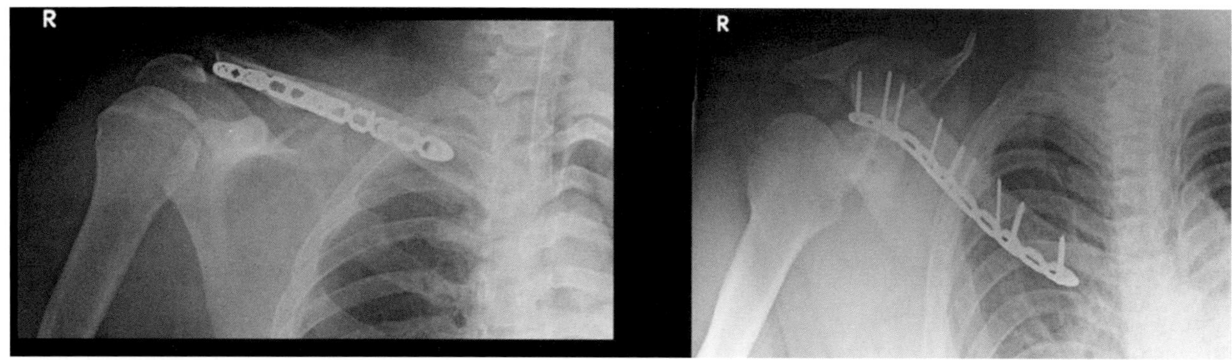

图5-6 术后X线片显示放置在前下方接骨板中的螺钉方向。从骨骼结构来看，与上方接骨板相比，前下接骨板的锁骨远端螺钉明显更长些。

- 上方接骨板位于锁骨张力侧，所以在机械力学有一定优势，特别适用于骨不愈合且不需要切断三角肌外侧止点的患者（图5-7）。
- 提示：
  - 避免使用非高温退火的重建接骨板，因为它太灵活且易变形。
  - 若采用重建接骨板，应留意这些板的设计刚度低于其相对应的加压板。
  - 重建接骨板的强度较低、容易变形甚至断裂，尤其是遇到粉碎性骨折时，会空出若干螺钉孔作为桥接钢板使用。
  - 使用3.5 mm或2.7 mm接骨板作为桥接钢

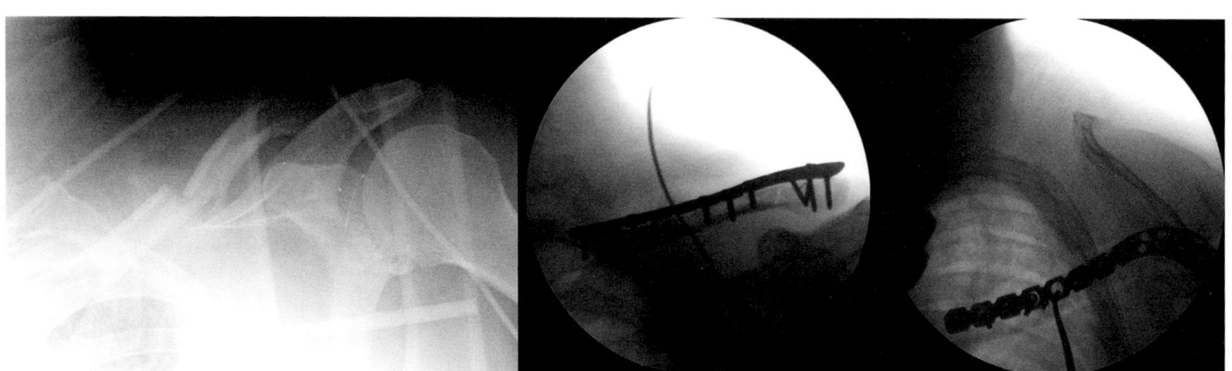

图5-7 采用锁骨上方塑形的解剖型接骨板治疗锁骨节段性骨折。

板治疗粉碎性骨折时，最好选择高强度接骨板，如加压板或解剖型接骨板。

- 可以考虑术前按照锁骨的骨骼标本来塑形接骨板，以节省手术时间。

○ 有时可以扭转塑形接骨板，将接骨板外侧置于锁骨上方，而其内侧置于锁骨前下方。

- 这样放置接骨板允许内侧安全地置入双层骨皮质螺钉，而外侧尽量减少对三角肌的剥离（图5-8）。

• 针对骨质欠佳或由于周围粉碎而难以固定的锁骨外端骨折可考虑以下方法。

○ 采用外侧端有多排螺钉孔的锁骨远端型解剖接骨板（对于骨质疏松患者使用锁定螺钉可能效果更佳）。

○ 使用髓内钉技术或某些带螺纹的斯氏针部分填充髓腔。

- 在进行复位和接骨板固定前，先由外向内置入髓内植入物。
- 髓内钉或斯氏针能起到稳定支柱的作用，接骨板的螺钉必须与髓内植入物相互错开，这样可获得更加牢固的固定效果（图5-9）。

○ 可以扩大固定范围，跨越肩锁关节并将肩峰包含在内（可使用接骨板或髓内钉技术）。

- 通常，跨越肩锁关节的内植物需要在骨折愈合后取出。

○ 可以使用锁骨钩钢板（图5-10）。

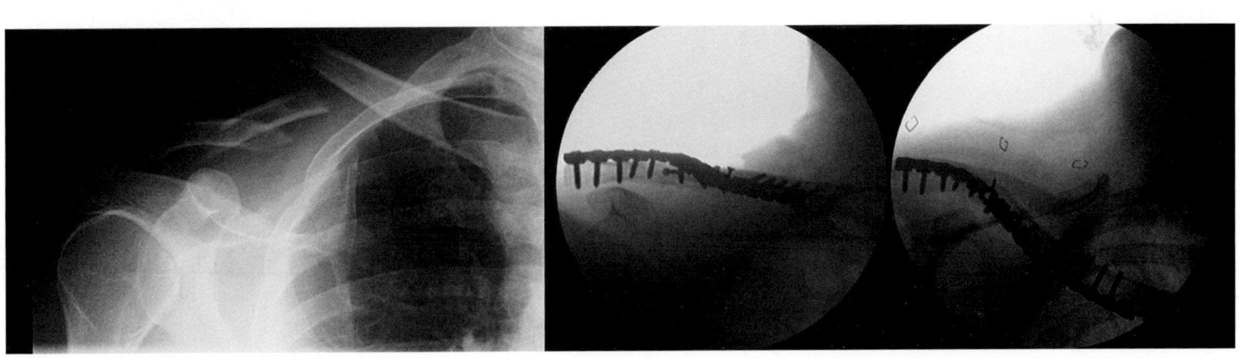

图5-8　锁骨接骨板的固定可采用多平面塑形接骨板，以使其内侧与锁骨前下方匹配，而其外侧与锁骨上表面匹配，从而避免干扰三角肌前部起点。

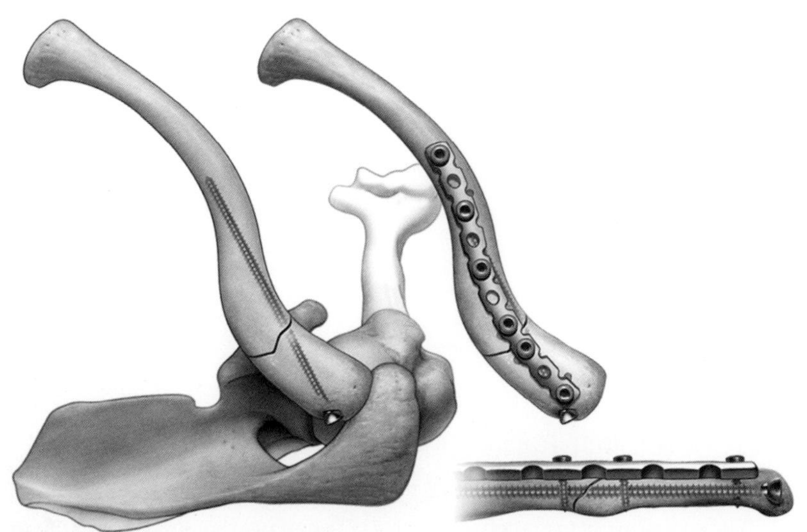

图5-9　髓内置入螺钉后，再交错置入接骨板固定螺钉，这样可以增强锁骨外端骨折的固定强度。

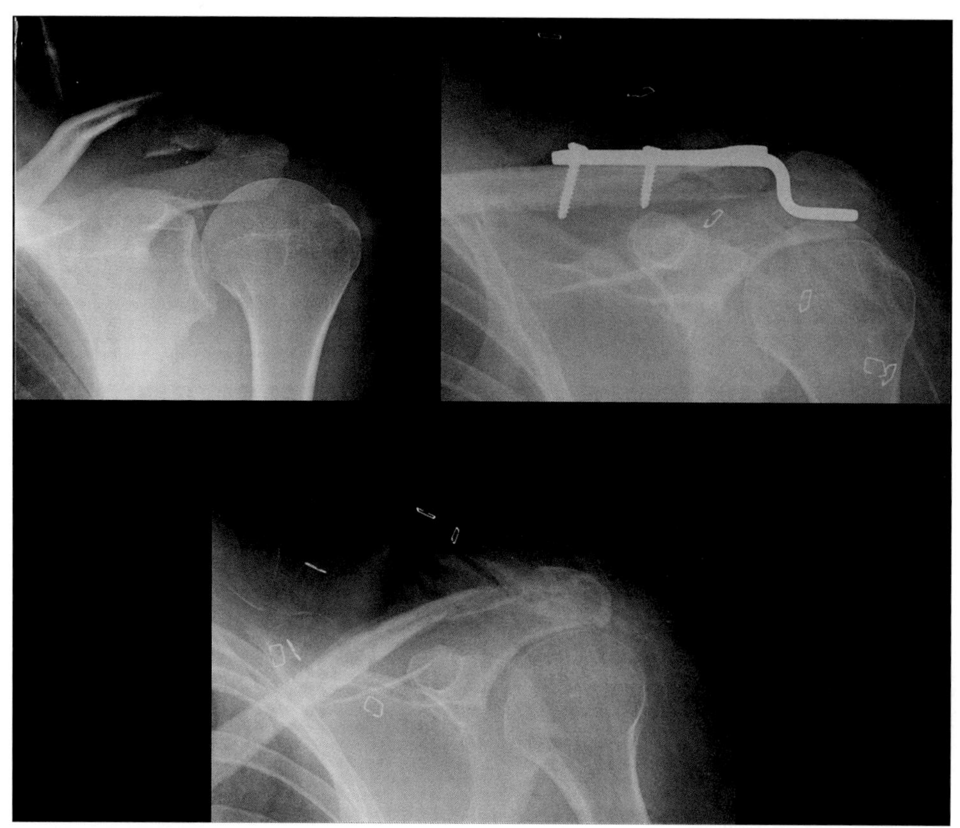

图5-10 锁骨远端骨折使用钩钢板。骨折愈合并取出接骨板，解剖外形维持良好。

TIP 临时喙锁韧带缝合或线缆固定治疗不稳定的锁骨远端骨折

Eric Puttler

病理解剖

伴有喙锁韧带断裂的锁骨远端移位性骨折（AO/OTA 15.3C1型和15.3C2型）可能是不稳定的损伤，且远端可供固定的骨质很少。以前采用固定到肩峰的解决方案（如钩钢板、跨肩锁关节的螺钉或接骨板）引发潜在并发症的概率，如内植物松动、固定失效或因肩锁关节活动导致的肩峰侵蚀。虽然及早移除这些内植物可以尽可能减少并发症的发生，但是存在复位丢失的概率。

解决方案

采用预先塑形的、安置在锁骨上方的锁定接骨板修复骨折，肩胛骨处的固定是通过固定喙突，而不是固定肩峰，可以采用骨科线缆（或粗大的不可吸收缝线）作为喙锁临时固定的方式。与穿过喙突基底的缝线纽扣板结构不同的是，线缆环形捆扎将喙突出现骨折的风险降至最低，同时又保证接骨板能放置在最佳的固定位置，而不用去考虑从喙突基底穿接骨板螺孔的过程。术后8~12周去除线缆/缝线，能最大限度地降低由于锁骨和肩胛骨之间活动而导致内植物并发症的风险，同时接骨板仍留在原位（骨折早期愈合已得到强化）继续维持骨折端的稳定直至完全愈合。

操作技术

- 患者仰卧于可透视手术台上。可以将双侧手臂掖在患者体侧，也可以将同侧手臂消毒铺巾，便于术区的自由摆放。

- 虽然最好是采用倒置悬臂式手术台，但也可以使用头尾部有支撑的透视手术台。使用后者时，应尽可能将患者朝手术台的远端（尾端）安置，以便透视不受限制。
- C臂机放置在健侧，垂直正对手术台，这样能透视出正位及向头倾和尾倾30°的斜位片(即“入口位”和“出口位”图像)。
  - 或者也能将C臂机安置在手术区域的同侧。
- 以患者骨折区为中心，使用儿科剖腹探查的消毒巾单，根据需要扩大手术窗，并用不透水的胶布固定之。
- 经前上方入路显露骨折，同时保护锁骨上神经。根据骨折类型需要尽可能向内、外侧延伸，外侧要延伸至肩锁关节以完全显露骨折远端，要保证肩锁关节的完整性。
- 复位骨折之前，先将线缆/缝线穿过锁骨前方的喙突下方。
  - 要从内向外使用过线器，以避免损伤臂丛。
    - 直视下将过线器紧靠喙突的内侧面，然后手指触摸引导结合C臂机透视监控下，将其紧贴喙突下表面穿过。
    - 要选择合适尺寸的过线器，将喙突外侧的软组织携带量降至最低。
  - 然后将线缆从过线器尖端的孔内穿入，途经过线器再从手柄侧的孔中穿出，再移除过线器。
- 接着仔细钝性分离，将线缆的后内侧端穿过锁骨内侧端的下方和后方。
  - 线缆要穿过肩袖的前方和上方。
- 再依据骨折类型，使用AO/ASIF的标准技术和锁骨上方接骨板进行骨折复位和固定(图5-11)。
  - 针对明显不稳定的骨折，要将接骨板小心地安置在骨折的内侧端，骨折的外侧端先固定好，临时收紧线缆有助于维持复位。
  - 仔细保护好外侧端粉碎性骨块的软组织附着和血供，以利早期愈合。
- 完成接骨板固定后调整线缆，使其卡扣位于前上方，以便后期最小剥离情况下移除之。
- 然后根据解剖标志和透视情况收紧线缆，而不是依靠收紧器的感知张力。
  - 应将喙锁间隙调整至11~13 mm，或与健侧相似。
  - 应明显缩小肩锁关节间隙，而不是过度减小。
    - 仰卧位有助于透视健侧图像，以利对比。
  - 透视下线缆应处于紧张状态，而不是松弛状态。
  - 当在锁骨附近操作时，能感知线缆已经拉紧。

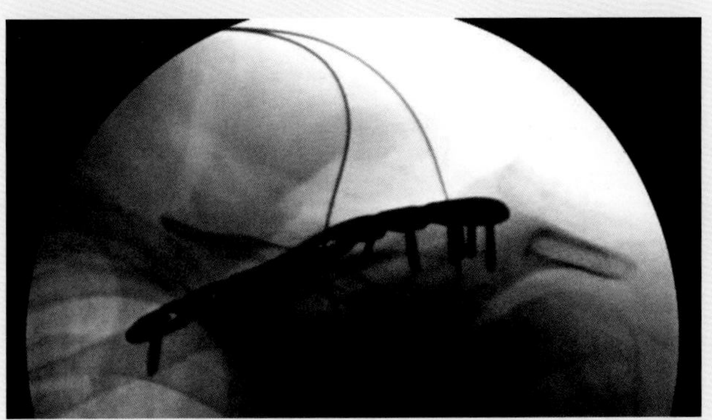

图5-11 要先穿好线缆，然后根据骨折类型进行切开复位和内固定。骨折复位后，再想进入喙突基底部会受到限制。

- 用卡扣锁死线缆并剪短。
- 常规关闭切口。
- 术后整体方案。
  - 患者在手术当天即可出院，除非伴随合并损伤或内科疾患。
  - 佩戴颈腕吊带4周，仅在每天肘部、前臂、腕部和手指活动训练时才移除。
    - 如果想单独训练盂肱关节，可进行温和的无重力被动练习（“Codman摆动练习”）。
    - 应避免剧烈的钟摆训练，以尽量减少线缆与喙突之间的剪切摩擦。
  - 术后7~14天进行第一次术后访视，拍摄X线片评估骨折和肩锁关节的复位情况、线缆张力及其与喙突基部的相对位置（图5-12，图5-13）。
  - 术后4周停止使用颈腕吊带，允许进行轻度齐腰的日常活动。
  - 术后6周再次拍摄X线片，如果影像学检查和临床表现有骨折愈合迹象，则按照既定方针在术后8~12周安排门诊手术取出线缆（图5-14）。
    - 线缆也可以保留更长时间；但需要指出，患者依从性是降低喙突骨折风险不可或缺的前提。
- 移除线缆时，要重新打开先前切口，有限显露线缆卡扣，切断并取出线缆。
  - 透视下确认没有马上出现复位丢失。

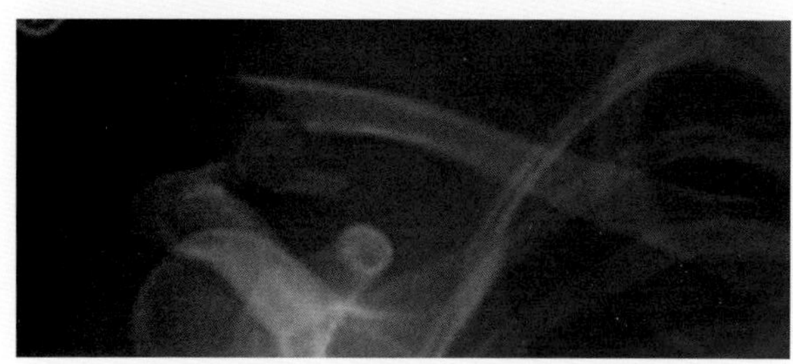
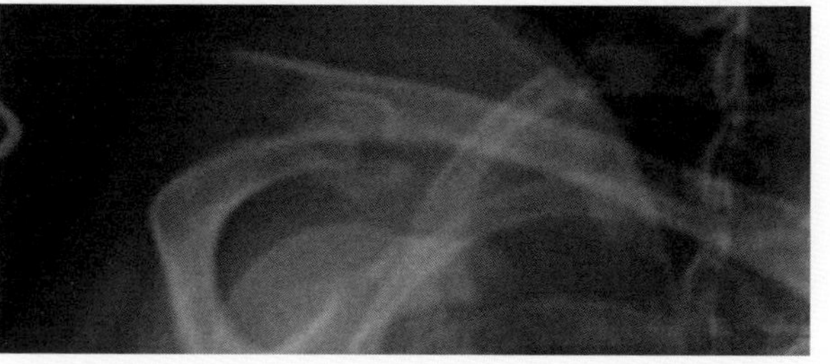

图5-12 锁骨远端移位性骨折伴小而粉碎的外侧端。

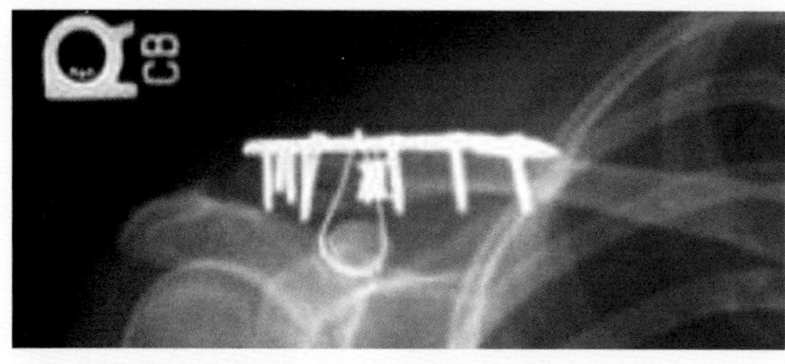
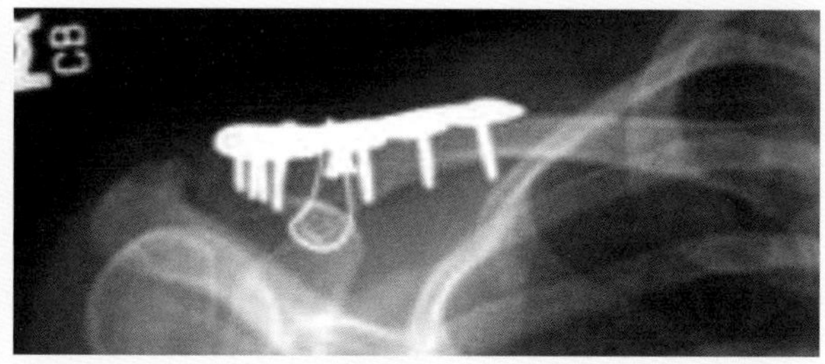

图5-13 术后1周情况。

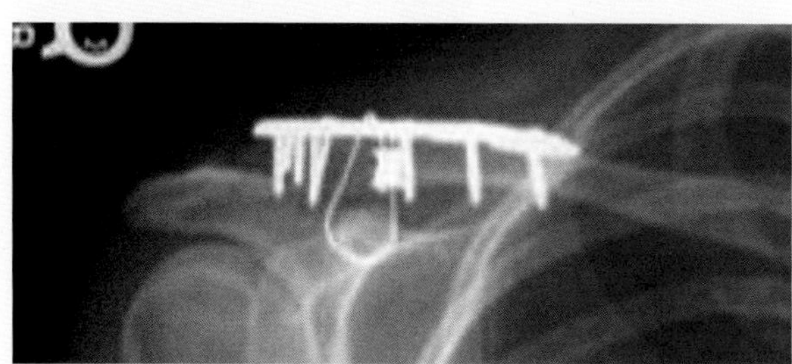
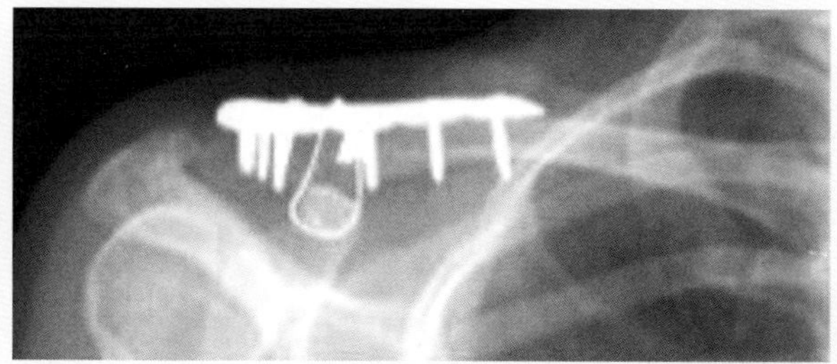

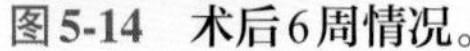

图5-14 术后6周情况。

   - 术后10~14天拆除缝线，并重复拍片确认无复位丢失（图5-15）。
- 取出线缆后可以全范围活动，要在临床和影像学动态结合的基础上循序渐进地训练。通常无需物理治疗（图5-16）。

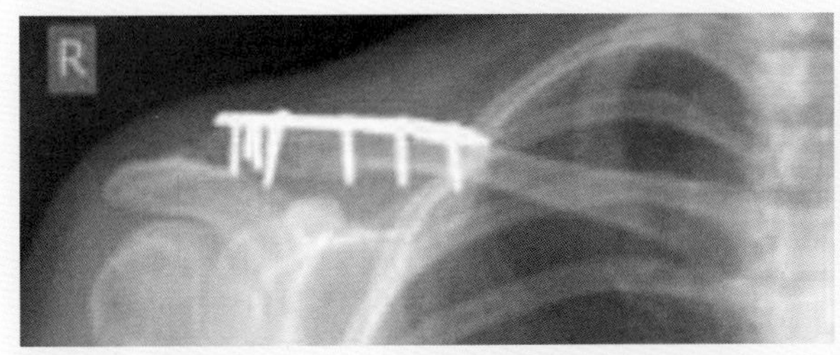

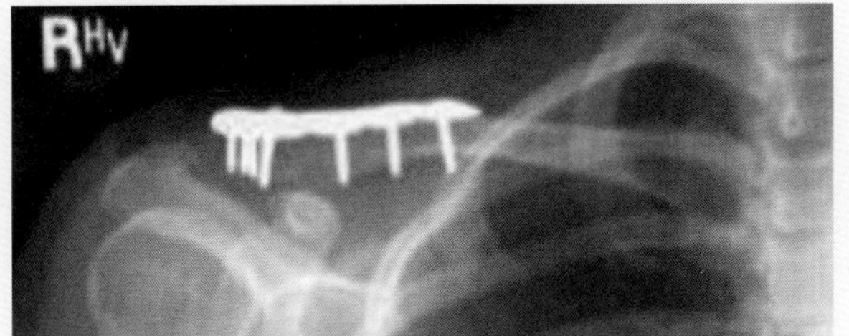

图5-15　术后8周情况。

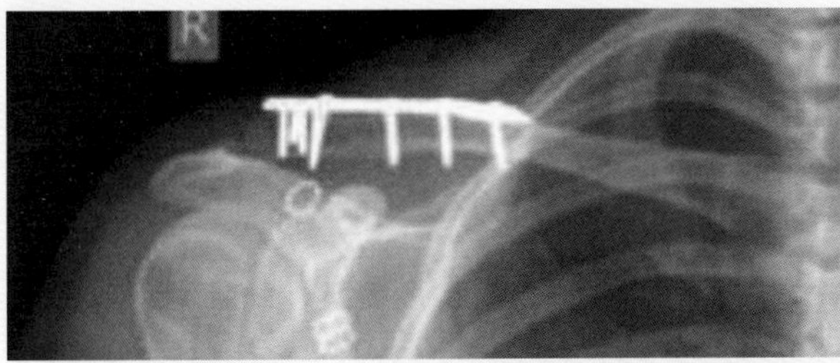

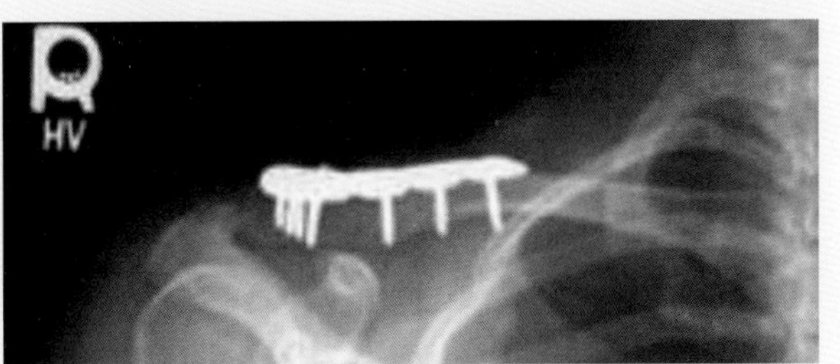

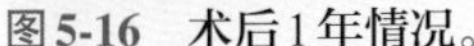

图5-16　术后1年情况。

- 从外向内的髓内钉技术（图5-17）。
   - 如果不能做到闭合复位，则可能需要小切口并配合使用复位钳进行复位。
   - 选用直径4.5 mm、5.0 mm、5.5 mm或6.5 mm的空心螺钉。
      - 髓腔较大的患者和骨质疏松患者应使用大直径螺钉。
      - 髓腔狭小的年轻患者可考虑使用4.5 mm或5.0 mm的骨皮质螺钉，采用拉力螺钉技术获得骨折端的加压。
   - 若行开放复位，可考虑使用“从内向外（逆行)”技术，即从骨折断端插入导针，经外侧端（远端）髓腔，并从后外侧骨皮质穿出直至顶起软组织。
   - 然后复位骨折，将导针“顺行”穿过骨折断端后进入骨折的近端。
   - 沿由外向内的导针，进行空心钻扩髓，并置入螺钉，操作时维持好骨折复位和加压（图5-18)。

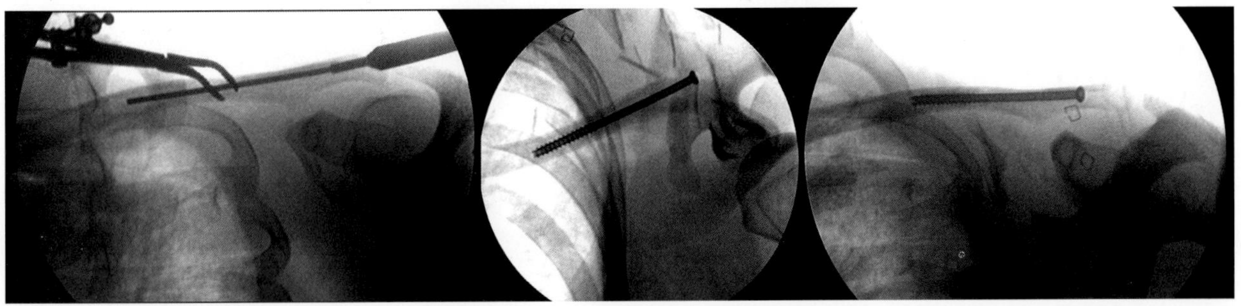

图5-17　髓内钉固定锁骨骨折示例。

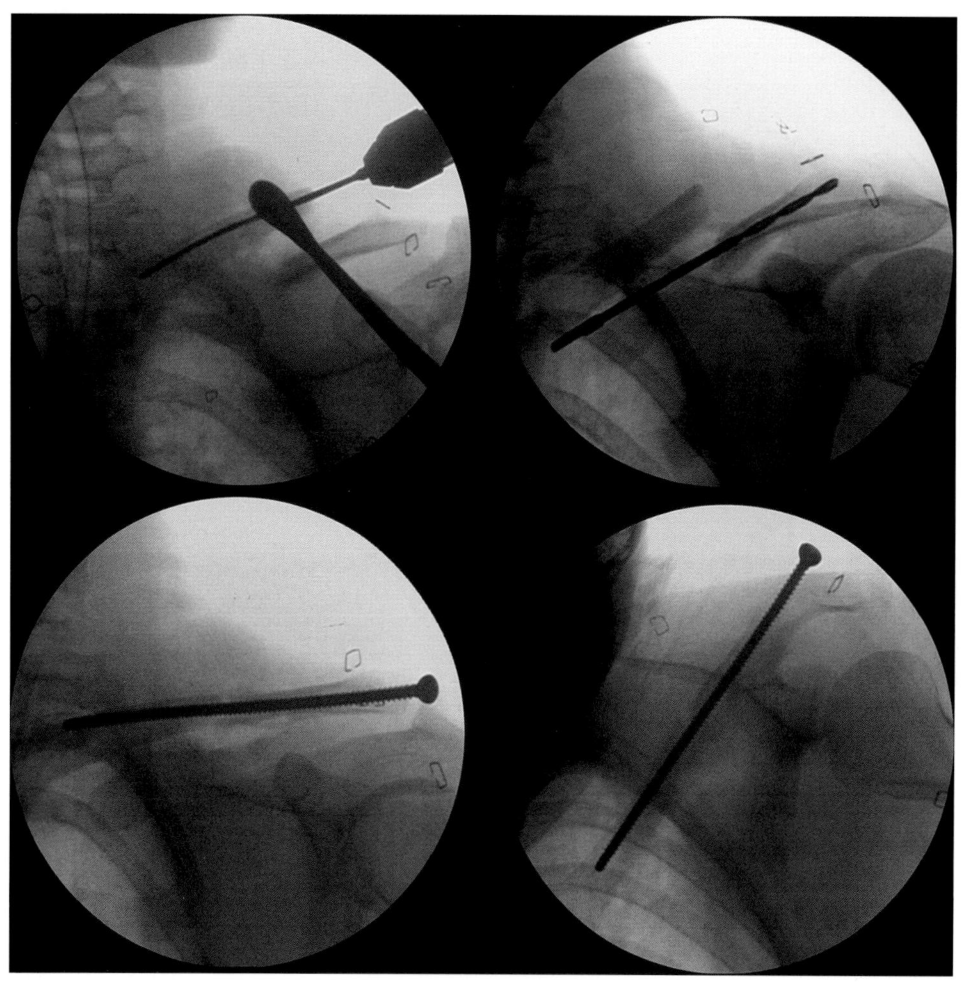

图5-18 首先于骨折断端做小切口进行内侧骨块髓腔的扩髓，然后顺行钻通外侧骨块髓腔，以确定外侧端的入钉点。

- 髓内钉固定时，将改良点式复位钳插入单皮质预钻孔中，有助于维持骨折复位和加压。
- 弹性髓内钉（图5-19）。
  - 在插入髓内钉时，术者站在患侧对面，而助手站在锁骨骨折同侧。
    - 在手术不同阶段，术者与助手可能需要进行角色互换。
  - 通常可使用直径2.5 mm、3.0 mm、3.5 mm弹性髓内钉。
  - 选择髓腔可容纳最大直径的钛制髓内钉或使用多枚/成束弹性髓内钉填满髓腔，以获得旋转和弯曲稳定性。
  - 根据所选髓内钉的直径，使用2.5 mm、2.8 mm、3.2 mm、3.5 mm钻头在锁骨内侧前下方骨皮质斜行开孔（图5-19，左上图）。
  - 使用空心钻的优势在于，在用空心钻开口之前能先确认克氏针的位置。
  - 如果需要的话，可在插钉前先塑形弹性钉，然后插至骨折端。
  - 通过操控患肢来复位骨折，并通过“入口位”和“出口位”透视确认骨折已复位。
    - 若闭合技术难以复位骨折，可考虑在远端和近端骨块上置入带螺纹的克氏针或细的斯氏针（直径2.5~4.0 mm）作为操纵杆，操控骨块（进行复位）。
  - 如果不能获得闭合复位，则转为切开复位。
  - 挤推髓内钉进入外侧骨块，直达肩峰附近。
    - 注意不要穿透外侧骨皮质。
  - 相互垂直的双平面透视，确认髓内钉位置。

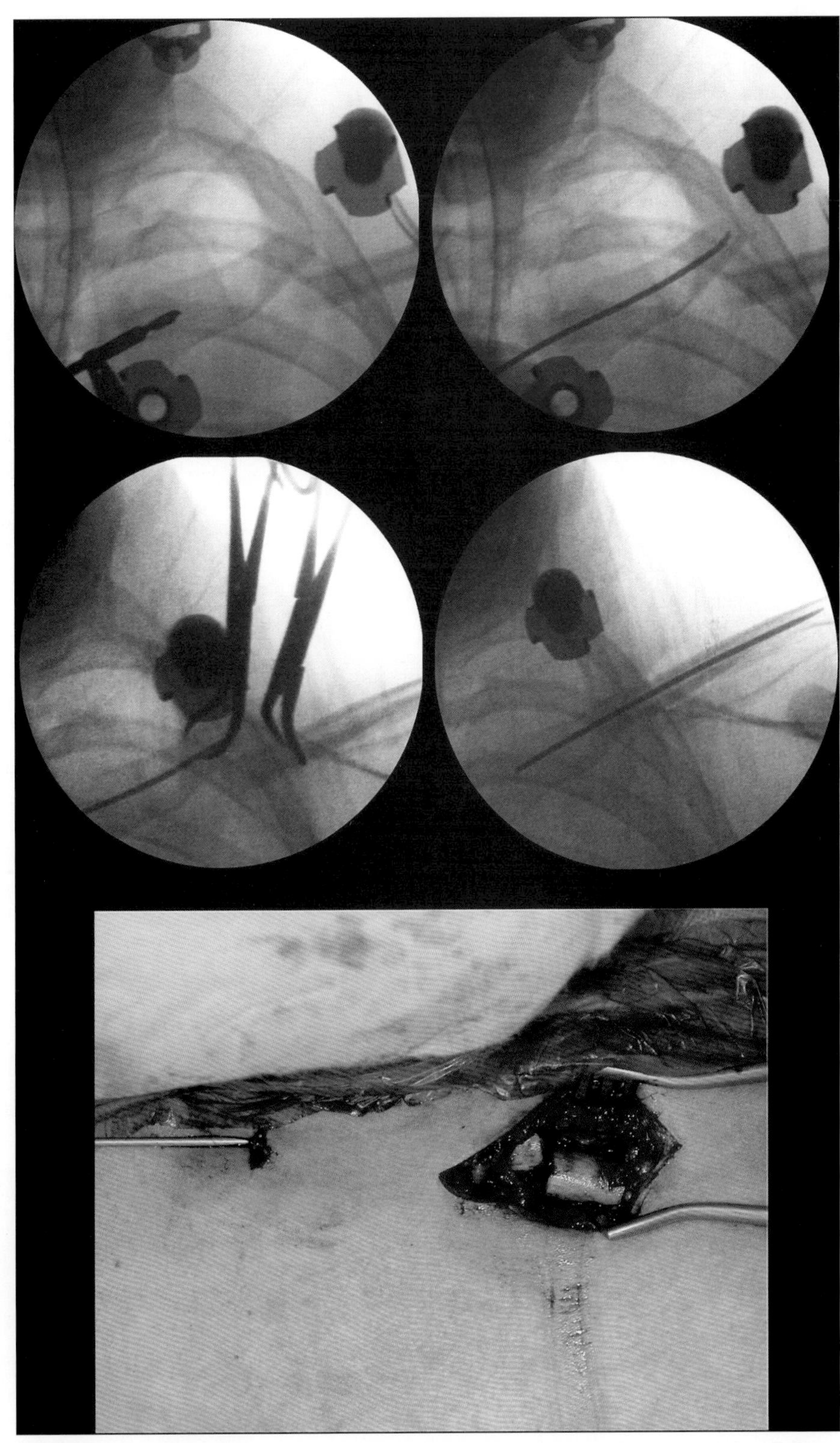

图5-19 髓内钉治疗左锁骨中段骨折。先做内侧皮肤小切口，内侧骨皮质开孔后将髓内钉插至骨折端。如果闭合技术或经皮复位不达标，再做迷你切口放入复位钳，髓腔对齐后再通过髓内钉。内侧剪短弹性髓内钉。

参考文献

[1] Collinge C, Devinney S, Herscovici D, et al. Anterior-inferior plating of middle-third fractures and nonunions of the clavicle. *J Orthop Trauma*. 2006;20:680–686.

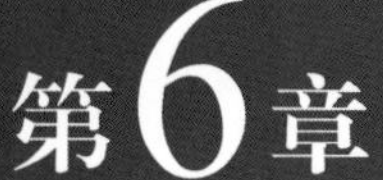

第6章

Michael J. Gardner, Jonah Hébert-Davies, M. Bradford Henley, Anna N. Miller

肱骨近端骨折

Proximal Humerus Fractures

无菌器械与设备

- 用不透水的无菌臂套和约10 cm（4 in）宽的弹力绷带包裹上臂、前臂和手部。
- 大号和小号点式复位钳（Weber钳）。
- 用带螺纹的克氏针及直径2.5 mm和4.0 mm Schanz钉操控骨块。
- 内植物：
  - 关节周围解剖型接骨板，骨质疏松患者考虑使用锁定板。
  - 使用迷你接骨板和螺钉作为干骺端骨皮质或大、小结节骨块的临时或最终固定。
  - 一般需要使用2号或5号不可吸收缝线加强固定肩袖、大结节和小结节。
  - 如果需要，可使用异体腓骨（新鲜冷冻骨）支撑/填补内侧柱缺损。
  - 采用颗粒状异体骨松质、自体骨或生物活性人工骨填补干骺端骨缺损（如外翻性四部分压缩骨折）。
- 多枚克氏针及动力钻。

手术入路和患者体位

- 经皮穿针或切开复位接骨板内固定要采用三角肌-胸大肌入路或劈三角肌入路，体位摆放要求如下。
  - 患者取仰卧位，倒置于可透视的悬臂式手术台（头部和上肢置于悬臂侧）。
  - 患侧肩关节下放置小枕垫。
  - 移动患者，使头部置于患肢同侧手术台的近端上角。
  - 将患肢置于可透视的有机玻璃板（70 cm × 40 cm × 1 cm）上。
    - 有机玻璃板放置于手术台衬垫下方，由患者躯干压住。
    - 有机玻璃板突出手术台边缘大约2.54 cm（1 in）。
    - 有机玻璃板上衬以巾毯或泡沫垫，以使其高度与手术台垫子的高度一致。
  - 将手术台旋转90°，使手术侧上臂朝向手术室的主空间。
  - C臂机应置于手术台头端，这样上臂外展70°~90°就可以透视腋窝位图像（以评价骨折矢状面对位情况和接骨板相对肱骨头、肱骨干的位置关系）（图6-1）。

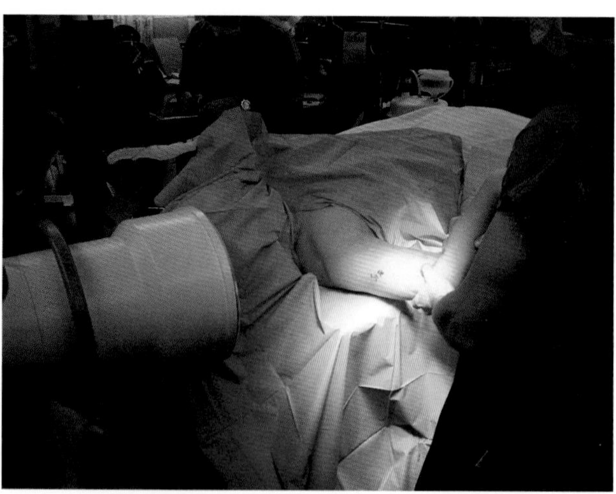

图6-1　将患者移至手术台边缘并外展上臂，这样就获得可靠的腋窝位透视图像。

- 肱骨近端骨折髓内钉固定和肱骨大结节骨折修补/切开复位内固定术的体位。
  - 髓内钉固定术的体位：
    - 使用较窄的Jackson手术台，从对侧推入C臂机。
    - 内植物（导针、髓内钉、瞄准器）受肩峰阻挡，所以不能外展上肢，因此采用肩胛骨Y位透视代替腋位透视。
    - 患者置于手术台中央或稍靠向患侧，这样对侧上肢内收，紧贴躯干，并且置于手术台上。
    - 在手术台健侧，不要使用任何上肢支撑（搁手）板。
      - 这样C臂机就能最大限度地翻跨手术台，以便透视正位/Grashey位。
    - 患者取仰卧位，患侧肩胛骨下方垫高。
      - 可使用楔形泡沫垫或折叠的褥垫置于肩关节和髋关节下方。
      - 另外，也可在对侧下方放置衬垫或楔形垫。
        - 这样使躯体向患侧倾转，C臂机能获得正位透视像，而不必将球管向对侧旋转相同角度。
        - 恰好适应了肱骨头正常的后倾角度和肩胛盂前倾角度，因此就避免了外旋上臂来获得肱骨近端和肩胛盂的垂直正切位图像。
        - C臂机能越过正上方并能充分向前转动，那么此体位也便于术中透视肩胛骨Y位。
    - 在手术台和床垫间放置可透视有机玻璃板；有机玻璃板要置于患者躯干和患肢下方，超出手术台边缘10~15 cm（4~6 in），以便支撑身材高大或肥胖患者内收位的上肢。
      - 身材瘦弱的患者也许并不需要这样，因为他们双侧上肢内收后均在手术台范围内，能紧贴躯干放置。
    - C臂机可在前向、后向45°位之间任意转动，分别透视到垂直正切位和肩胛骨Y位图像。
    - 以上这些透视位置对于确认入钉点是否正对髓腔非常重要。
      - 如果需要的话，可以最大限度倾斜C臂机，使得阴极端（接收端）靠向患者头部，以获得改良腋窝位的透视图像。
        - 这个位置看起来像极了C臂机透视骨盆入口位时的摆放。
        - C臂机可以伸展至肩部，以获得肱骨近端的腋窝侧位图像。
    - 利用C臂机进行前后位（正位）及内外位（侧位）平面的透视来指导定位皮肤切口，从而获得相对理想的肱骨近端入钉点。

复位和固定技术

- 针对肱骨近端骨折脱位，可以使用手法复位、多枚克氏针作为操纵杆或直径2.5 mm头端带螺纹的Schanz钉来获得肱骨头骨折块的复位（图6-2）。
  - 解决这个问题最好的方法是，经骨折端将1枚Schanz钉置入肱骨头骨块内，这样就能直接操控骨块，同时从外部辅以手法按压复位。
- 一旦恢复肱骨头和肩关节盂的对应关系，接着就复位干骺端与肱骨头的解剖关系。
  - 干骺端骨折最常见的错位畸形是外科颈向前成角和内翻成角（三部分和四部分外翻压缩性骨折除外）。
  - 肱骨干通常处于内收、短缩上移状态。
    - 可以通过牵引、前屈（抬高上臂），同时对肱骨干的近端施加向后、向外的压力来获得骨折复位。
    - 在肱骨干的近端施加朝向外侧的推力，可以中和由胸大肌产生的内收力量（图6-3）。
- 经冈上肌、冈下肌、小圆肌肌腱止点穿过多股不可吸收缝线，用来牵引并固定大结节或大结节处的骨折块。
  - 使用缝线牵引来拽动大结节并临时复位（图6-4）。

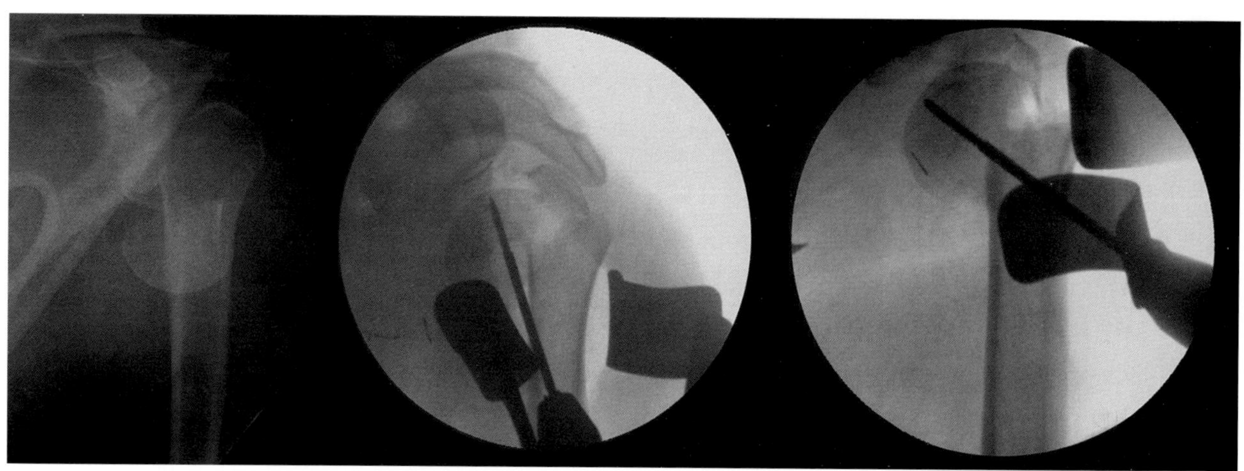

图6-2 对于肱骨近端骨折脱位，可用1枚带螺纹的细Schanz钉来操控肱骨头骨块。

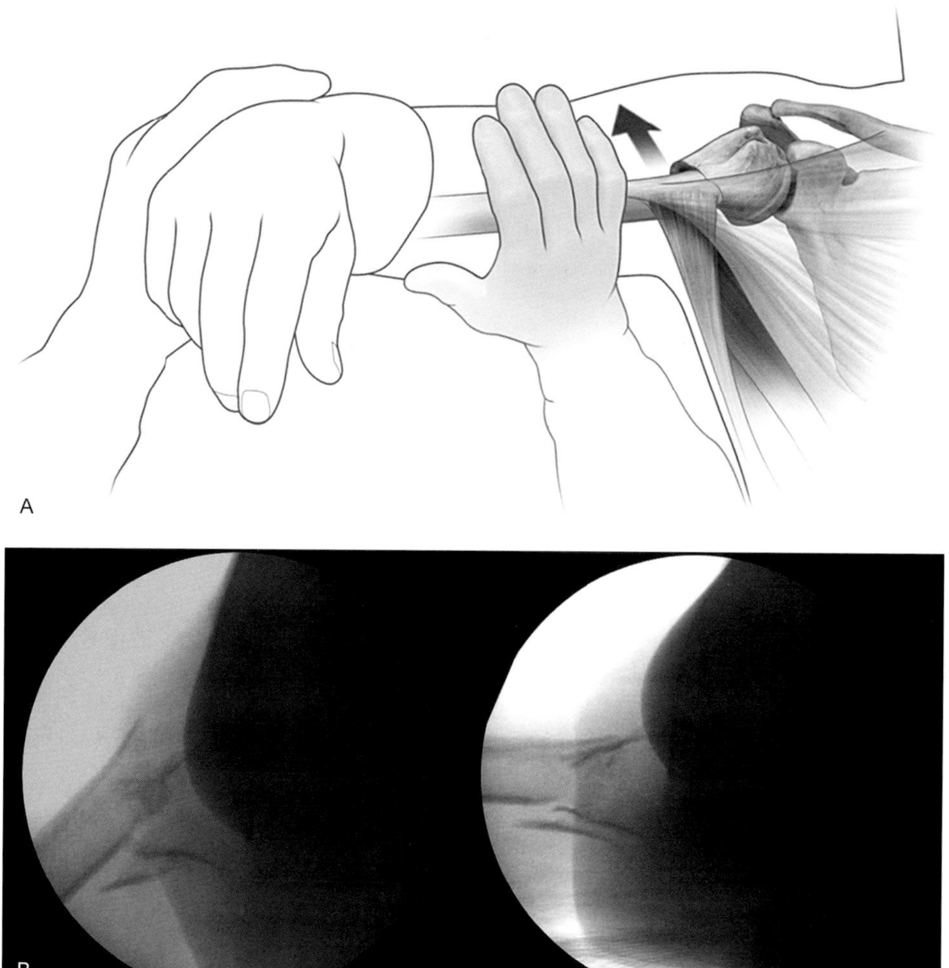

图6-3 常见矢状位上的畸形包括向前成角移位。因此，经典的复位手法是对肱骨干骨块近端施加朝向后、向外的挤推力，以克服肌肉牵拉收缩引起的移位（A）。腋窝位透视图像上可以看到这种复位过程（B）。

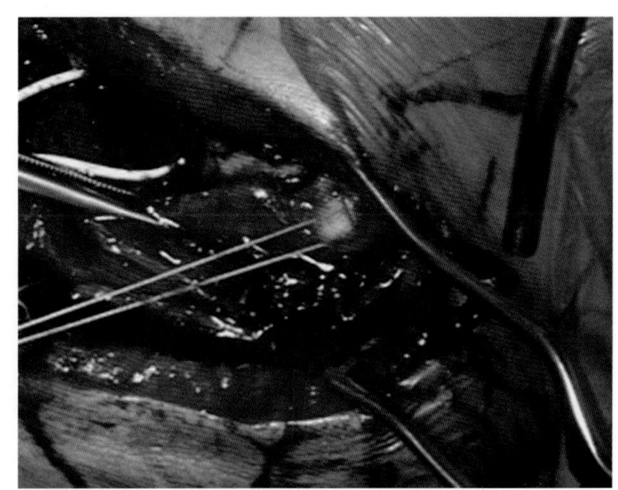

图6-4　用多股缝线穿肩袖的腱骨结合部并打结锁扣，来起到移动和控制肱骨大结节的作用。

- 将多枚克氏针从肱骨干前方穿入、向后进入肱骨头来临时固定，然后使用接骨板和螺钉固定骨折（图6-5）。
- 对于没有脱位的骨折，可用多枚克氏针操控复位肱骨头骨块，并使其轻微外移和外翻。
- 间接复位大结节和肱骨头时，可用1枚非锁定螺钉将肱骨干靠向接骨板（图6-6）。
- 临时固定用的克氏针应从前方置入，要避免与后期放置在外侧的接骨板相冲突（图6-7）。
- 将螺钉置入肱骨头的内下方区域就能获得理想的固定稳定性，这点非常重要。
  - 锁定接骨板应安放在恰当位置，使多枚螺钉可以置入该区域（肱骨头内下区域）。
  - 若由于接骨板的设计或其他因素导致无法理想地安放接骨板，则应在（肱骨头）内下区域置入1枚非锁定螺钉（图6-8）。
- 对于四部分外翻嵌插型骨折，一种方法是将复位钳的2个尖齿分别置于大结节和小结节，以便获得临时复位（图6-9）。
  - 接着，使用剥离器或尖头顶棒来解除骨折压缩，抬起肱骨头，与此同时复位大、小结节，以便支撑抬起的肱骨头骨块。
  - 根据实际情况，采用异体骨或人工骨填补解除压缩后的下方骨缺损。
  - 用复位钳完成大、小结节复位以支撑肱骨头。
  - 置入多枚克氏针辅助固定，再移走复位钳。
  - 如果小结节骨块体积较大，除肱骨外侧接骨板外，还可再置入小结节螺钉或另一块接骨板。
  - 可使用缝线固定维持大、小结节的复位。

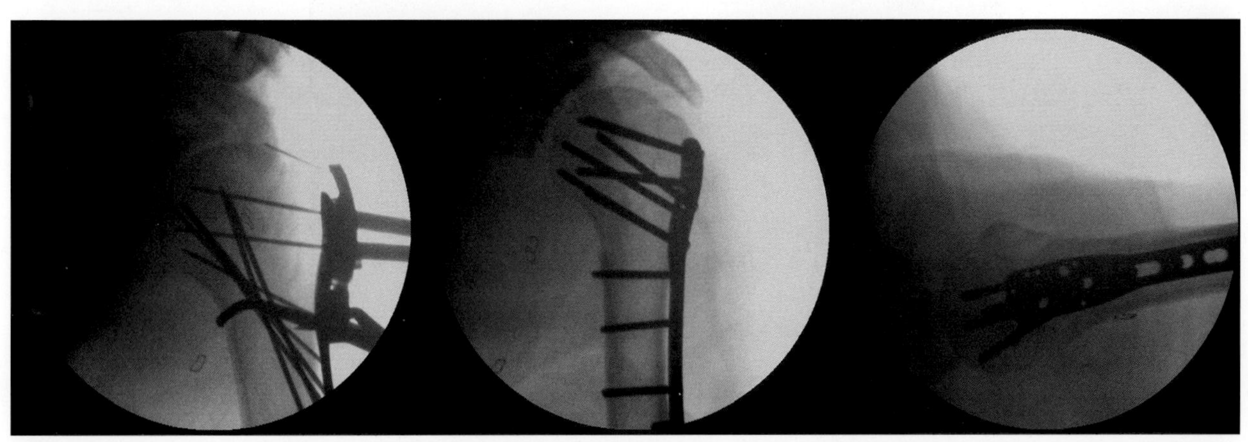

图6-5　将肱骨头复位进入肩胛盂内，然后复位肱骨干和肱骨头的对应关系。

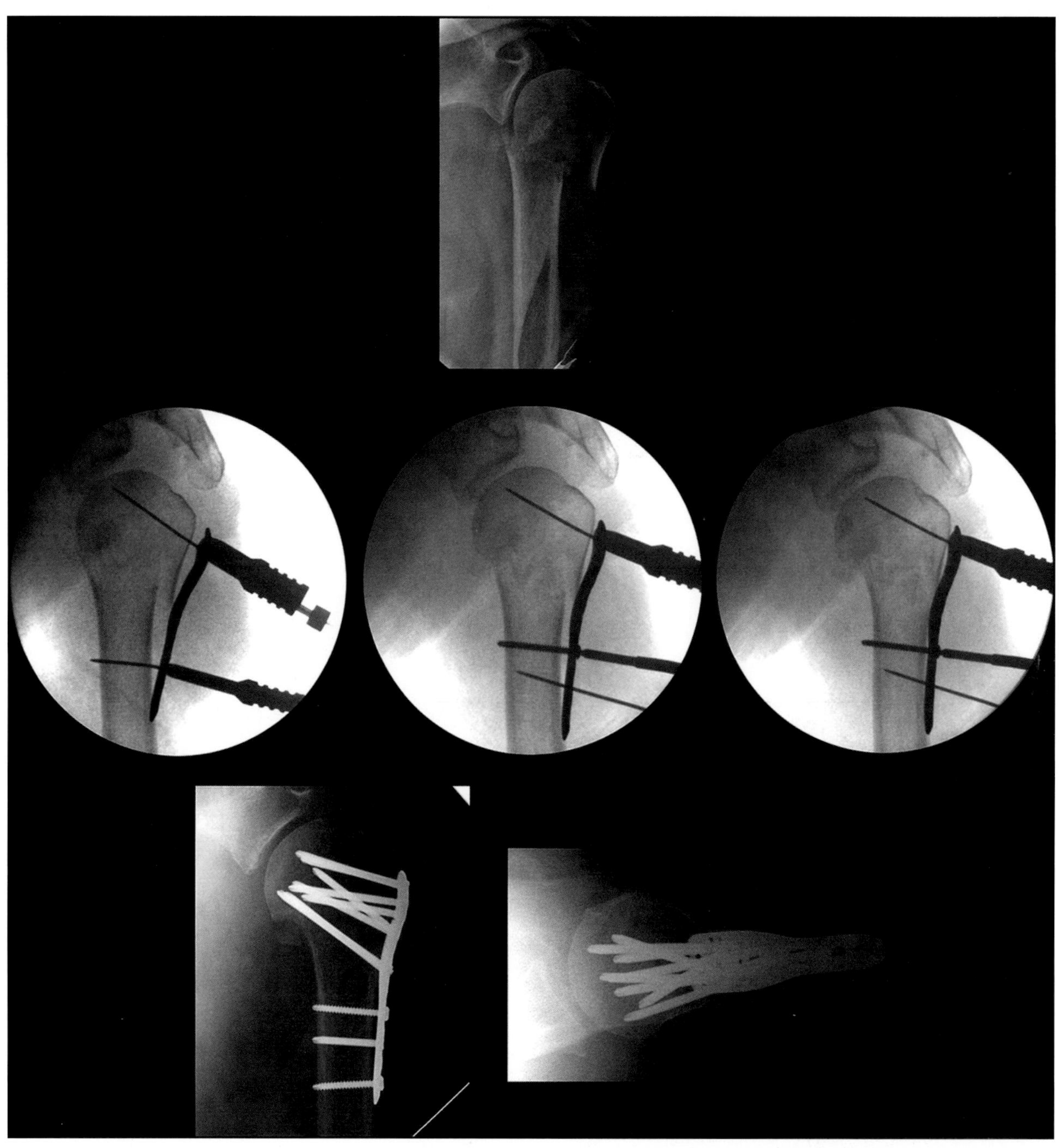

图6-6 技巧之一：通过肩袖牵引缝线拽拉大结节，使肱骨头过度复位至轻微外翻位。然后在适当位置上使用接骨板临时固定，于肱骨干靠近骨折端处拧入非锁定螺钉，在抬起肱骨头的同时完成复位。内固定应着眼于肱骨近端的内下方区域。

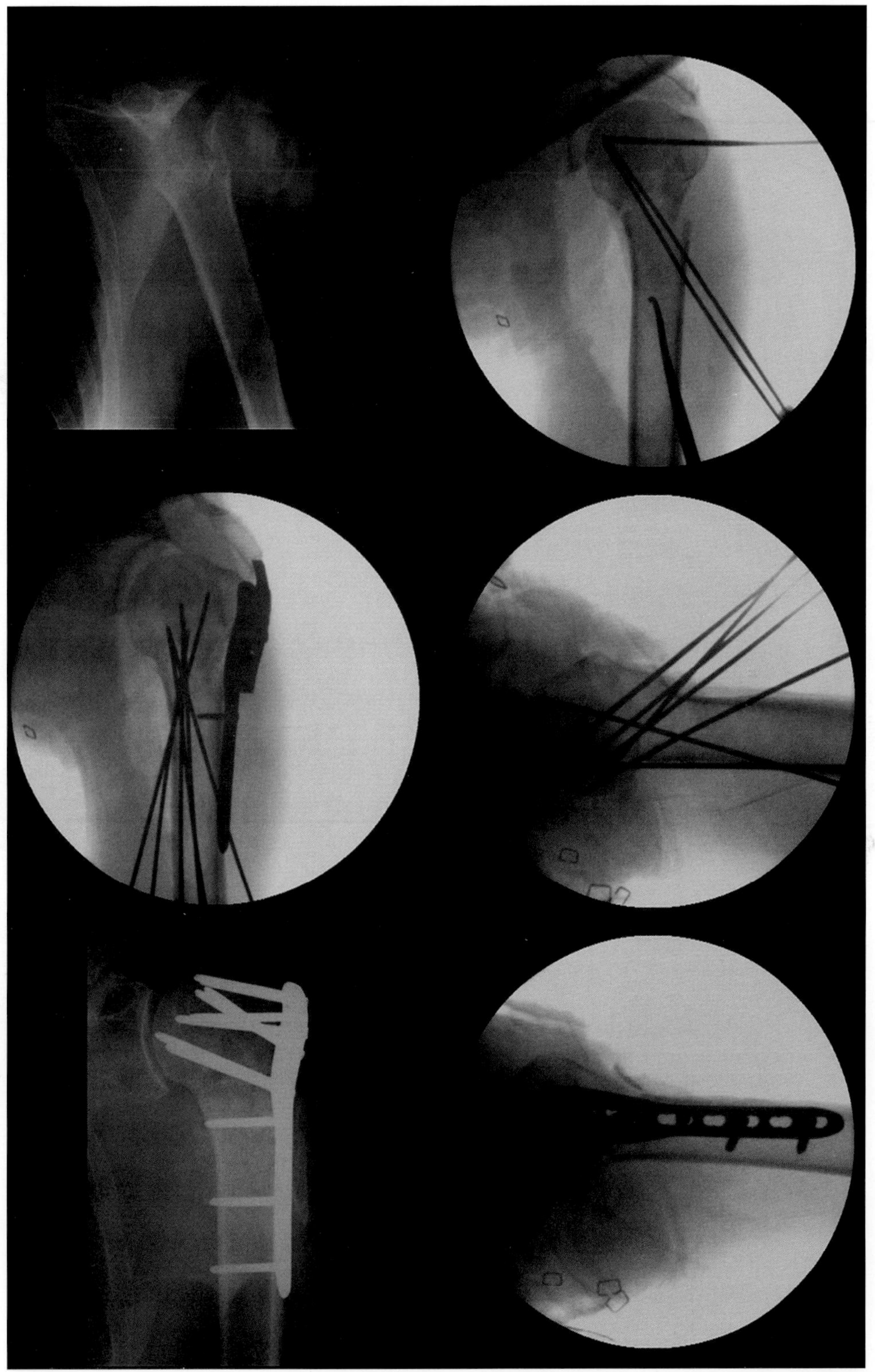

图6-7　从肱骨干前方将多枚克氏针穿入并临时固定已复位的肱骨头，放置接骨板时不要去除克氏针。

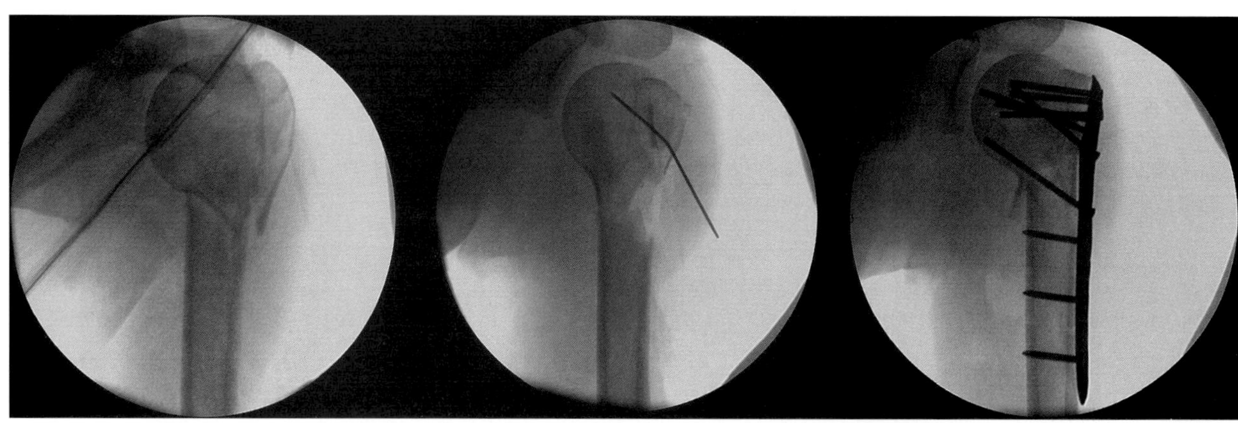

图6-8 该病例的接骨板放置太偏向近端，锁定螺钉无法沿肱骨距进入肱骨头内下区域的理想位置，因此用1枚非锁定钉替代。

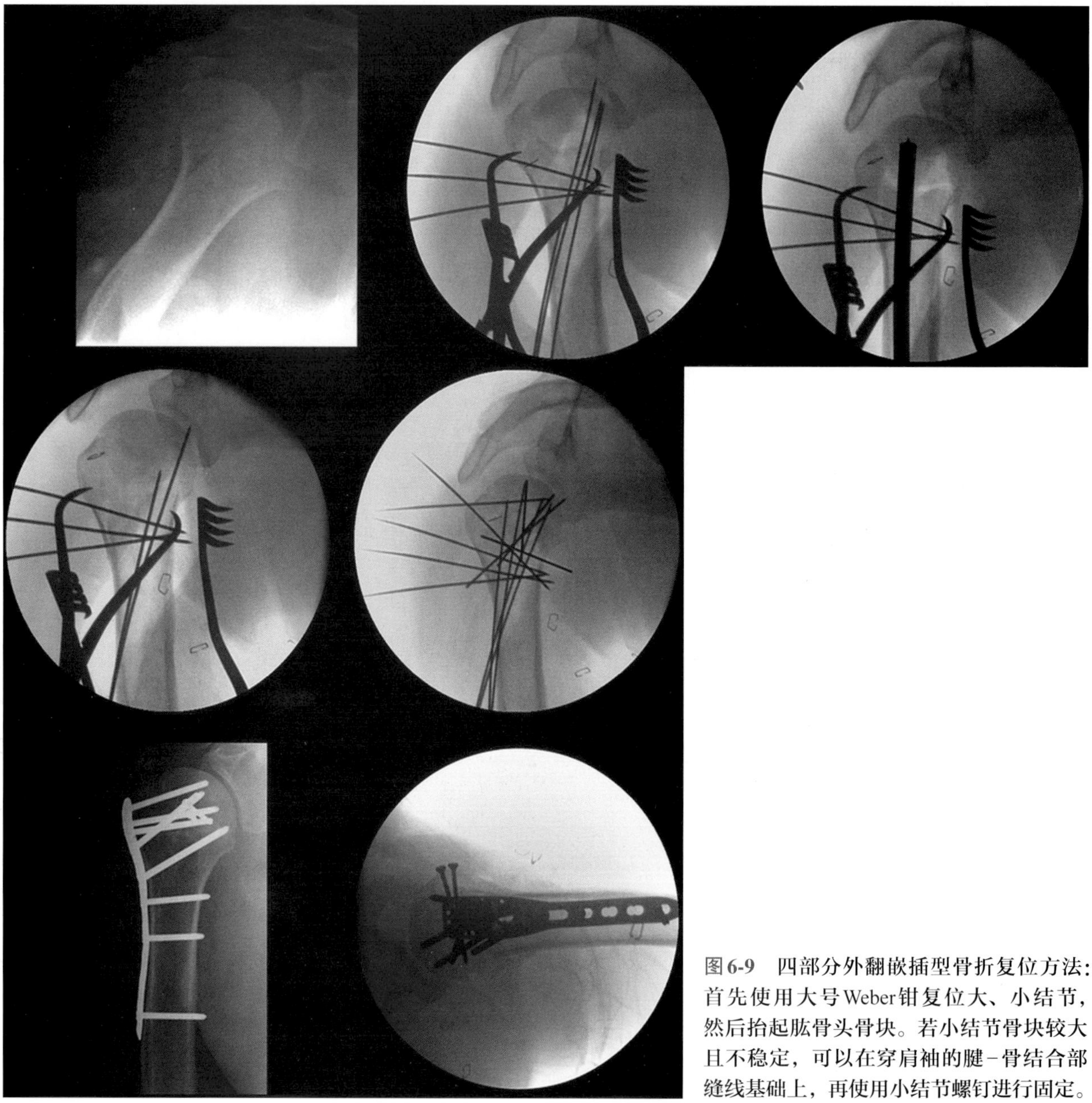

图6-9 四部分外翻嵌插型骨折复位方法：首先使用大号Weber钳复位大、小结节，然后抬起肱骨头骨块。若小结节骨块较大且不稳定，可以在穿肩袖的腱-骨结合部缝线基础上，再使用小结节螺钉进行固定。

- 如果大结节骨块较大，复位后可使用2.4 mm或2.7 mm螺钉临时固定，螺钉置于接骨板的后方。
  - 采用缝线穿过肩袖止点，并直接或经骨隧道捆绑固定在接骨板上，以此来强化固定效果，这点非常关键（图6-10，图6-11）。
- 某些情况下骨折短缩过多，所以很难通过手法操作恢复长度（图6-12）。
  - 自喙突（直径4.0 mm的Schanz钉）至肱骨干（直径4.0 mm的Schanz钉）放置股骨牵开器，极大程度上方便了长度的恢复。

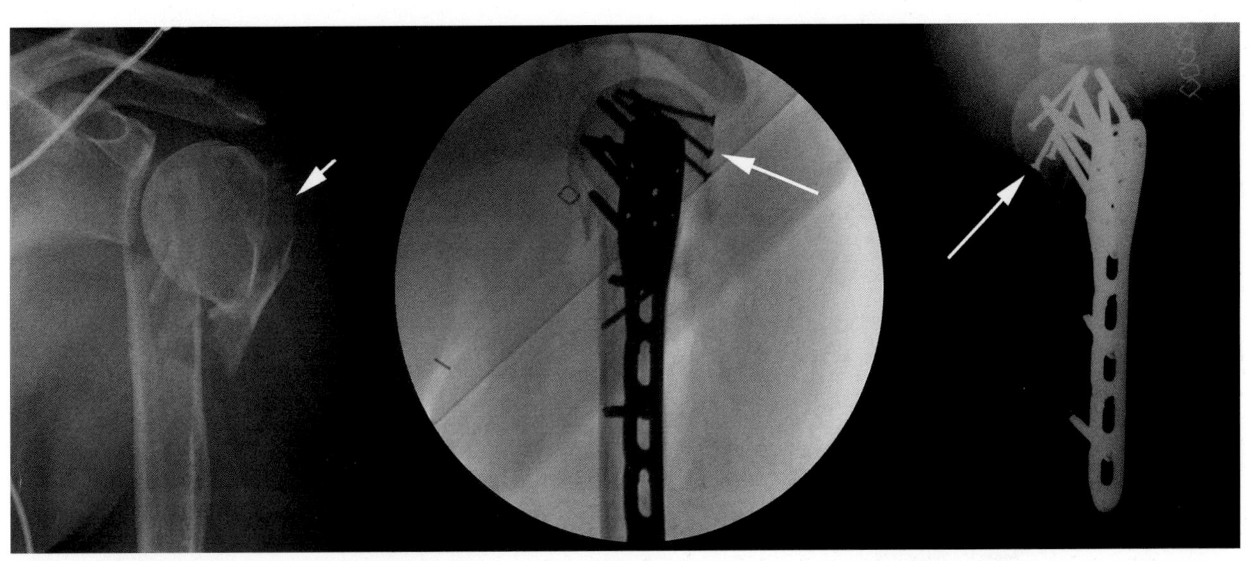

图6-10　除缝线固定大结节骨折块（箭头所示）外，再另用多枚螺钉辅助固定。

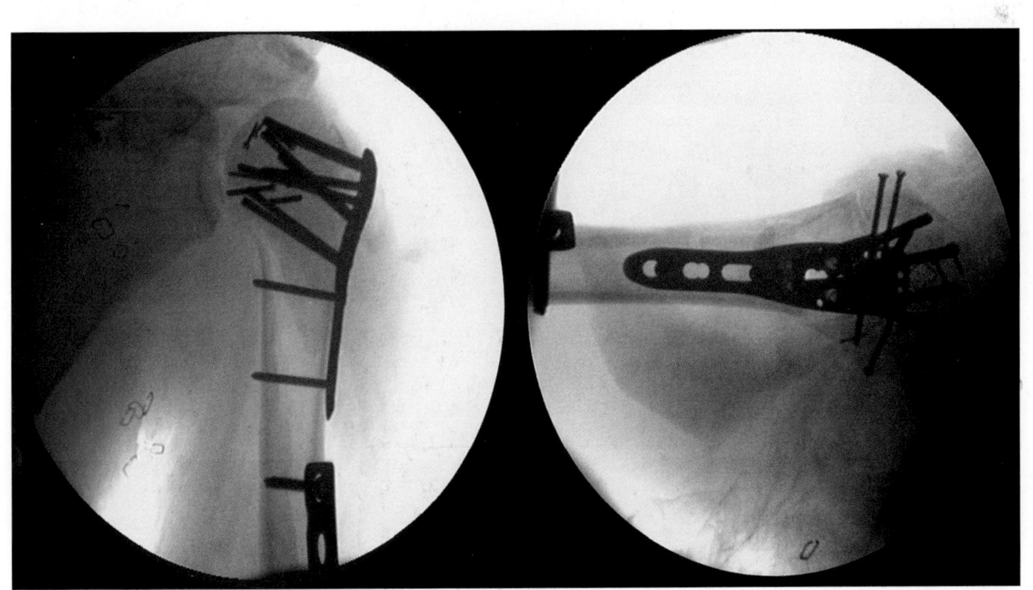

图6-11　另一个肱骨颈和肱骨头节段性粉碎骨折病例，亦采用了多枚小螺钉固定。

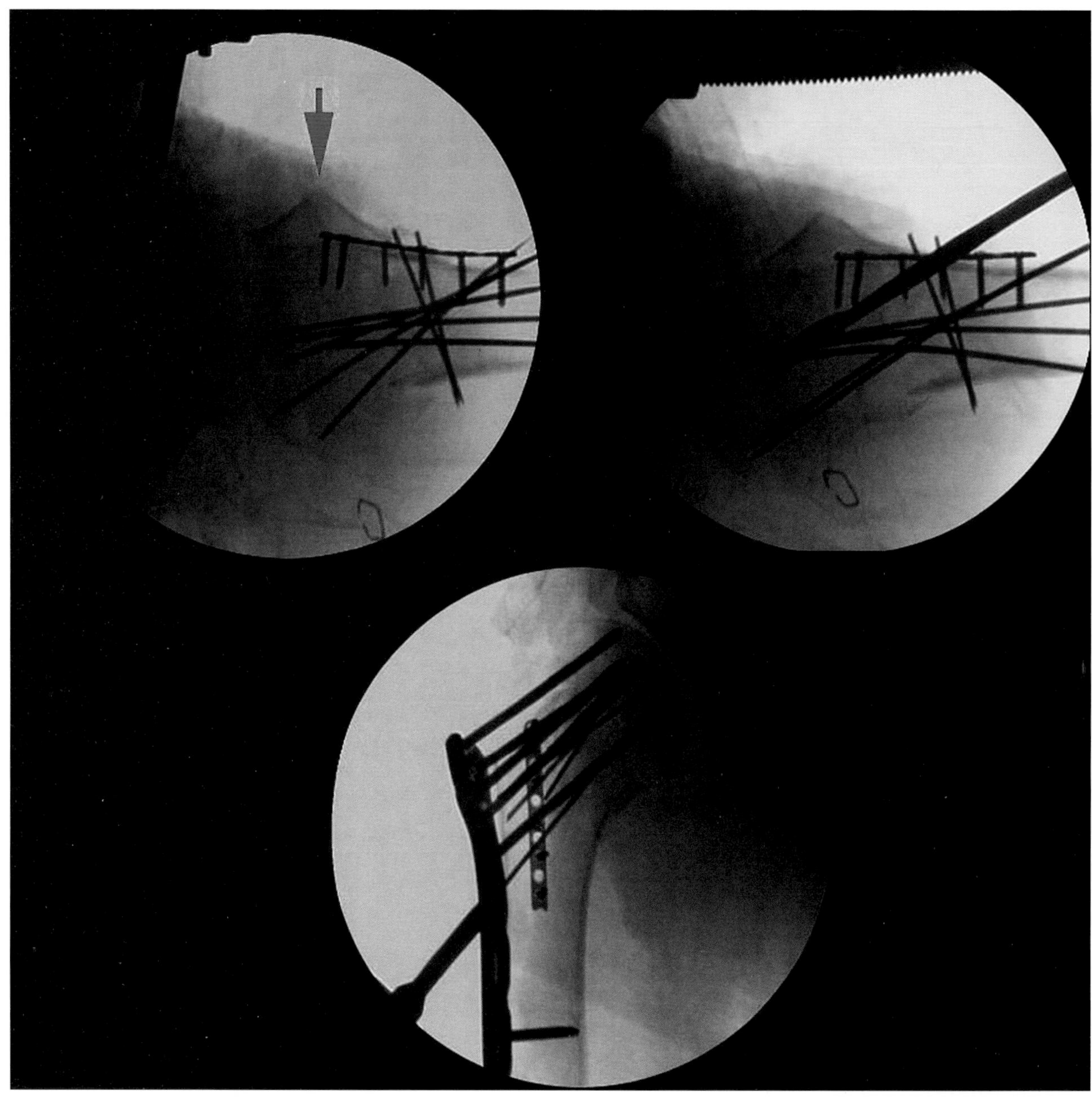

图6-12 此病例在肌松麻醉后仍无法恢复原来的解剖长度，小结节不能复位就是依据之一（左上图，红色箭头所示）。在喙突与肱骨干之间应用股骨撑开器，恢复解剖长度即刻变得极为轻松（右上图）。

TIP 利用撑开器复位和固定肱骨近端骨折

M. Bradford Henley, Anna Miller

病理解剖

通常采用切开方式治疗移位、粉碎性肱骨近端骨折。尤其是对于缩短、分离移位和/或嵌插压缩骨折，以及年轻、肌肉发达的个体而言，获得骨折复位殊非易事（图6-13）。肱骨干在外科颈水平与剩余的肱骨头和干骺端骨块完全分离。由于肱骨上有众多肌肉附着，它们将骨干或干骺端骨块向近端、内侧和前方牵拉，导致骨块进一步移位，这也会阻挡术中直视和复位过程。

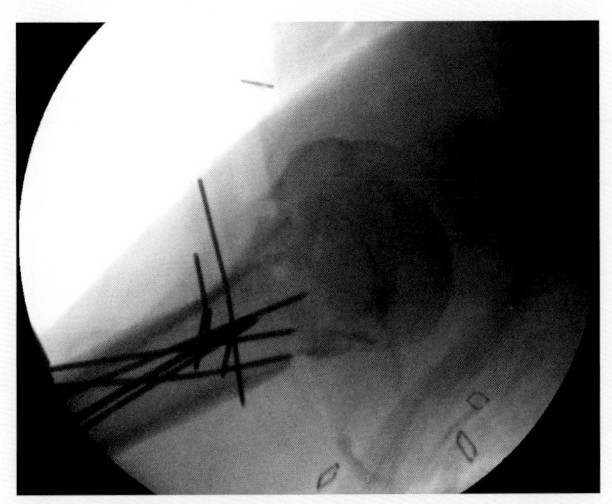

图6-13 不满意的复位效果：干骺端临时克氏针固定后，肱骨近端粉碎骨折复位后的腋窝侧位图像。注意，肱骨头似乎已与干骺端达成复位；但是小结节骨块和肱骨头部分关节面仍然没有对位，说明局部依然存在压缩嵌插。

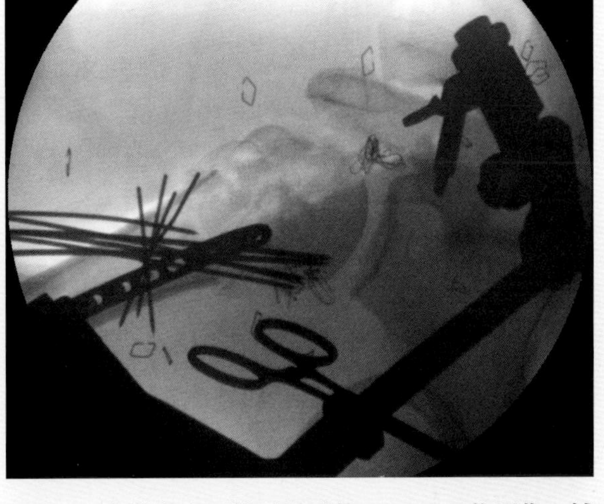

图6-14 在前方应用撑开器后的Grashey正位图像。辅助撑开为小结节骨块提供了足够的复位空间，再用前方单皮质2.7 mm接骨板临时固定小结节骨块。

解决方案

撑开器是恢复肱骨长度和骨折复位的有效工具。

操作技术

此项技术使用的是一种通用撑开装置，同时要放置两个直径4.0 mm头端带螺纹的Schanz钉。

- 一枚Schanz钉安置在喙突基底部。
    - 假如肱骨头是单个完整骨块，可以在小结节水平从前向后将近端Schanz钉安置在肱骨头上。
- 在肱骨干前方安置第二枚Schanz钉。
- 置入肱骨干Schanz钉时，务必不能干扰到最终内固定的安放位置。
    - 通常从矢状位方向安置该枚Schanz钉，紧贴肱二头肌外侧进入肱骨干的近端骨质。
    - 上臂外展60°~90°，在与之相同的前后方向置入喙突（或肱骨近端）Schanz钉。
    - 首先用2.5 mm钻头预钻出两枚Schanz钉的安置钉道，透视下确认钉道方向及安置深度。图6-14显示了在这种通用撑开装置辅助下恢复长度和临时对位后的术中正位透视图像。
- 若安置在外侧的肱骨近端接骨板作为最终固定方式，那么接骨板必须越过撑开器远端4.0 mm Schanz钉足够距离，以防局部潜在应力升高。
- 这个撑开器放置后万万不能干扰术中透视。图6-15显示了在肱骨近端锁定接骨板固定之前，包含撑开器的术中腋窝位透视图像。

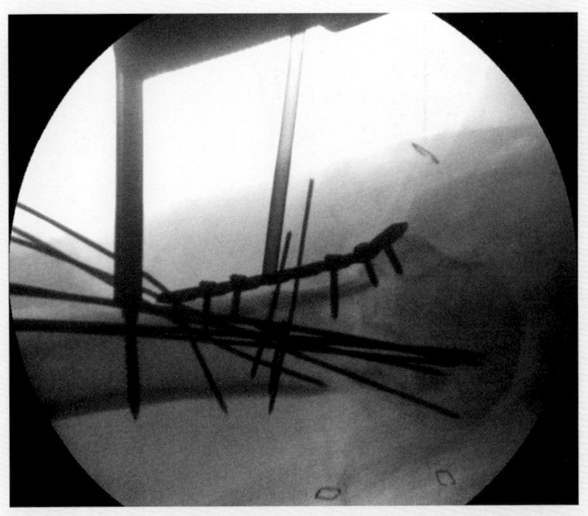

图6-15 撑开和临时固定骨折后，腋窝投照的侧位图像。确定在外侧安置肱骨近端锁定接骨板后，肱骨干上用2.7 mm双皮质螺钉替换原来的2.7 mm单皮质螺钉，并在肱骨头中安置2.7 mm锁定螺钉。

劈三角肌入路

- 劈三角肌入路对于某些骨折类型非常实用。
- 通过这种入路可以轻松处理简单的两部分、三部分和四部分骨折。
- 应注意触摸感知和保护腋神经，腋神经通常位于大结节以远3.5 cm处。
- 一旦定位了腋神经，就可以在远端打开第二处切口，将螺钉拧入肱骨干。

大结节骨折的具体要点：

- 劈裂型骨折采用切开复位内固定治疗，并用多根肩袖缝线予以加固。
- 可使用标准肱骨近端接骨板；但是，通常较小的骨块专用内植物（2.7 mm T形板或网状板）能更有利于“捕获”固定大结节。
- 撕脱型骨折要当作“骨性”肩袖损伤来处理，用带线缝合锚钉或经骨隧道方式来修复。

肱骨近端髓内钉

- 采用开口导针，并通过透视正位和肩胛骨Y位来获取精确的入钉点，该点位于肩袖止点内侧、关节面的外侧边缘，正对肱骨干髓腔（图6-16）。
- 根据透视下获得的入钉点来做皮肤切口。
- 劈开三角肌并牵向两侧。
- 透视下再次使用导针辨认入钉点，并且通过触摸三角肌深面的解剖学标志来确认。
- 顺着肩袖肌腱纤维方向纵行切开肩袖，在切口两侧分别使用非可吸收的粗缝线（如2号Ticron线）做标记，并牵开切口来保护肩袖。
- 用丝锥或空心钻头打开髓腔（图6-17）。
- 用2枚Schanz钉当操纵杆来复位骨折，或通过手法活动患侧上臂并放置衬垫复位骨折。
  - 应当将Schanz钉分别置于髓内钉入钉点的前、后方，宛若入钉点两侧的“球门柱”（图6-18）。
- 扩髓并置入髓内钉（图6-19）。

肩关节置换术治疗肱骨近端骨折

- 某些骨折情况，无论是何种骨折类型（如肱骨头劈裂、四部分粉碎），还是患者的个体差异（如骨质疏松症、高龄），都能通过近端肱骨关节置换术取得较好的治疗效果（图6-20）。
- 治疗上的选择包括半肩关节置换术（HA）和近来的反向肩关节置换术（RSA）（图6-20）。

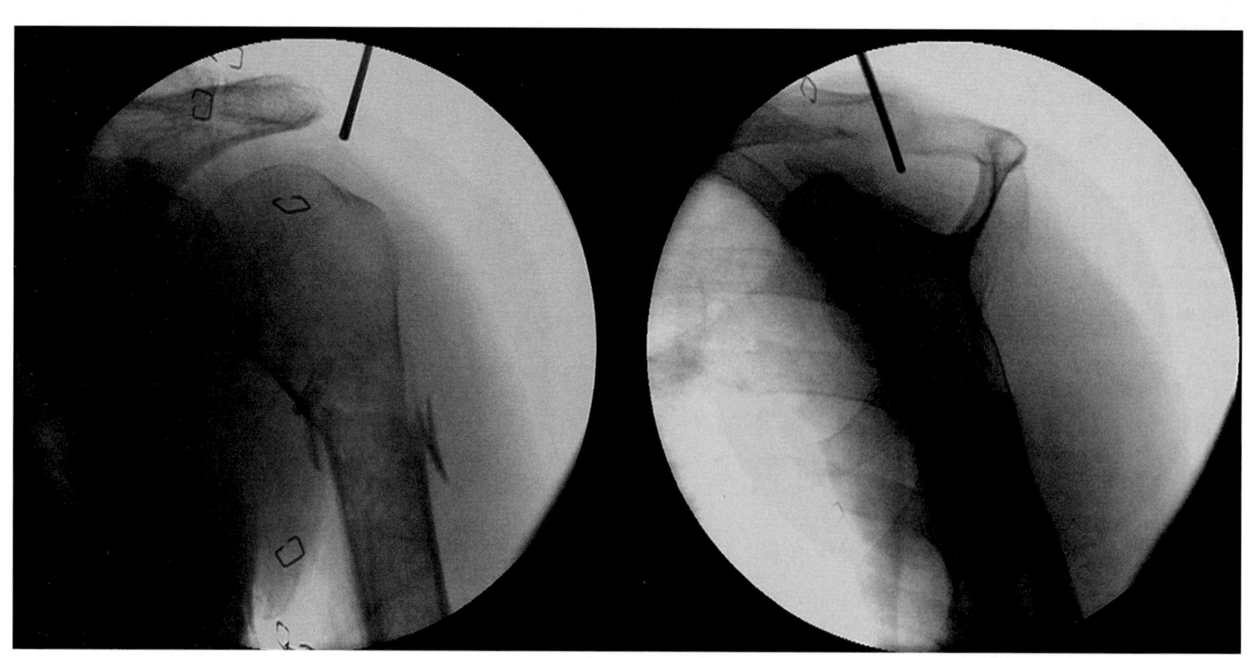

图6-16 做肱骨髓内钉时，要通过正位和肩胛骨Y位的垂直双平面透视图像评估入钉点。

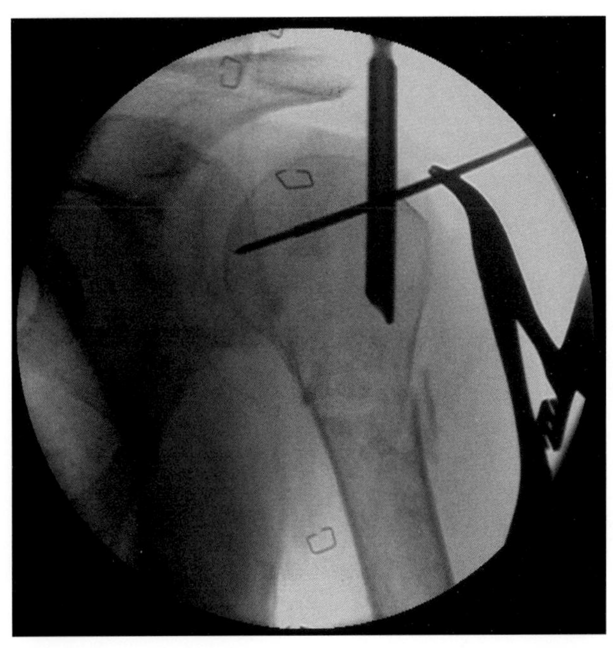

图6-17　采用丝锥在入钉点开口。

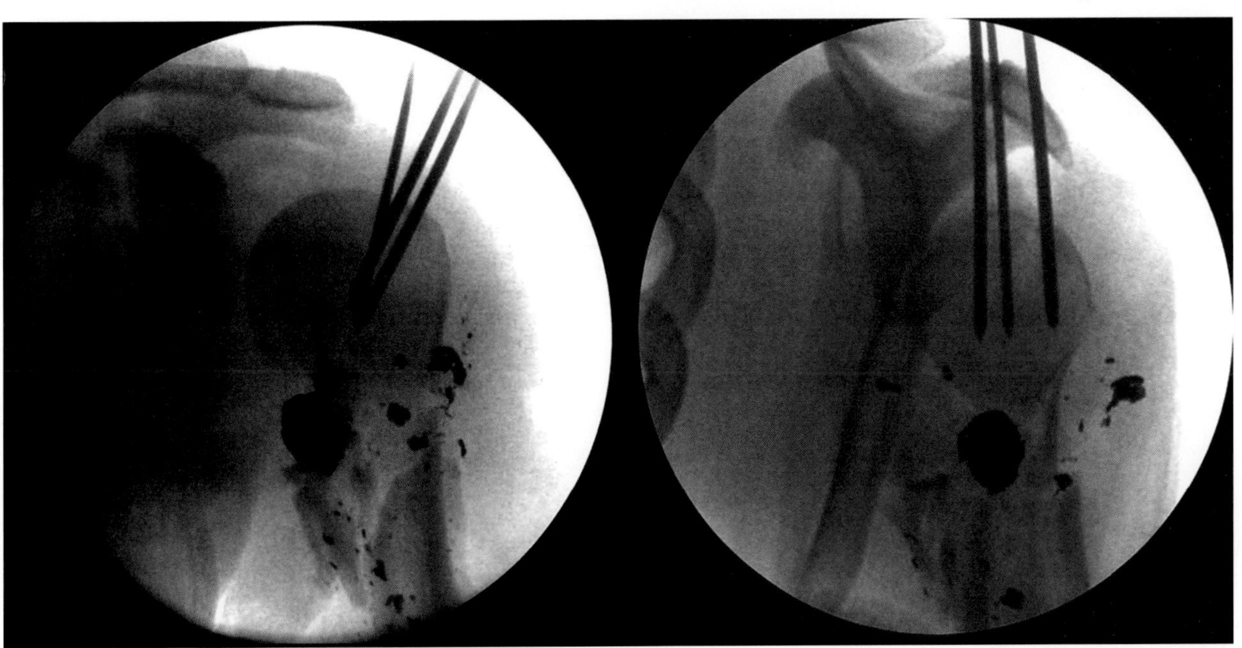

图6-18　在肱骨头表面预计入钉点的两侧分别置入1枚Schanz钉。这些Schanz钉既可用于复位，同时也用于软组织牵开。在2枚Schanz钉之间插入开口导针。

- RSA通常适用于需求较低的老年患者，而HA适用于骨折无法重建的年轻患者。
- 这两种手术的重要共同点在于牢靠固定大、小结节。
- 垂直方向（经内植物和肱骨髓腔隧道）和水平方向（由大结节至小结节）的组合固定方式能取得最佳稳定效果。

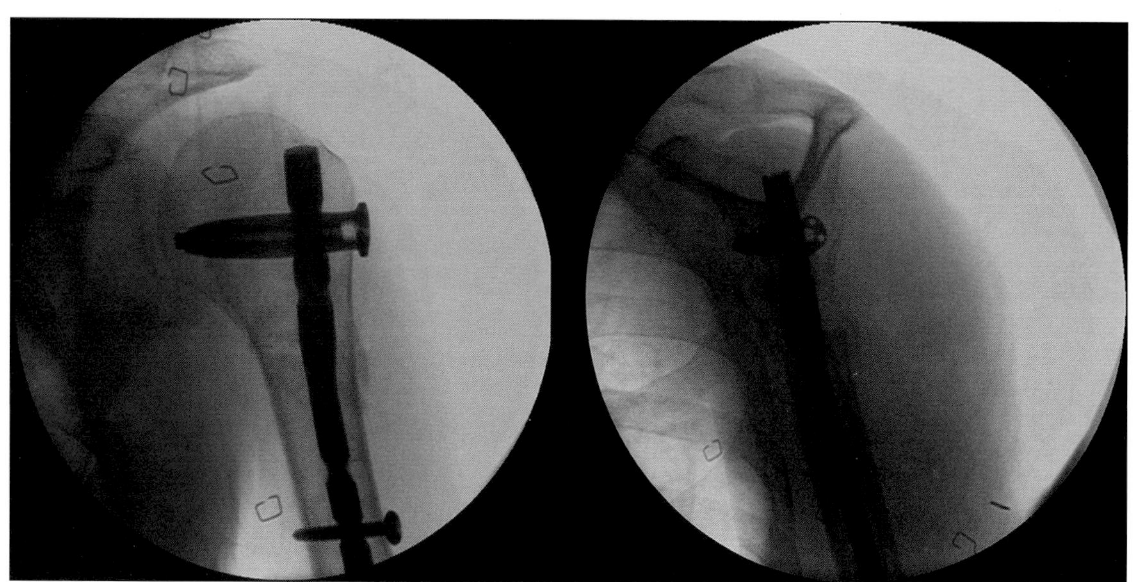

图6-19 骨折复位后扩髓，再置入髓内钉。

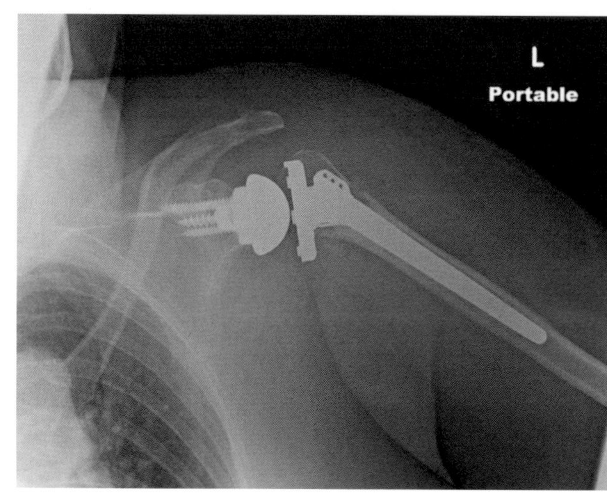

图6-20 采用反向全肩关节置换术治疗肱骨近端四部分骨折的术后X线片。注意：大结节骨块已准确地复位至肱骨近端。

Mark R. Adams, Andrew R. Evans, Michael S. Sirkin, Edward R. Westrick

第7章

肱骨干骨折

Humeral Shaft Fractures

无菌器械与设备

- 用不透水的无菌臂套和约10 cm（4 in）宽的弹力绷带包裹前臂和手部。
- 如有必要，可在上臂切口上使用0.25%布比卡因和肾上腺素的混合液。
- 如果需要，肱骨干远端骨折者可以使用无菌止血带。
- 辨认桡神经后，用血管阻断带轻柔牵开之。
- 带关节的收紧器适用于横行骨折和短斜行骨折。
- 各式各样的骨折复位钳，包括大号和小号点式复位钳（Weber钳）。
- 另外配置的Mayo立式托盘无菌罩或可粘贴的塑料袋来收集冲洗液。
- 内植物：
  - 根据肱骨粗细选择宽的或窄的4.5 mm加压接骨板。
  - 解剖型肱骨接骨板。
  - 身材矮小者可使用3.5 mm加压接骨板。
  - 小型（3.5 mm）和微型（2.0 mm、2.4 mm、2.7 mm）螺钉用拉力螺钉技术固定蝶形骨块。
- 多枚克氏针及动力钻/钻头。

手术入路

改良的肱骨干后侧入路

- 俯卧位。
  - 将患者置于可透视台的悬臂（悬空）侧。
  - 使用Wilson框架或卷垫预防腹部受压。
  - 另一种方式是沿躯干长轴在身体两侧分别放置1个光滑的双层卷垫或凝胶垫枕，两者要分开足够距离以容纳患者的腹部和胸部。
    - 卷垫的范围应当从腋窝下方直至髂前上棘。
    - 对于腹部过大的患者，可考虑在骨盆处横行放置1个卷垫，以减少腹部受压，获得理想的呼吸状态。
  - 患肢肩关节外展约90°，消毒铺巾，并置于可透视上肢搁板上，前臂要自然下垂。
    - 为防止下垂的前臂水肿，将患侧前臂和手放入无菌臂套，并用弹力绷带加压包扎。
  - 健侧上肢应当处于以下位置：肩关节内收、整个上肢置于体侧，或者肩关节外展<90°且适度外旋（<70°）以保护臂丛和尺神经。
    - 调节上肢搁板的衬垫高度，使上臂和躯干处于同一水平。
    - 将肘关节、前臂和手部置于上肢搁板，必须给予良好衬垫，注意保护尺神经。
  - 双膝关节下放置衬垫，并在双侧小腿远端下方放置小枕，防止双侧足趾受压。
- 侧卧位。
  - 患侧上臂安置在可透视的上肢搁板表面再消毒铺巾，该搁板固定于手术台头端，要高于患者头部且平行于手术台纵轴。
  - 凝胶垫枕或其他类似侧卧位衬垫；胸部卷枕要高些，以保护腋窝。
  - 朝外伸出有机玻璃搁板。
    - 插入床垫下方，要超出手术台边缘15 cm（6 in），并放置衬垫以支撑下方的健肢。

    - 将健肢放在合适位置，并用垫毯和泡沫垫保护。
  - 下方的健肢屈肘90°，前臂和手部处于“自然”位置，肩关节尽量前屈，使得下方的肘关节不会妨碍患侧肱骨的透视（图7-1）。
- 无论侧卧位和俯卧位均需要旋转手术台（通常旋转90°），以使手术医生和透视机能最大限度地接近患肢。
  - 透视臂从患者头端进入，90°旋转C臂机就可以获取正、侧位图像，而无需旋转患肢。

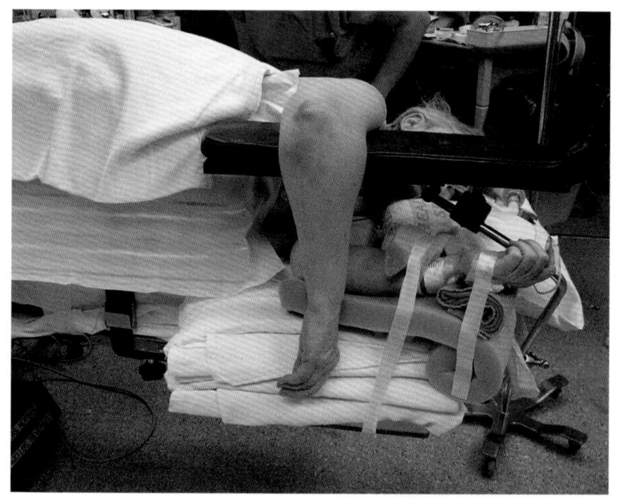

图7-1 侧卧位拟行肱骨干骨折接骨板内固定手术。

手术技术

- 在上臂背侧沿中线做纵行切口。
  - 切开皮肤之前，先于皮下注射1:10 000的肾上腺素将有助于控制皮下渗血。
  - 向远端延伸切口越过尺骨鹰嘴时，应稍许弧向桡侧。
  - 经后方肱三头肌旁侧入路，显露肱骨干远端和肱骨髁上区域[1]。
    - 全层切开皮肤和皮下组织，直达后侧间室（肱三头肌间室）深筋膜，然后向外到达肌间隔。
    - 找到桡神经穿出外侧肌间隔的位置，大约在外上髁近端10 cm处。
    - 向近端斜行追踪桡神经走行。
    - 如果需要向远侧显露，则需在桡神经远端从肌间隔和外上髁松解肱三头肌外侧缘和肘肌。
    - 辨认桡神经走行，若其受到肱骨移位或脱落骨块的影响，则可行桡神经减压术。
  - 在肱三头肌近端劈开长头和外侧头，从后方显露肱骨干的近端和干骺端区域（图7-2）。
    - 在此平面桡神经位于肱三头肌长头和外侧头交汇处的深面和远侧，通常靠近肱骨干内缘。
    - 如果需要有限切开三角肌后部，注意避免损伤腋神经和旋肱后血管组。
- 另外，由外向内向近端持续反折肱三头肌，称为改良的后方入路（Gerwin入路）。

肱骨干的前外侧入路

- 仰卧位。
  - 将叠成小块的单层衬垫置于患侧肩关节、后侧胸壁及骨盆下方。
  - 将气管插管摆向患肢对侧，将患者头部朝向正前方或转向对侧。
    - 用泡沫垫和胶带将头部安全地固定于手术台上。
  - 可透视的有机玻璃托板要超出床缘10~15 cm（4~6 in）；在托板上放置垫毯，使其与床垫等高。这样，向外突出床缘的有机玻璃托板就支撑住患侧肢体。
  - 可将患肢“自然”地置于躯干上。
  - 原地旋转手术床，使手术医生和透视机球管能最大限度地接近患肢。
  - 将透视机球管置于可透视手术台的对侧；在C臂机90°的弧形旋转范围内，获得正位和侧位透视像（图7-3）。
- 这是肱骨干中段和近侧1/3骨折手术内固定的极佳入路。
- 此入路延伸后，可更大范围显露肱骨干。

肱骨干的外侧入路[2]

- 取外侧小切口可用于肱骨外固定支架时置入Schanz钉或应用髓内钉时的有限显露，该切口可避免损伤桡神经或腋神经。

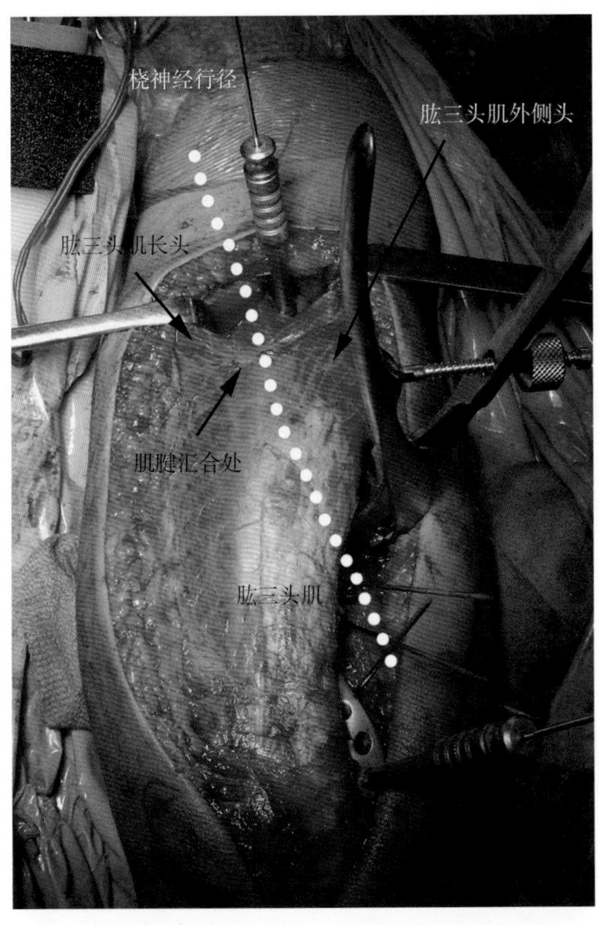

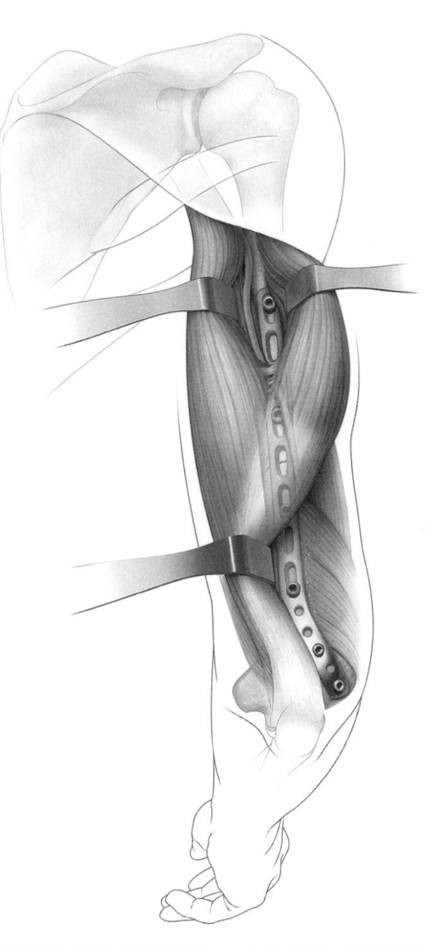

图7-2 采用改良的后方入路，可以向上反折肱三头肌，显露桡神经和骨折部位。由于经肱三头肌长头和外侧头间隙可以向近端延伸，所以我们能避免过度剥离接骨板近端范围。在肱三头肌近端（肱三头肌长头和外侧头）肌腱汇合点平面，桡神经通常紧靠肱骨和接骨板的内缘。

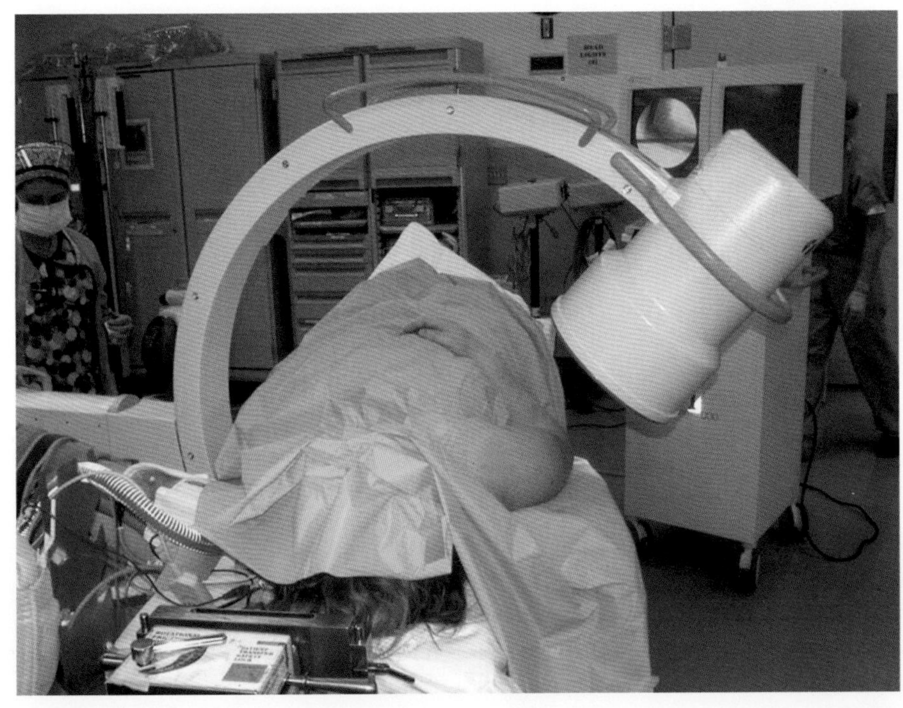

图7-3 使用垫毯或叠好的巾单将患者肩胛骨垫高，“过顶”旋转C臂机能获得肱骨的侧位透视图像。

- 在外侧切口范围内可以轻易地辨认出桡神经。
- 患者取仰卧位。
  - 可以照前述方法使用有机玻璃托板［或以Mayo立式托盘为支撑器，用能调节高度的可透视工作台面（注：Mayo立式托盘是金属材质，并不能透视）］。
- 沿三角肌止点中心和外上髁连线纵行切开皮肤（图7-4）。
- 掀起切口后侧小皮瓣，并打开后侧间室筋膜，位置在肌间隔后方约1 cm处（图7-5）。
- 将肱三头肌外侧头由上向下从肌间隔上分离，直至桡神经穿出外侧肌间隔水平处（图7-6）。
  - 辨认并保护桡神经的后侧皮神经分支和支配肱三头肌外侧头的运动支。
- 小心牵开桡神经及相关分支，根据骨折复位情况或放置外固定支架Schanz钉的需要，显露肱骨远端2/3部分（图7-7）。
- 显露后的肱骨前、外和（或）后侧面都可作为接骨板的安置部位。
- 尽管由于三角肌止点的存在使得直达肱骨上1/3骨干受到限制，但是该切口仍可以向近端（前方）和远端延伸。

肩关节前外侧入路（顺行肱骨髓内钉技术）

- 完整技术请参见第6章具体内容。

复位和固定技术

肱骨干接骨板内固定

- 解剖显露肱骨干，清除骨折端血肿和嵌入的骨膜；避免破坏粉碎或嵌插骨块的血供。
- 为达到解剖复位，可使用大号或小号Weber复位钳或带齿复位钳。
- 根据骨块大小，推荐使用可埋头的2.0 mm、2.4 mm或2.7 mm骨皮质拉力螺钉进行骨块间加压固定，尽可能获得解剖复位。

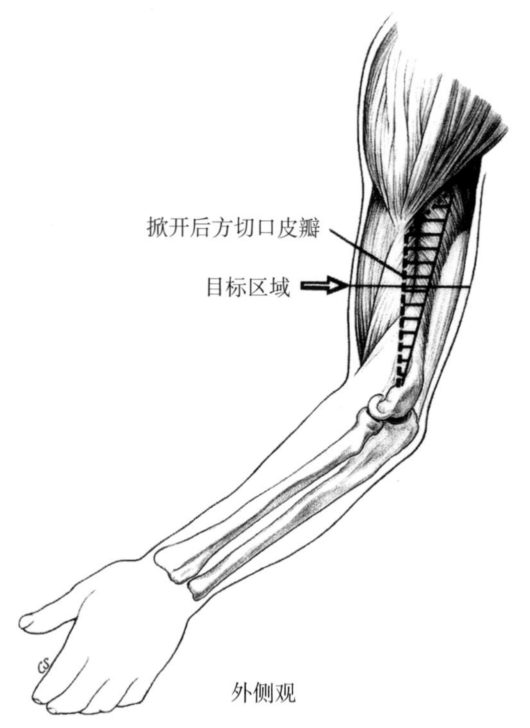

图7-4 沿三角肌止点中心和外上髁连线做皮肤切口。掀起切口后方的皮瓣，进一步显露其深面的筋膜组织及肌间隔［经允许引自Mills WJ, Hanel DP, Smith DG. Lateral approach to the humeral shaft: an alternative approach for fracture treatment. *J Orthop Trauma*. 1996; 10(2): 81-86］。

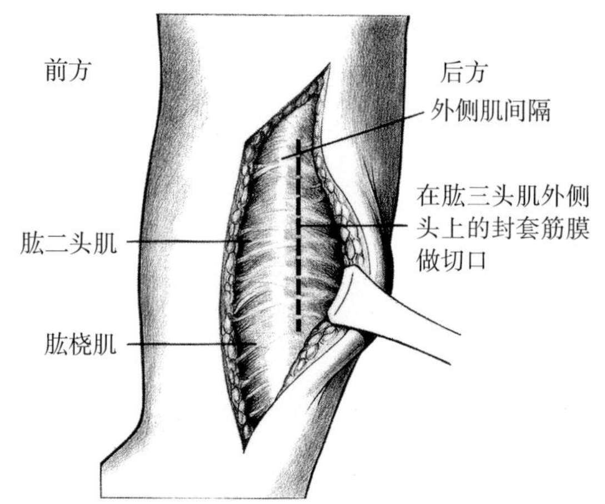

图7-5 在肌间隔后方约1 cm处切开深筋膜，要确保在上臂后侧间室内进行解剖分离［经允许引自Mills WJ, Hanel DP, Smith DG. Lateral approachto the humeral shaft: an alternative approachfor fracture treatment. *J Orthop Trauma*. 1996; 10(2): 81-86］。

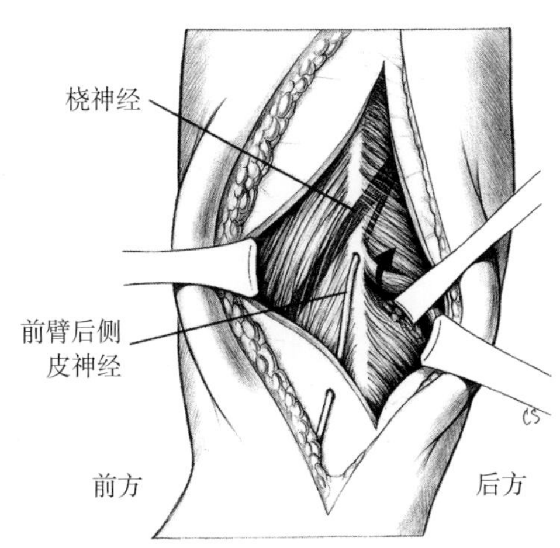

图7-6 从外侧肌间隔上锐性分离肱三头肌外侧头，向深层解剖直至显露肱骨。在切口近端范围内的脂肪组织内可探及桡神经。在切口远侧皮下或其穿出深筋膜之处可以找到前臂后侧皮神经；向近端追踪该神经的起源，直至找到桡神经主干［经允许引自 Mills WJ, Hanel DP, Smith DG. Lateral approach to the humeral shaft: an alternative approach for fracture treatment. *J Orthop Trauma*. 1996; 10(2): 81-86］。

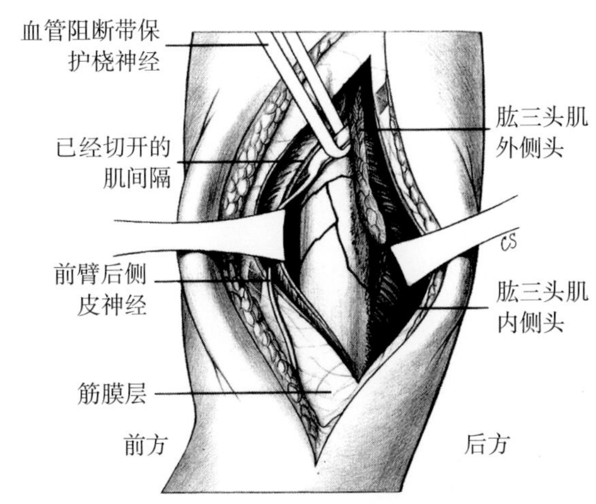

图7-7 将肱三头肌从（外侧）肌间隔上完全分离，将肱肌和肱桡肌牵向前方，游离桡神经并用血管阻断带隔离保护；再显露肱骨骨折端。切开外侧肌间隔可以在远端直视桡神经［经允许引自 Mills WJ, Hanel DP, Smith DG. Lateral approach to the humeral shaft: an alternative approach for fracture treatment. *J Orthop Trauma*. 1996; 10(2): 81-86］。

- 针对骨干骨折部位，要尽可能使用大尺寸的接骨板进行固定。
  - 窄4.5 mm接骨板适合于绝大多数肱骨干，但是身型高大的男性患者最好选择宽4.5 mm接骨板。
  - 肱骨后方放置接骨板时，应将其置于桡神经深面，并保证桡神经有足够的移动度。
  - 通常情况下，桡神经直接跨越接骨板表面(图7-8)。
  - 记录手术过程时应标注桡神经在哪个螺钉孔处跨越接骨板，以便描述桡神经相对接骨板的位置。
    - 如果未来需要再次手术的话，这样有助于辨认桡神经。
- 采用常规大型接骨板来固定肱骨远端1/4~1/3骨干骨折或干骺端骨折时，往往显得十分局促，此时应考虑使用针对肱骨远端外侧柱的干骺型接骨板（图7-9）。
  - 对于横行骨折来说，通过在骨折两端接骨板上的加压孔偏心钻孔置钉，就能起到骨块间

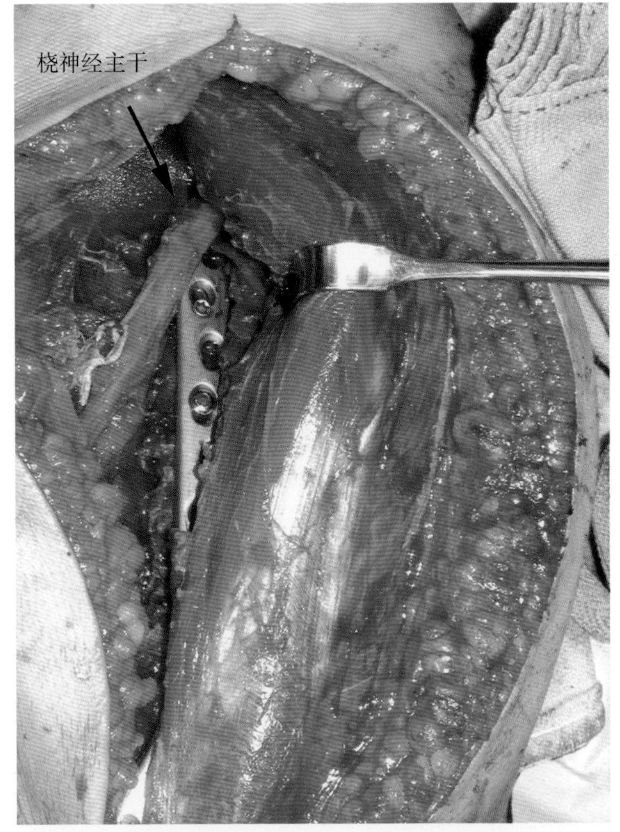

图7-8 进行肱骨后方接骨板内固定时，必须小心谨慎地将接骨板置于桡神经深面。

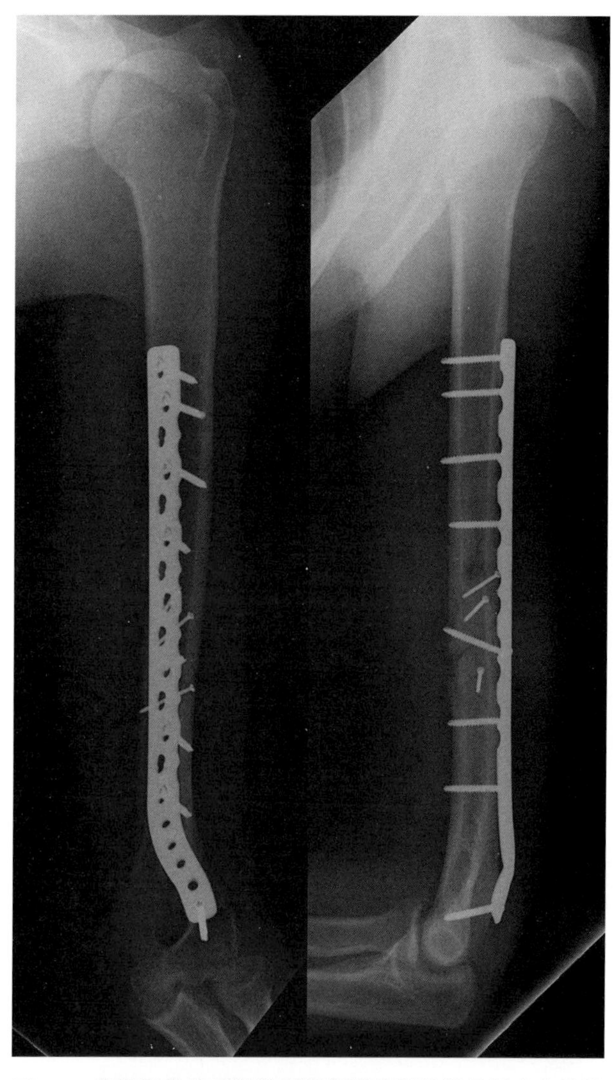

图7-9 我们通常使用延伸到外侧髁的特殊接骨板来有效处理肱骨远端关节外骨干骨折。

加压作用。运用此项技术时要在接骨板矢状面上将其弯曲呈平缓的凹形，这样接骨板所产生的预应力对实现骨折匀称加压至关重要。若事先没有预弯接骨板，靠近接骨板侧的骨皮质会被过度加压，而在接骨板对侧的骨皮质将会出现裂隙，造成过伸型形变。

  - 另外塑形时可能需要扭转接骨板，以适应肱骨的解剖外形。

- 只要辨认并保护好桡神经，那么桥接骨板技术可能更适用于严重粉碎的肱骨干骨折。

TIP 运用肱三头肌改良劈裂方式做肌层下方的肱骨桥接钢板技术

Mark R. Adams, Michael S. Sirkin

病理解剖

- 通过切开复位结合特定骨块固定系统可以治疗节段性肱骨远端粉碎性骨折（图7-10），也可通桥接钢板技术实现愈合。
- 切开复位结合特定骨块固定系统可能引起血运破坏而导致骨延迟愈合或骨不连。

解决方案

- 桥接钢板治疗粉碎性长骨干骨折，依赖于维持骨折部位的生物学特性以实现愈合。
- 理想情况下，附着在粉碎骨折块上的软组织未受到任何干扰。

操作技术

- 肱骨干骨折后路接骨板固定术通常是采用劈开肱三头肌或肱三头肌翻转入路来实现的。与穿皮接骨板技术完全不同的是，在肱骨放置后路接骨板需要开放手术，因为需要直视下保护桡神经。

- 遇到骨折广泛粉碎时，无论采取哪种“完全”开放入路都可能会导致某些骨块失活，因为使用接骨板时附着的肌肉被剥离。
- 这是一种改良的劈肱三头肌入路，需要在肱三头肌较浅肌头部（长头和外侧头）汇合之前先定位近端的桡神经。它通常恰好邻近骨干的内侧，位于长头和外侧头之间，紧邻内侧头与肱骨干。当它（该入路）向远端行进时，要在肱三头肌形成的联合肌腹下方穿至肱骨干的桡侧（图7-11）。
- 在肱三头肌的三个头部汇合之前，经此间隙将接骨板的近端部分固定在肱骨干上。因为可能是将长头和外侧头做部分钝性分离，所以没有切开腱膜，没有直接显露骨折部位（图7-12）。
- 保留骨折块上的肌肉附着。在肱骨远端由外向内，从外上髁的后方掀起肱三头肌，以便放置接骨板。
- 从切口远端（掀起的肘肌和肱三头肌深面）插入接骨板，并向近端不断推进。通过桡神经的深面，最后在近端的肱三头肌两个头部（长头和外侧头）之间可见到接骨板。
- 利用接骨板本身作为复位工具，因为肱骨的长度、力线及旋转皆由接骨板而设定（图7-13，图7-14）。

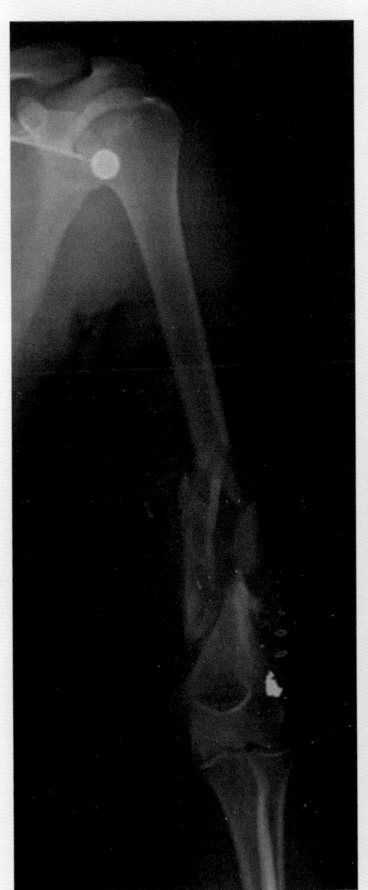
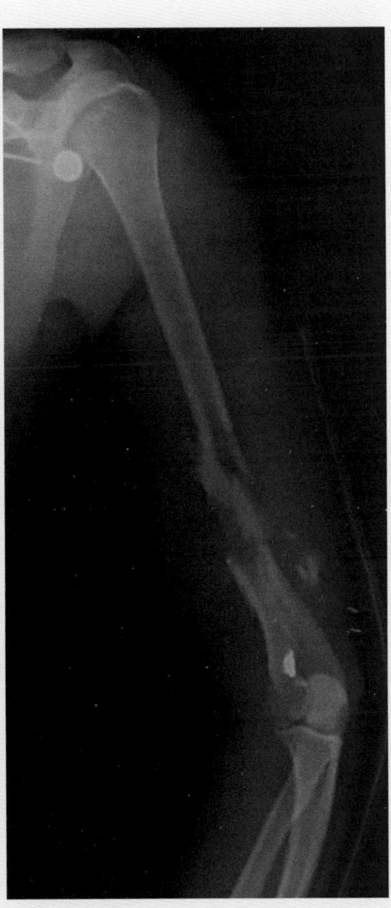

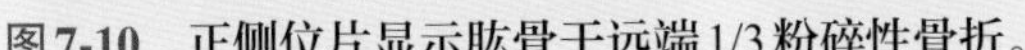

图7-10 正侧位片显示肱骨干远端1/3粉碎性骨折。

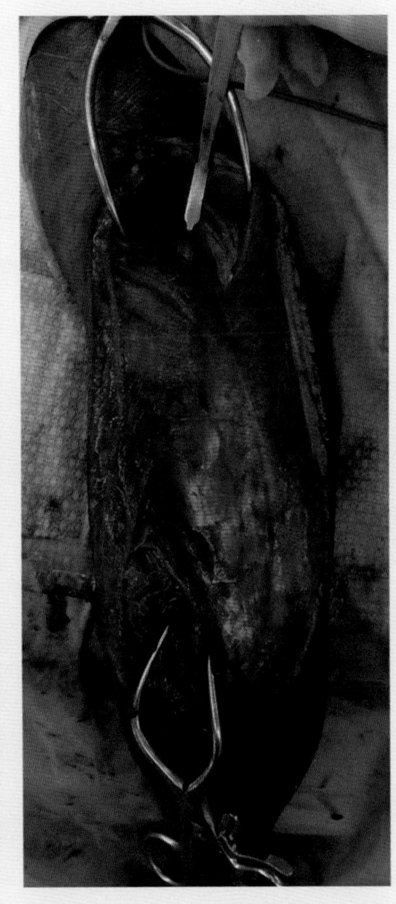

图7-11 术中照片显示在腱膜的近端劈开肱三头肌，在远端翻开肱三头肌的外侧缘。小型Hohmann拉钩尖端指向桡神经。

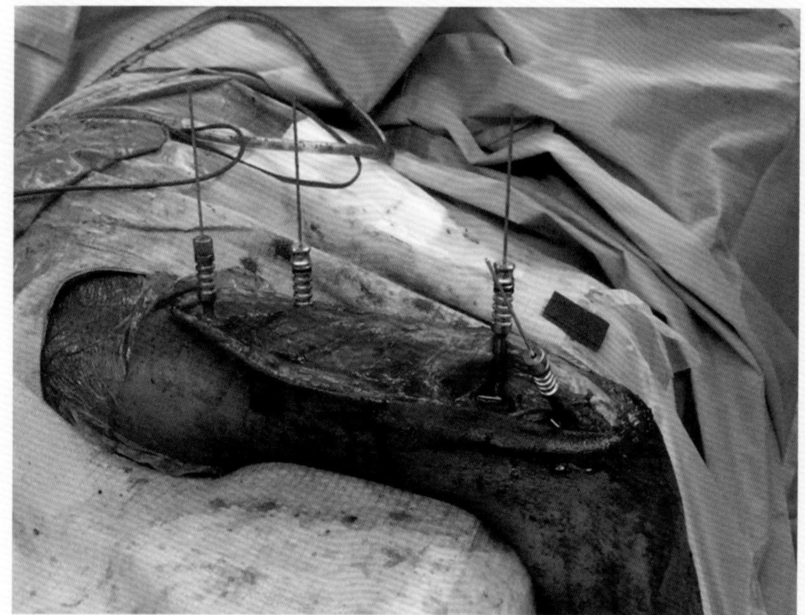

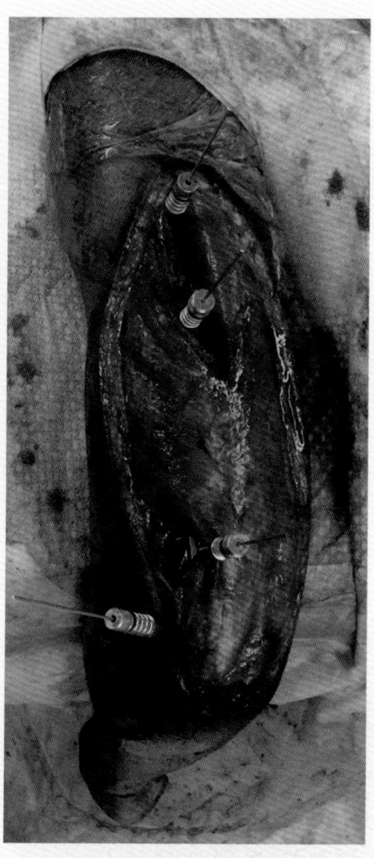

图7-12 术中照片显示多枚克氏针通过近端和远端锁定套筒将接骨板固定在肱骨干上。

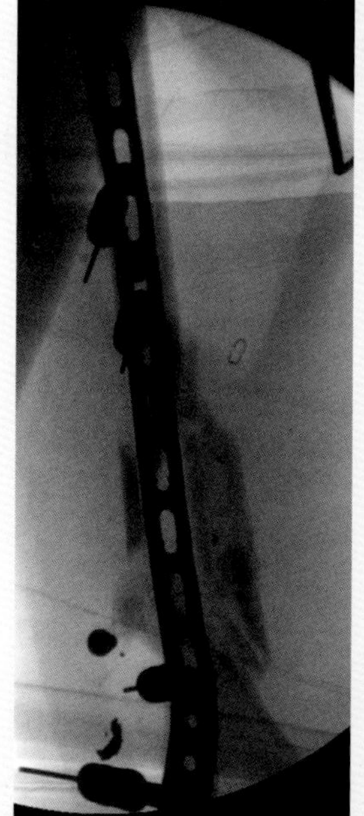

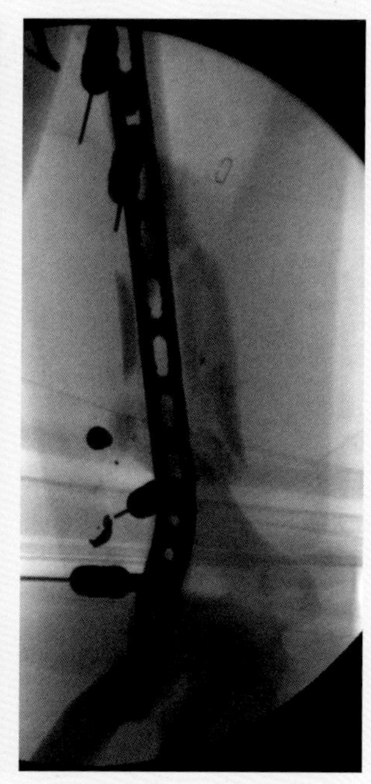

图7-13 术中透视见接骨板均位于肱骨远、近端骨块的中心线，意味着其长度和力线已得到恢复。

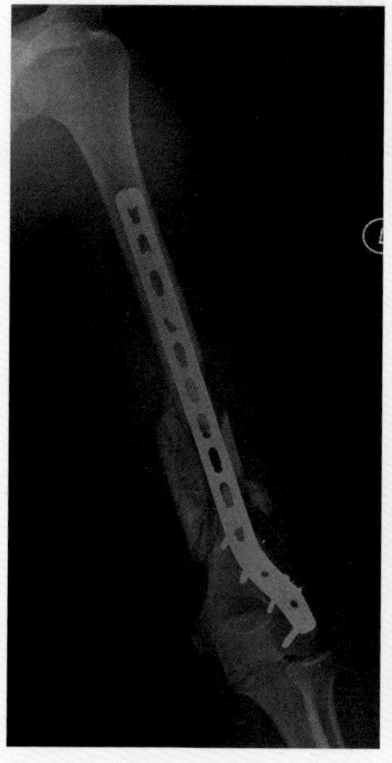

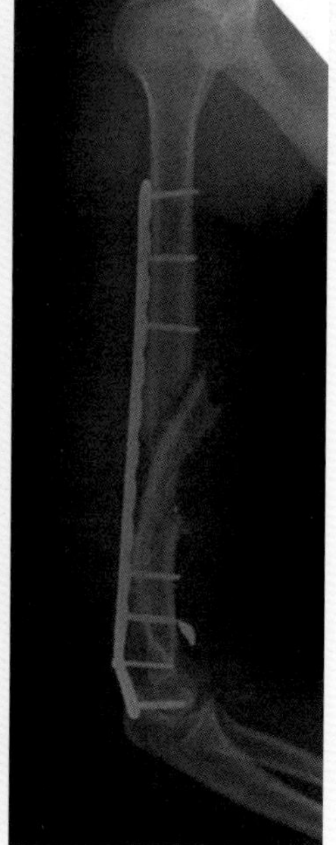

图7-14 后路接骨板固定肱骨干骨折的术后正位和侧位X线片。

- 对于开放性和枪弹伤造成的肱骨下段骨折伴节段性粉碎或骨质缺损，使用单块接骨板可能存内植物失败的风险。
    - 如果预计骨愈合时间推迟或计划分期植骨时，应考虑采用垂直双钢板技术（90°~90°）。
    - 针对短节段骨缺损，联合使用后外侧干骺型长接骨板与内侧柱长接骨板能提供多平面固定效应（图7-15）。
    - 采用后外侧+内侧接骨板的结合，方便术者从外侧入路直达骨缺损部位进行分期植骨术。
    - 减少肱骨长度可能有利于加快骨愈合时间，患者能较好耐受2 cm内的短缩。术前应充分考虑到这点，并与患者做好交流与沟通。

顺行肱骨髓内钉

- 完整的技术操作流程请参见第6章相关内容。
- 在使用肱骨髓内钉前，应顾及桡神经功能和未来可能引起肩关节不适。
- 在扩髓前可以获得解剖复位的横行或短斜行骨折，可使用闭合髓内钉技术。
    - 否则，在髓内钉手术中应考虑在肌间隔后方做外侧小切口以辨认和保护桡神经。
- 顺行髓内钉技术（图7-16）。

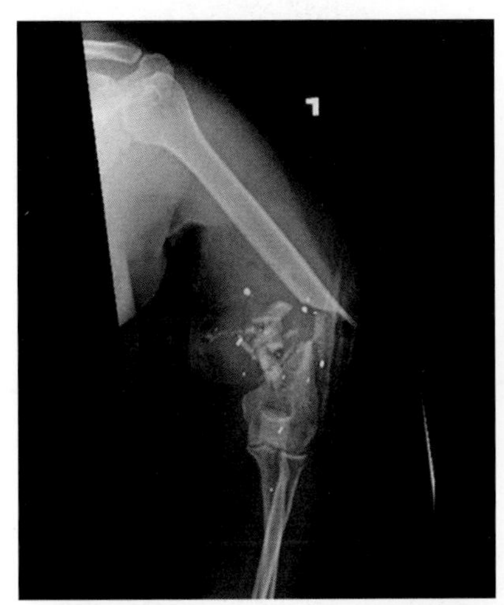
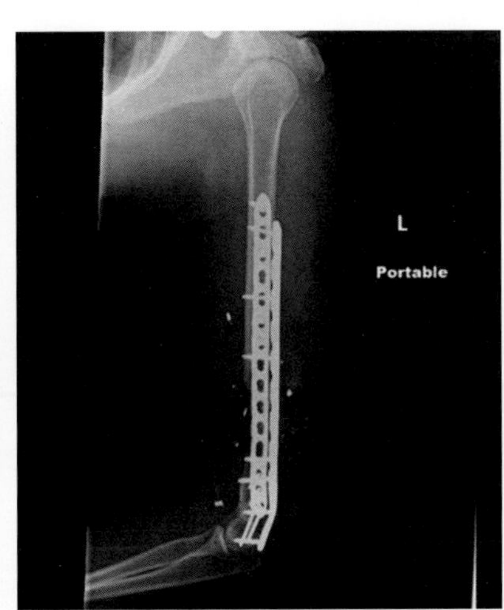

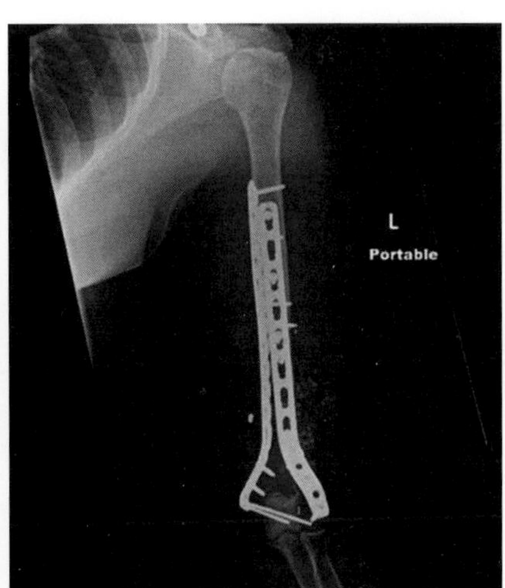

图7-15　受伤时及术后X线片显示双接骨板技术治疗肱骨干远端骨折伴节段性骨缺损。

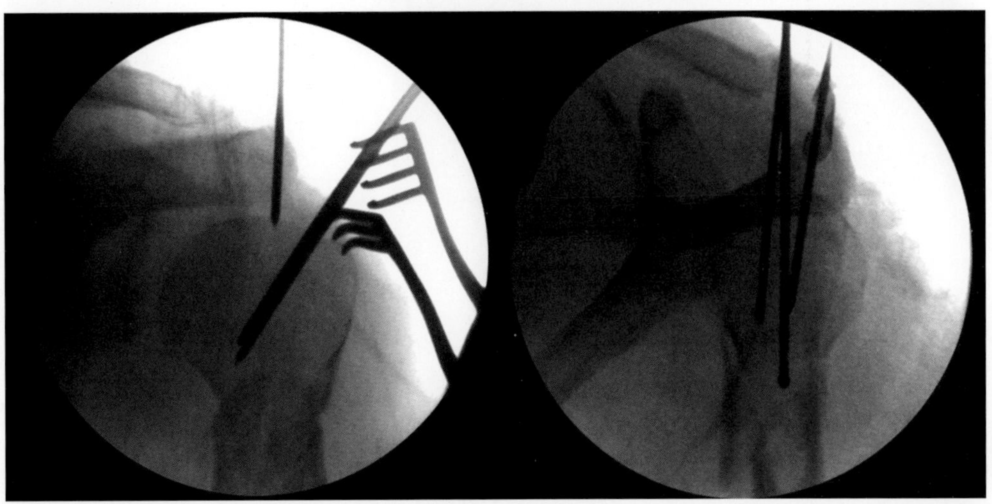

图7-16　应根据正位和肩胛骨Y位图像确定髓内钉的入钉点。正位像上该点应位于大结节沟的内侧（左图），侧位像上和肱骨干共轴线（右图）。

- ○ 皮肤切口应起自肩峰前外侧角，并向远端延伸1~2 cm。
- ○ 在三角肌前、中1/3交界处切开三角肌筋膜。
- ○ 要在透视下置入导针，以获取髓内钉的正确入钉点。
- ○ 切开入钉点处的肩袖组织，要沿肌纤维走行方向劈开冈上肌腱。
  - ◆ 应使用缝线牵开冈上肌腱边缘，以便后期修补。
  - ◆ 入钉点应刚好位于肱二头肌腱的后外侧缘。
  - ◆ 通常切口内可以触及肱二头肌腱沟。

TIP 困难情况下如何找到髓内钉的正确入口

Edward R. Westrick

病理解剖

把握正确的入钉点对于避免对位不良、维持骨折复位和髓内钉的置入都至关重要。患者的身体状况、软组织挛缩、其他肌肉骨骼损伤及先前软组织损伤（如之前的手术区域、放疗、软组织再覆盖等），都让获取正确入钉点变得棘手。

解决方案

手术医生可用逆行技术来获得理想的入钉点。通过远端入路的方法来获得，这样能避免骨块进一步移位和软组织遭过度破坏。遇到其他具有挑战性的肢体，若存在多种潜在不利因素（图7-17，图7-18），术者依然可以采取同样方式来获得理想的入钉点。

操作技术

- 具体细节请参见示例图7-17和图7-18。

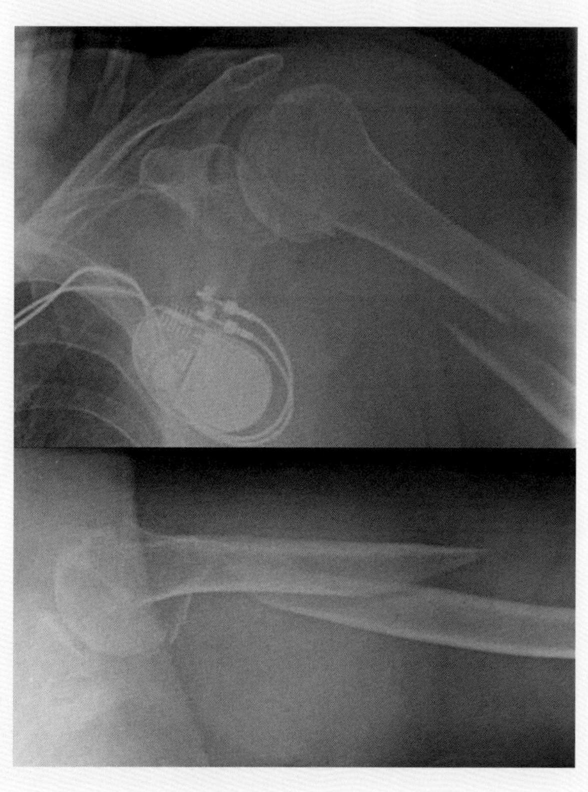

图7-17　一例患有重度肥胖且既往接受过肩部黑色素瘤切除、乳房手术和起搏器植入的患者，其肱骨近端（外科颈）和同侧肱骨干出现骨折。

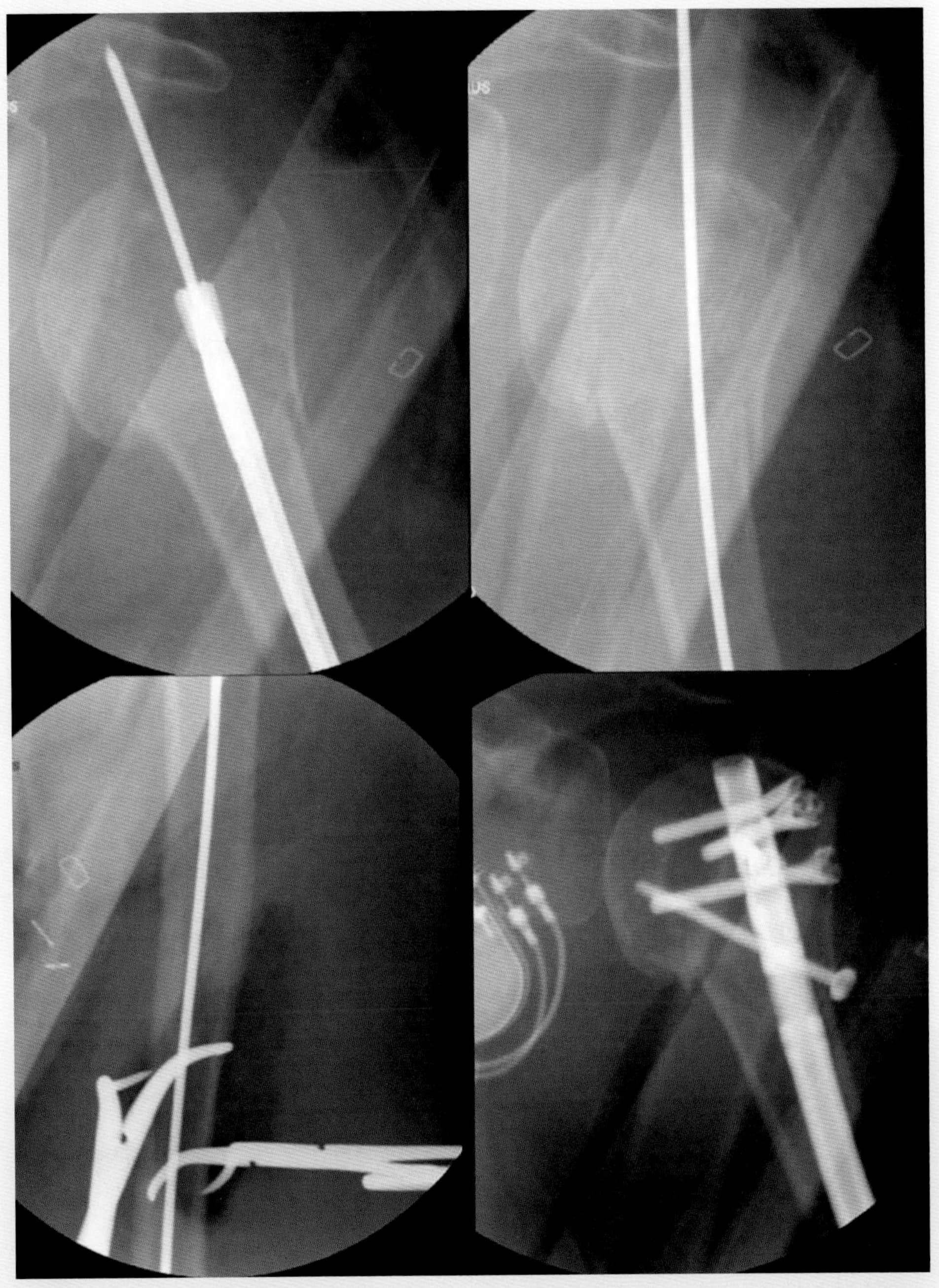

图7-18　采用逆行方式确定进钉点的位置。肱骨干骨折采用切开方式，从骨折端逆行穿入导丝，以获得理想的进钉位置。开口扩髓器也同样逆行通过。然后，逆行通过球头导丝再做皮肤小切口，来操控导丝和开口扩髓器。复位这两处骨折后以常规方式推进球头导丝。之前过髓腔的球头导丝现在改成顺行推进，穿过肱骨近端和肱骨干骨折区域。维持骨折复位状态，该病例的剩余操作部分按常规方式进行。

- 沿导丝用空心钻过度扩髓。
- 对于节段性肱骨干粉碎骨折，要根据对侧肱骨（如果未骨折）来测量长度、力线和旋转对位，作为骨折复位的参考标准。
  - 长度：用透X线尺测量从肱骨头顶端直到滑车水平的距离。
  - 力线：正常肱骨骨干力线存在极为轻度的内翻/外翻或屈曲/伸直成角。
  - 旋转：可通过比较对侧大、小结节的形态来进行评估。
- 对于向近端延伸的骨折，可用两枚直径2.5 mm的斯氏针操控近侧骨端。
  - 在预计入钉点的前、后方置入这2枚斯氏针。
  - 在犹如“球门柱”的2枚斯氏针之间插入导丝及髓内钉。
  - 也可以用这2枚斯氏针来牵开肩袖组织（图7-19）。
- 复位肱骨骨折后再扩髓，同时要避免偏心扩髓。
- 估算髓内钉长度时，请务必记住，肱骨髓腔在接近鹰嘴窝时开始逐渐变窄、变细。
  - 若髓内钉过长将导致骨折断端分离和/或骨折线医源性扩展。
  - 避免回敲髓内钉，髓内钉尾要位于在肱骨头软骨层下方。
- 遇到开放性骨折，或者如果切开骨折端时一定要识别和保护桡神经，可考虑在骨折两端做2.0 mm预钻孔，然后放置改良的小号Weber复位钳，以便在横行或短斜行骨折扩髓过程中维持复位状态[3]（图7-20）。
- （髓内钉）近端锁定时，采用钝性劈开肌肉，这样能安全钻孔和锁定，以避免腋神经的损伤。
  - 为了置入髓内钉，可将近侧切口延伸至三角肌的前外侧区域，直到能触及或见到腋神经。
- （髓内钉）远端锁定时要从前向后锁定，使用保护套筒或充分显露，并向两侧牵开切口；可考虑使用摆动钻以保护周围软组织结构。
  - 若由外向内安置远端交锁螺钉，需要充分切开显露肱骨骨质，避免损伤前臂外侧皮神经或桡神经主干。
  - 肱骨远端外侧的骨边界较窄，钻头容易从该处骨脊滑出。

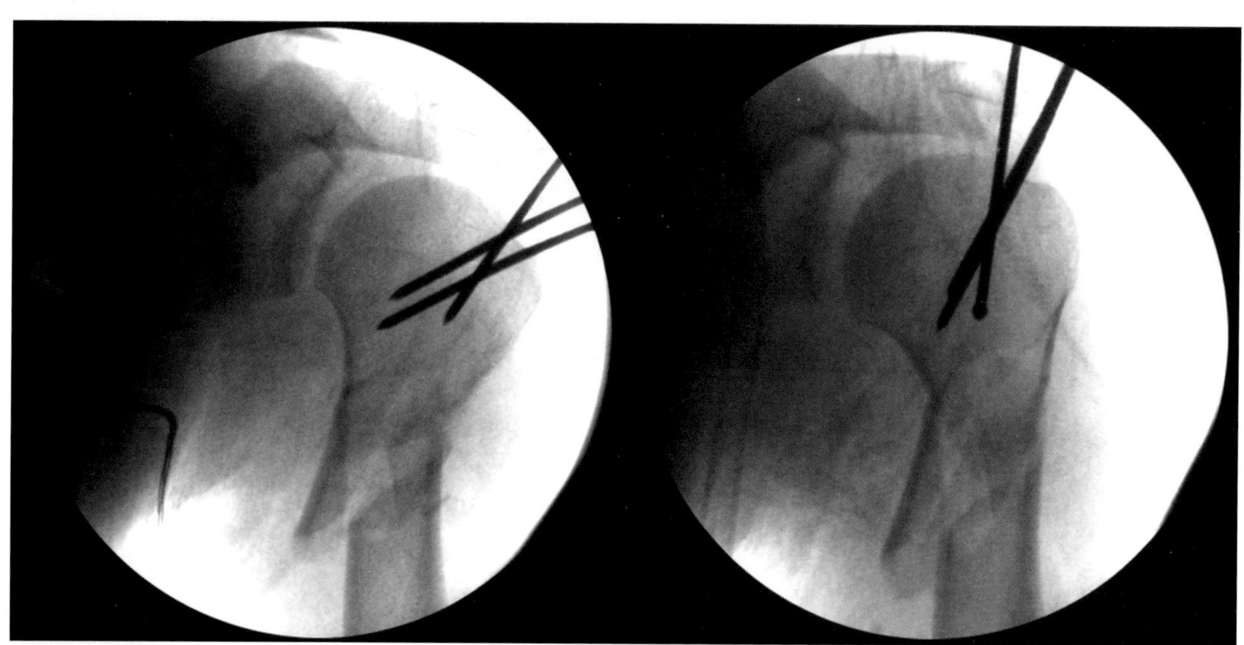

图7-19 对于更为近端的骨折，利用直径2.5 mm斯氏针操控近端骨块，可谓绝对行之有效。从这2枚斯氏针之间通过导丝、扩髓工具及髓内钉。

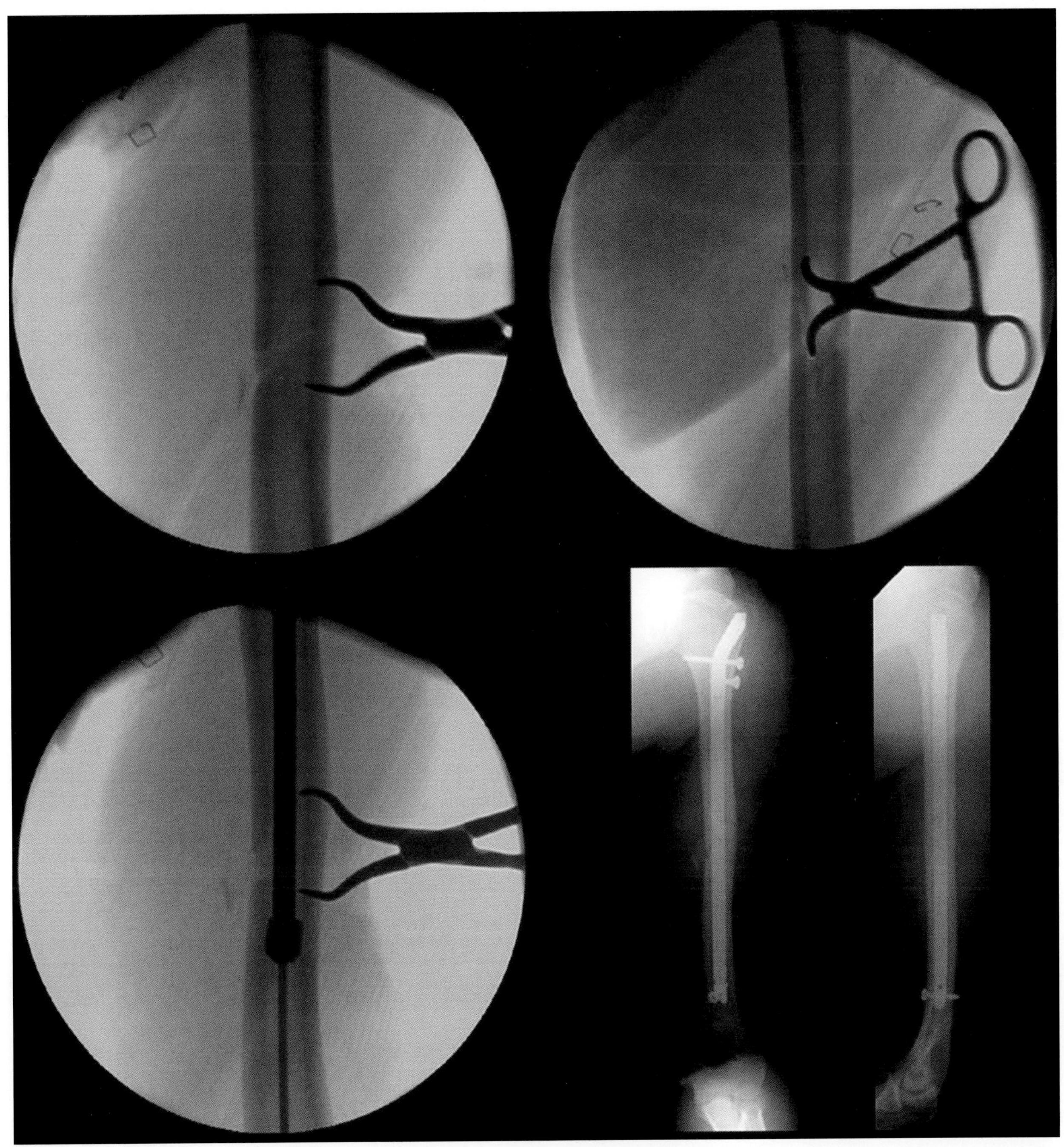

图7-20　直接显露骨折端，利用复位钳解剖复位骨折，并确保扩髓时桡神经的安全。

肱骨干的外固定治疗

- 可作为肱骨干骨折临时或最终治疗的选择之一，尤其是遇到上肢碾挫伤时（图7-21）。
- 安置固定针时要有限切开肱骨远端外侧，以避免损伤皮神经或深部神经（如桡神经）。
- 放置近端固定针时，要采取钝性分离和保护套筒，避免损伤腋神经。

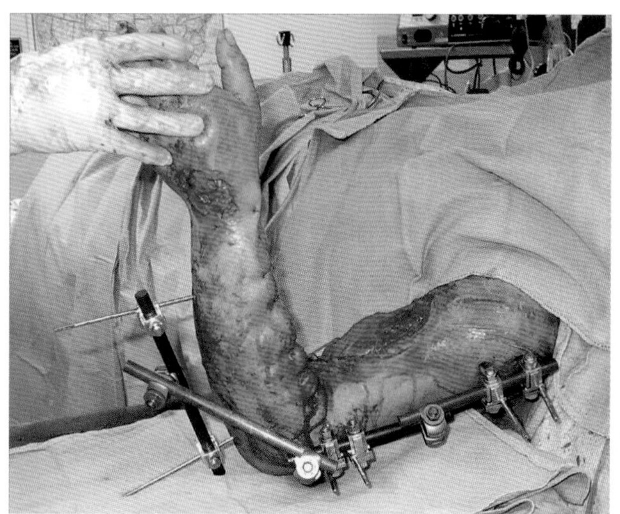

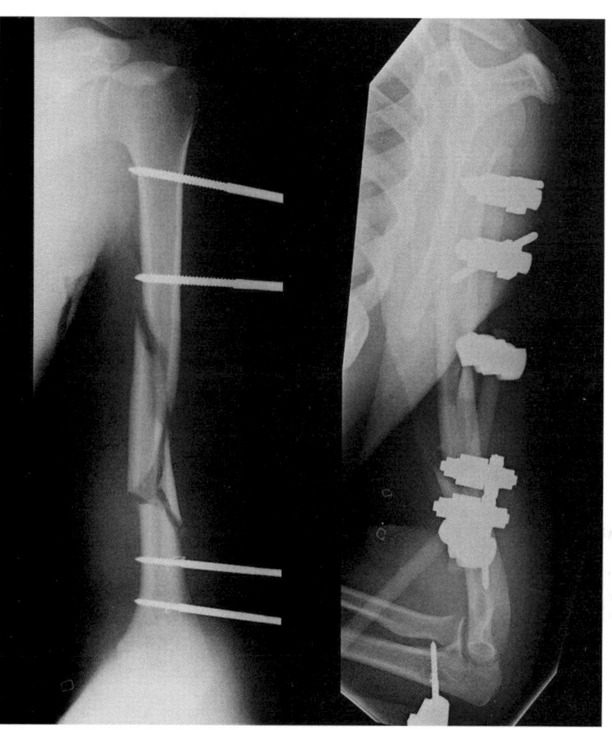

图7-21 肱骨骨折外固定针的通用位置。在近端，必须避开肱骨外科颈部周围的腋神经。在远端，必须保护好桡神经。

参考文献

[1] Schildhauer TA, Nork SE, Mills WJ, et al. Extensor mechanism-sparing paratricipital posterior approach to the distal humerus. *J Orthop Trauma*. 2003;17(5):374–378.

[2] Mills WJ, Hanel DP, Smith DG. Lateral approach to the humeral shaft: an alternative approach for fracture treatment. *J Orthop Trauma*. 1996;10(2):81–86.

[3] Schoots IG, Simons MP, Nork SE, et al. Antegrade locked nailing of open humeral shaft fractures. *Orthopedics*. 2007;30(1):49–54.

第3篇

肘关节/前臂

Elbow/Forearm

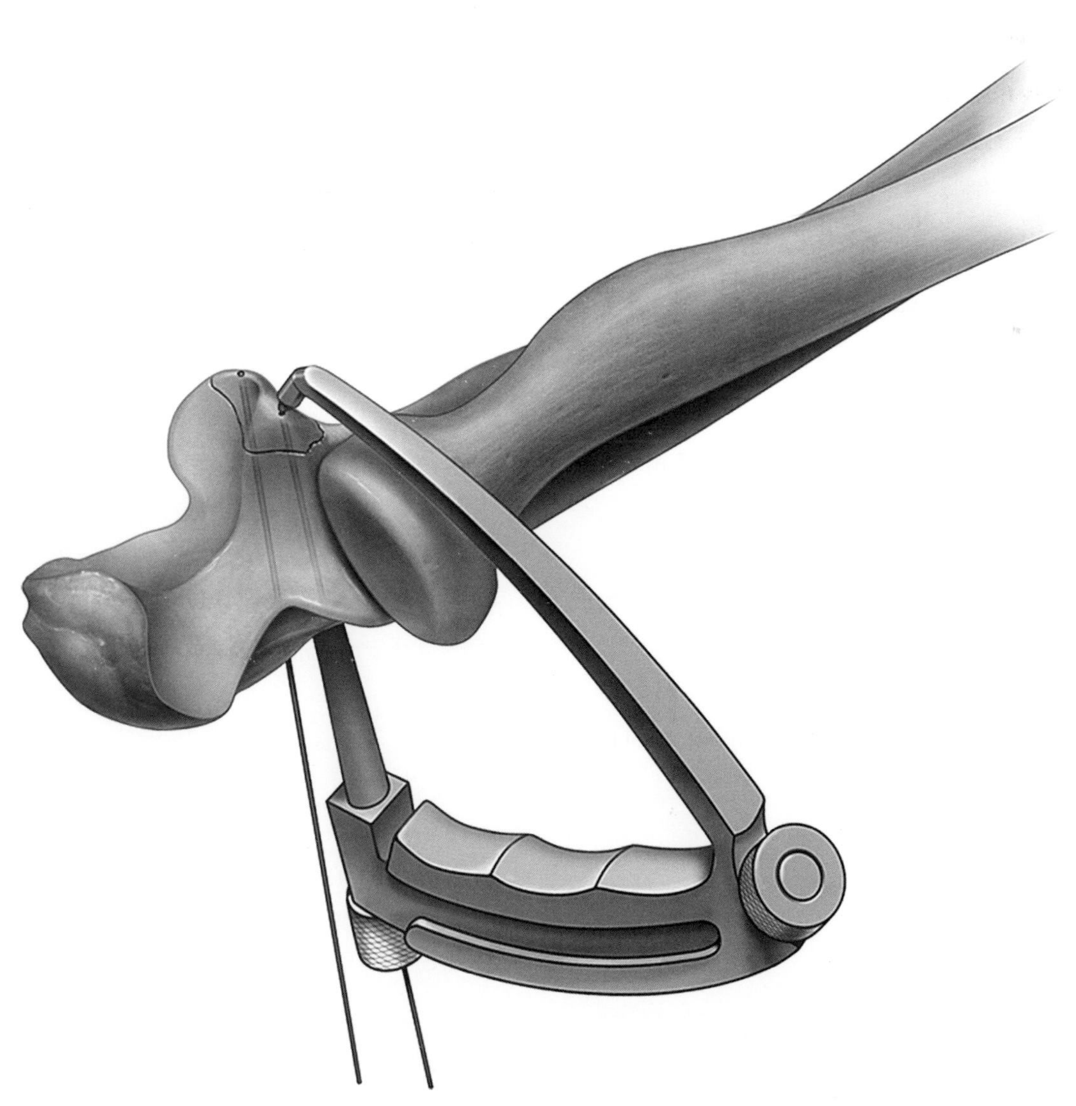

第8章

Michael J. Gardner, Jonah Hébert-Davies, M. Bradford Henley, Matthew A. Mormino, Justin C. Siebler

肱骨远端骨折

Distal Humerus Fractures

无菌器械与设备

- Mayo立式托盘无菌罩或可粘贴的液体收集袋。
- 使用不透水的无菌臂套和约10 cm（4 in）宽的弹力绷带，包裹前臂和手部。
- 拟行尺神经游离，需提前备好双极电凝。
- 切开皮肤前先用含肾上腺素的0.25%布比卡因在上臂后方皮肤及皮下进行浸润。
- 按需使用止血带。
- 大号和小号点式复位钳（Weber钳）。
- 拟行尺骨鹰嘴截骨：准备微型摆锯和各种小号骨刀（如Hooke截骨刀）。
- 多种内植物：
  - 解剖型的围关节接骨板，2.7 mm/3.5 mm重建接骨板、3.5 mm加压接骨板等用于肱骨远端内、外侧柱骨折固定。
  - 用来固定髁间劈裂骨块的直径3.5 mm或4.0 mm空心螺纹钉。
  - 如果存在内、外侧柱粉碎骨折块，需要预备微型螺钉或迷你螺钉及微型接骨板（2.0 mm/2.4 mm）。
- 多枚克氏针及动力钻。

患者体位

- 患者取俯卧位或侧卧位。
  - 可透视的搁手板或悬臂式托架。
  - 患者反向躺于手术台上，这样患者头部就朝向手术台的透光部分和“脚端”。
  - 腋窝侧和胸廓要采用U形铺单。
  - 如果患者采取俯卧位，在“床垫”下方垂直手术台插入支撑手臂的透光搁手板（如有机玻璃），依靠患者自身躯干的重量固定住搁手板。
    - 大部分搁手板过长，以至于患者俯卧位时不能做到完全屈曲肘关节。
    - 以肩关节为中心放置有机玻璃搁手板，这样可使上臂适度外展，方便术中进行侧位透视。
  - 如果患者采取侧卧位，需要用可调节高度的搁手板。
  - 无论患者采用何种体位，对侧手臂都要放在为俯卧位而设计的搁手板上，这样可避免对侧上肢过度外展和外旋。
- 手术台相对平时位置要旋转90°放置，这样方便术者对肩、上臂和肘关节进行操作。
- 将C臂机置于患者头部的近侧，与患者躯干长轴平行，垂直于患肢，同时患肢外展90°。这样进行正、侧位透视时不需移动上肢（图8-1，图8-2）。

手术入路

- 用不透水的无菌臂套包裹患侧前臂和手部，并用ACE自黏弹性绷带加压包扎。
  - 另取一件Mayo立式托盘无菌罩，并在下方的盲端开个小口。
  - 在开口处（使其底部敞开并下垂）固定1把有点分量的手术钳（如Ochsner钳－弯型有钩的血管钳/Kocher钳－直型有钩的血管钳）。

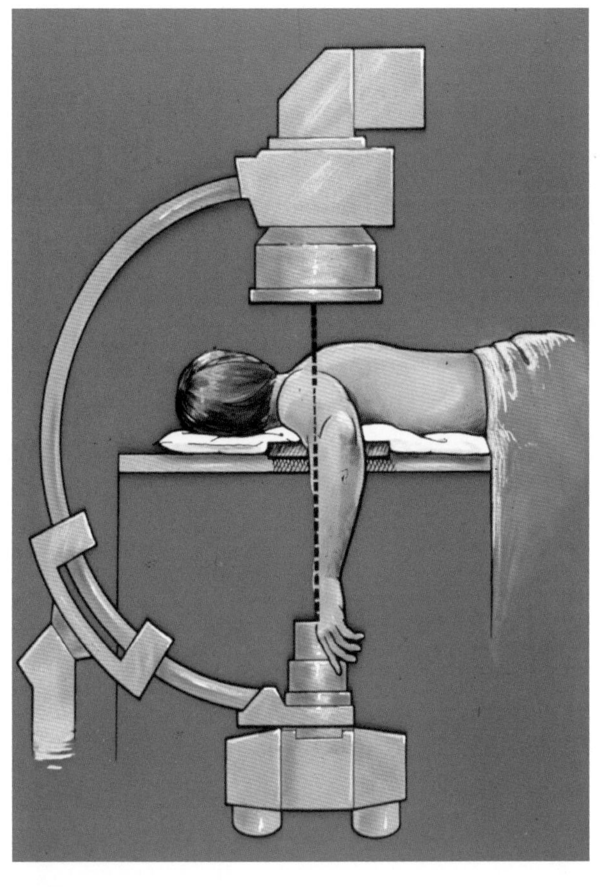

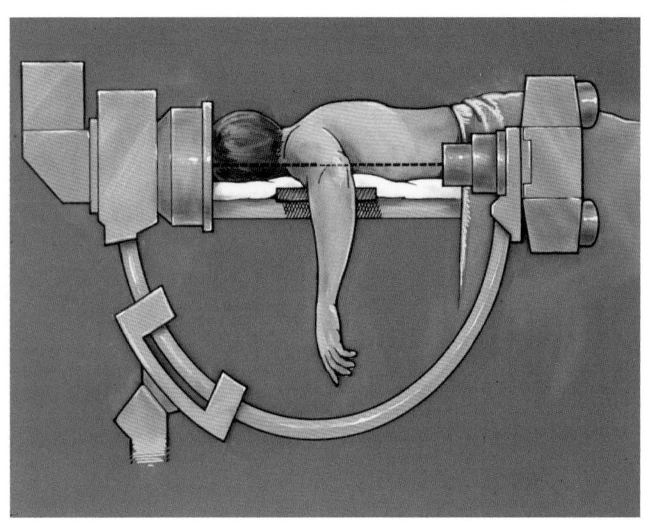

图8-1　患者取俯卧位时，可透视的有机玻璃搁手板不影响肩关节和肘关节的正、侧位透视。对侧上肢可以放在体侧或舒适的外展位，当然也不能进入需要透视的术野。

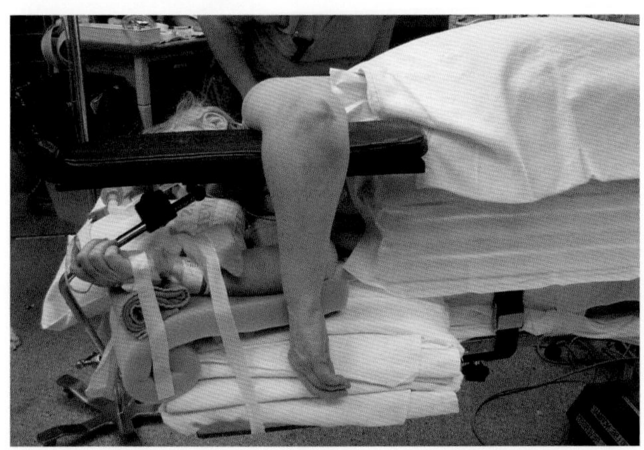

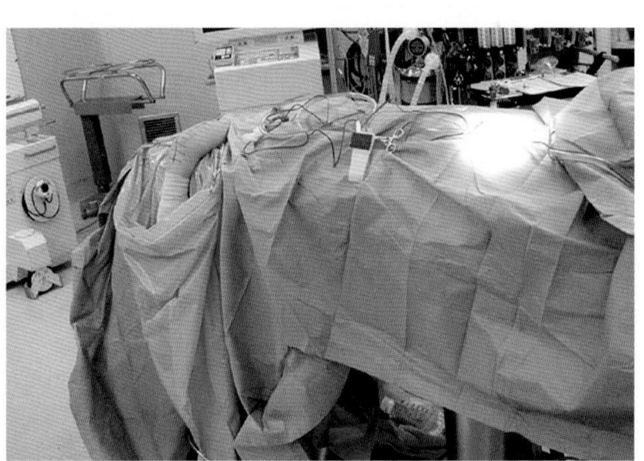

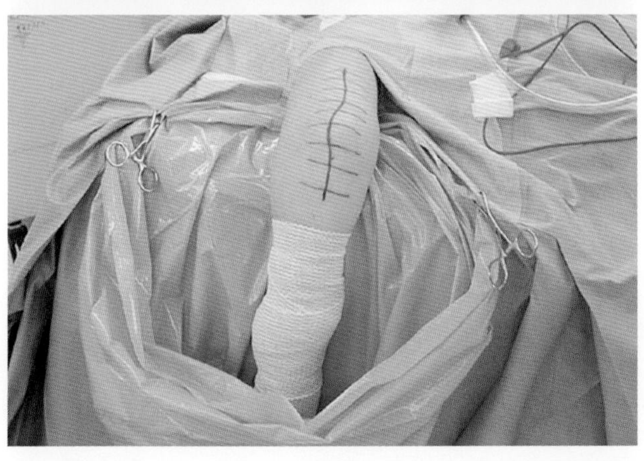

图8-2　患者取侧卧位时，对侧上肢可能会干扰术中透视。可以通过仔细调整对侧上肢的位置，将C臂机的球管向躯干倾斜即可避免。铺巾后，将患肢的前臂和手部包裹在不透水的无菌臂套中，并用弹力绷带加压包扎以减少术后相关的水肿。将患肢放在另一张Mayo立式托盘无菌罩中，后者用于收集冲洗液体及保持术野洁净。在Mayo立式托盘无菌罩下方的盲端开小口，并用1把有点分量的钳子固定住，然后一并放进踢桶，后者是用来收集废弃液体的。

  - 利用血管钳的分量使这件Mayo无菌罩下垂，底部接踢桶来收集冲洗液体。
  - 将患肢放在Mayo无菌罩原本的开口处（图8-2）。
  - 或者也可采用市售的三角形冲洗液收集装置。
- 取后正中切口，绕鹰嘴尖时要稍稍弧向桡侧(图8-3)。
- 游离切口内、外侧皮瓣。
  - 从中线切开皮肤，将皮肤连同皮下组织作为组织瓣一起分别向两侧牵开。
  - 切口要越过肘关节到达前臂，桡侧皮瓣包含鹰嘴滑囊，但不包含肘肌筋膜。
    - 内侧皮瓣层次位于屈肌–旋前肌群（flexor-pronator muscle mass：旋前圆肌、桡侧腕屈肌、掌长肌、指浅屈肌和尺侧腕屈肌）起点或其筋膜的浅层。
- 辨认和保护尺神经，以及尺侧副动脉的上、下支。
  - 考虑使用小号血管阻断带或Penrose引流管来隔开神经（图8-4)。
- 如果不需要做鹰嘴截骨（A型和C1型骨折)：
  - 从内、外侧肌间隔处掀起肱三头肌和肘肌，直达肱骨远端的后方（图8-5，图8-6)。
  - 辨认和保护桡神经和肱深动脉及其分支（桡副动脉和内侧副动脉)。
  - 在上臂远端和肘关节处，要把肘肌从肱骨外上髁的后方剥离下来。
    - 剥离可由近及远，但要避免过于偏向桡侧，否则暴露关节会比较困难。
  - 切开内、外侧关节囊，直视下显露尺骨鹰嘴窝、鹰嘴、肱骨小头的后下部分和滑车后方结构。
  - 用点式复位钳夹持并牵拉尺骨近端，这样不仅方便打开关节囊，还可更加清楚地看到关节内部。

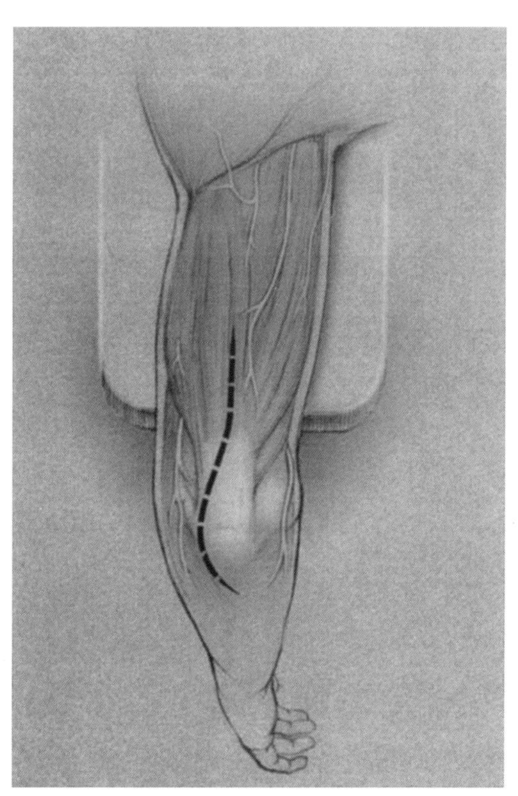

图8-3　在上臂内、外侧皮神经之间做后方正中皮肤切口，绕鹰嘴时要弧向外侧［经允许引自Schildhauer TA, Nork SE, Mills WJ, et al. Extensor mechanism-sparing paratricipital posterior approach to the distal humerus. J Orthop Trauma. 2003; 17(5): 374-378］。

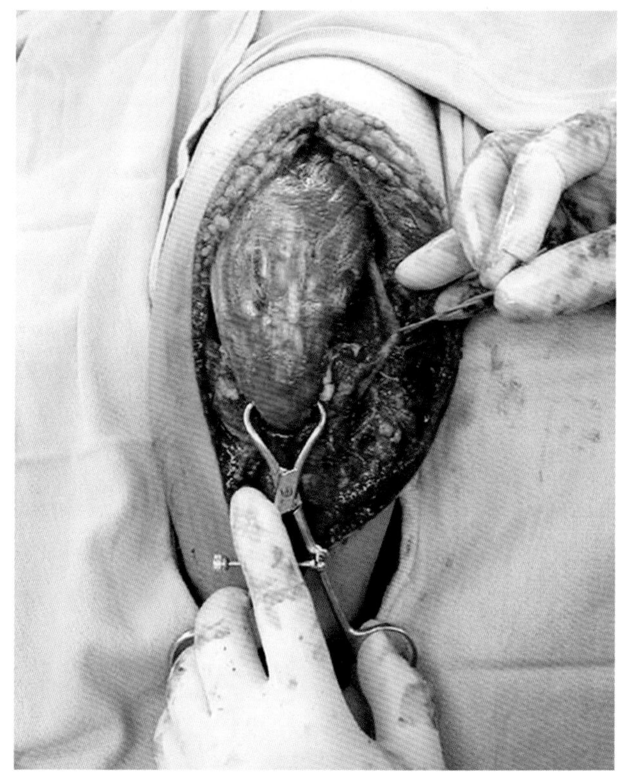

图8-4　用血管阻断带保护尺神经。

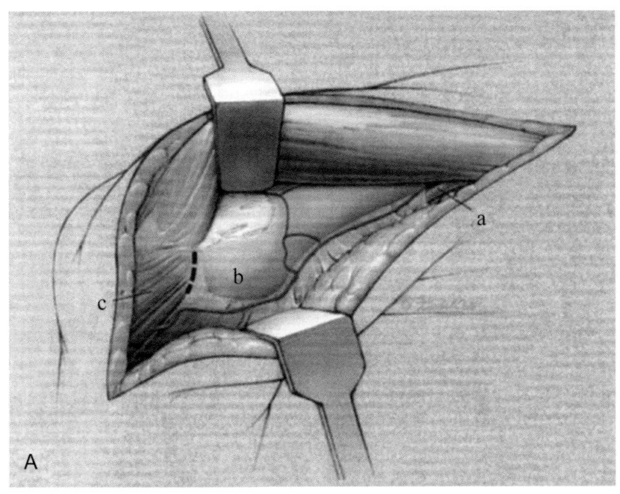

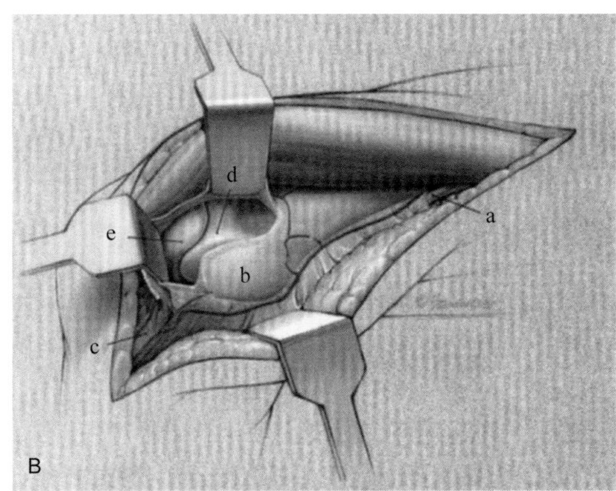

图8-5　沿肱三头肌的外侧缘向肌间隔将肱三头肌从肱骨外侧骨面掀起。在切口近端可以见到桡神经（A），深部游离的远端可以直达肘肌的前方（虚线）。侧面观显示切开关节的情况：肘肌连着肱三头肌一同被掀开（B）。a，桡神经；b，外上髁；c，掀开的肘肌和关节囊；d，滑车；e，鹰嘴尖［经允许引自 Schildhauer TA, Nork SE, Mills WJ, et al. Extensor mechanism-sparing paratricipital posterior approach to the distal humerus. *J Orthop Trauma*. 2003; 17(5): 374-378］。

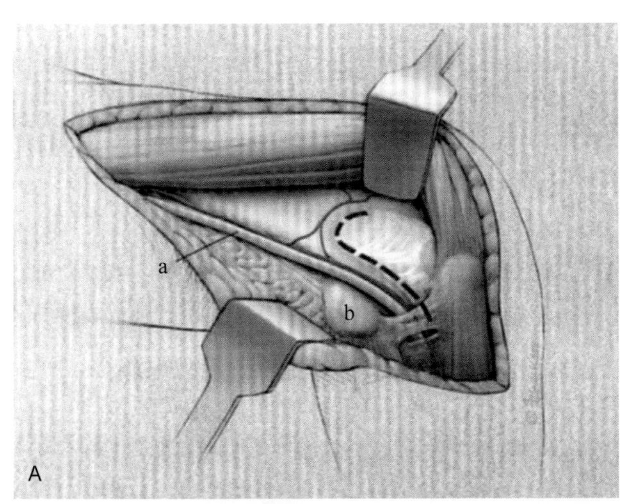

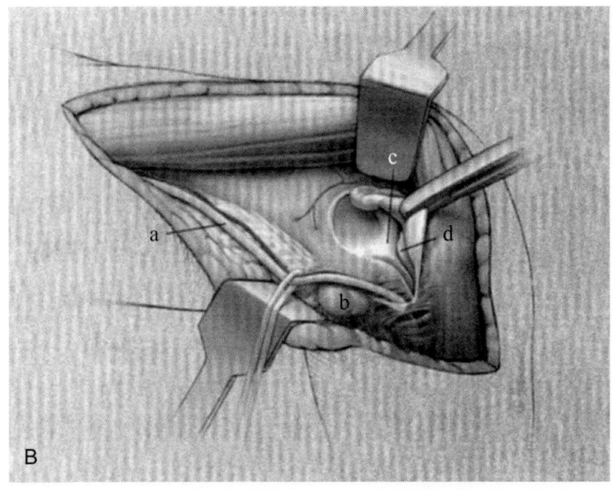

图8-6　沿肱三头肌内侧缘向内侧肌间隔游离，在肘管处松解尺神经，向远端游离至尺神经发出第一肌支（A）。游离内侧缘深部，在肱尺韧带的后方打开关节（B）。a，尺神经；b，内上髁；c，滑车；d，鹰嘴尖［经允许引自 Schildhauer TA, Nork SE, Mills WJ, et al. Extensor mechanism-sparing paratricipital posterior approach to the distal humerus. *J Orthop Trauma*. 2003; 17(5): 374-378］。

TIP

保留伸肘装置的肱骨远端骨折内固定术

Matthew A. Mormino, Justin C. Siebler

病理解剖

由于伸肌装置和鹰嘴的存在，所以很难直扑髁上、髁间和肱骨远端骨折。因此，为了直达关节面通常采用鹰嘴截骨术，当然这也无法避免其自身的潜在缺陷。

解决方案

使用保留伸肌装置的手术技术，可以避开鹰嘴截骨术的情况下进行切开复位内固定手术。

术前计划/选择患者

术前计划

- 一般来说，轻柔牵引下拍摄正位X线片有助于确定各个骨块。需要特别注意以下细节：
  - 关节内粉碎骨折。
  - 多重骨折线，滑车与肱骨小头之间出现分离。
  - 外侧柱和/或内侧柱出现粉碎性骨折。
  - 侧位片上要寻找冠状位剪切骨折的证据（图8-7）。
- 无论有无三维重建图像，只要有轴位、冠状位和矢状位CT扫描，就能较好地反映骨折的复杂性和形态学特征。
  - 必须探寻累及肱骨小头或滑车的骨折线，因为这类骨折情况会使复位和固定更为困难。

选择患者

- 适用于AO/OTA分型的A型骨折和简单C型骨折。
- 随着临床实践经验不断丰富，此方法可以扩展到更为复杂的C型骨折。
- 如果手术过程中迫不得已，可以再辅助鹰嘴截骨术以增加显露范围。

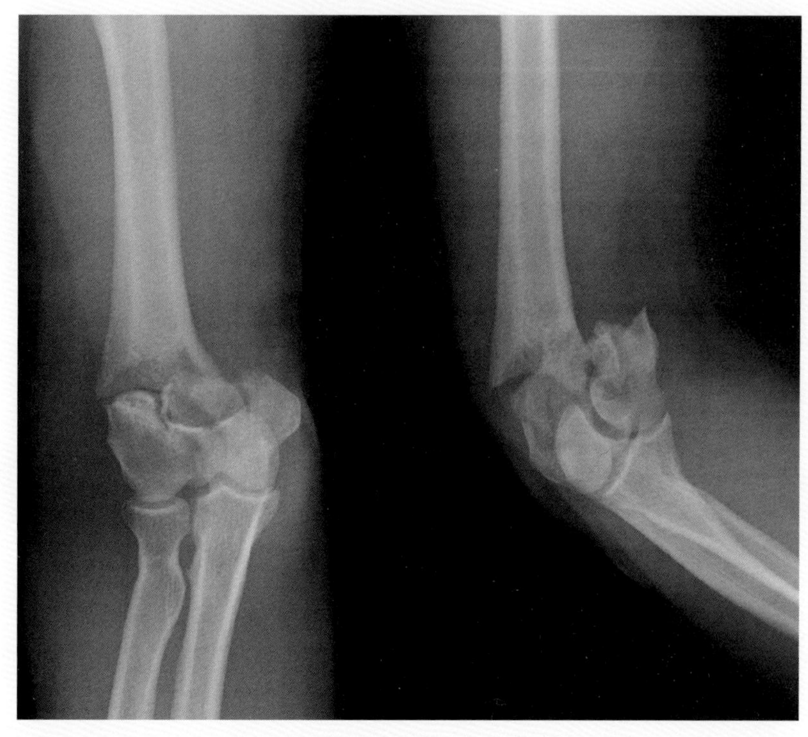

图8-7　一名55岁男性患者在建筑工地跌倒后的正侧位图像。

手术入路

- 做肘后皮肤切口，中线略偏外侧，并向远端延伸，从外侧绕过鹰嘴尖（图8-8）。
- 向内侧和外侧游离，掀起全层皮瓣（图8-9）。
- 通常先解剖分离内侧部分。
  - 沿内侧肌间隔找到尺神经，并顺其走行从Struthers弓一直解剖分离至其进入尺侧腕屈肌肌腹的第一运动支。
  - 将尺神经留在原位，仅在接骨板或螺钉穿越其下方，才进行环形360°的游离解剖。
  - 关闭切口时，将尺神经安置在肱骨内上髁处。
  - 几乎不需要将其转位前置到皮下组织，除非邻近的内植物会引起术后刺激症状。
  - 从内肌间隔掀起肱三头肌的内侧缘，并

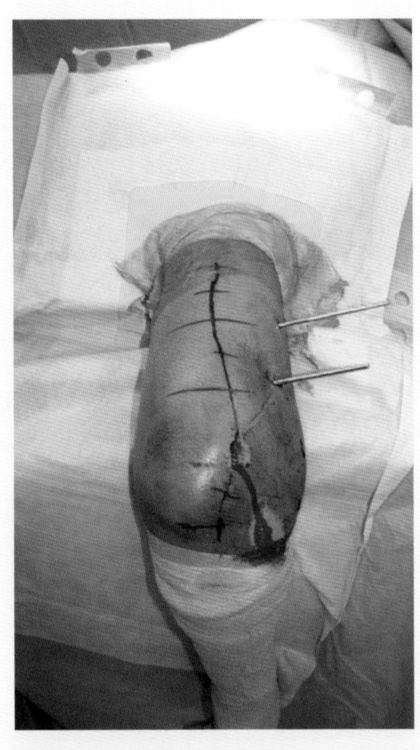

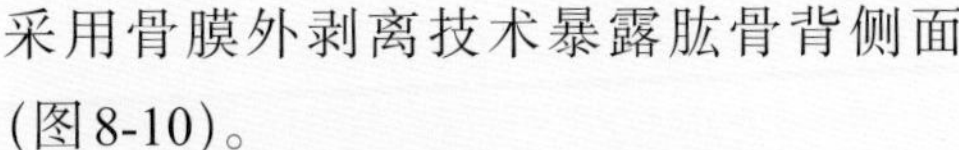
图8-8 略偏中线外侧做后侧皮肤切口，并整合了开放性伤口。注意之前放置的外支架固定针。

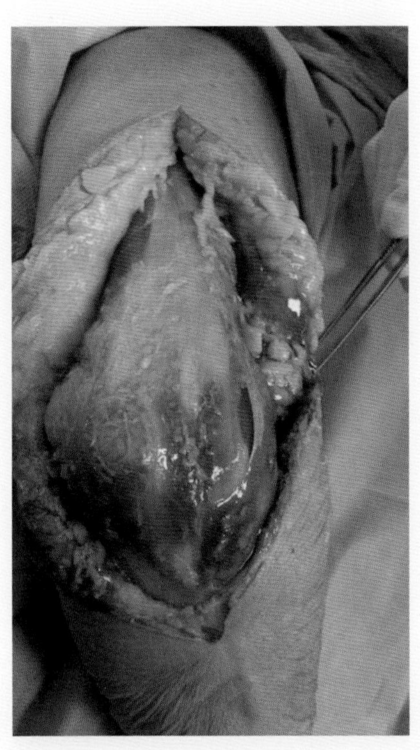

图8-9 后侧切口形成全层皮瓣，显露出肱三头肌和肘肌。

采用骨膜外剥离技术暴露肱骨背侧面(图8-10)。

- 而后解剖分离外侧部分。
  - 切开肌间隔后方的肱三头肌筋膜，继续在肘肌前方朝远端分离，将其与肱三头肌一同掀开。
  - 于肱骨后方，由骨膜外掀起肱三头肌和肘肌的外侧缘，然后在肱三头肌下方打通内侧和外侧手术窗（图8-11）。
- 切除鹰嘴窝的后侧脂肪垫和后侧关节囊，有助于看清楚关节面。
- 在侧副韧带复合体的后方分别切开肘关节的内侧和外侧，这样大致能看到肱骨远端约60%面积的关节软骨。
  - 松解尺侧副韧带的后束，以便在不影响肘稳定性的情况下更好地显露滑车。

骨折复位和固定

- 将手术巾（有带巾）或小号Penrose引流管穿入尺肱关节，再经乙状切迹向远侧牵开尺骨鹰嘴，有利于直视关节和骨折复位。或者使用小号Weber钳抓持并牵拉近端尺骨。
- 加大肘关节屈曲程度，可以见到肱骨滑车和肱骨小头的最远端部分。
- 无论从后方直视下复位抑或透视下的间接复位，完整的乙状切迹都可作为关节复位的模板。
- 采用复位钳、克氏针和/或微型接骨板复位并临时固定骨块，既要贯彻临时固定的稳定性原则，又须满足不干扰最终接骨板和螺钉放置的总体要求（图8-12）。
  - 通常先复位其中一个柱（一般是骨折最简单类型的柱），然后将剩余关节部分向着此柱复位。
  - 由于前臂重力传导至侧副韧带及髁上肌群起点的缘故，髁间骨块会发生旋转移位。放置于内、外髁的克氏针可当作操纵杆，有助于复位这些骨折块。

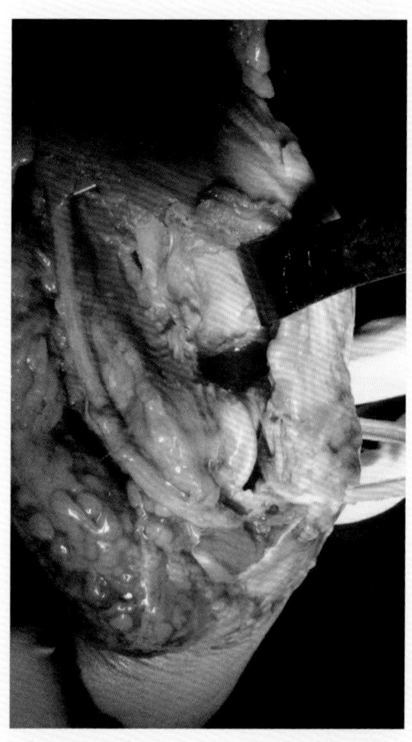

图8-10 解剖分离内侧部分，确定尺神经位置，切除鹰嘴脂肪垫，并用手术巾（有带巾）的带子牵开肱三头肌的远端和鹰嘴。本病例中，已从尺神经沟中移出尺神经。

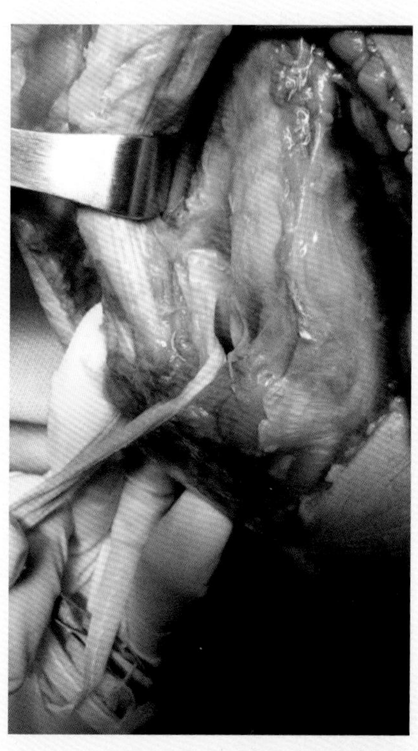

图8-11 解剖分离外侧部分，切除鹰嘴脂肪垫，并用手术巾（有带巾）的带子牵开鹰嘴，这样能更好地看清楚关节内部结构。

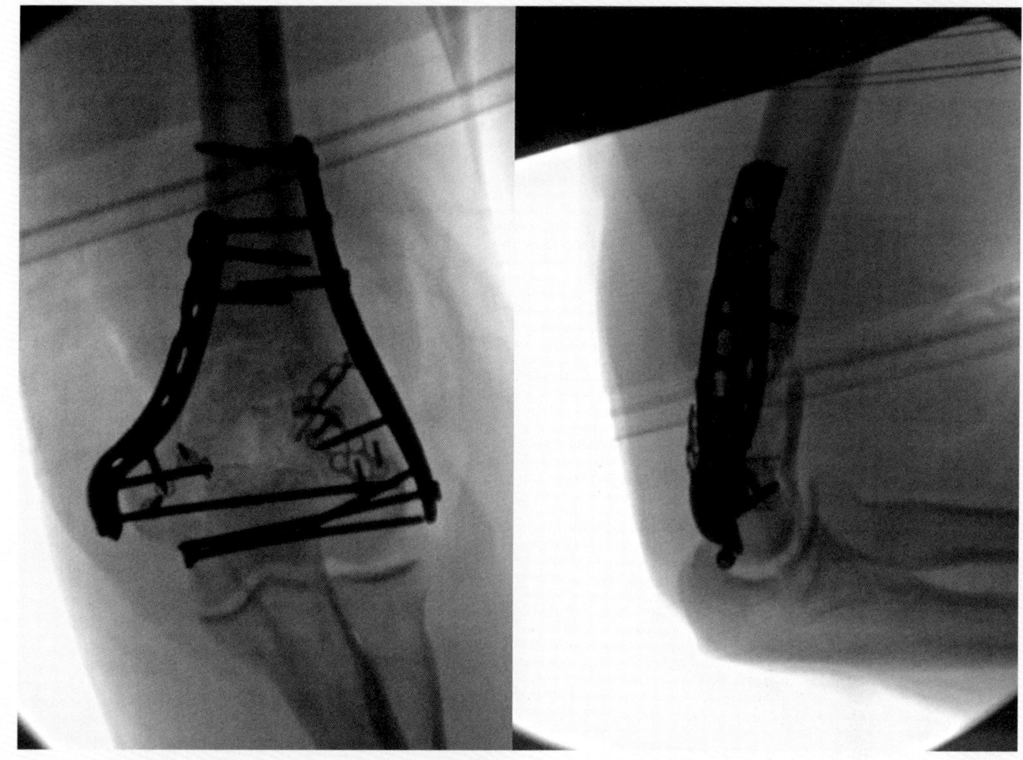

图8-12 保留伸肌装置治疗肱骨远端关节内骨折的术中正位和侧位影像。

- 根据骨折类型和/或术者偏好放置平行或相互垂直的双钢板。
  - 如果是髁间粉碎性骨折，可以经接骨板或板外，放置1~2枚超长的髁间“轴芯”螺钉作为拉力螺钉或位置螺钉。
  - 若在接骨板的近端，某一枚螺钉先使用了加压固定模式，再拧紧其他剩余的骨干螺钉。
  - 若遇到干骺区粉碎时，应采用桥接钢板技术。
- 直视并透视下确保关节腔内无内植物。然后在关闭切口前评估骨折固定的稳定性，及关节能平滑活动无顿挫感。

切口闭合和术后处理

- 用可吸收缝线在侧方修复肱三头肌筋膜，然后关闭皮肤切口。
  - 只有在与接骨板过于密切接触时，才会做尺神经的皮下前置，一般情况下无需此操作（图8-13）。
- 切莫缝合内侧筋膜，以便尺神经“自谋”其位（图8-14）。
- 通常不需要放置引流管。
- 用宽松敷料包扎肘关节，便于肘部伸直。
- 术后第二天移除敷料，开始主动和主动辅助下的肘关节全范围活动，并强化握力复健。
- 通常术后3个月骨折愈合，活动范围亦趋向稳定（图8-15）。

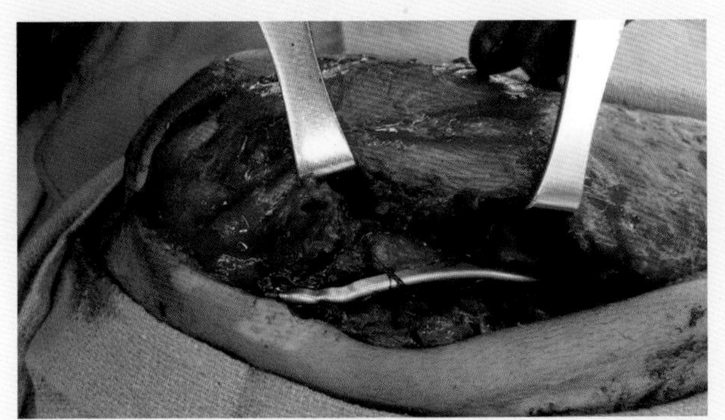

图8-13 外侧柱上放置正外侧接骨板。

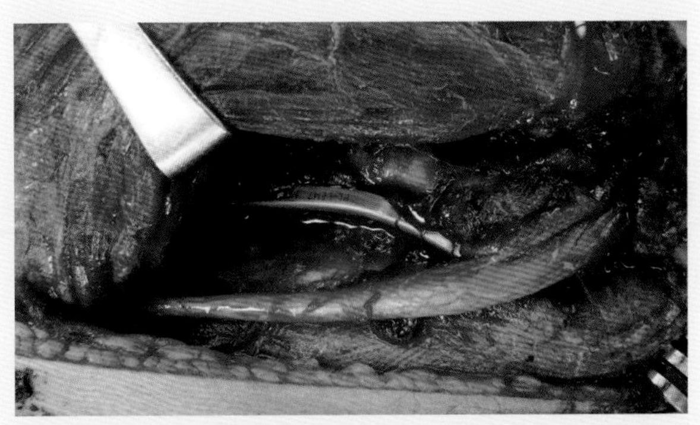

图8-14 存在内侧接骨板的情况下，紧邻内上髁要自然放置尺神经。

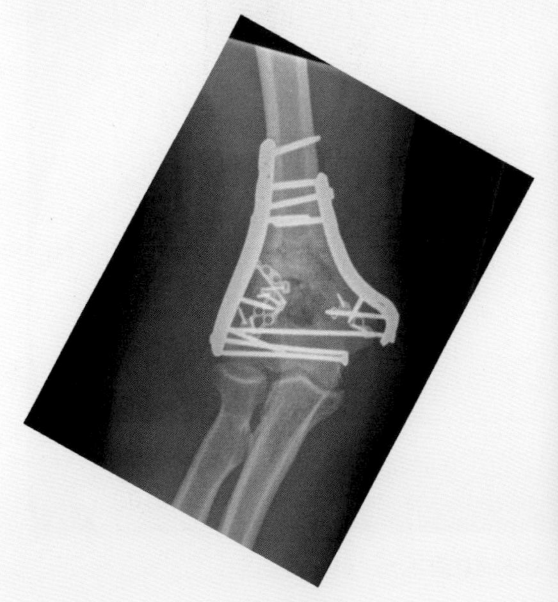

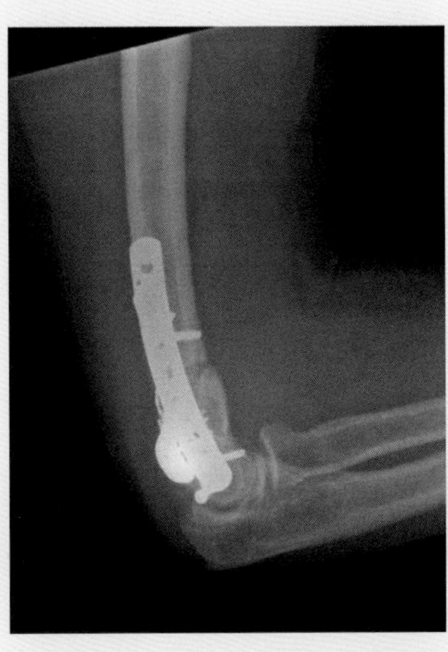

图8-15 采用保留伸肌装置的肱骨远端骨折切复内固定手术，术后3个月正位和侧位图像。

TIP 尺骨鹰嘴截骨的定位与具体操作技术

Jonah Herbert-Davies

病理解剖

不少肱骨远端骨折都可通过标准的保留三头肌的肱三头肌旁入路进行固定。然而，某些复杂的AO/OTA 13.C型骨折需要通过鹰嘴截骨术来直视关节面和修复骨折。“新生的骨折”可能随之产生相关并发症，包括骨不连、畸形愈合和内植物皮下突出。而这些问题可能使部分术者在使用截骨术时举棋不定，手术过程也因此变得繁琐复杂，徒劳无益。

解决方案

重要的是尽量减少潜在的并发症。首先是找到V形截骨术顶点的正确位置。

操作技术

以下技术可以让手术医生踏实心安地去选择截骨术的理想位置（为降低轻微复位不良带来的潜在影响，V字形顶点应位于鹰嘴裸区的中央）。

- 做后方皮肤切口；找到并保护尺神经。
- 采用肱三头肌旁入路显露肱骨远端结构。
- 如果判断该入路不能充分暴露肱骨远端骨折时，那就准备截骨术。显露近端尺骨的背侧面。规划截骨平面时，在侧位透视图像上，2.5 mm钻头要与鹰嘴裸区平齐（图8-16）。
- 然后将钻头推进到软骨下骨，但是勿突破深层皮质（图8-17）。
- 用微型矢状锯做尖端朝向远侧的V形截骨，V形的两条斜边汇合于钻孔。锯开的深度只限于软骨下骨。
- 在完成截骨术之前，先将尺骨鹰嘴板放到骨骼上的理想位置。近端和远端螺孔分别钻孔，并置入相应螺钉（图8-18）。
- 然后取下接骨板和固定螺钉，再在V字形的两条边中插入两把超窄骨刀或骨凿，完成截骨术。
    - 使得关节（掌侧）软骨下骨和关节软骨出现可控性骨折（张力性断裂）。
        - 由于骨折缝隙交错咬合，使得复位更

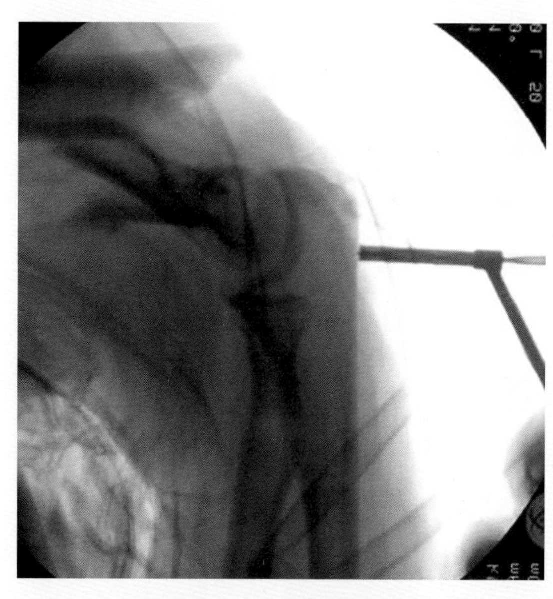

图8-16 侧位透视显示截骨顶点的最佳位置。

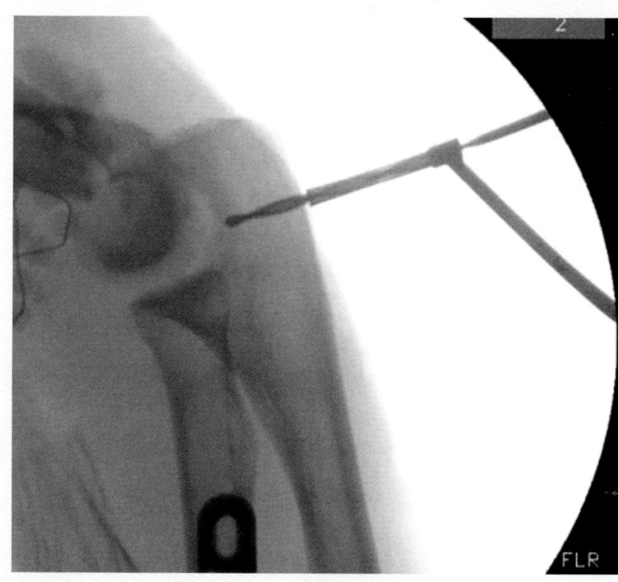

图8-17 钻孔至软骨下骨，但不能穿透。

加容易，亦能增强其稳定性。

- 同时也有利于术后确定骨性完全愈合。

○ 向近端翻折尺骨鹰嘴、肘后脂肪垫和肱三头肌。

- 将翻转的鹰嘴连同肱三头肌一起缝合到近端皮肤或软组织上，作为辅助牵开。
- 用湿润的盐水纱布包裹或覆盖，防止其出现脱水干燥（图8-19）。

○ 肱骨远端得到固定后，再复位截骨块，并使用先前预置的螺钉通道重新固定接骨板。可添加1枚或多枚其他螺钉以保证稳定性（图8-20）。

• 如需行鹰嘴截骨，可将肱三头肌旁入路直接改为鹰嘴截骨。

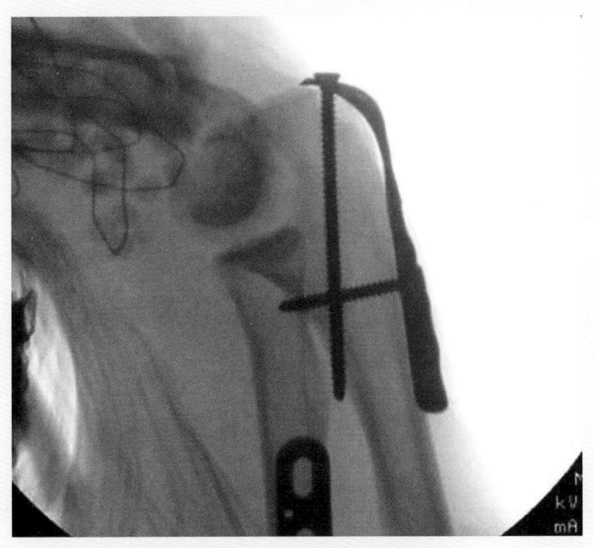

图8-18 在完成截骨前，先放置鹰嘴接骨板。

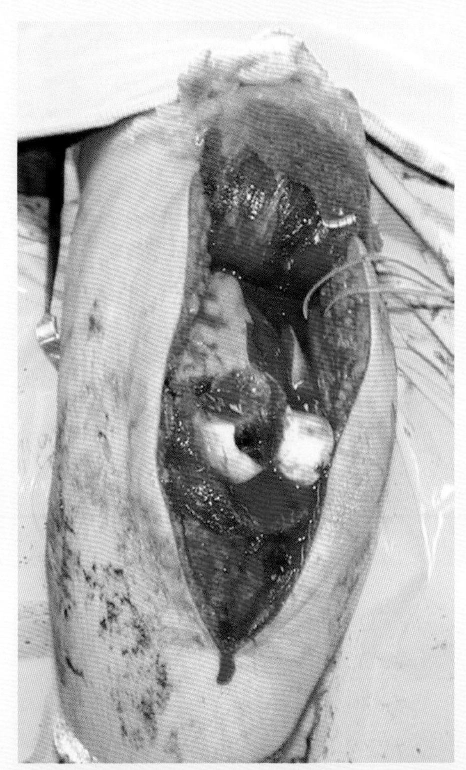

图8-19 截骨后的鹰嘴骨块用浸湿的大块厚纱布牵开。

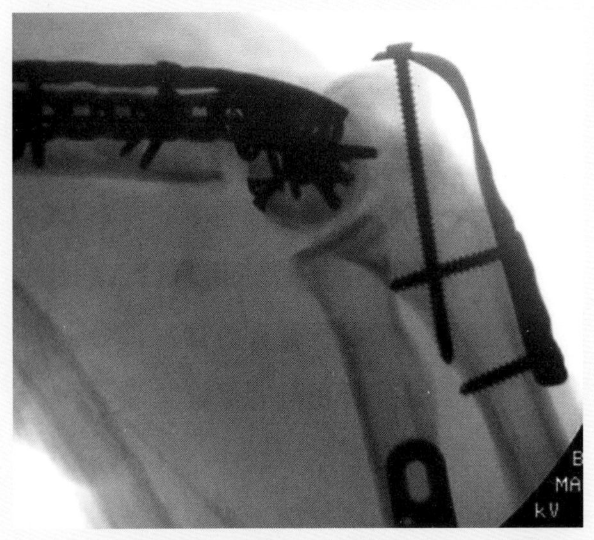

图8-20 肱骨得到固定后，再用接骨板固定鹰嘴。

复位和固定技术

- 如果髁间骨折只是简单劈裂类型，通常先复位关节面。
  - 用大号点式复位钳（如Weber钳），一端扣在外上髁，另一端扣在内上髁或紧邻内上髁下方的滑车中心部位，对骨折块施加压力（图8-21）。
  - 用2枚克氏针或1枚螺钉再加1枚克氏针穿过肱骨髁间作为临时固定，接着再用双柱板和螺钉做最终固定（图8-22）。

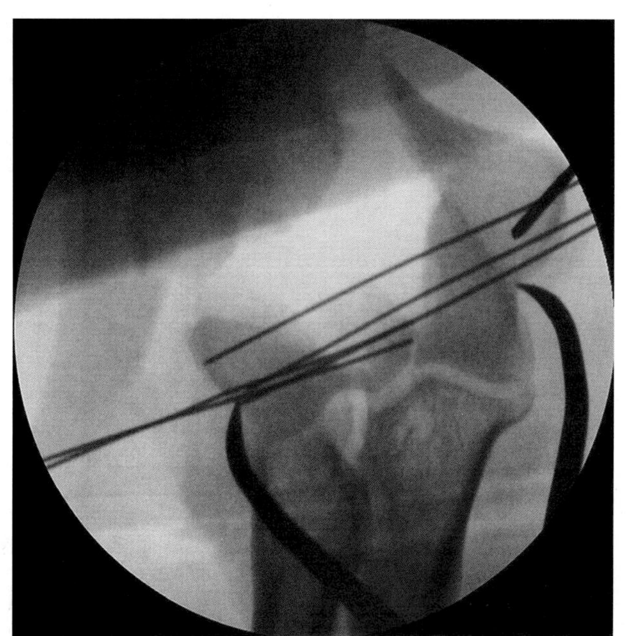

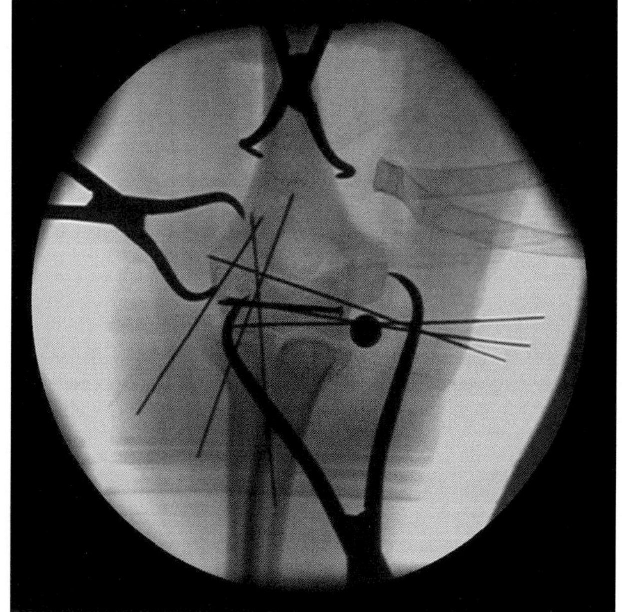

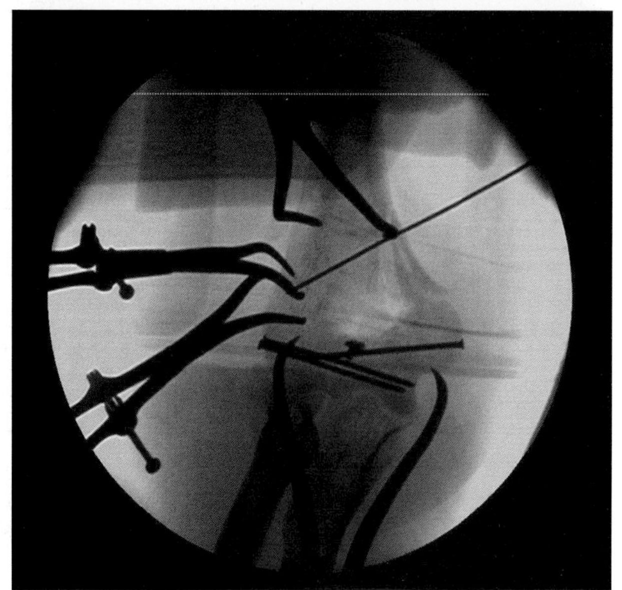

图8-21 复位钳放置在肱骨小头、滑车与内上髁之间的不同案例。

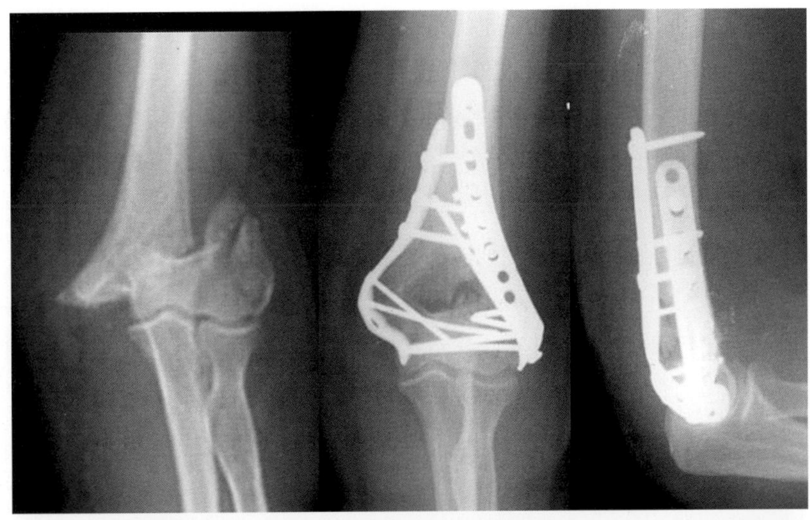

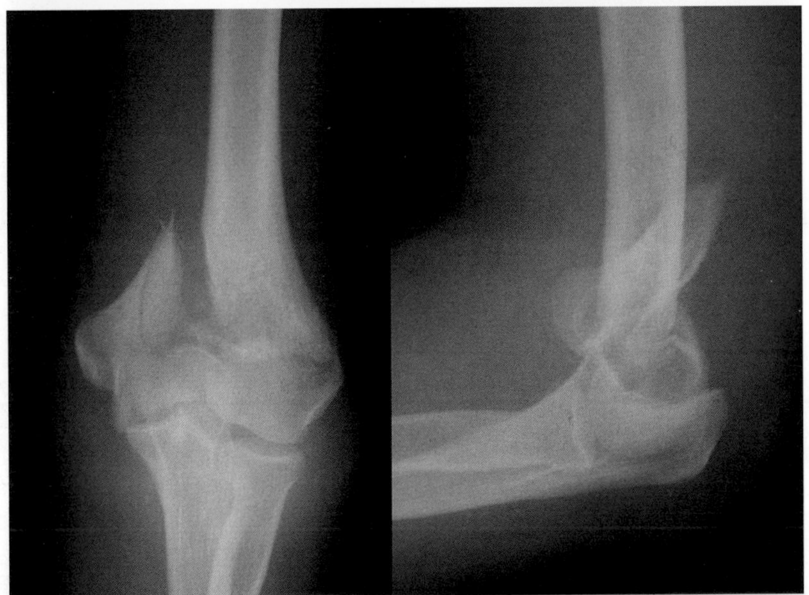

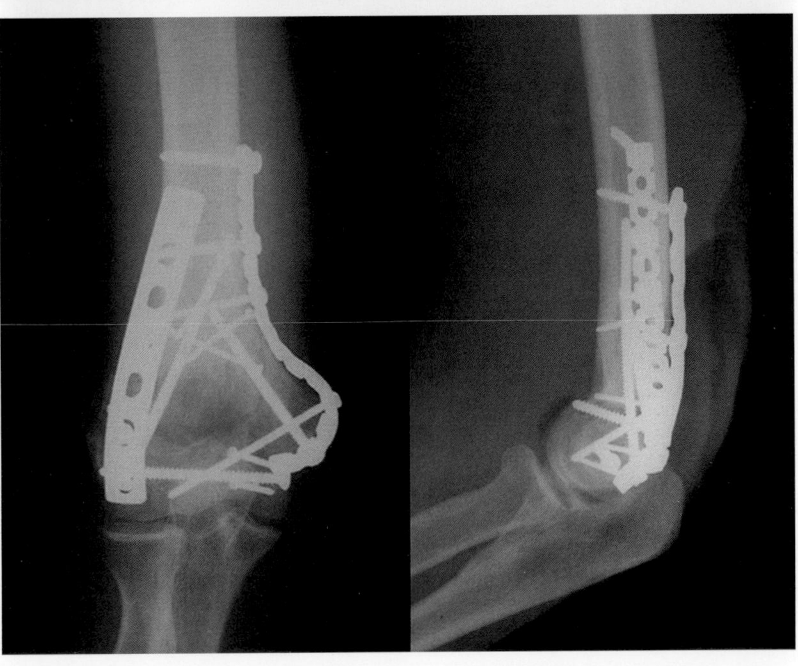

图8-22　肱骨远端骨折用双柱板做最终固定的几个病例。

- 如果遇到肱骨髁间粉碎性骨折，或者髁间骨缺损，而合并的内上髁或外上髁骨折部分相对比较简单时，先复位内上髁或外上髁部分的骨折，这有助于为髁间骨折的复位提供参照（如恢复髁间的长度、宽度和旋转等）。
  - 在肱骨远端背侧、外侧或内侧的骨皮质处做直径2.0 mm或2.5 mm的单皮质预钻孔，然后放置改良的小号Weber钳帮助骨折复位。
  - 从内、外上髁的远端向肱骨干方向置入直径1.6 mm克氏针，对内、外侧柱进行临时固定。
    - 这样做能产生足够的临时稳定，也不会妨碍放置最终接骨板的位置。
  - 即便用埋头式小螺钉固定关节面骨折，但也需注意其不能干扰髁间贯穿螺钉的安置（图8-23）。
- 如果遇到内上髁或外上髁处粉碎性骨折或伴骨缺损，在用内、外侧接骨板做最终固定前，可考虑加用直径1.6 mm克氏针配合2.0 mm微型钉板系统作为临时的轴向固定措施（图8-24）。

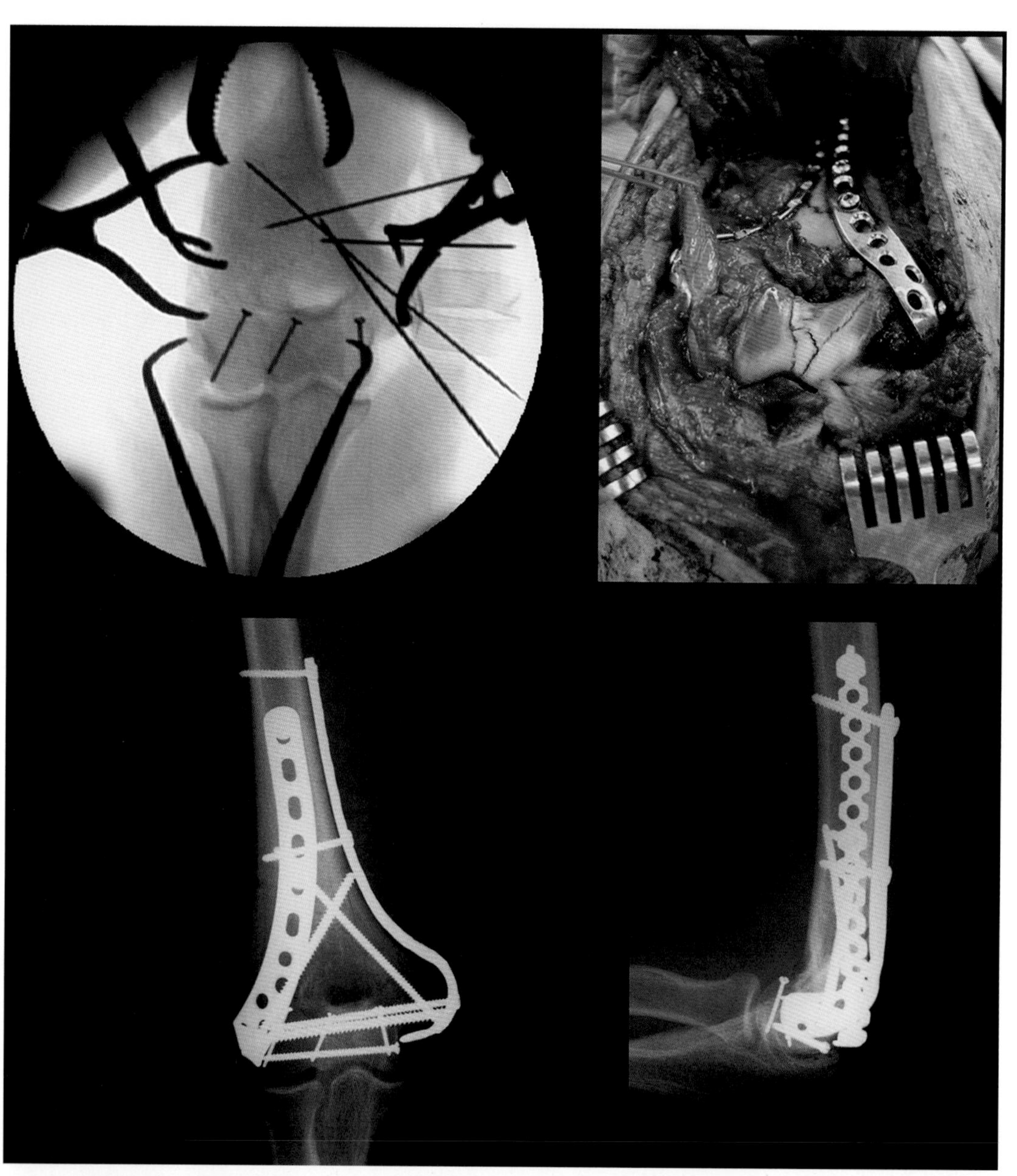

图8-23 首先使用微型螺钉固定关节面众多小骨块。

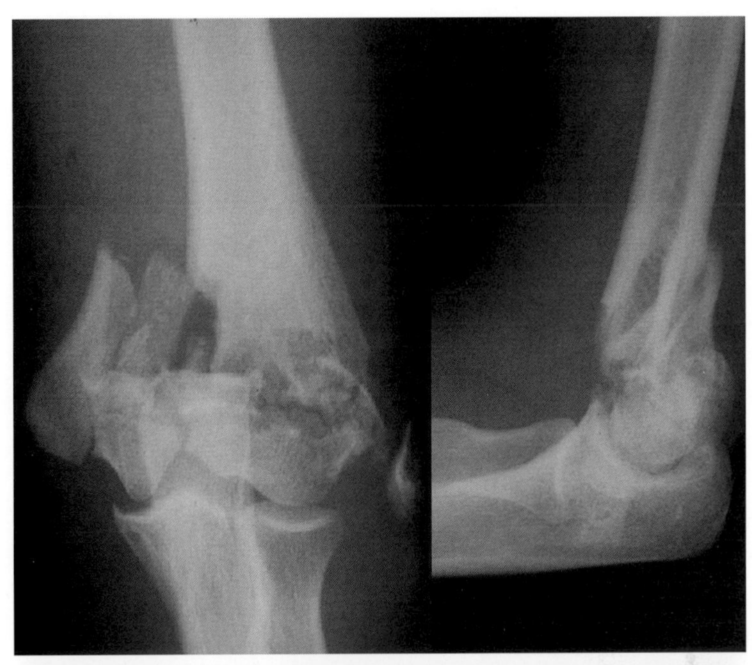

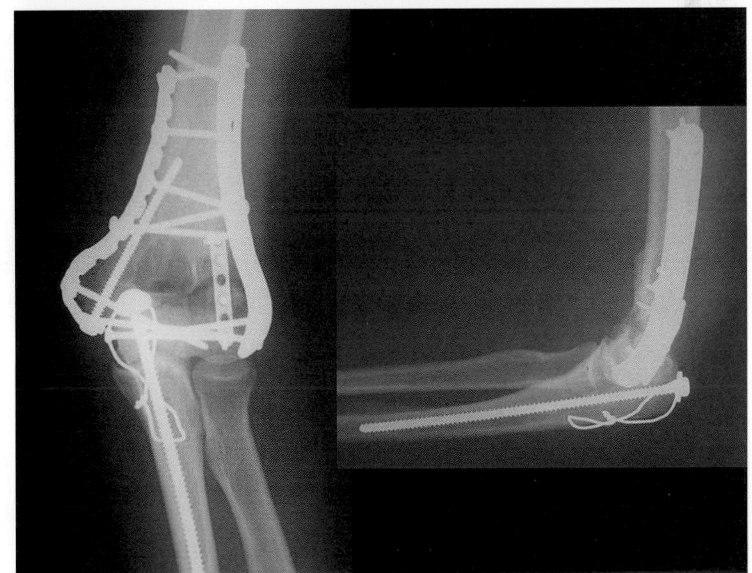

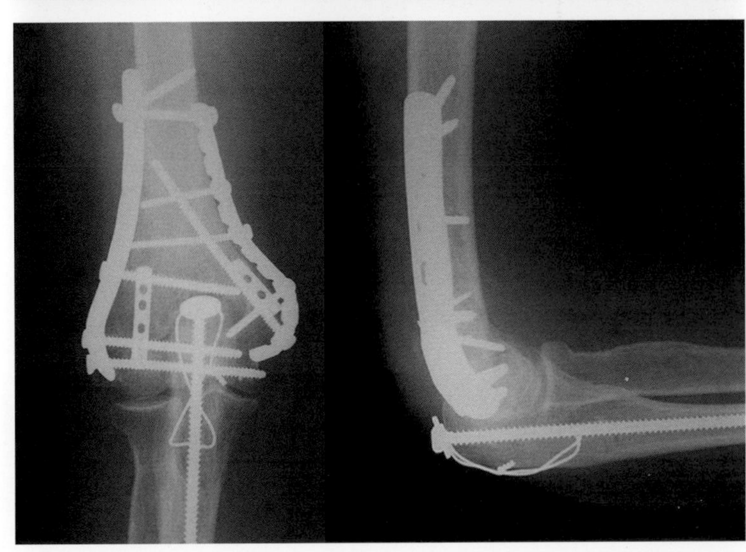

图8-24　两个案例：用微型接骨板临时固定关节面粉碎性骨折。这些接骨板后来留在原位，作为最终固定的一部分。

- 对于髁上粉碎性骨折而言，终极固定的接骨板中至少要用1块3.5 mm加压板，或者厚度与之相当的接骨板。
- 鹰嘴截骨术后用接骨板或改良张力带技术加以固定修复（图8-25）。
- 缝合肱三头肌筋膜、肘肌筋膜、皮下组织及皮肤。

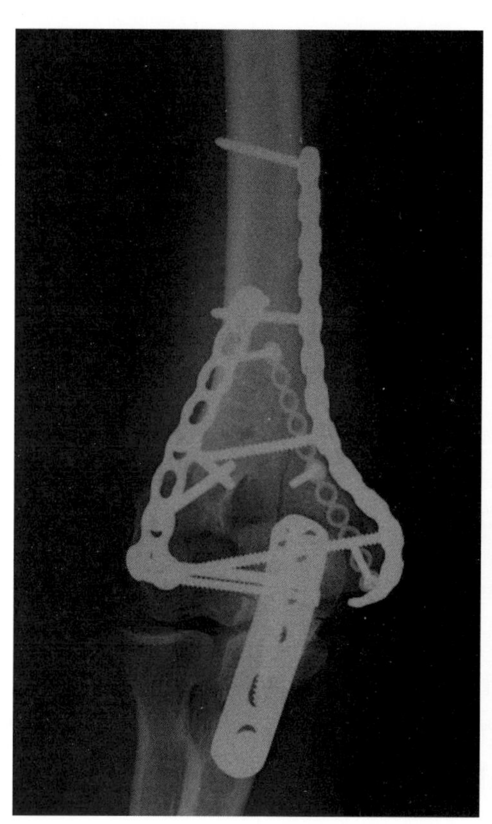

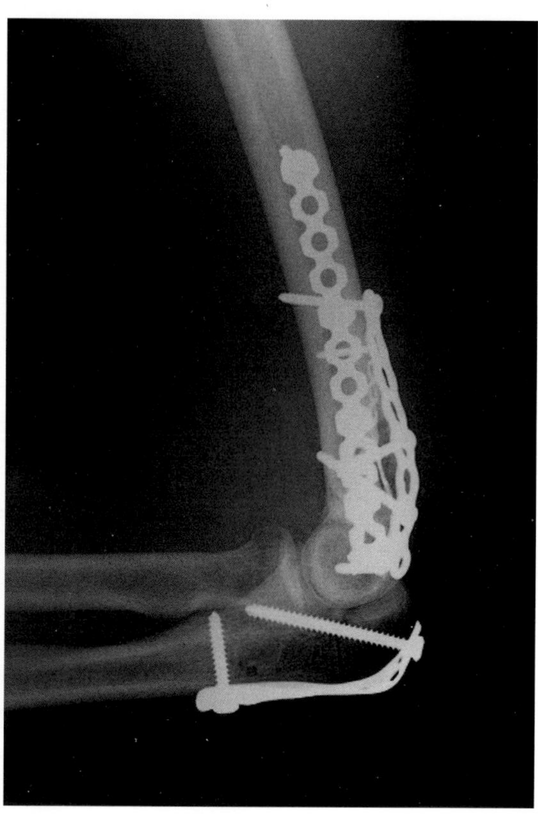

图8-25 鹰嘴截骨后，采用围关节接骨板加以固定修复。

Daphne M. Beingessner, Andrew R. Evans, Michael F. Githens, M. Bradford Henley, Anna N. Miller

第9章

桡骨近端骨折和尺骨近端骨折

Proximal Radius and Ulna Fractures

无菌器械与设备

尺骨近端骨折

- 牙科探针。
- 骨膜剥离子。
- 宽窄不同的小号Hohmann拉钩。
- 小号点式复位钳。
- 各式克氏针。
- 内植物：
  - 2.7 mm、3.5 mm螺钉。
  - 2.0 mm、2.4 mm接骨板和螺钉。
  - 尺骨近端围关节接骨板。
  - 18号不锈钢钢丝或钢缆。
  - 5.0 mm、5.5 mm、6.0 mm、6.5 mm骨松质髓内钉。

桡骨头或桡骨颈骨折

- 牙科探针。
- 小号点式复位钳。
- 各式克氏针。
- 内植物：
  - 2.0 mm、2.4 mm螺钉。
  - T形或L形微型接骨板和螺钉。
  - 备桡骨头置换系统。

肘关节恐怖三联征

- 牙科探针。
- 小号点式复位钳。
- 各式克氏针。
- 前交叉韧带定位导向器。
- 内植物：
  - 2.0 mm、2.4 mm螺钉。
  - T形或L形微型接骨板和螺钉。
  - 不可吸收缝线（Ti-Cron缝线或FiberWire缝线）。
  - 备桡骨头置换系统。
  - 带线缝合锚钉。

手术入路

- 尺骨近端背侧扩大入路。
  - 适用于孟氏骨折、尺骨近端粉碎骨折及尺骨鹰嘴骨折。
  - 侧卧位或俯卧位。
    - 肩关节前屈（约90°）、适度外展（约90°），患肢消毒铺巾置于可透视的搁板上。
    - 铺巾之前，确认术中可以进行充分透视（图9-1）。
      - 俯卧位比侧卧位更容易在术中使用C臂机，因为没有诸如对侧上肢和金属搁板支架的妨碍。
      - 另外，尺骨鹰嘴骨折患者亦可以取仰卧位。

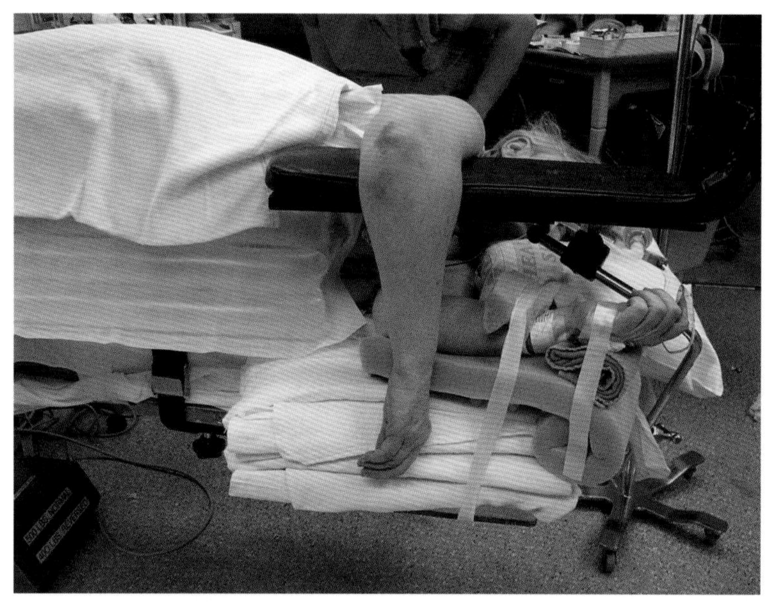

图9-1 尺骨近端骨折患者采用侧卧位。

TIP

仰卧位做尺骨鹰嘴骨折

M. Bradford Henley, Anna Miller

病理解剖

尽管近端尺骨的手术入路通常会使用俯卧位或侧卧位，但对于伴有颈部、头部、胸部、肺部和/或腹部损伤的多发创伤患者来说，采取这些体位方式可谓是轻虑浅谋，百密一疏。

解决方案

患者处于仰卧位的情况下，采用背侧手术入路进行固定（尺骨近端）也并非难事。

操作技术

- 取仰卧位时，将患者头部安置在可透视悬臂式手术台的头端，与受伤肢体同侧。朝患侧横向搬动胸部，使得伤侧肩部恰好离开手术台的边缘。
- 通常将用于俯卧位摆放的1个（或2个）搁板连接在手术台的头端，要位于患者头部的近端，平行于患者躯干长轴，并朝向远端延伸（图9-2）。
- 调整搁手板的高度和朝内或朝外方向，使得手臂恰好位于患者胸部上方（图9-3）。
    - 对于前臂粗长的患者来说，可以将两个搁手板并排放置（图9-4）。
- 消毒铺巾时，要将无菌巾单置于搁手板表面，并垫在患侧上臂和前臂下方，这样就有了环形360°消毒的宽泛无菌操作区域。上臂相对于肩关节前屈90°，自然安置在搁手板上。

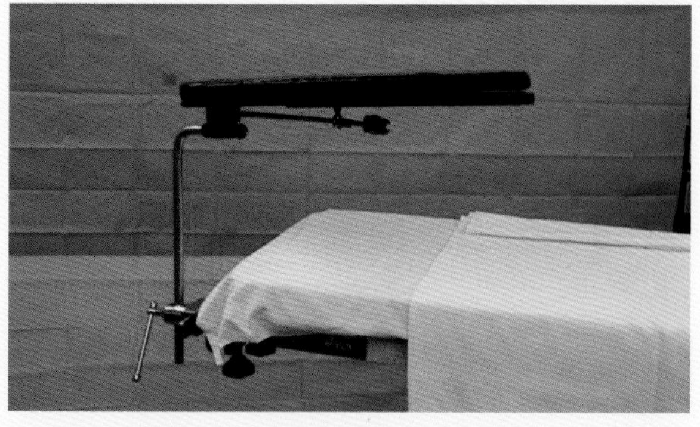

图9-2 仰卧位下行前臂近端和尺骨近端固定手术的设置要求。请注意，要升高搁手板，并将其连接到悬臂式手术台的头端。手术台的同侧不要安置任何附件模块，这样C臂机能畅通无阻地就位。

- 做背侧切口，透视侧位影像时，要将C臂机的发射端置于无菌巾单下方（图9-5，图9-6）。
- 内固定操作亦相当便捷，因为搁手板支撑住了前臂，所以在尺骨近端可以从后朝前、从内向外或从外向到内钻孔并安置螺钉。
- 从手术台的搁手板上，取下患侧肢体，徒手外展上臂同时伸直肘部，将C臂机放在垂直位，就能轻松完成正位透视。

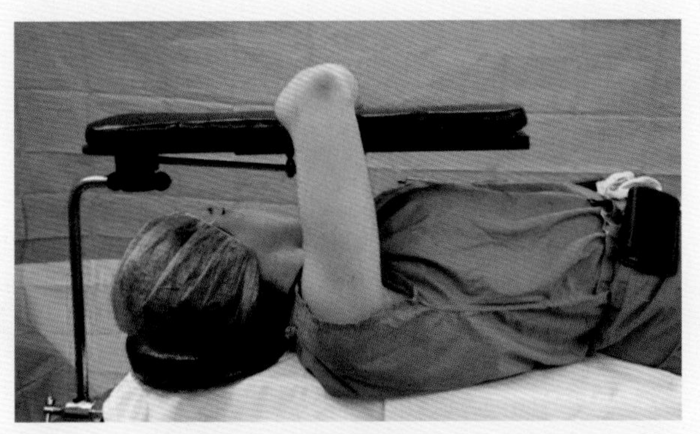

图9-3　朝内或朝外调整搁手板的方向，使之适应患侧上肢。助手就不用劳心费神地维持手臂的稳定状态。

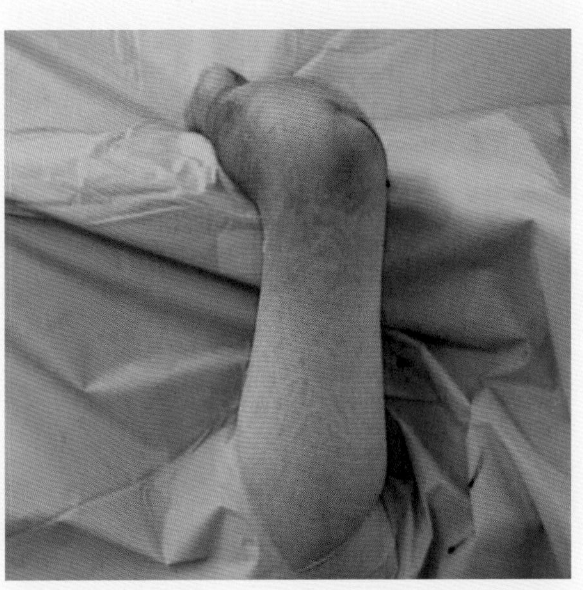

图9-4　消毒铺巾后，将手臂安置在搁手板上的大体照片。

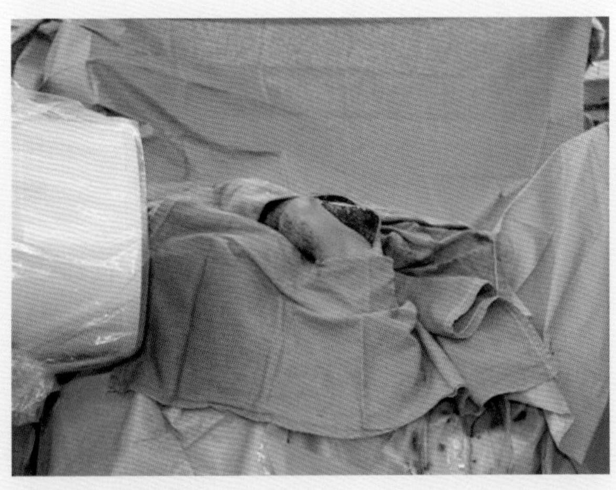

图9-5　侧位透视的大体照片。

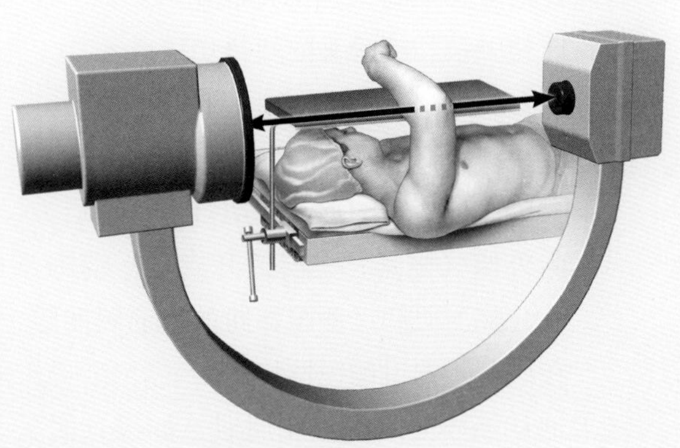

图9-6　术中透视侧位的示意图。

- 沿尺骨嵴做背侧直切口，鹰嘴处要稍偏向桡侧，然后再绕回正中线。
    - 避免游离鹰嘴滑囊。
    - 如果患肢靠在手术台上，要避免在与台面接触的部位做手术切口。
- 向桡侧和尺侧两边全层分离皮瓣，显露尺骨近端的骨干和鹰嘴尖。
- 如果需要暴露内侧的鹰嘴关节面（半月状窝），必须在肘管中辨认和保护尺神经。
    - 不管采用触摸还是直视的方式，术中务必知晓尺神经的行径[1]。
- 避免剥离附着在骨折块上的软组织。
- 肘关节后外侧入路（Kocher入路）。
    - 适用于肘关节恐怖三联征、桡骨头骨折及肘关节后外侧脱位。
    - 仰卧位：
        - 可透视的搁手台。
        - 把患者移至手术台床边缘，这样肘关节就能远离手术床和搁手台之间的连接部分。
        - 消毒整个患肢并铺巾。
        - 确认患肩可以外展、外旋，以便从肘关节内侧也可以进行手术。
    - 有两种适合Kocher入路的皮肤切口：
        - 跨肱桡关节和桡骨头的斜行切口。
        - 远端皮肤切口紧挨尺骨皮下缘的后正中切口。
            - 经桡侧绕开尺骨鹰嘴尖。
            - 在紧邻外上髁的近端，切口重返正后方。
            - 向外侧（桡侧）全层掀开皮瓣，清晰辨认分隔肘肌和尺侧腕伸肌的肌筋膜间隔，在肌间隔的尺侧锐性切开。
    - 轻柔地从筋膜间隔上掀起肘肌，如果这时关节囊已经因为肘关节脱位而被破坏，常常很容易直接进入关节。
    - 恐怖三联征患者中，由于外侧副韧带复合体的撕裂，肱骨外上髁经常呈现为“裸区”。
        - 有时浅筋膜可能仍保持完整，使人误以为外侧副韧带没有出现撕裂。
        - 掀起全层皮瓣，可以确保观察到所有的深部软组织损伤。
    - 辨认环状韧带、外侧副韧带的尺侧束，以及伸肌群的起点。

复位和固定技术

桡骨头骨折

- 找到桡骨头骨折后的每块骨块（确保复原后是一个完整的类圆形桡骨头）。
    - 仔细检查尺骨鹰嘴、桡骨头和肱骨小头窝等处，查找所有的骨块或骨片。
    - 在桡骨颈附近向远侧牵开软组织时要小心，并保持前臂旋前。
        - 旋前的前臂使骨间后神经（PIN）处于放松状态，并处在安全区域。
        - 不要盲目地在桡骨颈处放置Hohmann拉钩，或者过度向前内侧牵拉。
    - 尽一切可能在原位重建桡骨头（图9-7）。
        - 通过“操纵杆技术”和牙科探针完成骨折复位。放置作为“操纵杆”的克氏针时要深思熟虑，以便之后还能用于骨块的固定。
        - 通常采用直径1.5 mm或2.0 mm埋头拉力螺钉或位置螺钉作为最终固定方式。
    - 如果桡骨头骨折已呈很多骨块，并且骨块移位很严重，要把移位骨块取出来放于旁边的器械台，用湿纱布包裹或放入生理盐水中。

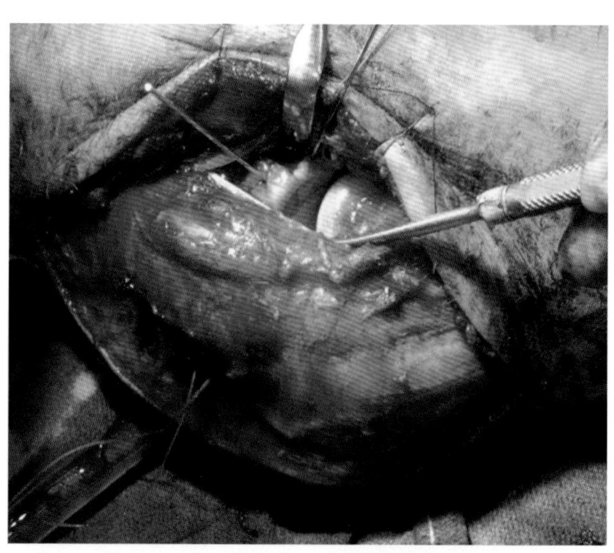

图9-7 原位恢复，并用克氏针固定粉碎的桡骨头骨折。

- 在器械台上尝试拼装骨块，便于将其固定到体内桡骨头或桡骨颈相对完整的部分，或者据此选择大小合适的桡骨头假体。
  - 拼装桡骨头可以确保找到所有的骨折块(图9-8)。
  - 假如桡骨头能拼接复原，使用接骨板将桡骨头固定到桡骨颈上。接骨板必须位于安全区，以免上尺桡关节（PRUJ）出现撞击症状（图9-9）。
- 如果桡骨头骨折不能做到拼接复原，则计划进行关节置换术。应根据肘关节的正位、侧位图像确定桡骨头假体的高度，确保冠状突关节面（肱骨滑车沟水平）应与桡骨头关节面呈同一水平。
  - 正位片中肱尺关节的内侧半应为同心圆状态，以避免假体“过度充填”。
  - 肱尺关节的关节间隙应对称一致，这与鹰嘴关节面冠突部的关节软骨厚度相关（图9-10）。
- 患者取仰卧位，选择后外侧入路行桡骨头手术，肘关节就会不可避免地受到内翻应力。
  - 这样虽然方便了显露术野，但在评估相对于肱骨小头的桡骨头假体高度时，必须注意中和此项应力。
- 选择桡骨头内固定还是人工关节置换，其适应证取决于术中对骨折粉碎程度的评估，是否有能力使桡骨头骨块得到解剖复位并且获得牢靠固定，以及恢复桡骨头在肘关节内部的整体稳定性。
  - 在肘关节严重不稳并伴有桡骨头骨折的情况下，桡骨头获得牢靠固定是术后康复时维持肘关节稳定性不可或缺的要求。
    - 若不能达成此目标，则应行桡骨头置换术。

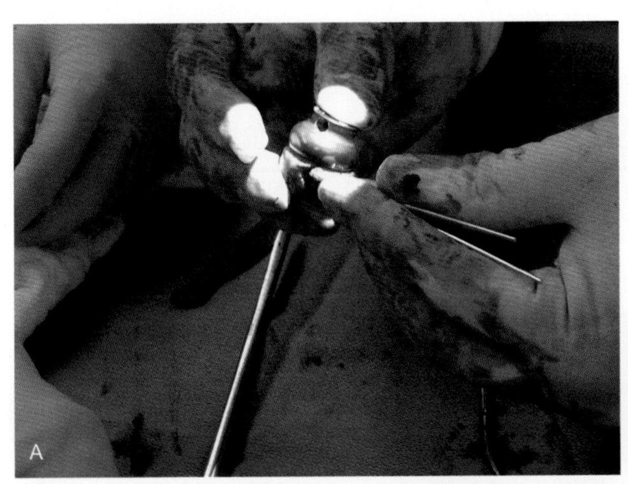

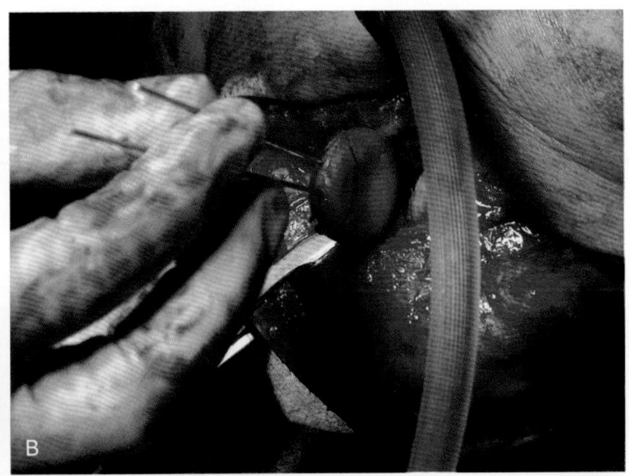

图9-8 拼接桡骨头骨块是为了关节置换做准备（A），抑或是为了骨折切复内固定（B）。

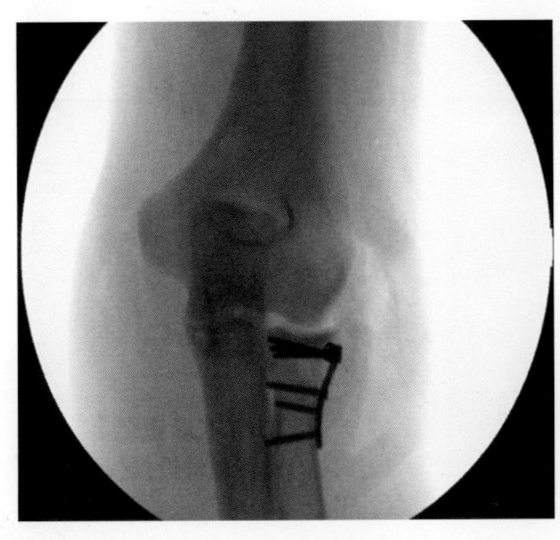

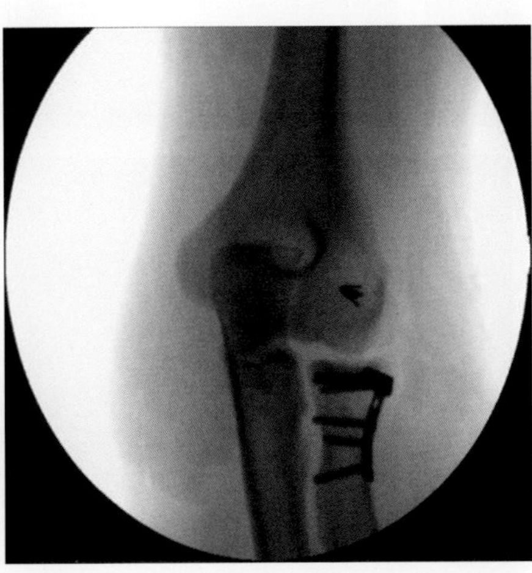

图9-9 肘关节正位和上尺桡关节正切位片中，我们使用接骨板固定桡骨头粉碎性骨折。上尺桡关节正切位透视证实没有螺钉进入该处关节。

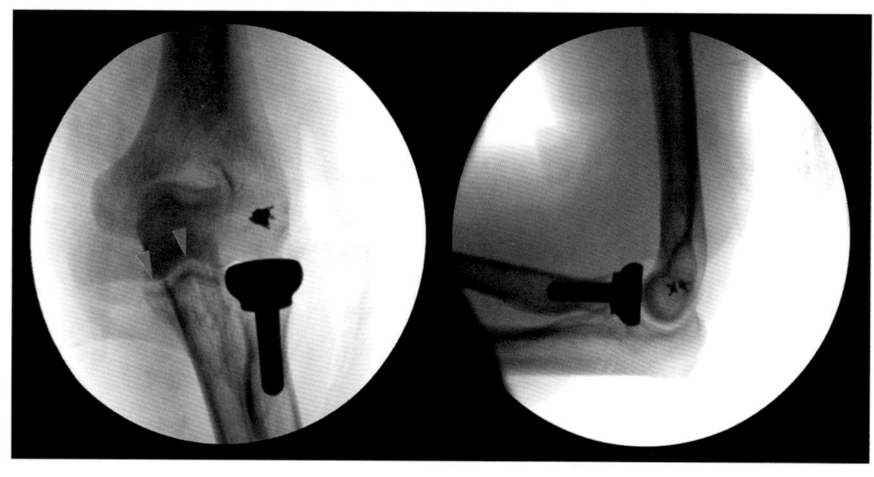

图9-10 桡骨头假体置换术。内侧肱尺关节面一定要上下互相平行，这样才能保证所选的假体不会“过度充填”（左图箭头所示处）。

桡骨颈骨折

- 复位和内固定策略取决于骨折类型。
  - 桡骨颈非粉碎的简单骨折，可单独用螺钉固定。
  - 使用2~3枚直径2.0 mm或2.4 mm的双皮质埋头螺钉，从桡骨头边缘顺行固定到远端，这些螺钉可看作拉力螺钉或支撑螺钉（图9-11）。
  - 仅用螺钉固定可规避内植物撞击上尺桡关节的潜在问题。
  - 遇到桡骨颈粉碎骨折时，需要在安全区使用桥接钢板技术。解剖型接骨板或2.0 mm的T形或L形接骨板效果良好。

尺骨鹰嘴骨折和经鹰嘴骨折脱位

- 尺骨鹰嘴骨折的固定方式。
  - 改良张力带技术。
    - 仅适用于非粉碎的简单横行骨折，或骨折线位于鹰嘴关节面近端1/2的短斜行骨折。
    - 可选用经骨的双克氏针或带垫片的单枚髓内拉力螺钉，并配合张力带钢丝或线缆（钛缆）固定。
    - 当前，很多手术医生偏好采用张力带接骨板技术，因为接骨板可以在患者的早期活动中提供更可靠的固定强度，且内固定失

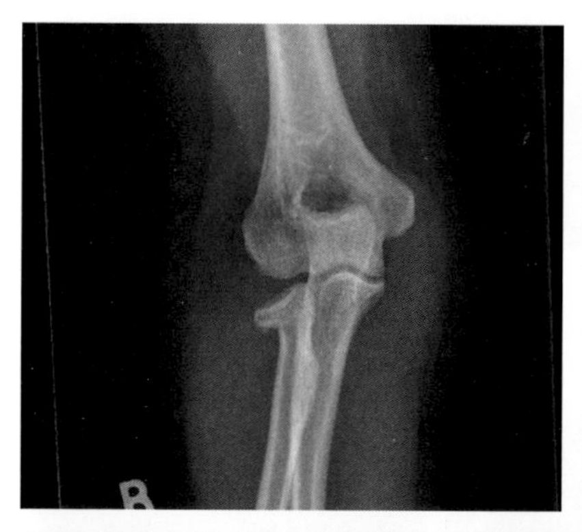

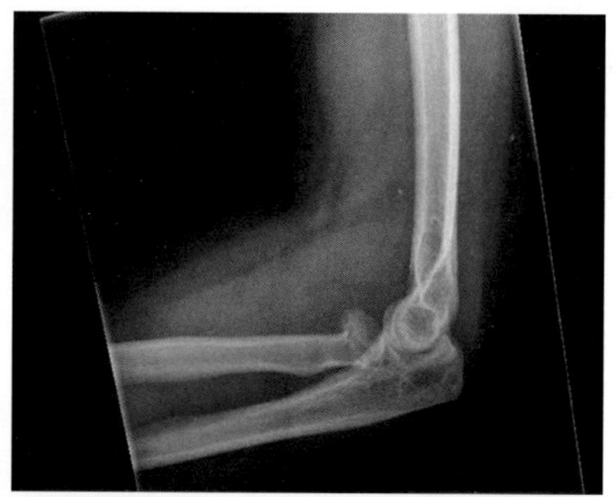

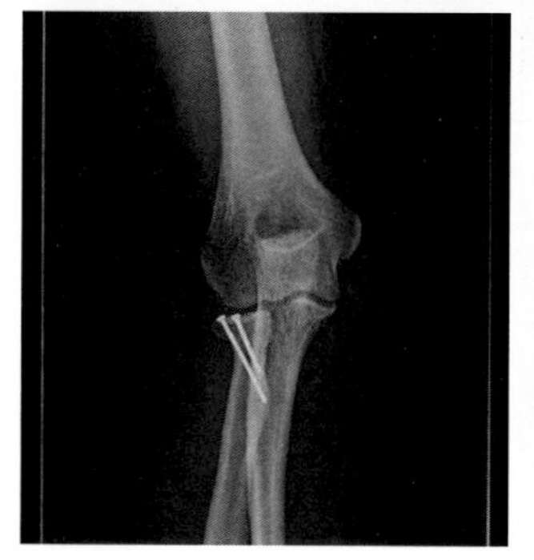

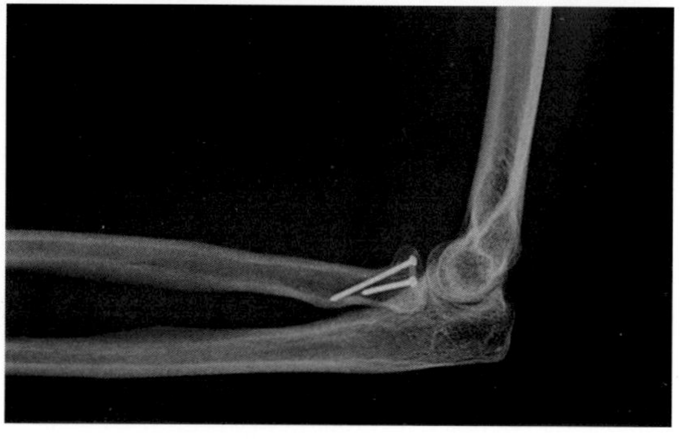

图9-11 受伤与术后正侧位片显示，移位的桡骨颈骨折仅仅用螺钉进行固定。

效概率也更低。

- 接骨板固定尺骨鹰嘴骨折和尺骨近端骨折(图9-12)。
  - 在尺骨嵴的内、外侧各钻1处单皮质的孔，便于点式复位钳把持骨折块后可以施加同向复位力量。
  - 用克氏针将接骨板临时固定到骨面。
    - 用2枚或2枚以上的直径1.6 mm（0.062 in）克氏针斜穿，临时固定复位后的骨块。克氏针理想的方向是近端指向鹰嘴的内、外侧角，这样就不会影响接骨板的放置。
  - 或在中央使用点式复位钳，加压骨块后完成复位。
    - 用2枚克氏针做临时固定后，可以移去夹在中间的复位钳，依靠2枚直径1.6 mm交叉克氏针维持复位效果，从容地选用合适的尺骨近端接骨板。
  - 在肱三头肌止点处稍做纵行切开，使接骨板的近端和骨面平齐接触，防止接骨板突起及肌腱坏死。
  - 在接骨板近端（由于接骨板绕尺骨鹰嘴，所以通常是其折弯处）要使用单皮质螺钉固定。如果螺钉和接骨板的长轴及垂直轴(尺骨近端）呈45°打入，则可以使接骨板“抱紧”鹰嘴尖。
    - 理想状态下，这枚螺钉在鹰嘴尖与鹰嘴表面相垂直，向前方和远端施加同样的力量，从而使接骨板服帖于尺骨近端。
  - 第2枚螺钉要紧挨着骨折线的远端，置入干骺端。
    - 这枚螺钉可以有效纠正任何在孟氏骨折或经尺骨鹰嘴骨折脱位中见到的桡骨或尺骨的向前移位。
    - 接骨板放在尺骨背侧可以中和肱肌和肱二头肌向前、向近端牵拉骨块的力量。
    - 即便有时骨折块已经散落于周围软组织中或血肿中，也要保留住所有关节和皮质的骨折块。因为这样有助于达到解剖复位。
      - 用粗细合适的克氏针置入关节小骨块或骨皮质小骨块，作为操纵杆以促进复位。

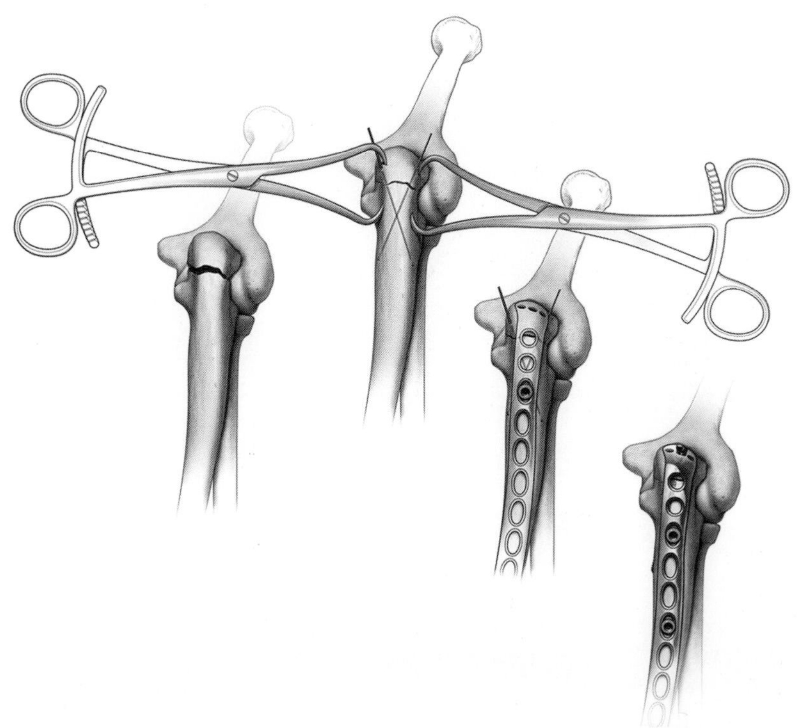

图9-12　尺骨鹰嘴骨折的典型的复位和接骨板内固定顺序。

◇ 将微型接骨板安置在近端尺骨的外侧面或内侧面，用于临时固定尺骨干骺端(图9-13)。
◇ 先复位尺骨鹰嘴关节面，然后对位尺骨背侧皮质骨折线并进行加压。

■ 如有必要，可打开尺骨近端的桡侧和/或尺侧关节囊，以助于直视下整复关节面。
■ 千万不要剥离侧副韧带。
■ 利用滑车作为整复尺骨鹰嘴关节面的“模板”。

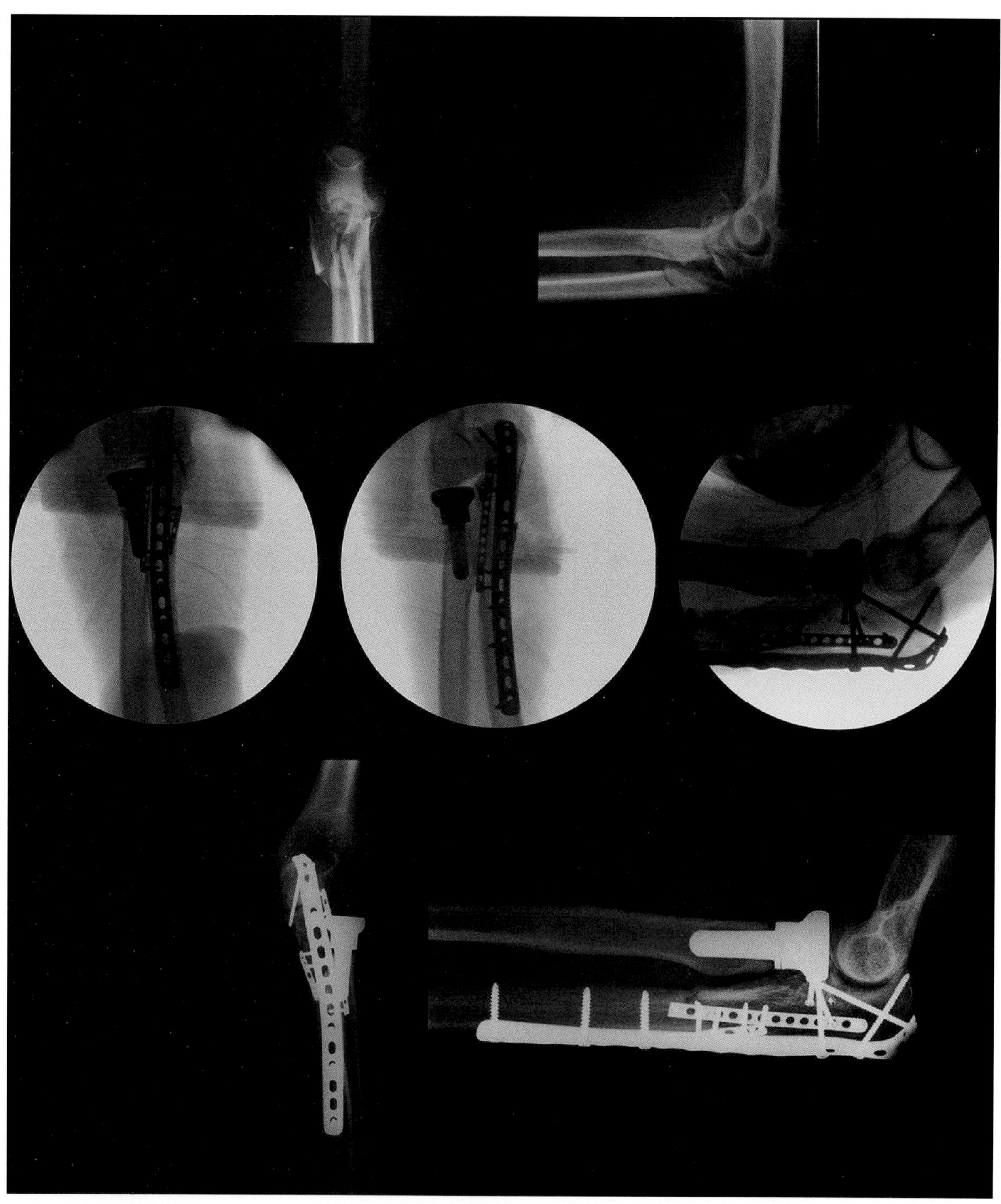

图9-13 微型接骨板常用于复杂的尺骨近端骨折的干骺端重建。

- 在骨缺损处进行结构性植骨（自体骨、同种异体骨或人工骨），然后复位鹰嘴主要骨块，重建关节面的连续性。
- 由后向前，从鹰嘴朝尺骨冠突方向置入1枚螺钉。
    - 如果关节面塌陷，这枚螺钉可以置于软骨下骨以支撑关节面。
    - 这枚螺钉必须止于尺骨的前内侧，以免损伤上尺桡关节（图9-14）。

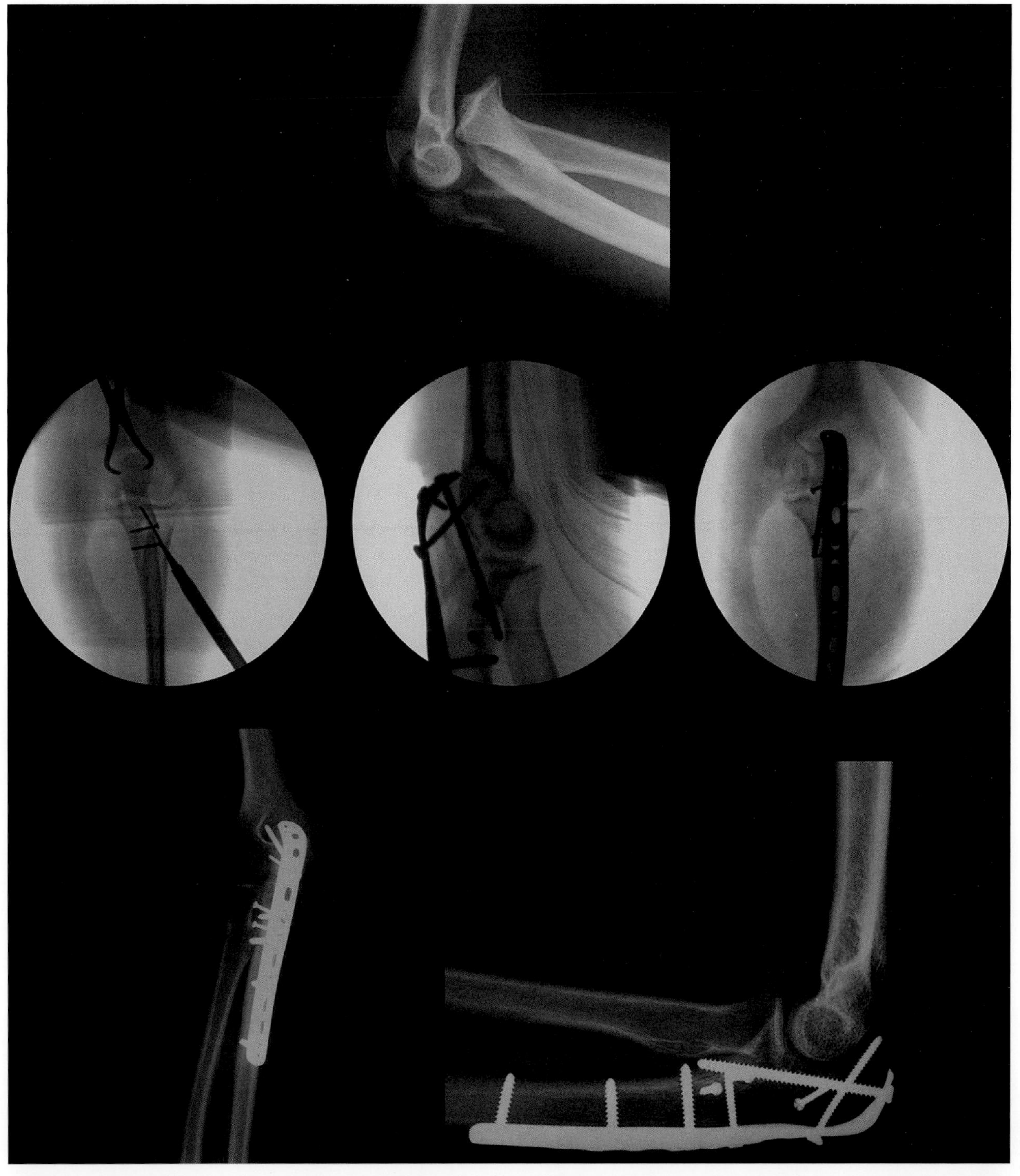

图9-14　经鹰嘴骨折脱位。先恢复鹰嘴关节面的连续性，再用1枚朝向冠突的软骨下螺钉支撑关节面。在鹰嘴尖部位还用了1枚螺钉进行双皮质固定。

- 或者，从鹰嘴后方或经接骨板近端的螺孔向尺骨近端髓腔置入1枚长螺钉。
- 在近端的鹰嘴尖骨块处打入1枚双皮质螺钉，以控制旋转和加强固定，尤其是遇到近端骨块较小时。
- 在经鹰嘴骨折脱位的病例中，一旦恢复了尺骨鹰嘴的结构，肘关节也就稳定了。
  - 这类骨折几乎无伴随的韧带损伤。
  - 上尺桡关节没有脱位。
- 某些极少数枪弹伤或开放性骨折伴大量骨质缺失时，无法修复尺骨鹰嘴（图9-15）。
  - 恢复伸肌机制对患者的功能至关重要。
  - 本例患者做了尺骨鹰嘴切除和肱三头肌推进手术。
    - 这是最后的补救选项。

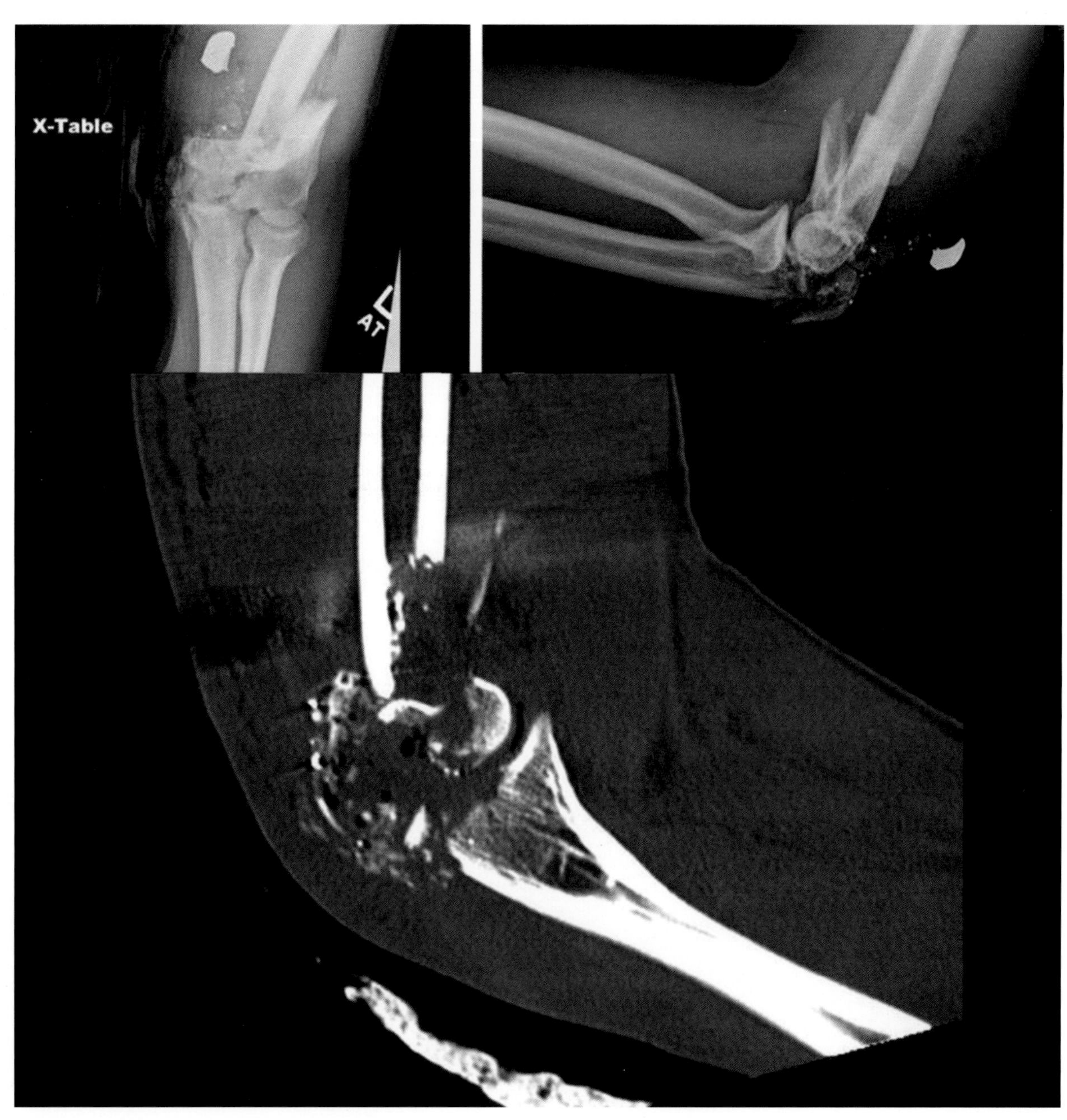

图9-15 枪弹伤引起尺骨近端和肱骨远端骨折的X线片和CT扫描。由于骨折粉碎和骨质丢失，尺骨近端无法得到重建。

- 要求肱三头肌肌腱状况良好，并与肱三头肌腹保持连续性。
- 此外，腱性部分必须拥有足够长度，以便能顺利地推进到尺骨近端。
- 尺骨近端的冠突必须完好无损，这样就能保证骨性稳定，尤其是阻止肱骨前平移。
- 对所有皮质骨块、松质骨块及骨软骨碎块进行清创。
- 肱三头肌中要使用两道粗编织缝合线（5号线）进行连续锁边缝合，以便形成的四股线在尺骨的近端得以固定。
- 缝合线要穿过两条长长的骨内斜行隧道，然后在骨桥表面打结系紧（图9-16）。
- 用夹板固定足够长的时间，以便相关软组织愈合及切口痊愈。只有软组织条件允许时，患者才能开始早期的被动活动。

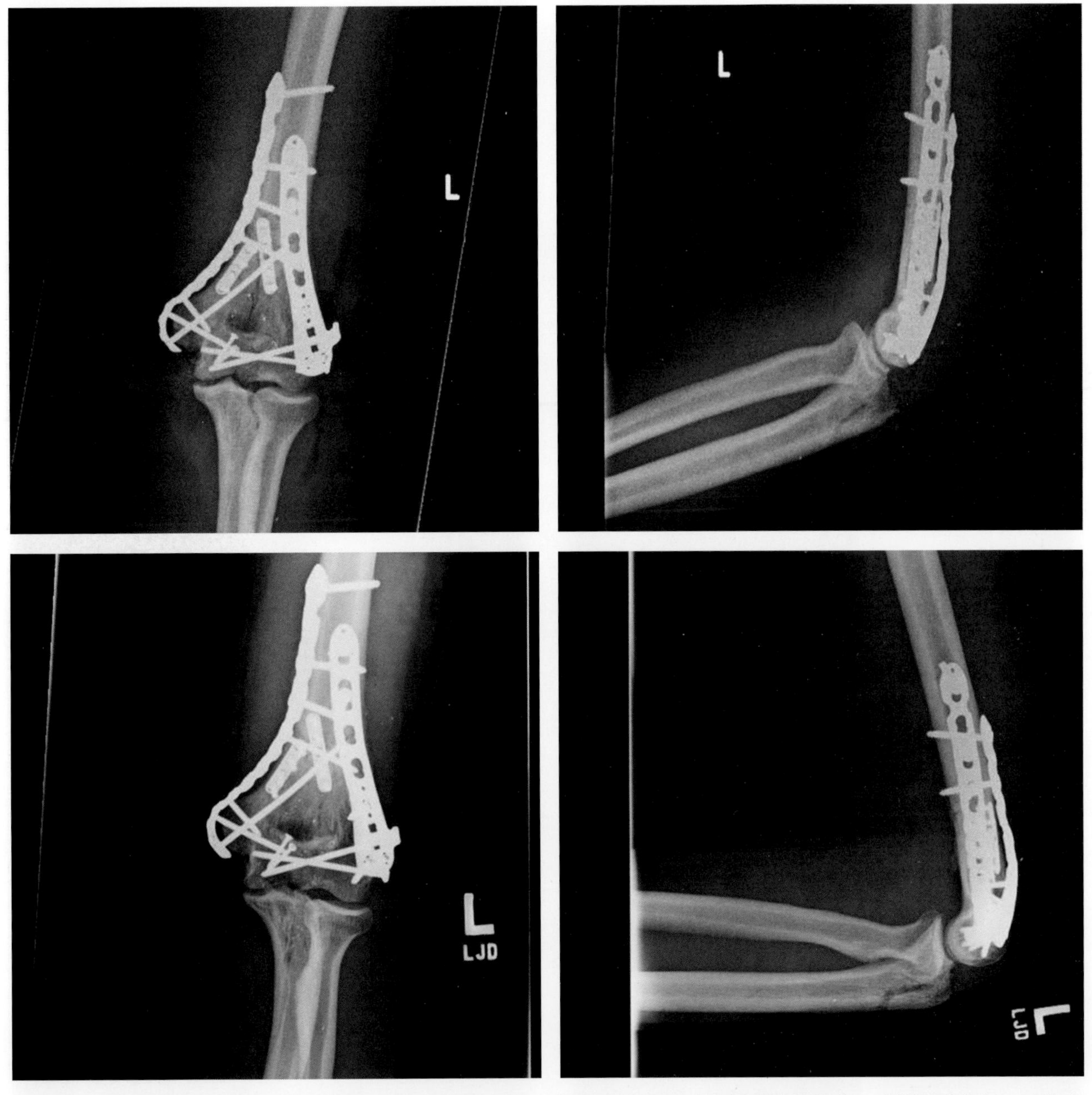

图9-16　尺骨鹰嘴切除和肱三头肌推进术后即刻和术后3个月随访X线片。患者肘关节稳定，功能活动良好，无伸直迟滞。

孟氏骨折

- 先临时复位和固定尺骨近端，以便选取合适大小的桡骨头假体（如有必要）。
  - 恢复尺骨的解剖长度对保持上尺桡关节和肱桡关节的稳定性和协调性同等重要（图9-17）。

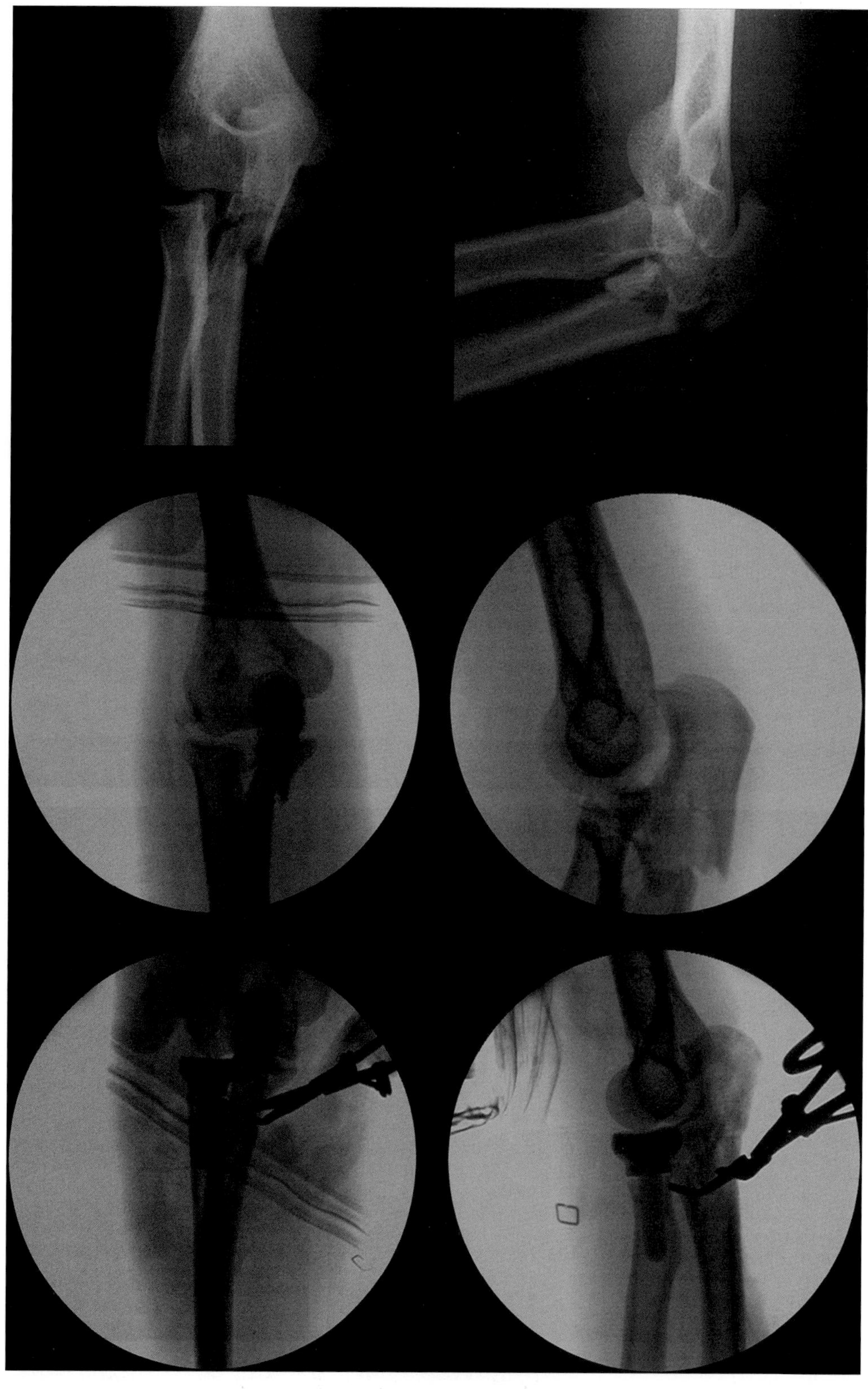

图9-17 先临时复位和固定尺骨，这是选用合适桡骨头假体、重建正常桡骨高度的必经之路。

- 依次进行桡骨颈截骨、安装试模、选定桡骨头假体尺寸、拆除尺骨的临时固定、安装桡骨头假体。
- 使用微型接骨板依次固定尺骨近端的小骨块，特别是那些含韧带止点的皮质骨块（图9-18）。
- 最后完成尺骨侧的确切固定（图9-19）。

• 对于大部分孟氏骨折脱位病例，尺骨近端骨折得到复位固定，就能间接复位桡骨头脱位。
- 若尺骨侧复位不良，则会造成桡骨头无法复位或始终处于半脱位的状态。这时一定要检查尺骨复位的情况（图9-20）。

肘关节恐怖三联征

• 应常规检查腕关节并摄片，以排除Essex-Lopresti损伤。

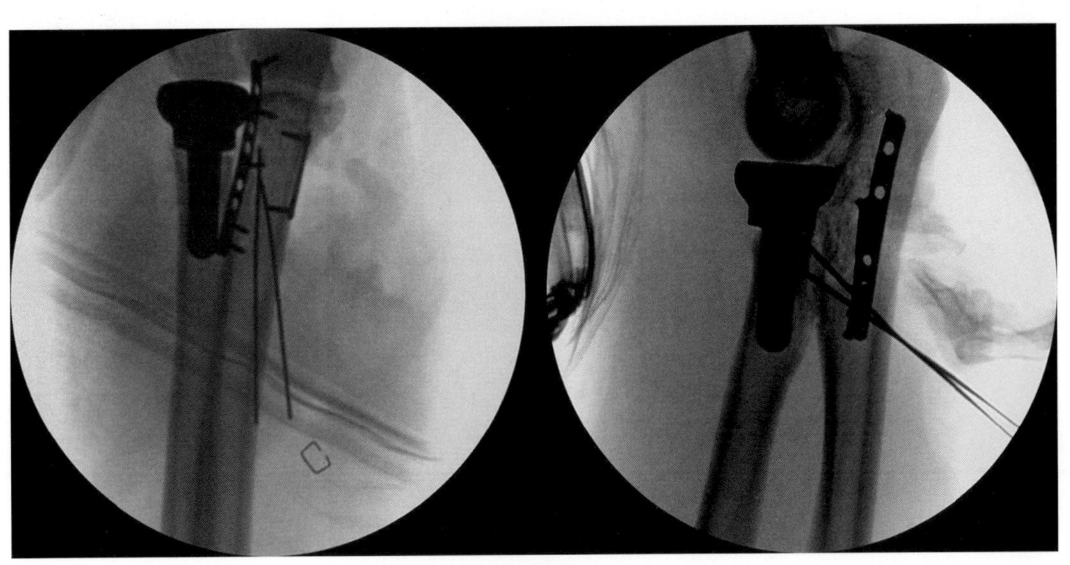

图9-18　安装桡骨头假体后，进而复位和固定尺骨骨折。

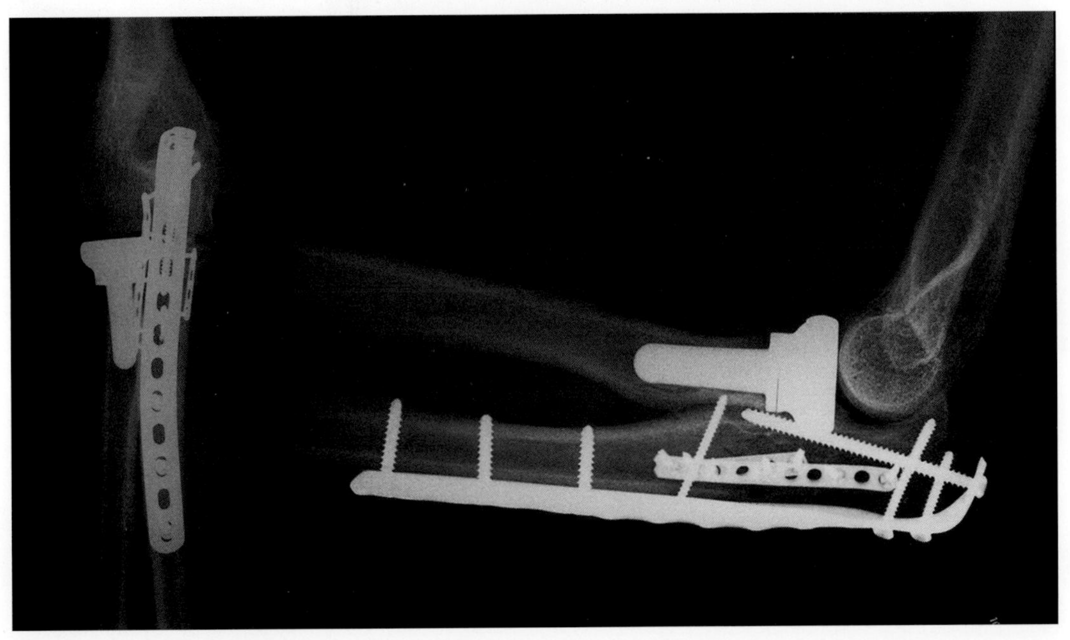

图9-19　尺骨侧的最终固定。

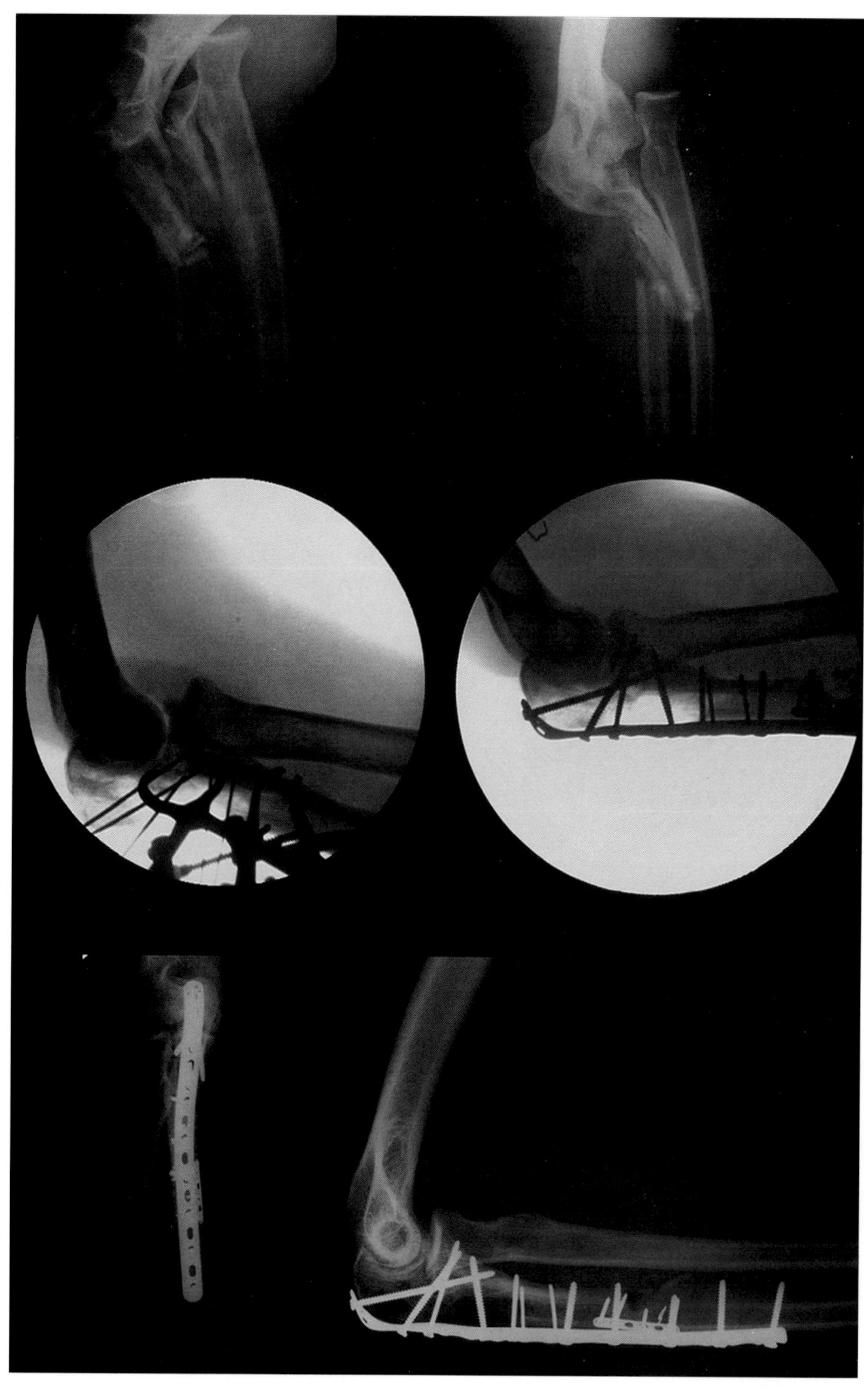

图9-20 在此孟氏骨折的病例中，起初尺骨复位后肱桡关节仍然处于半脱位状态，表明尺骨骨折复位不良（中间一排的左图）。纠正尺骨复位情况后，肱桡关节中重现同心圆状态。

- 应该在处理完尺骨冠突之后，再固定或置换桡骨头。
  - 当然，如果无法重建桡骨头，则拟行假体置换，桡骨颈截骨后能更大范围直视下复位尺骨冠突。
  - 如果桡骨头只是部分关节面骨折，可以进行切开复位内固定，从桡骨头或桡骨颈的前方处理尺骨冠突损伤（如从移位的骨折间隙进入）。
- 为方便在冠突骨折处钻孔以备缝线固定或螺钉

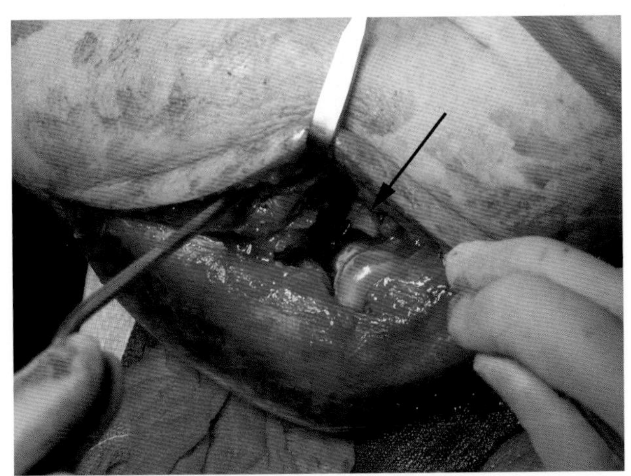

图9-21 在肘关节复位的情况下，通过桡骨颈的截骨间隙可以看到冠突骨块（箭头所指处）。

固定，可将肘关节向后半脱位以增加视野。

- ◦ 肘关节复位后，再复位冠突骨折块（图9-21）。
- 直视下判断冠突骨块大小，评估其是否适合用螺钉来固定（如2枚2.0 mm或2.4 mm拉力螺钉），或者适合用钢丝或缝线缝合固定。
  - ◦ 使用头灯可以帮助看清骨块情况。
- 清理尺骨近端的骨折面，复位冠突骨块后再用克氏针或复位钳进行临时固定。
  - ◦ 确认骨皮质和关节面得到复位。
  - ◦ 准备复位冠突时，先要复位肘关节并使之屈曲，以减少对冠突移位骨块的牵张力（图9-22）。

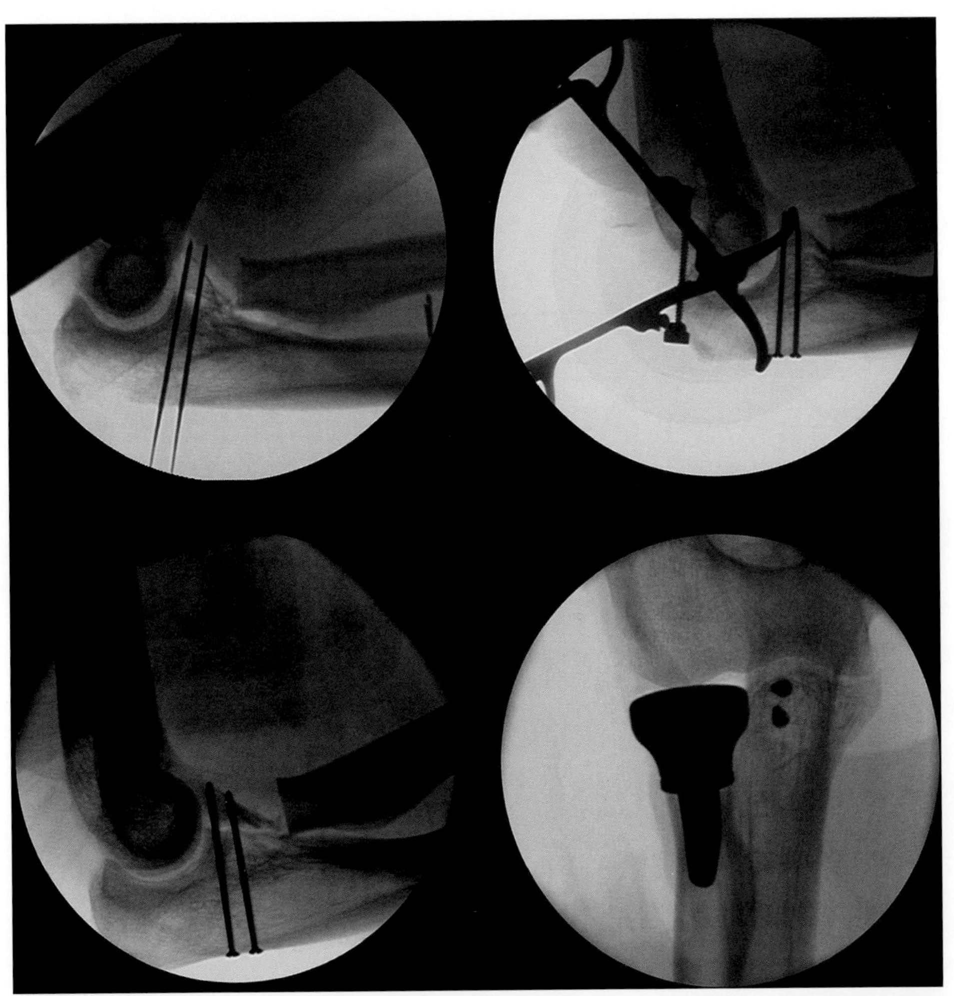

图9-22 经桡骨头缺损处用复位钳钳夹冠突骨块，并用克氏针做临时固定。由尺骨背侧皮质向前方，用多枚螺钉确切固定冠突骨块。

- 从尺骨背侧向冠突骨块钻孔，用于安置螺钉或作为缝线穿越的骨道。
  - 使用前交叉韧带定位器，便于精准定位导向套筒；钻出的孔道用于拉力螺钉固定或钻出2~3个孔道供缝线固定冠突骨块（图9-23）。
- 缝合固定尺骨冠突或肘前方关节囊，需要用到不可吸收的耐磨缝线，如Ti-Cron缝线或FiberWire缝线。
  - 利用前交叉韧带定位器的导向套筒，钻2个直径2.0 mm的骨孔（如前述固定螺钉的钻孔方式）。
    - 缝线需要穿过冠突骨折块和尺骨。

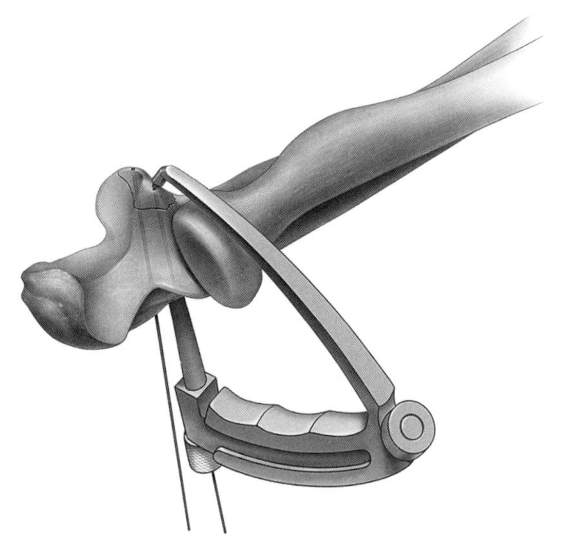

图9-23 利用前交叉韧带定位器协助复位冠突，并从尺骨的背侧开始钻孔，为穿线缝合准备骨隧道。

    - 把前关节囊缝合到冠突关节外的骨质往往很管用。
    - 如果骨块太小或过于粉碎，只需将缝线绕住骨块，缝牢前关节囊就足够了。
    - 可以用过线器（如Huson过线器）辅助引导缝线，从冠突出发穿过尺骨近端的预钻孔即可。
  - 如果使用的是非组配式的桡骨头假体系统，或者需半脱位肘关节以便直视下行桡骨头内固定，那就应该在假体置换和内固定完成后再进行肘关节复位和缝合固定冠突。
  - 经尺骨至冠突和（或）前方关节囊已获得确切固定效果（图9-24）。
  - 屈曲肘关节时，在尺骨背侧将穿过骨隧道的缝线在骨桥表面收紧打结。
    - 完成桡骨头固定或置换后再打结缝线，千万不要先行收紧打结缝线，再进行桡骨头固定或置换，这会出现缝线应力过大或冠突复位丢失。
    - 打了多个结的粗线会引发不适感，因为线结就位于浅表的皮下组织。
    - 为避免这种情况，可在邻近筋膜处做小切口，将线结埋入筋膜深层，并用可吸收缝线重叠缝合筋膜层。
- 修补外侧副韧带复合体对恢复肘关节稳定性至关重要。

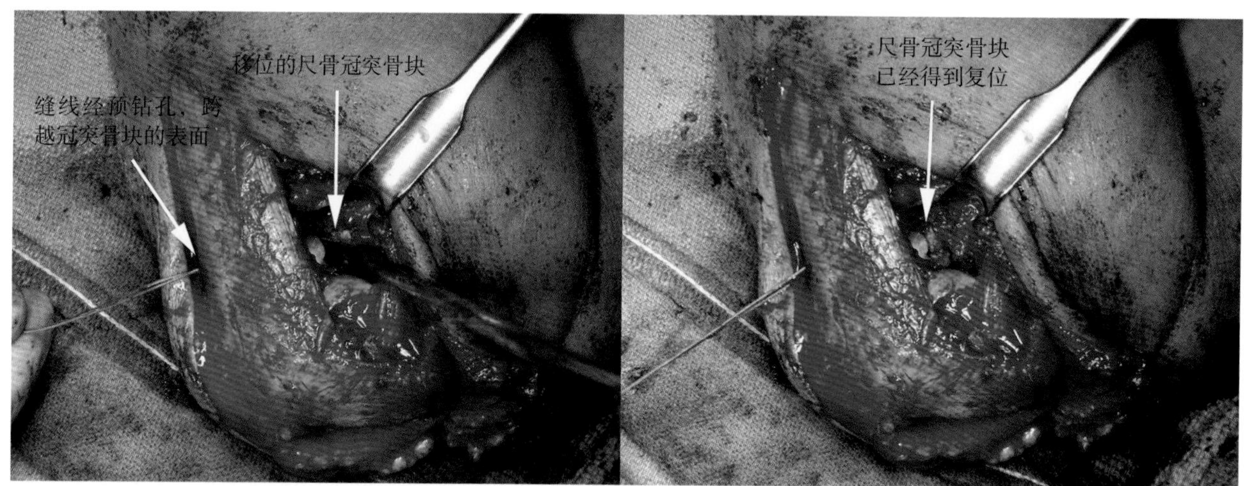

图9-24 穿过尺骨背侧骨皮质的缝线可以抓持住前方关节囊和冠突，并使之恢复到原来位置。

- 辨认外侧副韧带尺侧束的残端。
- 辨清肱骨外髁关节外的软骨部分及外上髁的边缘，确定在外上髁的钻孔部位或置入带缝线锚钉的部位。
- 通常，第1枚带缝线锚钉位于外上髁的旋转中心；第2枚带缝线锚钉位于稍近端，在肱骨外上髁边缘，用于固定伸肌群、旋后肌和肘肌联合腱的起点。
    - 修补外上髁撕脱的软组织时，每个钻孔的位置要与外上髁旋转中心的钻孔部位相隔足够距离。
        - 如果采用骨隧道技术或带缝线锚钉，要避免各缝线或锚钉的锚定点互相干扰。
- 修补外侧副韧带尺侧束时要确定其起点位置和缝合张力，把外侧副韧带尺侧束缝回至外上髁起点处。
    - 完成韧带解剖修复，缝线打结前应注意避免出现肘关节内翻或外翻。
    - 在前臂呈中度旋前位时收紧打结，韧带张力较合适。

- 体检和透视下评估肘关节屈/伸、内/外翻及旋前/旋后动作的稳定性。
    - 一定要评估肘关节后外侧旋转的稳定性。
    - 分别通过肘关节在旋前和旋后位时做全程屈伸活动，来评估肱尺关节的稳定性。
    - 如果肘关节在某一位置稍稍出现半脱位的情况，提示术后需要使用静态或动态固定支具(如限制伸直或可调节活动度的支具)。
    - 在离开手术室之前，必须确认肘关节能够达到：旋转中立位时伸屈范围20°~130°。
        - 典型的最不稳定位置：前臂旋后、肘关节伸直位时出现肘关节的后外侧脱位。
    - 不要在术中用蛮力尝试将肘关节伸直到最后10°~20°，因为这样可能会撕脱修补好的冠突，特别在用缝合法修补冠突的情形时更易发生。
        - 利用重力自然伸直肘关节，是测试肘关节伸直程度的最佳方法。
- 通过体检和透视评估腕关节处的桡骨高度和下桡尺关节的稳定性。
    - 腕关节或桡尺远侧关节不稳可能出现于前臂Essex-Lopresti损伤的病例中。
    - 必要时需修复腕关节不稳。
- 如果肘关节仍然不稳，要从同一切口探查肘关节内侧屈肌-旋前圆肌起点和内侧副韧带的完整性。这些内侧结构的撕脱可能是肘关节持续不稳的原因。
    - 因为肘关节不稳而需要修补内侧韧带的情况并不常见。如果冠突和尺骨近端关节面的内侧部分没有骨折或已经得到解剖复位，常常不需要修补内侧韧带。
    - 单纯外翻不稳并不是修补内侧副韧带的指征。
    - 如果仍不能纠正肘关节不稳，应探查外侧软组织修复的完整性和准确性。

冠突前内侧面骨折

- 冠突前内侧的高耸结节是内侧副韧带的止点(图9-25)。

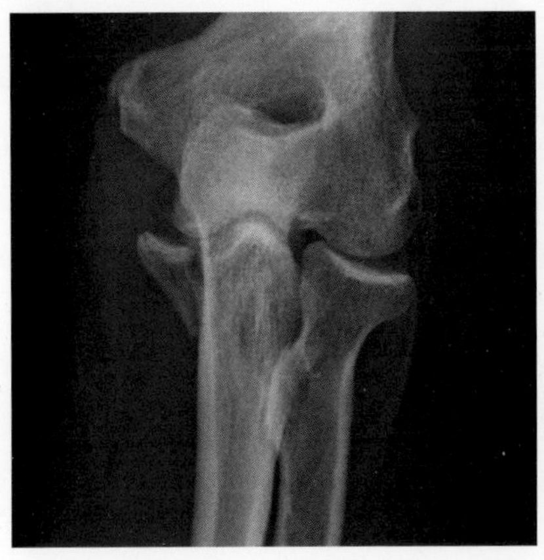
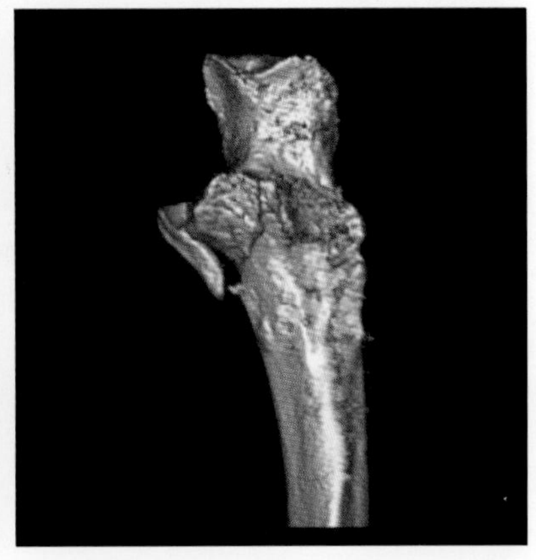

图9-25　正位片和CT扫描显示冠突前内侧面呈二分型骨折。

- 因此，冠突前内侧面的骨折势必带来肘关节不稳，理应手术修复。
- 常需使用一块4~6孔的2.0 mm接骨板或解剖型板来固定，关节面压缩骨折可以植骨，也可以不用植骨[2]（图9-26）。
    - 通过后侧正中直切口，再经内侧入路进入冠突基底部、内侧副韧带（MCL）止点、内侧关节囊和冠突前内侧面。
        - 患者取仰卧位。
        - 辨认、游离和保护尺神经。
        - 掀起或劈开旋前圆肌－屈肌群，注意不要伤及MCL（图9-27）。
- 内侧副韧带往往从冠突基底部止点即其尺侧止点处撕脱，可以用带缝线锚钉修补之。
- 另外，若冠突骨块体积足够大，可以用2.0 mm T形或直形接骨板来固定（图9-28）。
- 通过缝合修补内侧副韧带，来加强接骨板的固定效果。
- 另外，外侧副韧带也可能同时受损，因此应该评估肘关节的稳定性，必要时修补外侧副韧带。
    - 可以通过同样的手术切口掀起外侧的全层皮瓣，进而修补外侧副韧带（详见前述手术技巧部分）（图9-29）。

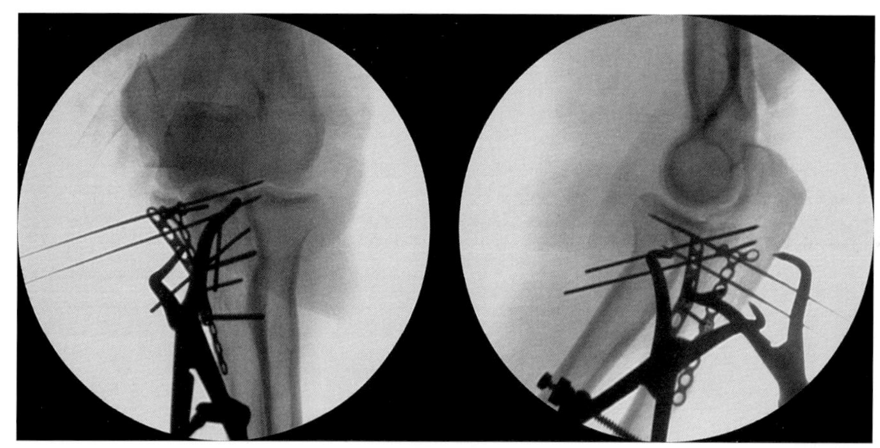

图9-26 复位和临时固定移位的冠突前内侧骨块。

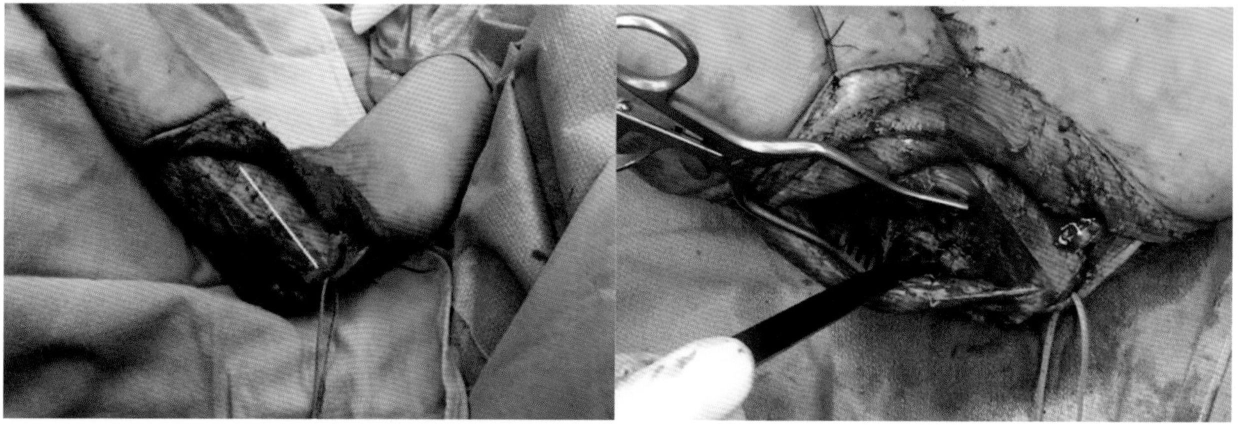

图9-27 做肘后方长切口，从皮下向两侧掀起皮瓣，辨认并保护好尺神经。图中黄色线条是为劈开旋前圆肌－屈肌群而切开筋膜的位置。小心而谨慎地显露尺骨近端内侧面。

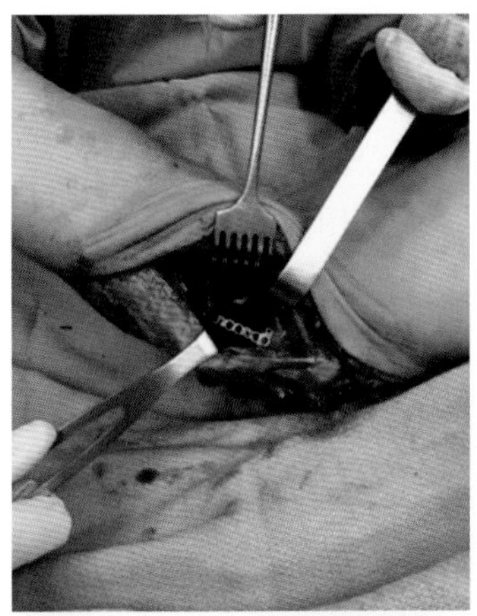
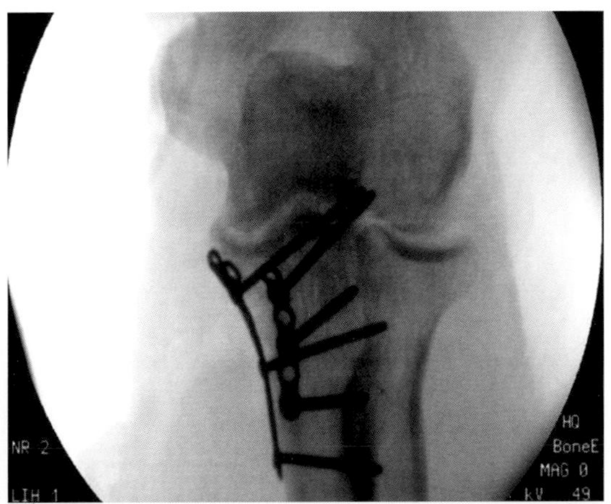

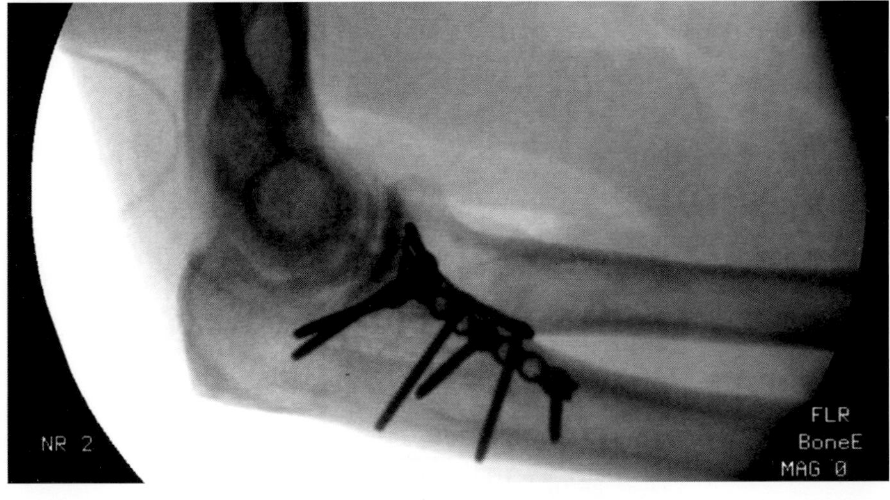

图9-28　术中大体照片和透视影像图片显示采用接骨板固定冠突前内侧骨块。

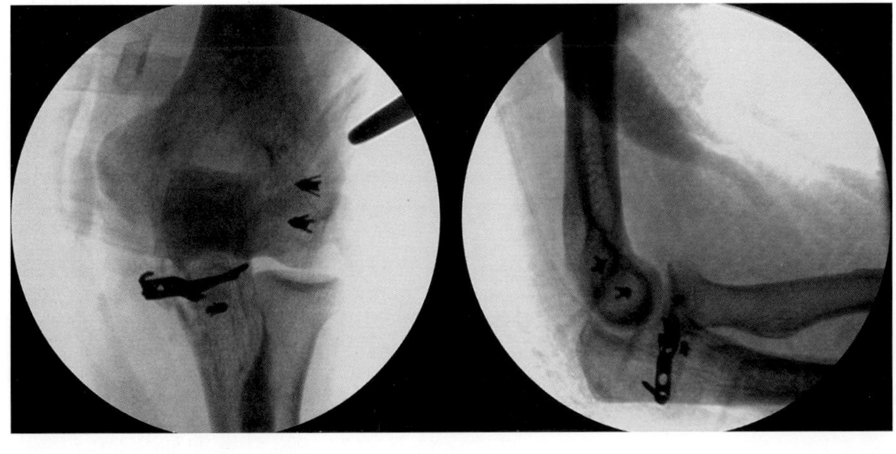

图9-29　冠突前内侧骨折合并外侧副韧带损伤的修复情况。

参考文献

[1] Lindenhovius AL, Brouwer KM, Doornberg JN, et al. Long-term outcome of operatively treated fracture-dislocations of the olecranon. *J Orthop Trauma*. 2008;22(5):325–331.

[2] Ring D, Doornberg JN. Fracture of the anteromedial facet of the coronoid process. Surgical technique. *J Bone Joint Surg Am*. 2007;89(suppl 2 Pt 2):267–283.

第10章

Mark R. Adams, Christopher Domes, Michael F. Githens, Michael S. Sirkin, Matthew P. Sullivan, Lisa A. Taitsman, Raymond D. Wright Jr

前臂骨折
Forearm Fractures

无菌器械与设备

- 3.5 mm加压接骨板和3.5 mm骨皮质螺钉。
- 另外，带弧度的3.5 mm加压接骨板（儿童型股骨接骨板）可用于桡骨干骨折。
- 2.7 mm接骨板特别适用于尺骨远端的干骺端骨折。
- 2.0 mm和2.4 mm螺钉。
- 台式接骨板折弯器或手持式折弯器和扭弯棒。
- 小号点式复位钳。
- 小号带齿复位钳。
- 各式克氏针和动力钻/钻头。

患者体位

- 患者取仰卧位，需要可透视的搁手台。
- 如需要，在上臂近端绑止血带。
- 术者通常坐在患者的腋侧。

手术入路

- 尺骨：尺骨皮下缘直接入路；经尺侧腕屈肌（FCU）和尺侧腕伸肌（ECU）之间隙进入。
    - 如果尺侧腕屈肌或尺侧腕伸肌已因外伤断裂，则可以掀起这块已损伤的肌肉，将接骨板放在其下，尽量避免接骨板直接位于尺骨皮下缘。
    - 接骨板可以放在掌侧（位于尺侧腕屈肌下方）、背侧（位于尺侧腕伸肌下方），或直接位于尺骨皮下缘。
        - 根据尺骨骨折的形态选择合理的接骨板安放位置。
- 桡骨：掌侧Henry入路可以显露桡骨。
    - 该入路可以向近端、远端延伸，暴露桡骨全长。
        - 将桡动脉牵向尺侧。
    - 或者，经桡侧腕屈肌腱和腱鞘，将桡动脉牵向桡侧。

复位和固定技术

- 对于尺桡骨双干骨折的病例，通常先处理相对简单侧的骨干骨折。
    - 解剖重建前臂的长度。
    - 这样处理的优点是，解剖复位一侧骨干后，就更容易复位另一侧较为复杂的骨折。
- 遇到粉碎性骨折时，可以用数枚2.0 mm或2.4 mm拉力螺钉技术固定蝶形骨块或节段性骨块。然后用中和接骨板跨越骨折损伤节段。
- 为避免患者前臂搁在平板上时接骨板产生的刺激，通常应将其放置在尺侧腕屈肌深面（尺骨掌侧面）。
    - 当然，在尺侧腕屈肌或尺侧腕伸肌其中的一块肌肉损伤更为严重时，应优先将接骨板埋于损伤较重侧的肌肉深面。
    - 接骨板应放在肌腹深面，同时尽量减少剥离附着在骨面上的软组织，以保护骨骼的血运（图10-1）。

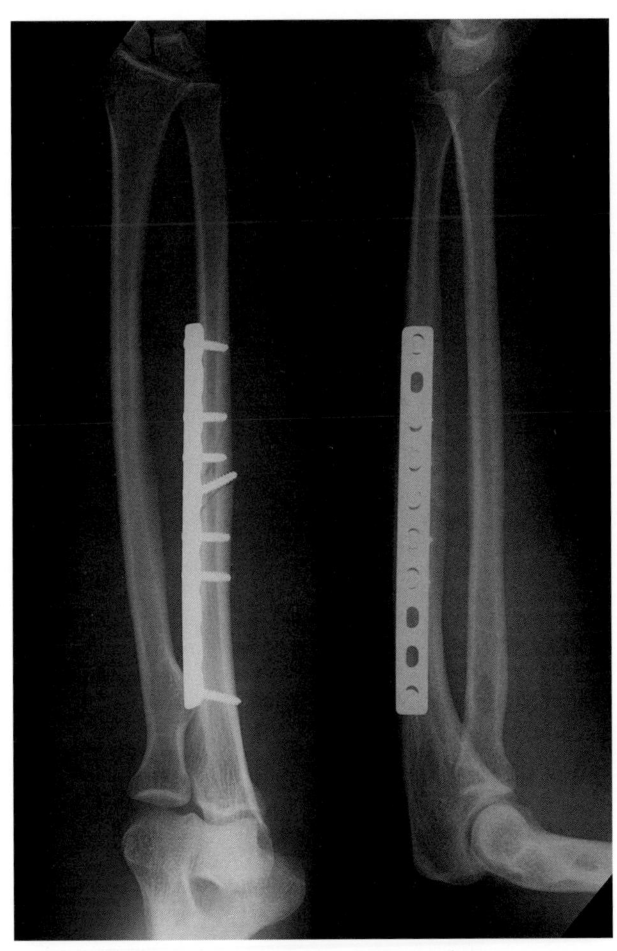

图10-1　尺骨钢板放在屈肌侧。

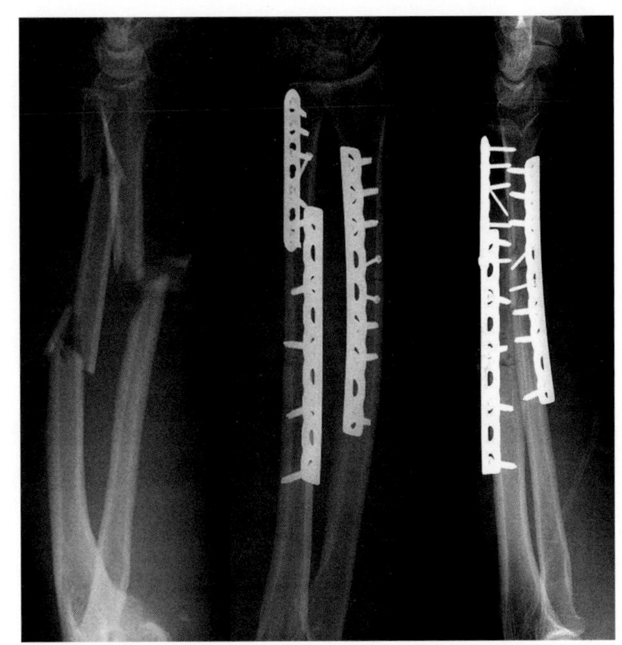

图10-2　用2块接骨板固定多节段的尺骨干骨折。较小的接骨板放置于远段骨折，不仅因为其可利用的螺孔多，而且其低切迹的设计更为舒适。

- 对于尺骨远1/4段的骨折，特别当患者骨骼较小或者伴有骨质疏松时，建议采用2.7 mm或2.4 mm加压接骨板或锁定接骨板。
  - 这种接骨板的螺孔间距较小，允许在短小的骨折段上固定更多的螺钉。
  - 另外，2.7 mm接骨板在尺骨冠状面上比3.5 mm接骨板更贴附于骨面（图10-2）。
  - 当固定完桡、尺骨干其中之一后，应先关闭这侧切口，再处理前臂另一处骨干。
    - 在急性创伤的情况下，只缝合接骨板表面的皮下组织和皮肤，以避免出现骨筋膜间隔综合征。
    - 但在处理亚急诊病例时，应考虑缝合尺侧腕伸肌和尺侧腕屈肌之间的筋膜。
    - 在无法确定第1处骨折是否得到解剖复位的情况下（如遇到粉碎性骨折），可以先不关闭手术切口，以便在完成第2处骨折复位固定后再进行调整。
- 对于节段性桡骨骨折，如骨折线累及桡骨远端的骨折，可将2块接骨板叠加起来使用。
  - 恢复重建桡骨的弓形解剖。
  - 于完全旋后位进行正位透视，并与健侧桡骨进行比对，有助于确认两者的对称程度。
  - 另外，在塑形接骨板时要估算一下背侧弓的若干角度（图10-3）。
- 用折弯器“在平坦面上”折弯3.5 mm有限接触加压接骨板（LC-DCP），使接骨板的形状和桡骨的曲度相适应。这样可以用较长接骨板在桡骨的掌侧面来固定节段性骨折（如12~18孔的接骨板）（图10-4）。

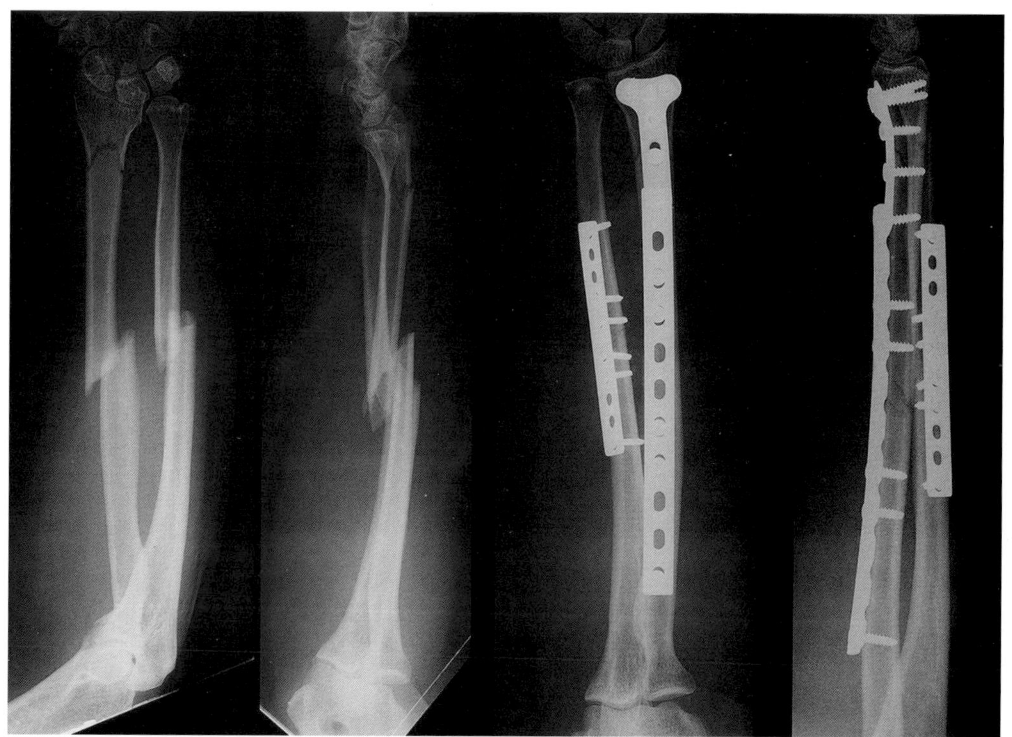

图10-3 节段性桡骨干骨折累及远端时，可以将接骨板叠加在一起。在桡骨远端用较薄的支撑接骨板固定，在骨干部分用较厚的加压接骨板固定。

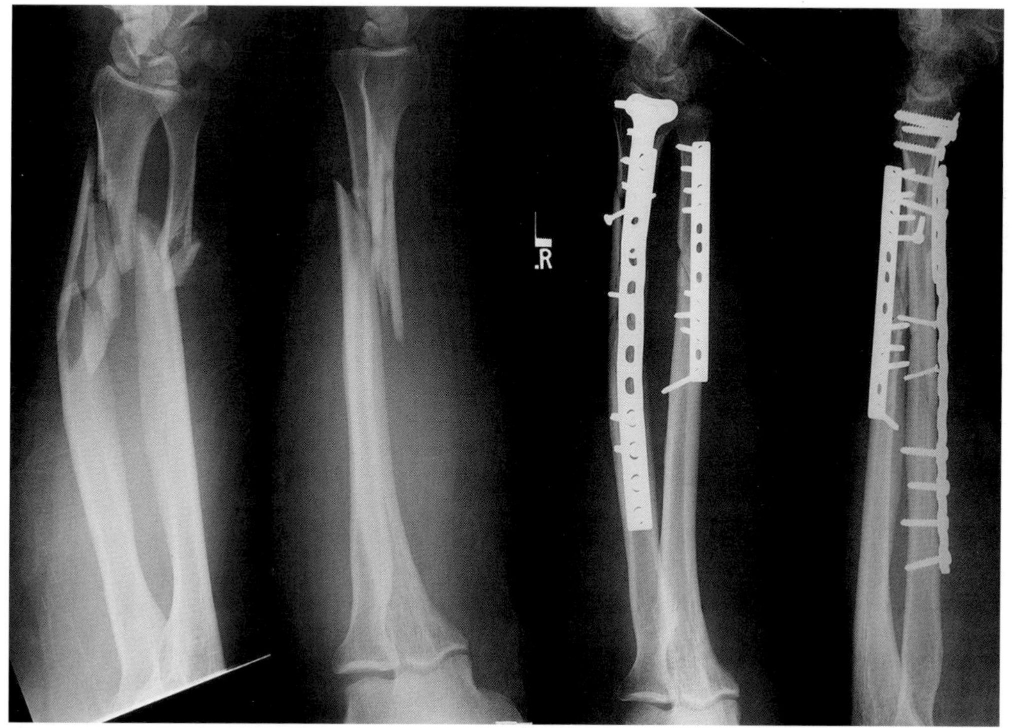

图10-4 可以预先折弯一块12孔的3.5 mm加压接骨板，以适应桡骨的曲度。该病例中用了一块12孔的接骨板叠加在一块较短的桡骨远端支撑接骨板上。可以在术前按照模型骨预先折弯接骨板，这样只要在术中进行微调即可。

- 如果采用桥接钢板技术来固定节段性粉碎骨折，对预先折弯接骨板的要求相对较低（也可以不预先折弯）。
    - 如果使用直的长接骨板放在桡骨掌侧面作为桥接钢板，那么应把接骨板的两端稍偏向桡侧，这样接骨板中间的部分正好与桡骨干的髓腔部分一致。
    - 这样无论靠近骨折部分还是在接骨板的两端，螺钉都可以获得双皮质固定效果。
        - 因为桡骨的远端比近端更为宽大，所以相对接骨板的近端而言，其远端部分可以更偏向桡侧放置。
    - 这项技术可以重建桡骨的解剖曲度（图10-5）。
        - 或者用长款解剖预弯的干骺端接骨板来固定桡骨，同时重建其弓形结构（图10-6）。

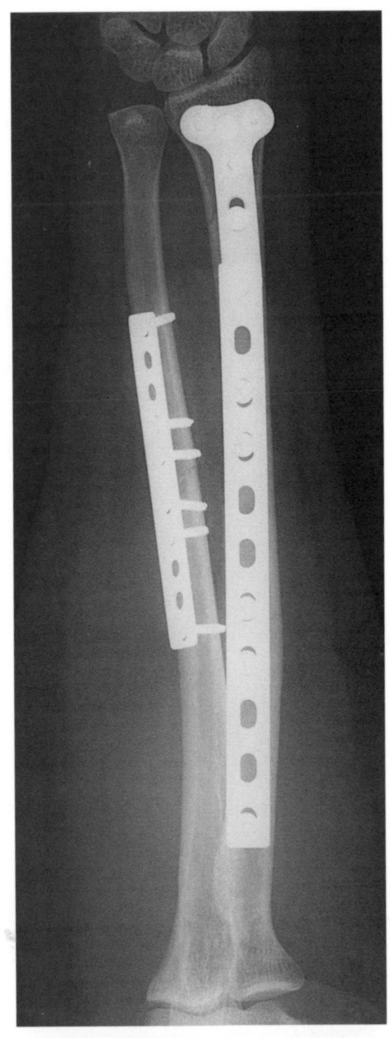

图10-5 如果采用一块直形接骨板来固定带弧度的长节段性骨折，并且要恢复桡骨弓，那么接骨板两端应稍偏向桡侧放置；这样接骨板跨越的就是骨干部分而不是骨间膜。一般情况下，在接骨板的任何位置都能用螺钉进行双皮质固定。

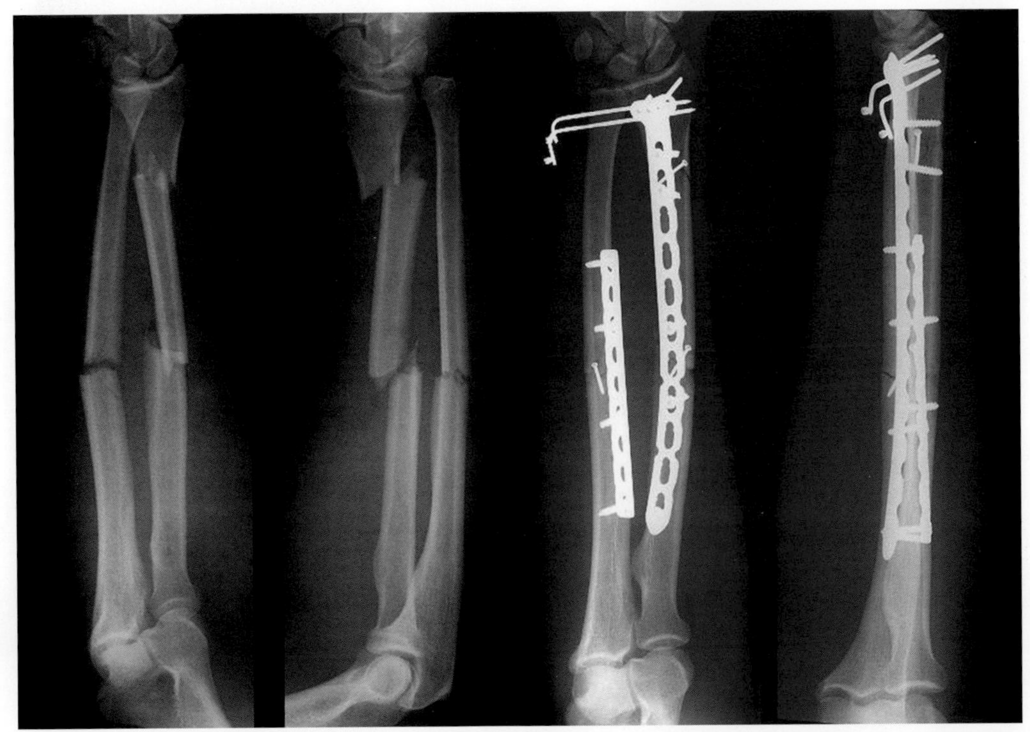

图10-6 对于桡骨下段的节段性骨折，用一块已预弯的解剖型接骨板来固定，有助于恢复桡骨的弓形解剖。

TIP

采用带弓形弧度的3.5 mm加压接骨板固定桡骨干骨折

Lisa Taitsman, Christopher Domes

病理解剖

桡骨干骨折中重建桡骨弓形结构，对于恢复前臂正常旋转和生物力学意义非凡。由于桡骨天然的弓形结构，因此采用经典的3.5 mm直形加压板来固定桡骨干骨折确实值得斟酌。这必然会出现接骨板偏心放置在桡骨的某一段上，要么就会带来骨折的复位不良（图10-7）。在粉碎性桡骨干骨折或长节段的骨折中更容易见到所述现象。即便某些术者有办法塑形标准的加压接骨板，试图增加接骨板水平面上的弓形弧度，但是这种做法谈何容易。

解决方案

有不少厂家出品预置带弓形弧度的3.5 mm加压接骨板。有些是为固定儿童股骨骨折而设计的。这些接骨板恰好符合成人桡骨的天然弓形结构，所以可用于桡骨干骺端和骨干骨折的固定（图10-8）。

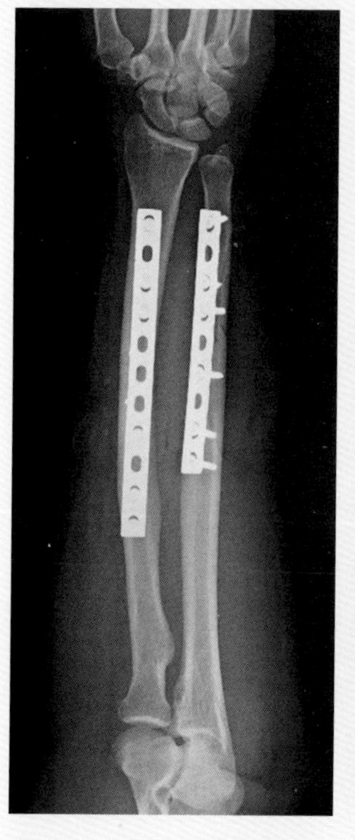

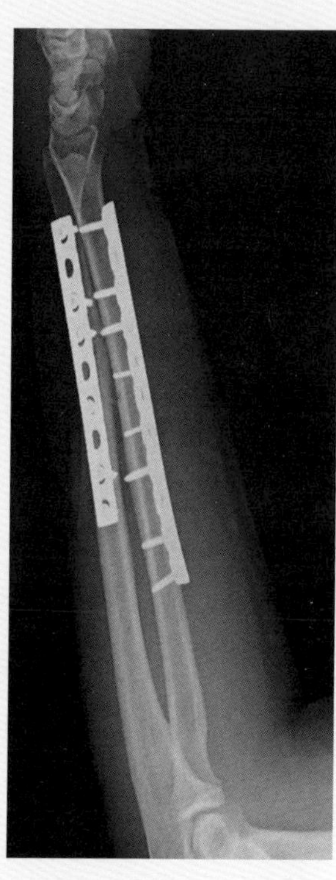

图10-7 采用所谓经典的3.5 mm直形加压板时，会出现桡骨弓与接骨板不相匹配的现象。

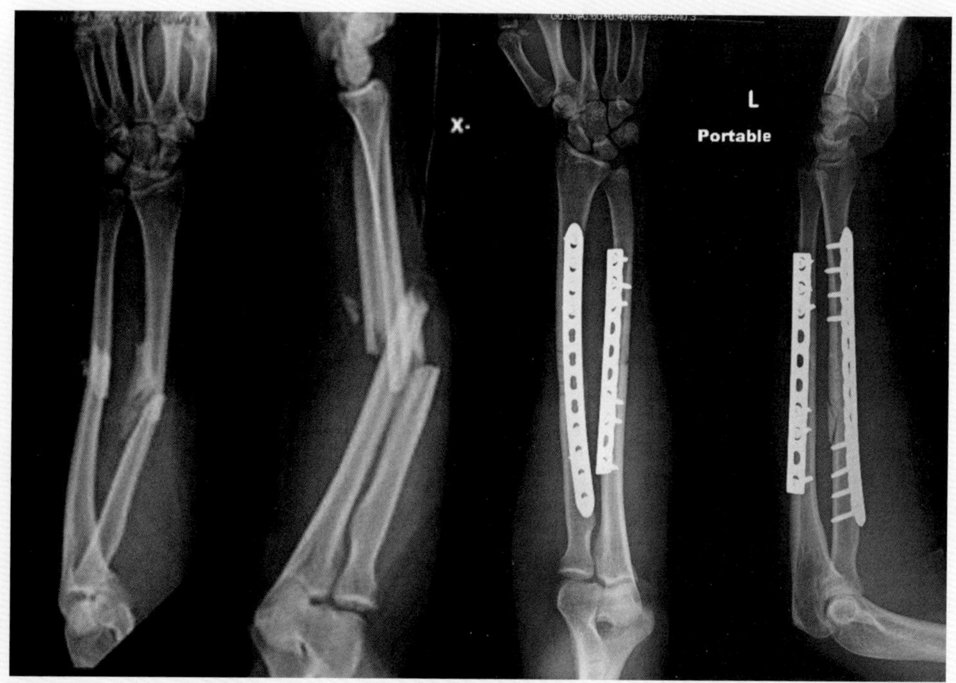

图10-8 相对于3.5 mm直形板而言，预置带弧度的3.5 mm加压接骨板更为匹配桡骨天然的弓形结构。

操作技术

- 通过标准手术方法显露桡骨骨折。
  - 通常经掌侧Henry入路完成。
- 骨折复位后用复位钳和/或克氏针临时固定。
  - 或者在骨折固定过程中，可以将骨干直接复位到接骨板上。
- 选择一块带弓形弧度的3.5 mm加压板，临时放置在桡骨掌侧，两端用单皮质克氏针固定。
  - 通过C臂机透视，验证其摆放位置。
  - 要配备多种长度的接骨板，以供选择。
- 一旦骨折复位和接骨板摆放位置令人满意，采用适当技术将接骨板固定到骨骼上。
  - 如果骨折类型允许的话，可以经接骨板对骨折端进行加压处理。
  - 或者根据骨折粉碎程度和类型，也可采用中和钢板固定技术或桥接钢板固定技术。
  - 遇到粉碎性骨折，可以利用弓形弧度进行接骨板复位技术。
- 用健侧桡骨的整体透视图像做比对，确保其天然弓形结构已得到恢复。
- 如果还需要固定尺骨，则完成所有步骤后再检查前臂的活动范围，并与对侧做比较。

- 有时候因为接骨板的外形与桡骨表面不相匹配，拧紧螺钉就会造成复位丢失（图10-9）。
  - 这通常是因为扭力引起的问题，可以先在“最为平整的”的桡骨远端掌侧骨面进行接骨板固定来避免这种情况。
    - 如果先在远段拧入2~3枚螺钉，使接骨板远端平整的底面与桡骨远端平整的骨面完全帖服，然后再在近端螺孔垂直接骨板置入螺钉，拧紧螺钉时就不会出现骨折端扭转的现象了。
  - 此外，在邻近骨折部位使用复位钳夹持住接骨板，然后逐步替换成螺钉固定，也可减少扭力和横向移位带来的复位丢失。
- 若遇到斜行骨折，最好在骨与接骨板间形成锐角的一侧先用1枚螺钉把板固定到骨面上。
- 如果接骨板的外形比较适合，同时骨折部位也得到了解剖或者接近解剖的临时复位，可以先在远离骨折部位的两端螺孔置入螺钉，使接骨板能贴合桡骨的弓形弧度。
  - 适宜使用这种技术的骨折类型有：横行骨折、粉碎的节段性骨折等。
  - 这项技术可以使接骨板居中，因此板上所有螺钉都能实现双皮质固定。
  - 即便采用加压固定技术，但不要完全拧紧螺钉。
  - 然后用复位钳在骨折端进行“微调”（调整横向移位），再依次拧紧螺钉完成加压固定（图

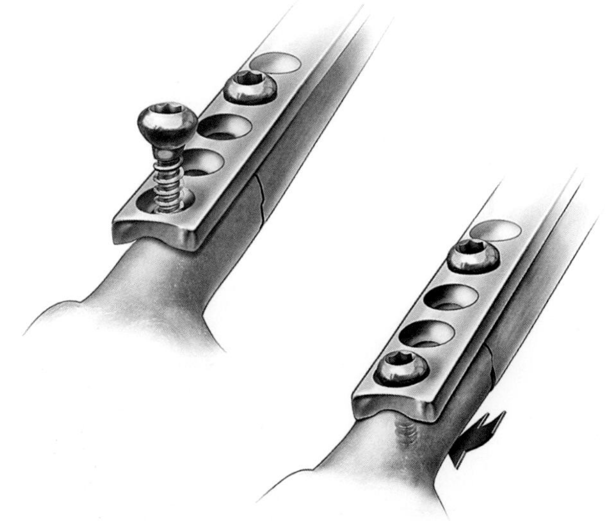

图10-9 因为接骨板与桡骨干的宽度比较接近，容易发生由接骨板引起的骨折复位丢失（箭头所指处）。注意要将接骨板的两端放在骨干的中央位置，并把板放在骨面平坦之处，这样就能尽量避免前述情况的发生。如果拧紧螺钉后出现骨折移位，应该先拧松这枚螺钉，然后在同侧骨段上先用另一枚螺钉固定。

10-10)。

- 或者用小号带齿复位钳分别固定住接骨板的两端，把接骨板夹持在复位钳的两个“钳臂”之间。
  - 这样可以直接将接骨板定位在骨干的中央。
  - 在这种情况下，小号带齿复位钳最为管用。

- 对于长的节段性骨折，特别是向远端延伸的骨折，可使用AO出品的腕关节融合接骨板。其远端采用了低切迹设计，可利用的螺孔也比较多(图10-11)。
- 桡骨干靠近端骨折中，不要将接骨板的近端放在桡骨偏尺侧的部位，以避免肱二头肌腱止点

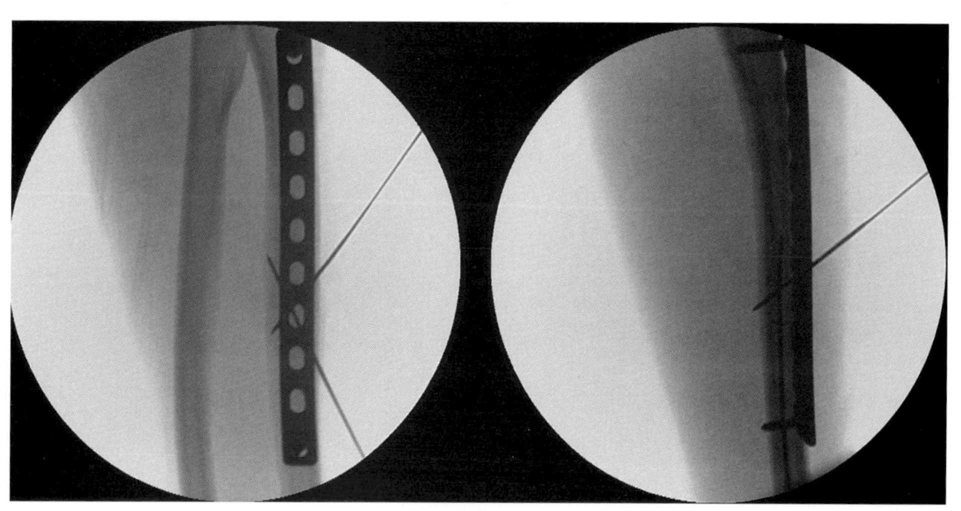

图10-10 基本解剖复位骨折后，用交叉克氏针临时固定，在接骨板的两侧末端先置入螺钉。若一端螺钉采用中立固定模式，那另一端就用加压固定模式。先不要完全拧死螺钉，微调骨折复位直至达到解剖复原，再拧紧螺钉，使骨块间产生加压效果。

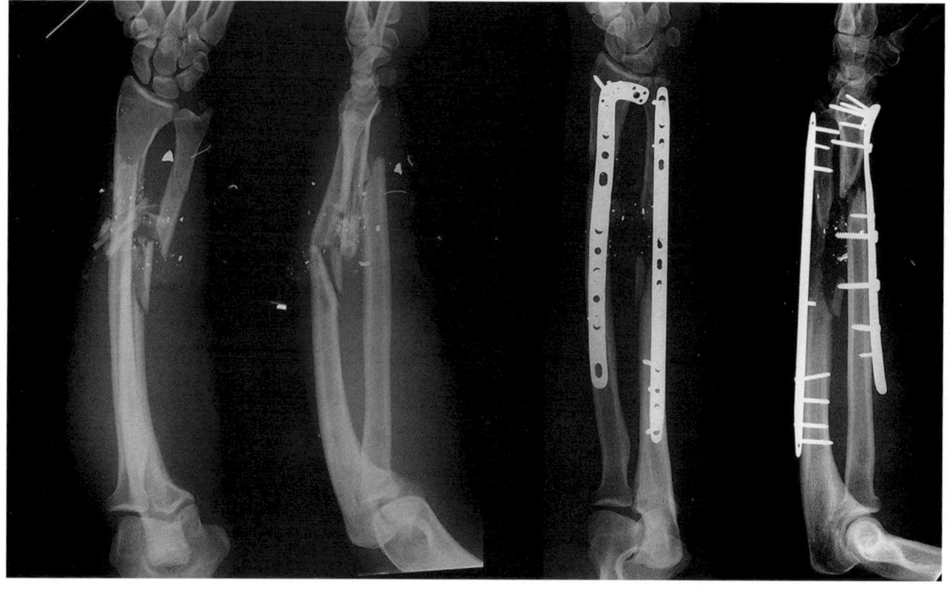

图10-11 腕关节融合接骨板用于节段性且合并骨缺损的尺骨干骨折。

撞击症（图10-12）。

- ○ 关闭切口前要检查患肢的活动度，特别是前臂的旋前活动情况。
- 对尺骨上段粉碎性骨干骨折的病例而言，剪除尺骨围关节解剖型板的近端（涉及鹰嘴区域），可以使接骨板的骨干部分更为帖服。
- ○ 这种方式更适用于翻修手术，需要在尺骨背侧嵴重新放置新接骨板的情形（图10-13）。
- ○ 此外，髓内钉亦是处理桡骨和/或尺骨粉碎节段性骨折的优选方案。

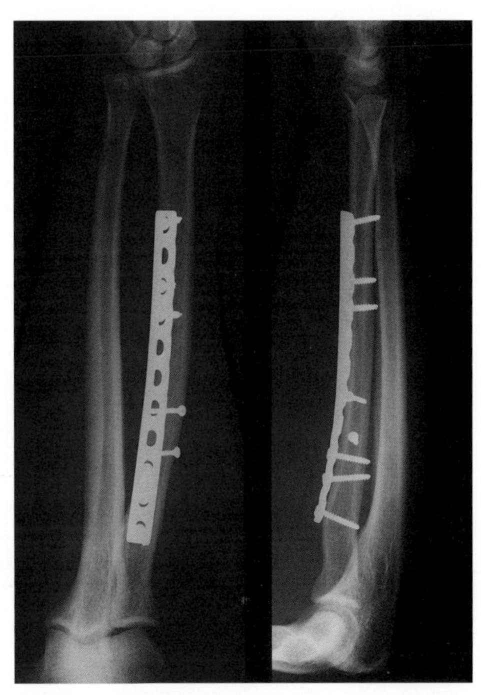

图10-12 桡骨板的近端应远离肱二头肌粗隆的位置。前臂旋前时，该病例的接骨板很可能会与尺骨近端发生撞击。应将接骨板的近端尽量放在更远更偏桡侧的位置，这样接骨板的螺钉位置更为居中。

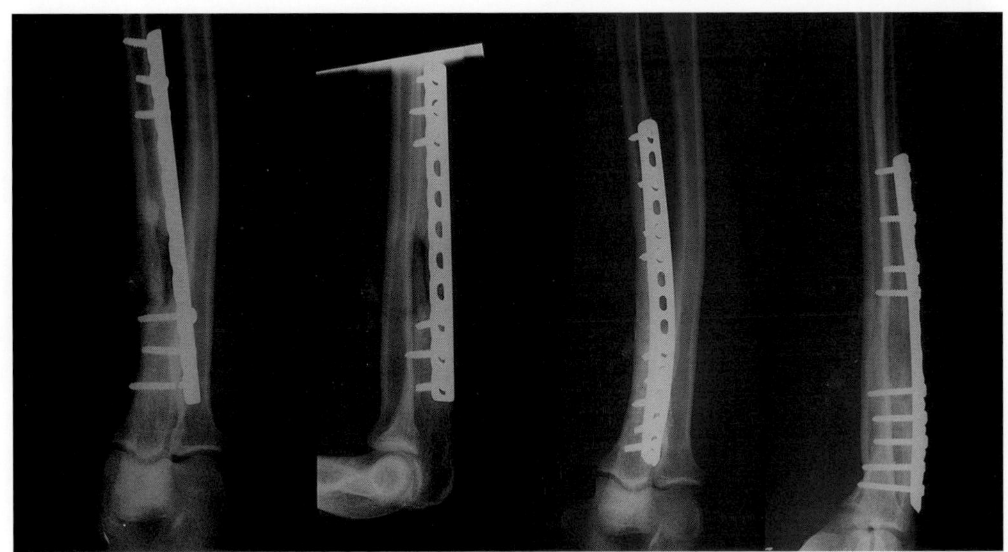

图10-13 在这例翻修病例中，前两张X线片显示在尺骨近端、尺侧腕伸肌的深层用了一块加压接骨板。因为近端骨块固定不满意而去除，翻修时用一块放在背侧皮下缘的干骺端解剖型接骨板来代替。因为近端所需固定的螺钉已经足够，所以剪去了接骨板近端的鹰嘴部分。这样就避免了接骨板在尺骨鹰嘴处紧邻皮下所产生的不适感。

TIP

桡骨和尺骨骨折：髓内钉固定技术

Matthew Sullivan, Michael Githens

病理解剖

有时前臂的上段骨折可能不适合用接骨板进行固定。

解决方案

某些桡骨和/或尺骨骨折更适合用髓内固定方式，主要包括以下情形。

- 上段粉碎性骨折。
- 节段性骨折。
- 枪弹伤。
- 骨量减少或溶骨性肿瘤（如棕色瘤）。
- 活动需求量较低的患者。
- 明显软组织损伤，需要避免局部应用接骨板的情形（图10-14）。

手术目标

- 恢复每块骨骼的长度、力线和旋转对位。
- 恢复桡骨的弓形弧度。
- 尽量减少手术带来的软组织损伤。

前臂髓内钉的优势

- 最低的医源性软组织损伤。
- 间接复位，骨折部位的生物学环境破坏最小。

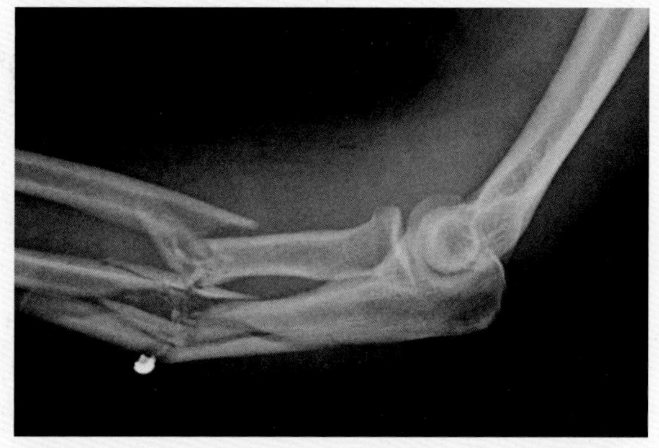

图10-14　低速枪击伤导致桡骨上段和尺骨干粉碎性骨折。

前臂髓内钉的不足

- 很难重建桡骨的弓形弧度。
- 非交锁型髓内钉无法提供足够的旋转稳定性。
- 根据所选内植物，很难控制旋转对位。

操作技术

桡骨和/或尺骨髓内钉的操作技术和体位摆放

- 如果一侧骨骼用接骨板固定，另一侧使用髓内钉固定，则需仰卧在透光的搁手台上：
    - 一开始想控制前臂可能很困难。如果计划用接骨板固定一侧骨折，并用髓内钉固定另一侧骨折，那么先做接骨板固定，因其能恢复前臂长度，并提供肢体的初始稳定性，以便置入髓内钉。
    - 如果双侧都做髓内钉，需要配助手牵引或考虑侧卧位置钉（详见下文）。
    - 指套可悬挂在搁手台的末端（或天花板上），为桡骨逆行髓内钉提供纵向牵引力。
- 遇到只有桡骨粉碎性骨折，用接骨板固定尺骨才能实现：
    - 先做尺骨骨折切开复位和接骨板固定，恢复前臂长度、力线和旋转对位。
    - 然后再进行桡骨骨折闭合复位和髓内钉固定（图10-15）。
- 尺骨上段骨折内固定手术过程（助手最少）：
    - 体位：患者取仰卧位，消毒铺巾后将手臂放可透视的搁手台上。
    - 使用无菌指套固定手指，然后用无菌绳索将指套悬挂在天花板上。
        - 肘部屈曲约90°，但上臂仍由搁手台支撑。若前臂以这种形式摆放，术者能直接触摸到前臂的皮下、内侧和外侧边界，而无需额外的手来把控不稳定的前臂（图10-16）。
    - 对于不需要固定到尺骨鹰嘴的尺骨上段骨

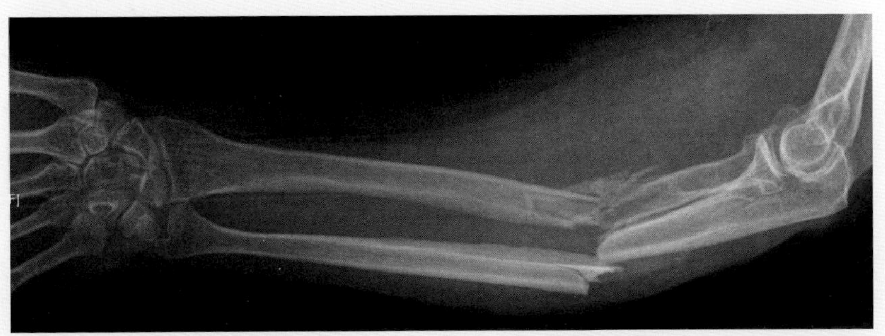

图10-15 前臂双侧骨质疏松性骨折，且桡骨为上段粉碎性骨折。

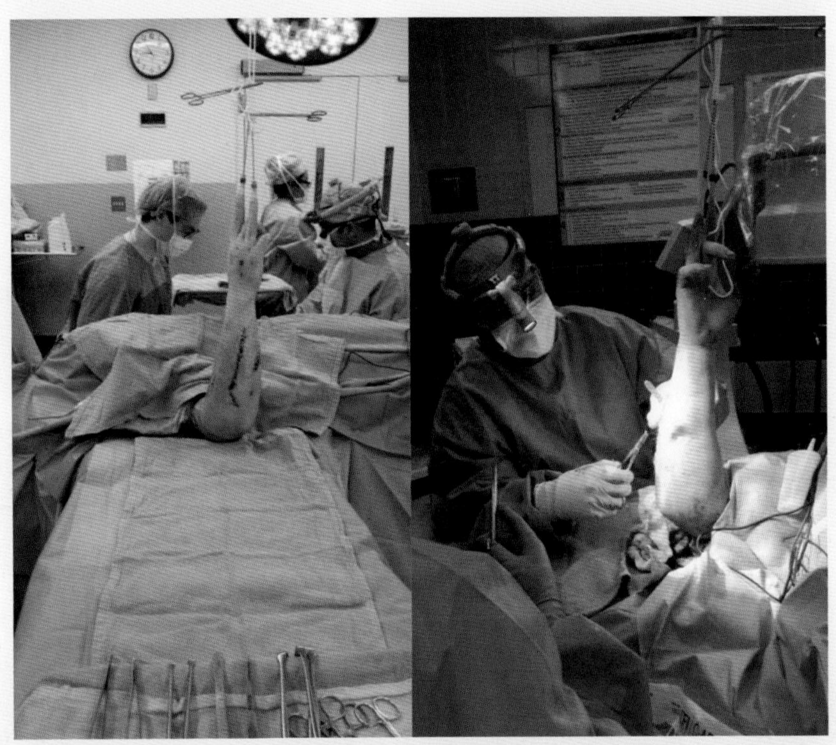

图10-16 术中照片显示患者取仰卧位，手术侧的上臂放置在搁手台上，手指/前臂借助指套悬挂在天花板的挂钩上。这样就不需要助手来握住手臂，术者可以完全接触前臂的尺侧。除了助力肢体的摆放外，指套还能提供适度的牵引，以便骨折复位。

折，可以去除（剪去）解剖型尺骨近端板的鹰嘴延伸部分，这是个绝妙的好办法。

- ◦ 因为这些解剖型接骨板都进行过预处理，可以再现尺骨近端略带内翻的弓形结构，而在术中直接去塑形坚硬的接骨板实乃天方夜谭（图10-17）。
- 固定桡骨上段骨折的手术技术：
  - ◦ 松开指套，伸直肘关节，前臂靠在搁手台上。如果需要，可通过无菌指套进行纵向牵引，并将砝码悬挂在手术台的末端。
  - ◦ 从桡侧茎突开口，使用3.5 mm钻头沿桡骨纵轴打开骨皮质，这样就能尽量避免医源性桡骨茎突骨折。应注意桡动脉和桡神经腕背皮支的走行位置（图10-18）。
  - ◦ 术前模板有助于确定弹性钉的粗细。通常直径为2.5~4.0 mm的弹性钉比较合适。

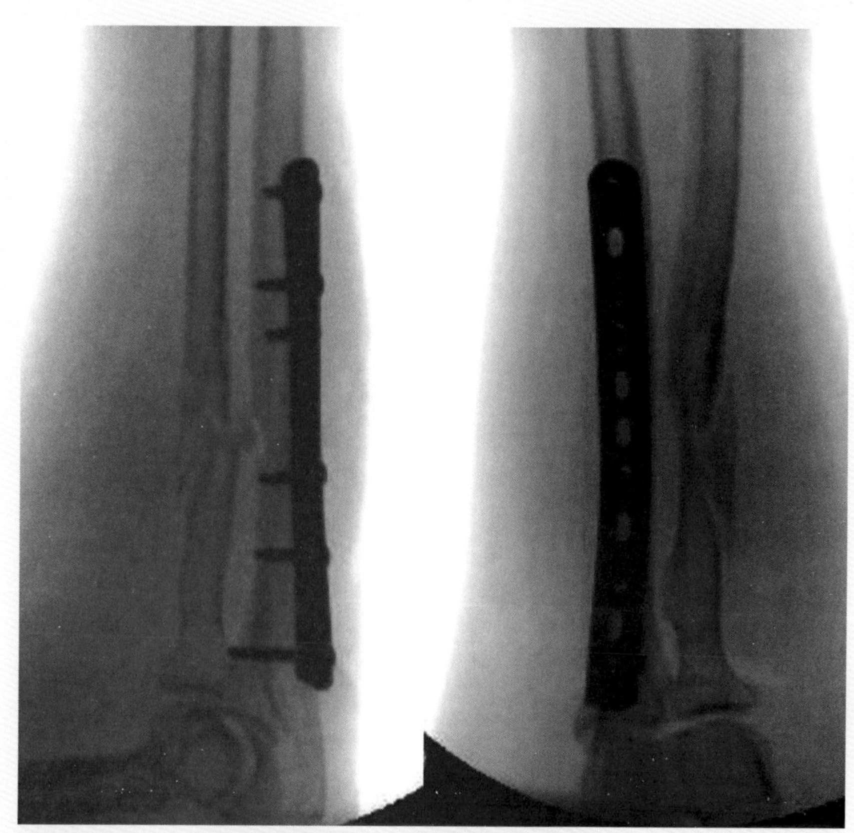

图10-17 使用尺骨近端解剖型接骨板固定尺骨上段骨折，显示尺骨鹰嘴近端部分已被剪去。这些接骨板的设计符合尺骨上段的内翻弓形结构。

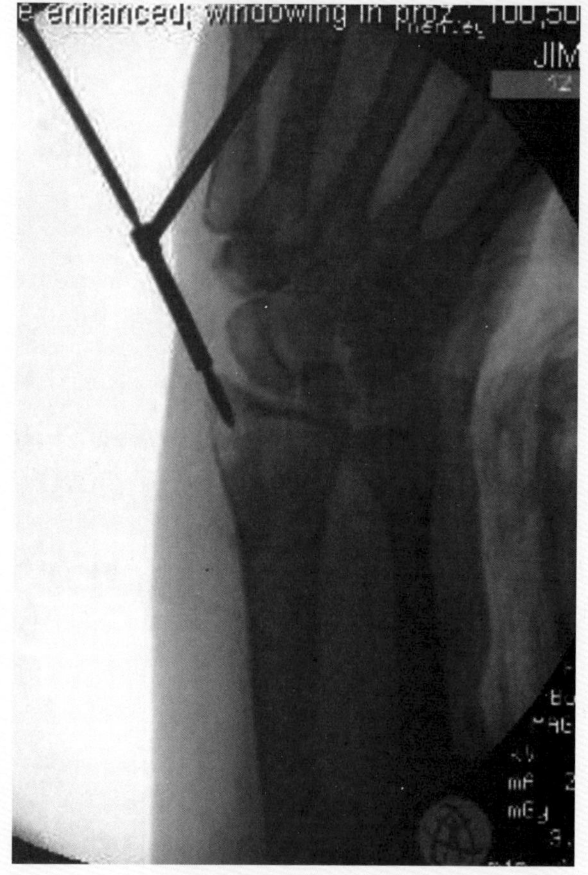

图10-18 使用3.5 mm钻头打开桡骨茎突骨皮质。请注意，要在桡骨茎突最远端处皮质开口，钻头尽可能朝向与桡骨髓腔。这样做能降低放置髓内钉时造成医源性桡骨茎突骨折的风险。

- 塑形弹性钉，以重现天然的桡骨弓形结构。
- 应在透视全程引导下插入弹性钉，以避免穿透骨皮质或嵌顿，最终应到达桡骨颈的干骺区髓腔（图10-19）。
- 完成桡骨固定后，可以依据肱二头肌粗隆和桡骨茎突之间的关系评估桡骨的旋转对位情况。这两个结构应处于同一平面，彼此呈180°的相对位置。
- 最后平片（旋后正位片和侧位片）证实，桡骨恢复了原有的解剖旋转对位，以及尺骨上段恢复了原有的解剖内翻弓形结构（图10-20，图10-21）。

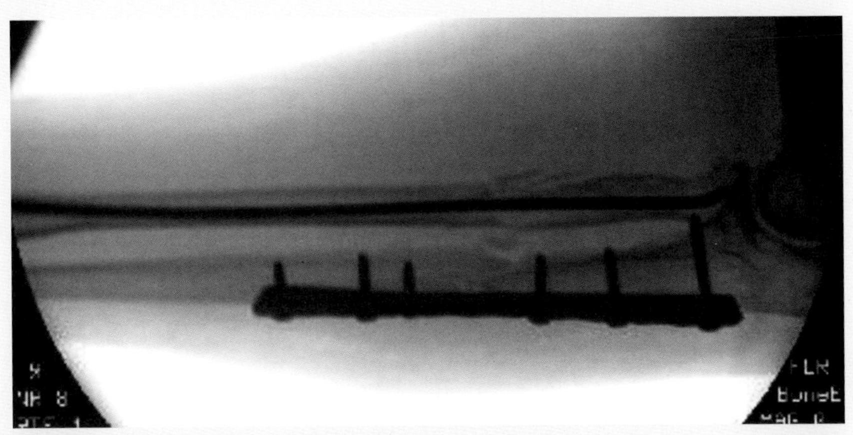

图10-19　推进弹性钉直至桡骨颈/头部的干骺区域髓腔。

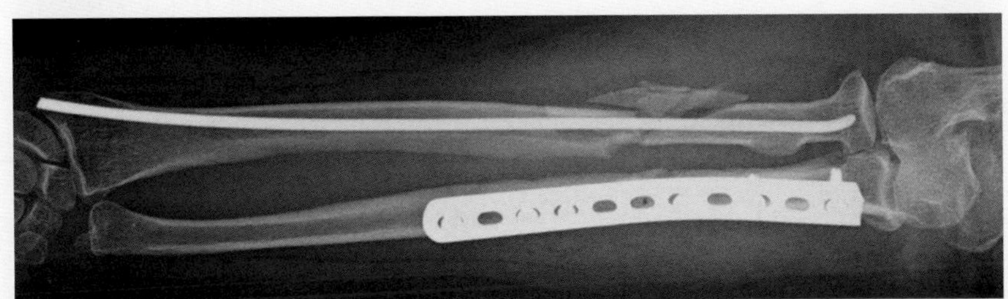

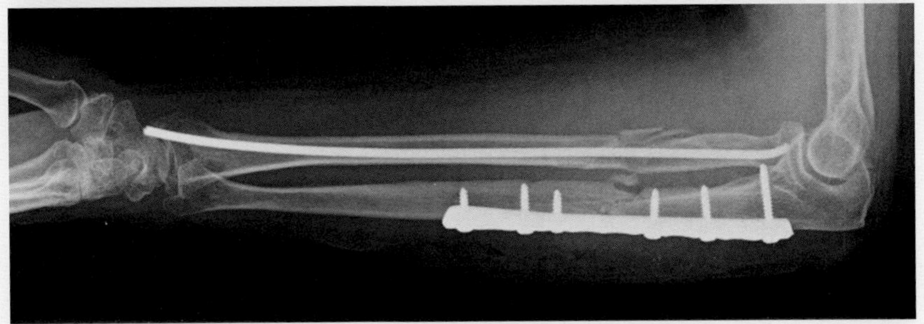

图10-20　正位和侧位图像显示桡骨恢复了旋转对位，尺骨亦恢复了上段的弓形结构。

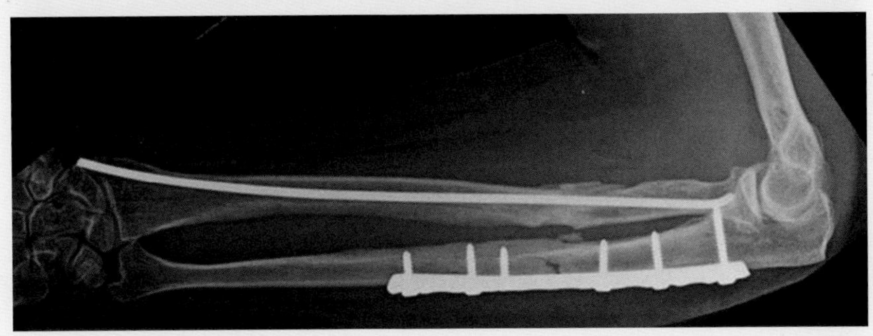

图10-21　术后3个月随访图像显示骨折愈合良好。

- 若桡、尺骨都要用髓内钉固定，则应考虑将患者摆放于侧卧位，因为这样可以同时或依次找到两侧骨骼的入钉点并置钉：
  - 当桡骨尺骨都采用髓内钉固定时，比较靠谱的办法是在患者取侧卧位下使用牵引装置和无菌指套。
  - 这样可以轻松找到桡骨和尺骨的入钉点。
  - 仅需旋转C臂机就能获得正位和侧位图像，前臂无需多次摆放，亦不用改变前臂的旋转状态（可根据需要在旋前位、中立位、旋后位获得相应图像）。
  - 通过指套进行牵引，即可获得并能维持满意的骨折复位效果。
  - 如有必要，可以采用经皮或有限切开技术来微调骨折复位情况。
  - 若术中需要移除指套以便重新摆放手臂，则最好使用无菌指套（图10-22，图10-23）。
  - 术前，要对未受伤的健侧前臂拍摄旋后正位和侧位片，以便术中比对。

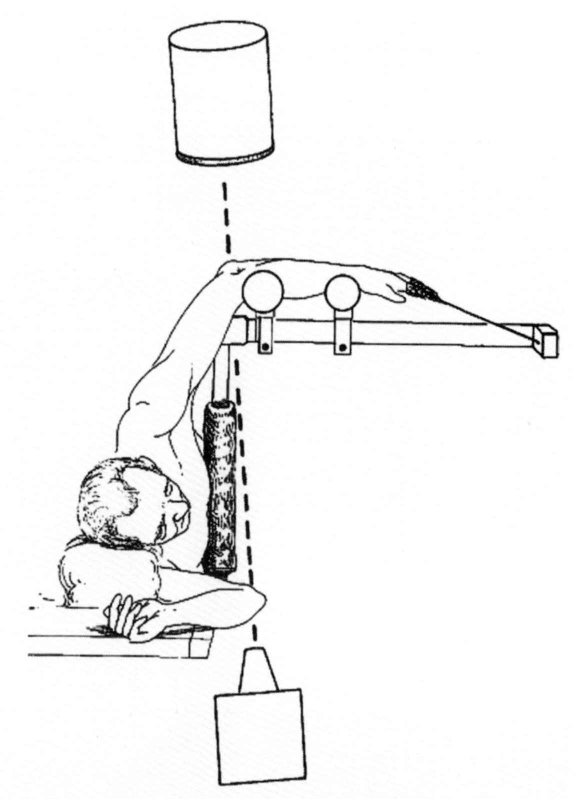

图10-22 患者侧卧位示意图，使用匹配手术台的摆放框架，用来做尺骨顺行髓内钉和桡骨逆行髓内钉。根据需要，前臂可以放置成旋前位、中立位或旋后位，且通过指套来维持牵引。

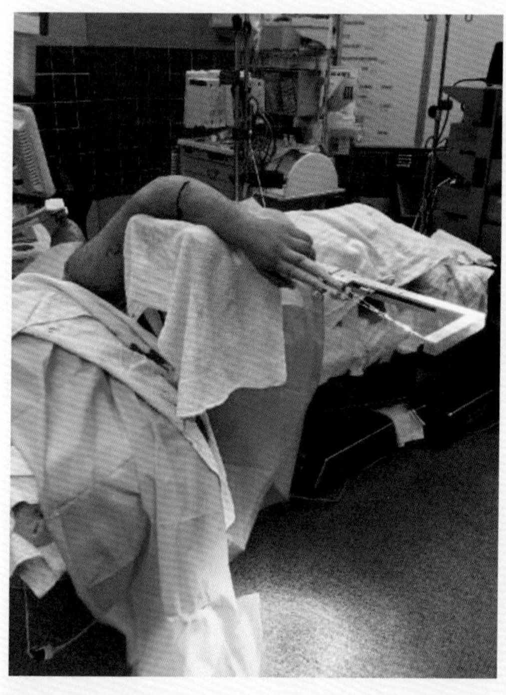

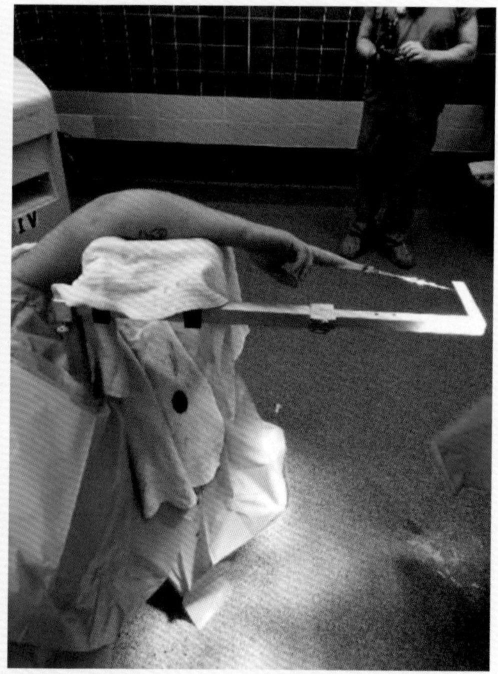

图10-23 患者取侧卧位。消毒铺巾前，采用非无菌的指套进行牵引，以确保能充分进行透视，并获得满意的临时复位效果。

- 根据所选内植物，术前塑形髓内钉可能有一定益处。无菌的前臂模型骨可当作塑形模板。手术医生在塑形内植物时还应参考对侧前臂的影像资料。

复位技巧

- 若计划用接骨板固定一侧前臂骨骼，则首先进行此项操作，因为这将对另一侧前臂骨产生部分间接复位的效果。
- 一般来讲牵引下闭合复位就足够了，而且效果满意，因为骨折部位未经破坏（图10-24）。
- 可将手动扩髓器或髓内钉先插入骨段，再手法复位骨折，以便髓内钉通过骨折端（图10-25）。
- 如果闭合技术达不到复位要求，经皮使用肩关节骨钩或直径2.5 mm的Schanz钉作为推拉工具，进行手法操控复位。
- 如果这些方法仍然不能奏效，则需要在骨折部位进行有限切开。尽量避免对骨块的剥离，尽量减少对局部血肿的干扰。

- 尺骨顺行髓内钉的入钉点：
  - 使用直径1.6 mm（0.062 in）的克氏针定位入钉点，要求在正位和侧位上都正对髓腔。钻入尺骨鹰嘴的深度约为1 cm（图10-26）。

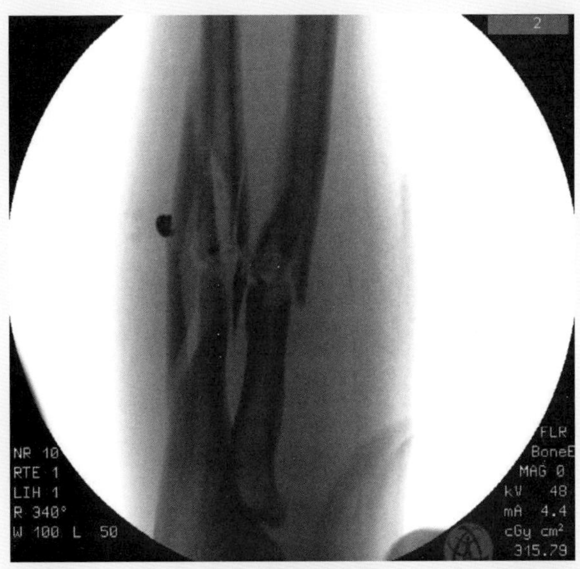

图10-24　指套辅助下闭合复位、纵向牵引，恢复长度和力线。

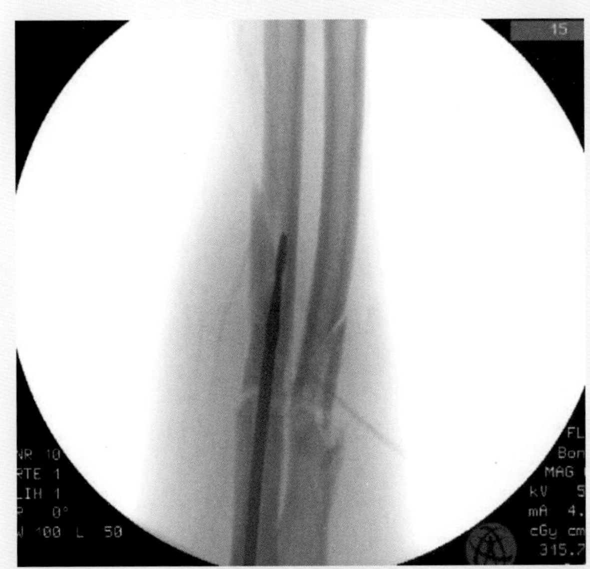

图10-25　手法复位时采用手动扩髓器，并配合“挤推通过（push-through）”技术穿越骨折区域。

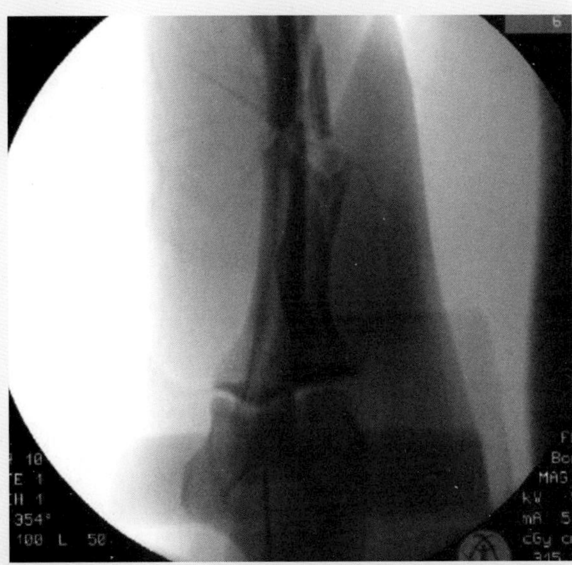

图10-26　使用直径1.6 mm（0.062 in）的克氏针定位入钉点。

- 使用直径4.0 mm的空心钻打开髓腔入口。一旦克氏针被空心钻吞没，就可以调整其行径路线，再向前推进1 cm，确保入钉点在正位和侧位上都指向髓腔中央（图10-27）。
- 桡骨逆行弹性（钛制）髓内钉的入钉点：
  - 根据所选内植物，有两个入钉点可供选择。
    - 桡侧茎突入钉点：位于第一伸肌间室和第二伸肌间室之间（“鼻烟窝”处）。
      - 在桡骨茎突的尖端做小切口，防止医源性桡动脉损伤。
    - 第二伸肌间室入钉点：位于第二伸肌间室的尺侧（需要牵开桡侧腕短伸肌和桡侧腕长伸肌），Lister结节和拇长伸肌（EPL）的桡侧（见下文关于硬质预塑形髓内钉的介绍）。
  - 使用直径1.6 mm（0.062 in）的克氏针定位入钉点，正位和侧位上恰好处于桡骨茎突的最远端。然后钻入1 cm深度。
  - 用直径3.5 mm或4.0 mm空心钻头套入克氏针，再向前推进1.5 cm，确保正位和侧位上的行径路线正确无误。

硬质预塑形髓内钉

- 做背侧第二伸肌间室切口。纵形切口（3 cm）正好位于腕关节的中央和Lister结节的桡侧。牵开桡侧腕短伸肌和桡侧腕长伸肌。
- 使用直径1.6 mm（0.062 in）的克氏针定位入钉点，侧位上正好处于桡骨远端背侧关节缘的近端，正位上朝向桡骨髓腔。然后钻入1 cm深度。
- 用直径4.0 mm空心钻头套入克氏针，再向前推进1.5 cm，确保正位和侧位上的行径路线正确无误。
- 根据髓腔粗细，术前确定好髓内钉的直径。
- 预塑形髓内钉，以恢复桡骨的弓形结构。
- 应在透视全程引导下插入髓内钉，以避免穿透骨皮质。如果使用的是钛制弹性钉，

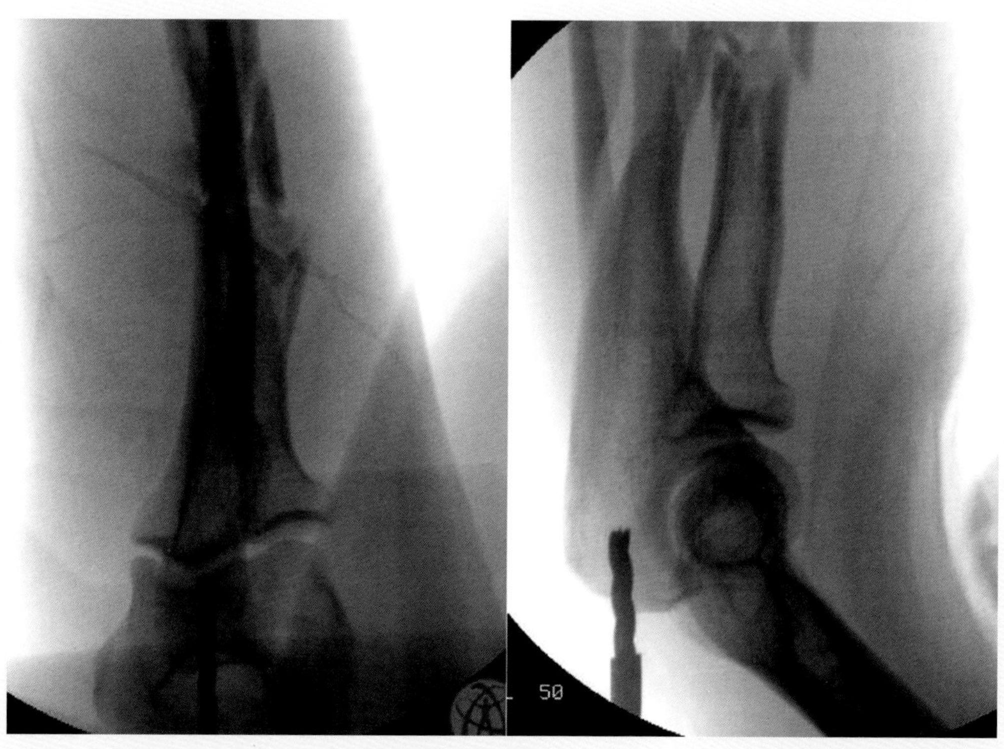

图10-27 空心钻吞没克氏针，并沿髓腔轴线继续推进。

要从干骺区进钉，钉尾剪断后埋于皮下。

- 最好依据肱二头肌粗隆和桡骨茎突之间的对应关系，来评估桡骨的旋转对位。在标准的正位片上，它们应该彼此相差180°。

如有交锁型髓内钉

- 尺骨：近端交锁方向为由外向内，远端交锁方向为由尺侧向桡侧（要做小切口，避免伤及尺神经背侧皮肤感觉支）。
- 桡骨：近端无交锁钉，远端交锁方向为由桡侧向尺侧。
- 值得注意的是，目前美国市面上已不再有图10-28至图10-30所示的髓内钉装置（Smith & Nephew Foresight髓内钉系列）。

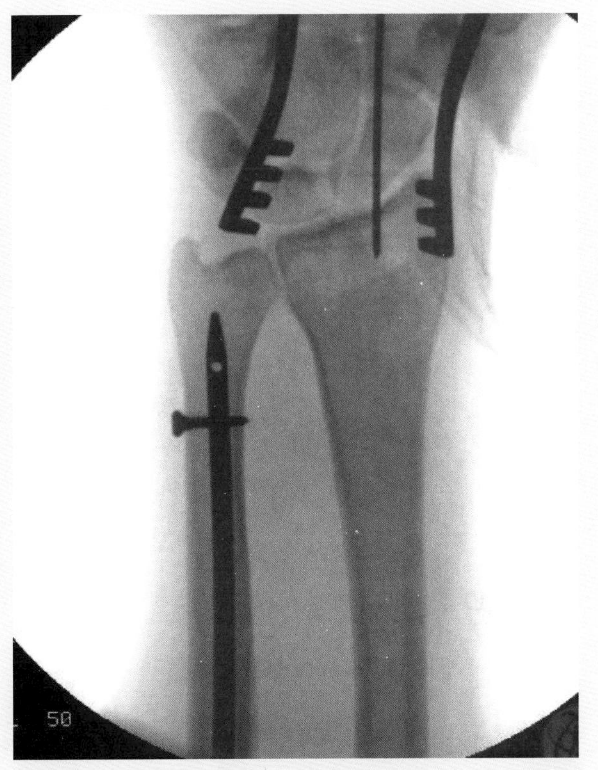

图10-28　采用背侧第二伸肌间室的入钉点，牵开桡侧腕短伸肌和桡侧腕长伸肌，插入的定位克氏针要正对髓腔。

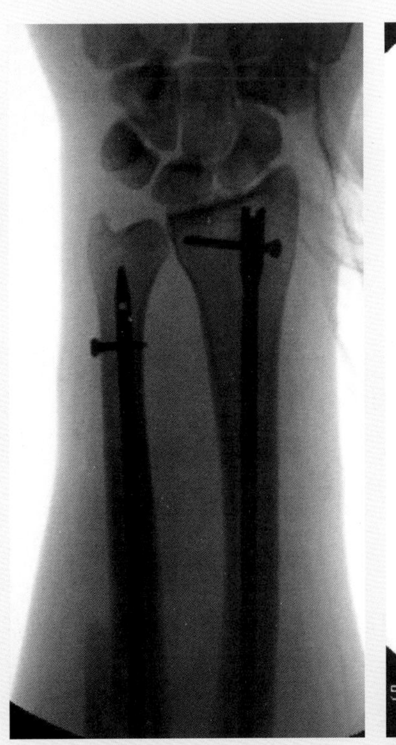

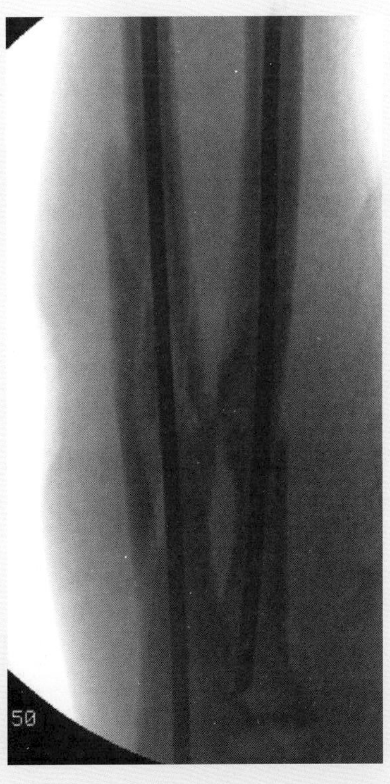

图10-29　桡骨固定后，务必保证其正确的旋转对位，肱二头肌粗隆正好与桡骨茎突呈180° 的相对关系。

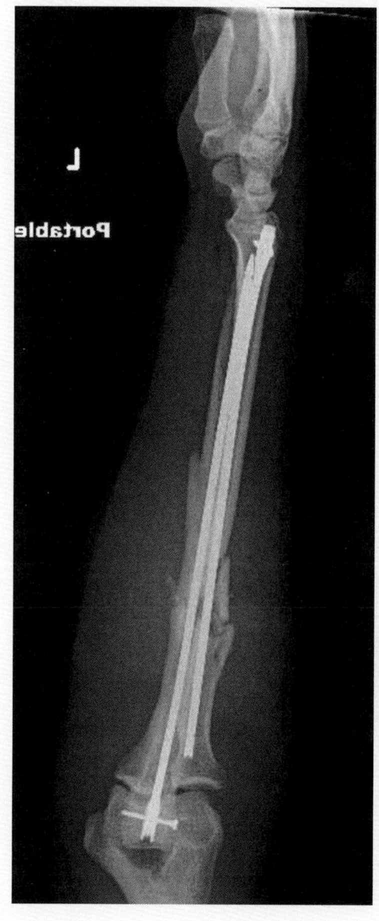

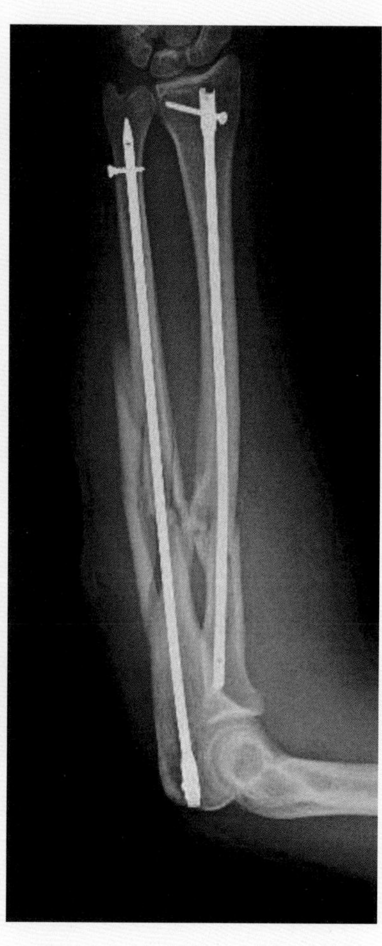

图10-30 闭合髓内钉术后最终X线片证实，桡骨和尺骨都已恢复了原有长度、力线，以及复原了桡骨的弓形结构。

TIP

弹性髓内钉治疗桡骨上段粉碎性骨折

Mark R. Adams, Michael S. Sirkin

病理解剖

- 桡骨干骨折越靠近端，采用接骨板和螺钉做切开复位内固定就越为困难（图10-31）。
- 近端接骨板面临的问题：
  - 很难塑形接骨板，以避开肱二头肌粗隆。
  - 接骨板带来的上桡尺关节撞击，限制了前臂的旋转活动。
  - 接骨板的近端固定受到局限，导致整体架构的稳定性不足。
  - 可能需要Thompson手术入路和骨间后神经移位，以防神经损伤。

解决方案

- 闭合弹性髓内钉是一种理想的选择方式，可以规避上述问题。

操作技术

- 推荐入钉点位于背侧第二伸肌间室的尺侧［此处有桡侧腕长伸肌（ECRL）和桡侧腕短伸肌（ECRB）］(图10-32)。
  - 这样就避开了拇长伸肌腱和Lister结节（入钉点的尺侧），从而降低了晚期肌腱

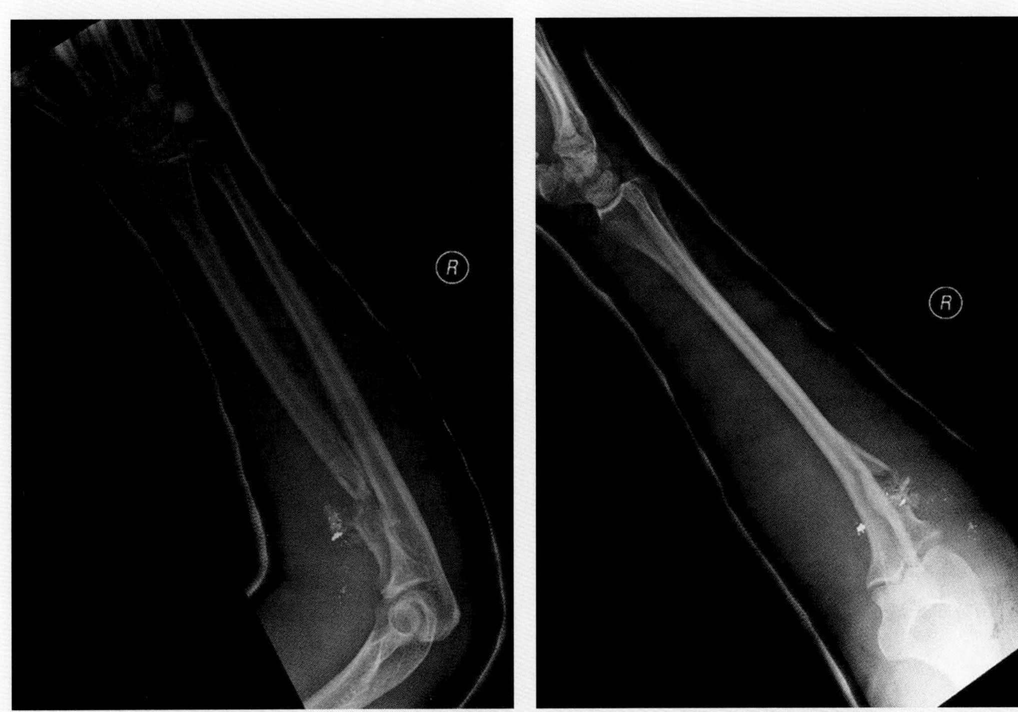

图10-31　桡骨上段粉碎性骨折的正位和侧位图像。

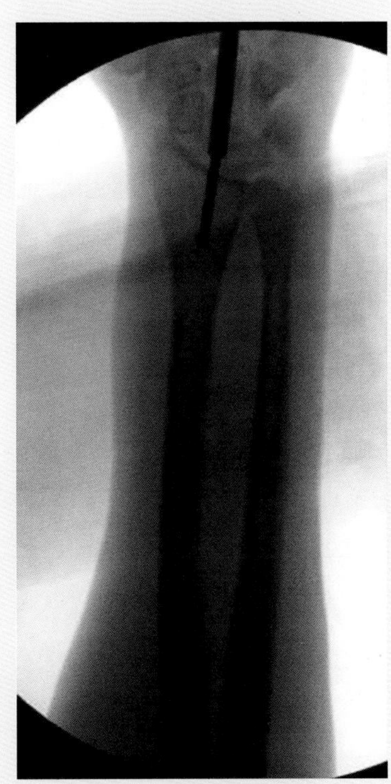

图10-32　入钉点的位置：导针位于桡骨远端背侧，恰好在Lister结节的桡侧，正对桡骨干髓腔；用3.5 mm空心钻套入导针进行髓腔开口。

刺激或断裂的风险。
- ○ ECRL和ECRB比EPL粗壮和结实得多，它们的行径偏移也小很多。
- ○ 采用直径3.5 mm空心钻，方便置钉。
- 如果髓内钉塑形正确，它将明显改善冠状面和矢状面的力线对位。
- ○ 配合桡骨弓形结构及髓内钉末端折弯或带钩状结构，能提高近侧骨段的旋转稳定性。
- ○ 髓内钉远端要留在骨皮质外，以保证3点固定原理，亦便于后期取出（图10-33~图10-35）。

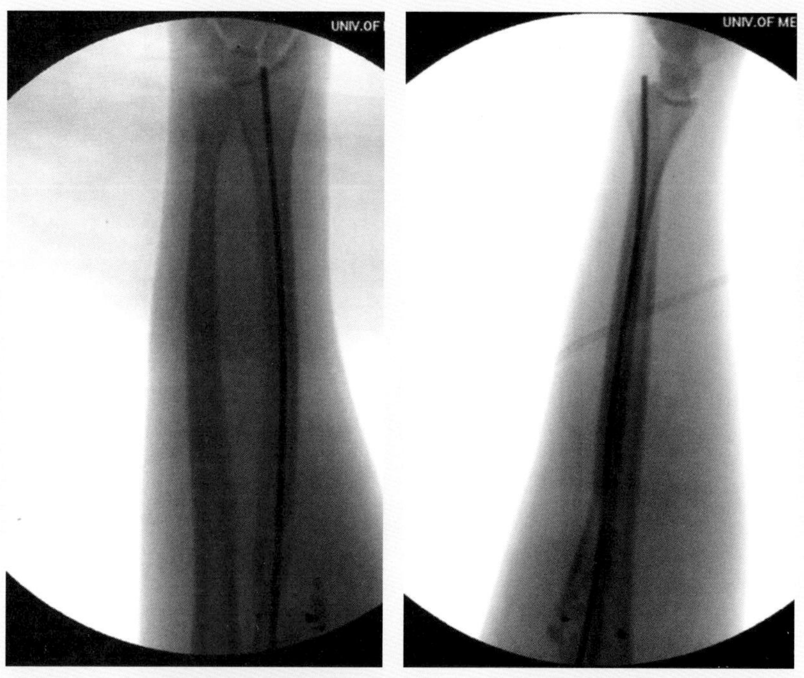

图10-33 透视图像显示将尾端带钩的弹性钉插入桡骨上段骨质后，近段桡骨干与远段桡骨干可作为一个整体进行旋转。

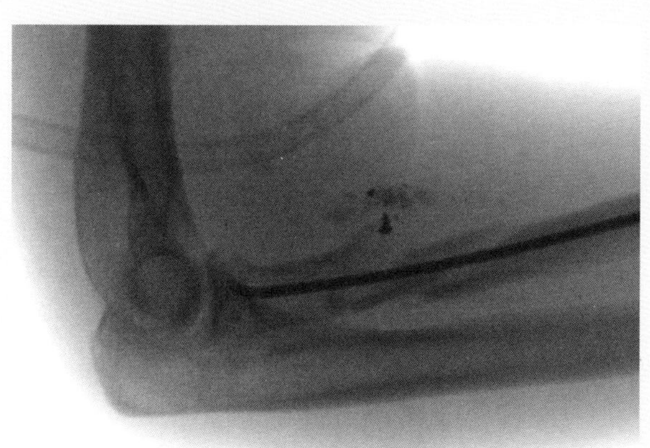

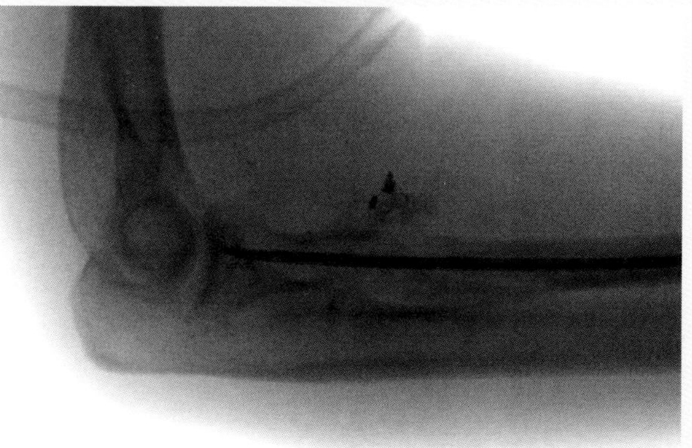

图10-34 术后即刻前臂正位和侧位图像，显示桡骨干力线得到改善，髓内钉位于桡骨内。

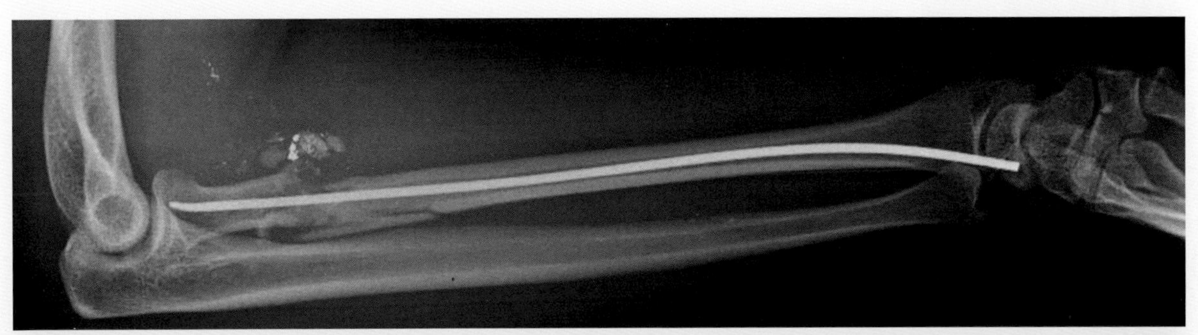

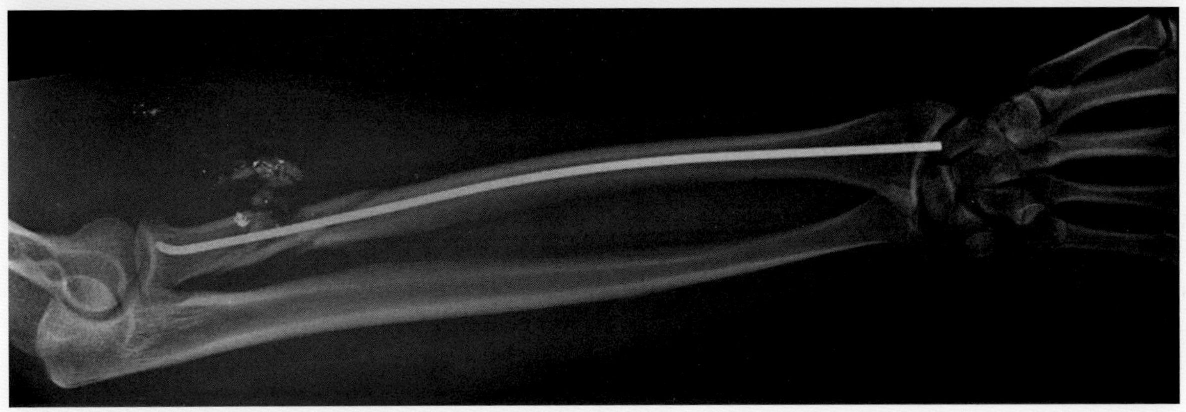

图10-35　术后3个月前臂正位和侧位图像显示桡骨力线得以维持，且骨折周围已有骨痂形成。3个月时前臂的旋转范围：旋后40°，旋前85°。

第11章

Douglas P. Hanel, E. J. Harvey, Stephen A. Kennedy, Sarah C. Pettrone

桡骨远端骨折

Distal Radius Fractures

无菌器械与设备

- 指套。
- 用于手术台上牵引的无菌绳索。
- 小号点式复位钳（Weber复位钳）。
- 内植物。
  - 各种解剖型桡骨远端掌侧接骨板及螺钉（最为常用，但不是所有骨折类型都适用）。
  - 各类微型接骨板及螺钉（2.0~2.7 mm），锁定及非锁定类型。
  - 针板式或边缘型钩板，用于特定骨块的固定。
  - 跨腕关节接骨板，如3.5 mm锁定接骨板或定制的锁定接骨板，专门用于经第二伸肌间室的跨腕关节固定技术。
  - 如有需要，备外固定支架。
- 各式克氏针和动力钻/钻头。

患者体位

- 患者取仰卧位，患肢置于可透视的搁手台上。
- 尽量将患者移至手术床的边沿。
- 肩关节外展90°，将肩部、肘部、手部置于搁手台的中间位置。
- 如果需要，患肢绑上充气止血带。
- 消毒铺巾后，安装无菌牵引装置（图11-1）。
- 考虑采用滑轮系统来做绳索牵引。这可以很简单，如金属的腰圆盘或者装呕吐物的接引盆，附在搁手台上的金属滑轮，或市售的带牵引手外科手术台。通常将牵引分量限制在4.5 kg（10 lb）以内，避免过度牵引。

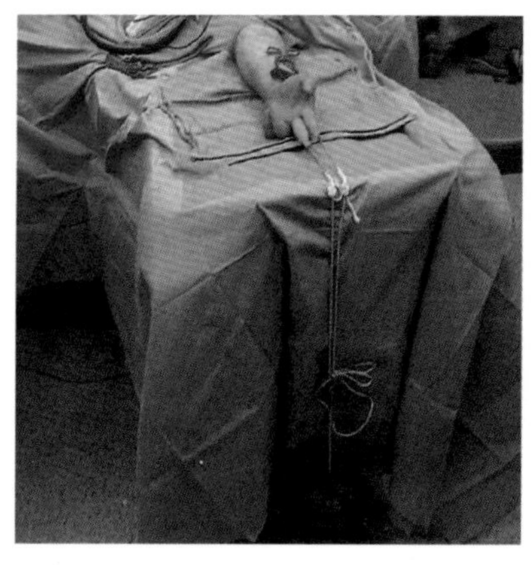
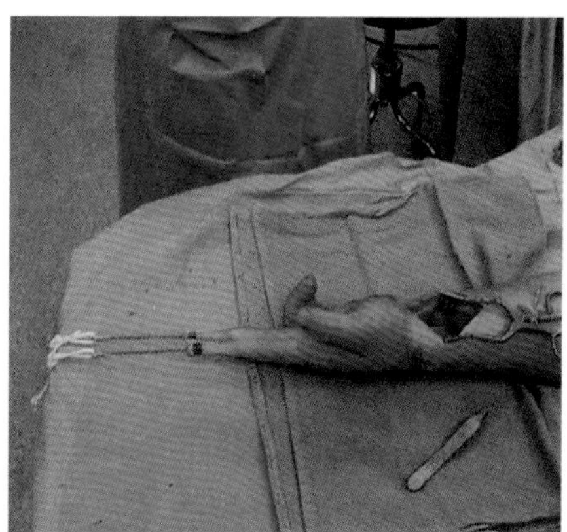
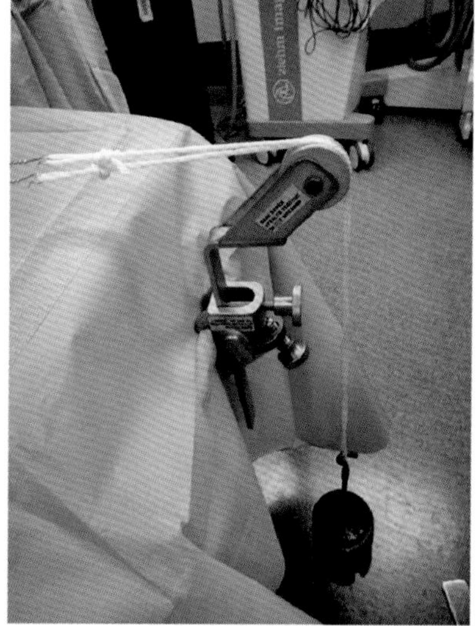

图11-1 用无菌的牵引装置辅助复位，牵引绳的两头打双反手结，两个绳结相距约100 cm（3 ft）。一端连接于指套，另一端绳襻上悬挂重约4.5 kg（10 lb）的砝码。滑轮可以确保持续的牵引力，并提高机动操控性。

复位和固定技术

- 常用的复位方法（如Agee所述）。
  - 纵向牵引，恢复桡骨长度。
  - 屈腕关节，恢复掌倾角。如果存在掌侧不稳，此时就会表现出来。
  - 相对于前臂稍旋前手腕，并适当尺偏，能纠正大多数桡骨远端骨折中常见的旋后移位。
- 复位完成后，再次透视检查复位是否满意（正位、侧位、斜位）。
- 判断骨折是否累及腕部三柱的情况（Rikli和Regazzoni提出）。
  - 内侧柱：尺骨头。
  - 中间柱：乙状切迹、月骨窝的掌侧和背侧，以及月骨窝的中央压缩（die-punch）骨块。
  - 外侧柱：舟骨窝的掌侧和背侧及桡骨茎突。
  - 评估干骺端粉碎程度。
- 评估骨折大体稳定情况。
  - 稳定型骨折通常在复位前就能研判。
  - 闭合复位后，预测再位移的因素包括：
    - 关节面台阶或间隙超过2 mm。
    - 复位前背倾角超过20°。
    - 侧位片上，干骺区粉碎程度超过其正位片宽度的1/3。
    - 骨折累及桡骨远端掌侧内缘（关键区）。
    - 累及尺骨远端。
    - 年龄超过60岁或任何导致骨质疏松的情况。
- 稳定骨折的治疗方法。
  - 石膏或者夹板制动。
    - 若骨折复位后仍觉不稳定，应用长臂石膏固定前臂于旋后位，否则用短臂石膏。
    - 腕关节固定于中立位或轻度伸直位。
    - 至少连续3周，每周复查X线片。
    - 将最新复查的X线片与复位后即刻的X线片进行对比。
      - 若每周复查的X线片仅与前一周的做对比，可能无法辨别渐渐丢失的复位。因此复查的每次X线片必须与复位即刻的X线片做对比。
    - 如果复位丢失，令人不满意，则需要再次复位及固定。
- 治疗不稳定骨折的3种基本固定方式。
  - 闭合复位辅助经皮内固定，可以结合或不结合外固定，或背侧跨关节桥接钢板。
  - 切开复位后用掌侧锁定接骨板，极少情况下用背侧支撑接骨板技术固定。
  - 切开复位后用特定骨块内植物，亦称为“特定柱”或“特定骨块”固定技术。
- 闭合复位固定技术。
  - 经皮克氏针（穿骨块的固定）。
    - 用直径1.5 mm（0.062 in）的克氏针。
    - 至少需要2枚克氏针，一枚固定桡侧柱，另一枚固定中间柱的背侧（可以经Lister结节，也可经腕背第4伸肌间室与第5伸肌间室之间）。
  - 经皮克氏针技术（经骨折线固定）。
    - 采用Kapandji技术，经骨折线用双平面克氏针交叉固定。
      - 正位透视下，于冠状面自桡侧向尺侧，将克氏针打入骨折部位。
      - 第2枚克氏针在矢状面，自背侧向掌侧置入骨折部位。
      - 一旦克氏针到达骨折间隙，就可以作为杠杆来撬拨远端骨折块，从而恢复桡骨长度、尺偏及掌倾角。
        - 然后将克氏针推进至桡骨的对侧骨皮质。
        - 可以增加克氏针数量，以保证复位效果并提高固定强度（图11-2）。由于存在粉碎性骨折或骨量减少，若单独使用经骨块的克氏针，其固定强度并不够。
      - 老年或骨量较差的患者通常需要辅助固定措施（外固定或背侧跨关节接骨板）。
- 跨腕关节的外固定支架。
  - 桥接外固定支架既可以用于临时辅助措施，亦可作为终极固定方式。
  - 适用于伴软组织缺损的严重开放性骨折的患

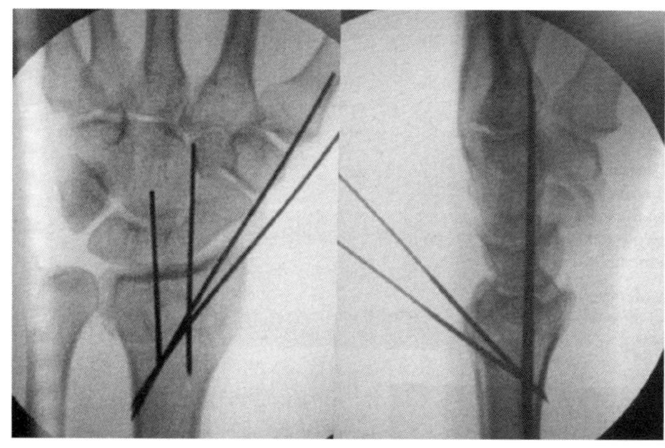

图11-2 正位及侧位透视中经皮经骨折线穿针与经皮经骨折块穿针相结合的固定方法。其中2枚用Kapandji技术穿入的克氏针（经骨折线）恢复了掌倾角，另有2枚克氏针（经骨折块）经桡骨茎突固定。

者、多发伤患者的临时固定、不稳定的关节外骨折及无显著移位的关节内骨折。

- 外固定支架可以结合内固定使用，它能更好地维持桡骨长度，增强内固定的稳定性。
- 外固定支架不能作为关节内移位性骨折的单一治疗方式。除非关节内粉碎性骨折已无法复原，要用外固定作为过渡措施，以待二期做关节融合术。
- 用Agee介绍的方法进行复位（已如前述）。
- 外固定针的安置：
  - 显露直达骨面，注意保护周围软组织。
  - 多数外固定系统都配备钻头平行导向器，相邻2枚针的间距为3~5 cm，双皮质固定。
  - 虽然可以徒手拧入，但是操作起来不便捷。
  - 前臂的外固定针要置于桡骨的裸区，紧邻拇长展肌（AbPL）与拇短伸肌（EPB）肌腹的近侧。
    - 这大概在桡骨茎突近端10~12 cm处。
    - 在桡骨背侧，靠近AbPL与EPB肌腹近端做3~5 cm的纵行切口。
    - 或者从桡侧腕短伸肌（ECRB）与桡侧腕长伸肌（ECRL）之间进入，注意保护桡神经浅支。
    - 虽然可以采用ECRB与肱桡肌（BR）之间的间隙，但是会增加桡神经浅支损伤的风险。
  - 手部（远端）的外固定针安置于第2掌骨，与近段的2枚针平行。
    - 较近端的那枚外固定针最近可以置入第2掌骨的干骺端。
    - 如果感觉此针的抓持力不够，可将其打穿第3层皮质，进入第3掌骨的骨皮质。
    - 最远端的外固定针置入第2掌骨干。
- 通过牵引恢复桡骨长度及腕关节力线，然后固定夹块和连接杆。
- 外固定支架放置完成后，必须检查中腕关节及桡腕关节的情况以避免肢体过度牵开。
  - 手指必须能完全屈曲及伸直，没有过度紧绷的感觉。
- 虽然很难纠正残留的背向成角，但是这种畸形可以通过增加手部掌屈来纠正，然后再拧紧夹块，固定连接杆。
  - 加大牵引力量往往会加重背侧成角。
  - 打入克氏针作为协助复位的“撬棒”往往有效。
- 关节内减压。
  - 往往需要有限的内固定对关节内骨折块进行复位和固定（图11-3）。

- 非跨腕关节的外固定支架。
  - 针对那些不稳定的桡骨远端关节外骨折。
  - 远端骨折块过小，无法置入外固定针的骨折类型禁忌使用这种固定方式。
    - 至少需要骨折线远端尚存1 cm完整的掌侧皮质，才能置入外固定针。
  - 建议使用2.5 mm的细螺纹外固定针的小型外固定支架。
  - 在Lister结节表面做横行切口，牵开Lister结节周围的肌腱组织。
  - 先在背侧骨皮质钻孔，再拧入细螺纹针。
  - 矢状位上由背侧向掌侧，以轻度会聚的方式置入螺纹针。
  - 螺纹针务必要抓持住掌侧骨皮质，这是要点。
  - 或者第1枚针用以上方法自背侧向掌侧置入，第2枚针自桡侧向尺侧置入软骨下骨。
    - 螺纹针不能穿透桡骨的内侧皮质，即乙状切迹。

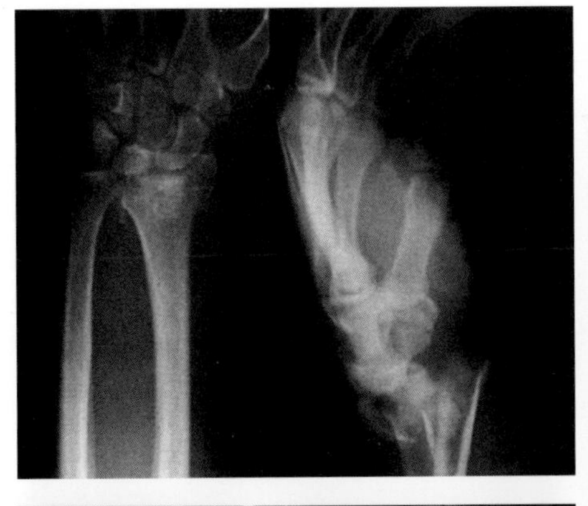

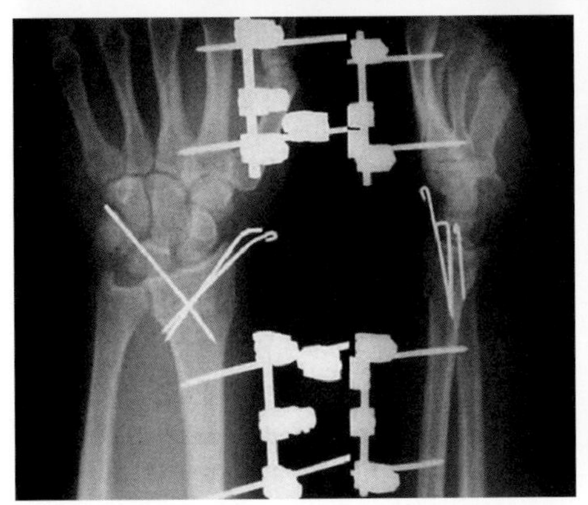

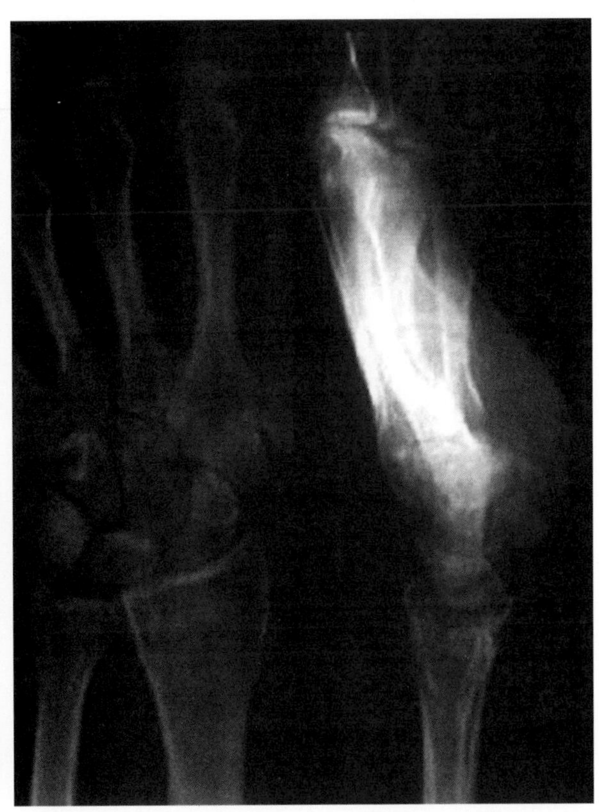

图11-3 累及桡骨远端三柱的压缩骨折，给予闭合复位，经皮克氏针内固定，并辅以外支架固定。2年后的终末随访X线片显示骨折解剖复原，且愈合良好。

- 近端的外固定针紧邻EPB/AbPL的近端，顺着ECRB和ECRL的间隙进入。
- 远端骨块上的固定针可操控复位该骨折块。
- 然后放置标准的外固定支架（图11-4）。

- 切开复位内固定技术。
  - 手术入路。
    - 掌侧“桡侧腕屈肌（FCR）入路”（亦称“改良Henry入路”）。
      - 除了桡骨掌侧内缘骨折之外，掌侧接骨板应用范围最广，适用于绝大部分桡骨远端骨折和掌侧接骨板内固定结束。
      - 以FCR为中轴的纵行切口。
      - 在腕横纹水平，切口可以呈45°弧向桡侧。
      - 切开FCR腱鞘，牵向内侧，将桡动脉牵向外侧。
      - 手术入路始终在FCR的外侧，这样就能避免伤及正中神经的掌皮支。
      - 在FCR腱鞘深面，做纵行切开。
      - 在入路近端将拇长屈肌（FPL）牵向尺侧。
      - 在入路远端，将旋前方肌（PQ）在桡骨的桡侧缘进行锐性分离。
      - 如需恢复桡骨茎突的高度和尺偏角，那就剥离BR的止点。
    - 掌侧Henry入路。
      - 最适用于桡骨茎突特定骨块接骨板进行掌侧、外侧及背侧固定，最常用于腕部合并桡骨干的骨折类型。
      - 在FCR及桡骨茎突之间的纵行切口，直接位于桡动脉正上方。
      - 在腕横纹水平，切口可以45°弧向桡侧。
      - 解剖至浅筋膜，然后将所有浅表组织当成整块组织瓣后一起牵开。
        - 这样就能保护好桡神经。
      - 切开前臂深筋膜，向外侧牵开桡动脉，

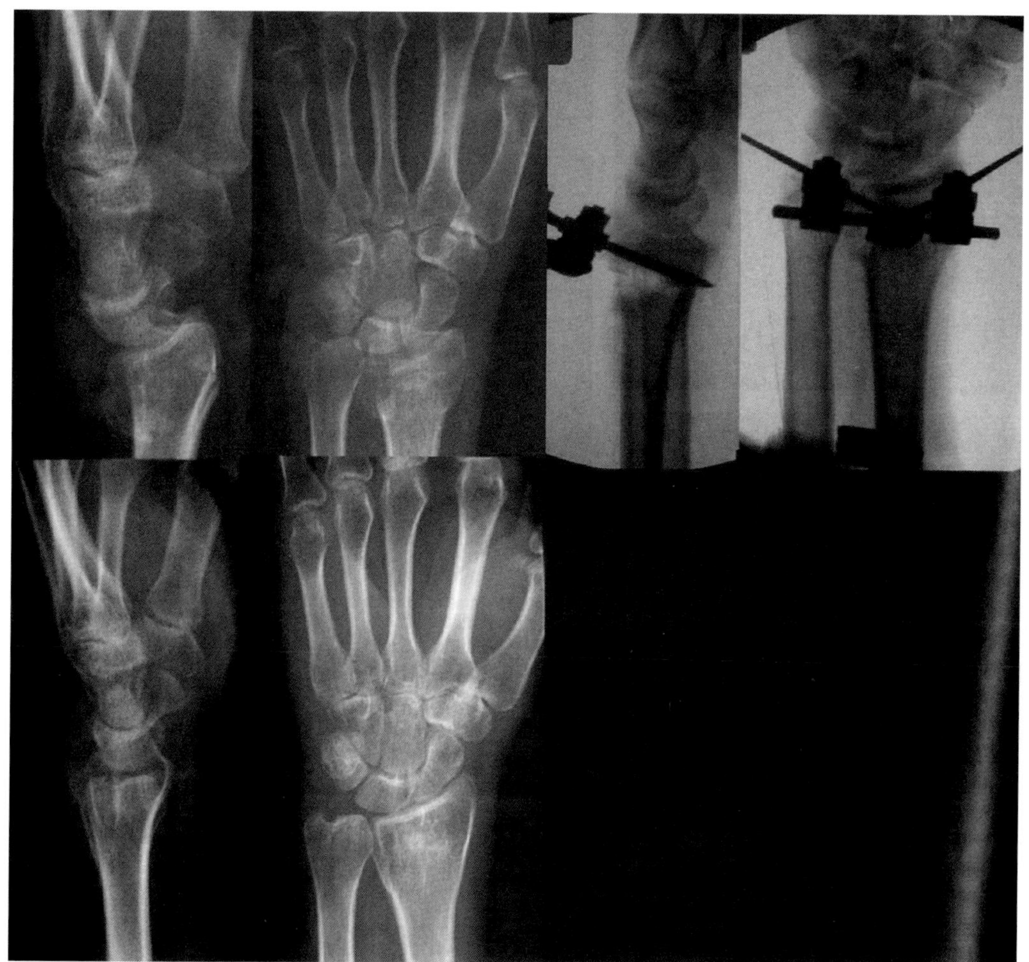

图11-4 采用非跨腕关节的外支架固定桡骨远端关节外骨折病例。

但在前臂切口近端要将其牵向内侧。

- ◇ 将FPL牵向尺侧。
- ◇ 切口远端，在桡骨的外侧缘锐性分离PQ。
- ◇ 分离BR的止点。
- ◇ 除了保留第一伸肌间室远端1 cm的部分外，可以尽情分离直达桡侧茎突的背侧。

- 尺掌侧入路。
  - ◇ 是显露累及桡骨远端尺掌侧缘不稳定骨折的最好入路，即累及桡骨远端中间柱。虽然这种损伤非常少见，一旦遗漏却会心烦神躁。
  - ◇ 切口在尺侧腕屈肌（FCU）的偏桡侧，远端到掌横纹水平。
  - ◇ 如需向远端延伸切口，可向远端桡侧方向偏转60°直至遇到小鱼际纹，然后在小鱼际与大鱼际隆起之间向远端延伸。
  - ◇ 将腕管的内容物牵向桡侧，将尺侧神经血管束牵向尺侧。
  - ◇ 旋前方肌可以在桡骨的附着缘或尺骨的附着缘处进行锐性分离。
    - ▪ 不要剥离腕关节囊在掌侧中间柱骨块上的附着部分。
- 腕背侧入路（第4伸肌间室入路）。
  - ◇ 尽管FCR入路能取代腕背侧入路，但后者可以处理“die-punch骨折”（月骨窝的垂直压缩骨折），该骨折往往不能经掌侧入路复位。
  - ◇ 腕背侧正中纵行切口，位于桡骨和尺骨茎突中央，与第3掌骨共线。

        - ◇ 钝性分离到伸肌支持带，然后将包含浅表结构的皮瓣一起掀开。
            - ■ 注意保护可能跨越该切口的桡神经浅支及尺神经手背支。
        - ◇ 靠近EPB/AbPL肌腹的远端切开深筋膜，位于ECRL/ECRB的桡侧。
        - ◇ 该切口深部最外缘的结构是EPL肌腹。
            - ■ 向远端追踪EPL，在第3伸肌间室表面打开伸肌支持带。
        - ◇ 游离EPL，并向桡侧牵开。
            - ■ 在关闭伤口时将EPL置于腱鞘外。
        - ◇ 自此形成第2伸肌间室与第4伸肌间室之间的空隙。
        - ◇ 将第2伸肌间室的内容物牵向桡侧，将第4伸肌间室的内容物牵向尺侧。
        - ◇ 向尺侧解剖至见到第5伸肌间室为止。
            - ■ 小心保护尺背侧骨块上附着的软组织。
- ○ 腕背侧入路（第5伸肌间室入路）。
    - ◆ 此入路可以用来复位固定单纯的“die-punch骨折”或撕脱骨块。
    - ◆ 在下桡尺关节处，手术切口要与第4掌骨共线。
        - ◇ 避免损伤尺神经手背皮支。
    - ◆ 切开第5伸肌间室，将小指固有伸肌牵向尺侧，不要剥离间室底部附着在骨面的软组织。
    - ◆ 辨认桡骨远端的尺背侧缘，向远侧追踪到骨折部位。
    - ◆ 保留桡骨远端尺背侧骨块上所有软组织的附着。
- ○ 显露尺骨头及尺骨茎突的手术入路。
    - ◆ 手术指征：完成桡骨远端重建后仍然持续存在下桡尺关节（DRUJ）不稳。
    - ◆ 经此入路显露时，要保持屈肘关节90°，前臂最大旋后位。
        - ◇ 在此位置，尺骨茎突与尺骨的皮下背侧缘呈一直线。
    - ◆ 沿着尺骨的背侧缘做纵行切口，终止于尺骨茎突。
    - ◆ 由近及远，掀开皮瓣。
        - ◇ 避免损伤尺神经手背支。
    - ◆ 辨认骨折块，但勿剥离附着的软组织。

内植物：临床指征与实战病例

跨腕关节背侧桥接钢板

- 适用于高能量损伤的骨折，骨折线延伸到桡骨和尺骨骨干；以及四肢多处骨折者，需要伤侧腕部能够承重。
    - ○ 作用机制类似于“内置的外固定支架”，固定针（本例为螺钉）紧邻骨骼因而力学性能上更牢靠，而且内置体系可以降低钉道感染的发生率。这对于严重创伤患者特别关键。
    - ○ 也可以作为对严重粉碎性骨折内固定后或经皮固定后的补充措施。
- 采用接骨板跨过桡腕关节，固定于骨折区以外的桡骨干与完整的掌骨。
    - ○ 如果接骨板穿过第2间室的伸肌支持带，即与第2掌骨固定。
    - ○ 如果接骨板穿过第4间室的伸肌支持带，即与第3掌骨固定。
- 根据闭合复位的情况决定采用哪个伸肌间室进行操作。
    - ○ 如果关节骨块复位后能够通过简单的克氏针来固定，就选用第2伸肌间室。
    - ○ 若做不到的话，就从第4伸肌间室显露关节面骨折，复位后在此间室内用接骨板进行固定。
- 复位方法已如前所述（Agee的复位操作）。
    - ○ 将接骨板放置在前臂远端、腕部、手部背侧体表，透视下决定其长度与固定位置。
    - ○ 接骨板的长度要求能在骨折两端放置至少3枚双皮质固定的螺钉。
    - ○ 遇到骨质疏松，或者估计内固定强度不够，骨折两端则需要增加螺钉数量和螺钉间距。
- 在第2或第3掌骨基底做一切口。
- 第2个切口在EPB/AbPL的近端。
- 当接骨板通过手背第2伸肌间室时，安置的间隙就在ECRL和ECRB之间。
  - 从近端皮下插入接骨板，然后经ECRL和ECRB间隙将其推行至远端。
- 采用第4伸肌间室时，将EPL肌腹从桡骨远端干骺区的尺背侧牵开，接骨板经肌腹的深面，抵达第3掌骨的背面。
- 接骨板最远和最近端的螺孔内，要用直径2.7 mm非锁定钉来固定。
  - 尽管也能用直径2.4 mm螺钉固定接骨板，但我们发现其断裂发生率出奇的高。
- 剩余孔置入锁定螺钉。
- 骨质良好时，骨折两端至少分别要有3枚固定螺钉。
- 一般经8~12周，骨折愈合后取出接骨板（图11-5）。

掌侧接骨板固定

- 适用于大多数桡骨远侧关节内骨折。
- 与锁定螺钉配合，接骨板起到掌侧支撑作用，或起到角稳定作用（图11-6）。
- 禁忌证：背侧剪切骨折，或在复杂背侧移位的桡骨远端骨折中作为唯一固定措施。
  - 这类骨折更倾向于使用背侧支持接骨板固定。
- 准备复位时，可以借助无菌的牵引装置。
- 通常在之后的复位过程中释放牵引力量，以便进一步操作、松弛软组织后再度牵引。
- 将手部放置在卷好的巾单上，前臂旋后位平放在手术台，有助于恢复掌偏角。
- 手术切口的选择取决于骨折最为复杂和最粉碎的部位。
  - 显露及固定中间柱粉碎骨折，最好使用前述的尺掌侧入路。
  - 其他类型骨折则使用FCR入路或Henry入路。
- 当骨折累及外侧柱，需要松解肱桡肌止点。
- 复位关节面骨块时，不能打开掌侧腕关节囊。
  - 否则会导致桡腕关节不稳及术后严重僵硬。
- 骨折复位与固定顺序取决于骨块的位置与大小。
  - 先复位最大的骨块及粉碎程度最轻的部位。
  - 依次复位余下的骨块。
- 克氏针辅助维持初始复位，若它妨碍了接骨板的放置，可以将其从腕背侧退出。
- 可以通过骨移植或充填人工骨方式来处理干骺端的骨缺损。
- 固定较大骨块时，往往需要解剖型接骨板。
  - 目前没有最好的接骨板或接骨板系统之说。
  - 所有最新款的桡骨远端板都配备了锁定螺钉和万向置钉的方式。
  - 对于粉碎性骨折及骨质疏松者，远端使用锁定螺钉还是锁定杆几乎没有区别。两者都仅起到支撑关节面及提供中等程度的抗旋转作用，尤其是在冠状面上。
- 先用接骨板固定住远端骨块，然后将其固定到桡骨干骺端上。对于存在背侧成角的关节外骨块者，此操作方法有助于恢复掌倾角。
  - 但这种方法不适用于掌侧剪切骨折类型。
- 确认远端的克氏针或螺钉没进入关节。
  - 在侧位透视时最容易观察。用布巾将手腕垫高，与手术台平面呈10°~15°，以便在关节

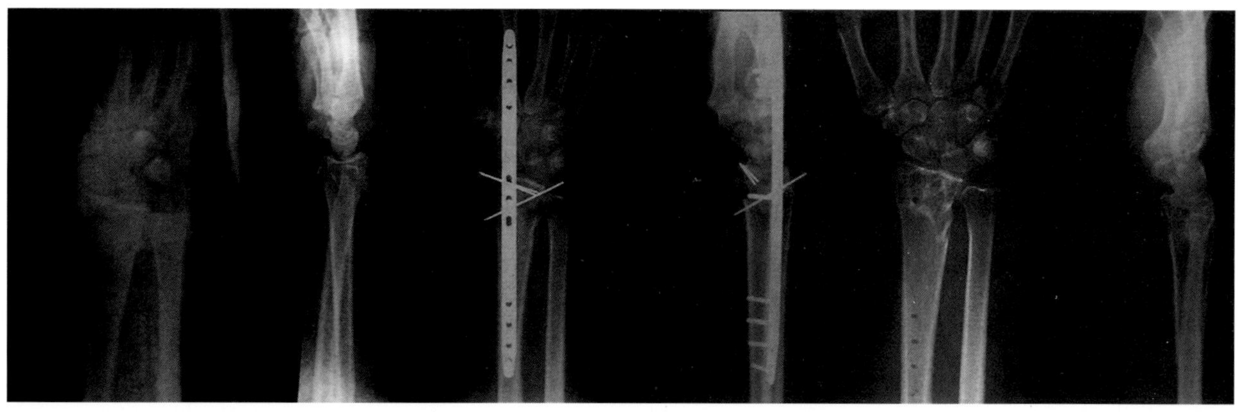

图11-5 多发伤患者采用跨腕关节桥接钢板进行固定，因为该患者需要用这侧肢体来辅助下地负重。

面切线位进行正位及侧位透视。
  - 别受桡骨茎突螺钉干扰，这枚螺钉在侧位透视时常常显示位于关节腔内。
  - 旋前45°斜位透视下可以看清软骨下骨，了解是否有螺钉穿入关节内。
- 确定骨干上的螺钉长度正合适。
  - 螺钉过长时只要穿出背侧骨皮质超过1~2 mm，就会激惹伸肌腱。
  - “背侧水平线位”是检测螺钉是否穿透背侧皮质的辅助透视位置，包括过度屈曲腕关节及X线发射端要瞄准桡骨的纵轴（图11-6）。

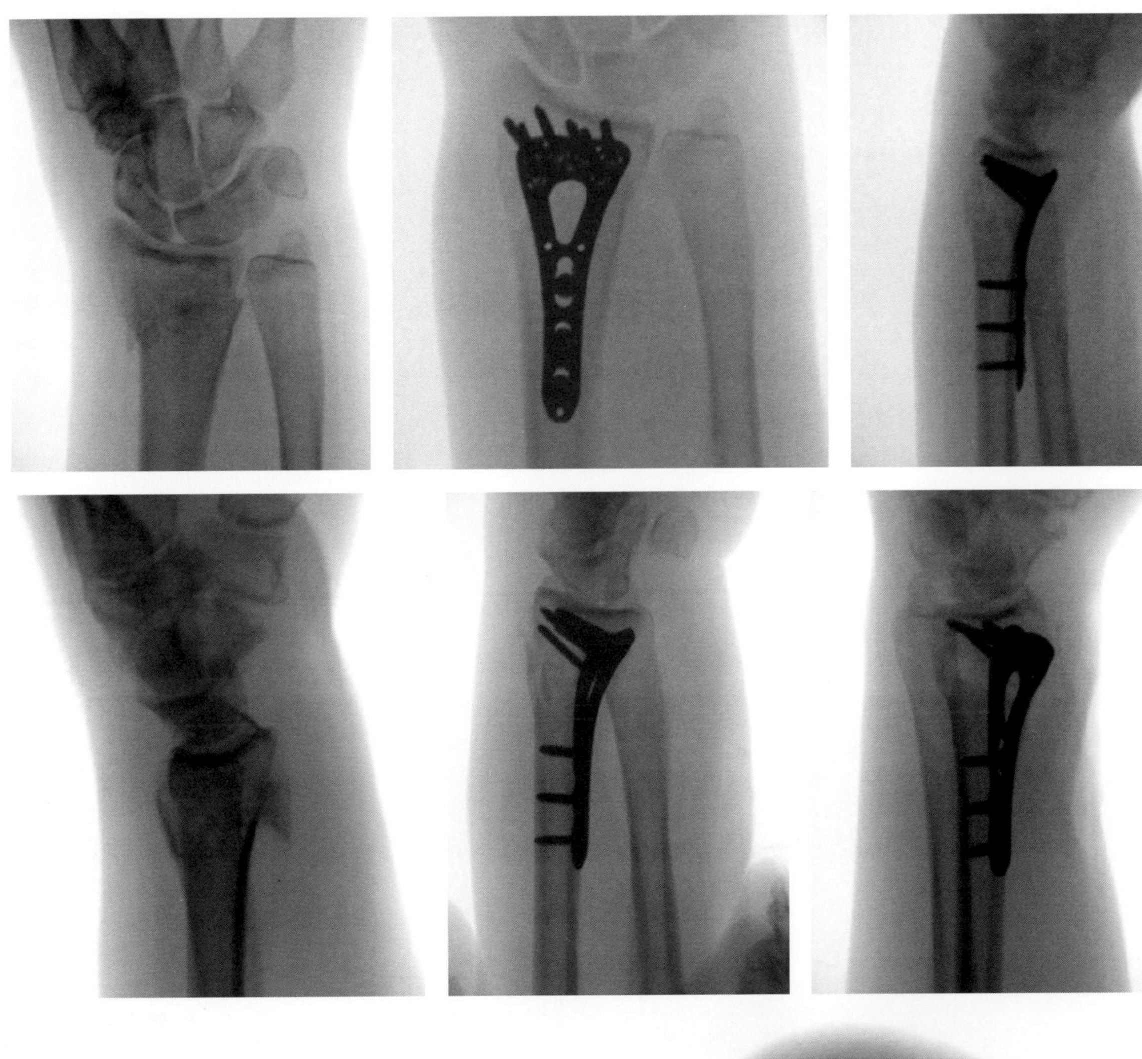

图11-6　掌侧锁定接骨板固定桡骨远端骨折。将手抬离手术台10°~15°，可看清月骨窝，确定掌倾角得到充分恢复及螺钉未穿入关节。斜位透视和“背侧水平线透视”轴位X线片能确保Lister结节两侧没有螺钉尖穿透皮质。

特定骨块固定系统

- 适用于复杂的关节内骨折。
- 可通过多个小切口，分别对各个骨块进行固定。
- 通过微型螺钉、2.0 mm微型接骨板或2.0 mm针-板型系统来固定骨块。
- 先固定桡骨茎突骨块，再固定掌侧及背侧骨块。
- 相互垂直放置内植物，这样的固定更为牢靠(图11-7)。
- 在软骨下方可能需要骨移植或骨移植替代物做辅助支撑。
- 用特定骨块固定系统处理尺掌侧骨块。
    - 大型桡骨远端接骨板常常无法顾及到尺掌侧骨块，从而引起迟发的桡腕脱位。
    - 最好采用被称为针-板型或钩型的特定骨块固定系统来处理这类骨折（图11-8)。

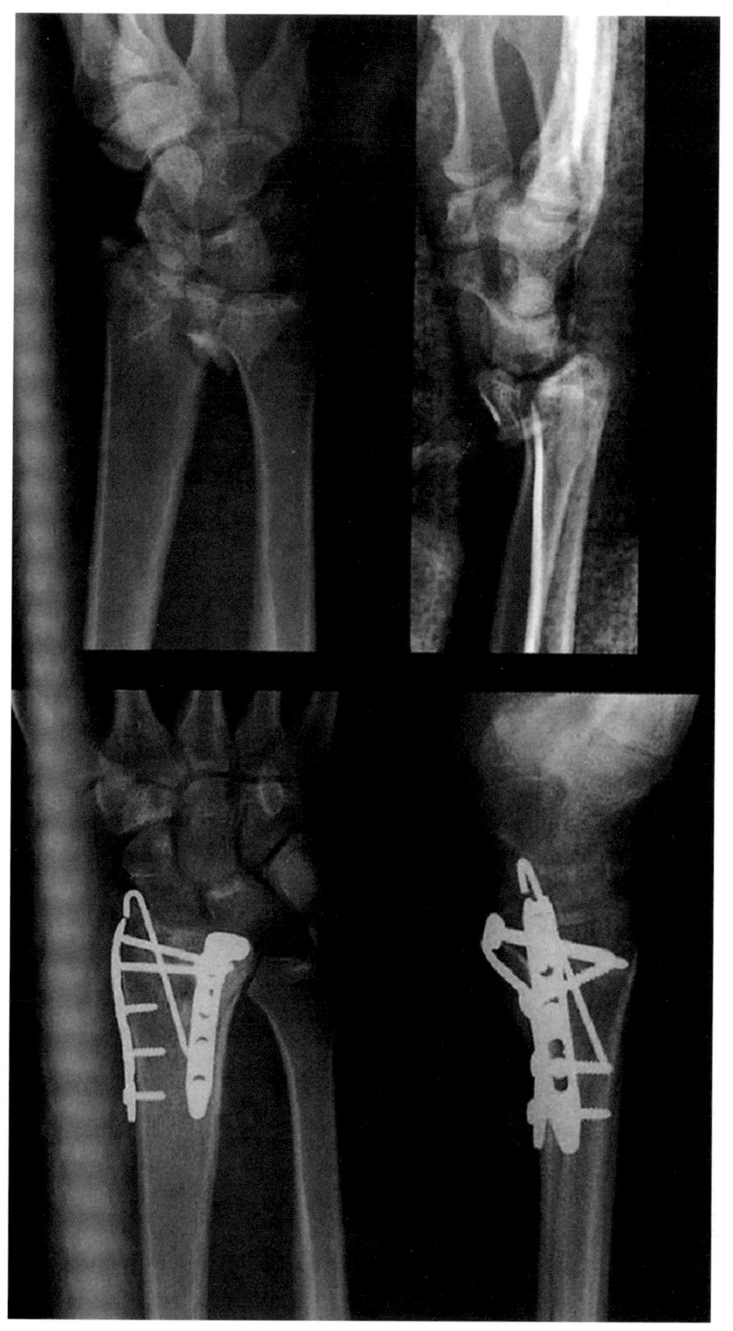

图11-7 采用桡骨远端特定骨块固定系统的病例，掌侧接骨板固定中间柱骨折，桡侧板固定外侧柱。

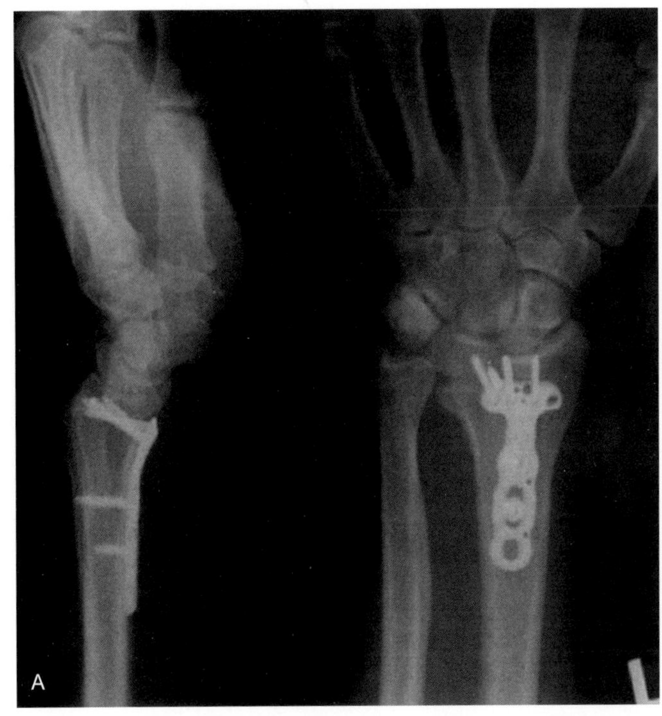

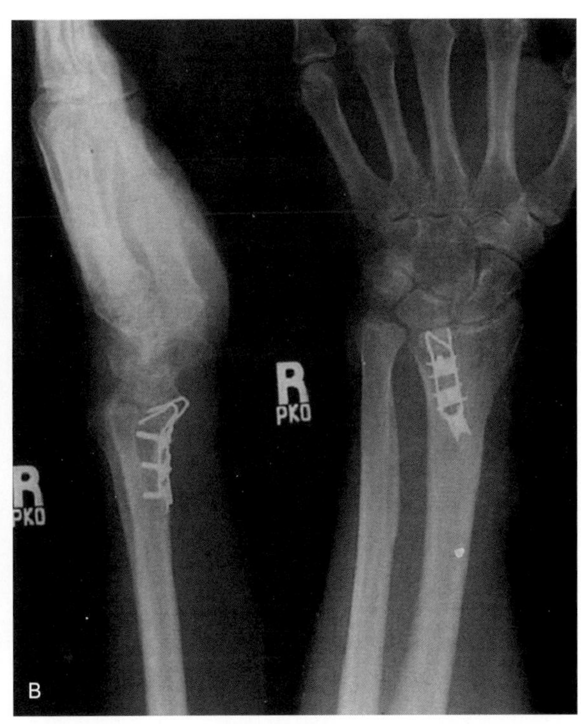

图11-8　A. 桡骨远端尺掌侧骨折固定失败病例。B. 取出该接骨板，复位骨折，并用针－板型固定系统进行最终固定。

背侧接骨板固定

- 适用于合并月骨窝die-punch骨折的复杂关节内骨折，或无法通过手法复位及掌侧入路复位的桡骨远端尺背侧骨折。
- 在背侧第4、5伸肌间室之间入路，经第4伸肌间室显露月骨窝关节面。
- 使用微型螺钉、2.0 mm微型接骨板或者2.0 mm的针－板型系统来固定骨块。
- 先固定桡骨茎突骨块，再固定尺背侧骨块。
- 桡骨茎突板与尺掌侧或尺背侧接骨板相互呈90°垂直放置时，固定效果更为牢靠（图11-9）。

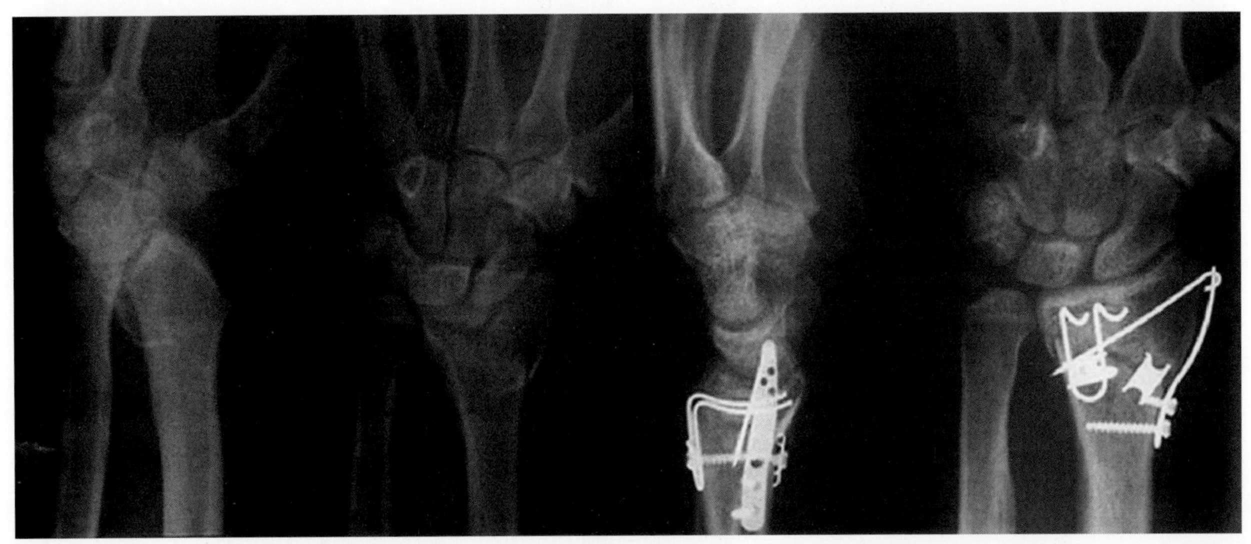

图11-9　经掌侧入路无法充分复位背侧压缩的die-punch骨折。经背侧第4、5伸肌间室入路，显露、复位和固定背侧骨块。

TIP 桡骨远端背缘粉碎性骨折的固定技术

E. J. Harvey

病理解剖

- 有些桡骨远端骨折极难复位，也很难获得稳定的内固定效果[1]。
- 背侧缘骨折很常见，粉碎性桡骨远端边缘性骨折是一种超出绝大多数固定技术范围的骨折。
- 过去曾提倡某些固定方法。
  - 虽然外固定方法做不到骨折的解剖复位，但总比腕关节半脱位要强许多。
  - Ruch和Hanel[2]所推广的跨腕关节桥接钢板技术并发症最少，并且在随后的生物力学研究中发现，与外固定相比较，其具有优越的固定性能。将腕关节临时固定在一个相对平坦的中立位置并伴随瘢痕形成，这亦抵消了腕关节复位带来的好处。Hanel等[3]连续观察了912名接受桡骨远端骨折手术治疗的患者，其中140名患者（15%）的144处骨折接受了背侧放置的牵引接骨板固定。他们无法确定何种特定的骨折模式是牵引接骨板的绝对指征，但他们评论说，在任何时候都应首先使用牵引接骨板来代替外固定。
- 一般来说，桥接钢板技术对这种关节内骨折并没带来实质性的益处。
  - 特定骨块固定系统联合掌侧和/或背侧锁定接骨板几乎可以固定所有桡骨远端骨折。
  - 唯独这种特殊骨折可能需要内置牵引式的固定方法，来应对背侧缘不完整的极远端骨折脱位类型，因为如果采用标准的固定方式，这种骨折仍会处于背侧持续脱位状态（图11-10，图11-11）。
- 跨腕关节桥接钢板技术需要患者高度配合。

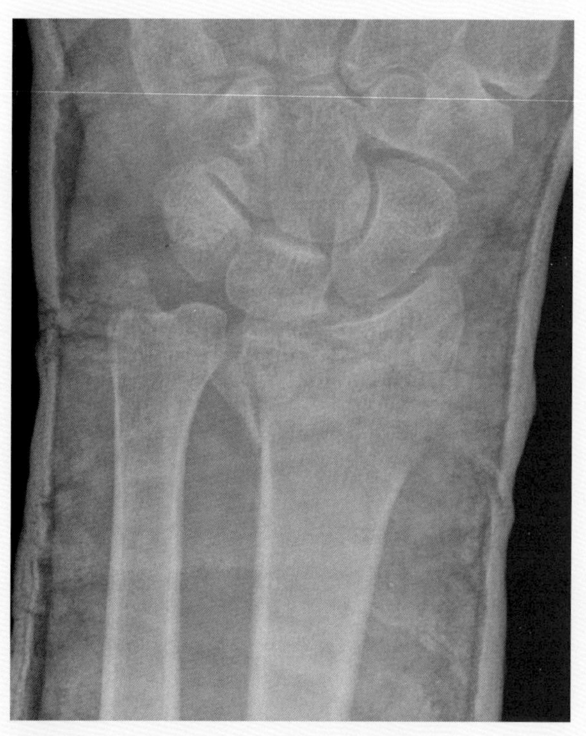

图11-10 男性，55岁，桡骨远端粉碎性骨折。

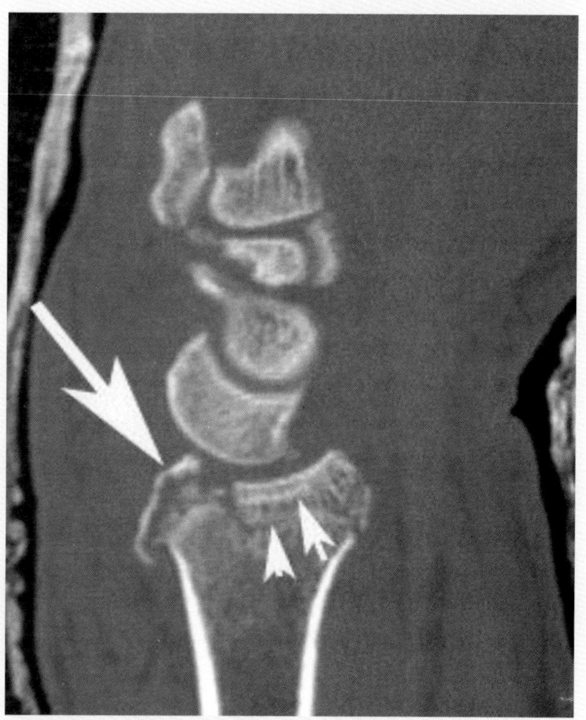

图11-11 该患者的矢状位CT图像展示了图11-10中背侧和掌侧粉碎性骨折的细节。大箭头标注了背侧边缘的粉碎情况；短箭头指向月骨窝的压缩。

根据我们的经验，如果患者不遵从医嘱并错过随访评估，接骨板断裂或其他并发症都可能导致腕关节融合。这也敦促我们寻找一种更倾向患者自我做主的解决途径。

解决方案

采用一种背侧接骨板，既能阻止背侧半脱位，但又允许掌屈，似乎是固定和维持这种骨折复位的较好方式[1]。

操作技术

- 固定过程与任何复杂的桡骨远端骨折一样，在没有牵引或临时外固定的情况下进行。
- 如有必要，首先进行掌侧接骨板固定，以其作为支撑钢板，解剖复位掌侧皮质（图11-12）。
- 其间可能需要数枚克氏针固定，掌侧和背侧同时切开复位，并使用数块接骨板（图11-13，图11-14）。
- 一开始只置入接骨板的近端、干骺区螺钉，最终复位时再置入远端螺钉以锁定远端骨块。
- 尤其是在背侧，应注意避免腕关节囊受到进一步损伤，重要原因就是它附着在众多背侧的边缘性骨块上。前提是关节囊的附着基本保持完好，那么在关节囊外将背侧

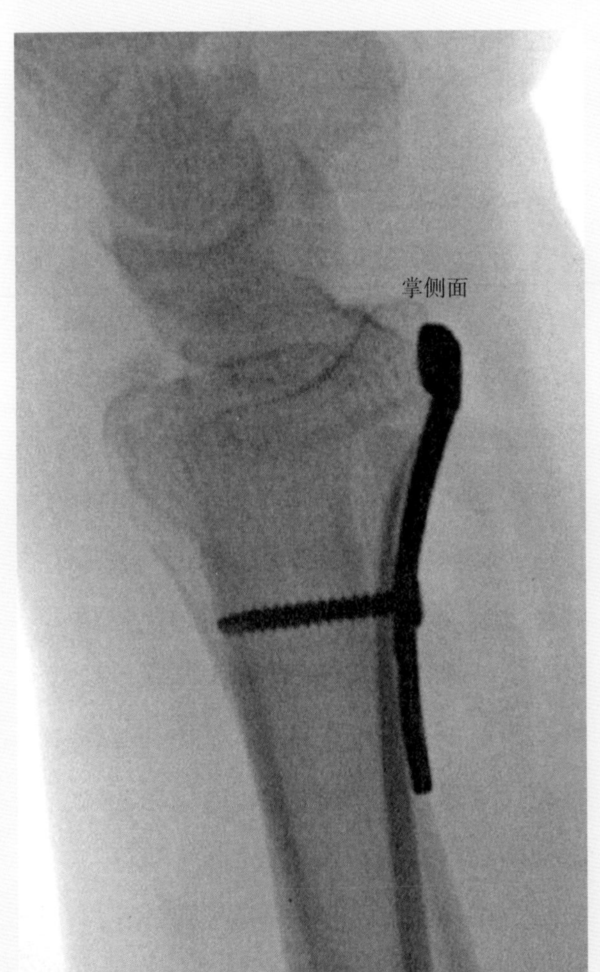

图11-12　用掌侧支撑板暂时维持住桡骨远端的掌侧面。开始只在接骨板近端安置螺钉，该复位操作不会引起桡骨远端掌侧半脱位及进一步出现骨折粉碎。

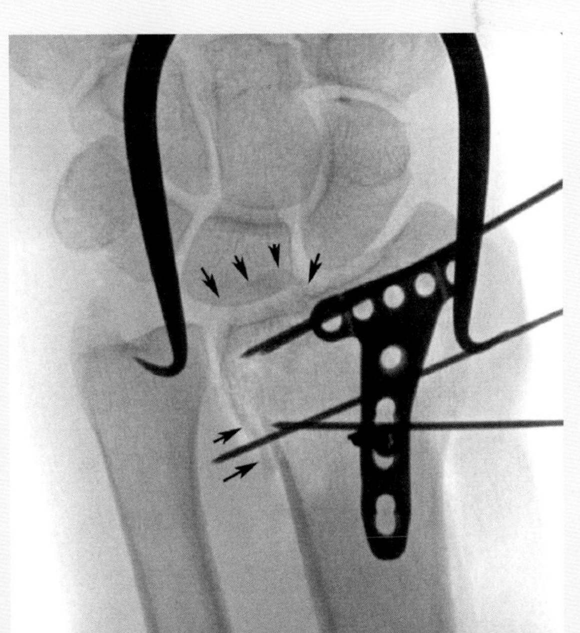

图11-13　在掌侧支撑接骨板的干骺区置入单枚螺钉临时固定，并辅以数枚克氏针。注意箭头所示为压缩的月骨窝和移位的下尺桡关节。

板放置到位时，它就是一种辅助复位的工具。这样就能复位背侧边缘性骨块，并使其保持在解剖位置。经标准背侧第3、4伸肌间室，以非常规的方式放置桡骨远端π板(Synthes)。不用塑形π板，直接将其放置在近排腕骨的背侧。尤其是遇到瘦小的手腕，可以剪去π板上垂直于桡骨长轴的侧孔（图11-15）。

- 诚然π板上桡腕关节以远未放置螺钉，而近排腕骨及腕背完整的软组织铰链就是复位的先决条件。显然，腕背伸活动受到了限制，但允许并鼓励患者积极做屈腕活动。
- 最后步骤是尽可能在掌侧接骨板上放置锁定螺钉，以控制远端骨块（图11-15）。
- 整体康复过程与其他采用内固定治疗的桡骨远端骨折相类似。唯一的区别是术后满6个月要安排拆除π板。

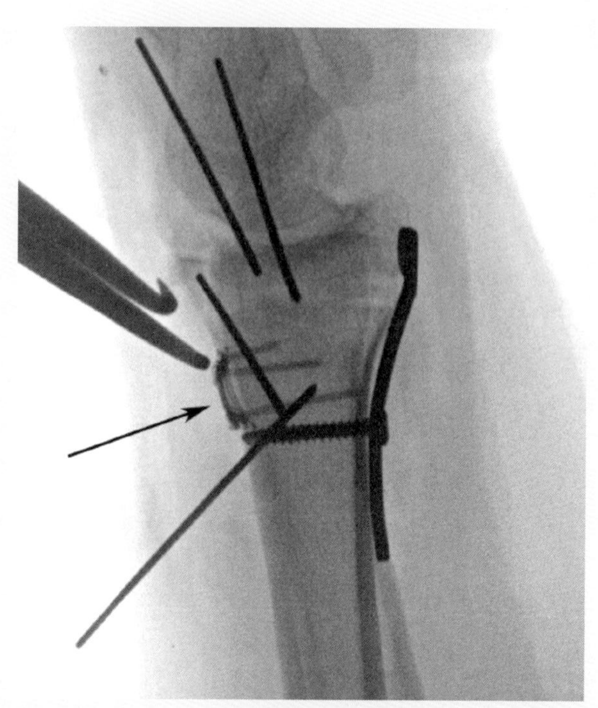

图11-14 复位后月骨窝和下尺桡关节后，使用小型尺背侧接骨板（箭头所指处）。该接骨板用于下尺桡关节的复位，维持背侧皮质的长度。不是所有背侧半脱位的边缘型骨折都需要这种方法。

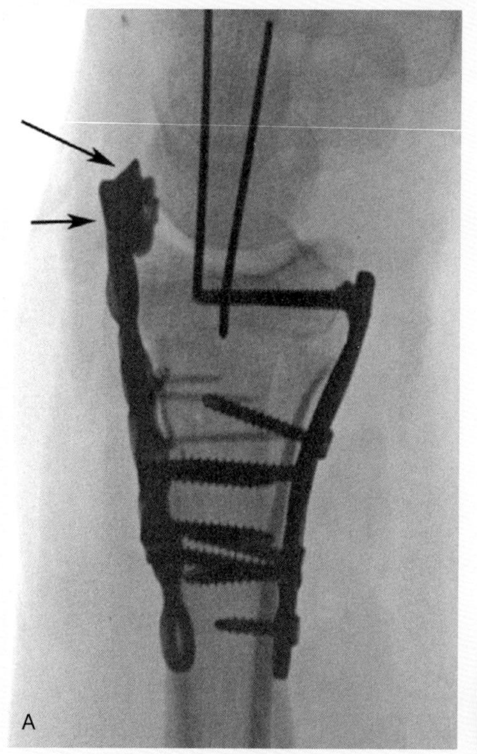

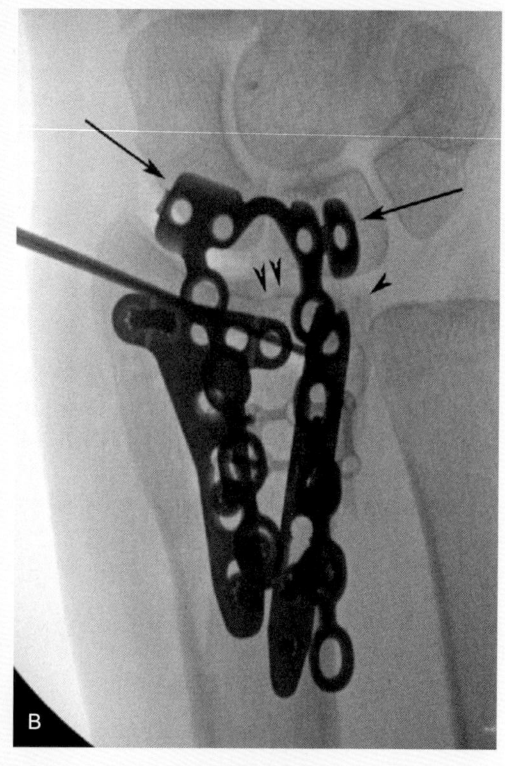

图11-15 最终复位后的侧位和正位图像。箭头所示处就是π板边缘剪除侧孔的位置。箭尖(A)所示的月骨窝关节面已得到复位。还应注意，在图11-13中所见到的临时斜置掌侧支撑板已悄然改变了原有安放位置，随后才在其桡骨茎突处和近端螺孔中安置锁钉。

参考文献

[1] Martineau PA, Berry GK, Harvey EJ. Plating for distal radius fractures. *Hand Clin*. 2010;26(1):61–69. doi:10.1016/j.hcl.2009.08.002.

[2] Richard MJ, Katolik LI, Hanel DP, et al. Distraction plating for the treatment of highly comminuted distal radius fractures in elderly patients. *J Hand Surg Am*. 2012;37(5):948–956. doi:10.1016/j.jhsa.2012.02.034.

[3] Hanel DP, Ruhlman SD, Katolik LI, et al. Complications associated with distraction plate fixation of wrist fractures. *Hand Clin*. 2010;26:237–243.

下尺桡关节（DRUJ）

- 如果恢复了桡骨远端中间柱，尤其是乙状切迹，通常不会再出现DRUJ不稳定的情形。
- 解剖复原桡骨远端骨折的内外向移位，也就意味着恢复了骨间韧带远端斜束的正常张力，即使存在三角纤维软骨复合体（TFCC）撕裂，DRUJ亦能恢复稳定。
- 一旦精准复位和固定了乙状切迹和桡骨干骺区，尺骨茎突骨块的大小就与DRUJ稳定性无关了。
- 如果桡骨远端骨折复位后DRUJ仍然不稳定，就要明确是否有肌腱、TFCC，甚至尺侧血管神经束卡压在尺骨头及桡骨之间。
- 腕关节镜（不注水的干式关节镜）有助于明确TFCC的完整性及其损伤部位。
- 若乙状切迹已经复位，且桡骨上TFCC的附着部是完整的，而DRUJ仍不稳定，就要考虑固定尺骨茎突骨块及其附着的软组织。
- 显露尺骨头及尺骨茎突最简单的方法就是在屈肘超过90°、前臂最大旋后时紧贴尺骨缘做切口。
    - 由近及远做钝性分离，并向远端牵开尺神经背侧皮支，就能清晰地显露骨折线。
    - 一旦暴露清楚骨折线，就不需再游离软组织了。
    - 用牙科探针整复骨折，再用克氏针张力带固定该骨折。

腕关节骨折合并的软组织损伤

- 正中神经及尺神经损伤。
- 腕关节骨折后的挫伤、血肿及肿胀都可能引起正中神经、尺神经功能异常。
- 事实上很难鉴别正中神经功能异常是由于直接损伤还是由于腕管内压力增高引起。
    - 最好的方法是对比复位前后的临床体检结果。
- 预防。
    - 避免在屈腕和尺偏位用夹板固定。
    - 在复位及安置掌侧接骨板时，要避免使用窄款拉钩。
- 治疗。
    - 急性挫伤：复位骨折，并去除腕管内所有骨块。
    - 渐进的感觉障碍：急诊进行腕管减压，并复位骨折。
        - 如果这种情况出现在复位后，应即刻返回手术室进行腕管减压。
- 神经损伤：桡侧感觉异常。
    - 常见于置入固定针时的直接损伤。
    - 预防。
        - 外支架的固定针要置于前臂ECRL和ECRB之间。
        - 显露外侧柱骨块时要作纵行皮肤切口，钝性分离到背侧伸肌支持带，在支持带和表层软组织之间掀起全厚组织瓣。
- 骨筋膜室综合征。
    - 有报道其发生在闭合复位与管型石膏固定之后。
    - 治疗：解除石膏，即刻进行前臂减压，复位并固定骨折部位。
- 复杂性区域疼痛综合征（CRPS）。
    - 前瞻性调查中其发生率明显高于回顾性研究。
    - 常继发于未经治疗的神经压迫、神经病变及手腕制动于屈曲位的患者。

- 治疗。
  - 避免于屈曲位夹板固定。
  - 识别并减压神经损伤。
  - 尽量减少制动时间。
  - 立即手部治疗，包括采用主动活动、脱敏、水肿处理和分级运动意向等。
  - 考虑请疼痛专家一起参与，采取神经病理性镇痛药物治疗和超声引导下的神经阻滞。

- 肌腱损伤：肌腱断裂。
  - 掌侧接骨板及背侧接骨板固定中都有发生伸肌腱及屈肌腱断裂的报道，它继发于螺钉过长及接骨板边缘凸起引发的磨损。
    - 可以在骨折愈合数月后发生。
    - 最好的避免方式就是关注前述内容的细节。
  - 教会患者警惕肌腱“磨损”进展的迹象。
  - 最让人意想不到的情况就是轻微移位的骨折愈合后出现EPL肌腱断裂。
    - 在第3伸肌间室处出现明显的狭窄。
  - 治疗：解除造成磨损的结构性原因，减压伸肌间室，并用自体或异体移植来修复断裂的肌腱。
- 手部、腕部、前臂出现僵硬。
  - 近来文献中报道手部僵硬的发生率比过去明显减少了。
  - 据以往报道，僵硬多因肿胀、采用屈腕夹板及采用管型石膏固定而引起。
  - 现今最为困难的就是旋后功能的恢复（可能需要花将近1年时间才能恢复）。

腕部骨折的术后护理

- 手腕固定在轻度背伸位（永远不要固定在屈曲位）。
- 术后即刻康复的首要目标是避免出现手指僵硬，可在康复病房开始“六步”训练法。
- 桡骨远端骨折内固定术后最常见的限制是旋后活动度丢失。
- 对于不复杂的桡骨远端骨折，且完成坚强内固定、下尺桡关节稳定和依从性好的患者，考虑使用短臂夹板固定，并在术后2周内改用可脱卸支具开始早期主动的前臂旋转训练。
- 如果修复了中间柱，特别是涉及乙状切迹的骨折，或者有证据表明DRUJ在中立或旋前时不稳定，则考虑术后前2周用长臂夹板在旋后位固定前臂，因为它在最大限度旋后的同时提供保护效应。
- 每2周进行随访，随着骨折愈合（通常为4~8周），不稳定骨折从长臂管型石膏固定到夹板固定，直至完全去除。
- 手指和前臂运动恢复，且有骨折愈合迹象后，开始强化肌肉力量训练。
- DRUJ往往恢复得最慢，可能需要几个月的时间。

谨此纪念：Sarah C. Pettrone 医学博士

本章最初的合著者Sarah C. Pettrone医学博士在与癌症进行了非凡的抗争后，于2014年不幸离世。在华盛顿大学获得奖学金后，成为她父亲在北弗吉尼亚州诊所的一员，担任手外科医生。她一生酷爱马拉松运动，志愿担任世界特殊奥林匹克运动会足球和篮球教练，并多次前往不丹、埃塞俄比亚和洪都拉斯执行医疗任务。玉碎香消，谨以此献给她以兹纪念。

第4篇

骨盆/髋臼

Pelvis/Acetabulum

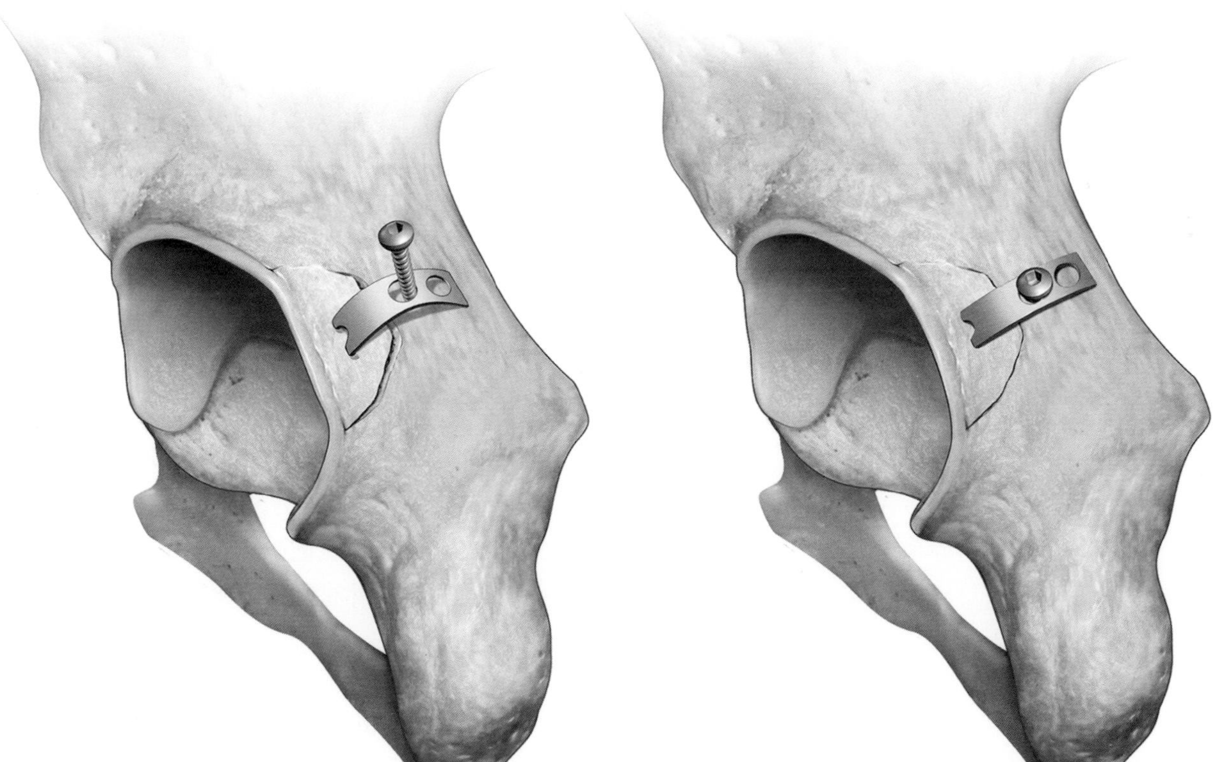

第12章

Steven M. Cherney, Peter A. Cole, Bryce A. Cunningham, Anthony J. Dugarte, Jonathan Eastman, Jason M. Evans, Michael J. Gardner, Garin Hecht, Justin F. Lucas, Raymond D. Wright Jr, Milton Lee (Chip) Routt Jr

骨盆环损伤

Pelvic Ring Injuries

无菌器械与设备

- 大号和小号点式复位钳（Weber钳）。
- 各类骨盆复位钳。
- 通用复位器（如股骨牵开器）。
- 手持钢板折弯器。
- 内植物。
  - 超长的3.5 mm螺钉。
  - 超长的4.5 mm螺钉。
  - 超长的7.0 mm空心螺纹钉（全螺纹和半螺纹），垫片。
  - 5.0 mm和4.0 mm Schanz钉。
  - 3.5 mm骨盆重建钢板。
  - 大外固定支架。
- 克氏针、电钻和钻头。

患者体位

具体内容详见第1章。

- 仰卧位。
  - 可透视手术床。
  - 将干净的大单一折三，用于抬高患者骨盆和摆放体位。
    - 当横铺于手术台时，需确保折好的大单能足够铺于患者下腰部至大腿上1/3部位。
    - 折好的大单需一直放在患者的身体下方，所以要保持平整，防止皮肤受损。
  - 一旦患者在手术台上，可用此单将患者的骨盆抬高几厘米。
    - 将一块双层的手术单一折三，垫于骨盆后方，其中心在骶骨，远端到达大腿近侧。
    - 目的在于将仰卧位的患者抬离床面，方便置入骶髂螺钉，而不受手术床面的干扰。
  - 保持骨盆水平，防止倾斜。
    - 患者体位的倾斜将导致术中透视不够标准，而且会导致透视影像更加复杂。
  - 如果需要牵引，可将钢管折弯器制成的装置固定于手术台尾端。
    - 牵引装置可以用防水套铺单，包含于无菌手术野内。
  - 多发创伤患者在院内的个人卫生状况通常较差，有必要进行细致的手术准备。
    - 消毒前要花时间清除污垢和各种碎屑。
    - 刮除阴毛，用异丙醇或类似的消毒液清洁会阴部皮肤和外生殖器。
    - 使用黏性塑料贴膜将会阴部封闭，从而使之与手术区域隔开。
    - 在应用该贴膜前，需使用Mastisol剂或其他皮肤黏附剂以确保密封安全，并在铺巾的过程中不松脱。
      - 这些贴膜应尽可能往背侧贴，以方便显露骶髂螺钉的置入点，但不能粘贴在手术台上或形成褶皱而导致消毒液积聚。
    - 贴膜的范围需足够大，男性应包括从剑突至阴茎基底部的整个腹部，便于在必要时置入耻骨上支的逆行螺钉。
    - 即便术前计划只需固定一侧，但双侧骶髂螺钉的置入点部位均要消毒铺单。

- 这样的体位和铺单方法有以下优点：便于置入骶髂螺钉；经前路切开复位骶髂关节脱位；耻骨联合和前环的开放手术；经髂腹股沟入路复位髋臼骨折；经Smith-Petersen入路复位并固定股骨头骨折。
- Pfannenstiel入路用于治疗耻骨联合分离。
  - 手术切口应该避开有擦伤的皮肤褶皱区域，因为这可能导致真菌感染或者伤口愈合困难。
  - 切口大约在耻骨联合上方2 cm。
  - 将腹直肌耻骨前面的止点部分向前内侧不全剥离即可很好地显露耻骨上支，而无需切开腹直肌鞘。
  - 用大小适当、延展性较好的拉钩拉开膀胱，同时避免拉钩放置的位置过深。

- 俯卧位。
  - 可透视手术床。
  - 胸部下方垫两个卷好的手术毯。
  - 肩略前屈、外展，肘关节屈曲，将前臂置于搁手板上，避免尺神经受压（图12-1）。
    - 特制的前臂支撑架可便于该体位的摆放。
  - 将卷好的泡沫垫置于肩关节前方，避免肩部过度下垂，同时防止上臂紧贴手术台。
  - 在消毒之前将阴毛彻底剃除，用异丙醇清洁消毒，然后用塑料贴膜封闭。
    - 用Matisol或其他黏合剂将贴膜黏合好，但避免过度应用，以免黏附于手术区域。
  - 用一个带有塑料袋的剖腹巾置于手术野周围，手术侧的下肢穿过开口，用剪刀将开口扩大，这样便于从后侧入路进行手术。
    - 标记好切口后，可再次使用浸有碘剂的黏合薄膜将其密封。

复位和固定技术

- 环骨盆抗休克床单技术（circumferential pelvic antishock sheeting，CPAS）。
  - 迅速减少骨盆容积，稳定骨盆环和血肿。
  - 将医用床单一折三，以髂骨翼和股骨大转子之间为中心包裹患者，用巾钳固定（图12-2）。

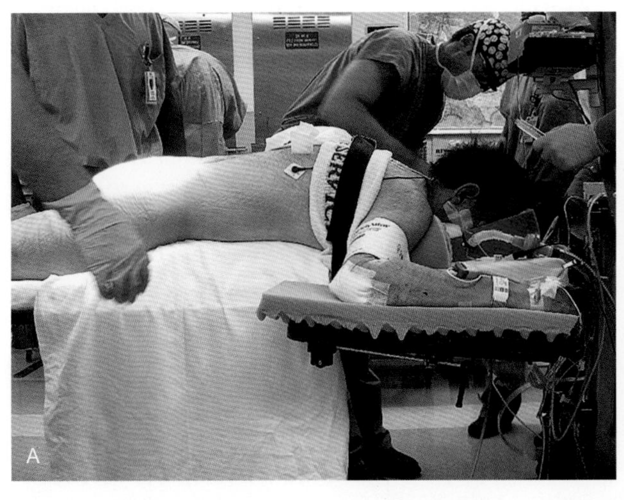

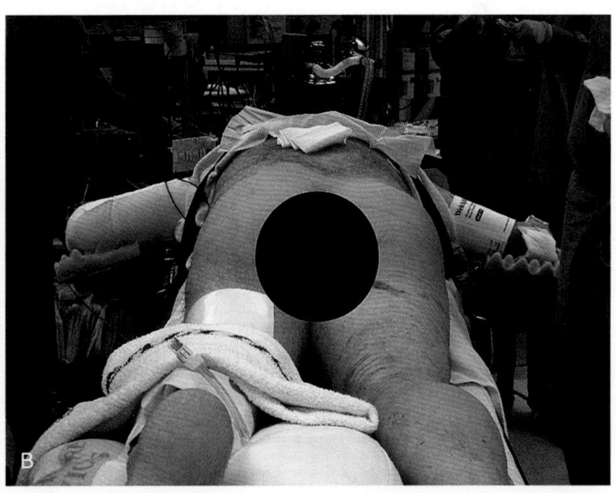

图12-1　俯卧位的摆放是一个连续和精细的过程。患者脸部和颈部都要摆在解剖位置，避免形成局部压力点。使用颈托的患者摆俯卧位时，先取下颈托，然后用砂袋固定。俯卧位时若使用颈托，有可能导致下颌部皮肤坏死。胸垫将腹部悬空，有利于麻醉中的通气。大单要铺平整，避免褶皱可能引起的皮肤损伤。肩关节轻度外展、前屈和内旋。肘关节轻度屈曲，置于有衬垫的前臂支撑架上。蓝色的泡沫垫可用作支撑垫，光滑面朝向肢体（A），而不是凹凸面朝向肢体（B），以防止皮肤受压。如果上肢因外伤后使用支具，其体位的摆放要视具体情况而定。如果骨折稳定，麻醉状态下去除支具后不会移位可暂时拆除支具。术后重新用支具固定并透视，以确认骨折部位没有发生移位。避免男性生殖器受压。导尿管应放置在健侧大腿臀部区域的前方，并辅以衬垫以避免皮肤问题。准备好导尿引流管连接头以备术中冲洗。由于胸部被垫高，健侧髋关节自然会略微屈曲，膝关节要略微屈曲，小腿脚踝和足前方垫一个枕头。健侧下肢前方用衬垫保护并用胶布固定。如果使用序贯加压装置，应当将气嘴放在远离骨突起部位或神经走行表浅的部位。

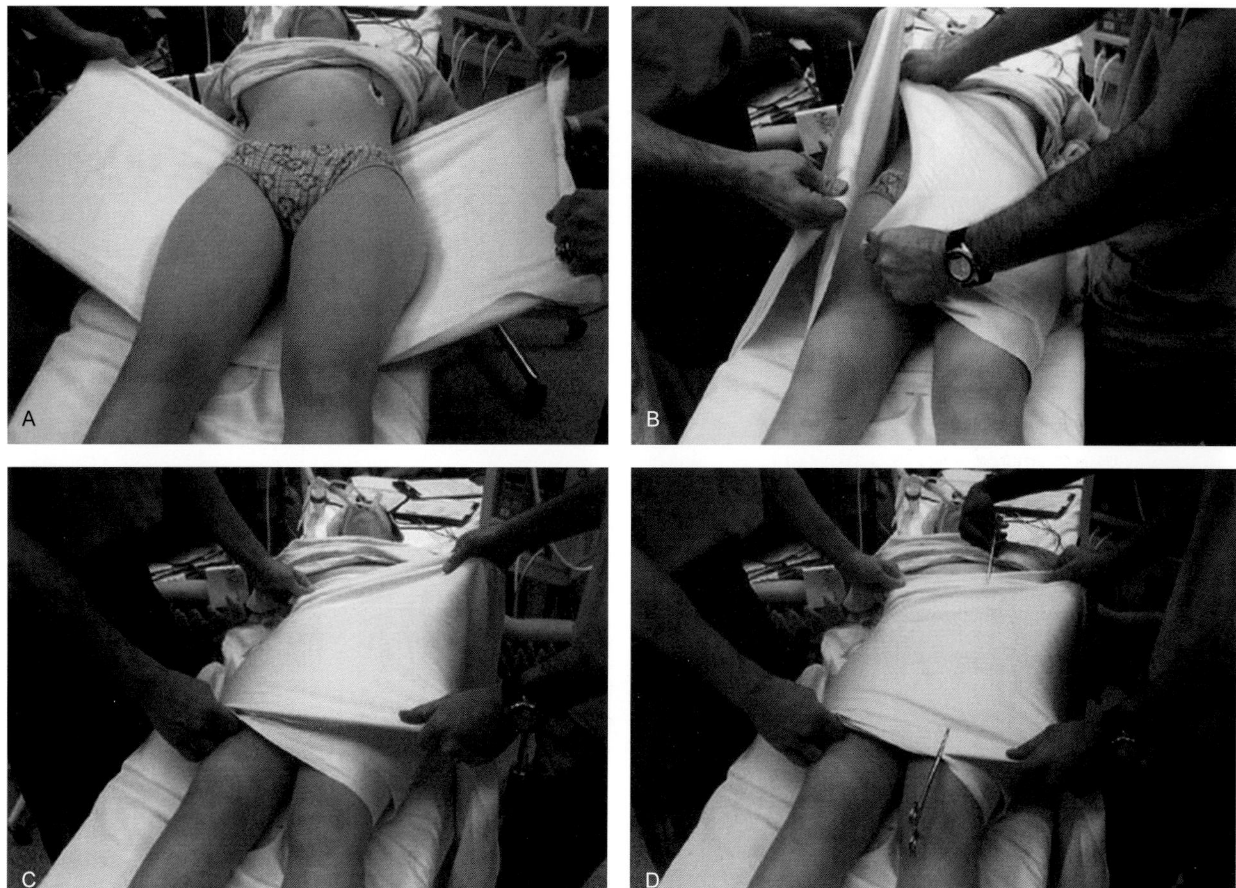

图12-2 CPAS用于此患者的抢救。首先脱掉患者的衣服，将床单平铺在骨盆下面（A）。将床单两头在患者骨盆前方交叉重叠（B）并拉紧（C）。床单放平整且贴紧后，在上下缘处用钳子夹紧（D）（经允许引自Routt ML Jr, Falicov A, Woodhouse E, et al. *J Orthop Trauma*. 2002; 16: 45-48）。

  - 在该医用单上剪数个口，便于建立血管通路，置入外固定支架螺钉和经皮螺钉固定（图12-3）。
- 外固定支架。
  - 在选择支架螺钉的进钉点和皮肤切口时，要充分估计预期的纠正畸形的方向，以减少皮肤张力，避免在完成复位操作后再另做辅助切口以缓解皮肤张力。
    - 在闭孔出口位透视下，经皮置入1枚克氏针，其方向与自髂前下棘（AIIS）到髂骨后侧的骨性通路的中心线平行（图12-4）。
    - 当克氏针打入骨皮质后，将其在距离皮肤数厘米处折成90°，以方便术中进行C臂机透视。
    - 确定克氏针在理想的位置后，将折弯部分剪掉，然后用电钻将其沿髂前下棘钻入数厘米。
    - 沿矫正骨折畸形的方向切开克氏针周围皮肤。
    - 用空心钻沿着克氏针开口，然后取下克氏针和空心钻。
    - 手动置入5.0 mm Schanz钉。
      - Schanz钉的长度至少为250 mm。
    - Schanz钉拧入的轨迹可在闭孔入口位（螺钉位于内外板之间）（图12-5）和髂骨斜位（螺钉位于坐骨大切迹上方）透视下确认。
    - 可以采用同样的技术将螺钉从髂前下棘打向髂后上棘（PSIS）。
  - 在髂前下棘置入复位支架螺钉后，可安装通用复位器，便于骨盆加压或分离的复位操作。
    - 使用髂前下棘螺钉复位的优点在于用牵开器复位时螺钉之间的角度可以固定，这样

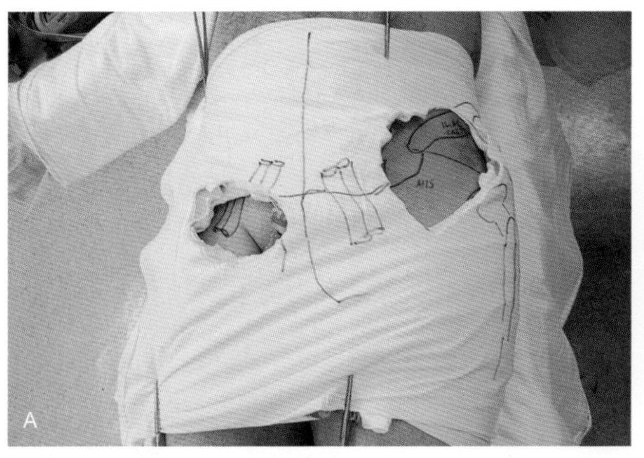

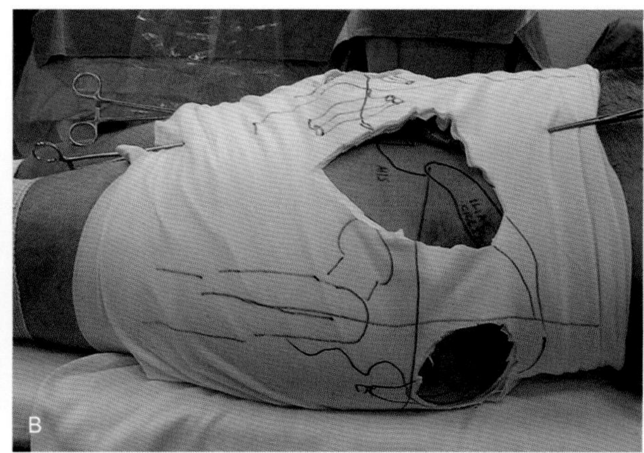

图12-3 A. 股血管和前侧支架螺钉操作通道的前面观。B. 骶髂螺钉和顺行耻骨支螺钉操作通道的侧面观。在CPAS单上剪出操作通道不会影响医用单的功能，且可以在使用该医用单维持复位的同时便于进行血管造影、简单前侧支架固定及经皮螺钉固定等操作（经允许引自Gardner MJ, Osgood G, Molnar R, et al. Percutaneous pelvic fixation using working portals in a circumferential pelvic antishock sheet. *J Orthop Trauma*. 2009; 23: 668-674）。

可有效地增加螺钉的后侧闭合效应。

- 有时，也可以在每个螺钉上绑上医用纱布来实现临时复位。在安装碳棒和钉夹的过程中将两块纱布在中间合拢并夹在一起维持复位(图12-6)。
  - 这个操作比安装复位器更为简单，而且价廉。
  - 纱布不会妨碍支架安装；反之，复位器则会影响。
- 对于以外固定支架作为最终治疗方法的患者而言，进针点在头侧、螺钉方向朝向尾侧的髂前下棘安装螺钉方式将便于患者的活动，允许患者坐直，且在轻度屈髋时支架不会碰及大腿（图12-7）。

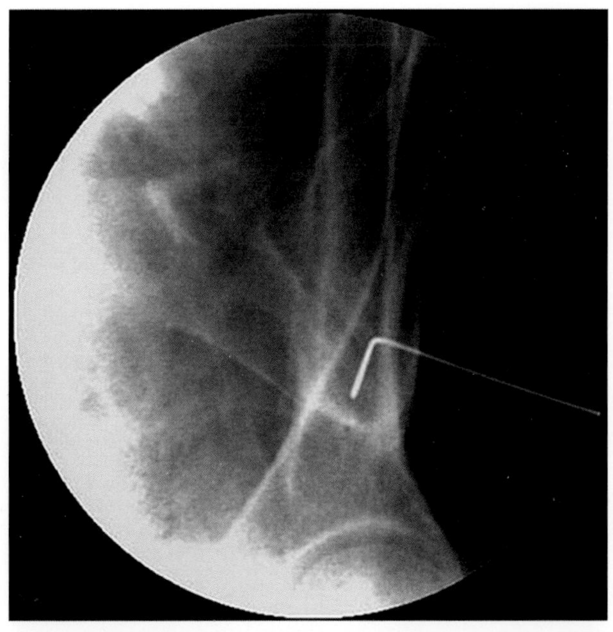

图12-4 在骨盆闭孔出口位透视下确定髋臼上方的支架螺钉的进钉点。

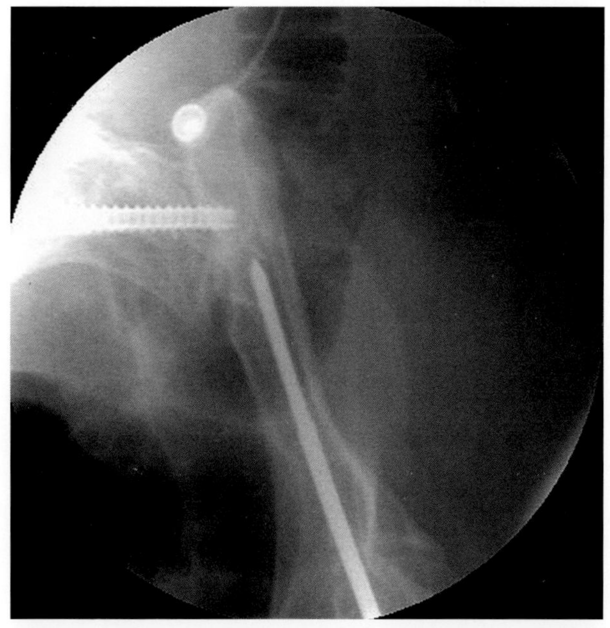

图12-5 此入口闭孔位影像显示了螺钉或克氏针自髂前下棘至后侧髂骨内外侧板之间的骨性通道。螺钉应位于坐骨大切迹的头侧，但不能太深，否则会阻碍骶髂螺钉的置入，也应该为其下面顺行耻骨支螺钉的置入预留空间。

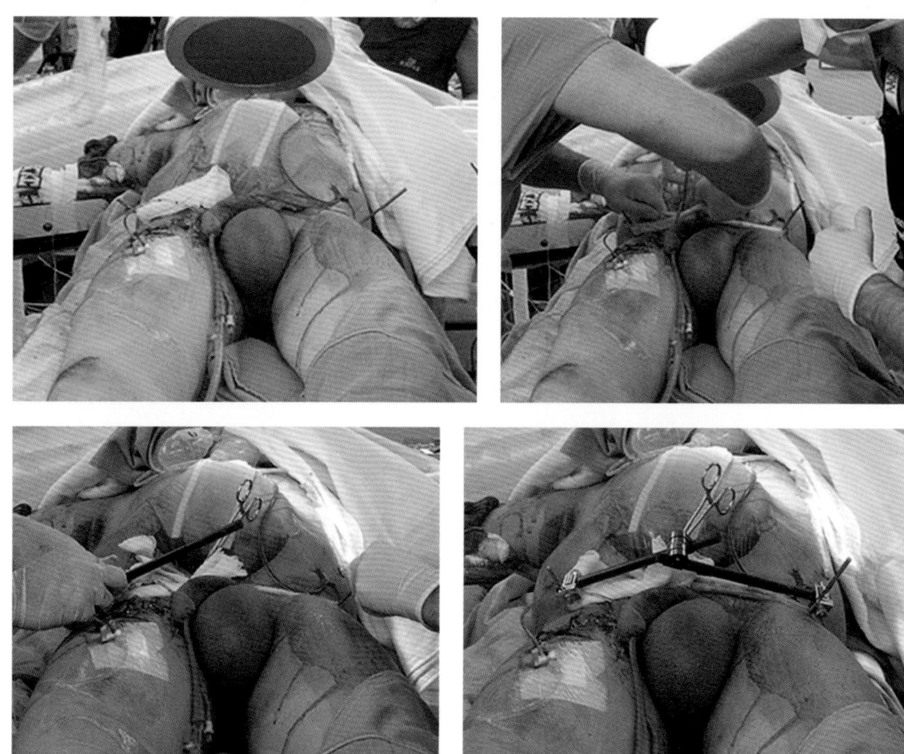

图12-6 骨盆前侧Schanz钉置入后，分别将两块纱布绑在Schanz钉上并向中间收拢。此时可通过支架螺钉进行必要的加压和复位操作，然后在纱布重叠的地方用钳子夹住。如此可以在纱布上方安装支架，同时维持骨盆的复位。一旦支架安装好并上紧后，则可以取下纱布和钳子。

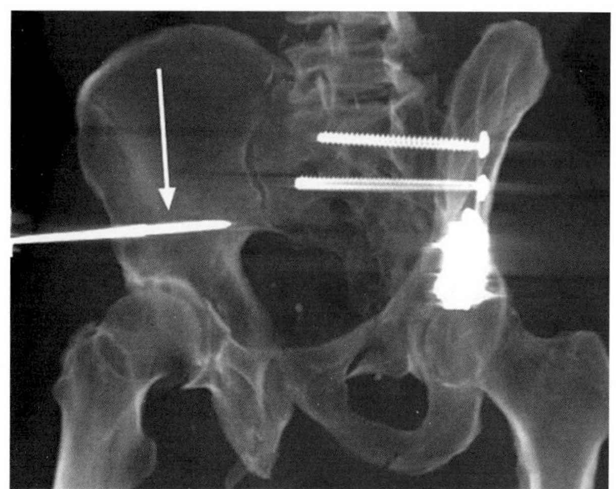

图12-7 右侧髂骨翼斜位影像显示支架螺钉的深度和倾斜角度。Schanz钉进钉点位于髂前下棘头侧，髂骨内外侧板之间，瞄向坐骨大切迹上方（箭头所示）。钉子有一点“屈曲”能够让患者的髋关节略微屈曲，方便患者坐直和活动。

TIP Routt 1：前方四边形骨盆支架

Milton Lee (Chip) Routt Jr., Bryce A. Cunningham, Steven M. Cherney

病理解剖

前方骨盆支架用于固定急性骨盆损伤，这种简单的框架式支架不影响腹部活动和患者的坐姿。不巧的是，如图12-8所示，大多数前方骨盆支架阻碍了下腹部和骨盆前方的手术切口。

腹部手术或操作后延迟使用外固定支架可能增加盆腔出血的风险。施行前方骨盆手术、生殖泌尿道手术和下腹部手术时，去除阻碍手术切口的前方骨盆支架可能会破坏骨盆环的稳定性，增加复位丢失的风险。

解决方案

常规的前方骨盆支架虽然获得了满意的骨盆复位，但是影响了前方的手术切口，可以使用四边形骨盆支架代替而不会导致复位丢失。

操作技术

- 为了维持阻碍手术切口的支架的复位效果，医生首先在支架钉处用棉纱布环绕，拉紧后使用血管钳夹牢（图12-9）。
- 可以通过不丢失复位的情况下移除钉夹、杆、杆与杠之间的夹子。
- 随后通过髂骨钉完成四边形骨盆支架并固定，以维持骨盆的复位，同时允许外科医生顺畅地通过前方进入骨盆进行切开复位和内固定（图12-10）。
- 如果手术后需要稳定骨盆，可以将支架转换回简单的前方支架结构。然而，如果手术已足够稳定骨盆，可拆除髂骨钉和支架。

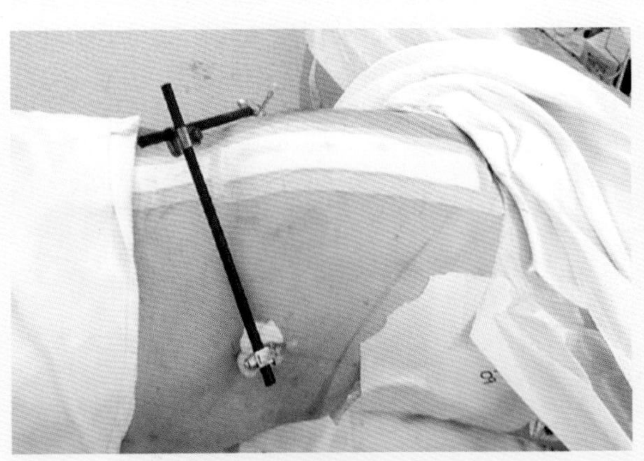

图12-8 由于阻碍了前方的腹部手术切口，普外科医生拆除了这个前方骨盆支架。

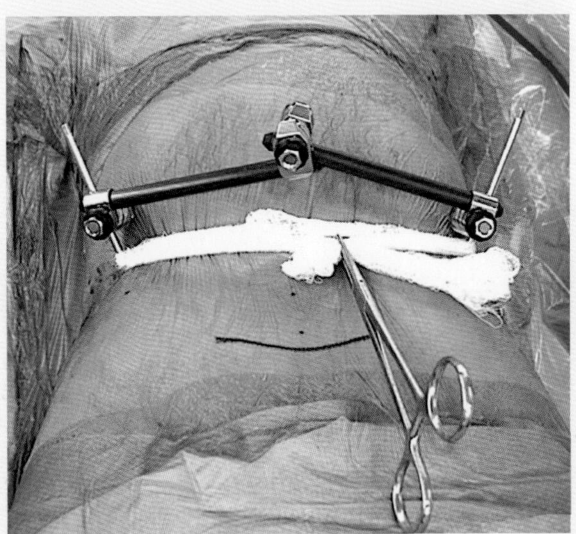

图12-9 两块纱布被紧紧地缠绕在髂骨钉周围，夹紧纱布末端以保持骨盆加压。

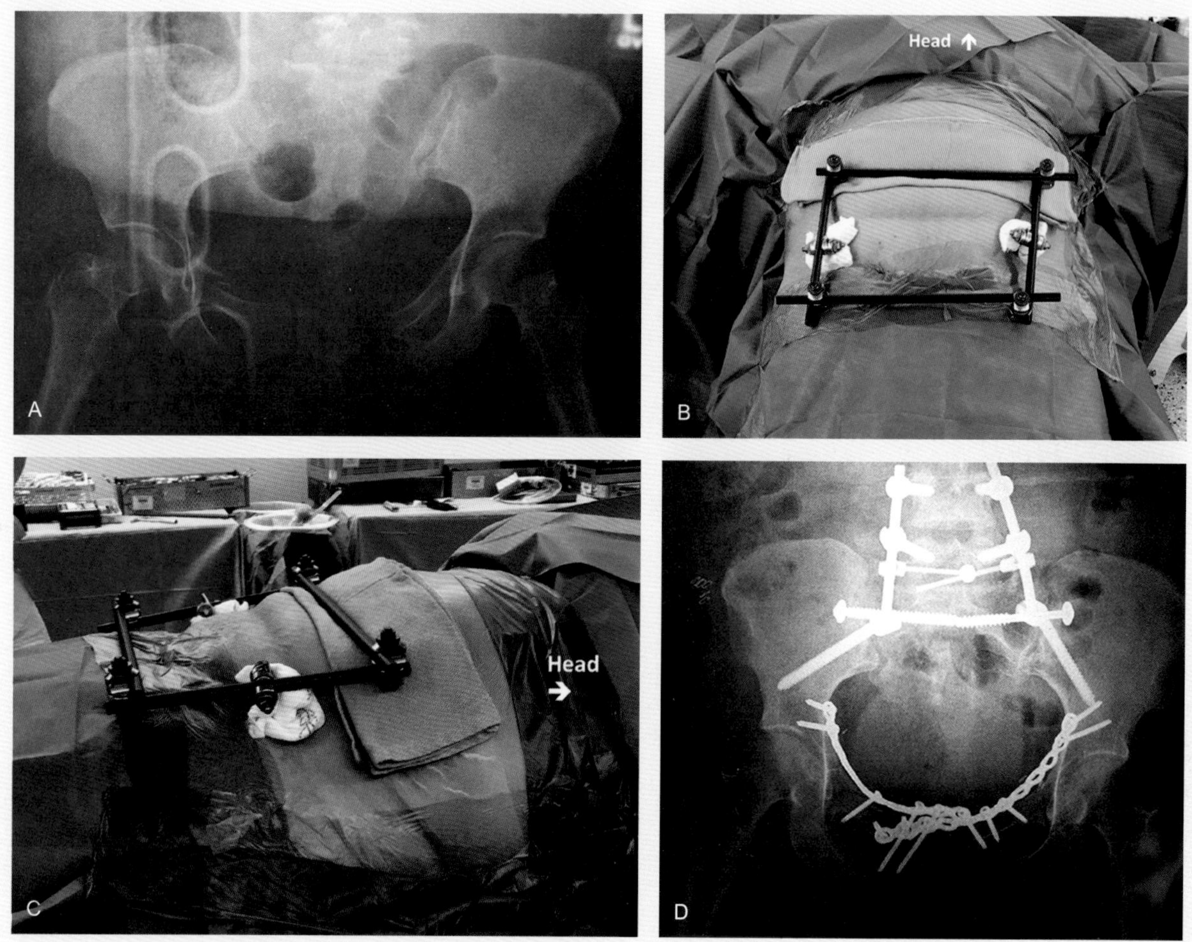

图12-10 患者为骨盆前环骨折，计划使用Pfannenstiel切口。患者早期应用前方骨盆支架，提供了可接受的骨盆复位。如果没有支架，骨盆骨折移位和畸形将会使手术修复更加复杂。术中临床照片显示了替换最初支架的四边形骨盆支架，四边形支架连接到两个髂骨钉上并固定，以获得无阻碍的骨盆前方手术切口。如果需要腹腔探查手术，则会选择性地移除上部横杆。

耻骨联合钢板

- 皮肤、局部软组织和腹直肌通过为Hohmann拉钩提供杠杆支点来协助复位增宽的耻骨联合。
  - 拉钩位于耻骨结节的外侧，且在腹直肌插入点的后方。
  - 另外，也可以使用点式复位钳来复位耻骨联合（图12-11）。
- 直型6~8孔的3.5 mm重建板易于塑形，并提供可靠的耻骨联合固定。
- 在中心和两个外周孔内侧之间略微过度预弯钢板，以便外围螺钉可以指向耻骨联合下内侧区域。这样做可以使内植物呈三角结构来改善固定，并允许使用更长的螺钉（图12-12）。
- 钢板可用来协助复位轻微残留的耻骨联合分离。
  - 在双侧耻骨支靠近软骨下骨的位置预先钻孔，方向略微背离中线。
  - 可以将软骨帽剥离，直视下检查软骨下骨，以确认钻孔位置的准确性。
  - 将2枚螺钉拧入钢板靠近中线的2个孔中，交替拧紧。
    - 当螺钉头贴近钢板并被拧紧时，即可起到减少耻骨联合分离的作用。

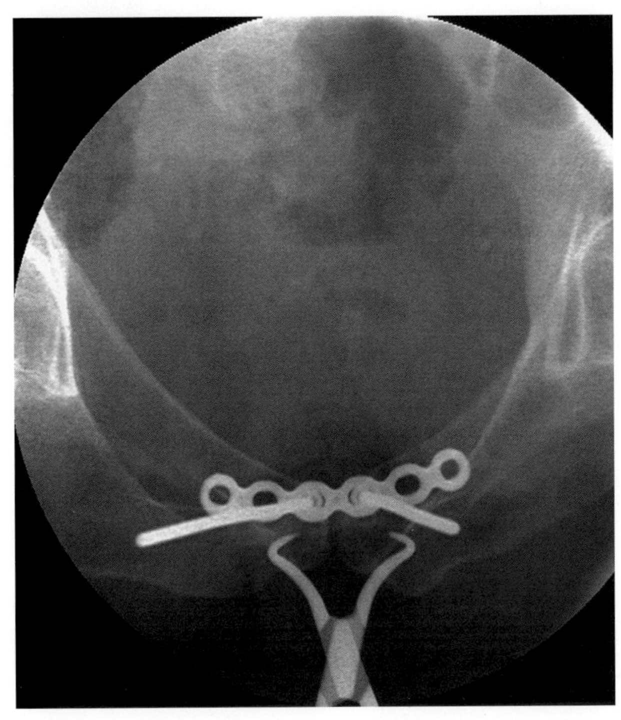

图12-11　双侧耻骨结节上应用了小型复位钳，以保持耻骨联合复位，在固定钢板时使用。虽然曾提倡在闭孔内应用复位钳，但实际上基本不需要。

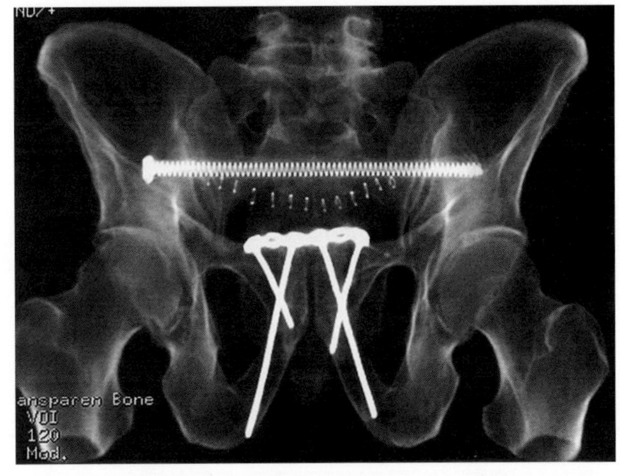

图12-12　双侧中间孔长髓内钉指向坐骨以改善固定。周边螺钉朝向耻骨联合下内侧区域，耻骨联合每侧以三角形方式固定。

 - 需要注意的是在应用这种技术时，如果预先钻孔的位置不准确，将导致钢板两端偏离耻骨支，造成前后移位。钢板越长，这种效应就越明显。

- 当骨质疏松、粉碎骨折或其他问题导致螺钉置入失败时，可采用经钢板的跨耻骨联合螺钉钢板固定技术加以固定（图12-13）。
- 在需要采用尽可能减小暴露的内固定技术来固定耻骨联合分离时，可以采用逆行跨耻骨联合螺钉固定技术，如在治疗开放性骨盆环破裂时(图12-14)。
- 在儿童或者开放骨折患者需要尽可能减少异物置入时，也可以采用粗的不可吸收线来固定耻骨联合。
 - 从生物力学的角度来讲这种技术不是很理想，因此多数病例需要通过后侧的固定来增强骨盆的稳定性（图12-15）。
- 对于不稳定和移位的骨盆环后侧损伤通常采用切开复位。但CT图像可能会发现相应的骶骨压缩骨折，压缩程度明显时可能会影响经前侧入路复位的效果（图12-16）。
- 当尝试用复位钳复位或维持复位时，会产生问题，因为当把复位钳放在骶骨前方时，将不可避免地位于粉碎区域，此处缺乏稳定的骨皮质，不能获得很好的把持力。

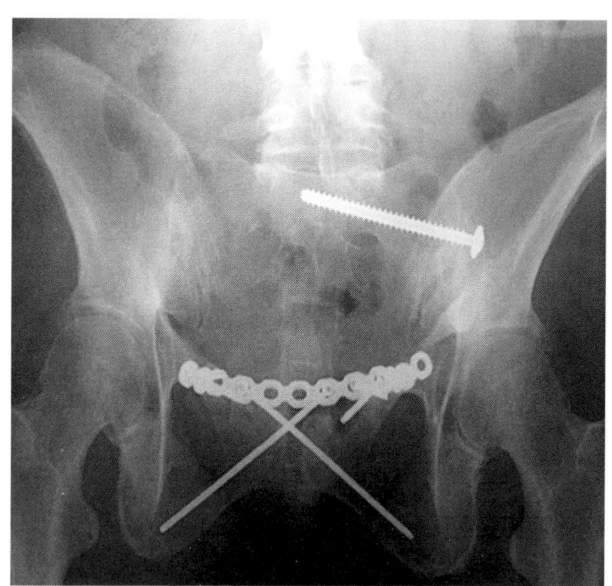

图12-13 该病例因骑马意外受伤，采用了常规耻骨联合钢板固定技术。术后3天内固定失败。如图所示予以成功翻修，选择更长的耻骨联合钢板置于前侧，采用跨耻骨联合螺钉固定技术加以固定。

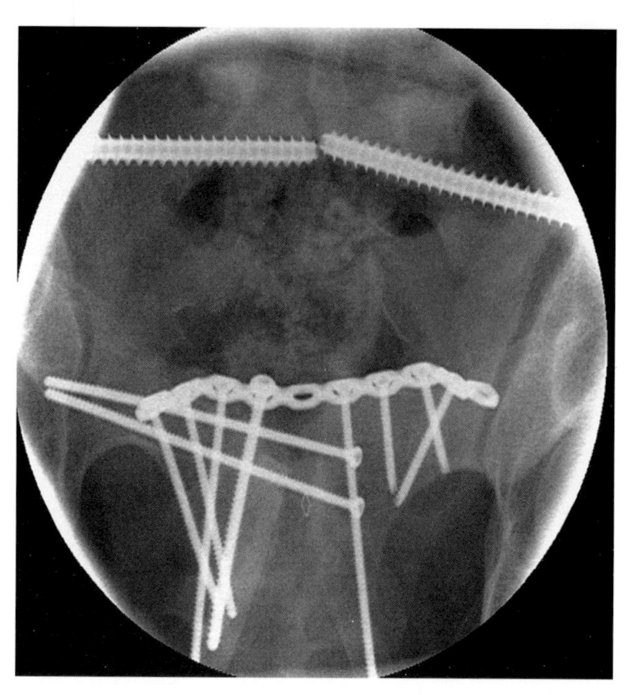

图12-14 该患者最初采用的是常规耻骨联合钢板固定技术，后因骨盆前侧深部感染而导致内固定失败。去除失效的内固定后，给予伤口清创、复位耻骨联合，并在采用此钢板固定技术的同时辅以跨耻骨联合的耻骨支髓内钉固定技术。

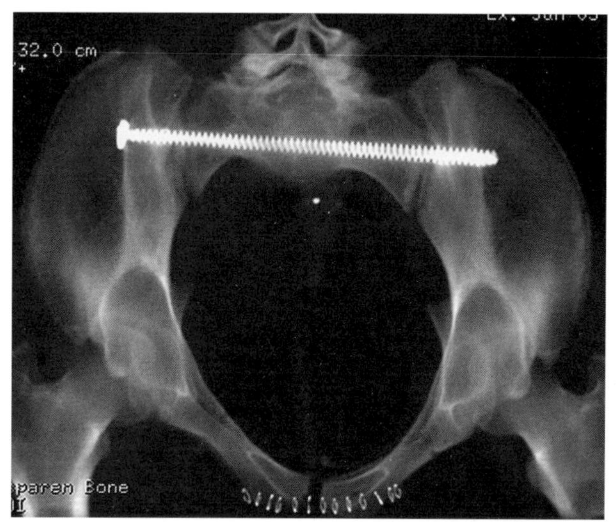

图12-15 该病例为14岁女性，因摩托车车祸导致骨盆环断裂。患者耻骨联合完全分离，采用了切开复位，然后经耻骨联合旁自前向后的骨隧道进行缝线固定。

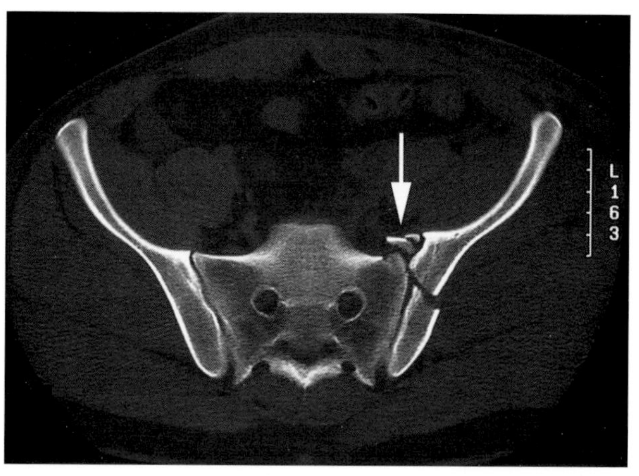

图12-16 该病例为新月形骨折脱位伴骶骨前侧压缩骨折（箭头所示）。当试图经前侧入路复位，评价复位效果时必须考虑到此因素的存在。

TIP 骨盆桥接固定

Peter A. Cole, Anthony J. Dugarte

病理解剖

涉及前环的骨盆骨折，特别是耻骨支骨折，可能需要前方固定以允许立即负重或增加稳定性和舒适度。外固定支架已被用于此目的，但通常伴有相当高的并发症发生率，包括螺钉松动、钉孔感染和患者不满意等。

解决方案

前路皮下微创固定技术为外固定术的替代方案，患者舒适度更高且并发症更少。

操作技术

该技术可以经皮插入，提供了对骨盆前环的固定，并允许固定到髂嵴和耻骨联合区域。

- 内植物：可以单侧或双侧放置枕颈板-杆系统，其优点包括以下几点。
  - 从髂骨翼到对侧耻骨结节跨越受伤的骨盆前环。
  - 固定装置经皮下穿入，位于腹外斜肌筋膜的表面：
    - 平行于腹股沟韧带的走向，位于远离重要神经血管结构的安全位置。
    - 最小化股外侧皮神经（LFCN）、股神经、股动脉、股静脉和精索/圆韧带的受压风险。
  - 与InFix（另一个前方骨盆内固定概念）相比，骨盆桥接固定具有以下优势：
    - 位于前方，与腹股沟韧带平行，位置安全。
    - 减轻股外侧皮神经的刺伤和压迫的风险。
    - 在耻骨和髂骨上具有更多的固定点，生物力学上更优越。
    - 允许多处多平面的固定。
    - 稳定了骨折的耻骨联合或耻骨支，这些部位是肌肉的重要止点，患者活动时更加舒适。
    - 不干扰腹腔。
    - 对外科医生来说，属于更熟悉和更表浅的体表标志。

适应证

- 可用作骨盆前方外固定的替代方法。
- 不稳定的骨盆前环损伤。
- 部分骨折的终极治疗。
- 促进早期活动。
- 骨盆前环损伤的肥胖患者。

禁忌证

- 髂翼移位。
- 开放性损伤，污染至腹膜。
- 髂翼脱套伤。
- 血液动力学不稳定的患者。
- 单纯耻骨联合分离（建议采用切开复位内固定术）。
- 不应作为前后环联合损伤或不稳定的唯一治疗方法。
- 未经过12岁以下儿童的临床验证。

术前计划

- 查看相关影像以确定手术计划（图12-17）。
  - 评估髂翼和耻骨联合的骨通道是否合适。
  - 使用骨盆模型绘制骨折线，并计划内植物的位置。

患者体位

- 患者仰卧于可透视手术床上。
- 如果后环损伤需要使用骶髂螺钉，则在中间使用支撑枕垫高骶骨。
  - 将患者的手臂放在<90°的外展位置，固定在手臂板上。
  - 刮掉耻骨处毛发，并用闭合敷料封闭腹

股沟区域。从下肋骨到股骨近端的区域均要准备好并铺巾。
- 术中需要C臂机，设备垂直于手术床，可进行骨盆前后位、入口位、出口位和Judet位透视。

手术入路

- 在髂前上棘外侧做切口（图12-18），沿着髂翼向后延伸5 cm。
    - 分离至腹外斜肌筋膜。
    - 分离并暴露髂翼，显露板-杆系统的固定位置。
- 在前正中线上，使用一个横行的6~8 cm的Pfannenstiel切口（图12-18），居中位于耻骨联合上方。
    - 使用电刀或手术刀切开至腹直肌筋膜。
    - 经腹直肌中线垂直切开。
    - 确定耻骨联合和耻骨结节。
    - 然后，使用骨膜剥离器或Cobb剥离器建立皮下通道，位于腹股沟韧带浅层。

内固定塑形

- 我们超适应证使用以下脊柱内植物（图12-19）。
    - Synthes（DePuy-Synthes，Westchester，PA）枕颈板-杆脊柱融合系统（杆直径4.0 mm）。
    - Synthes Synapse多轴螺钉系统（4.5 mm）。
    - 横联。
- 轻柔的塑形钢板使之与髂嵴轮廓相适应。
- 板杆相连接处，尾端方向垂直钢板折弯约25°。
- 在耻骨结节处进行第二次折弯，使杆与耻骨联合平行。
    - 折弯约60°，允许杆沿着耻骨上结节的前上缘走行。
- 确保于腹股沟韧带浅层安全地塑形此系统，以免压迫神经和血管。
- 杆沿着髂前上棘到耻骨的矢状面上，不应对下方腹股沟韧带施加任何压力。
- 需要尽可能地调整系统以确保最佳贴合。

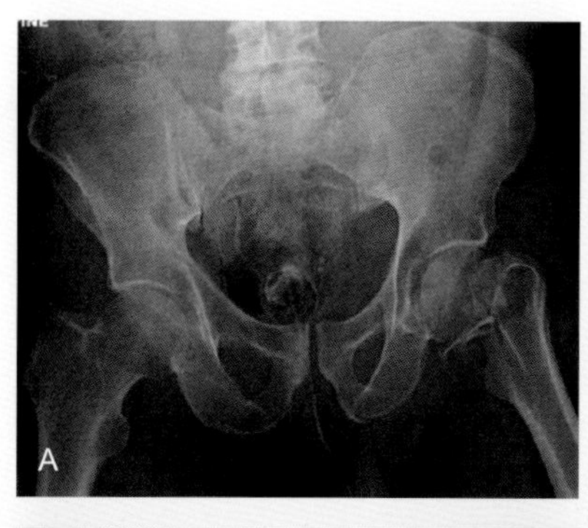

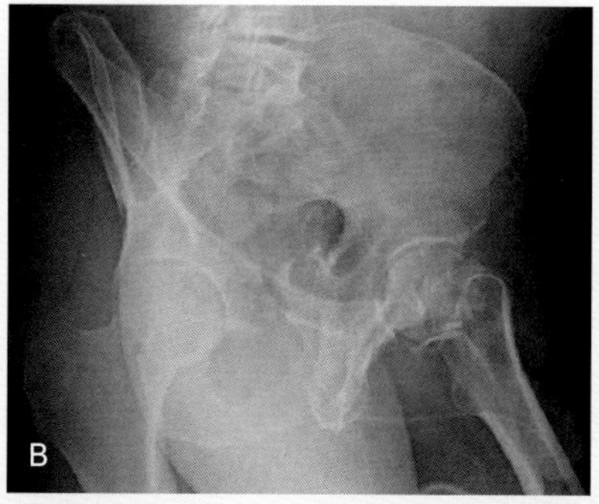

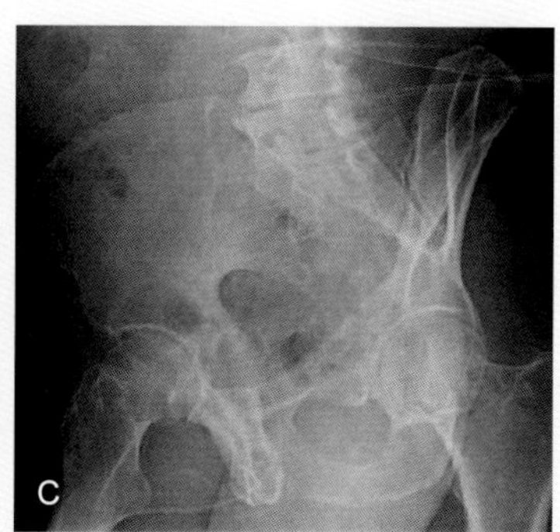

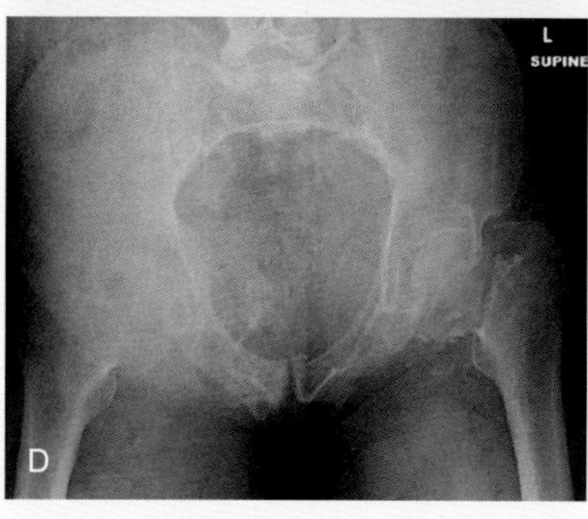

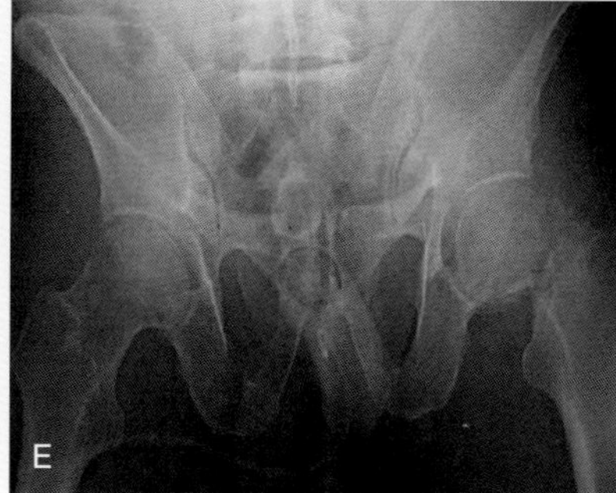

图12-17 前后位（AP）（A）、Judet位（B和C）、入口位（D）和出口位（E）X线视图，显示左股骨颈粉碎性移位骨折伴有内翻、无移位的左耻骨下支骨折、轻度移位的左耻骨体骨折、无移位的左侧前柱骨折和难以辨别的左骶骨翼骨折。

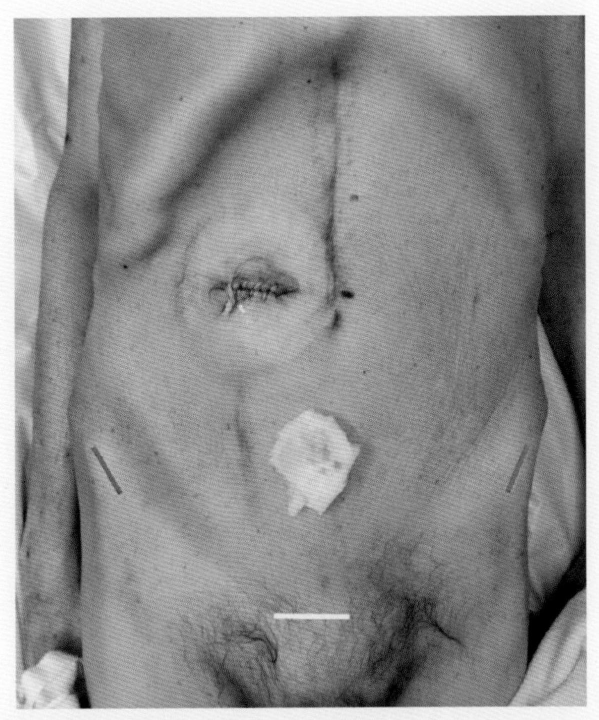

图12-18　尸体解剖显示，两侧髂前上棘（ASIS，蓝色）切口及耻骨联合上方的Pfannenstiel切口（黄色）。

插入板－杆系统

- 于腹股沟韧带浅层从外到内插入固定杆（图12-20）。
- 根据髂嵴对板进行塑形。
- 在髂嵴侧用螺钉临时固定板。先进行骨盆的复位，然后在耻骨结节处使用椎弓根钉固定。
  - 利用透视来辅助判断板的塑形是否到位。

复位技巧

- 当桥接系统用于加强后环是稳定的（或已经固定）的骨盆，此时可通过手动加压髂翼来完成复位。
  - 如果需要控制旋转和垂直移位，可以通过小辅助切口将Schanz针插入髂翼、板后方或髋臼上方通道。
    - 这些钉子可作为操纵杆使用来控制半骨盆辅助进一步的复位。

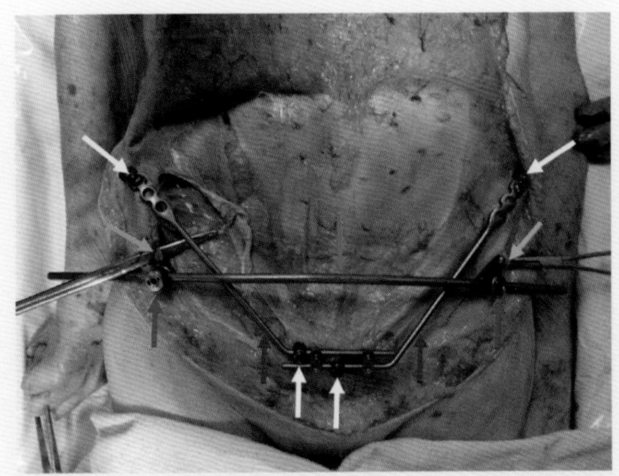

图12-19　尸体标本显示了另一种骨盆内固定装置（蓝色箭头）的毗邻关系，它的两个骨盆固定点（红色箭头），以及每个椎弓根螺钉与股外侧皮神经（LFCN，绿色箭头）的毗邻关系。双侧骨盆桥接板－杆结构（紫色箭头）则沿着腹股沟韧带走行，属于静态结构，在这种情况下提供了4个不同的固定点（黄色箭头）。股外侧皮神经（绿色箭头）未被骨盆桥接系统干扰。

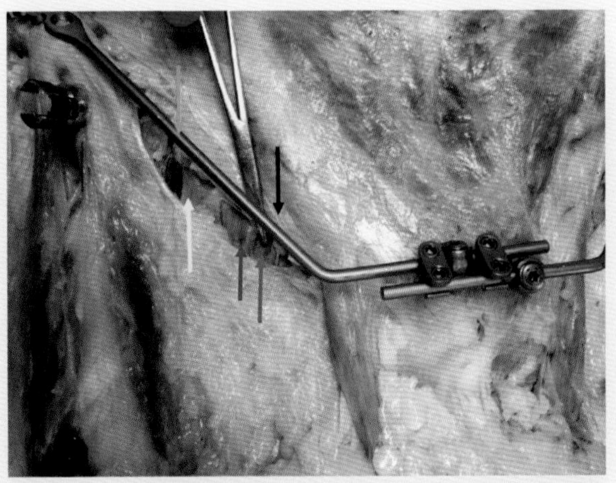

图12-20　骨盆桥接系统（绿色箭头）位于腹股沟韧带（黑色箭头）的浅面，使其与深部的神经血管束保持安全距离。图中标出了股神经（黄色箭头）、动脉（红色箭头）和/或静脉（蓝色箭头）。

- 还可以使用股骨远端牵引针来加强半骨盆的复位。

固定至髂骨

- 将单枚大骨块钛螺钉经板固定到髂嵴上，这可允许系统旋转（绕轴转），以便系统在髂嵴和耻骨联合处于最佳位置。
- 螺钉方向沿着髂翼向下进入前柱，类似于应用在髂嵴上的外固定支架的Schanz针的置入，但不进入后方的臀肌结节。
  - 使用斜位和出入口透视来辅助髂嵴的定位（图12-21）。
  - 通常，出口外旋15°是理想的评估方式。
  - 钻头的阻力可以提供骨内位置的反馈；通常使用50~100 mm的螺钉。

单侧前路系统

- 将4.5 mm多轴椎弓根螺钉置入耻骨结节（图12-22），与杆系统保持呈一直线，并用锁定帽锁定到杆上。
  - 这些螺钉的轨迹和用将钢板固定到耻骨联合的螺钉轨迹一致。但是，在骨质疏松的患者中，需要使用多平面椎弓根螺钉来固定杆系统。

双侧前路系统

- 将板-杆结构应用于对侧髂嵴，并如先前所述经皮下通过。
- 每根杆需要至少在对侧耻骨结节置入1枚多轴螺钉；耻骨联合的每侧需要2枚螺钉以提供更强的结构。
- 多轴螺钉过于密集可能会发生拥挤。
  - 通过将后续螺钉偏心置入可以解决这个问题（图12-23）。
- 当完成耻骨联合的固定后，如有需要，可以在髂嵴置入2或3枚额外的皮钉。
  - 通常两枚螺钉就可以提供足够的固定（图12-24）。

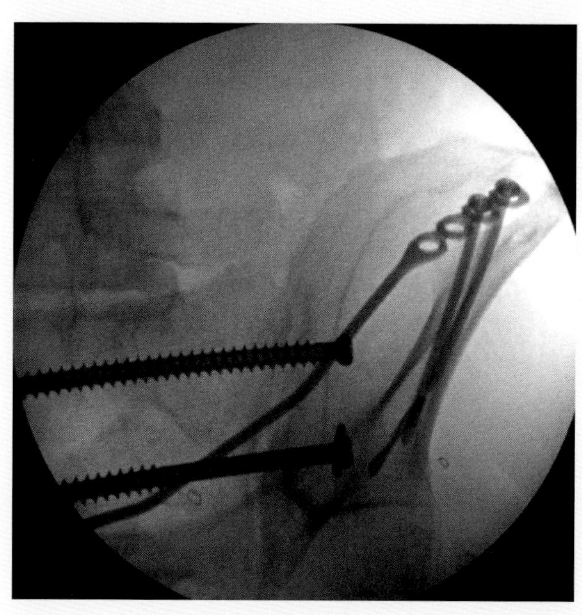

图12-21 手术过程中的C臂机影像显示了两枚4.5 mm锁定螺钉在左髂嵴内向内向下的轨迹情况。可以使用大骨块钛螺钉或用于股骨钉的锁定螺钉。

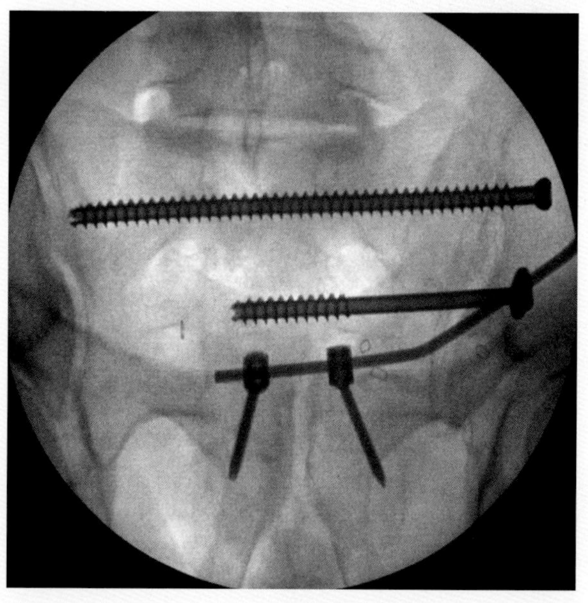

图12-22 手术过程中的C臂机影像显示了4.0 mm椎弓根螺钉进入每侧耻骨结节的轨迹，以固定杆。

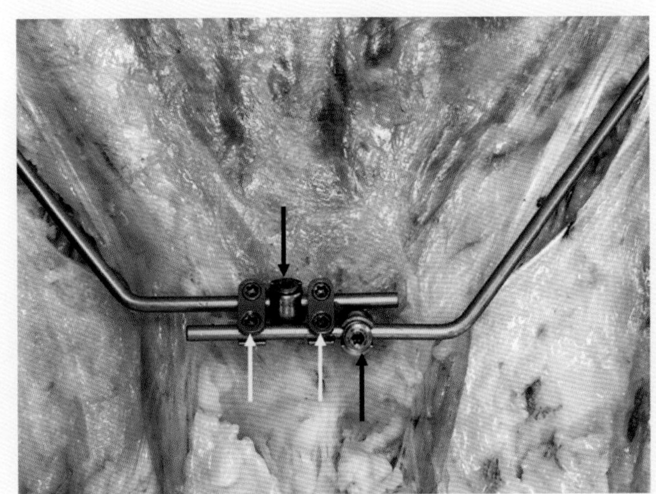

图12-23　尸体标本展示了双侧骨盆桥接系统。请注意，每侧耻骨结节都可以进行多平面的椎弓根螺钉（黑色箭头）置入。杆连接器（黄色箭头）极大地增强了稳定性。

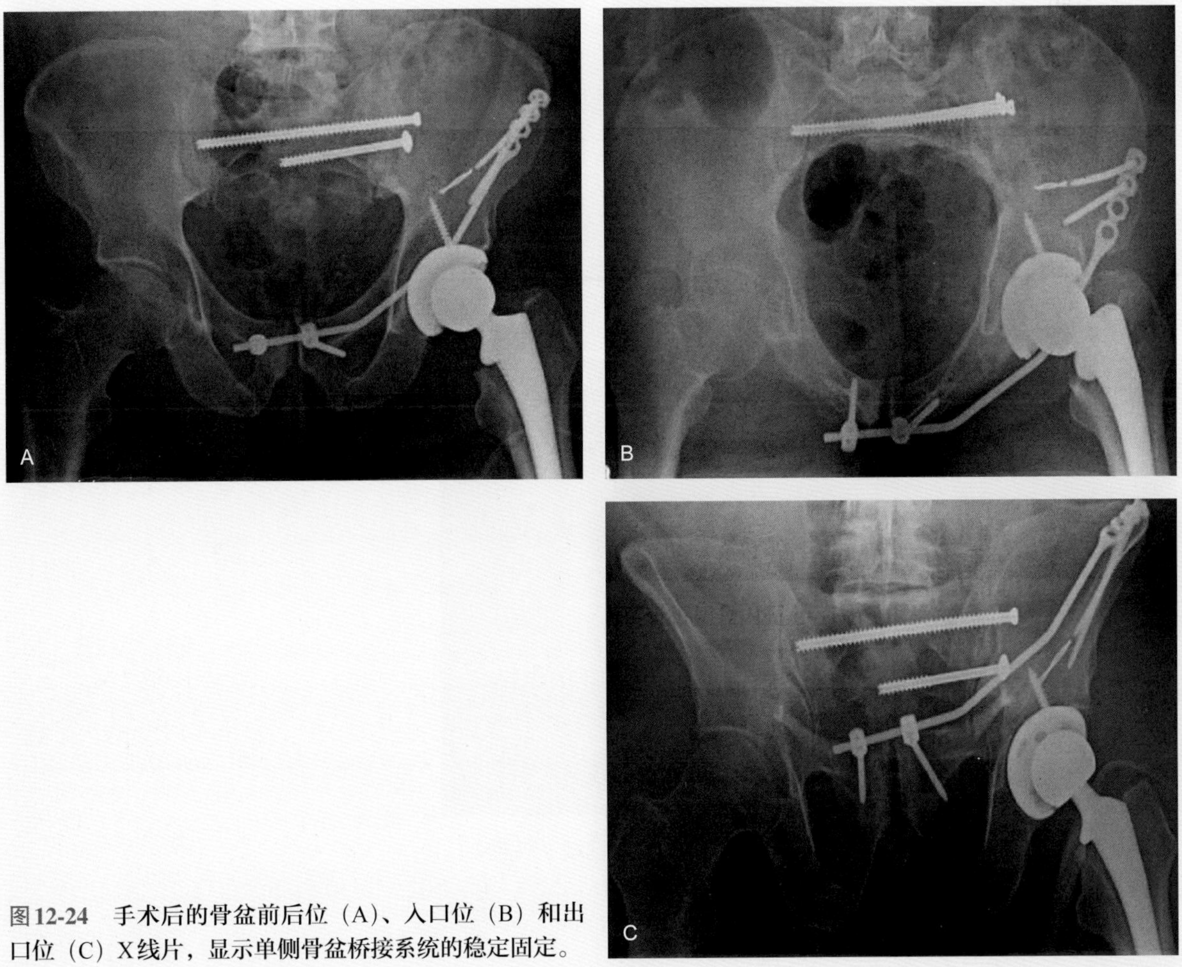

图12-24　手术后的骨盆前后位（A）、入口位（B）和出口位（C）X线片，显示单侧骨盆桥接系统的稳定固定。

参考文献

[1] Kim WY, Hearn TC, Seleem O, et al. Effect of pin location on stability of pelvic external fixation. *Clin Orthop Relat Res*. 1999;361:237–244.

[2] Hiesterman TG, Hill BW, Cole PA. A percutaneous method of subcutaneous fixation for the anterior pelvic ring, the pelvic bridge. *Clin Orthop Relat Res*. 2012;470:2116–2123.

[3] Kuttner M, Klaiber A, Lorenz T, et al. Der subkutane ventral Fixateur interne (SVFI) am Becken. *Unfallchirurg*. 2009;112:661–669.

[4] Hesse D, Kandmir U, Solberg B, et al. Femoral nerve palsy after pelvic fracture treated with INFIX: a case series. *J Orthop Trauma*. 2015;29:138–143.

[5] Vaidya R, Colen R, Vigdorchik J, et al. Treatment of unstable pelvic ring injuries with an internal anterior fixator and posterior fixation: initial clinical series. *J Orthop Trauma*. 2012;26:1–8.

骶髂关节螺钉

- 对上骶椎节段形态的严格评估，有助于正确的螺钉定位。
- 可以使用骶神经根通道前方的平扫图像来确定螺钉的可用空间。
  - “安全区域”的测量范围是从指近端骶神经管的前侧到骶骨前缘皮质之间的距离（图12-25）。
- 还应确定螺钉是否可以安全地以“骶骨内的方式”置入。
- 部分患者安全区域较宽，骨折类型也能允许螺钉直接穿过中线，抵达或穿透至对侧骶髂关节和髂骨（跨双侧髂骨－骶骨螺钉）（图12-26）。
  - 通常在这种情况下要求螺钉长度大于170 mm，但很长的螺钉往往直径也粗。
    - 安全区域窄的患者置入这种螺钉会比较困难。

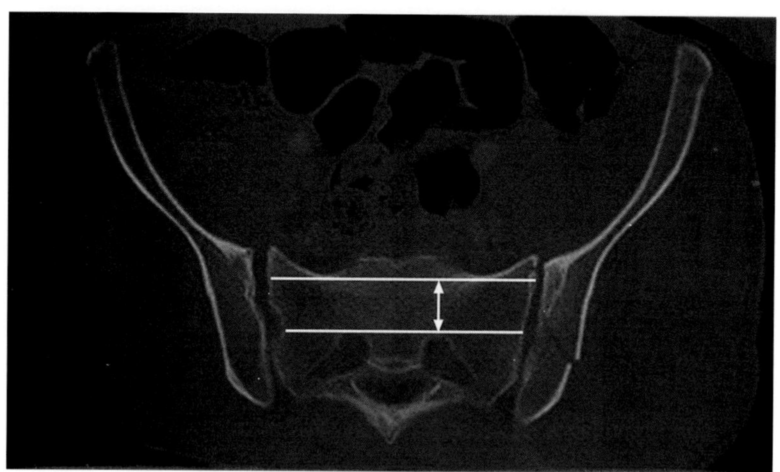

图12-25 术前计划中使用平扫CT确定骶髂螺钉置入的安全区域（双箭头）。

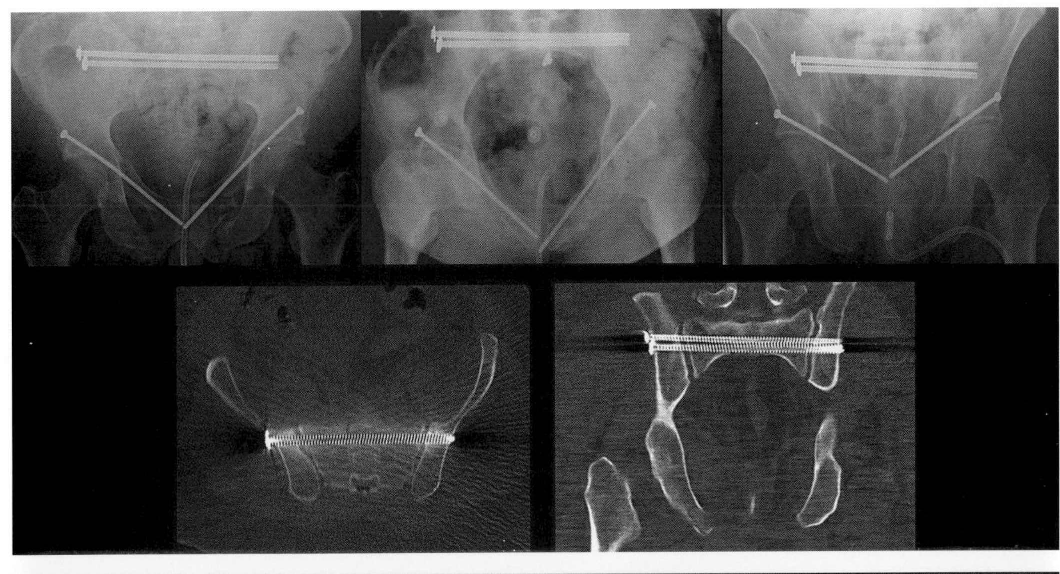

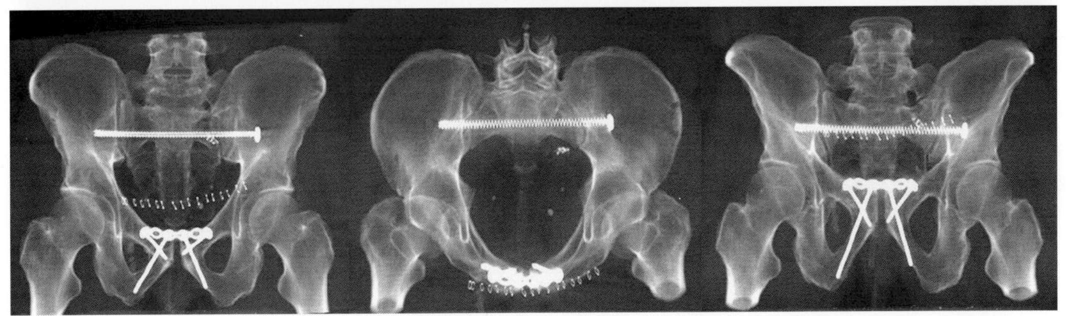

图12-26 跨双侧髂骨-骶骨螺钉用于固定双侧的骨盆后侧损伤。此时螺钉长度需达到180~190 mm。

TIP 使用标准CT图像进行跨双侧髂骨-骶骨螺钉置入的术前规划

Justin F. Lucas, Jonathan G. Eastman

病理解剖

经皮治疗骨盆后环损伤可在不需要开放手术的情况下实现可靠有效的固定，避免了相关并发症。每个患者的S1和S2骨固定通道的大小差异极大。全面了解患者特定的解剖结构，结合有条理的术前计划，对于安全置入跨双侧髂骨-骶骨螺钉至关重要。没有充分评估骨盆解剖结构，包括未能识别骶骨变异，可能导致螺钉位置异常和相关神经血管损伤。螺钉位置过于靠前可能会侵犯骶骨翼的皮质。靠后方和下方的螺钉可能会侵犯骶神经孔。

解决方案

目前已经有许多成像模式和采集后处理的方法，但这些方法并未普遍使用或经济实惠。标准CT数据，包括平扫和矢状面重建图像，可用于术前精确规划螺钉位置。除了精确复位以外，必须进行正确的术中透视评估和技术执行，以实现安全的经皮螺钉固定。下面介绍的技术通过让箭头光标模仿螺钉在骨盆后环的走行位置，来辅助跨双侧髂骨-骶骨螺钉置入的术前规划。

操作技术

- 对计划置入螺钉节段的平扫CT图像进行评估，确定是否存在适合跨双侧髂骨-骶骨螺钉固定的骨通道。
- 从一侧髂骨画两条横向平行线横穿骶骨，到达对侧骶翼和髂骨。其中一条线位于骶骨前皮质的后方，另一条线位于骶神经孔通道的前方。两条线之间的距离应大于等于要使用的螺钉直径（图12-27）。
- 平扫图像上显示的骨固定通道的大小，根据腰骶前凸或后凸的程度而有所不同[1]。如果没有专门的重建处理，矢状面重建图像可以显示存在的可行通路，并且可以验证其存在（图12-28）。
- 使用测量或标尺工具，绘制一条与光标箭头大小相似的线，长度为7~8 mm（图12-29）。这与常用内植物的直径一致。为确保大小合适，可能需要改变图像的整体放大倍数。一旦得到理想图像，不再更改放大倍数。

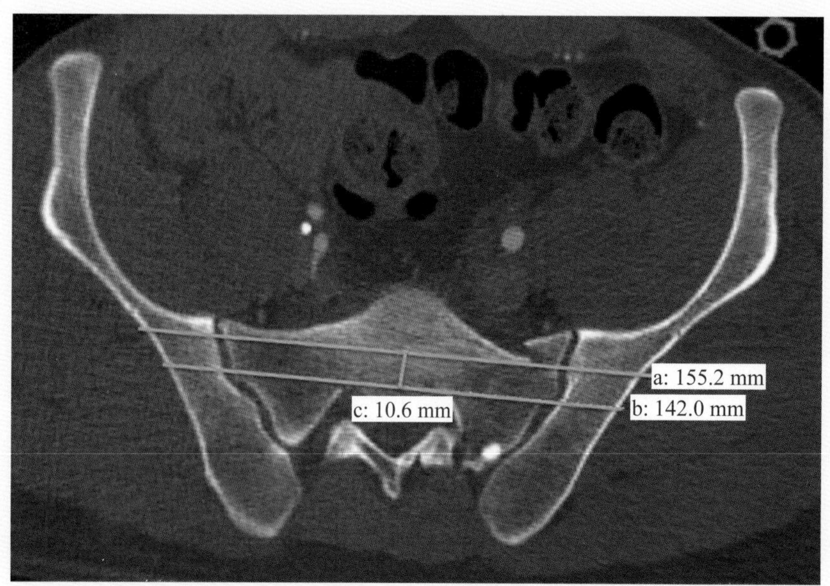

图12-27　在S1椎体水平进行CT平扫。勾画并测量潜在的骨通道（c. 10.6 mm），**估算潜在的螺钉长度**（a. 155.2 mm；b. 142.0 mm）。

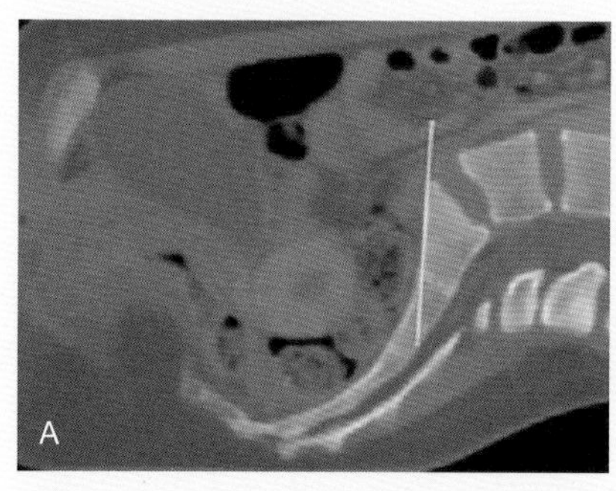

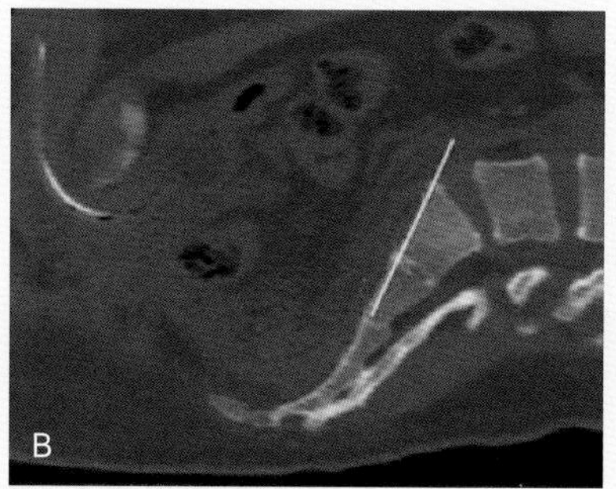

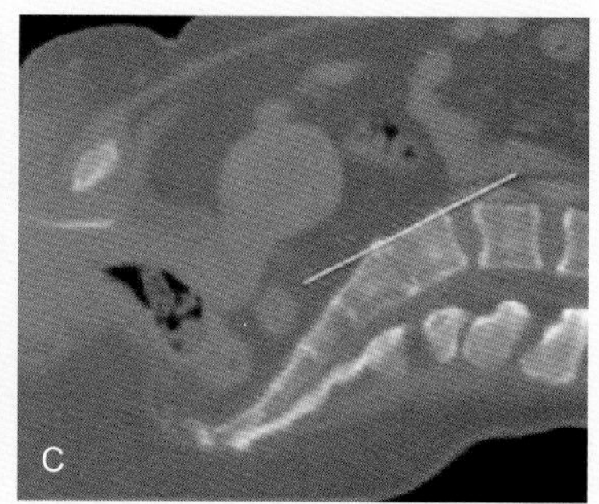

图12-28　未受伤的骨盆环的中线矢状面CT重建图像，显示骨盆后环的变化情况（A~C），**前凸的度数递减。这些骶骨体的未重建平扫CT图像由于连续图像中骶骨体的大小不同，将显示明显不同的骨固定路径。**

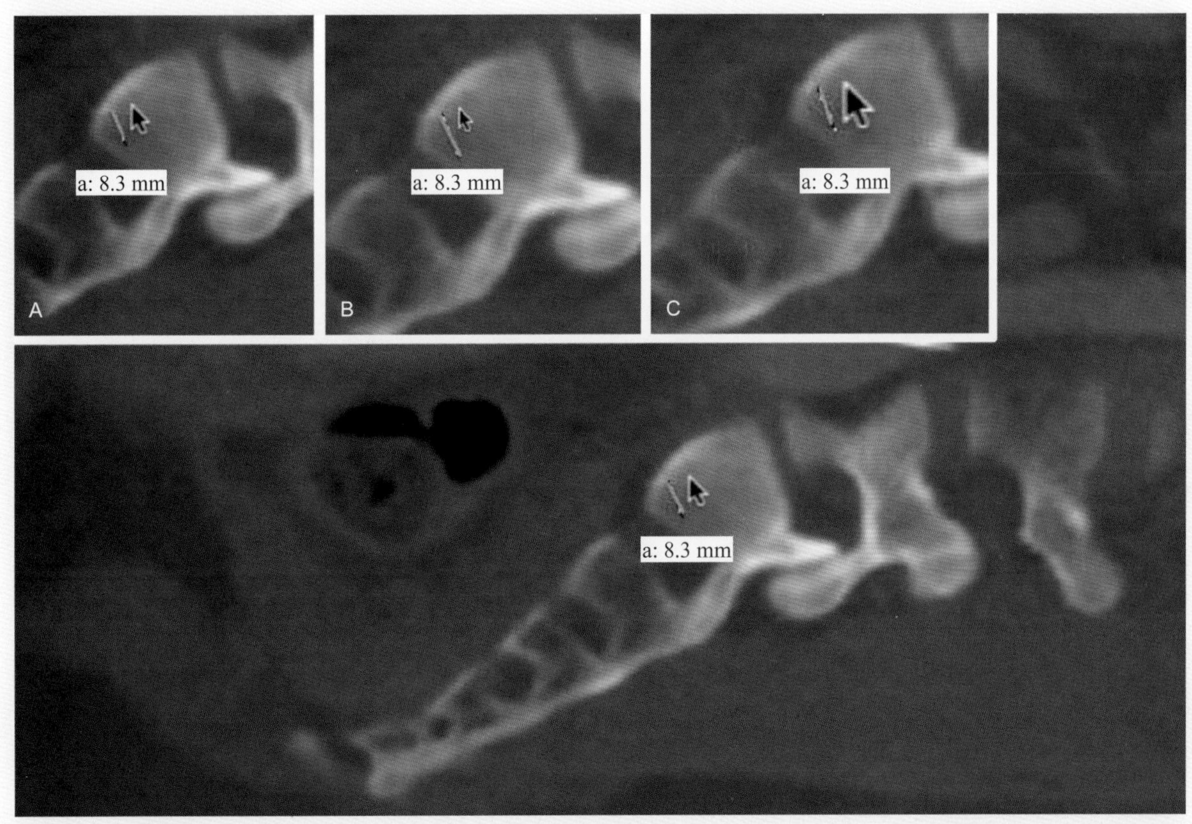

图12-29　绘制测量线的矢状位CT重建图像，以代表内植物直径与光标长度的关系。A.图像放大适当，箭头大约为8.3 mm。B.过度放大，光标箭头比8.3 mm小，导致安全螺钉路径被高估。C.放大不足，光标箭头比8.3 mm大，导致安全螺钉路径被低估。

- 使用光标箭头来模拟跨双侧髂骨－骶骨螺钉的路径，从未受伤的一侧或位移最小的一侧的骶神经孔通道水平开始。
- 将光标放置在理想的螺钉位置：在骶骨前方皮质的后方、骶神经孔的前上方、近端骶骨和骶神经孔皮质的远端。不移动光标，向同侧髂骨方向滚动矢状面图像。然后，向相反方向滚动图像，越过同侧骶神经孔，穿过骶骨体、对侧神经孔和骶骨翼，进入对侧髂骨（图12-30）。
- 如果整个过程中光标始终保持在骨内，可以确保在该水平上有足够的骨通道容纳跨双侧髂骨－骶骨螺钉固定。
- 如果光标移至骨外，则尝试将光标重新定位到更理想的位置，然后重复以上过程。
- 如果要在同一水平置入多枚螺钉，请使用光标在新的位置重复该过程（图12-31）。如置入2枚螺钉，首枚螺钉通常置于前下方，第2枚螺钉置于首枚螺钉的上后方。
- 该技术的局限性是患者在进行CT扫描时体位不正确所导致的。如果患者与中轴线明显偏离，骨固定通道可能显得太斜，导致明明存在螺钉通道，看起来螺钉通道却似乎不存在。

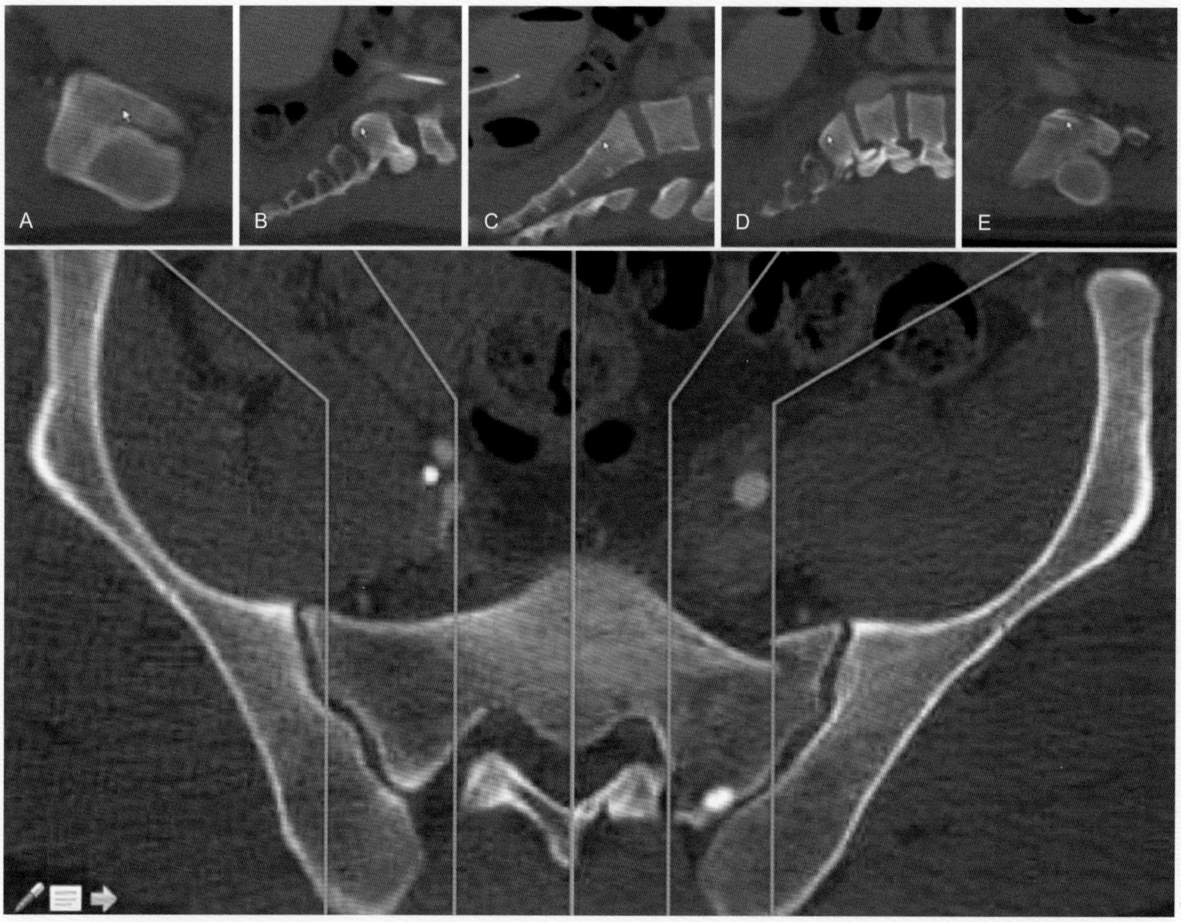

图12-30 对光标箭头进行矢状位CT图像分析，模拟骶骨前下位置的首枚跨双侧髂骨－骶骨螺钉在骨通道中的情况。A. 右骶骨翼/骶髂关节。B. 右神经孔。C. 骶骨体中央。D. 左神经孔。E. 左骶骨翼/骶髂关节。光标在整个过程中都位于骨内，可在这个骨通道中安全地放置跨双侧髂骨－骶骨螺钉。每个矢状位CT图像的位置通过相应的蓝色线在平扫图像上进行了标注。

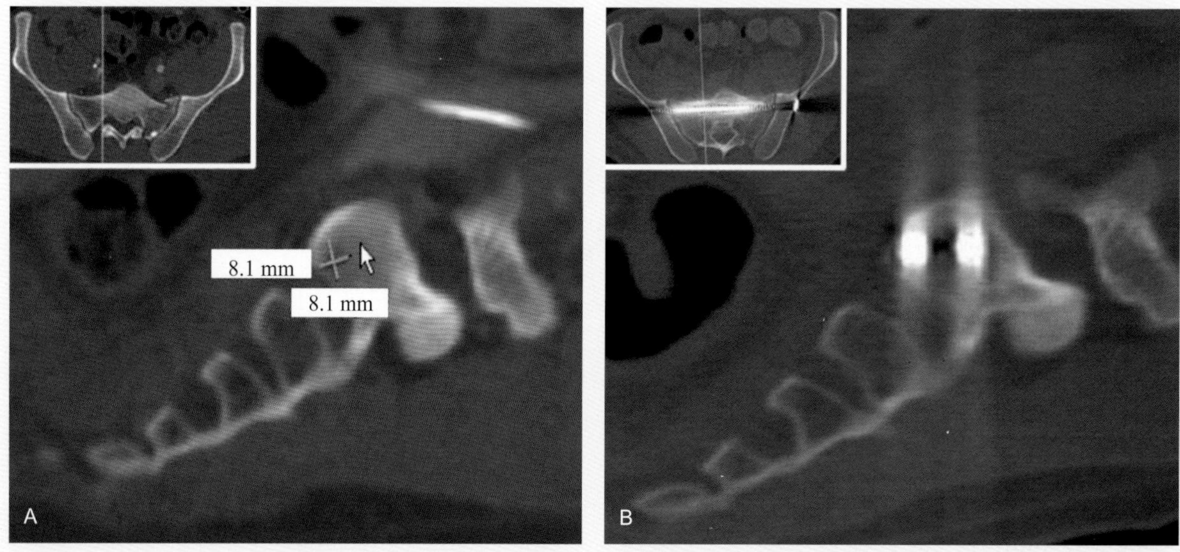

图12-31 A. 矢状面CT图像中使用缩放测量线和光标箭头来评估是否存在适合置入多枚螺钉的通道。B. 术后获取的矢状面CT图像显示安全置入2枚跨双侧髂骨－骶骨螺钉。左上角插图显示了矢状面重建图像相对于平扫图像的位置。

参考文献

[1] McAndrew CM, Merriman DJ, Gardner MJ, et al. Standardized posterior pelvic imaging: use of CT inlet and CT outlet for evaluation and management of pelvic ring injuries. *J Orthop Trauma*. 2014;28(12):665–673.

- 股骨远端牵引（10~15 lb）有助于许多骨盆后环骨折移位的复位。
- 屈/伸、内/外旋畸形可通过手法复位纠正，也可以用外固定支架或骨盆复位器通过安放两侧髂骨的Schanz钉来实现复位。
  - 只有对侧半骨盆是稳定的，该方法才能达到最佳的复位效果。
- 复位后通过以下3种X线投照体位来引导骶髂螺钉安全置入：骨盆出口位、骨盆入口位和骶骨标准侧位（图12-32）。
  - 如果肠内积气或造影剂影响了透视效果，可以对C臂机的角度略作调整，使视野清晰（图12-33）。
- 手术开始之前，需获取标准的骨盆入口位和骨盆出口位影像，并用胶布在C臂机上标记旋转度数，同时在地板上标记C臂机的位置。
  - 在手术台高度和长度不变的情况下，这样做可使透视的角度和视野保持一致，并易于重复操作。
- 骨盆入口位影像通常有较多的细微变化。
  - 在部分骶骨，S1~S3椎体前缘可以很好地重叠，并在骨盆入口位像中形成高密度骨皮质影。
  - 还有一部分骶骨节段的后凸明显，在骨盆入口位像中确定是哪一个椎体的前缘皮质比较困难。
  - 这点变化可以从矢状位CT图像中预先估计。通过此图像可以确定最明显后凸出现的节段，由此确定术中骨盆入口位的倾斜角度。
- 对于上节段骶骨形态异常的患者，置入螺钉前要在骨盆入口位看清楚骶骨翼“缺口”的影像（图12-34）。
  - 这些缺口代表上节段骶骨前侧骨皮质的边缘。
  - 在影像中这些缺口会被S2椎体螺钉阻挡，同时安全区域也会略有改变。因此，应该首先置入S1椎体螺钉。

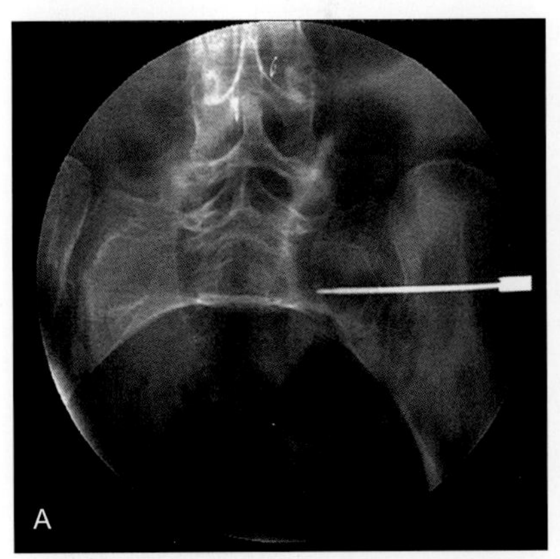

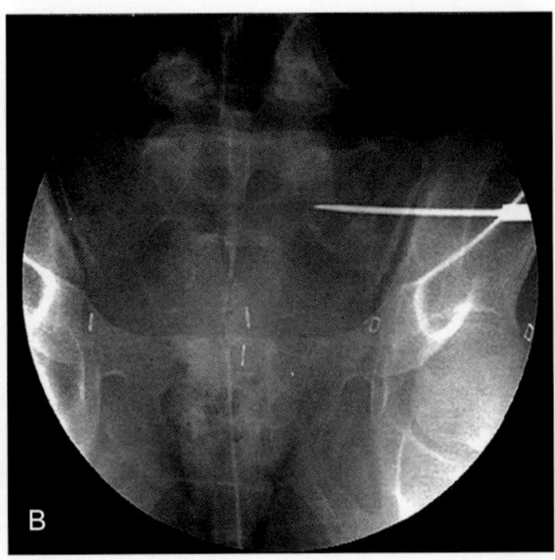

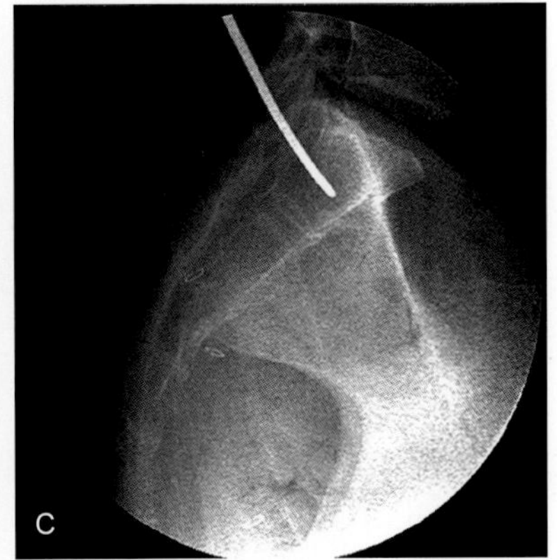

图12-32 最先置入的S1椎体骶髂螺钉应当偏前、偏下放置，以方便后续置入更多螺钉。将导针钻至骶孔外侧，然后在骨盆入口位（A）和出口位（B）影像中检查其位置。在骶骨标准侧位（C）影像中，检查确认导针尖位于骶神经孔的头侧，骶椎前侧皮质的后方，同时在继续置入其他螺钉前应判断导针的方向是否正确。在骶骨标准侧位影像中，复位后髂骨的皮质相互重叠，在骶骨岬形态正常的患者中可看到骶骨翼的斜坡，亦可清晰地观察到上段骶神经管。

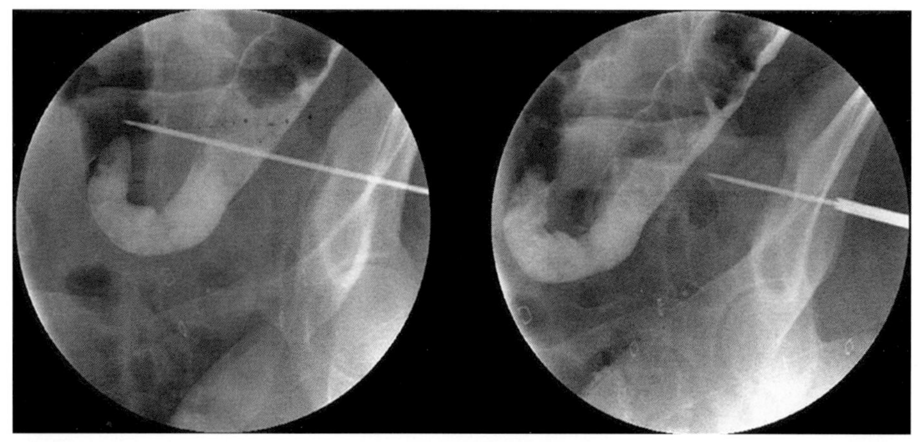

图12-33 该患者在转入我院之前使用了肠造影剂。含造影剂的环形肠段妨碍了骨盆入口位上段骶骨的透视，特别是挡住了骶神经孔。通过简单地旋转C臂机至闭孔出口位，就能清楚地显示骶神经孔和导针尖部。

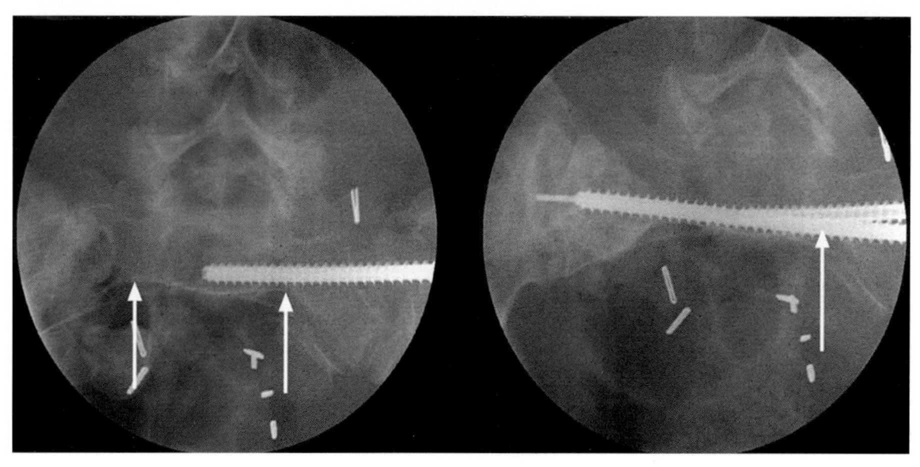

图12-34 在骨盆入口位的透视影像中，形态异常的上节段骶骨前侧骨皮质“缺口”代表骶骨翼前侧骨皮质的界限（箭头所示）。S2椎体螺钉的方向和位置遮挡了S1椎体上这些重要的骨性标志，所以对于骶骨形态异常的患者，应当首先置入S1椎体螺钉。

- 进钉点：
  - 骶髂方式和骶骨方式固定在皮肤上的进钉点并不相同。
  - 拍摄骨盆出口位和入口位X线片，在手术野上分别画出与射线垂直的标记线（与C臂机头平面平行），以备参考。
  - 在骨盆入口位调整导针的前后位置，在骨盆出口位上调整导针的上、下位置。
  - 经髂前上棘做一条与地面的垂线，再沿股骨纵轴做一条水平线，两线交叉形成4个象限，并以此作为皮肤上进钉点的参考。
  - 正确的皮肤上的进钉点通常位于后上象限内（图12-35）。
  - 除此之外，在骨盆入口位，将1枚1.6 mm克氏针经皮插至预计的通道，使克氏针尖沿着C臂机两极中点之间的连线置入。
  - 当在骨盆入口位确认克氏针的位置满意后，再拍骨盆出口位像。
    - 标准出口位图像上耻骨联合上缘与S2椎体水平相当。
    - 如果导针在骨盆出口位影像上的位置也较满意，则做皮肤切口，切口方向与水平线一致，以便于做细微的调整。
    - 要确保阔筋膜切开，确保只有一个软组织通道用于进出器械，否则会在深筋膜产生多个小孔，不利于每次都找到相同的进钉点。
  - 经克氏针安装导针套筒，维持好套筒的位置，然后取出克氏针，准备换成2 mm螺纹导针。
  - 使用Jacob夹，将2 mm螺纹导针安装在电钻上，拧紧。
  - 此时也可以适当调整导针的进钉点，使其位置更加理想。
  - 为最大限度地控制好导针的方向，可将另一

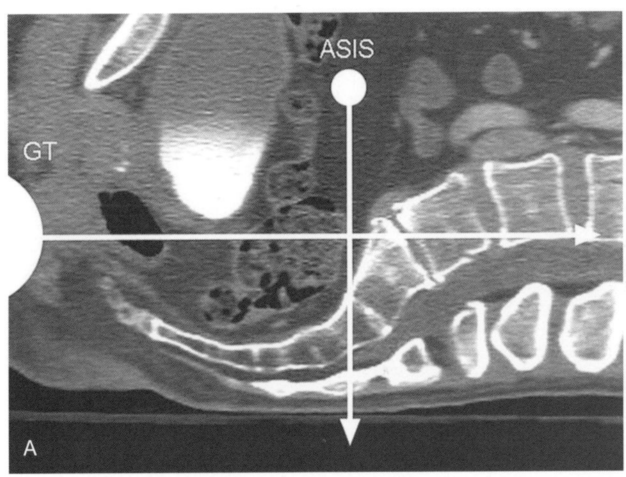

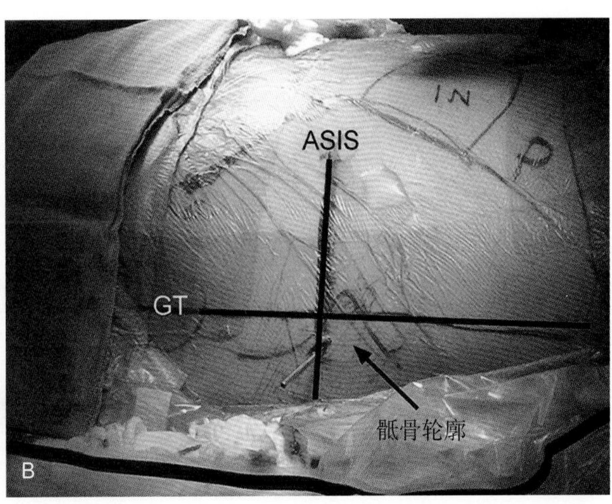

图12-35　A. 显示大致手可触及的骨性标志与矢状位CT图像重叠后的相互关系。B. 利用手可触及的体表骨性标志标记进钉点，利用髂前上棘和股骨大转子来定位第1枚导针的进钉点（GT：股骨大转子；ASIS：髂前上棘）。

只手紧紧放置于手术台上，如同照相机的“三脚架”一样起到稳定套筒的作用。

- 将电钻置于前臂，靠近腕部。
- 这种稳定的“三脚架”便于维持导针的置入方向，同时通过腕关节小幅度的屈伸来调整导针的方向。

- 如果进钉点和方向均满意，则继续置入导针。
- 另外一种方法是将导针置入髂骨内几毫米，不穿入骶髂关节间隙内。
- 套入空心钻，使钻头稍稍超过导针尖部，然后用电钻做轻微的调整，使导针位置更佳。
- 为了轻微调整导针，也可以先退出电钻，然后将导针从钻孔的一侧缘插入，然后再敲入骨松质。
- 重新将电钻套入导针并拧紧，并缓慢向前推进，将孔的另一侧打穿，这样就可以有效地改变导针的轨迹。
- 标准骶骨侧位像上髂骨骨皮质高密度区（iliac cortical density，ICD）应该位于坐骨大切迹上方，提示骶骨翼形态正常，这一点可在术前CT检查中得到确认。
  - 如果螺钉或导针处于以下位置，提示其完全包含在骨质中，是安全的。
    - 当其到达骶神经孔外侧水平时，其位于ICD尾侧和后侧。
    - 同时位于骶神经孔的头侧和前侧（图12-36）。

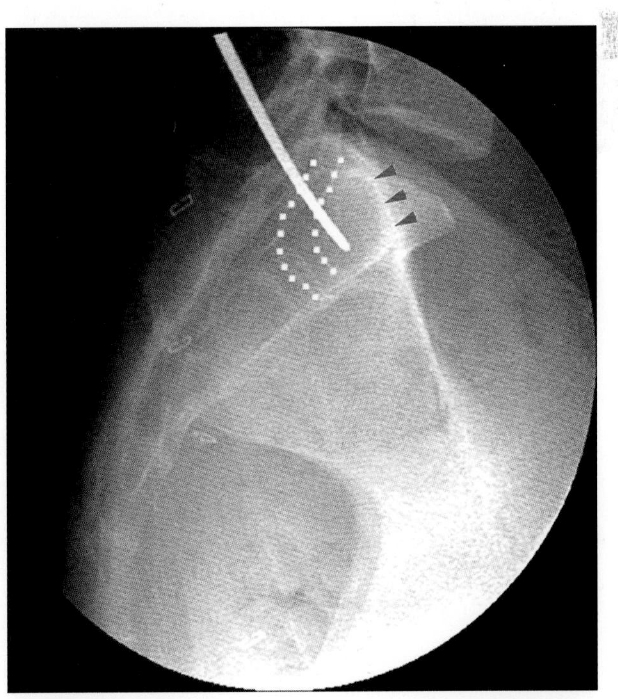

图12-36　标准骶骨侧位透视像中导针正好在神经根孔的外侧。图像中，导针正好在ICD的尾侧和后侧（箭头所示），同时在神经根管的头侧和前侧（虚线所示），提示导针在安全区域内（经允许引自Farrell ED, Gardner MJ, Krieg JC, et al. The upper sacral nerve root tunnel: an anatomic and clinical study. *J Orthop Trauma*. 2009; 23: 333-339）。

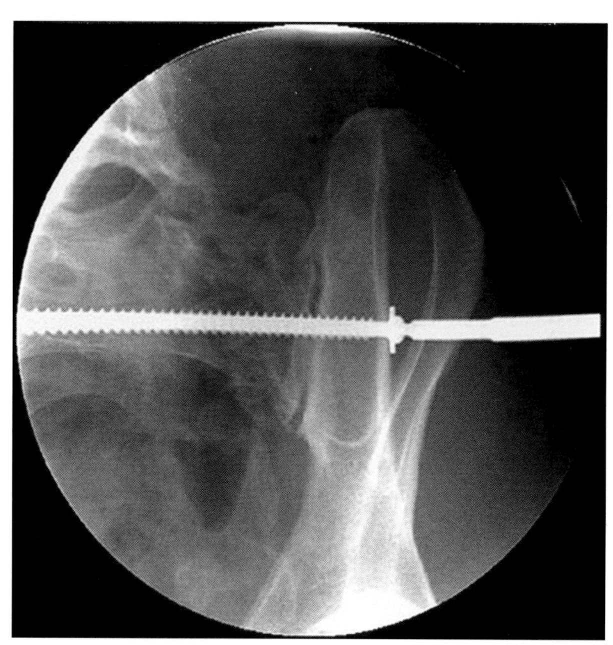

图12-37 将C臂机旋转20°后可显示“髂骨俯视”位像，可见垫圈完全与骨皮质接触。

◦ 骨盆前后位旋转20°后的影像中可以清楚地俯视髂骨，确认垫圈与外板接触但未陷入骨皮质中（图12-37）。

TIP 用于双侧骨盆后环损伤的闭合复位和经皮固定的跨双侧髂骨-骶骨螺钉技术

Garin Hecht, Jonathan G. Eastman

病理解剖

双侧骨盆后环损伤包括骶骨骨折、骶髂关节骨折脱位和骶髂关节脱位，严重程度不同且治疗具有挑战性。

解决方案

每侧半骨盆都是可活动的，治疗策略中常见的顺序是首先稳定一侧半骨盆，以创建部分稳定的后环。通常选择移位少或复位较简单的半骨盆先进行处理。一旦成功完成部分复位，可以将另一侧半骨盆复位到稳定的部分。通常，通过使用多平面Schanz钉，经皮工具和按合适力线牵引下的外固定支架或通用牵引架来协助实现复位。一旦完成复位，常规使用髂骶或跨双侧髂骨-骶骨螺钉提供稳定性，手术方案的选择具体取决于多种因素，包括但不限于损伤严重程度、骨质量、可用骨固定通道、患者依从性和外科医生的偏好等。

在至少一个骶骨节段使用跨双侧髂骨-骶骨螺钉技术，对于稳定双侧骨盆后环损伤很有用。一旦一侧半骨盆完成复位，就可以用先固定一侧的跨双侧髂骨-骶骨螺钉来稳定它。一旦对侧半骨盆成功复位，空心钉可被用来帮助提供临时稳定性，并完成最终固定。这样可以成功固定双侧损伤，并获得经皮固定的好处。

操作技术

- 患者为43岁的男性，因摩托车碰撞事故，导致复杂骨盆环损伤，包括耻骨联合完全分离、双侧耻骨上支骨折、左侧骶髂关节不完全脱位和右侧骶髂关节完全脱位（图12-38）。
- 使用多平面Schanz钉对左侧半骨盆进行闭合复位，然后采用标准方法经S1髂骶螺钉固定，接着用S2跨双侧髂骨-骶骨螺钉固定。请注意，导针留在横穿髂骨和骶骨的螺钉内，以便后续进入对侧髂骨。另外为

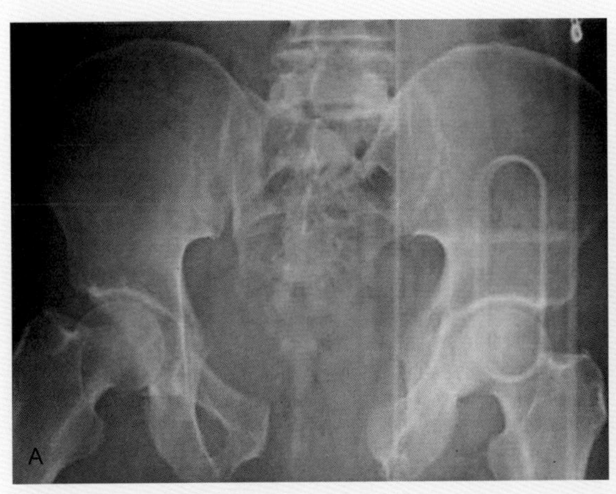

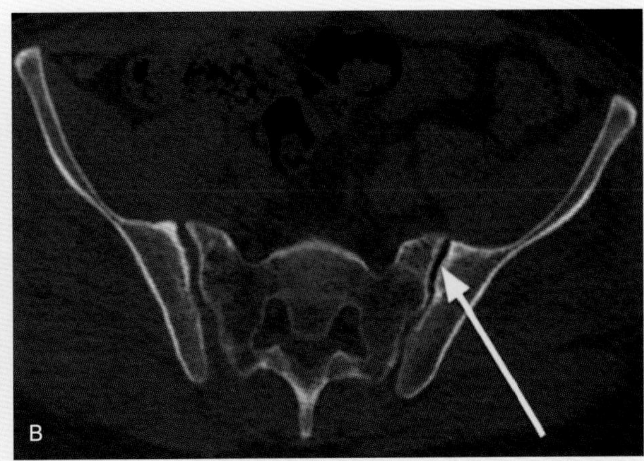

图12-38 A. 骨盆前后位片显示耻骨联合分离和双侧骨盆后环损伤。B. 在骨盆带固定下进行的CT平扫图像，显示右侧骶髂关节完全脱位和左侧骶髂关节不完全脱位。注意左侧骶髂关节前方存在的间隙增大（黄色箭头），可能与韧带损伤有关。

了便于后续取出螺钉，S2螺钉上没有安装垫圈（图12-39）。

- 前环损伤已复位并临时固定。前环复位后，右侧髂骶关节仍未完全复位。采用多平面Schanz针和经皮球头顶棒的操作完成了右侧半骨盆复位。一旦完成复位，之前置入的跨双侧髂骨－骶骨螺钉的导针就会穿过骼髂关节并穿出对侧髂骨（图12-40）。
- 直径3.2 mm的较大导针可提供足够的临时稳定性，有助于维持复位直到能够置入最终的内植物。必要时，可以从另一侧经皮置入临时克氏针。或者，如果骨固定通道足够宽，可以使用2根导针置入2枚跨双侧髂骨－骶骨螺钉，从而获得两点固定。
- 先在髂骨外侧皮质上放置1根导针，进行前后位旋转20°~25°的透视。确定透视位置后，注意髂骨的轮廓，再获得对侧髂骨外侧皮质的切线透视位置。这有助于准确测量螺钉长度，并防止垫圈埋入髂骨外侧皮质[1]（图12-41）。
- 一旦确定螺钉长度，导针穿过髂骨进入软组织直到可以通过皮肤触摸到导针。

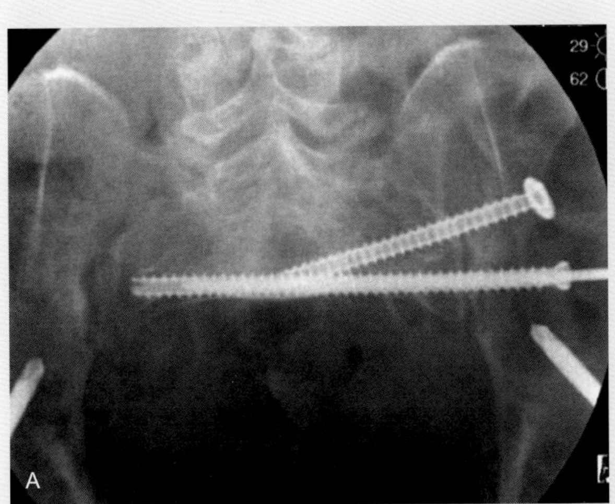

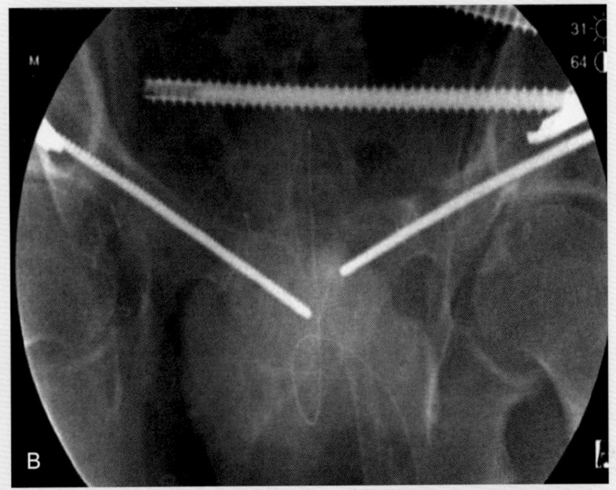

图12-39 A. 术中入口位透视像，显示左骶髂关节复位和固定，使用S1髂骶螺钉及临时单侧固定的S2跨双侧髂骨－骶骨螺钉。B. 对应的术中出口位透视像。请注意，没有使用垫圈，导针仍在S2螺钉内。

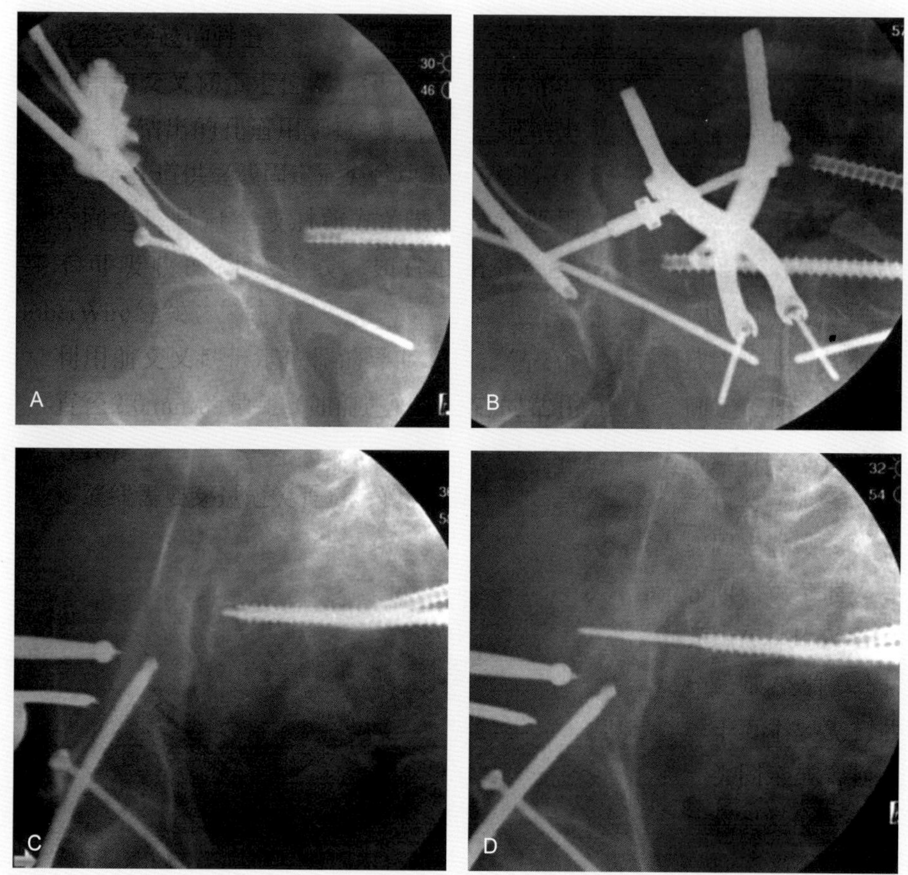

图12-40 术中透视显示右侧骶髂关节残留移位，包括耻骨联合复位前（A）和复位后（B）的图像。右侧骶髂关节远端仍可看到有部分移位残留。C. 术中闭孔入口位显示右侧骶髂关节未完全复位，经皮置入并定位球头顶棒以辅助复位。D. 使用球头顶棒和多平面Schanz钉，辅助右侧骶髂关节完全复位，之前置入的3.2 mm导针沿着临时单侧固定的S2跨双侧髂骨-骶骨螺钉，穿过对侧骶髂关节和髂骨固定复位后的后环。

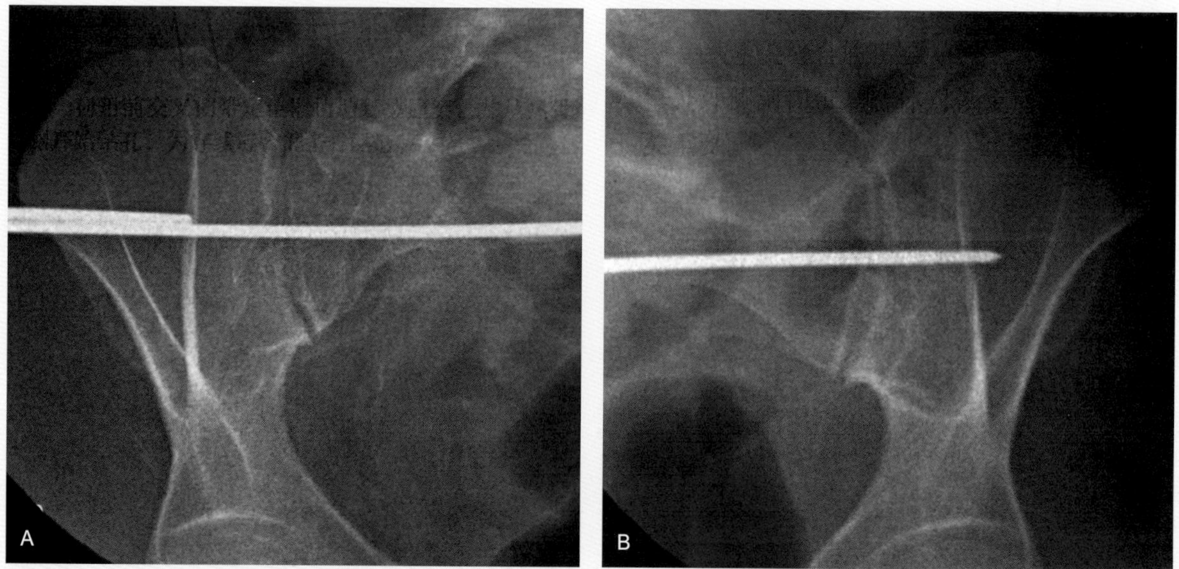

图12-41 手术中可以通过同侧和对侧20°~25°正位切线位透视（A），提前准确测量跨双侧髂骨-骶骨螺钉的长度，并避免垫圈埋入髂骨外侧皮质。将第2根导针置入紧邻第1根导针的皮质上。在正位切线位视图（A）上观察髂骨上对应点的透视轮廓。通过转动C臂机直到获得类似的对侧髂骨透视轮廓（B），再将导针穿出对侧皮质。请注意，这里使用了不同的患者的清晰影像图像展示这一步骤。

- 在导针处做1 cm的切口，然后经导针将带有垫圈的螺钉朝先前置入的螺钉方向拧入。
- 新螺钉经髂骨和骶髂关节前进，直至碰到先前置入的螺钉。此时，随着新螺钉地慢慢拧入，初始螺钉被缓慢取出（图12-42）。
- 这个同时进行的步骤允许维持双侧复位，并使导针保持在之前的通道中心。如果没有之前螺钉的存在，导针将在先前的螺钉通道中自由移动。可能导致导针偏心，使得新螺钉与先前的螺钉路径偏离，从而引发更粗的螺钉通道，导致螺钉固定不理想，同时危及神经血管结构。
- 新的螺钉已被完全拧紧（图12-43）。
- 两侧后环复位并固定。如果必要且骨性解

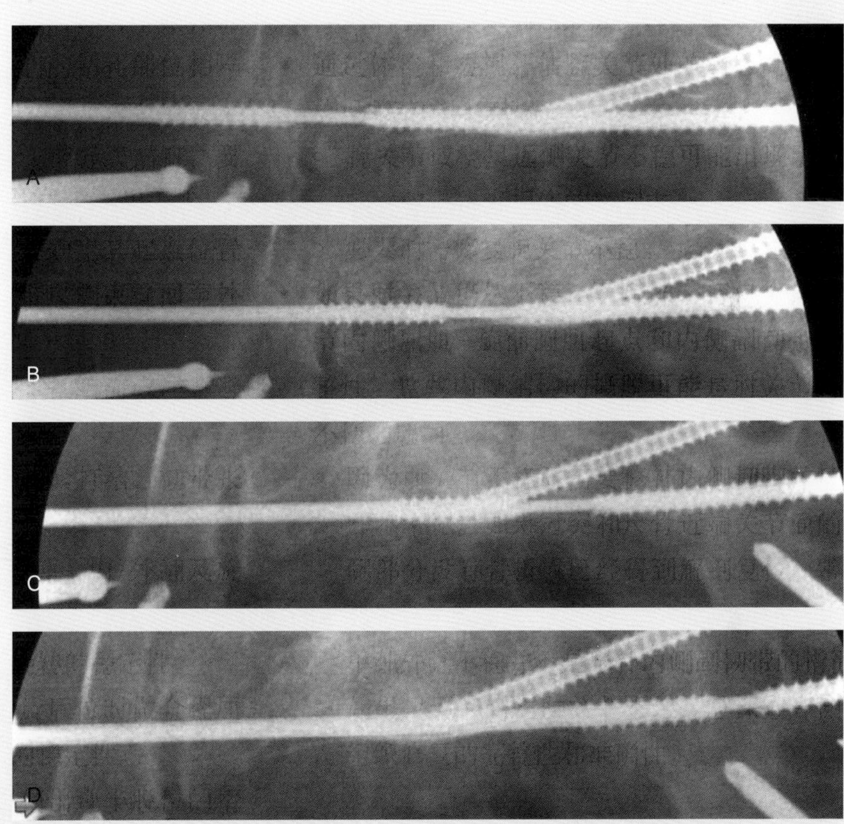

图12-42　术中连续入口位透视显示右侧S2跨双侧髂骨-骶骨螺钉的置入过程，螺钉安全地穿过已建立的S2骨通道的同时，移除了临时固定用的左侧骶髂螺钉。

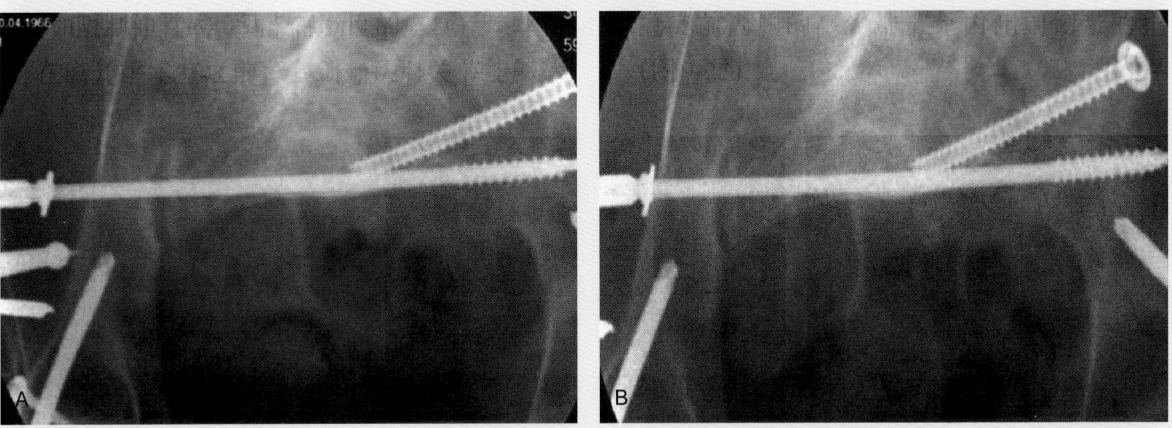

图12-43　术中闭孔入口位透视显示S2跨双侧髂骨-骶骨螺钉的持续置入（A），最终拧紧（B），没有埋入外侧皮质。右侧骶髂关节复位良好。

剖结构允许的情况下，可进行另外的后环和前环固定（图12-44）。

技术要点

- 初始的跨双侧髂骨-骶骨螺钉不使用垫片。稳定性已经足够，而且一旦要取出螺钉，不需要寻找垫片。
- C臂机始终放置在初始螺钉的同侧。因为无需更改术野，这样做可以节省手术时间。同时，相对于按照标准方式从对侧开始置入螺钉，本方法由于无需使用透视来定位和获得螺钉的合适进钉点和螺钉方向，从而减少了放射暴露。

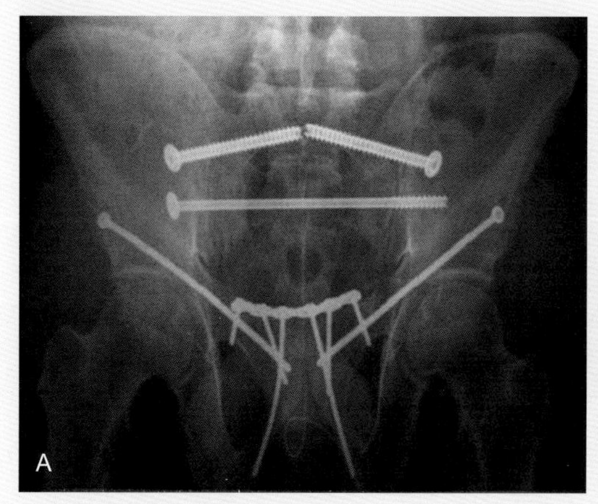

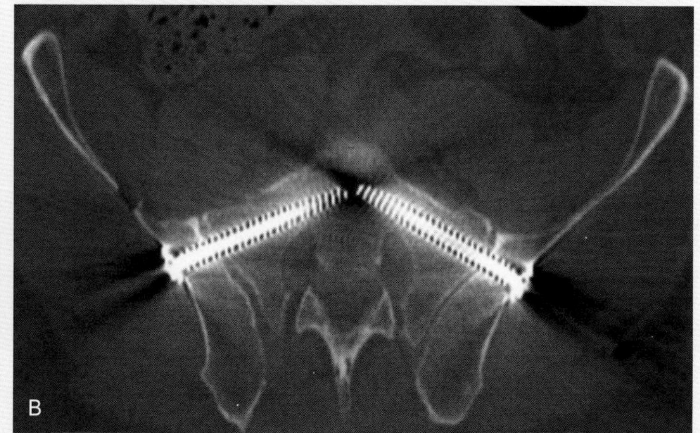

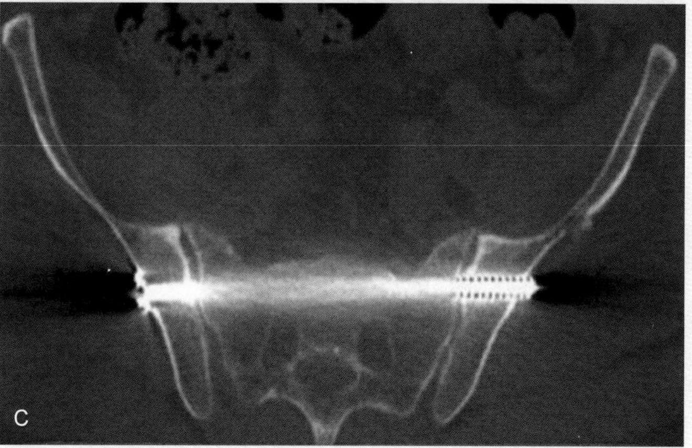

图12-44 术后即刻的出口位（A）和CT平扫（B和C）影像，显示安全的S1和S2内固定位置，以及双侧骶髂关节损伤的满意复位和稳定的最终固定。

参考文献

[1] Firoozabadi R, Oldenburg F, Krieg J, et al. Prevention of iliosacral screw intrusion through the lateral iliac cortex. *Tech Orthop*. 2015;30(1):57–60.

- 骶骨形态异常。
  - 认识到骶骨形态异常的存在非常重要。如果要在形态异常的骶骨内拧入骶髂螺钉，细致的术前计划非常重要[1]。
  - 骶骨形态异常的特征之一是骶骨翼向上的倾斜角度较大。
    - 可从术前矢状位CT图像中筛选（图12-45）。
  - 骶骨形态异常导致螺钉置入的安全区域缩小，

同时改变了倾斜度（图12-46）。

- S1椎体螺钉往往由尾端向头端和由后向前的角度稍大。
- 在骨盆出口位像中，当导针到达骶神经根孔水平时，进行标准骶骨侧位透视可显示导针已经位于ICD的前方。
  - 此时放置螺钉依然是安全的，因为按照术前计划，ICD与骶骨翼前缘不在同一水平，不能以此作为骶骨标准侧位像中骶骨翼前缘的标记。

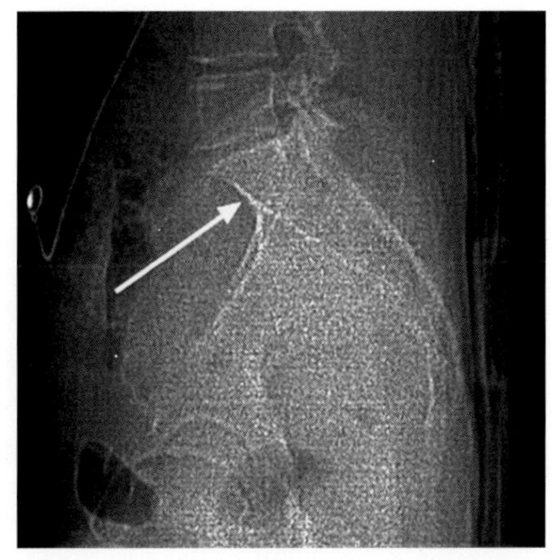

图12-45 CT定位图像显示形态异常，骶骨的骶骨翼倾斜度较大（箭头所示）。

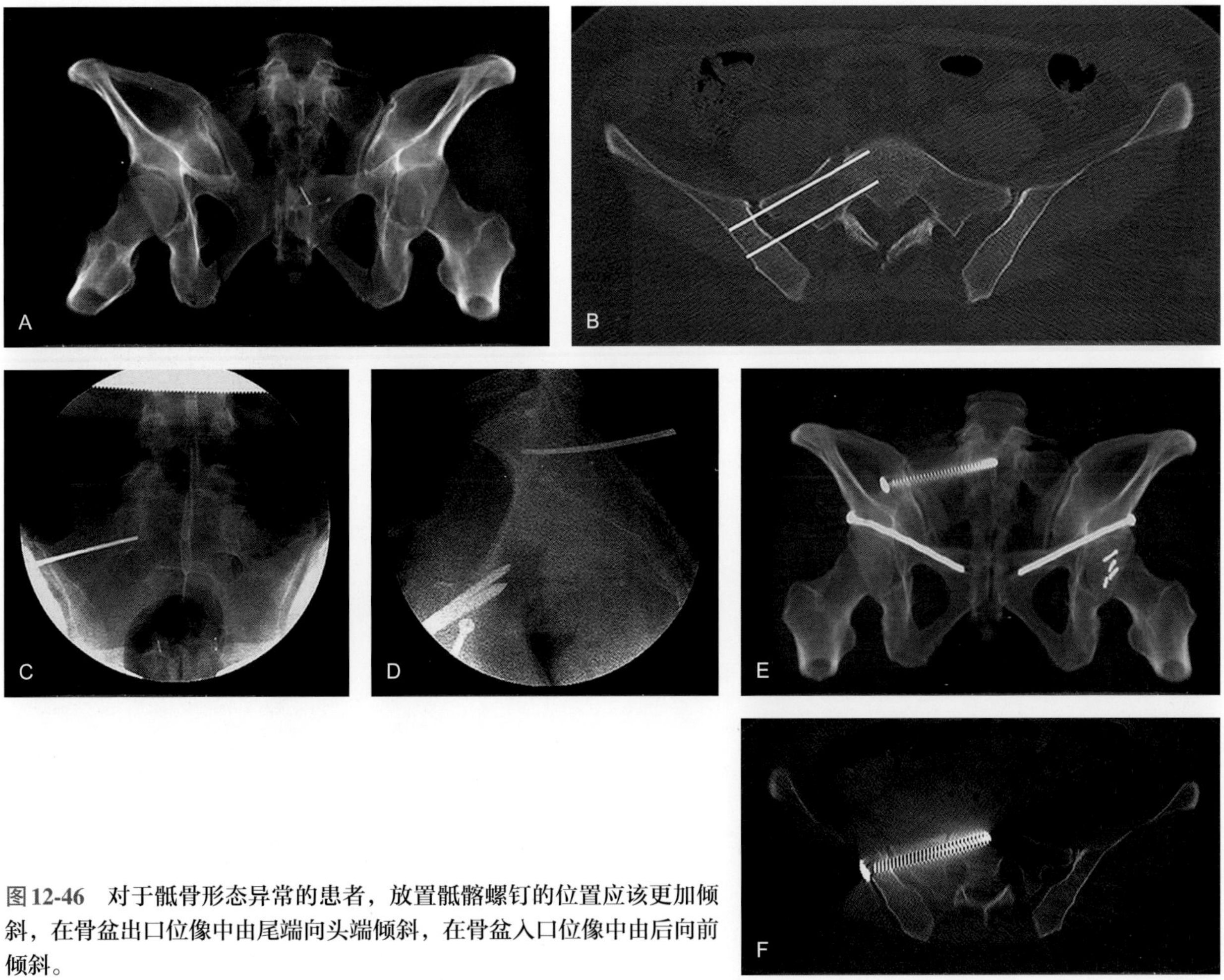

图12-46 对于骶骨形态异常的患者，放置骶髂螺钉的位置应该更加倾斜，在骨盆出口位像中由尾端向头端倾斜，在骨盆入口位像中由后向前倾斜。

- 对于骶骨形态异常的患者，用斜的螺钉固定后，螺钉在骶骨体内的位置往往不是十分理想。

- 如果在S2椎体再增加1枚螺钉，则固定得更加牢固（图12-47）。

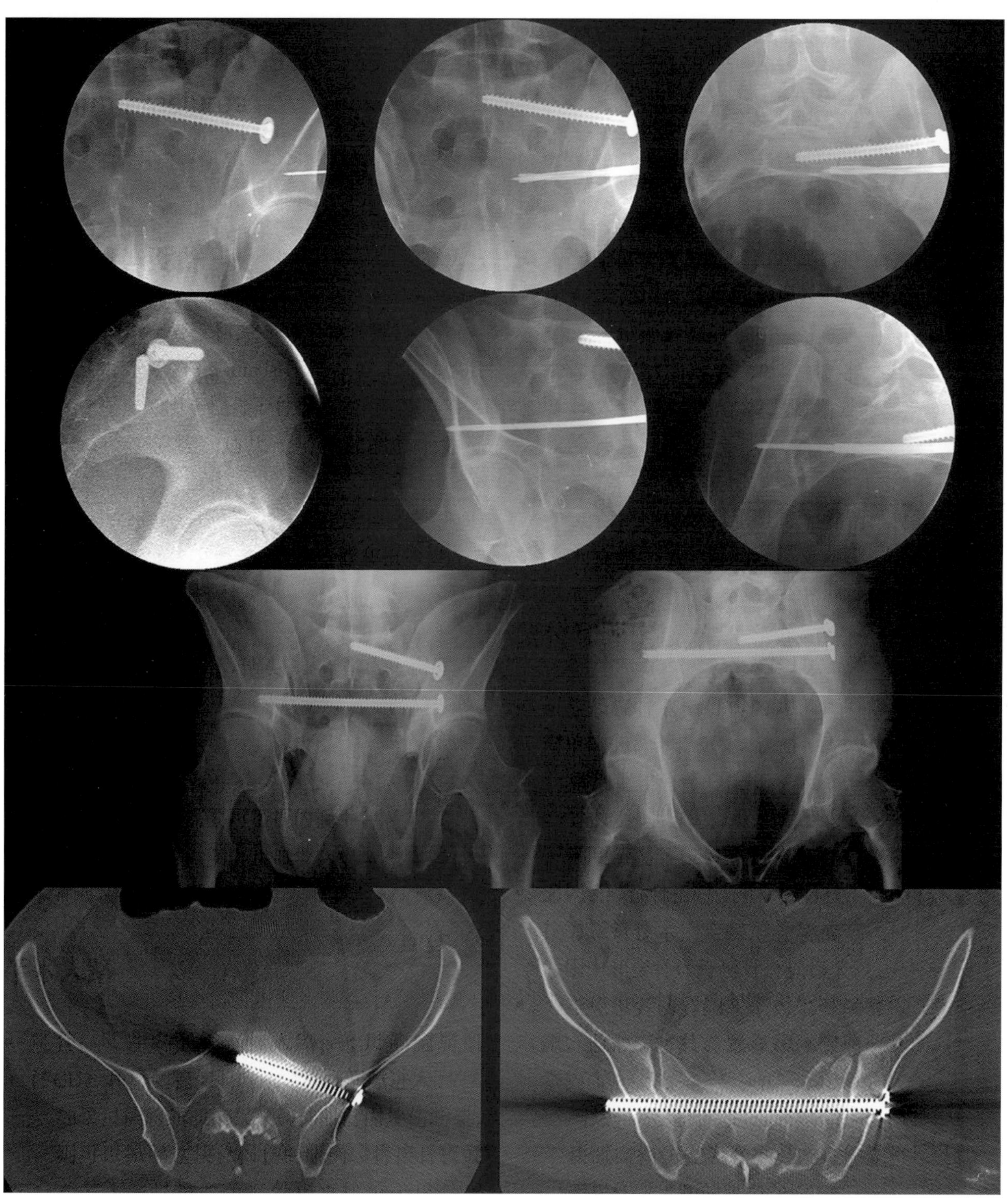

图12-47 许多骶骨形态异常的患者，仅在骶椎置入1枚斜向上的短螺钉，通常不足以牢固固定骨盆的后环损伤。但这类患者S2椎体往往比较大，因此为加强固定提供了良好机会。

TIP

取出骶髂螺钉的垫片

Peter A. Cole, Anthony J. Dugarte

病理解剖

骨盆环固定方面的进步推动了经皮髂骶螺钉（IS）置入技术的广泛应用。通常选择使用垫片来加强且分散螺钉的压力，并减少埋入皮质的发生。取出垫片往往会导致非必要的手术和透视、软组织损伤，以及由于骨和瘢痕组织所引发的挫败感。

解决方案

使用C臂机和Kocher钳来快速取出残留的垫片是一种安全可靠的方法（图12-48）。

操作技术

- 患者体位和透视：
  - 患者仰卧于可透视手术床上。
  - 使用C臂机进行骨盆入口和出口位透视。
- 切口和取出空心螺钉：
  - 在透视协助下，进行穿刺切口，并将2.7 mm的导针插入螺钉头（图12-49，图12-50）。
  - 确保空心钉螺丝刀已经牢固地嵌入螺钉头，可使用木槌轻敲手柄进行确认。

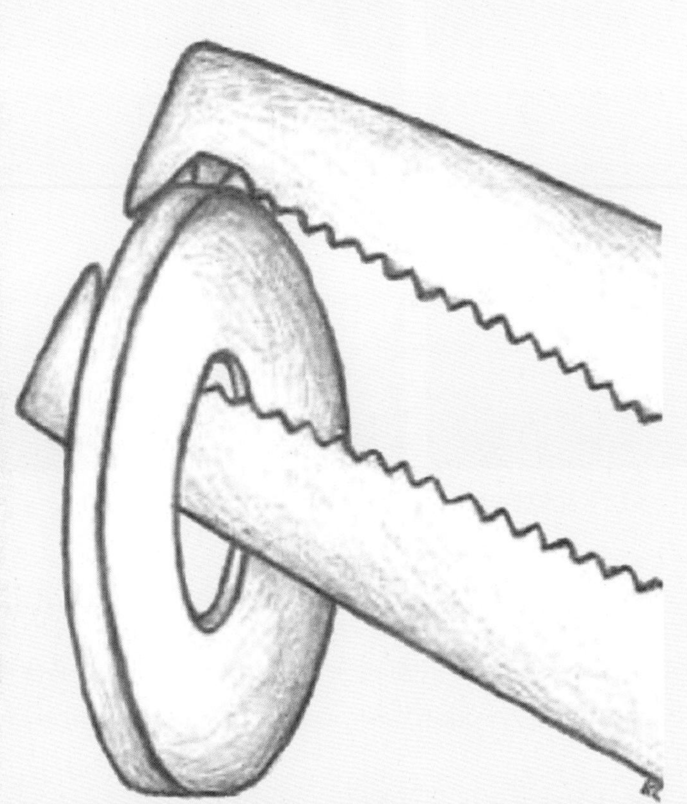

图12-48 Kocher钳夹住垫片的示意图。

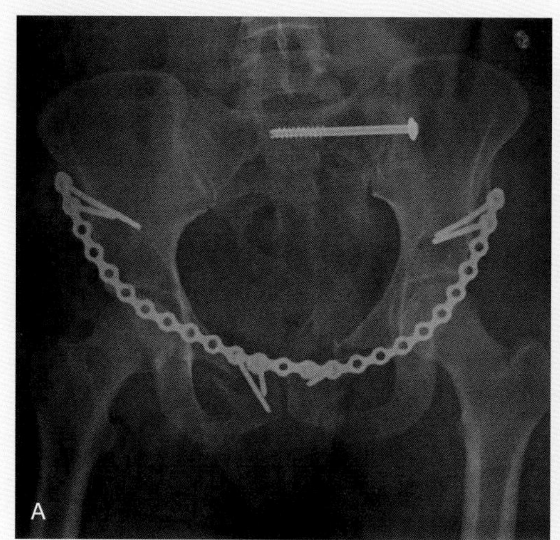

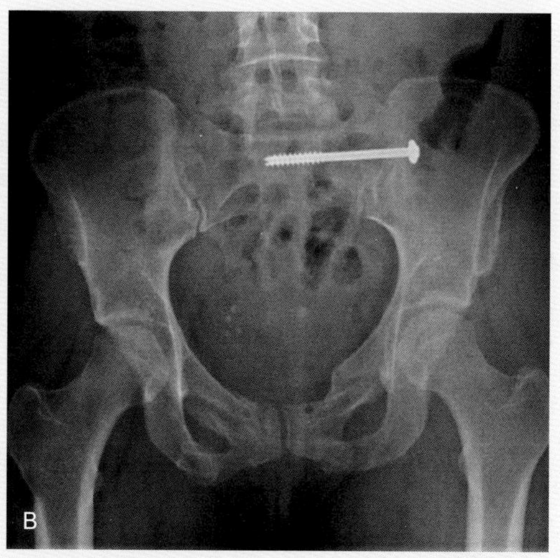

图12-49 A. 前后位片展示了最初的处理，包括使用LISS固定技术进行骨盆前环ORIF和左侧IS螺钉固定骨盆后环损伤。B. 前后位片显示愈合的左侧2区骶骨骨折和耻骨联合区域的骨折，以及移除前方LISS钢板后保留的IS螺钉。

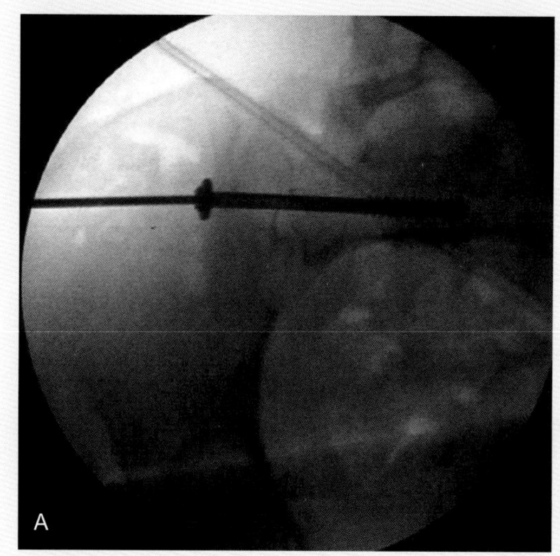

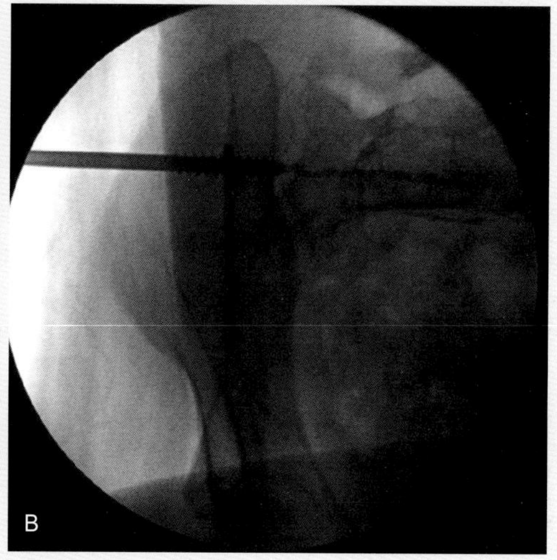

图12-50 术中透视显示使用2.7 mm导针引导空心钉螺丝刀的插入。

  - 如果螺钉只在骨头中转动，可以使用0.25 in（1 in=2.54 cm）骨刀清除增生的骨和纤维组织。
  - 螺钉取出后，集中精力处理垫片。
- 取出残留的垫片：
  - 首先，在C臂机透视下经穿刺切口插入Kocher钳。
  - 然后，通过C臂机获得骨盆出入口位透视，确保Kocher钳穿过垫片（图12-51A）。
  - Kocher钳稍稍退回，垂直C臂机图像打开钳子，然后将手和Kocher钳向尾端倾斜约10°（图12-51B）。
  - 再次插入Kocher钳，直到垫片位于钳子的夹持范围内（图12-51C）。
  - 夹紧钳子并取出（图12-51D）。

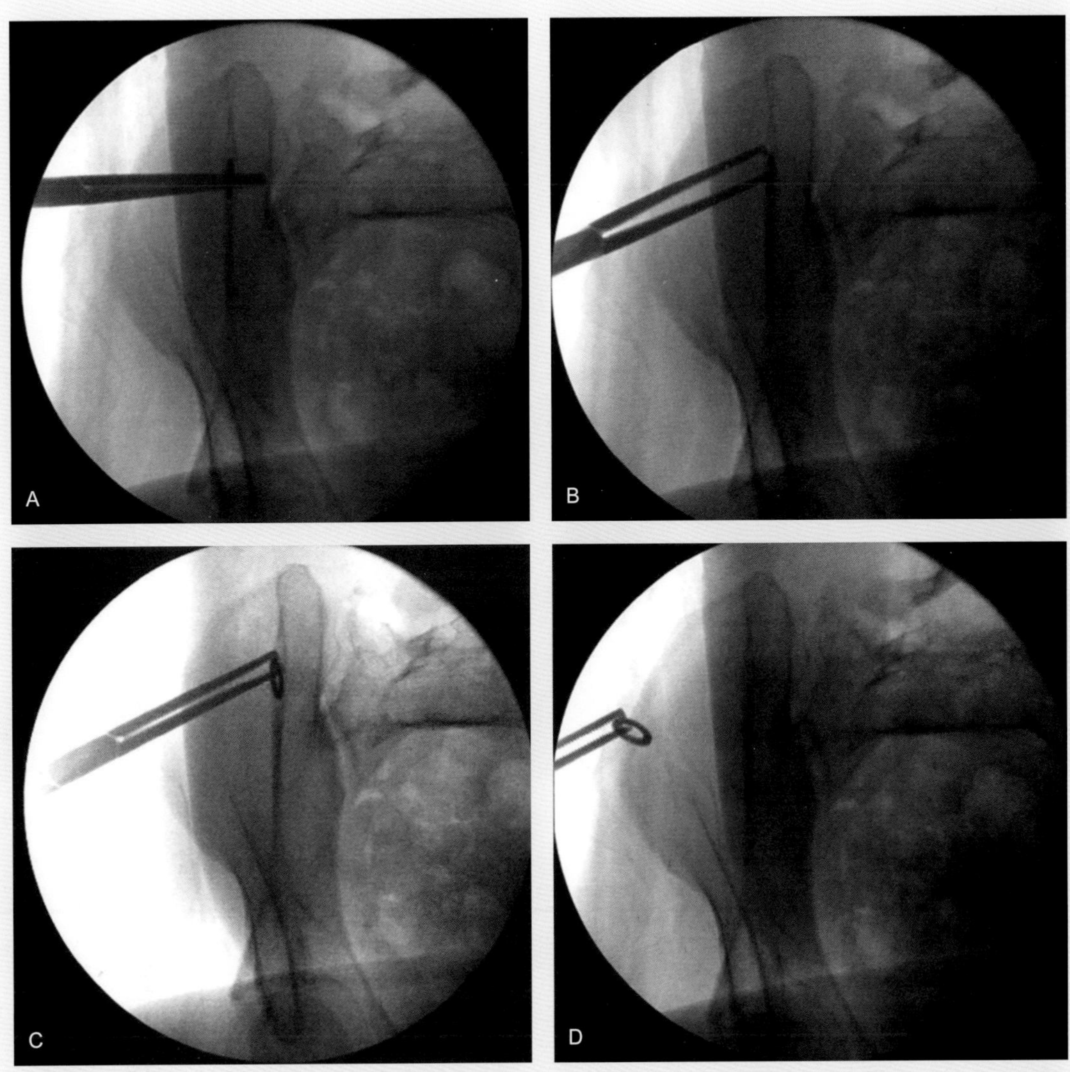

图12-51 A. 透视引导下，Kocher钳的尖端向前穿过垫片。B. Kocher钳退到垫片的边缘，以10°~15°倾斜后，张开钳子，钳子的一条臂再次向前穿过垫片。C. 钳子夹住垫片，然后取出（D）。

参考文献

[1] Matta JM, Saucedo T. Internal fixation of pelvic ring fractures. *Clin Orthop Relat Res*. 1989;242:83–97.
[2] Routt ML Jr, Nork SE, Mills WJ. Percutaneous fixation of pelvic ring disruptions. *Clin Orthop Relat Res*. 2000;375:15–29.
[3] Hinsche AF, Giannoudis PV, Smith RM. Fluoroscopy-based multiplanar image guidance for insertion of sacroiliac screws. *Clin Orthop Relat Res*. 2002;395:135–144.

髂骨翼骨折的复位与固定技术

- 通过在髂骨翼上钻较小的孔道，并使用点式复位钳或Farabeuf钳，可使髂骨翼骨折块更容易把持，以便复位。
- 将Hohmann拉钩放在髂骨翼后侧，可方便钻孔。使用拉力螺钉固定时，应先在髂骨上钻好滑动孔，防止螺钉穿出髂骨外板。
- 钻孔时钻头要接近髂骨内板，完毕后再行骨折复位。

- 使用2.5 mm钻头完成最后钻孔。
  - 带刻度的钻头可直接测量深度，并可快速更换为恰当长度的螺钉。
- 由于受外展肌和阔筋膜张肌牵拉，髂骨翼骨折块常被拉伸和外旋移位。
  - 为了抵消该牵引力，可以将一小型钢板作为张力带置于骨板内侧，并使用拧入内外板间的数枚附加螺钉加以固定，使其达到力学稳定（图12-52）。

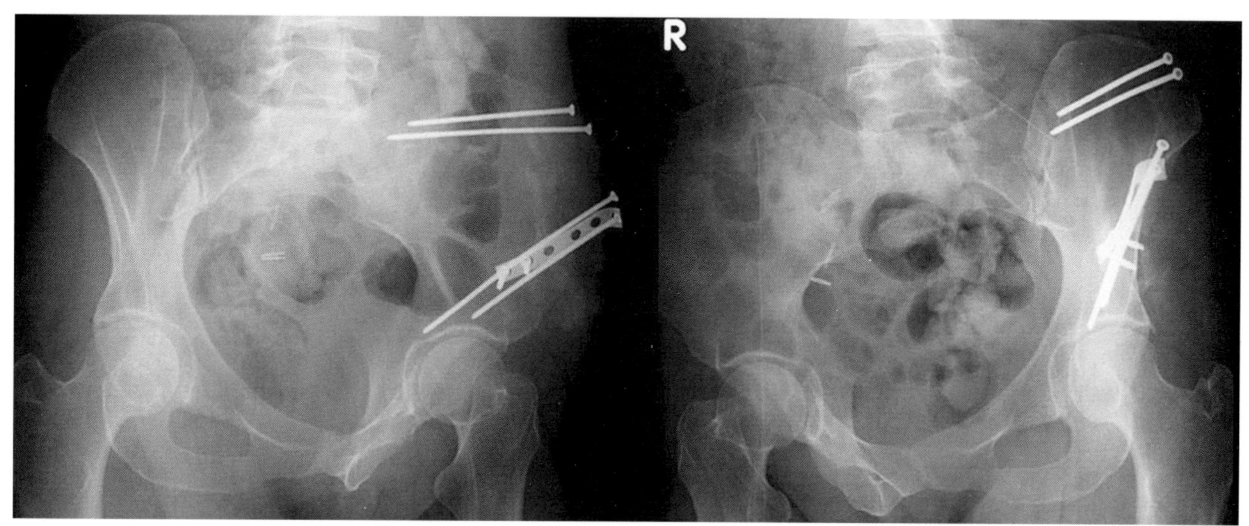

图12-52 在该髂骨翼骨折病例中，一块小型钢板被置于髂骨内侧板以起到抗张力的作用，再辅以内外板间的拉力螺钉，增加了固定强度。

TIP

削切螺钉

Peter A. Cole, Anthony J. Duarte

病理解剖

通过骨内固定实现弯曲的平面骨的稳定极富挑战。

解决方案

为了解决这个问题，我们开发了削切螺钉技术作为传统钢板和螺钉固定的替代方案。这种骨-"空气"-骨螺钉采用"进-出-进"技术，对髂嵴和肩胛骨骨折都很有效。

操作技术

适应证

- 弯曲的平面骨骨折。
  - 单侧、粉碎的髂翼骨折（图12-53）。
  - 外侧窗处理髋臼骨折相关的髂翼骨折。
  - 肩胛骨骨折。

患者体位

- 仰卧位。

手术入路

- 髂窝入路。
  - 沿髂嵴打开腹外斜肌筋膜（内侧）和阔筋膜张肌/臀中肌筋膜（外侧）的间隔（图12-54）。
  - 接下来，通过髂肌下方暴露至骶髂关节和骨盆缘，暴露骨折端。

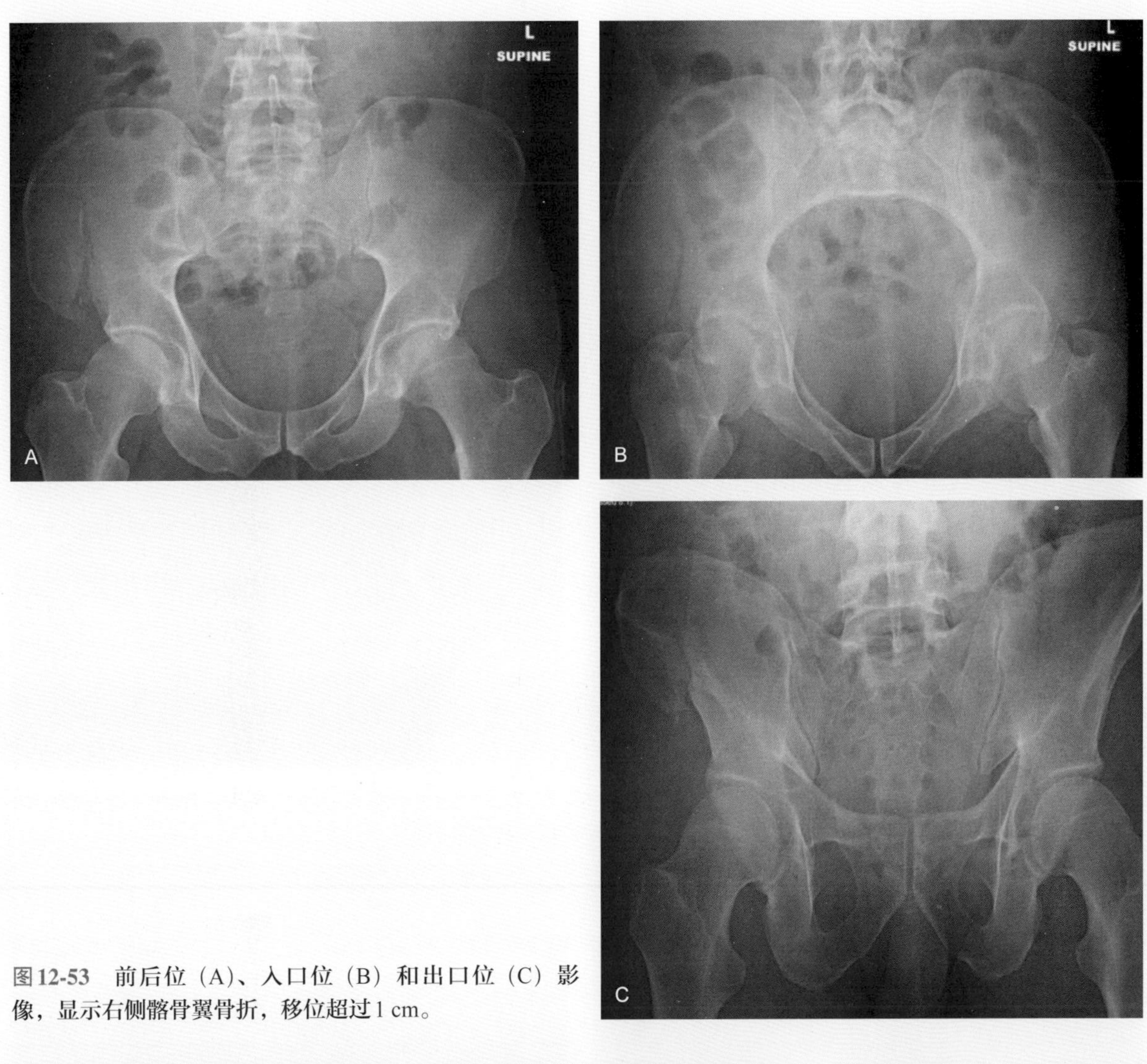

图12-53　前后位（A）、入口位（B）和出口位（C）影像，显示右侧髂骨翼骨折，移位超过1 cm。

图12-54　A. 用于显露髂窝的外侧窗切口。B. 压肠板（白色星号）位于髂肌（黄色星号）上方。

复位和固定技术

- 考虑到髂骨/柱骨块旋转移位，使用尖骨钩来复位骨折。对于髋臼骨折，牵引和在前柱或髂骨上使用Schanz钉是有效的辅助措施。
- 骨折复位后，通过前向后或外向内的方法从髂嵴置入皮质螺钉。
  - 两种方向都可以使用从髂翼开始的内-外-内技术。
  - 钻头和螺钉从髂嵴内侧进入髂窝，在凹陷处穿过并重新进入凹陷远侧的皮质(图12-55)。
  - 由于角度非常小，钻头和螺钉一旦穿出近端髂嵴的第二层皮质，很容易穿过髂窝而不再重新进入呈曲面的髂骨。
  - 为解决这个问题，可以使用Cobb骨膜剥离器（或弯曲的骨凿）来阻挡钻头，并在骨折远端的所需位置引导其重新进入髂骨。
  - 使用相同的技术拧入螺钉。
    - 使用丝攻在螺钉重新进入的骨上切割出螺纹可能也是有帮助的。
- 可以类似地使用多枚螺钉，并将它们置入髂骨的任何部位（图12-56）。
- 要埋头避免螺钉在髂嵴处凸起。
- 使用入口位和出口位、Judet位和15°斜位的组合透视来评估螺钉长度和方向。

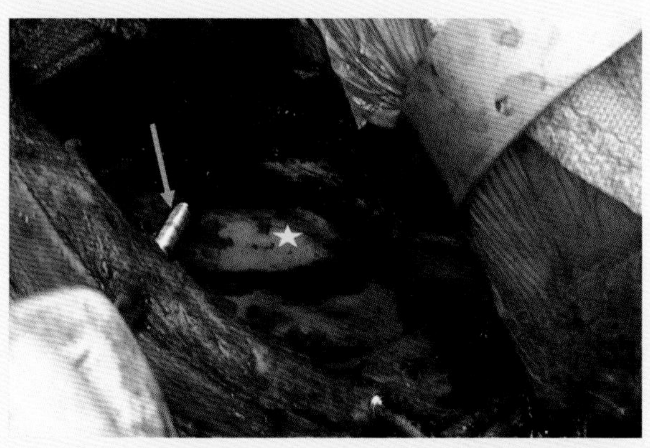

图12-55 钻头和螺钉（蓝色箭头）穿出髂骨在髂窝切割（黄色星形）。

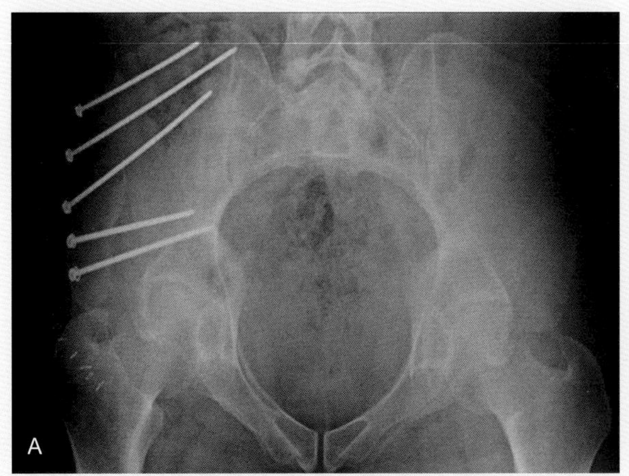

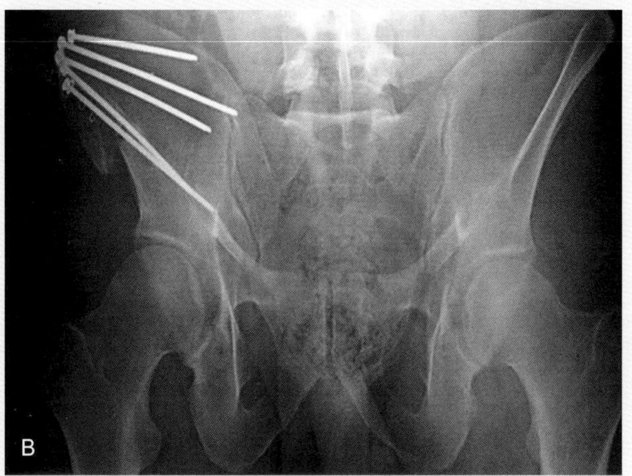

图12-56 术后入口位（A）和出口位（B）位影像，显示5枚使用垫片的皮质骨螺钉依次沿着骨盆内板进入后柱。

参考文献

[1] Cole PA, Jamil M, Jacobson AR, et al. The skiver screw: a useful fixation technique for iliac wing fractures. *J Orthop Trauma.* 2015;29(7):e231–e234.

骶髂关节切开复位内固定技术

- 经前路切开复位并用钢板内固定骶髂关节时，在关节复位前先在骶骨上预先钻孔，这样可以直接观察到关节面的软骨，因此便于做到螺钉拧入的钉道与关节面平行，避免进入关节（图12-57）。
- 由于骶骨后凸，该螺钉应从骶骨背侧的后外侧穿出，其接近于S3水平（图12-58）。
- 经前路复位骶髂关节时，如使用复位钳复位，应在阔筋膜张肌的起点处做一小切口，将复位钳的一个尖穿过肌肉放置于后侧髂骨的外板上。
- 复位钳的另一个尖置于前侧的骶骨翼上，L5神经根的外侧（图12-59）。

顺行耻骨上支/前柱螺钉固定技术

- 进钉点通常沿着臀中肌结节，但需在骨盆入口位像中首先被确认。
- 在闭孔出口位影像中可确定导针、钻头和螺钉在耻骨支内的上下位置，其前后位置应该参考它与髂骨外侧的皮质带的关系——位于皮质带的内侧则提示针偏前，而位于皮质带的外侧则提示针偏后（图12-60）。

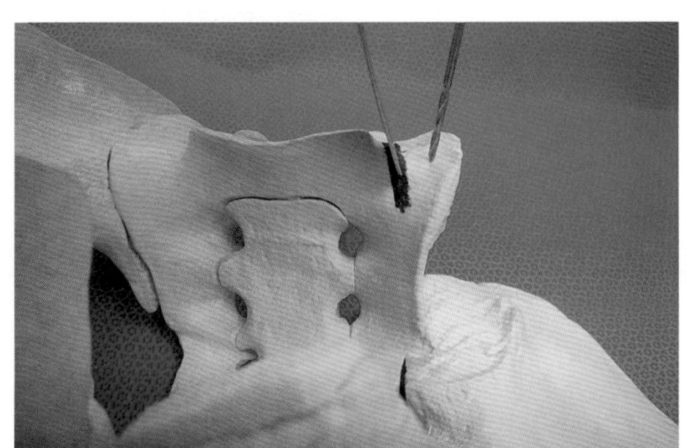

图12-57 在经前路切开复位骶髂关节时，骶骨侧的螺钉孔应在关节复位前钻好，以求最佳的精确度。图中蓝色的标记大致为L5神经根的走行。

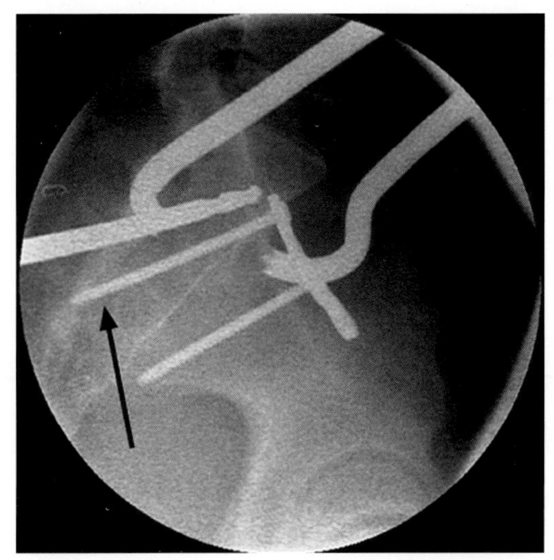

图12-58 骶骨的螺钉在S3水平穿过骶骨背侧。

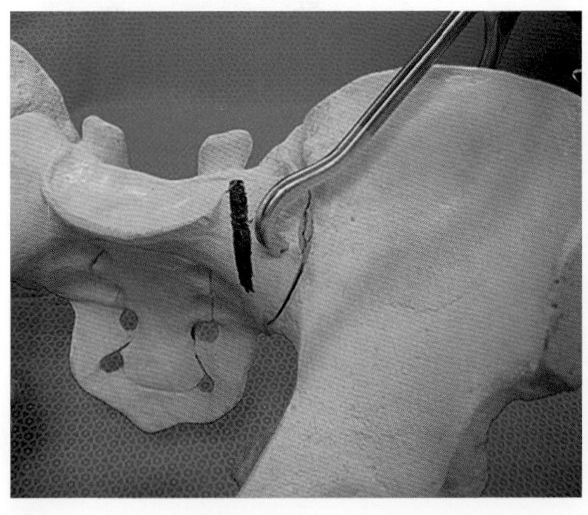

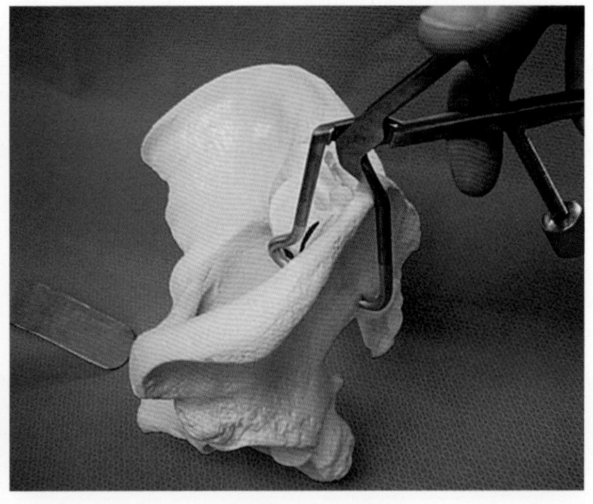

图12-59 复位钳在经前路切开复位骶髂关节时使用。图中蓝色的标记为L5神经根的大致走向。

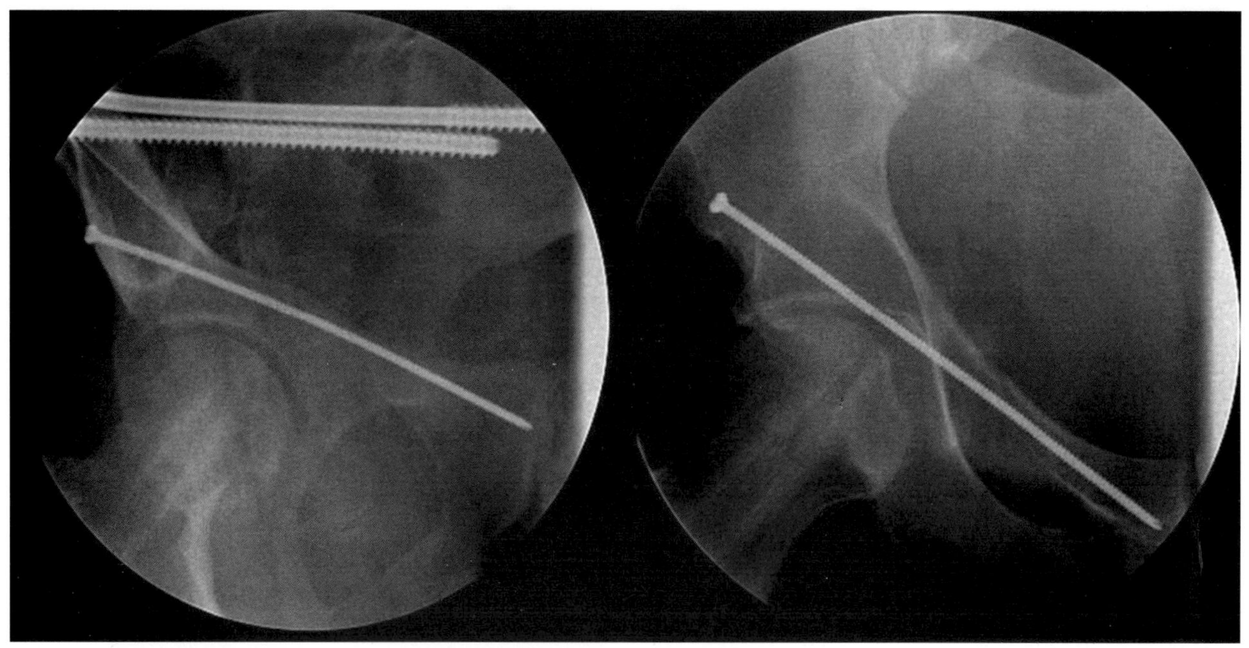

图12-60 耻骨支螺钉在闭孔出口位（左图）和闭孔入口位（右图）像中的位置。

- 在确定进钉点的位置后，应将阔筋膜张肌完全切开，以便于多次插入器械操作。
  - 这样做有助于建立一个恒定的软组织通道，以便于反复插入导针、钻头和螺钉。
- 在钻好滑动孔后，取出3.5 mm钻头，将导针的钝头插入进针点，向前向上感觉耻骨上支，使其通过骨折线。
  - 这可以判定通道是否仍然在骨质内。
  - 轻轻晃动2.5 mm钻头，让钻头从骨皮质“弹回”并发生轻度变形，这样可使钻头始终位于骨松质内，而不会穿出骨皮质。
- 当钻头碰到最远端骨皮质而产生阻力时，取下钻头，插入导针，直接测量需要螺钉的长度。
- 在确定螺钉置入点时应当仔细，这将有助于最后螺钉的置入。
  - 最初的进钉点的影像应当保存，在拧入螺钉后，可进行比较。
  - 螺钉头应该与标记髂骨外侧的导针头在同一水平。

逆行耻骨上支螺钉固定技术

- 用1.6 mm克氏针做标记，在骨盆入口位和闭孔斜位影像耻骨联合处确认进钉点（图12-61）。
  - 入点偏头侧和前侧的钻头或螺钉有在耻骨沟处穿出骨皮质的风险。
  - 入点偏尾侧的螺钉如果过度偏前，则会穿入髋关节，螺钉越靠后侧越不会穿出骨质。
- 经克氏针安装3.5 mm钻头套筒，将套筒推入耻骨联合的软骨，以便维持套筒的位置，然后拔出克氏针，更换3.5 mm钻头钻孔。
- 尽可能用长的螺钉，使其能穿透外侧皮质，并露出几个螺纹，当螺钉断裂而又必须取出时就比较方便。
- 用3.5 mm钻头钻至骨折线，这样形成的滑动孔有助于在用2.5 mm钻头钻孔时方便地找到进针点和经皮放置螺钉。
- 用2.5 mm带刻度的长钻头钻出余下的骨道。
- 螺钉长度为钻头上的刻度减去套筒长度。
- 如果计划还要经髂前下棘放置外固定支架螺钉，那么髂前下棘Schanz钉应稍偏向近端，以免阻挡耻骨上支螺钉的置入（图12-62）。
  - 首先放置耻骨上支螺钉可减少失误的可能。

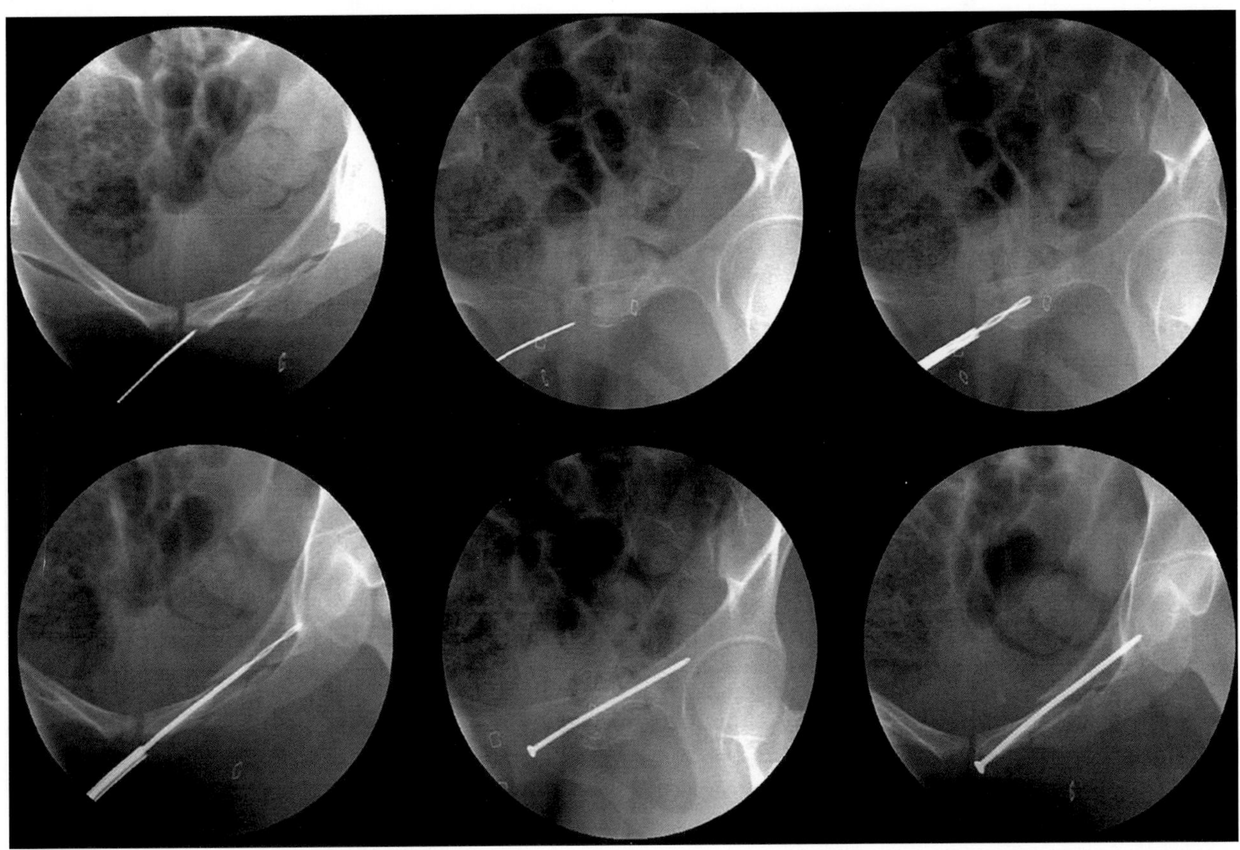

图12-61 耻骨上支逆行螺钉置入的流程图。

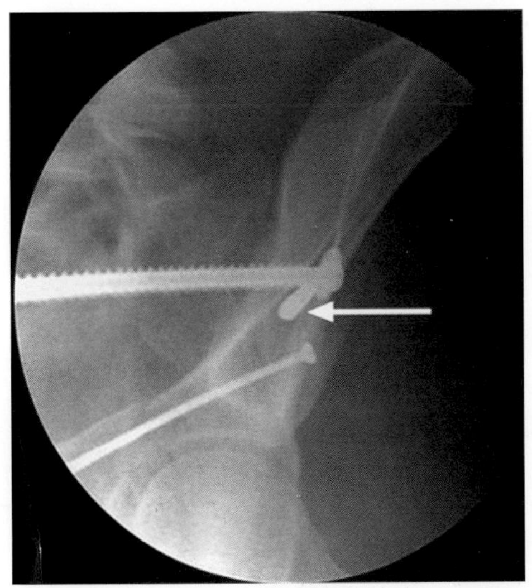

图12-62 此病例中，先放置髂前下棘Schanz钉，有意向近端偏移（箭头所示），以免妨碍随后置入的耻骨上支螺钉。

TIP 逆行-顺行-逆行螺钉置入固定耻骨上支骨折

Justin F. Lucas, Jonathan G. Eastman

病理解剖

不稳定性骨盆损伤其前环可以通过经皮固定治疗，这是开放手术的一种替代方法。

解决方案

耻骨上支的固定可以维持前环复位和增加整体骨盆环的稳定性。髓内的内植物可以经皮顺行或逆行方式置入。在耻骨联合区域骨折如存在小的完整骨段，可利于逆行螺钉置入。

一些与患者相关的因素可能会使初次逆行耻骨上支螺钉的置入变得困难或不安全，包括以下几个方面。

- 患者大腿肥胖造成软组织凸起。
- 靠近患者的外生殖器（图12-63）。
- 每个患者的耻骨上支通道曲线都是独特的。

当出现这些因素中的一个或几个时，可能就很难获得合适的螺钉起始位置、钻孔置入路径和所需的螺钉轨迹。

如果初始尝试标准的逆行钻孔无法获得理想的轨迹或通道，备选技术是使用2.0 mm弯头克氏针建立骨内通道。该克氏针类似于用于股骨髓内钉的球头导针，将预弯的2.0 mm克氏针沿着合适的方向，用手轻轻地推动或使用榔头轻轻敲击将其移动到可接受的位置。然后使用空心钻沿导针扩大通道。按常规沿导针拧入空心螺钉。

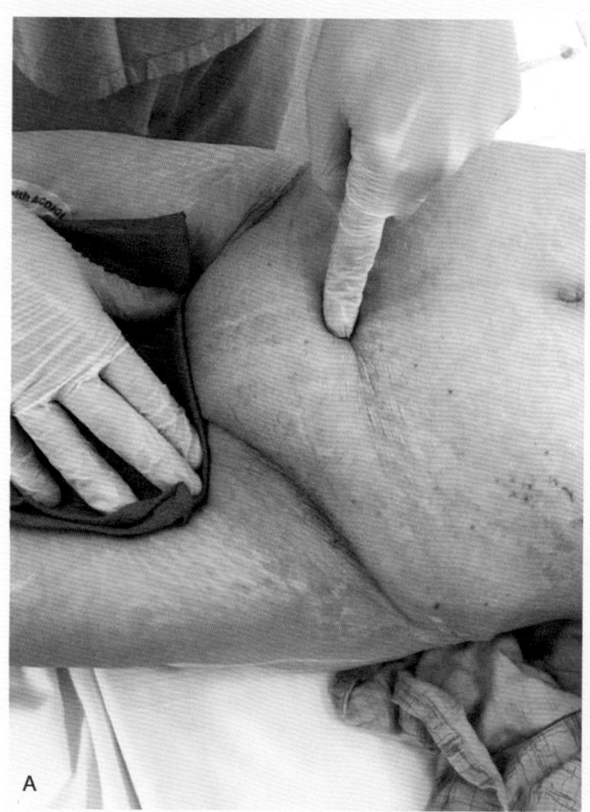

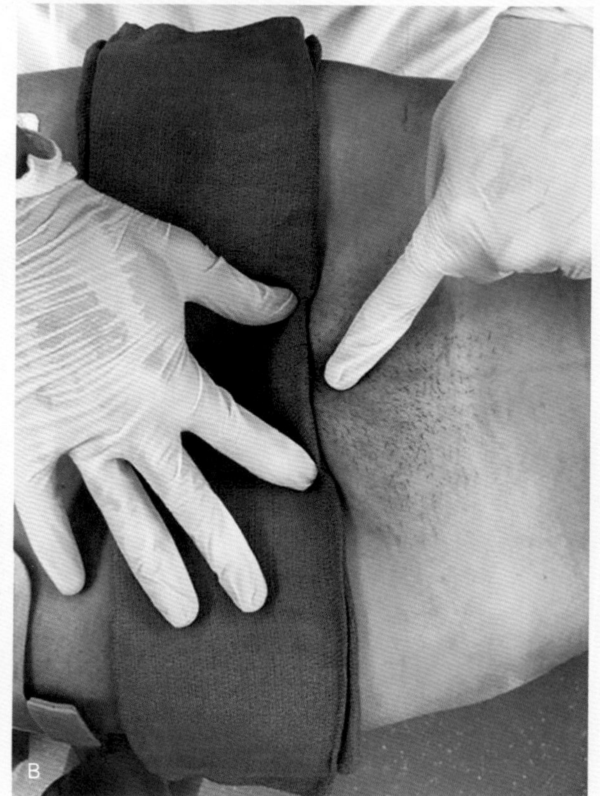

图12-63 手术过程照片，展示耻骨联合到外生殖器上部距离的差异。蓝色毛巾直接放在外生殖器的上部，同时摸到耻骨联合上方。请注意，老年患者（A）和年轻患者（B）之间的显著差异，靠近外生殖器可能妨碍获得逆行耻骨上支螺钉的正确起始点。

在某些临床情况下，弯头克氏针技术无法进行适当的复位。本文所描述的方法是在大腿周围存在肥厚的软组织或骨内解剖不规则时无法直接置入逆行螺钉的情况下，如何使用逆行髓内空心钉安全固定不稳定的骨盆环的方法。

操作技术

- 尽管骨盆环损伤的情况多种多样，但典型的治疗方案通常包括仰卧位，以及使用闭合、经皮或开放技术进行复位。
- 一旦获得复位，可以进行经皮固定骨盆后环的手术。手术技术及内植物的数量和大小，主要取决于损伤模式、骨质情况、可用的骨固定通道、预期患者的依从性和外科医生的偏好等。
- 一旦骨盆后环得到固定，将重新评估前环的稳定性。
  - 通过使用入口位并施加10~15 lb（1 lb=0.45 kg）的侧向压缩力来完成患者骨盆前环形态的评估（图12-64）。
  - 如果仍存在不稳定，则可进行经皮耻骨上支的固定。
- 获得合适的术中透视影像，包括骨盆入口位和闭孔出口位视图。
- 经皮置入一根1.6 mm的克氏针，确保两个透视位置均处于理想的进针点。
  - 一旦位置正确，将克氏针使用振动钻钻入骨内1 cm，并在周围做1 cm的斜行皮肤切口（图12-65）。

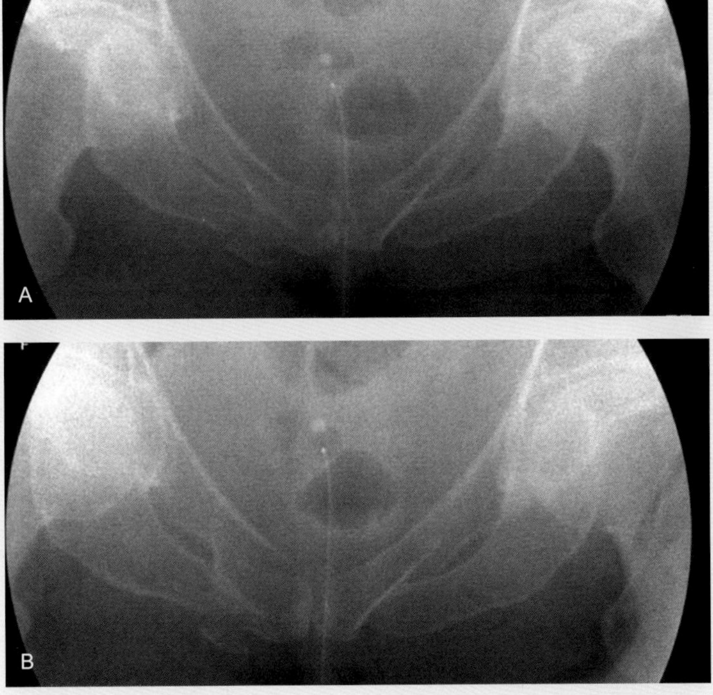

图12-64　术中透视入口位显示一例骨盆环损伤不稳定的前环结构，分别为无侧向压力负荷（A）和有15 lb（1 lb=0.45 kg）侧向压力负荷（B）的情况。请注意右侧耻骨上支骨折引起的骨盆前环明显残留的移位。

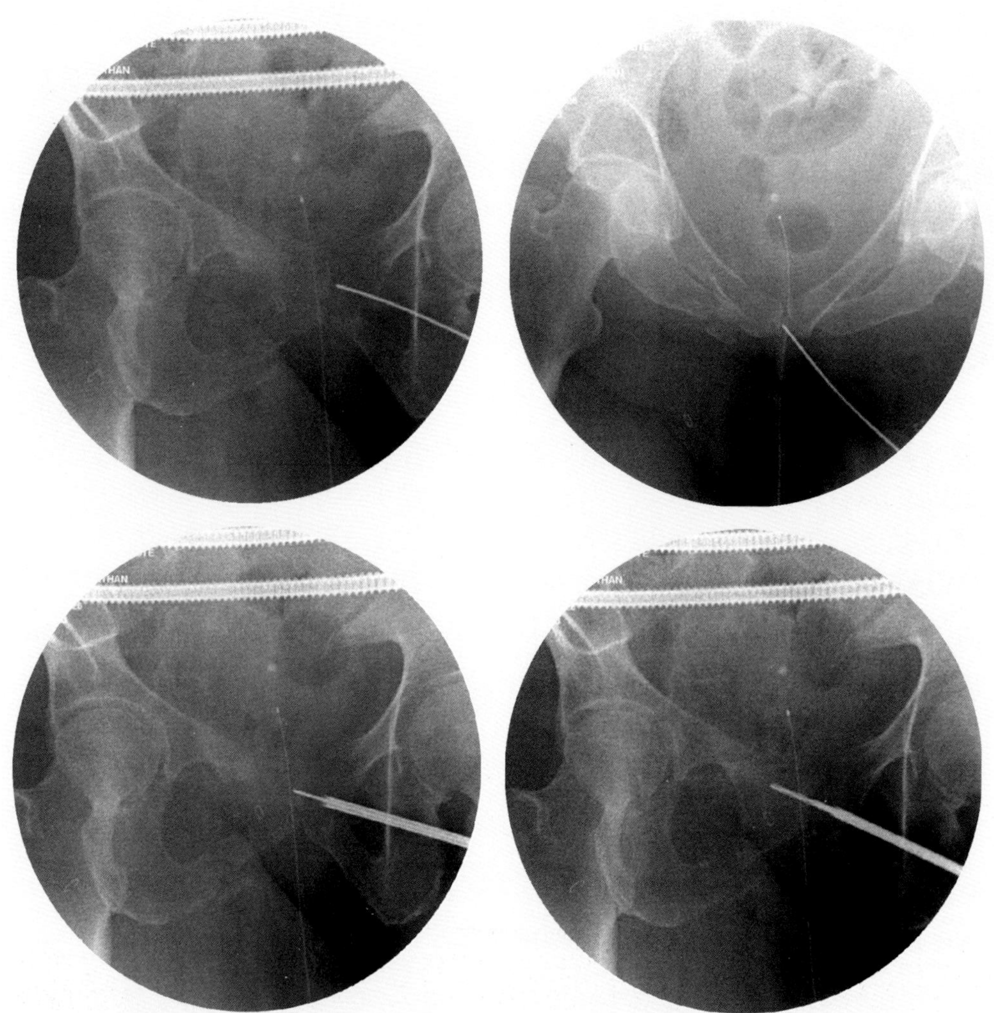

图12-65 术中透视影像显示使用1.6 mm克氏针在入口位视图（右上方）和闭孔出口位视图（左上方）上定位合适的进针点。在克氏针上放置钻套以保持进针点（左下方），然后取出克氏针并置入3.2 mm的非空心钻头（右下方）。

- 请注意，为了置入逆行螺钉，手术医生应站在骨折的对侧，C臂机放置在同侧。
- 评估患者骨通道的大小。
  - 通常，闭孔出口位图像中髋臼上方的骨内空间和耻骨的狭窄部分决定了可能使用的内植物大小。
  - 在图12-65中，存在的骨固定通道大小只能容纳1枚4.5 mm的内植物。
- 如果计划使用4.5 mm的螺钉，首先在克氏针外套入套筒，然后取出克氏针并置入实心的3.2 mm钻头。
- 如果使用7.0 mm的螺钉，可以使用空心的4.5 mm钻头（常用于骼骶螺钉），直接穿在克氏针上。
  - 必须小心定位并维持正确的进针点。
  - 对于小的耻骨联合段，过于靠前的进针点可能会钻掉前侧皮质，最终影响内植物的稳定性。
  - 钻头通过振动推进，并通过交替透视确认在骨内保持正确的通道。
  - 钻头推进到髋臼的上内侧（图12-65）。
- 如果无法获得满意的安全钻孔和螺钉置入的通道（图12-66），并且2.0 mm弯头克氏针技术也失败（图12-67），则取出克氏针并按以下步骤进行。

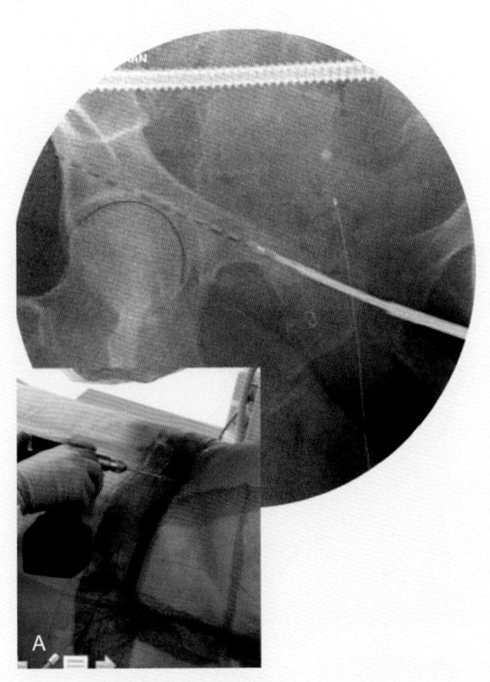

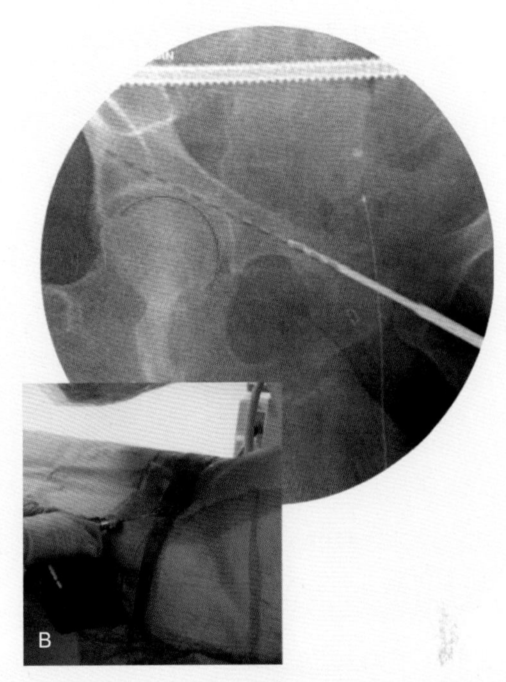

图12-66　术中透视闭孔出口位显示大致的钻孔路径（蓝色虚线）与股骨头（红线）和髋臼的关系，初始钻头钻入后的情况（A，左上方图像），未受到软组织的显著干扰（A，左下方插图）。将手和钻头向尾侧倾斜重新定位后（B，右上方图像），由于大腿软组织的阻挡（B，右下方插图），无法获得计划的钻孔路径。请注意，大腿阻挡手和钻头向尾侧进一步倾斜。如果进一步钻入钻头，新的钻孔路径（蓝色虚线）仍将侵犯股骨头（红线）和髋臼。

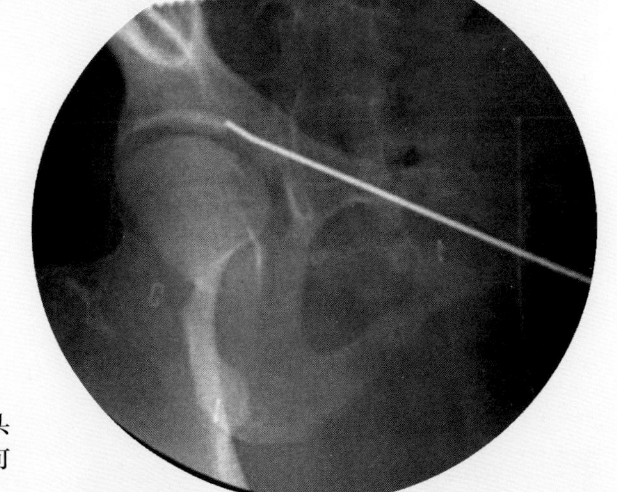

图12-67　术中透视闭孔出口位显示尝试使用2.0 mm弯头克氏针技术。请注意，克氏针无法放置到髋臼上方新的可接受的位置。

- 在相同的透视视图下，将1.6 mm的克氏针放置在顺行螺钉正确的进针点上。
- 将克氏针置入骨内，并在周围做1 cm的皮肤切口。
    - 使用适当的钻头获得新的进针点。如果计划使用4.5 mm的螺钉，则使用3.2 mm的空心钻头，如果要置入7.0 mm的螺钉，则使用4.5 mm空心钻头（图12-68）。请注意，如果使用4.5 mm的螺钉，请不要在此进针点使用4.5 mm的钻头。如果这样做将形成滑动孔，一旦以逆行方式置入螺钉，螺钉将无法固定。

- 将钻头沿着骨内通道推进，瞄准初始逆行进针点，直至接近或到达髋臼的内上侧(图12-68)。
  - 请注意手术室设置的变化，手术医生与骨折同侧，C臂机置于对侧（图12-69）。

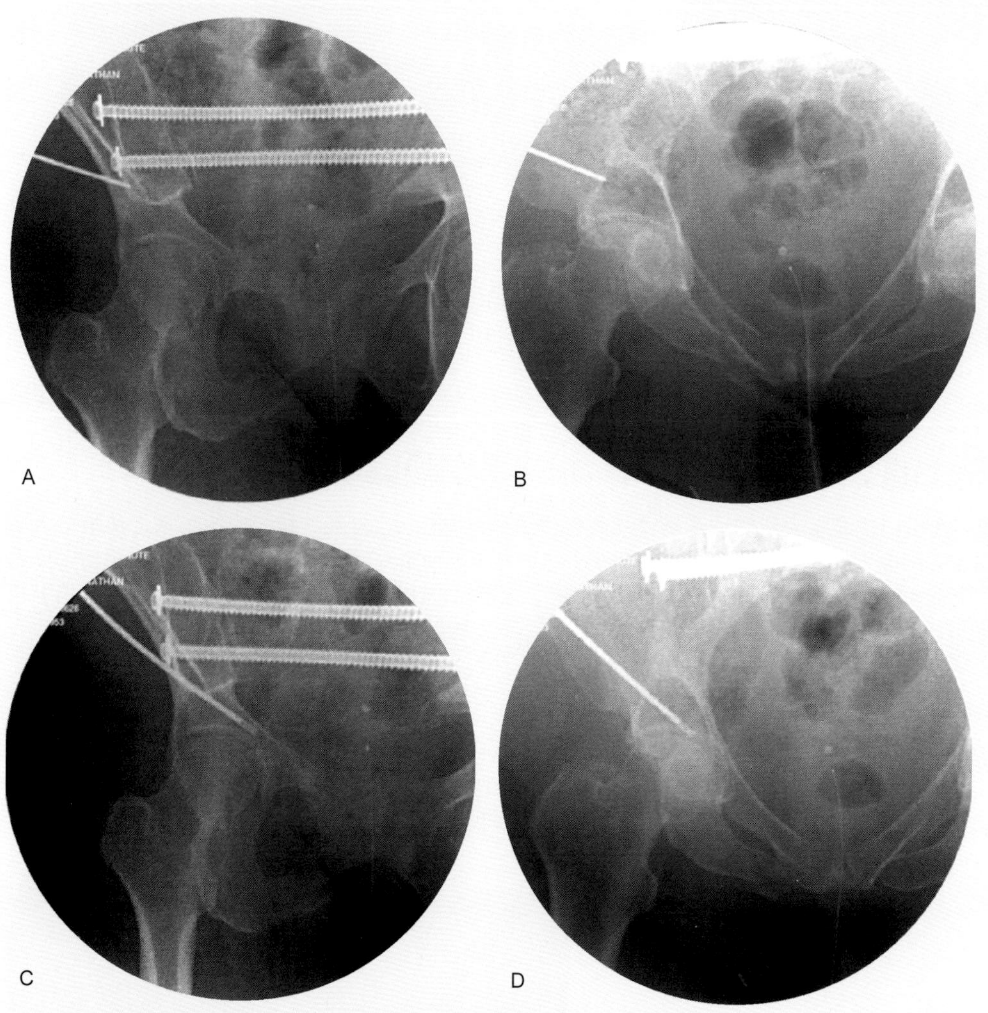

图12-68　顺行钻孔置入逆行螺钉。在闭孔斜位出口位（A）和入口位（B）视图上，使用1.6 mm的克氏针定位进针点。一旦准确定位，将克氏针钻入骨中并套上3.2 mm空心钻进入骨内固定通道。在闭孔出口位（C）和入口位（D）透视下向髋臼顶水平推进。

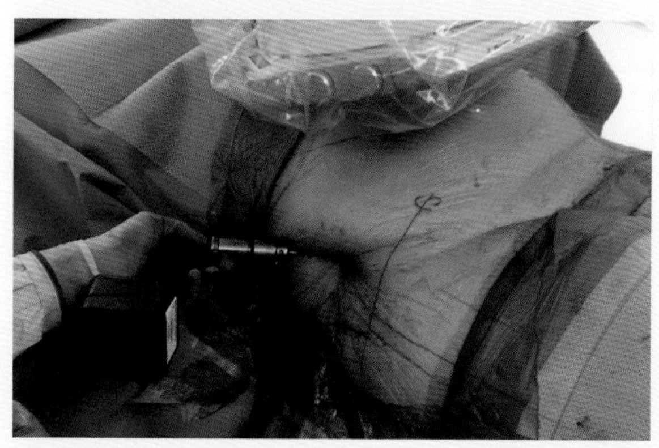

图12-69　术中照片显示了正确的钻孔位置，实现顺行通道，没有受到大腿周围软组织的干扰。

- 取出钻头，换成2.0 mm的弯头克氏针。根据需要，以逆行进针点为目标，顺行插入克氏针，并进行必要的方向调整（图12-70）。
- 使用另一根相同长度的克氏针（图12-71）或合适的测深技术，来测量预期螺钉的长度。

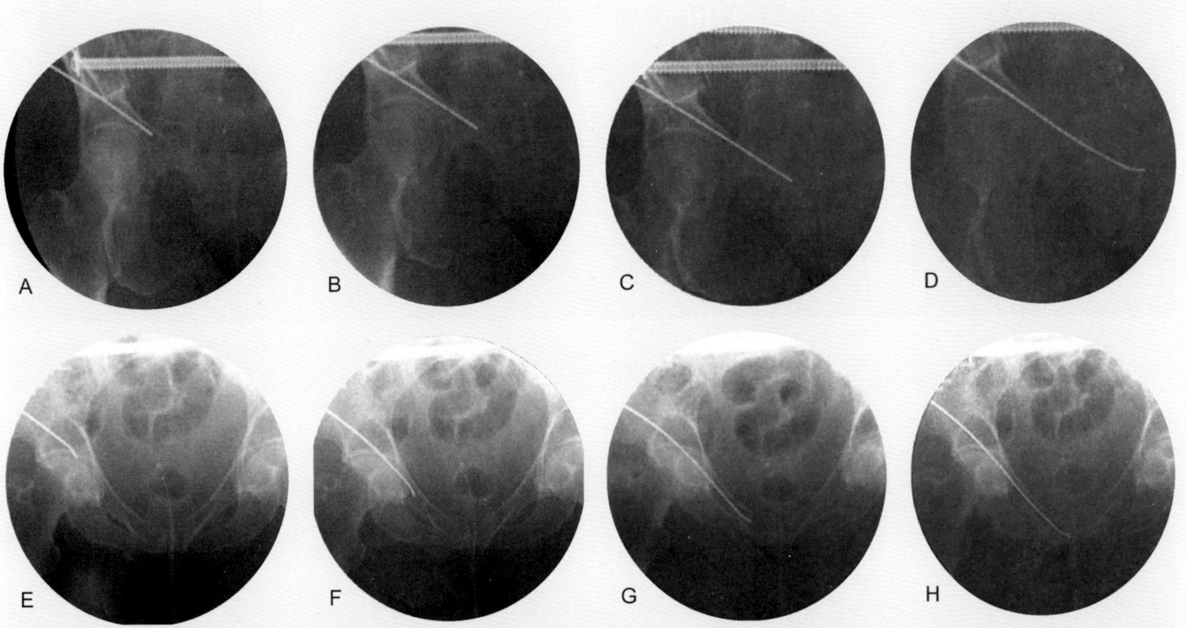

图12-70　术中透视图显示顺行插入弯头2.0 mm克氏针的过程，包括闭孔出口位（A~D）和入口位（E~H）的对照图像（如A-E、B-F、C-G和D-H）。请注意克氏针的转动和推进，以及进入逆行进针点的正确位置。

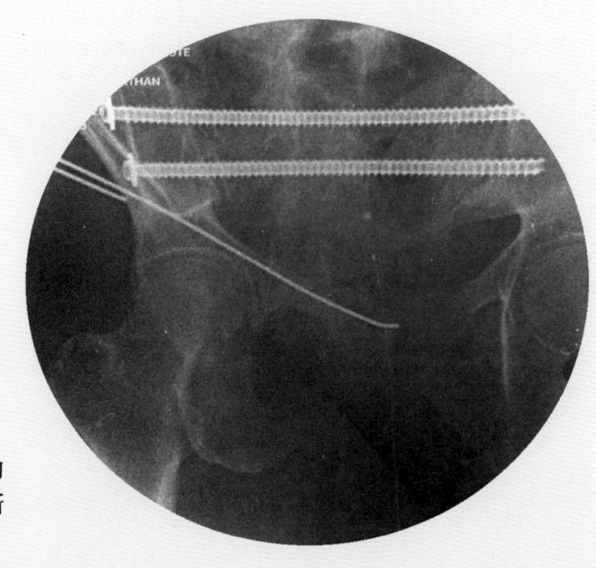

图12-71　术中闭孔出口位透视显示利用一根相同长度的克氏针和减法技术测量预期的顺行螺钉长度。请注意，新的克氏针靠近尾端放置以避免不准确的螺钉长度测量。

- 将导针从之前的逆行进针点穿出，并使用小钳子或合适的测深套筒（图12-72）从初始皮肤切口取出导针，以防止对周围软组织造成损伤。
- 逆行通过导针将合适长度的螺钉拧入（图12-73），并在透视引导下正确拧紧（图12-74）。

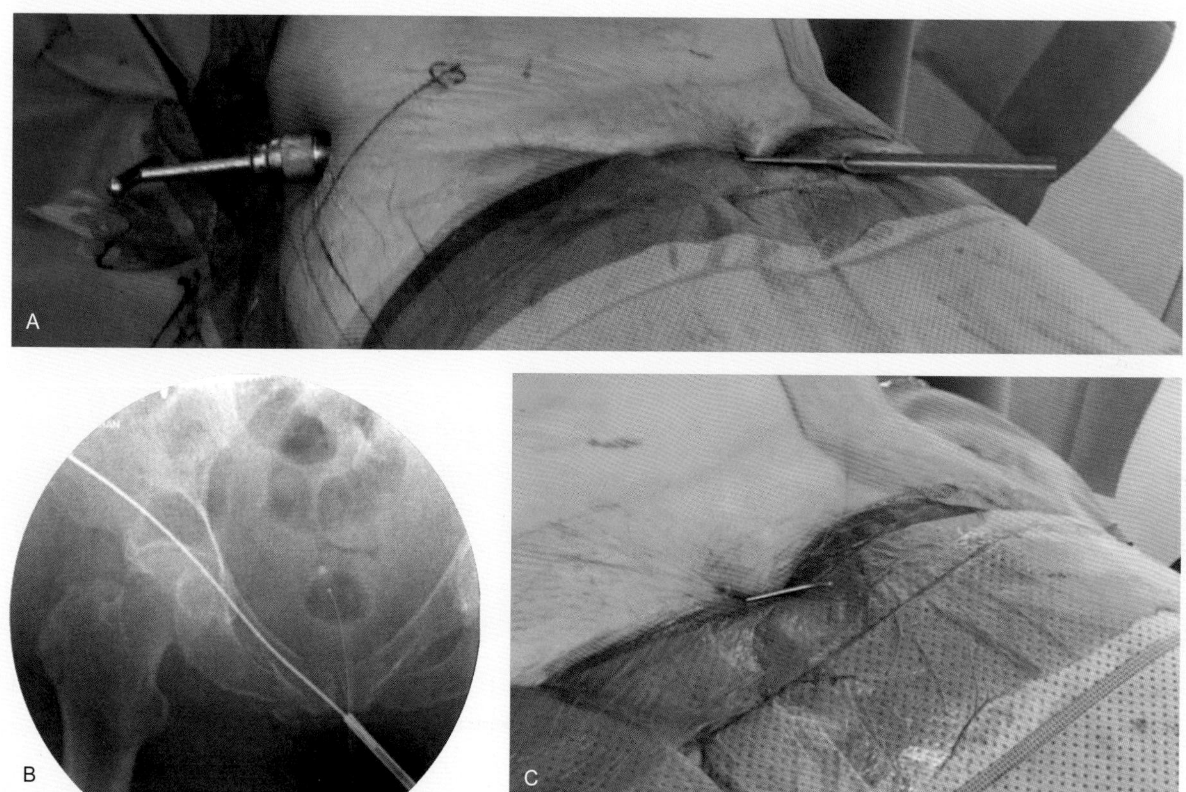

图12-72 术中照片（A和C）及相应的术中透视入口位（B）视图，显示用于推进导针的T形手柄，以及作为套取弯头克氏针的空心测深套筒。一旦将导针插入测深套筒中，可进一步插入导针，并通过之前的切口安全地取出，而不会造成周围的软组织损伤（C）。

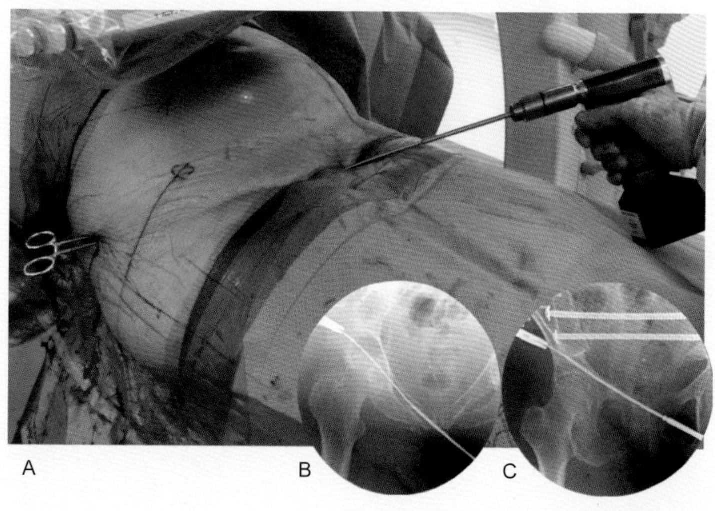

图12-73 术中照片（A）及相应的术中透视入口位（B）和闭孔出口位（C）视图，显示了经皮夹紧导针尾端，防止在逆行螺钉拧入过程中不经意地推进导针。

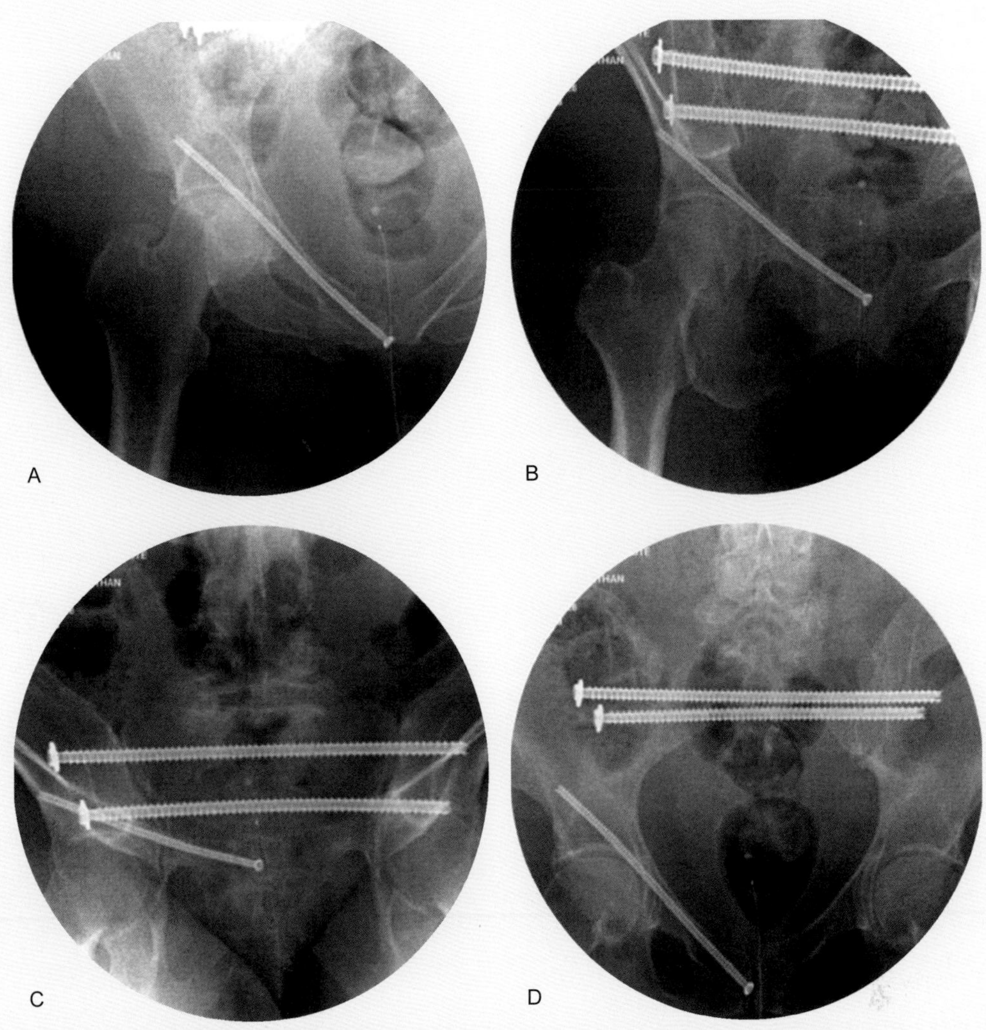

图12-74　最终透视显示成功使用逆行-顺行-逆行技术置入的逆行耻骨支螺钉，如入口位(A)、闭孔出口位（B)、出口位（C）和骨盆前后位（D）视图所示。请注意，在闭孔出口位(B）视图中，螺钉位置改善且位于关节之外。

- 请注意，应用这种技术，可以使用4.5 mm、5.5 mm、6.5 mm或7.0 mm的空心钉。
- 将切口按照标准的方式进行冲洗和关闭。

参考文献

[1] Scolaro JA, Routt ML. Intraosseous correction of misdirected cannulated screws and fracture malalignment using a bent tip 2.0 mm guide wire: technique and indications. *Arch Orthop Trauma Surg*. 2013;133(7):883–887.

耻骨支骨折的髓内复位协助髓内钉的置入

TIP

Raymond D. Wright Jr.

病理解剖

骨盆环骨折伴耻骨上支骨折移位，妨碍了髓内钉的置入。

解决方案

进行髓内复位操作，提供充分的对位，以允许髓内钉的置入。许多移位的耻骨上支骨折可以在后环复位后或如果没有后环移位情况下，通过该技术进行复位。

操作技术

无菌器械与设备

- 3.5 mm钻头。
- 3.5 mm钻套，长度为110 mm。
- 2.0 mm克氏针。
- 内植物：
  - 6.5 mm或7.3 mm空心螺钉套件。
  - 长4.5 mm螺钉。
  - 长3.5 mm螺钉。

患者体位

- 患者取仰卧位，可对耻骨上支逆行和顺行插入钻头或内植物。
- 可透视手术床。
- 使用折叠成三等分的单子作为垫单。
- 如果计划顺行置入耻骨支螺钉，C臂机放置在骨折的对侧。
- 如果计划逆行置入耻骨支螺钉，C臂机可以放置在骨折的同侧或对侧。

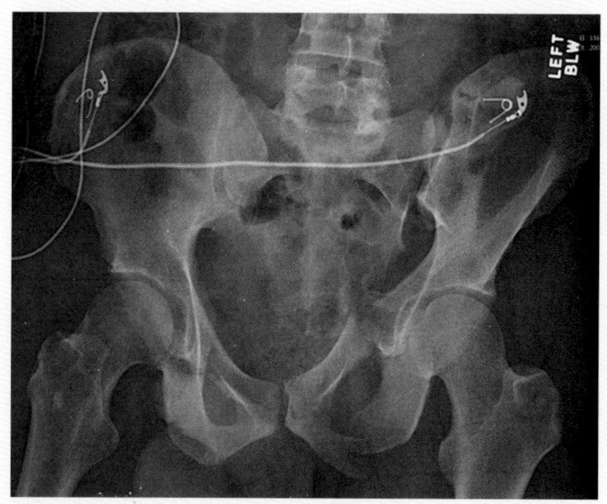

图12-75 正位X线片显示左侧骶髂关节完全损伤、右侧骶髂关节不完全损伤及左侧耻骨上下支骨折。

示教病例1

- 一名34岁的男性由于机动车事故受伤，右股骨干骨折经过逆行髓内钉治疗，左胫骨平台双髁骨折脱位经闭合复位和跨膝外固定支架治疗。
  - 此外，患者还合并骨盆环骨折，包括左侧骶髂关节完全损伤、右侧骶髂关节不完全损伤和左侧耻骨上支骨折（图12-75）。
  - 为了协助该患者的抢救，采用经皮技术稳定骨盆。
- 患者接受了常规的影像检查，包括CT扫描。通过创建5个容积重建图像，模拟了骨盆的前后位、入口位、出口位和Judet位视图。这些图像显示了耻骨上支的移位，可能会妨碍髓内钉的置入（图12-76）。
- 左侧耻骨上支骨折呈节段性，分离移位，在耻骨联合处有完好的软组织铰链。这种骨折类型非常适合髓内复位。三维重建的轴位CT扫描更清晰地展示了这种骨折形态（图12-77）。
- 患者仰卧于腰骶中央支撑垫上。通过股骨远端牵引针对左下肢保持牵引，同时施加约15 lb（1 lb=0.45 kg）的重量于牵引上。骨盆的后环已复位并双侧固定。
- 在入口位和闭孔出口位的引导下，使用2.0 mm的克氏针建立逆行进针点。一旦确认进针点后，使用带有3.5 mm钻套的3.5 mm

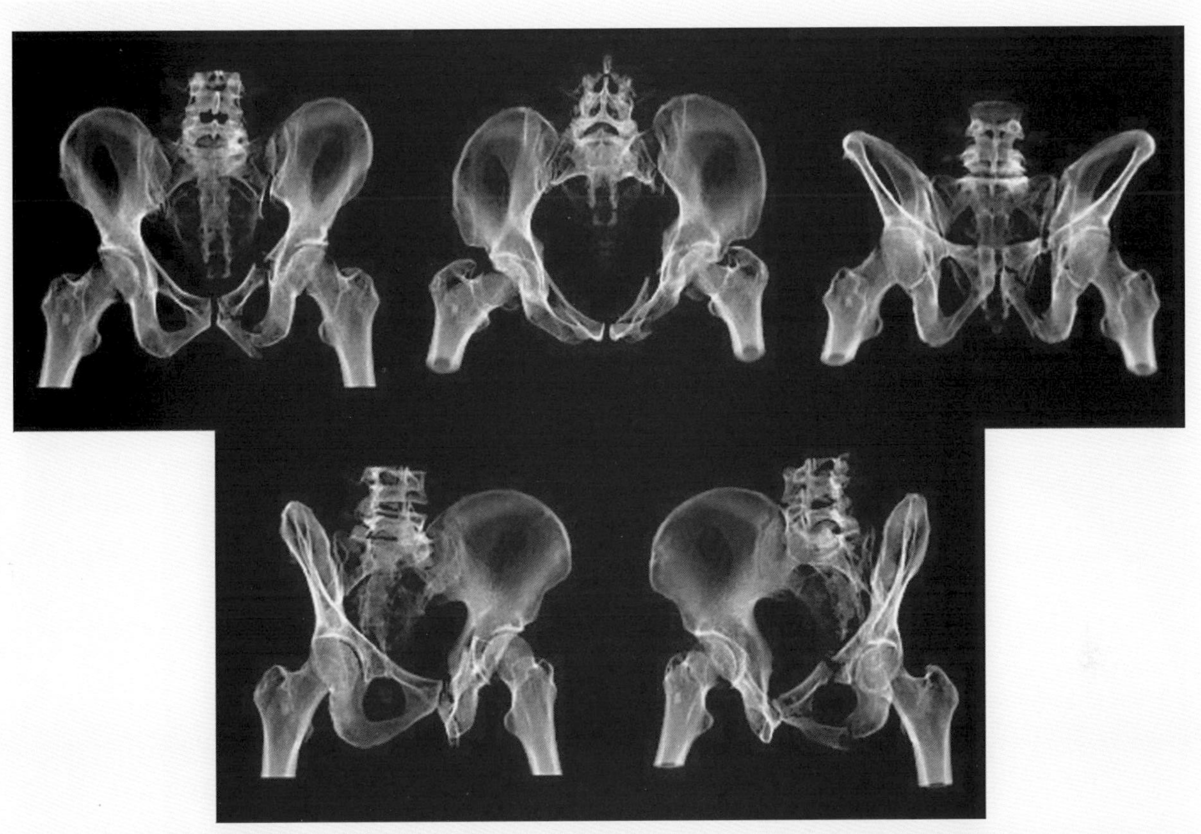

图12-76　通过CT数据重建的前后位、入口位、出口位和Judet斜位视图，展示了骨盆环的骨折。

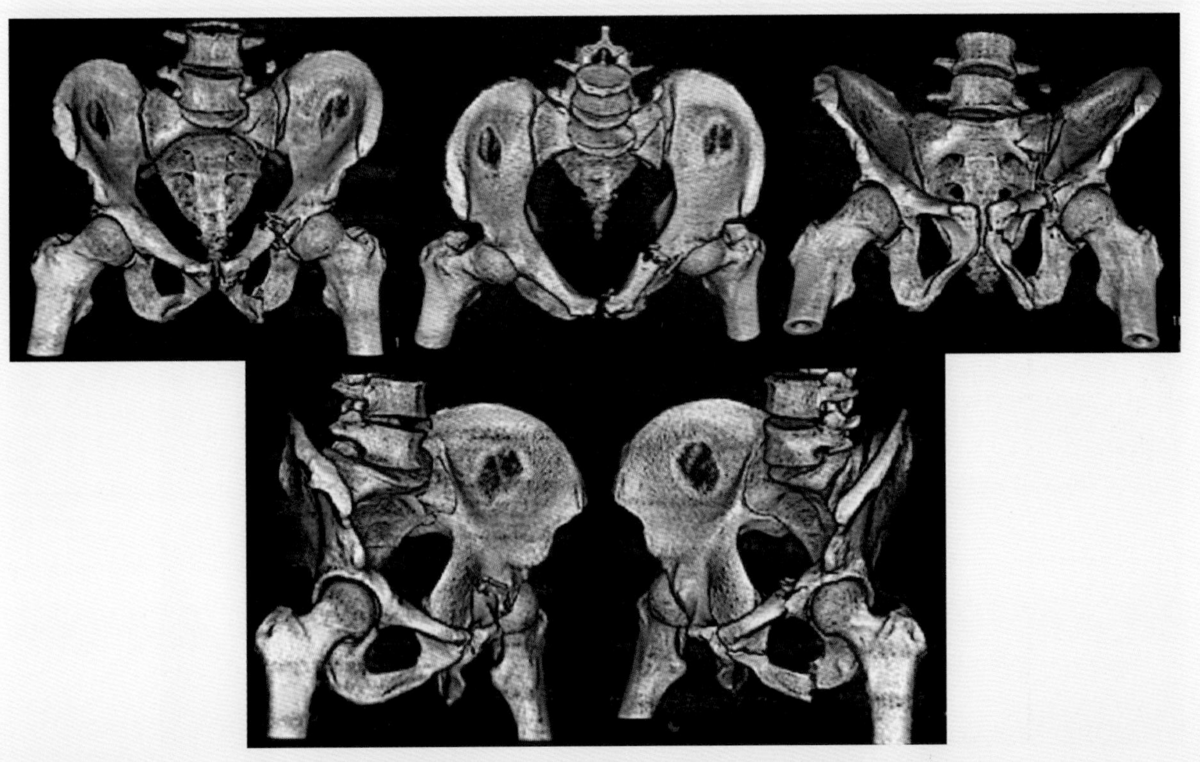

图12-77　虽然通常不是骨盆骨折必需的影像，但这些三维重建图像可以更清晰地展示骨折的形态。左侧耻骨上支骨折呈节段性，在耻骨联合内侧具有完好的软组织铰链。

钻头钻至骨折部位（图12-78）。当3.5 mm钻头以逆行方式钻入时，必须将其置于明确的顺行螺钉路径之外。因此，外科医生需要清楚透视下耻骨上支的安全区域。

- 一旦钻头前进到骨折位置，就将钻头与枪钻分开。然后使用钻头柄和钻套来撬动3.5 mm钻头，以实现耻骨上支的准确复位（图12-79）。
- 然后，将3.5 mm钻头更换为2.8 mm螺纹导针。通过3.5 mm钻套徒手插入导针。然后使用锤子轻轻敲击导针，使其经过骨折端插入对侧，维持临时复位（图12-80）。
- 或者，可以将第2根导针或克氏针置于复位钻头旁边，再插入近端骨折块以维持复位，注意不要穿入髋关节（图12-81）。
- 一旦获得准确的复位并临时固定之后，在

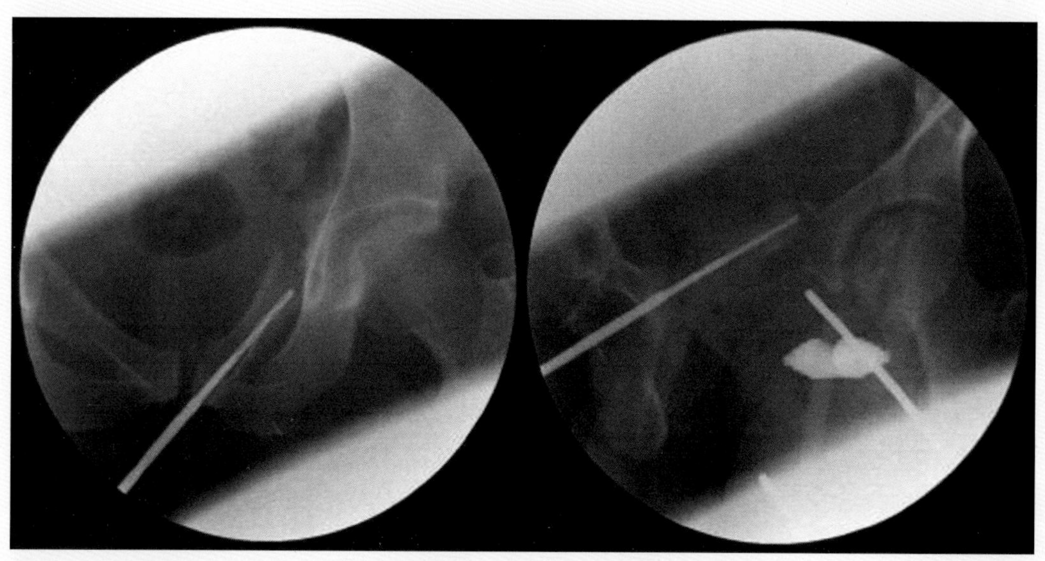

图12-78 3.5 mm的钻头以逆行方式前进到达耻骨上支骨折的位置。请注意，骨折的移位将妨碍髓内耻骨上支螺钉的成功置入。

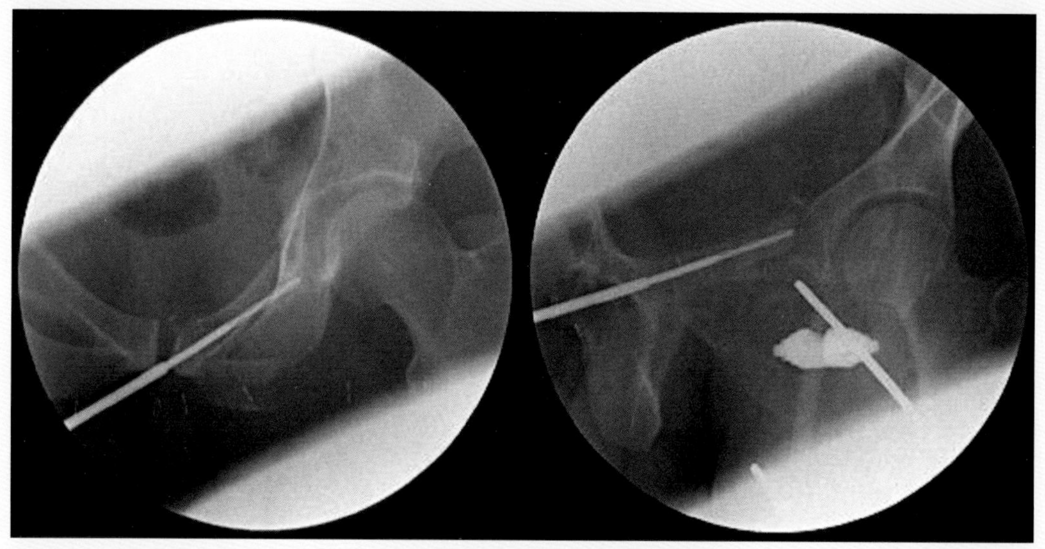

图12-79 3.5 mm钻头已经与电钻分开。钻头通过3.5 mm钻套进行操作，作为髓内复位工具使用。请注意，3.5 mm钻头置于耻骨上支的前方和头侧，有利于最终的顺行固定。

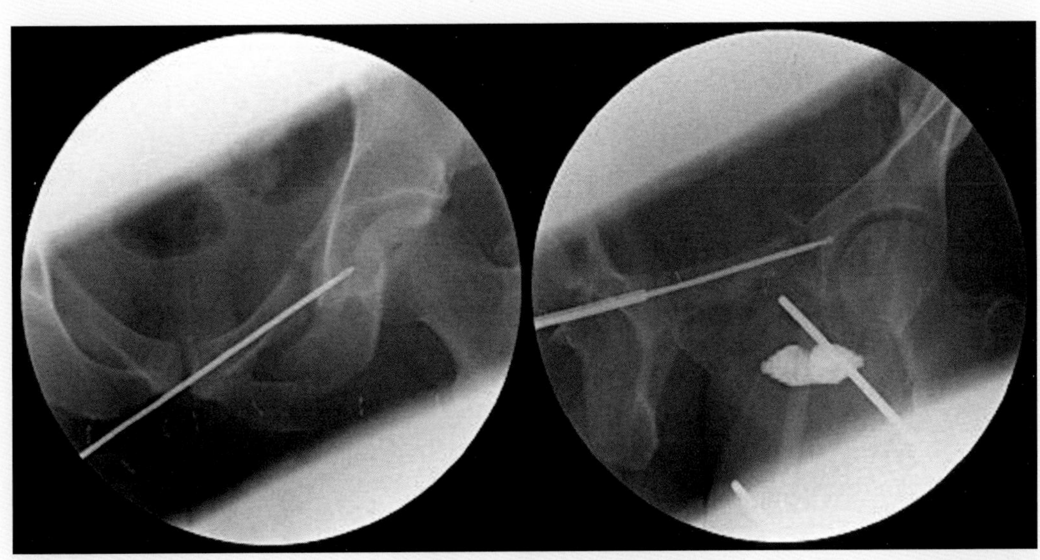

图12-80　将3.5 mm钻头更换为2.8 mm的导针。用锤子小心地将导针敲过骨折部位，以维持临时的确切复位。

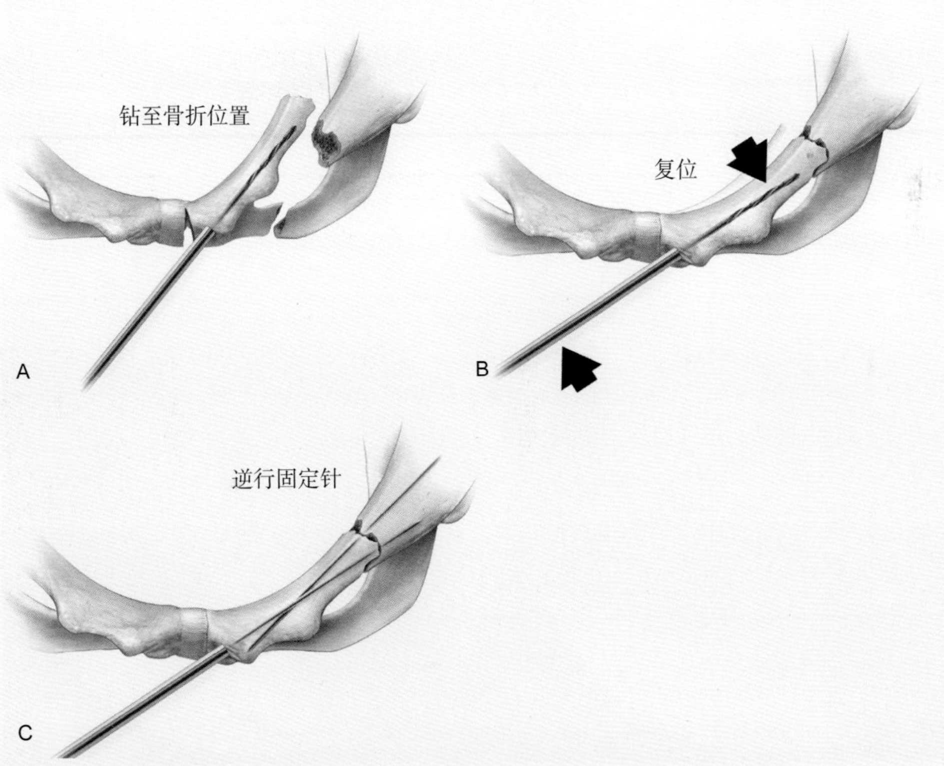

图12-81　A. 将钻头逆行插到骨折位置。B. 然后可以通过操纵钻头来复位骨折，并将耻骨上支的髓腔对齐。C. 可以在骨折处置入1枚克氏针进行临时固定，然后取出钻头。

入口位和闭孔出口位透视下将3.5 mm钻头顺行置入。与逆行置入一样，使用2.0 mm的克氏针定位骨性进针点。3.5 mm钻头取代2.0 mm克氏针。顺行导针的通道必须在维持复位的2.8 mm导针的后方（图12-82）。

- 将3.5 mm钻头通过3.5 mm × 110 mm钻套继续钻至最大深度建立确切的通道。然后，将3.5 mm钻头更换为2.8 mm螺纹导针。导针钻至耻骨结节，再进行深度测量（图12-83）。
- 然后，使用5.0 mm空心钻套住2.8 mm导针

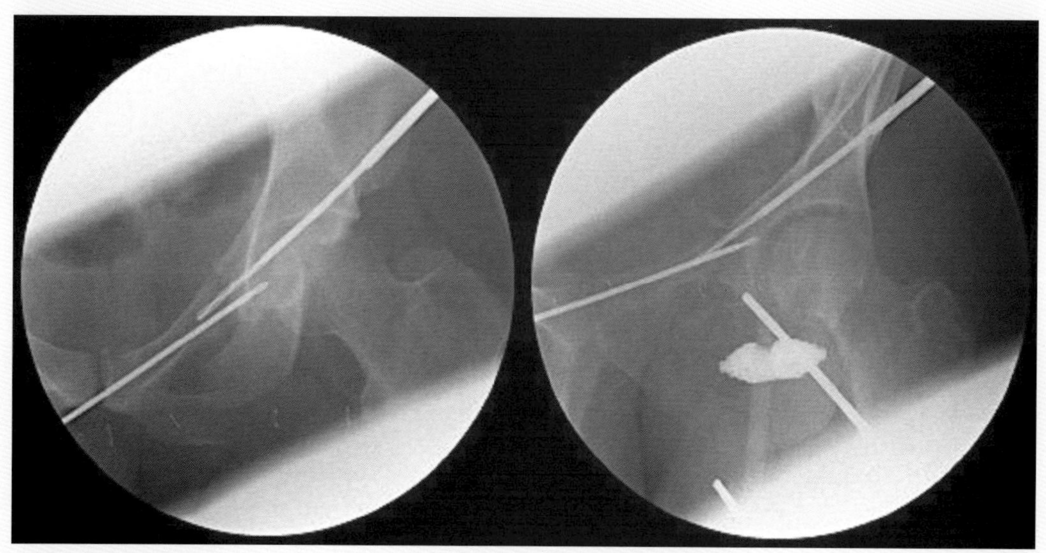

图12-82 以顺行方式钻入3.5 mm钻头。请注意，在入口位视图上，顺行钻头与耻骨上支的后皮质非常接近。

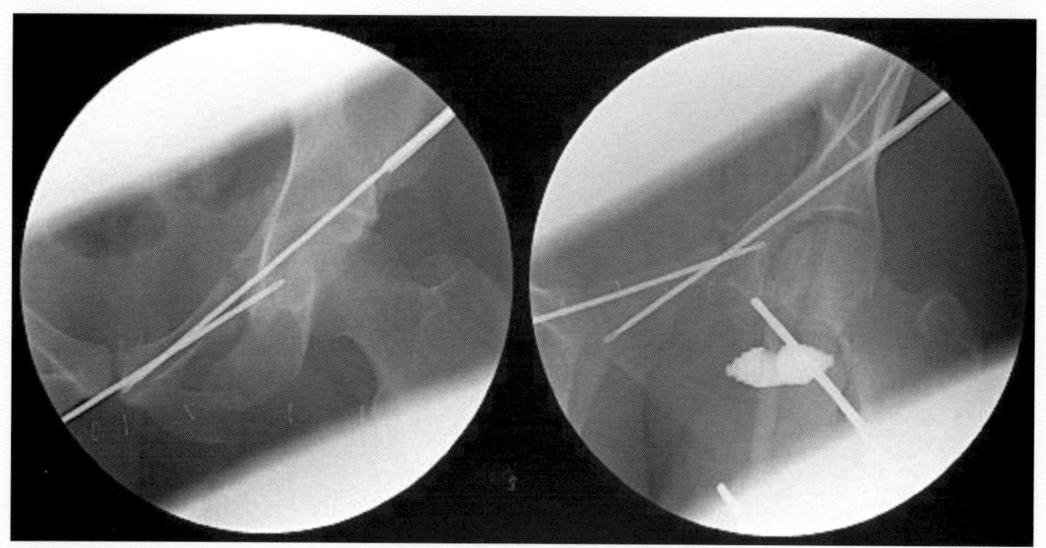

图12-83 将3.5 mm钻头更换为2.8 mm螺纹导针。将导针钻至耻骨结节并测量其深度。

进行扩孔，为4.5 mm螺钉建立滑动孔。一旦钻出滑动孔，就可以拔出2.8 mm导针，拧入4.5 mm实心皮质骨螺钉（图12-84）。或者，如果骨通道足够宽，可经2.8 mm导针上置入空心螺钉。

- 一旦置入最终的耻骨上支髓内钉，逆行的临时导针可以被取出。患者最终的X线片中骨折保持复位（图12-85）。

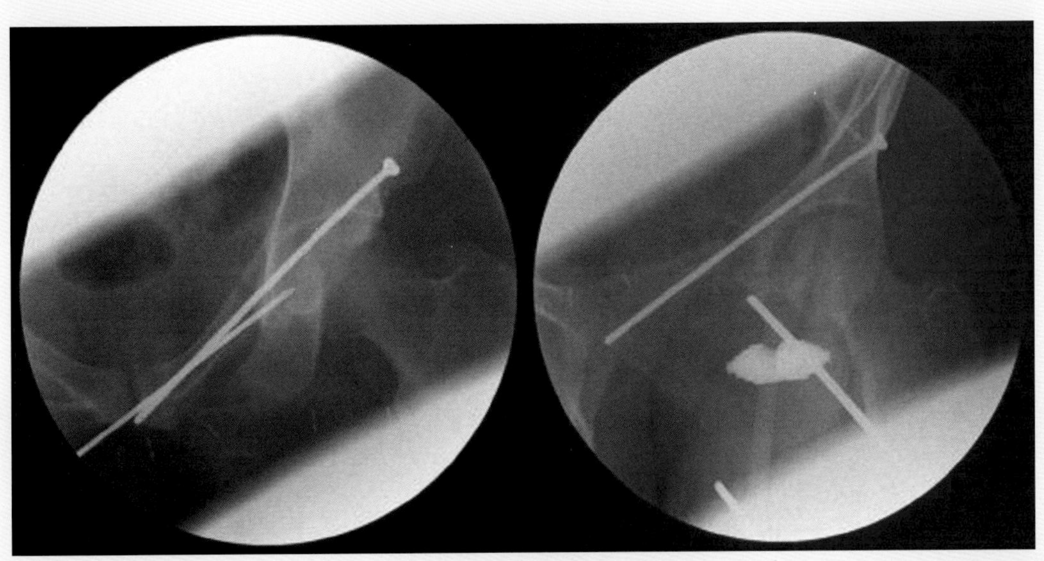

图12-84　拧入4.5 mm皮质骨螺钉，取出2.8 mm临时固定针。

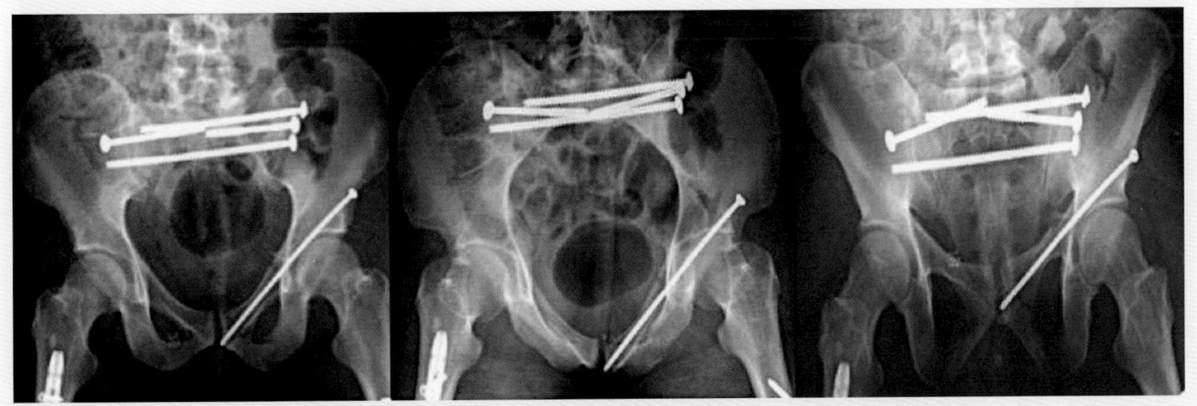

图12-85　最终的正位、入口位和出口位视图，显示耻骨上支骨折的复位通过髓内钉维持。

示教病例2

第2个病例展示，只要骨通道足够安全地容纳临时和最终固定，可通过逆行方式完成固定。

- 一名78岁的男子在拖拉机翻车事故中受伤，导致骨盆环断裂。通过体格检查、放射摄片和CT扫描，显示出右侧完全的经骶孔的骶骨骨折和同侧耻骨上支根部的损伤（图12-86）。
- 以下是该损伤的前后位、入口位、出口位和Judet斜位视图（图12-87）。

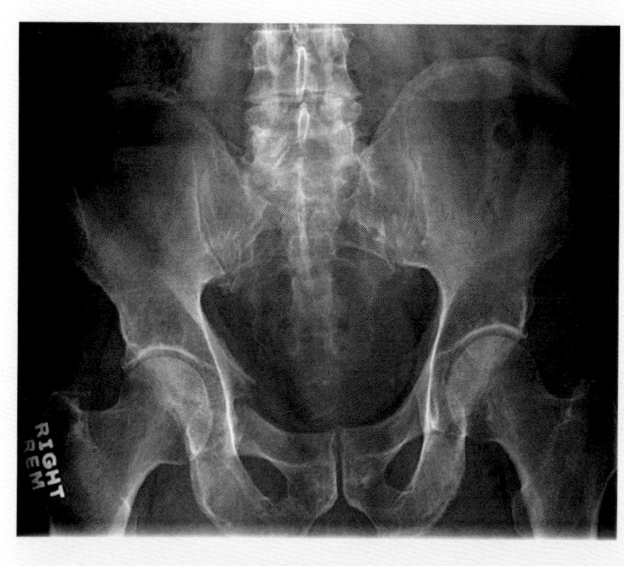

图12-86　前后位X线片显示右侧移位的耻骨上支清晰可见。这种耻骨的移位无法安全地容纳髓内的固定。通过骶骨的骨折没有移位——耻骨联合处存在完整的软组织铰链。

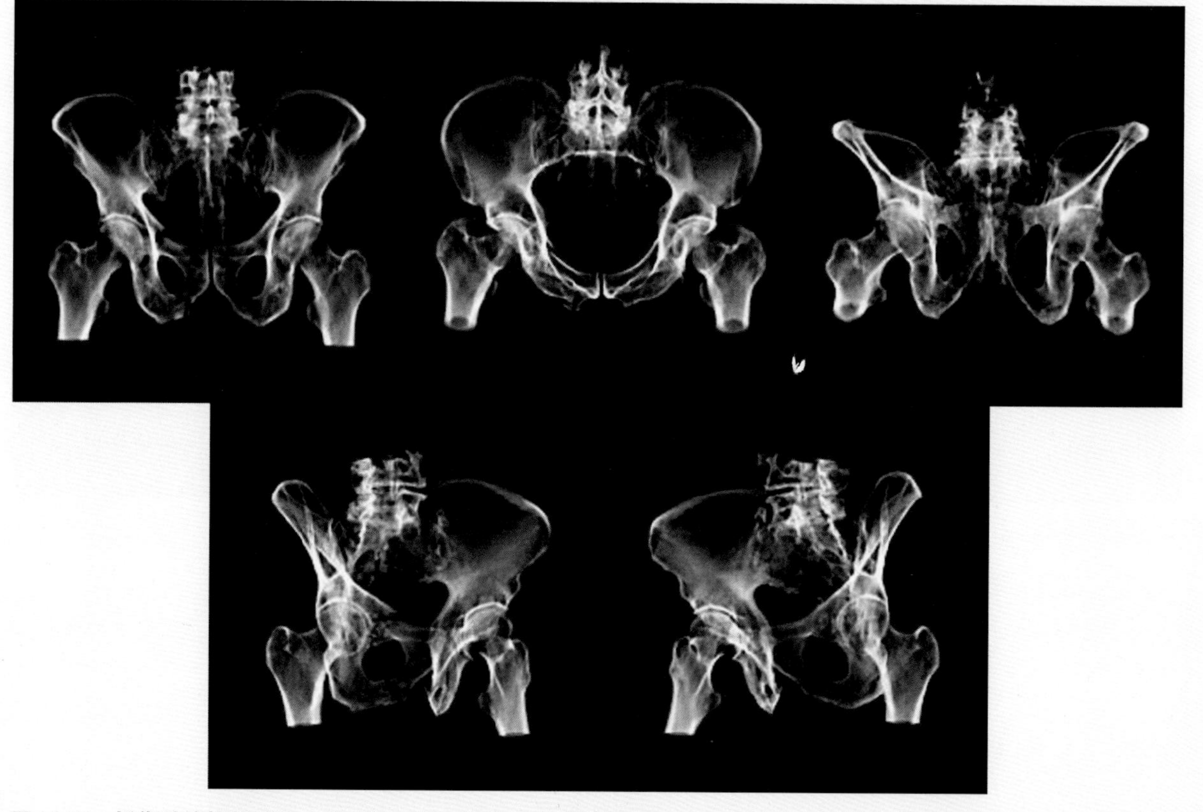

图12-87　损伤骨盆的前后位、入口位、出口位和Judet斜位视图。

- 患者仰卧于腰骶支撑垫上。该患者的骨盆后环没有移位，因此骨盆前环可以在后环固定之前或之后进行固定。
- 使用2.0 mm导针通过入口位和闭孔出口位获得逆行进针点。这个暂时的进针点比最终的逆行耻骨螺钉的进针点更靠前靠上（图12-88）。

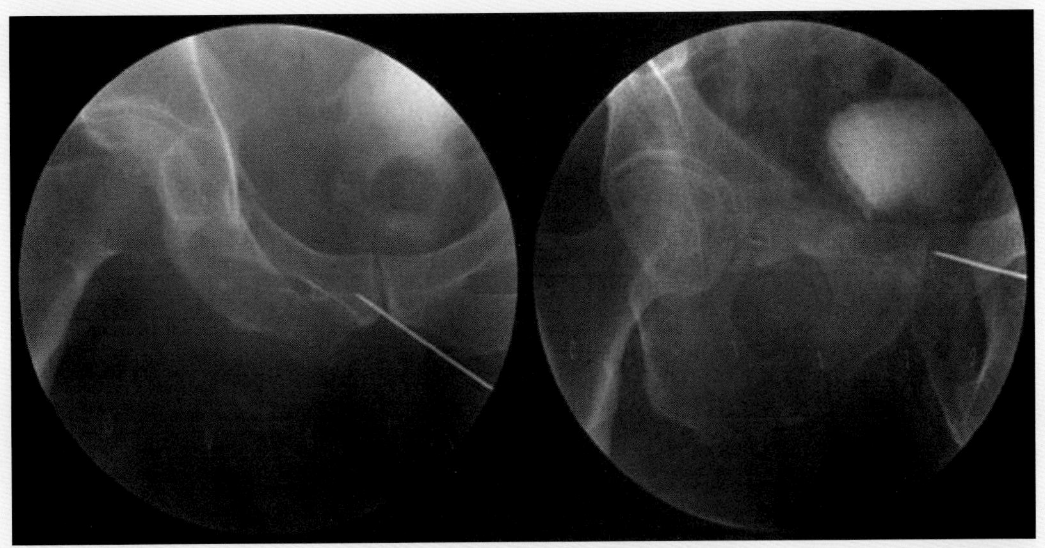

图12-88　通过逆行的进针点置入辅助髓内复位的工具。注意，这个进针点比最终的逆行耻骨螺钉的进钉点更靠前靠上。由于耻骨骨折的移位，无法安全地将螺钉置于骨内。

- 然后，以逆行方式钻入3.5 mm的钻头，直至耻骨支根部骨折的位置。然后使用3.5 mm钻头来调整骨折位置，使其准确复位，以便通过耻骨螺钉（图12-89）。

- 骨折一旦复位，将3.5 mm钻头换成2.8 mm导针，用木锤将导针轻轻敲入稳定的一端。导针维持复位，同时将3.5 mm钻头以逆行方式钻至更适合置入最终固定螺钉的位置

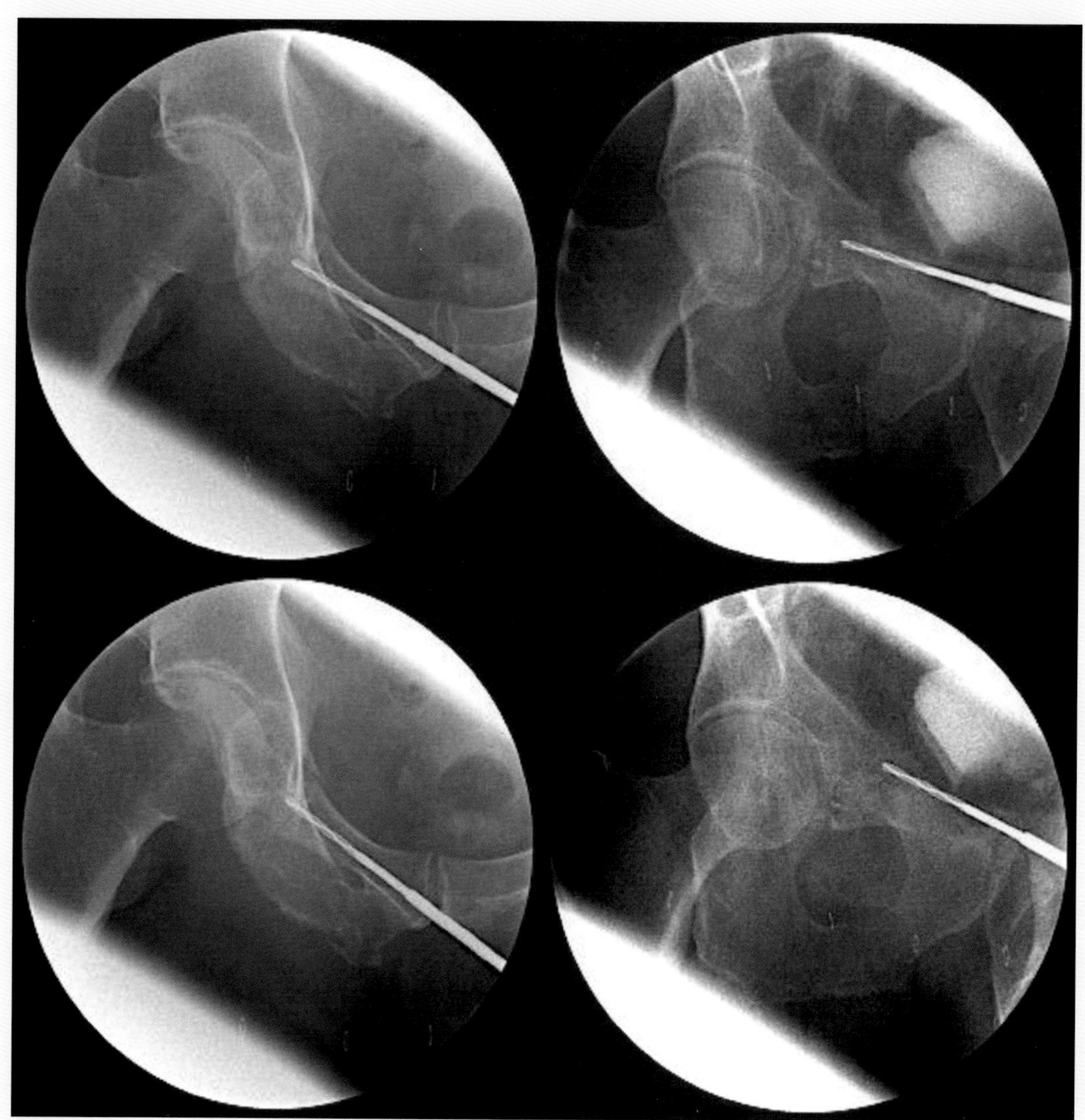

图12-89 3.5 mm钻头逆行钻到骨折位置。钻头通过钻头套筒进行调整，实现对右侧耻骨上支骨折的准确复位。

(图12-90)。

- 移除3.5 mm钻头，将2.8 mm导针钻入髋臼上方区域(图12-91)。测量深度并拧入螺钉。由于该患者的骨通道较大，所以经2.8 mm导针拧入了1枚7.3 mm空心螺钉(图12-92)。根据患者的骨盆前环的形态，也可以使用较小的螺钉，如前面的演示病例中所示。
- 患者最终的放射学检查显示复位获得维持，双侧骨盆对称(图12-93)。

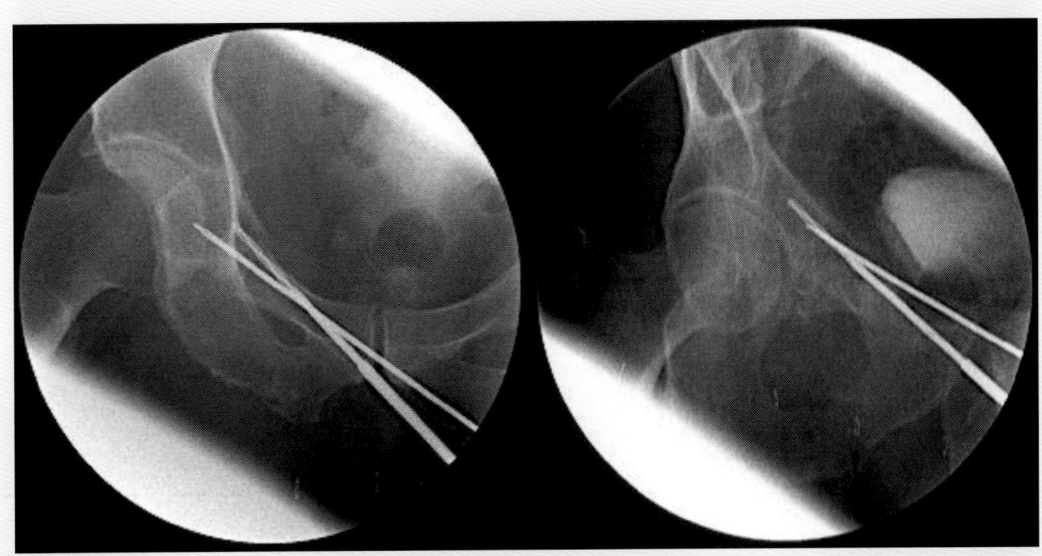

图12-90　使用2.8 mm导针维持复位，同时逆行钻入3.5 mm钻头。3.5 mm钻头钻入时紧靠入口位视图耻骨上支的后皮质边界。

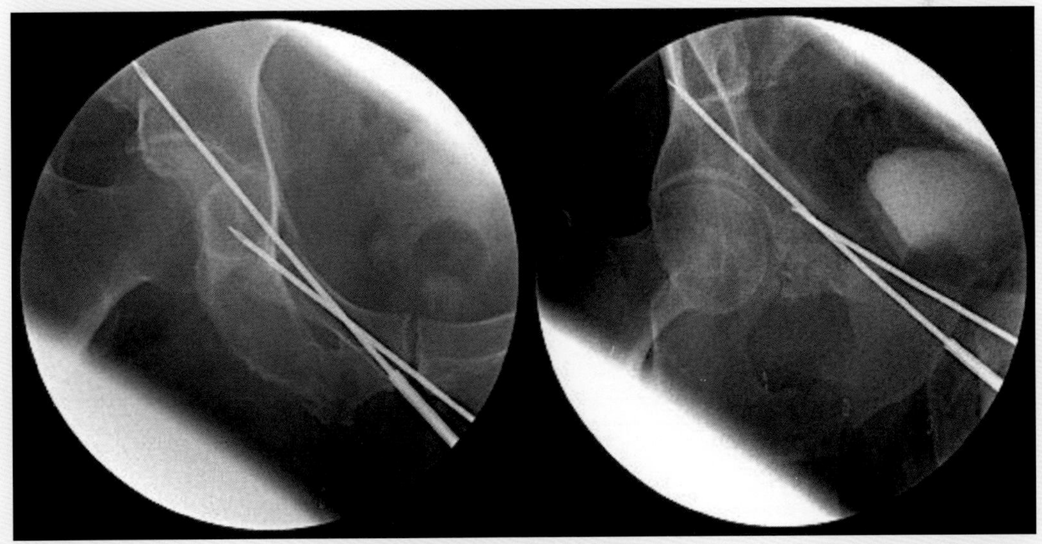

图12-91　把3.5 mm钻头换成2.8 mm螺纹导针，然后将导针钻入髋臼上方区域。

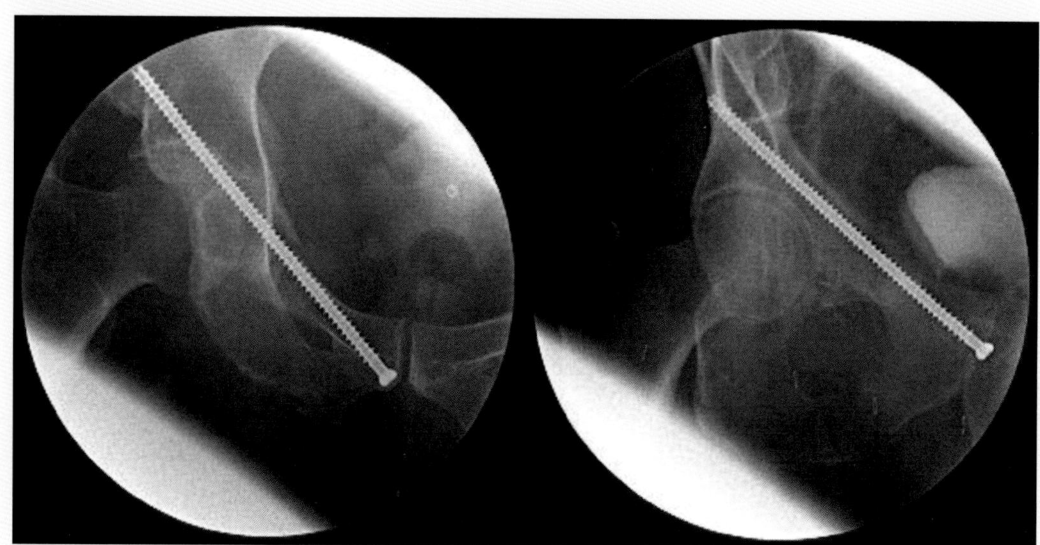

图12-92 经2.8 mm导针拧入7.3 mm空心钉。取出临时复位的导针，复位获得维持。

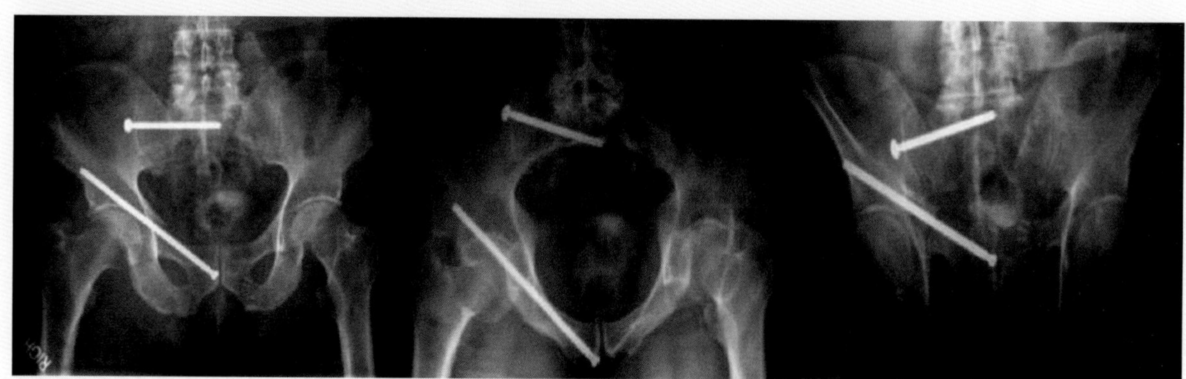

图12-93 最终的前后位、入口位和出口位视图展示了确切的复位。

参考文献

[1] Routt ML Jr, Simonian PT, Agnew SG, et al. Radiographic recognition of the sacral alar slope for optimal placement of iliosacral screws: a cadaveric and clinical study. *J Orthop Trauma*. 1996;10:171–177.

[2] Routt ML Jr, Simonian PT, Grujic L. The retrograde medullary superior pubic ramus screw for the treatment of anterior pelvic ring disruptions: a new technique. *J Orthop Trauma*. 1995;9(1):35–44.

参考文献

[1] Routt ML Jr, Simonian PT, Agnew SG, et al. Radiographic recognition of the sacral alar slope for optimal placement of iliosacral screws: a cadaveric and clinical study. *J Orthop Trauma*. 1996;10:171–177.

Jonathan G. Eastman, Reza Firoozabadi, Motasem Refaat, Zachary V. Roberts, Milton Lee (Chip) Routt Jr

第13章 髋臼骨折 Acetabular Fractures

无菌器械与设备

- 大号和小号点式复位钳（Weber钳）。
- 各类骨盆复位钳。
- 股骨牵开器。
- 钢板折弯器。
- 内植物：
  - 长的3.5 mm螺钉。
  - 长的4.5 mm螺钉。
  - 长的7.0 mm空心钉。
  - 用于固定游离骨软骨块的小螺钉。
  - 3.5 mm重建钢板。
- 克氏针、电钻和钻头。

患者体位

(对于其他细节，请参见第1章。)

俯卧位

- 可透视手术床。
- 将2块手术毯平整地折成3折用作胸垫。
  - 明胶垫不透X线。
- 将下肢完全消毒，用酒精清洗并擦拭会阴部，并用塑料贴膜覆盖，而后用碘伏消毒。
- 最后给予手术野铺单。

仰卧位

- 可透视手术床。
- 垫高骶骨，预留置入骶髂螺钉的位置。
- 消毒范围两侧至手术台，下至生殖器，上至剑突，包括低位的季肋区。

手术入路

Kocher-Langenbeck入路

- Kocher-Langenbeck入路是目前治疗累及髋臼后壁和后柱骨折的最常用的手术入路。
- 切口包括两部分。斜行部分自髂后上棘（PSIS）到股骨大转子，直行部分自股骨大转子沿股骨外侧面向远端。
- 首先做垂直部分的切口，切开皮肤与皮下脂肪，确认髂胫束的筋膜。
  - 由远向近纵行切开髂胫束，直至股骨大转子水平显露臀大肌纤维。
- 切口的斜行部分从直切口近端斜向髂后上棘。
  - 切开臀大肌上覆筋膜，钝性分离肌纤维。
  - 切口斜行部分的方向应与臀大肌肌纤维的方向保持一致，以方便分离肌纤维。
- 在臀中肌与臀大肌间隙内，可触及臀上神经血管束及其主要分支，注意保护避免受损。
- 确认股方肌背侧的坐骨神经。
  - 移位的骨折块会使梨状肌、孖肌和闭孔内肌腱的走行和结构发生扭曲或破坏，进而影响该处坐骨神经的暴露。
- 显露坐骨神经后，清理转子滑囊。
- 确认并切断梨状肌和闭孔内肌腱。
  - 在肌腱切断处保留缝线以备关闭伤口时缝合。
- 顺着闭孔内肌腱方向找到坐骨小切迹。

- 使患者屈膝，并牵开闭孔内肌和坐骨神经。
- 自坐骨外侧清除已经受损的上、下孖肌。
- 臀小肌远端部分常常受损严重，应仔细修剪至臀上神经血管束的尾端分支水平。
  - 肌肉修剪有利于更好地暴露髂骨髋臼上缘区域。
  - 肌肉修剪还可以最大限度地降低术后异位骨化发生的风险[1]。

髂腹股沟入路

- 此入路的体表标志主要有耻骨联合、髂前上棘（ASIS）和髂嵴。
- 切口始于耻骨联合上方1~2 cm处，向外侧至髂前上棘，沿髂嵴方向向后延至臀中肌柱，并再向上延长数厘米。
- 沿切口显露深筋膜，确认并保护精索或子宫圆韧带及腹股沟管外环。
- 暴露手术窗的次序，可根据术者的个人习惯而定。
  - 此处需要重点考虑以下因素：大骨折块的位置；何种手术窗中可直视下进行骨折探查、清理、钳夹，以及骨折块的固定；最后还需预估出血情况。
- 暴露髂骨窗通常会出血较多（特别是当髂骨翼粉碎骨折时），而这类出血只能通过骨折的复位来得以控制。
  - 因此，如需要通过中间窗或Stoppa手术窗来进行骨折的复位、固定，首先进行这些手术窗的显露更为合理。
- 骨折断端间隙常需彻底清理才能达到解剖复位，诚然此应为该手术入路的最终步骤。
  - 骨折断端凝血块清除后断端骨松质表面会有较明显的出血，这类出血只能依靠骨折复位才能被控制。
  - 为避免过度失血，骨折断端清理后应立即实施骨折的复位、固定方案。

髂骨窗

- 在髂嵴的外侧缘，腹斜肌常与阔筋膜张肌、臀中肌的起点有共同的腱性附着。
  - 在髂前上棘与臀中肌柱之间，切开该腱性附着，保留外展肌（臀肌）在髂骨上的附着。
- 臀中肌柱的位置大致相当于骨盆环的赤道线(仰卧位)。
  - 大致在该体表标志处，可沿髂嵴继续向后侧显露，亦可劈开腹外斜肌向头侧暴露。
  - 如果选择后者进行显露，应以电刀在腹横肌和腹内斜肌止点处进行剥离，其方向应自髂骨内板向外侧进行。
- 在髂窝处，对髂肌进行骨膜下剥离。
- 在骶髂关节前方和真骨盆边缘通常会遇到因滋养血管破裂而导致的出血。
  - 可用骨蜡封闭滋养孔进行止血。
  - 此部位的骨折常出血较多。

中间窗

- 自髂前上棘到腹股沟外环上方1 cm处切断腹外斜肌腱膜，向下翻转腹外斜肌腱膜，确认腹股沟韧带。
- 切断腹内斜肌与腹横肌在腹股沟韧带的止点，保留1 mm左右的软组织袖以便最后的修补。
  - 由此可以暴露髂耻筋膜，该筋膜需仔细切除，以便打开中间窗，游离髂血管和髂腰肌。
- 髂耻筋膜为一斜行的腱膜结构，横跨于耻骨支和腹股沟韧带之间。
  - 其近端部分沿真骨盆边缘向后延伸至骶髂关节水平移行为髂骨骨膜。
  - 髂耻筋膜分隔其内的血管间隔和外侧肌间隔，前者包含髂外血管、淋巴管及耻骨肌起点，后者包含髂腰肌和股神经。
- 充分松解髂耻筋膜有助于提高髂骨窗和Stoppa窗的利用度。
  - 髂耻筋膜切除不彻底，在髂骨窗操作时会限制髂腰肌内侧牵开的程度，在Stoppa窗操作时会影响髂外血管向前和向外的牵开。

Stoppa窗

- 使用Stoppa窗操作时，术者应位于患者的健侧，而非患侧，这有利于显露四边区表面、耻骨上支的上表面以及耻骨联合。

- 沿中线纵行切开腹直肌之间的筋膜。
- 通常，一侧或双侧的腹直肌止点可在受伤的过程中自耻骨撕脱。
  - 如果未发生该情况，可在距耻骨前侧2~3 cm处切断腹直肌止点，以增加手术显露。
  - 只要远端保留完整，就容易在无张力下对其缝合进行修复。
- 使用可伸展拉钩拉开膀胱。
- 切开耻骨上支骨膜，自中间向外侧做骨膜下剥离。
- 髂血管的浅层和深层系统之间常常有耻骨后血管交通支相连。一旦发现，需仔细分辨，并应予结扎、切断。
- 闭孔膜将闭孔神经血管束的远侧紧紧拴住，因此限制了Stoppa窗尾侧的继续显露。
- 当髂耻筋膜在耻骨的止点被完全剥离后，Stoppa窗的近端则与中间窗相通。

骨折评估技巧

- 根据 Emile Letournel的骨折分型系统，髋臼骨折根据骨折形态和骨折部位分为简单骨折和复杂骨折两大类。
- 整体理解骨折形态学和每个骨折块形成的缘由对于手术计划的制订与实施至关重要。
- 骨盆骨折常在一些可预见的薄弱部位发生，也即常见类型的骨折。
  - 在骨折断面上，骨折块的移位是非对称的，它的一侧被未受损的软组织所系紧，此软组织系带可作为两个骨折块之间的旋转点或铰链。
  - 这些软组织铰链很有用。由于它们的存在可允许在骨折块上安放复位钳以压住整个骨折面，尽管这些骨折面相对较大。
  - 同样，如果两骨折块之间有完整的软组织铰链，第1块骨折块复位会导致另一块骨折块的间接复位。

复位和固定技术

后壁骨折块

- 这是最常见的简单髋臼骨折类型，但其形态多样。
- 后壁骨折可因来自未骨折的股骨的轴向作用力而发生（图13-1），如髋关节后侧骨折脱位；也可由于在复杂骨折类型中的撕脱机制而发生（图13-2），如股骨头相对髋臼后壁发生明显的内移（如中心性脱位）。
- 髋臼后壁骨折块往往都有完整的盂唇附着。
  - 在由轴向作用导致简单的、骨折块较大的后壁骨折中，盂唇往往附着于骨折块的头侧，导致骨折块只能围绕附着的盂唇系带旋转（图13-3）。
  - 由轴向作用导致的后壁粉碎骨折，头尾侧的

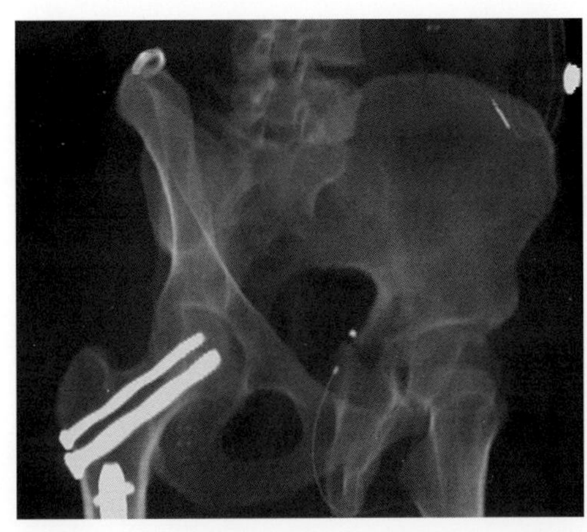
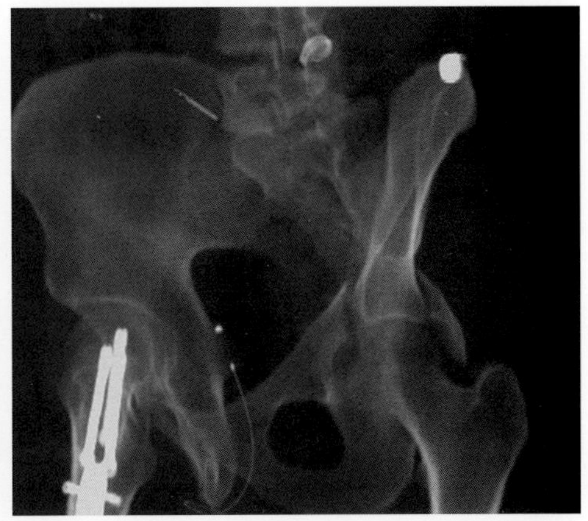

图13-1　从这例髋臼横行伴后壁骨折的骨折块形态中可以看出，后侧的骨折块是由来自股骨头的轴向负荷将骨折块“推离”髋臼缘。髋臼的尾侧被撕裂，头侧盂唇完整。

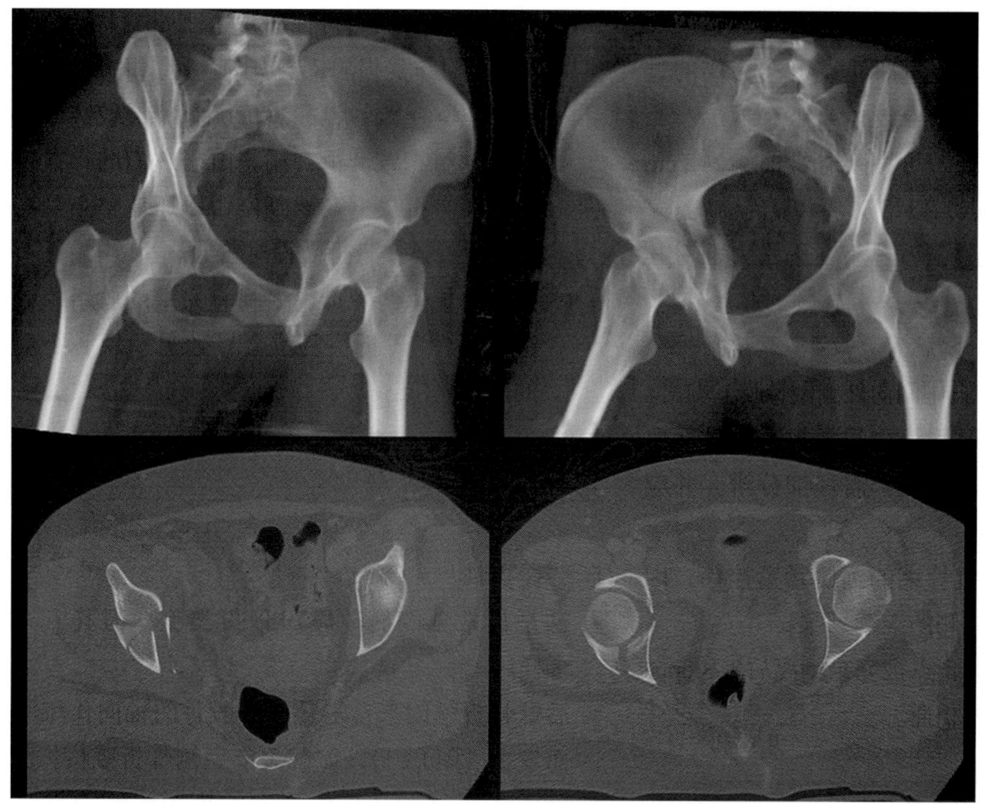

图13-2 “撕脱的”髋臼后壁。此例复杂双柱髋臼骨折中后壁骨折块相对较大，同时伴不完全前柱骨折。在这种类型的后壁骨折中，股骨头中心脱位的同时，后壁骨块自髂骨撕脱，盂唇和关节囊完整。但在复位前后柱骨折后，要对髋关节的稳定性进行评估，以确定是否需要对后壁骨折块进行复位与固定。

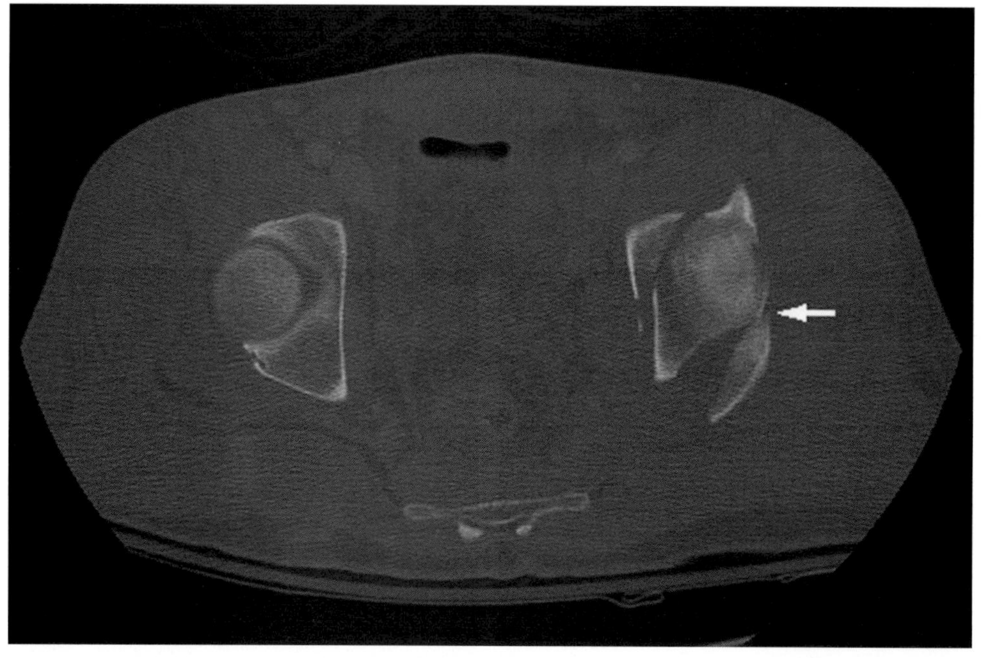

图13-3 CT图像显示被“推离”的髋臼后壁骨折块（箭头）围绕完整的头侧的盂唇发生旋转移位。

盂唇可能均附着于骨折块，导致头尾侧的骨折块如同大厅的门一样向两边打开。

  ○ 被撕脱的后壁骨折块上常常发现有完整的盂唇和关节囊附着。

- 边缘塌陷通常出现在髋臼未受损部分，或骨折的髋臼壁上（图13-4）。
  ○ 以股骨头为模板复位塌陷的骨折块，复位后在缺损区骨松质内植骨（图13-5）。
    ◆ 使用小的骨片螺钉固定骨软骨碎片（图13-6）。
- 另外，股骨头的撞击可造成骨松质骨床的塌陷，导致复位后骨折块的骨松质部分之间匹配不良。
- 中和支撑钢板固定是后壁髋臼骨折的主流固定方式（图13-7）。
  ○ 根据骨折向头侧的延伸程度，采用1块轻度塑形的7孔或8孔3.5 mm重建板加以固定。

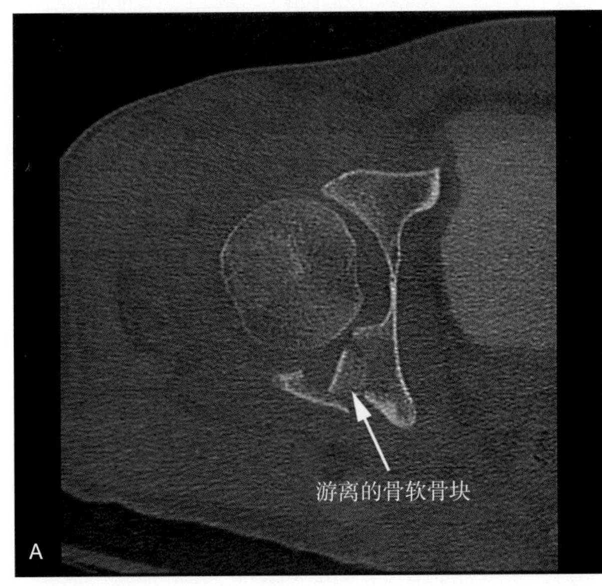

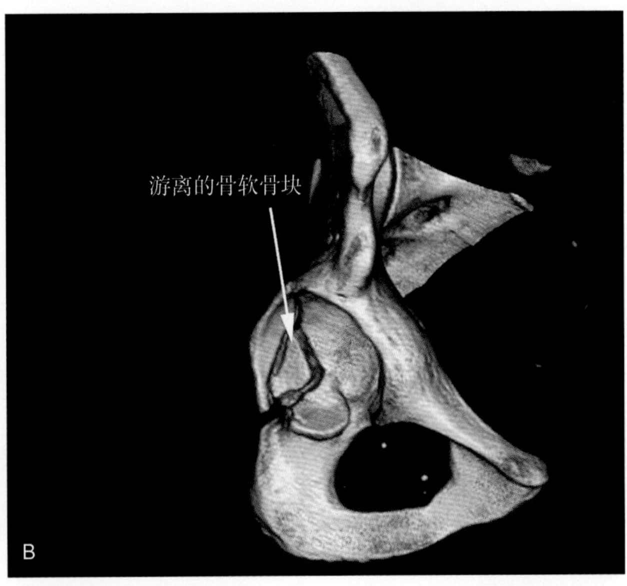

图13-4 术前水平位CT图像（A）和三维成像（B）显示边缘塌陷骨折。

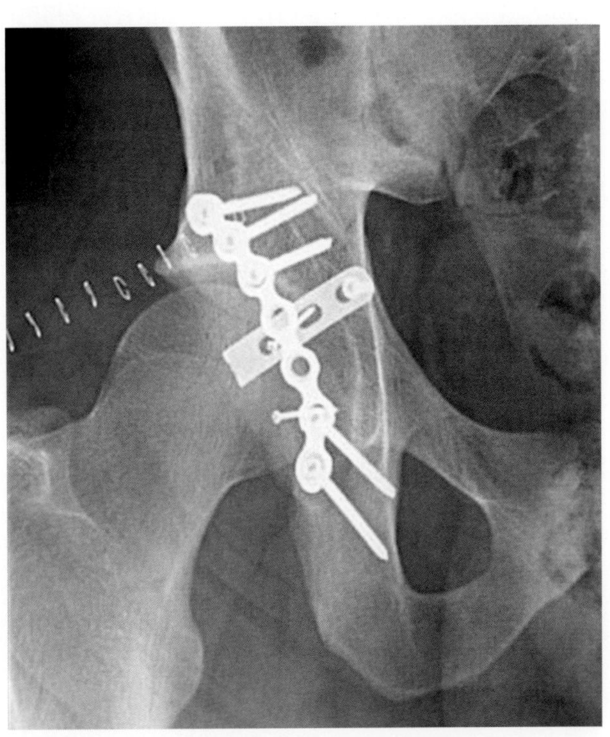

图13-5 使用弹簧钢板和小骨折块螺钉固定髋臼后壁边缘骨折。

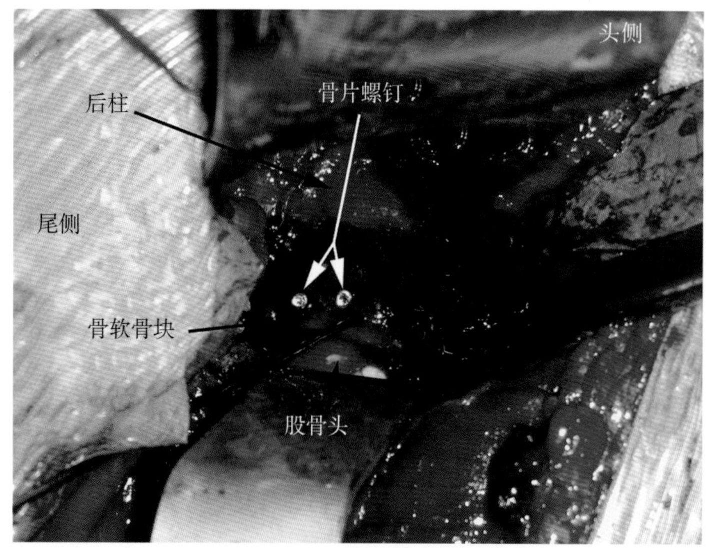

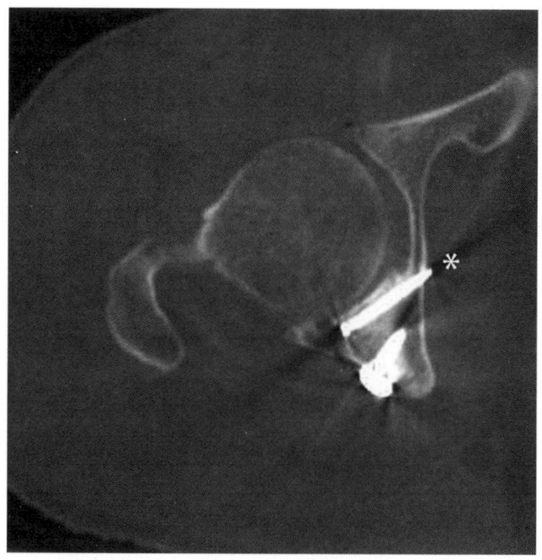

图13-6 术中照片显示髋臼边缘塌陷骨折及骨内螺钉固定技术（*）。术后CT图像显示复位效果及螺钉位置。

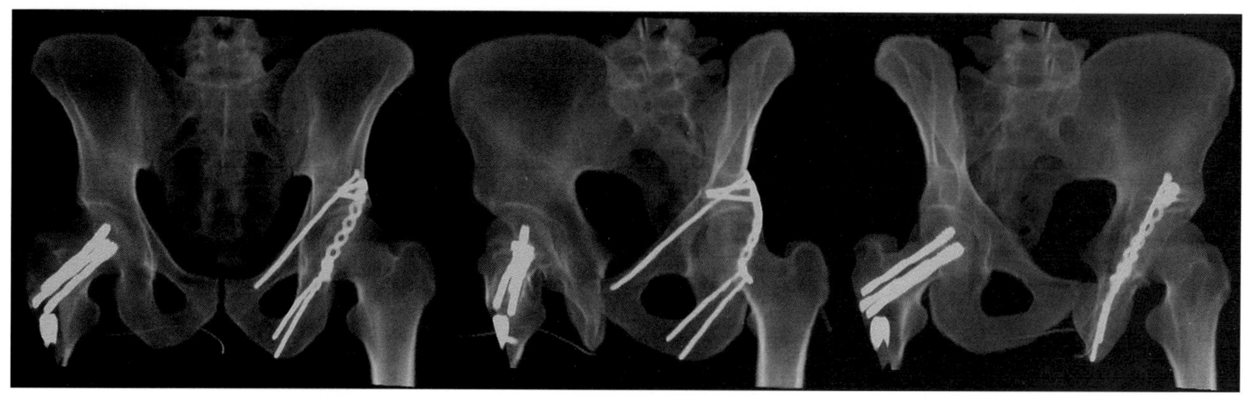

图13-7 在此例横行伴后壁髋臼骨折中，后壁骨折采用稍稍塑形的支撑钢板加以中和固定。通常使用7孔或8孔重建钢板固定髋臼后壁。此重建钢板还可用以固定横行骨折的后柱部分。

TIP

髋臼后壁骨折钢板的塑形和应用

Reza Firoozabadi, Milton L. Chip Routt Jr

病理解剖

髋臼后壁骨折固定失败通常是由于错误应用支撑钢板导致。对于髋臼后壁骨折安全的固定方式取决于骨折类型、骨折块的皮质面、复位质量及钢板的塑形和应用细节。

解决方案

略微预弯不足的钢板对骨折块皮质面提供了更好的接触和加压力量，从而提高了稳定性。最好将钢板固定在骨折块的中央位置，位于后壁边缘和骨折块的内侧边界之间。当螺钉拧紧时，钢板会对骨折块加压。

操作技术

- 首先，解剖复位后壁骨折块，并用另外的关节外克氏针临时固定。
    - 临时复位克氏针必须不影响最终钢板固定的理想位置。

- 对于大多数后壁骨折，选择一块7孔或8孔的3.5 mm重建骨盆板。
  - 首先，利用手持折弯钳根据后壁骨折块的皮质面对钢板进行轻微不足的预弯。
- 接下来，从骨折近端到远端，确定后壁的边缘、骨折块的内侧边界，以及这两者之间的中点位置（图13-8）。
  - 这些中点的路径是钢板将要固定的位置，以提供平衡的固定。
  - 在较大的后壁骨折中，应使用两块钢板，一块位于边缘，另一块位于内侧边界，以提供额外的稳定性。
- 必须沿着计划的钢板位置清除骨折块的皮质面上的骨膜和其他剩余软组织。
- 接下来，将预弯不足的钢板置入，并与计划的位置粗略对齐，然后经尾端数起第2个孔置入适当长度的螺钉进行固定（图13-8，图13-9）。
  - 在完全拧紧螺钉之前，可以微调板的塑形和位置，以获得最佳的位置，使其在后壁边缘和内侧骨折线之间保持居中。
- 一旦钢板位于合适的位置，经紧靠髋臼上方的螺钉孔内置入1枚螺钉。
  - 由于钢板轻度预弯不足，螺钉的测深可能会长出几毫米。外科医生可以选择使用螺钉，一旦完成固定，最终将更短的螺钉替换该螺钉，或者可以将螺钉长度减去钢板与皮质面之间的距离（图13-10）。
  - 首先拧紧螺钉会使轻微预弯不足的钢板对后壁骨折块的皮质面逐渐加压。进一步拧紧螺钉会使钢板以股骨头作为骨折块关节面的模板，将后壁骨折块的骨松质骨折线加压（图13-11）。

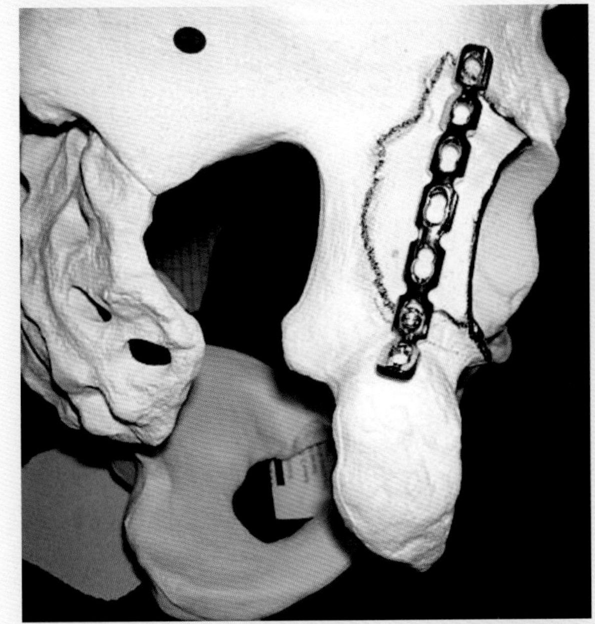

图13-8　可塑形重建钢板被置于盂唇边缘和内侧骨折线之间的居中位置，然后经尾端数起第2孔置入螺钉进行固定。在拧紧螺钉之前，可以调整钢板的内外侧位置。

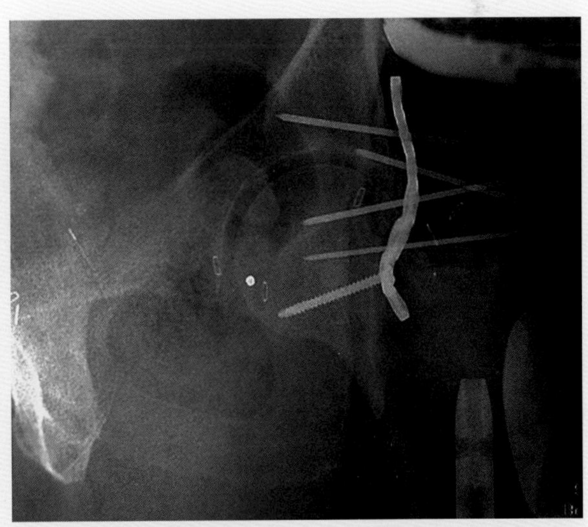

图13-9　术中闭孔斜位显示使用克氏针临时固定预弯不足的钢板。

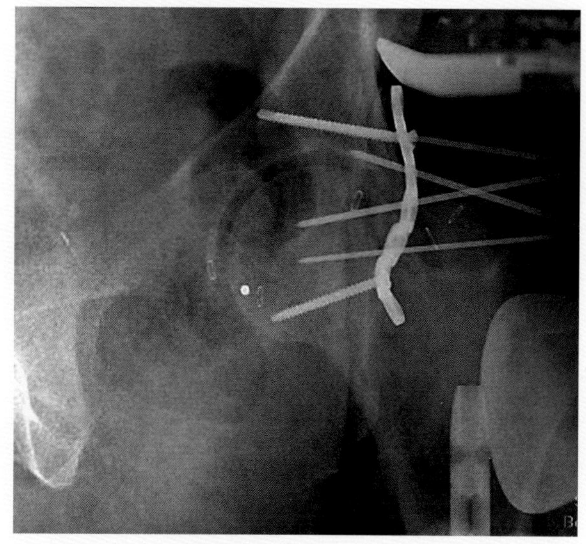

图13-10 术中闭孔斜位显示使用克氏针临时固定预弯不足的钢板。

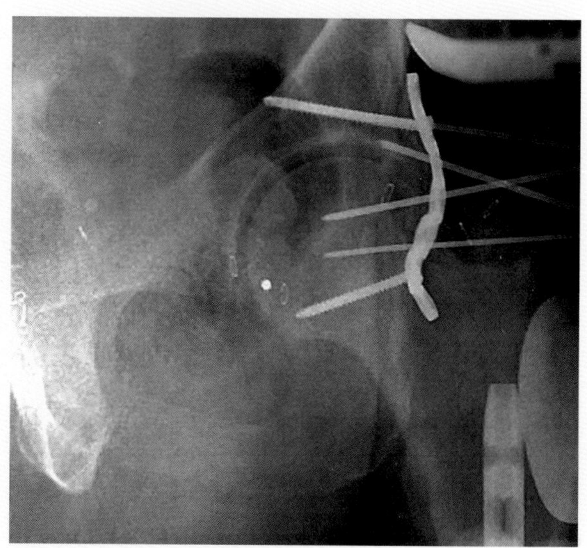

图13-11 螺钉一旦拧紧，钢板被压到骨皮质上。进一步拧紧螺钉则对骨折端加压。

- 然后，尾端的螺钉朝坐骨结节方向置入，最后置入头端的螺钉。然后拆除克氏针，并使用牙科探针评估钢板提供的稳定性。
  - 如果固定牢靠，后壁骨折块将不会移动。如果后壁骨折块可以在钢板下移动，则使用的钢板与后壁骨折块的皮质表面没有密切贴合，必须更好地进行塑形以提供稳定的固定（图13-12）。
  - 不应使用硬度过高不可塑形的钢板。如果使用了硬钢板，由于无法塑形钢板来固定碎骨块，尤其是在骨质疏松的情况下，这种技术将会受到影响（图13-13）。

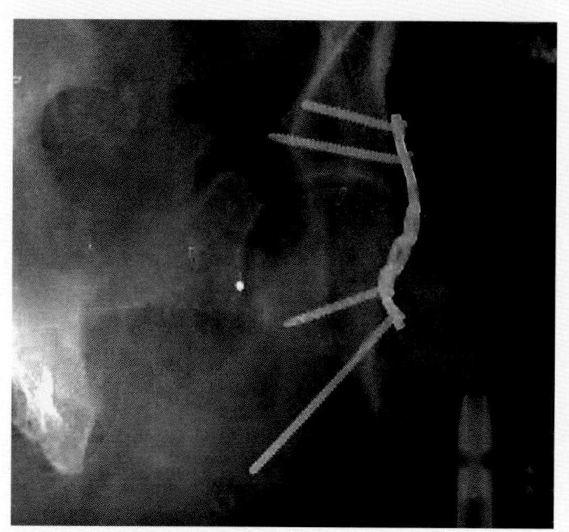

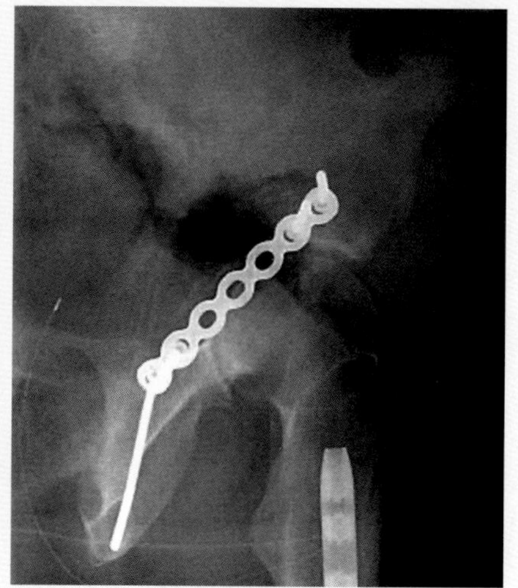

图13-12 （闭孔和髂翼斜位显示）关节上下的螺钉已固定，克氏针已取出，骨折获得稳定的固定。髂翼斜位证实螺钉都在关节外。

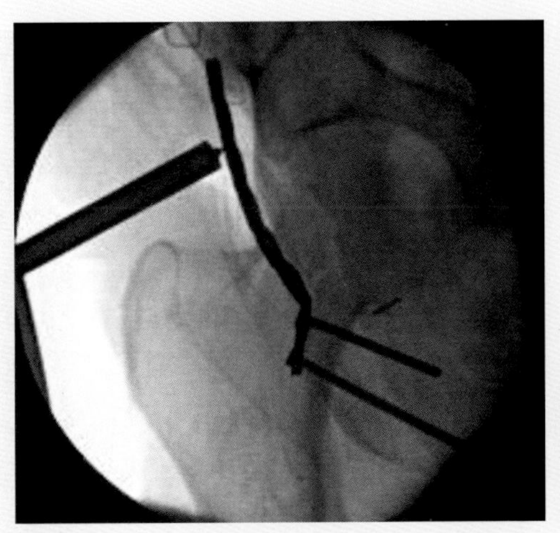
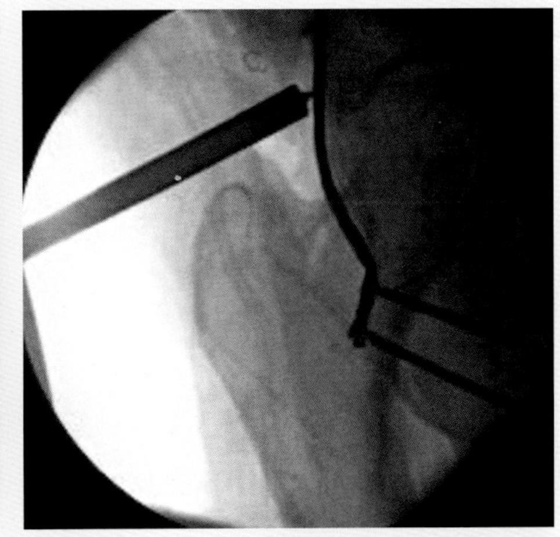

图13-13　在该病例中，钢板尾端已经使用2枚螺钉固定。再使用顶棒将塑形不足的钢板顶向骨面，再用螺钉固定。

弹簧钢板

- 髋臼后壁的边缘骨折，当无法使用重建支撑钢板固定时，可使用“弹簧钢板”进行固定。
  - 可用一个3孔1/3管型钢板制作成弹簧钢板，并将其压在支撑钢板之下。
  - 制作弹簧钢板时，将1/3管型钢板的单孔侧压平，在孔的部位折弯90°。
  - 将弯曲的孔的一部分剪掉，形成两个尖角(图13-14)。
  - 将弹簧钢板的两个尖角放在后壁边缘的骨折块上。
  - 应避免将尖角放到软组织和盂唇上，这可能会引起股骨头磨损。

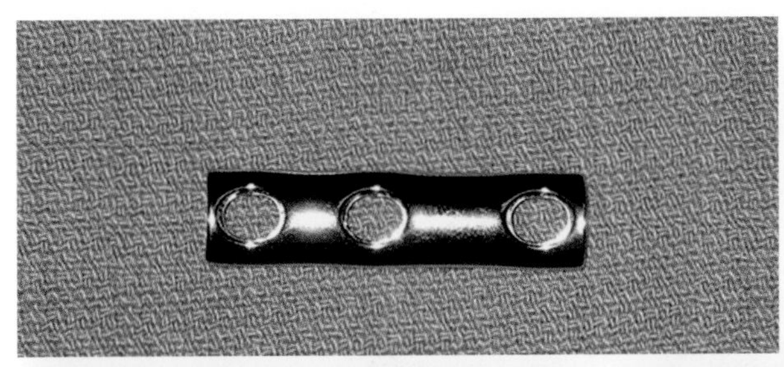
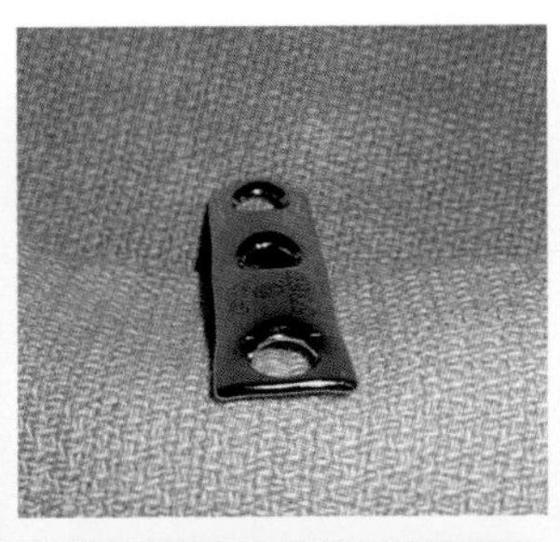
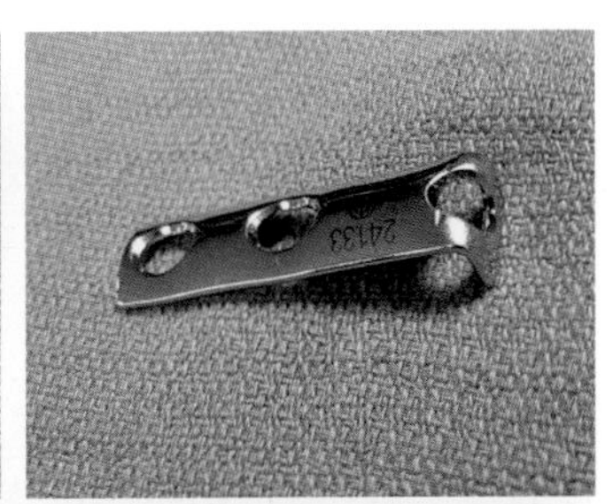

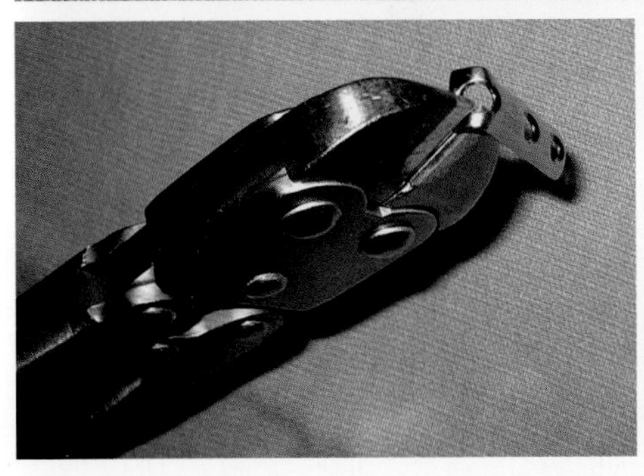
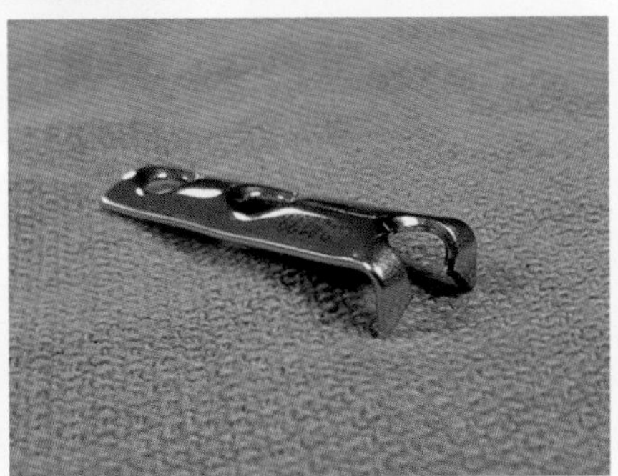
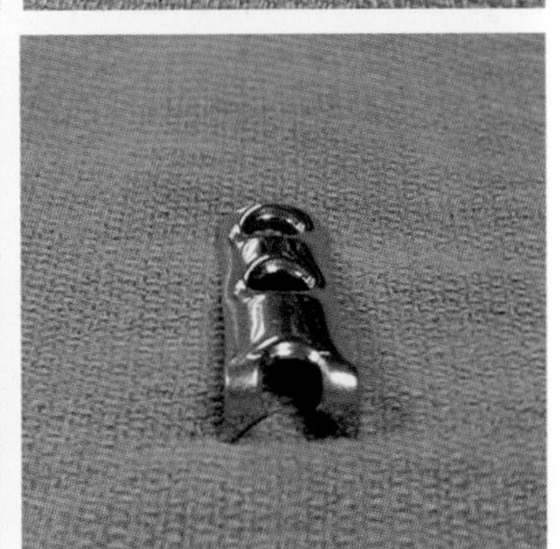

图13-14　如图所示，使用老虎钳和钢丝钳就能将一个标准的3孔1/3管型钢板制作成弹簧钢板。首先，压平钢板的单孔端，按图所示弯曲90°。根据骨折块的大小与位置决定尖角的长度。

TIP 使用弹簧钢板固定髋臼壁的骨折

Reza Firoozabadi, Milton L. Chip Routt Jr

病理解剖

某些位于关节边缘的髋臼后壁和前壁骨折块，使用标准钢板非常难以有效稳定。

解决方案

可以制作带有锐利边缘钩的特殊钢板。这些钩可以应用在小骨块的皮质表面，以实现牢固地固定。通过适当的钢板塑形和螺钉拧入的顺序，对骨折加压。

操作技术

- 通常使用标准的3孔1/3管型钢板来制作弹簧钢板（SHP）。这些钢板具有几个特点，在应用中非常有用。
    - 首先，3孔的间距并不均匀，其中2孔位于钢板的一端，第3孔位于另一端。第3孔将用于制作钩子，这样中间的孔距离关节更远，以便进行后续的固定。
    - 制作弹簧钢板时，首先使用木槌或钢板折弯器将1/3管型钢板的弯曲部分压平（图13-15）。
- 为了对骨折加压，钢板需要过度预弯。使用手持折弯器在钢板孔之间对钢板进行塑形（图13-16）。
- 然后，使用克氏针剪或钳子剪开3号孔，形成后续向钢板的凸面折叠的两个钩尖。
    - 切割3号孔的深度决定了钩尖的长度，而切割的斜率决定了其宽度。
    - 对3号孔进行浅而较平的切割会得到较长且较宽的钩尖，而对3号孔进行深且斜的切割则会得到较短且较细的尖端。在某些骨折中，调整钩尖的不同长度以形成合适的钩子，可以更好地固定（图13-17）。
- 一旦切割完第3孔，弯曲尖端形成钩尖。为了避免穿透骨折块，钩子不应太长。
    - 开始时将1/3管型钢板压平可使钩尖分开。如果钢板未被压平，由于钢板的1/3管状形状，钩尖会汇聚在一起。

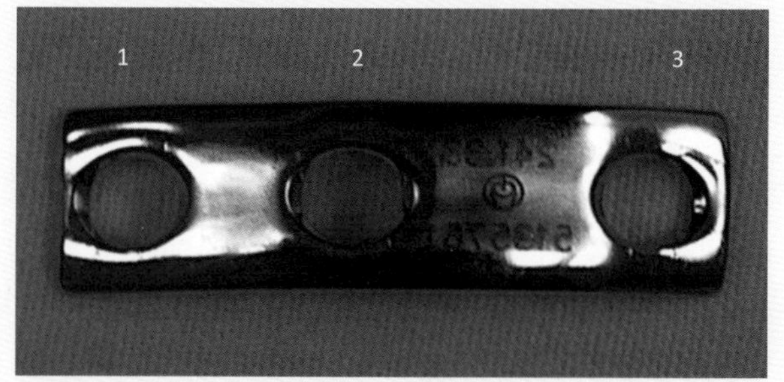

图13-15 3孔1/3管型钢板已经被压平。1号孔和2号孔更靠近钢板的一端，而3号孔位于另一端。

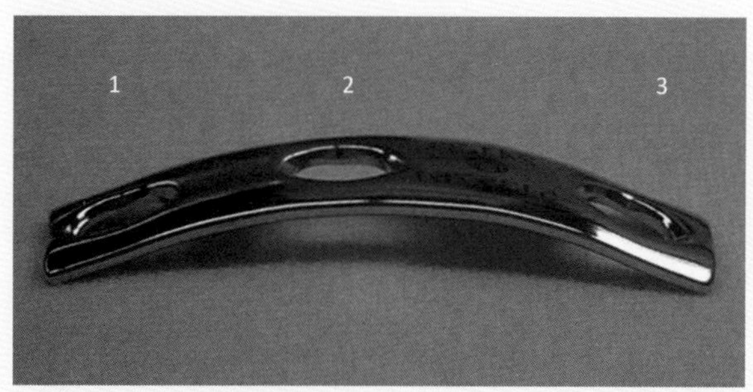

图13-16 钢板相对于将放置的皮质表面进行了“过度预弯”，这种预弯使得板钩可以对骨折加压，同时钢板与皮质表面相适应。

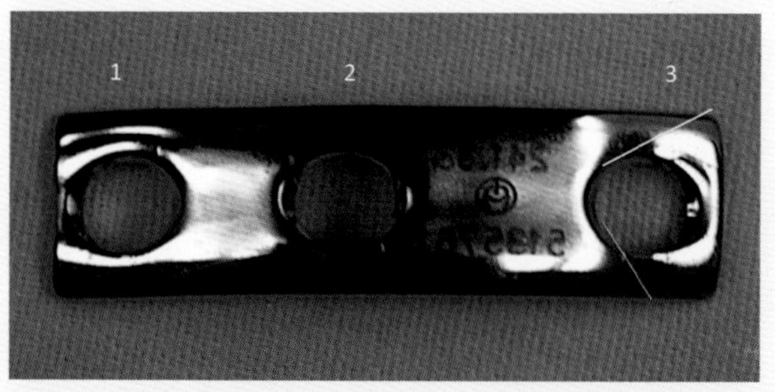

图13-17 沿着黄线切割的位置和切割的斜率会产生比红线更长且更细的钩尖。通常，切割是对称进行的，使得钩尖的长度和宽度相等。

- 在放置其他固定板之前，将SHP应用于髋臼周边碎片。先用细克氏针、牙科探针或其他技术进行复位和临时固定。
- 器械的尖头应位于髋臼周边骨折碎片的皮质表面，避开盂唇。
  - 接下来，通过第2孔拧入1枚不经过关节的螺钉，将钢板固定到骨块上。当螺钉被拧紧时，过度折弯的钢板将开始变平，钢板的内侧末端将远离关节（图13-18）。
- 如果由于骨组织、软组织或其他阻挡物导致钢板的内侧末端无法滑动，那么该技术将失败，因为钢板的钩尖会向外侧移动，导致钩子脱离并使钢板向外侧滑动。
  - 一旦置入并拧紧2号孔螺钉，并且弹簧钢板已经对骨折进行加压，第1孔应拧入关节外螺钉，以防止钢板绕2孔螺钉发生旋转。
- 对于大多数髋臼后壁骨折，应该使用标准的可塑形骨盆重建钢板加固弹簧钢板。这是因为弹簧钢板具有弹性。加固钢板应位于弹簧钢板和后壁骨折的边缘上方（表面上），如图13-19和图13-20所示。

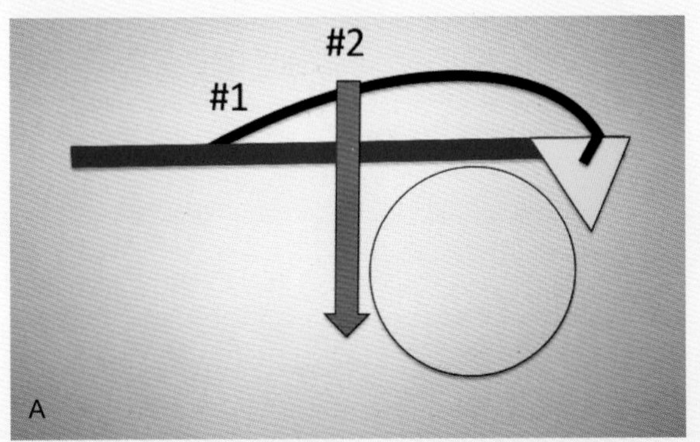

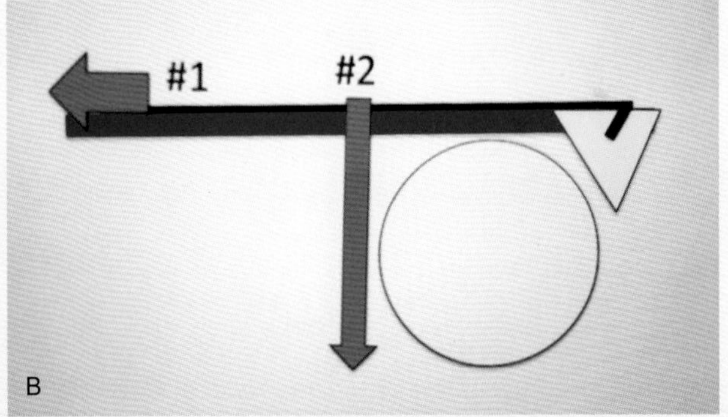

图13-18 A. SHP以黑色显示，相较于蓝色的骨皮质表面进行了过度折弯。SHP的钩尖插入了壁边缘骨折块的骨皮质中。第2孔中的红色箭头表示一个未拧紧的关节外螺钉。B. 2号孔螺钉已经被拧紧，钢板已经变形以适应骨皮质表面。当螺钉被拧紧时，钢板内侧远离关节，同时对骨折加压。

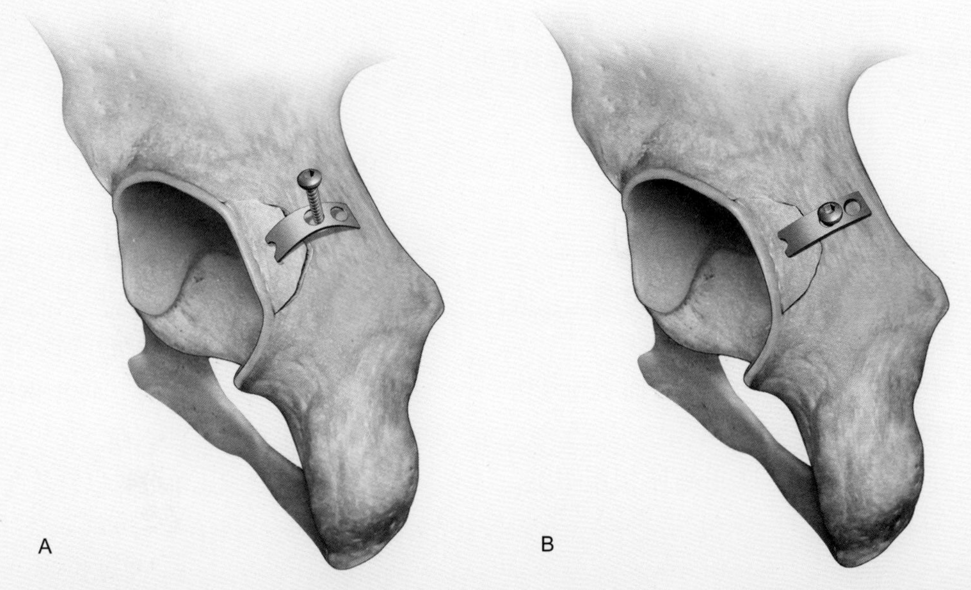

图13-19 A. 弹簧钢板的钩子位于后壁骨块的边缘，然后拧入1枚偏心螺钉。B. 拧紧螺钉时，骨块按解剖位置得到了加压。

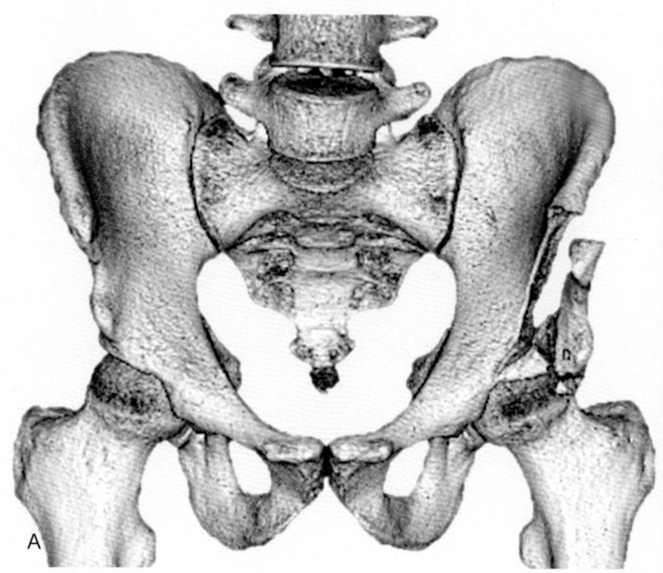

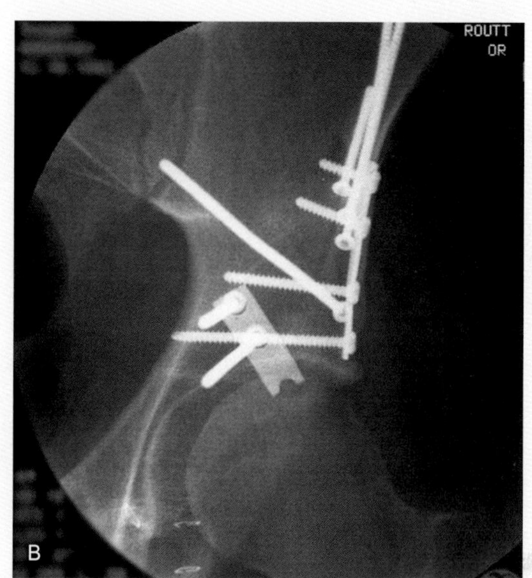

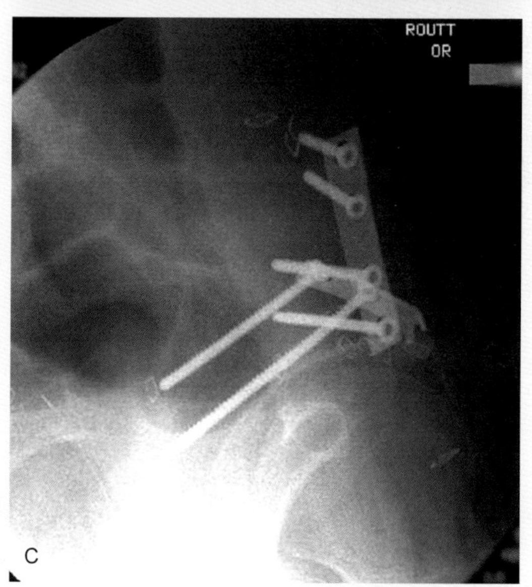

图13-20 A. 3D重建显示包括小块前壁关节面的粉碎骨折。B、C. 术中透视图像显示使用弹簧钢板技术固定前壁骨折块。

- 总结一下，为了使弹簧钢板发挥作用，需关注以下细节：
  - 钩尖必须固定到边缘骨块的皮质表面。
  - 钩尖不能位于髋臼盂唇或关节囊上，防止损伤股骨头。
  - 板材相对于要加压的皮质表面必须略微过度折弯。
  - 先拧入2孔螺钉，以正确使钢板形变，在钢板变形和向内滑动时钩尖能加压骨折。
  - 当拧紧2孔螺钉时，钢板的内侧必须没有阻挡，以便钢板沿皮质表面向内滑动。
  - 确保钩尖不能穿透骨块并损伤股骨头。
  - 最后拧入第1孔螺钉，防止钢板发生旋转不稳定。
  - 加固钢板必须正确放置以有效发挥功能。

通用撑开器

- 患侧腿部已经消毒，因此可采用通用牵开器扩大髋关节间隙，这样便于清除关节内的游离小骨块（图13-21）。

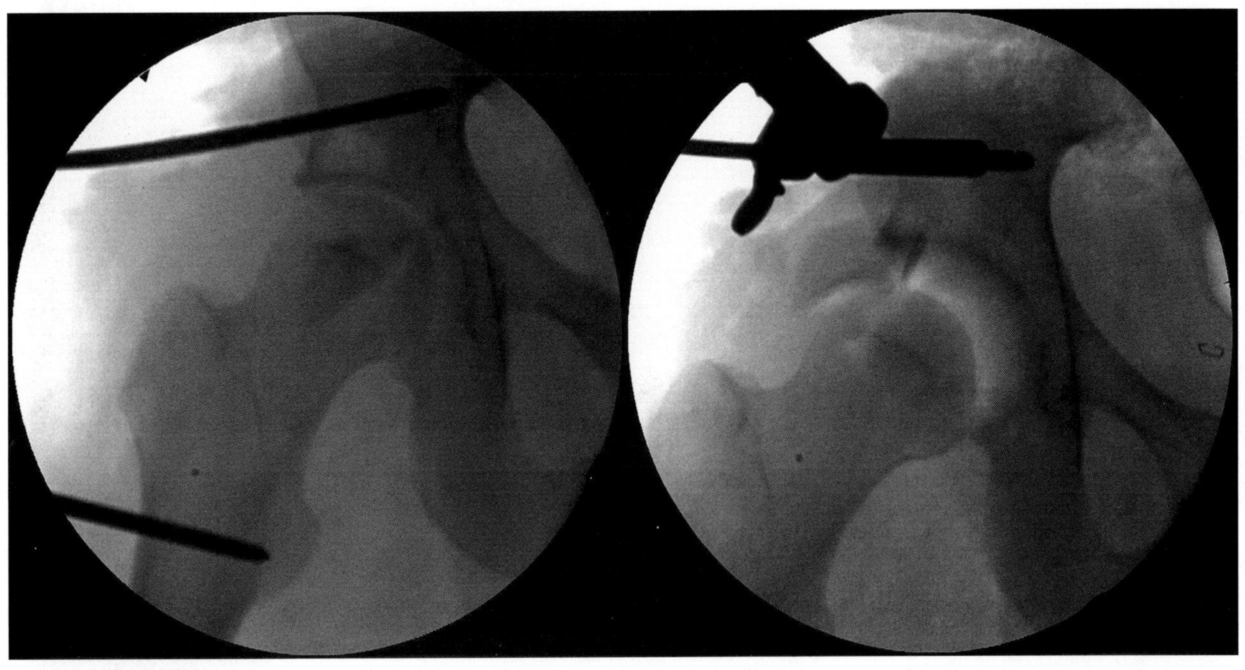

图13-21 用通用牵开器扩大关节间隙，清除关节内碎骨块。髋臼上缘支架螺钉的方向要与股骨颈大致平行，以提供向下和向外侧的牵开力。

TIP 髋臼术中无需影像辅助安装撑开器支架钉的方法

Motasem Refaat, Jonathan G. Eastman

病理解剖

有些髋臼骨折可能需要通过髋关节牵引来清除关节内碎片或观察复位情况。

解决方案

进行这种骨折撑开时，可以通过以下方式进行：手动进行股骨牵引，使用细的远端股骨牵引针和克氏针，使用较大直径的近端股骨斯氏针或Schanz针，或者使用牵引床。另一种选择是使用AO通用撑开器（Synthes，Paoli，PA）。这通常适用于使用Kocher-Langenbeck切口的情况，之前已经进行过描述。

在使用2枚Schanz针的通用撑开器时，其中1枚置于髂骨中，靠近坐骨大切迹的上方和前方，单皮质或双皮质固定，注意保护臀上神经血管束；第2枚置于股骨近端，在小转子的水平或以上位置，这个位置可以尽量避免人为造成的应力集中现象，通常使用术中透视来验证这个位置。通过结合术前CT扫描和评估术中骨标志的相关性，可以将Schanz针放置在所需的位置，无需进行透视。以下所描述的技术可以安全地置针，减少手术时间、出血量和辐射暴露。

操作技术

- 评估术前冠状位CT重建可以直接测量大转子尖端与小转子水平之间的距离。预期的术中测量以确保针置于小转子以上（图13-22）。通常情况下，这个距离大约是6 cm。

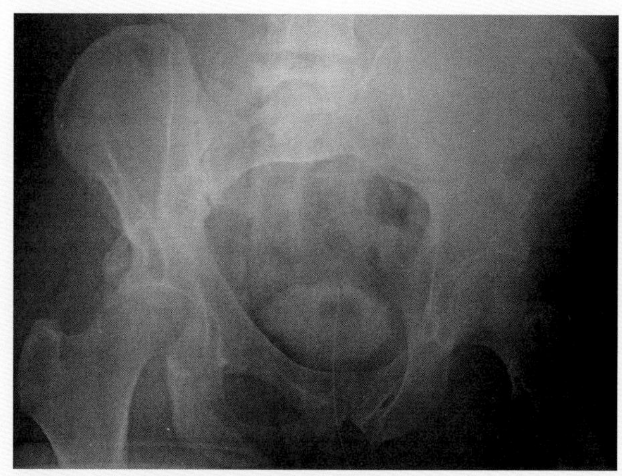

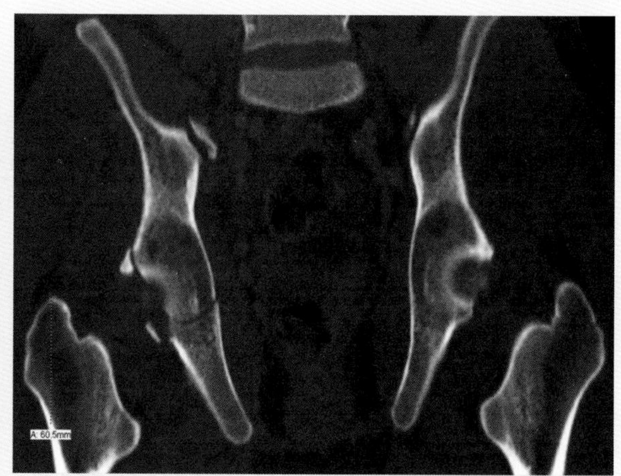

图13-22 横行伴后壁骨折患者的术前骨盆前后位X线片和冠状位重建CT图像。使用PACS系统的测量工具测量了从大转子尖端到小转子的距离（右图，60.5 mm）。距离大转子尖端不超过6 cm的位置置入的Schanz针将位于小转子上方的安全区域。

- 无论是俯卧位还是侧卧位，进行标准的Kocher-Langenbeck切口时，需深部解剖暴露出髋臼的后表面。
- 髋关节保持伸展状态，膝盖屈曲至90°或超过90°，识别并保护坐骨神经。
- 经臀中肌支柱的Schanz针位于坐骨大切迹的上方和前方，以避开复位钳或内植物。
- 经软组织套筒，使用3.5 mm钻头预钻5 mm Schanz针的钉道。然后，经臀中肌柱小心置入合适长度的部分螺纹Schanz针，注意保护臀上神经血管束。
- 触摸大转子的尖端（图13-23）。
- 使用尺子从大转子尖端沿股骨中线向远端测量6 cm（图13-24）。标记安全的置钉点，位于小转子水平或以上位置。
- 外科医生可以触摸肢体的轴线，适当向尾部或头部倾斜，确保钉道垂直肢体轴线。使用3.5 mm钻头建立钉道，然后置入Schanz针（图13-25）。可以单皮质或双皮质固定，具体取决于计划所需的力量大小

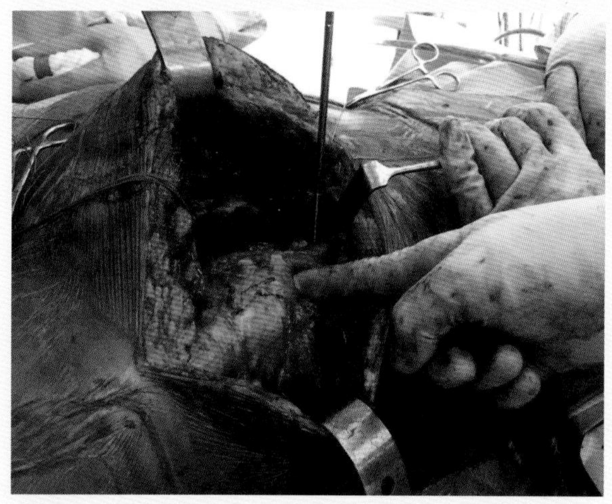

图13-23 术中照片展示了直接触摸大转子尖端的情况。

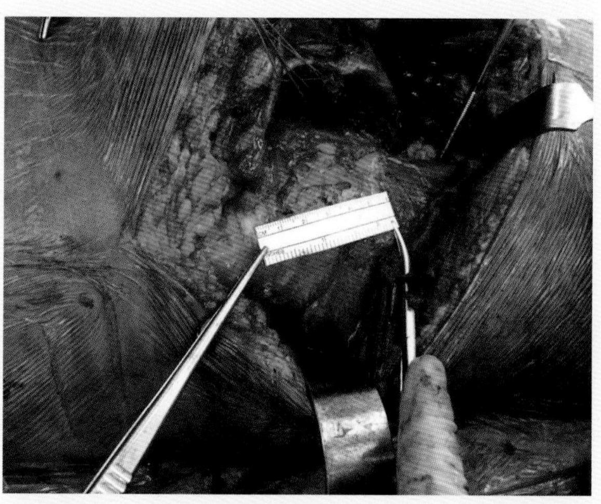

图13-24 术中照片展示了使用预剪裁的纸尺从大转子尖端沿股骨中线向远端测量6 cm。

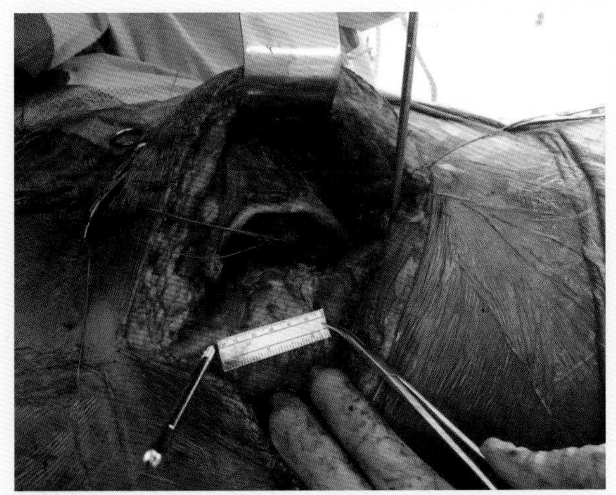

图13-25 术中照片展示了将1枚直径为5 mm的Schanz针放置在距离大转子尖端6 cm的位置，位于小转子水平。

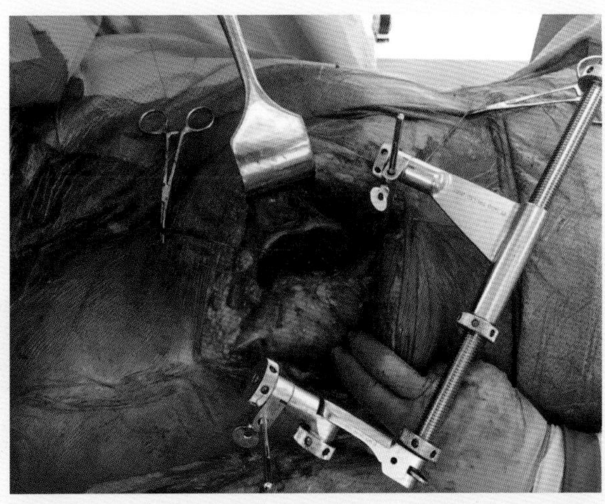

图13-26 术中照片展示了通用撑开器的放置。请注意螺纹杆的位置，它不在髋关节的术野内，同时注意正确的外侧和尾部牵引方向。

和持续时间。

- 按标准方式将撑开器安装到针上，然后使用并在手术结束时拆除（图13-26）。
- 如果需要透视时可以检查Schanz针的位置，当然有时候在术后的影像中也可观察到（图13-27）。

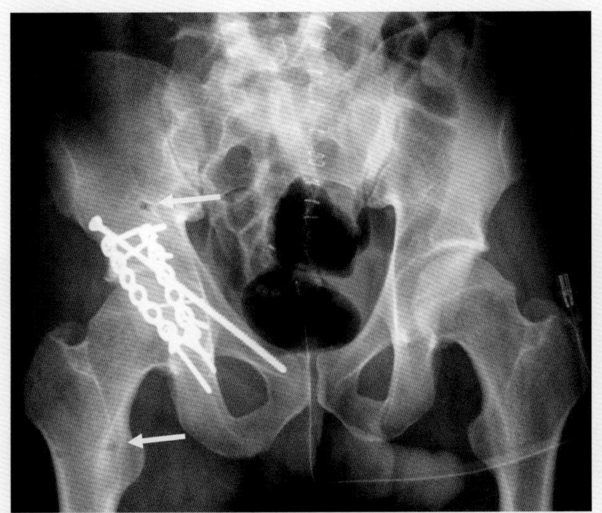

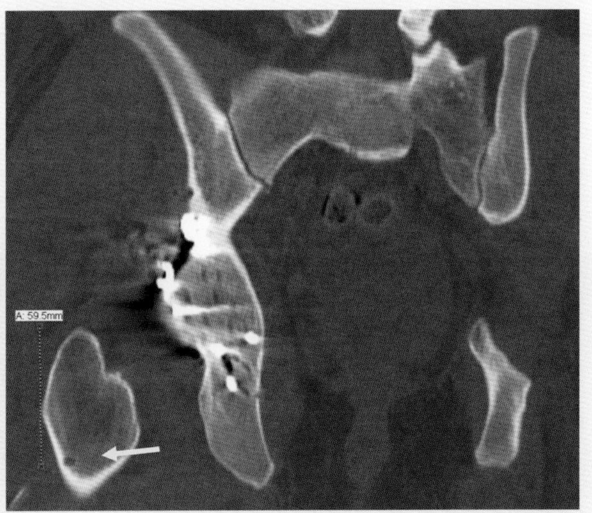

图13-27 术后骨盆前后位X线片和冠状位CT重建图像，显示在后柱及距离大转子尖6 cm位于小转子近端安全置入Schanz针的情况（黄色箭头）。

横行骨折的尾侧骨块

- 髋臼横行骨折属于简单类型骨折，骨折线将髋臼分为头侧和尾侧两大块（图13-28）。
- 根据定义，髋臼横行骨折的骨折线必须横过前、后柱，以及前、后壁。但其他类型的骨折也会累及这些解剖区域，容易混淆。
- 髋臼横行骨折会造成骨盆环的断裂，可合并骶骨骨折、骶髂关节损伤和耻骨联合分离，应仔细检查这些合并损伤。
- 髋臼横行骨折的尾侧端通常是不稳定的，常向内侧移位。
    - 尾侧部分的移位常伴有旋转，旋转的“铰链”是前侧或后侧完整的软组织。
    - 骨折移位最明显的地方也就是复位手术入路的所在。
- 复位时，髋臼横行骨折的尾侧部分可以被看作一个整体，并通过有计划地安放复位钳来达到精确复位。
- 术中评估复位质量一般比较困难，因为如果不采用扩大的髂股入路或联合入路，直视下检查前、后柱是不可能的。
- 骨折复位采用何种手术入路由术中需要直视下检查的那一柱来决定，通常也取决于骨折移位最大的一侧，有时也取决于是否需要对原发骨折断面的碎骨块进行清除（图13-29）。
- 移位的耻骨支根部骨折不论是否合并骨盆骨折或髋臼前柱骨折，耻骨支髓内钉都是有效的内植物（图13-30）。
    - 对髋臼前上方有足够大空间放置螺钉的患者可使用这种螺钉固定。根据患者骨折的解剖情况选择采取俯卧位或仰卧位，顺行或逆行置入螺钉（图13-31）。
    - 耻骨上支螺钉置入过程中用闭孔斜位和骨盆入口位进行术中透视。
    - 顺行螺钉进钉点位于臀中肌柱上髋臼头侧1~2 cm处。
    - 逆行螺钉的置入点位于耻骨结节的内侧和尾侧，耻骨联合前缘。
    - 接近骨皮质处钻孔应稍大些，以便于螺钉的插入。
    - 理想的螺钉路径在闭孔斜位上应该中间偏上，骨盆入口位则应该偏后。
    - 常用3.5 mm螺钉，固定强度已足够。但是，如果患者的解剖结构允许放置较大的螺钉，术者也可选择4.5 mm螺钉进行固定。
- 用钢板固定髋臼前柱的骨折块，需要采用髂腹

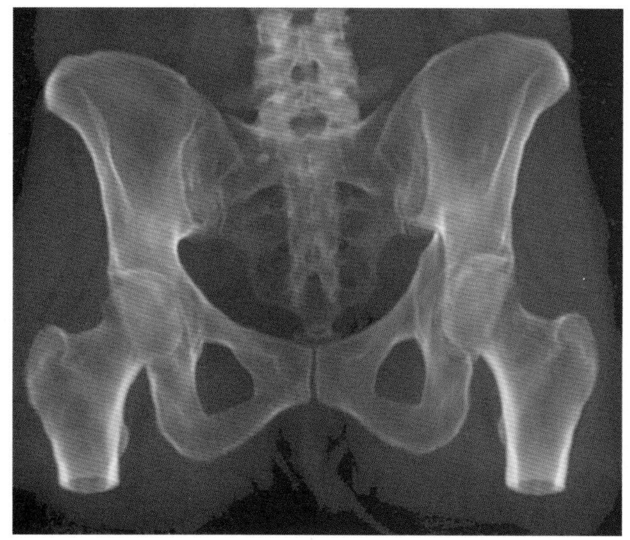

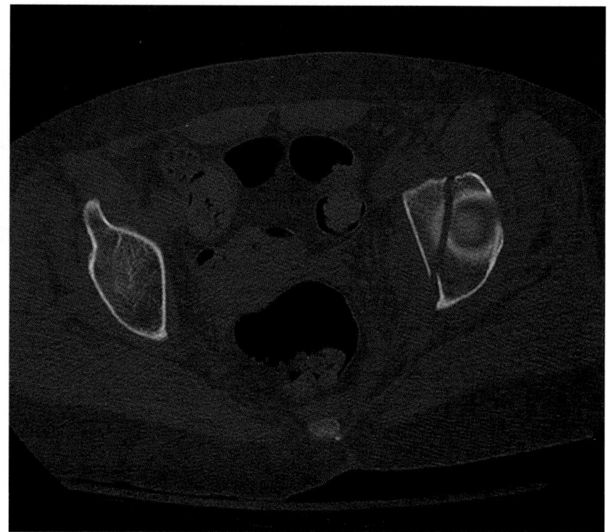

图13-28 图中红色区域所示即为经顶型横行髋臼骨折的尾侧端。前后位X线影像中可见髂耻线、髂坐线均断裂。

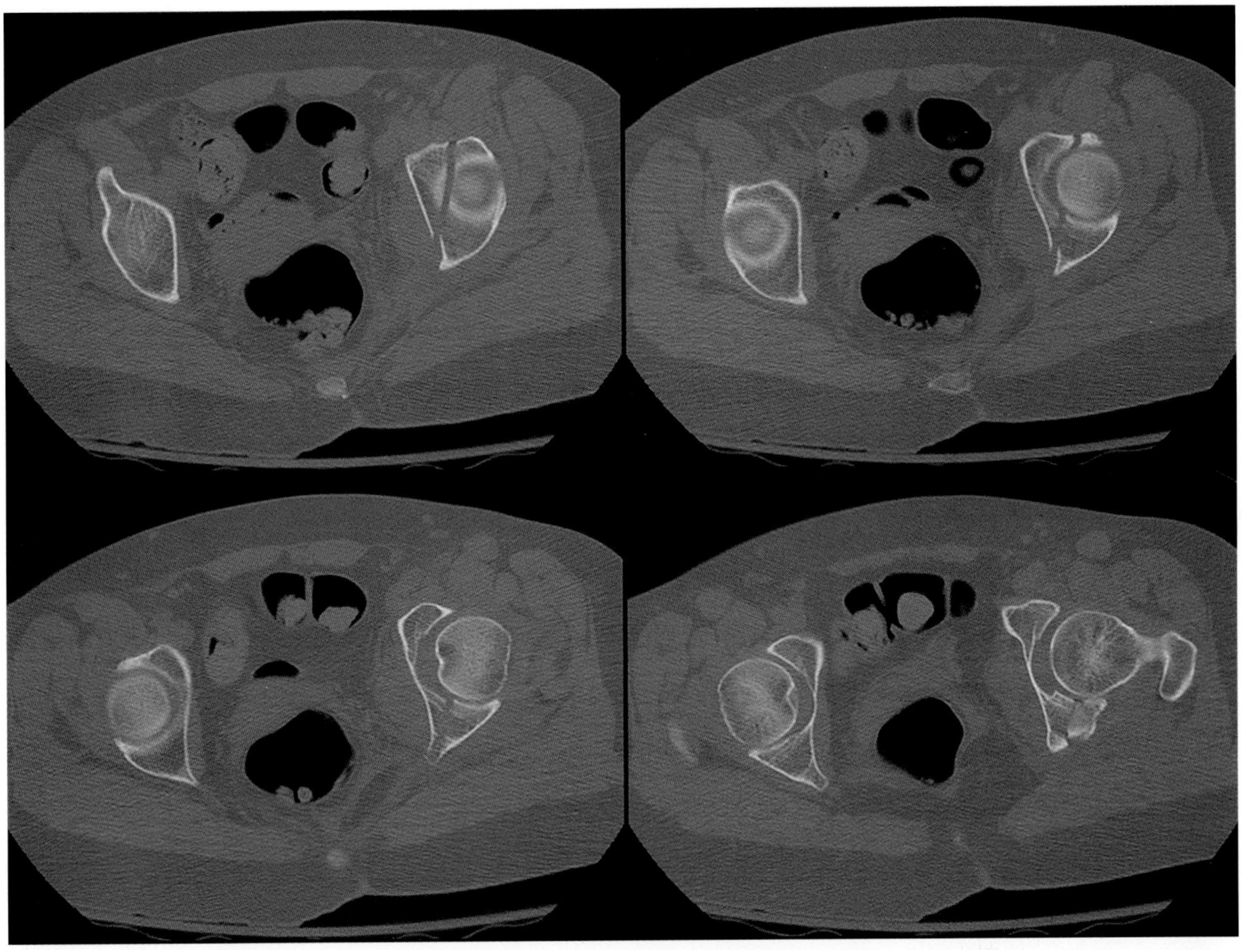

图13-29　依据CT图像决定髋臼横行骨折的手术入路。需在直视下检查的那一柱的部位即为手术入路所在部位（通常也是移位最明显的一侧）。髋臼横行骨折前后移位相当，比较对称，但后壁粉碎的骨折块（图中紫色区域），如果不处理可能会影响关节面的解剖复位。此患者采用俯卧位的Kocher-Langenbeck入路较为理想。

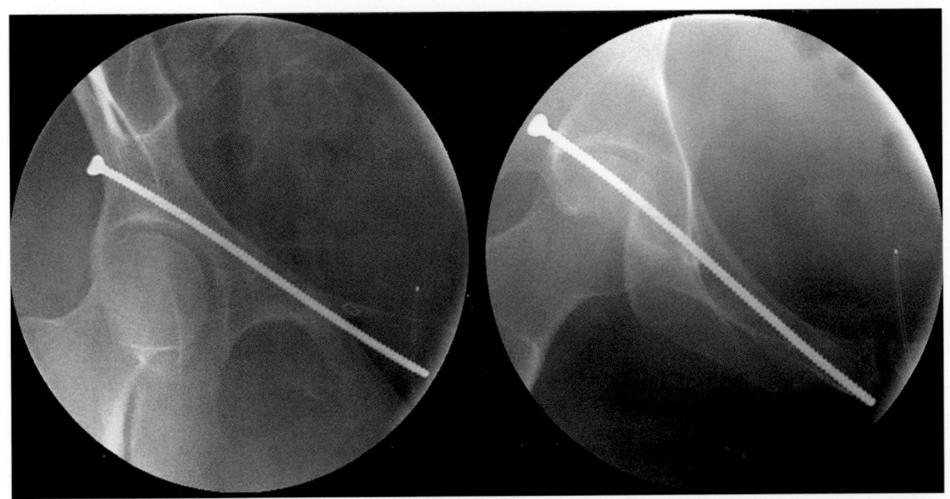

图13-30　耻骨上支髓内螺钉。这类螺钉可以逆行或顺行置入，术中可以通过闭孔出口位（左图）和闭孔入口位（右图）透视来检查。耻骨上支是一个三角形的骨管，冠状面呈45°倾斜。安全起见，螺钉的轨迹应该位于耻骨上支髓内管腔的最宽区域，这个区域位于头侧和后侧。选择使用钝头螺钉而不是自攻螺钉，螺钉进钉点钻得稍大些，以方便插入螺钉。

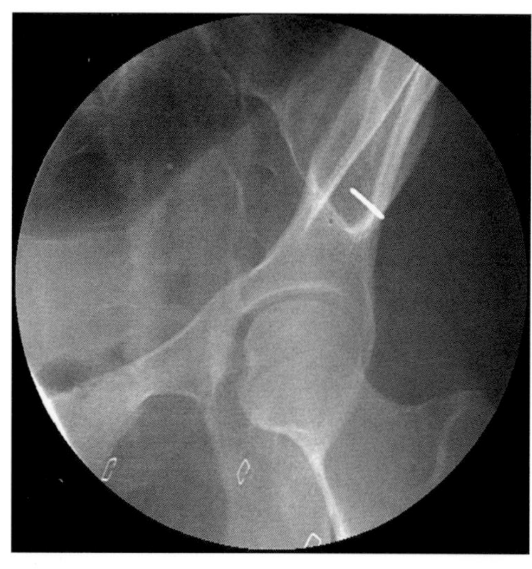

图13-31 此患者的耻骨上支狭窄且呈波浪状，采用顺行髓内钉固定比较困难。但耻骨联合旁的耻骨支骨折适合短的逆行髓内钉固定。

股沟入路。这在“前柱骨折块”中已经讨论过了。

- 尾侧骨折块向后方的移位，通常采用俯卧位Kocher-Langenbeck入路在直视下完成复位。
  - 在髂骨和坐骨上钻孔，将改良的Weber钳（1或2把）安放在孔内进行复位，多数能够奏效。
  - 在坐骨结节上置入1枚4 mm或5 mm Schanz钉来帮助纠正旋转移位，螺钉位置要远离预期的钢板安放的位置。
  - 尾侧骨折块的前侧部分可以通过坐骨大切迹，用手或复位钳加以复位。
  - 经坐骨大切迹安放复位钳后，就再没有足够

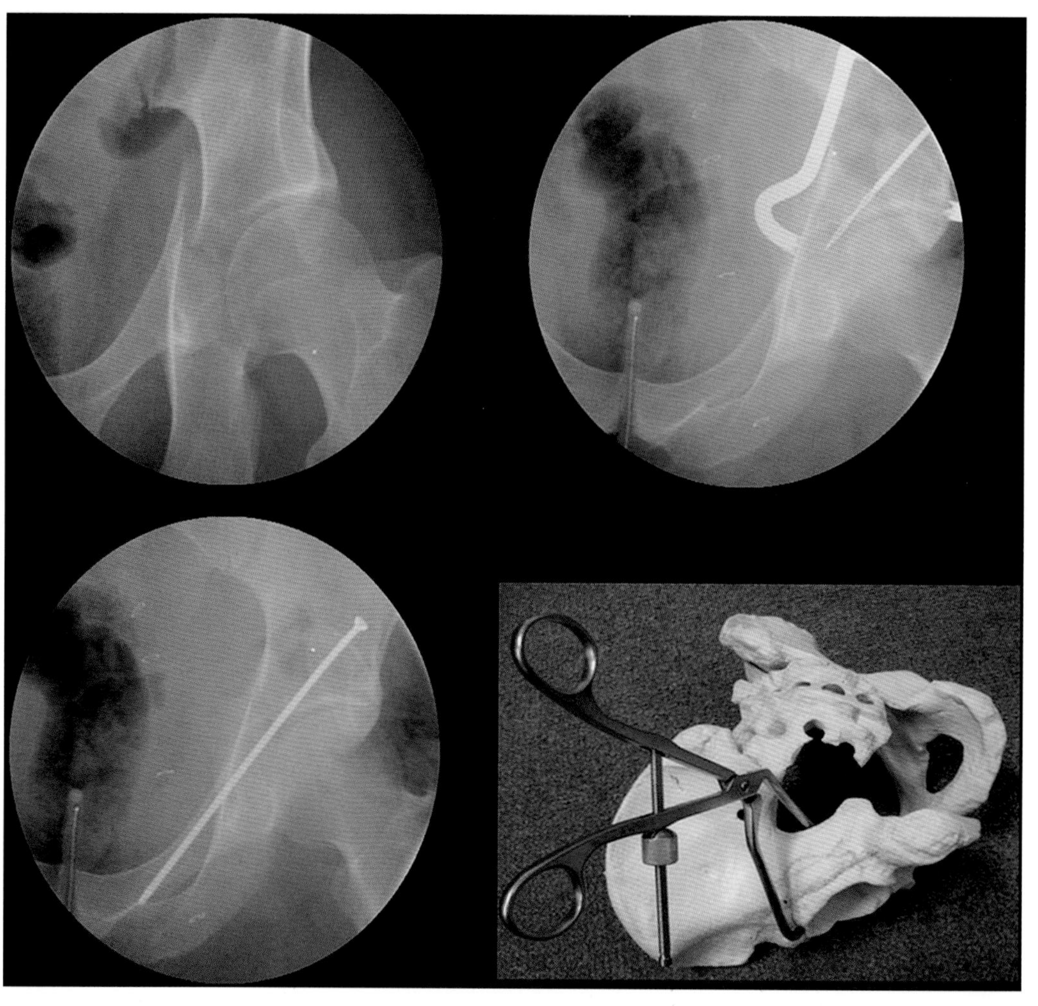

图11-32 髋臼横行伴后壁骨折的横行部分在清理后按图所示用复位钳复位。必须对闭孔内肌起点部分进行骨膜下剥离，只有在膝关节屈曲时才能安放复位钳。如图所示移走复位钳后，耻骨上支的髓内钉可以维持复位。

的空间放入手指检查复位质量了（图13-32）。

- 伴发的后壁骨折的复位，可通过皮质对位情况、关节对位情况及影像学检查进行评估。
  - 经后侧入路时，应首先复位和固定前柱的骨折。
- 用钢板固定横行骨折后侧部分的方法与后柱骨折的固定方法相似，详见“髋臼后柱骨折”部分。
  - 如果伴有后壁骨折，可先不将其复位，先对横行骨折的远端进行复位和固定，这样便于直视下检查关节面，进一步评估尾侧骨折块的复位质量。
- 复位不良常发生于手术入路对侧柱的骨折，主要原因包括：
  - 首先，术者不能直视切口对侧柱的复位，而且可能误读了术中的透视影像。
  - 第二，不可视部分的骨折断端清理不足，导致骨折块不能精确复位。
  - 第三，对侧柱的固定方式选择余地有限，固定不充分导致术后早期移位。
  - 最后，如果前柱没有固定或软组织铰链的作用不够，后侧塑形不当的钢板可导致前柱移位。

后柱骨折块

- 后柱骨折块可以出现在简单类型的后柱骨折，也可出现在复杂类型的髋臼骨折中，如前柱加后半横行骨折、完全双柱骨折和T形骨折。
- 后柱骨折块产生于横跨闭孔环的骨折线，将髋臼分成前侧半和后侧半，骨折线在近端和后侧出坐骨大切迹。
  - 骨折线在坐骨大切迹的出点变化较大，在闭孔环的出点也是如此（图13-33）。
- 后柱骨折块的移位部分是由于肌肉的牵拉造成的，特别是外展肌群、腘绳肌和股直肌。
  - 因此，后柱的骨折块常发生内移、屈曲及偶尔的内旋移位（图13-34）。
- 后柱骨折时，股骨颈和后柱骨折块间的关节囊常常是连续的，容易产生股骨头随后柱骨折块一起移位的趋势。
- 坐骨大切迹处的骨折移位，可能损伤坐骨神经和（或）臀上神经血管束。
- 累及后柱的骨折往往在坐骨大切迹处产生一个“骨棘”，“骨棘”的出现是由于后柱的骨折块突出到坐骨大切迹中形成的。

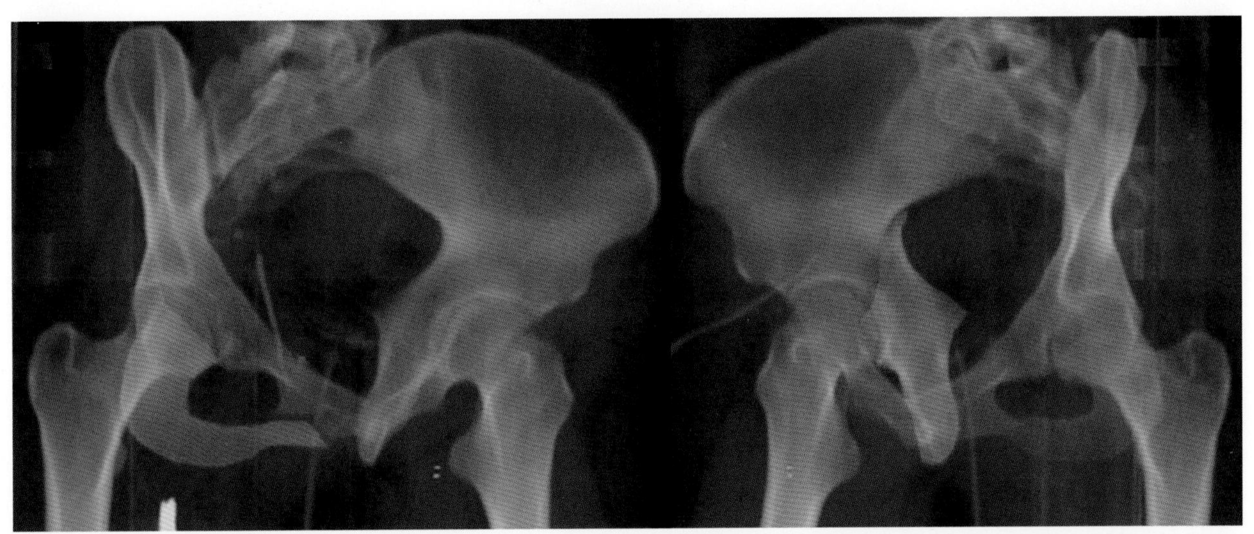

图13-33 在Judet系列影像中可以确定髋臼单纯后柱骨折中的后柱骨折块（绿色区域）。骨折块向坐骨大切迹移位产生X线影像中后侧的骨棘。尽管此处骨质一般都比较好，但骨棘弹性较大，且容易变形，不能作为关节面复位的参考。

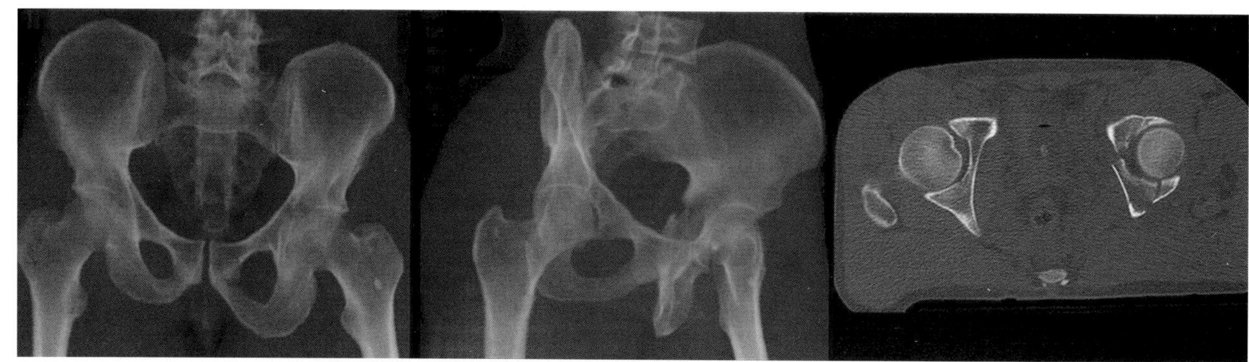

图13-34 此例简单后柱骨折X线影像显示骨折块存在屈曲和内旋畸形。注意前后位影像中闭孔的不对称以及髂骨翼斜位上坐骨大切迹的分离。在坐骨结节处放置1枚Schanz钉可有助于纠正用复位钳后仍然残留的任何旋转畸形。可以考虑用1枚4.0 mm Schanz钉，以确保既不影响复位操作，又不影响骨折的固定。大的螺钉容易遗留较大的空腔，会影响内固定的选择。

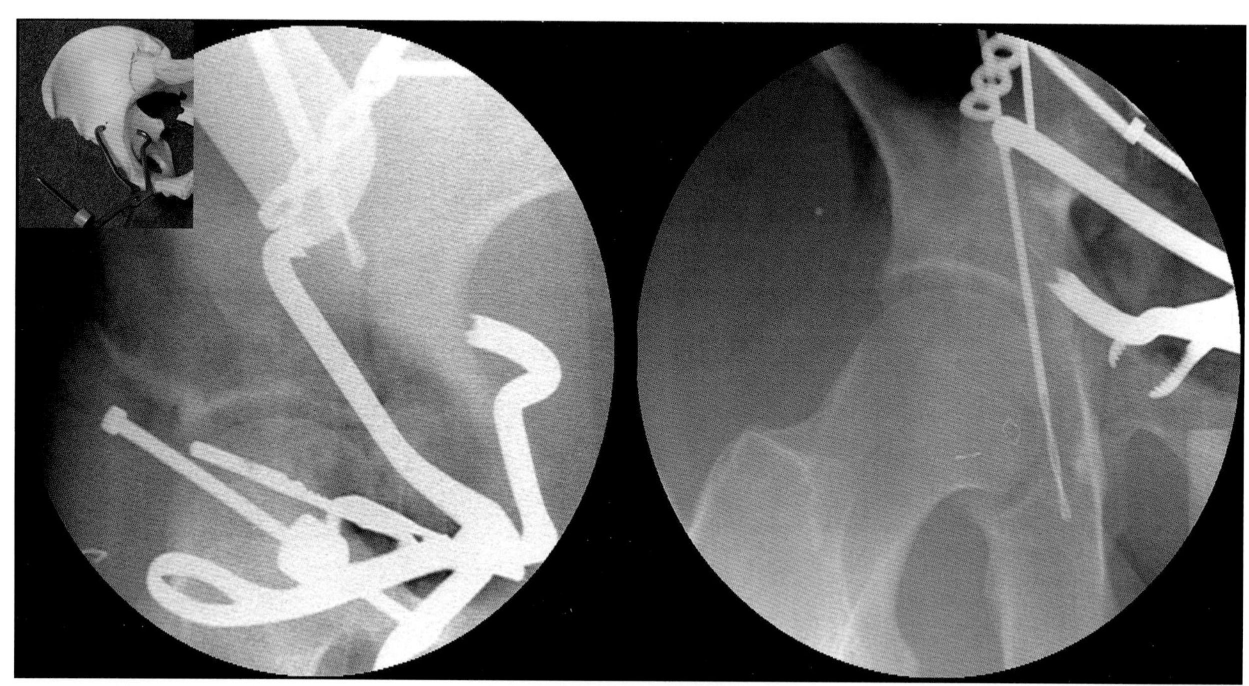

图13-35 通过髂腹股沟入路的外侧窗操作，经8孔重建板的远端孔置入长螺钉，然后在髂骨斜位和骨盆出口位透视下进行检查。螺钉的轨迹正好在髋臼的后侧，四边区的外侧，朝向坐骨结节内侧面。钢板则充当了垫圈的作用，防止螺帽穿透髂骨内侧板。经Stoppa窗安放大的复位钳，复位钳的一脚置于四边区表面，另一脚置于真骨盆边缘腰大肌压迹。术前水平位CT图像可以帮助确定复位钳放置的位置。

  - 此“尖角”常发生弹性改变，不足以作为骨折复位的参考标志。
- 并不是所有累及坐骨大切迹的骨折都会出现后柱骨折块。
  - 要形成后柱骨折块，骨折线必须通过闭孔环。
- 通过髂腹股沟入路中的髂骨窗，自髂骨内板打入几枚长螺钉到后柱。
  - 通常，这些长螺钉经过或邻近重建钢板，钢板是当作垫圈用的，以加强螺钉近端的把持力。
  - 在髂骨斜位和骨盆出口位透视下检查螺钉的位置（图13-35）。

  - 螺钉的轨迹应该是起自真骨盆边缘外侧，骶髂关节前方，止于坐骨结节内侧，以求螺钉有最大长度。
  - 如果螺钉轨迹偏向外侧，可能在后壁区域穿出坐骨背外侧面，相应的螺钉长度也要短些。
  - 要置入更长的螺钉，理想的轨迹是，在髂骨斜位透视中螺钉位于髋臼的后侧，在骨盆出口位透视中螺钉靠近四边区。
- 髋臼后柱骨折常采用Kocher-Langenbeck入路复位，然后用重建板加以固定。根据骨折块的形态选择1或2块板，以求获得后柱的稳定（图13-36）。
- 髋臼单纯后柱骨折常合并盂唇撕裂，阻碍复位。
  - 一旦出现这种情况，需检查撕脱的盂唇，然后将其不稳定部分予以修复或者切除。

髋臼前柱骨折块

- 前面已经描述了髋臼前柱骨折的几种亚型，其区别就在于骨折线在髂骨上的出点。
  - 高位前柱骨折的骨折线跨过髂嵴，至坐耻结合下方，骨折线在臀中肌柱背侧穿过髂骨翼，在髋臼头侧缘进入髋臼。
  - 低位前柱骨折在腰大肌压迹或耻骨支根部区域累及髂前下棘尾侧，骨折线经过髋臼和闭孔环，出点位于耻骨下支。
- 累及前柱的骨折常产生两种骨折类型，一种为单纯前柱骨折，另一种为复杂类型骨折涉及前柱（图13-37）。
- 前侧髂骨骨折块常见于高位前柱骨折，包括含有臀中肌柱的髂骨前侧部分和含有髋臼顶的一大块骨折块。
  - 一旦出现这种情况，则表明骨折块为多平面移位，在矢状面延伸，在冠状面旋转并内移。
  - 骨折线经常在髂骨的内外侧板之间斜行走向，在骶髂关节前缘和臀中肌柱背侧的外板出真

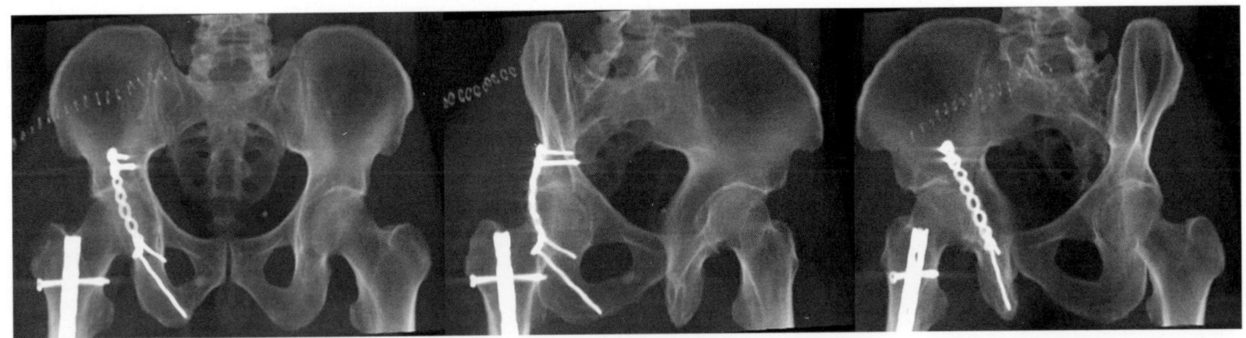

图13-36 此例髋臼单纯后柱骨折，只用了一块恰当塑形的8孔重建钢板加以固定。

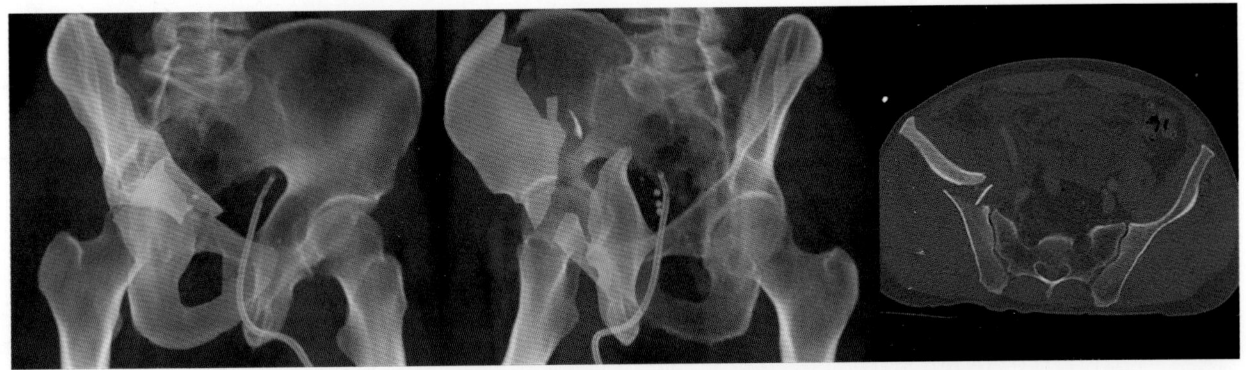

图13-37 此例为髋臼复杂双柱骨折，产生3块主要的骨折块，分别为前侧髂骨骨折块（黄色部分）、耻骨骨折块（蓝色部分）和后柱骨折块（绿色部分）。此外，在髂骨斜位像和水平位CT图像中可见真骨盆边缘粉碎骨折。

骨盆缘。

  - 骨盆边缘致密骨皮质一旦发生粉碎骨折，将增加复位难度，因为髂窝的单皮质部分非常容易发生移位。

- 累及腰大肌压迹的骨折可将前柱的尾侧部分与髂骨分开，就产生了耻骨骨折块。
  - 耻骨骨折一旦发生移位，复位的铰链应该是耻骨联合。
- 前侧髂骨单皮质骨部分的骨折块弹性变形会增加关节面复位的难度，因为复位髂嵴和髂骨内侧板的上部分，对精确复位关节面没有多大效果。
  - 因此，大多数关节内的精确复位，都是通过真骨盆缘和四边区等关节外骨皮质的间接复位获得。这些部位相对致密的骨质能抵抗弹性变形。
  - 如果这些区域发生粉碎骨折，有必要重拼粉碎的骨折块，以获得关节面的精确重建。
- 有时，骨折的髂骨部分在髂嵴附近不完全，同时关节骨块会随着髂骨翼弹性形变而发生移位。
  - 必须将不全骨折变成完全骨折，才能达到关节面的精确复位。即使真骨盆边缘达到了解剖复位，髂骨翼残留的弹性形变仍提示髂嵴的复位不良（图13-38）。
- 确切固定髂骨骨折，要求同时固定髂嵴和真骨盆缘。
- 髂骨前侧骨折块的复位需要牵引，在骨盆边缘将骨折块向外推挤，同时在冠状面旋转。
  - 通常，在髂嵴放置复位钳有助于将骨折块向头侧复位，可将骨折块围绕这点进行外展、屈曲和内旋。
- 沿真骨盆边缘的支撑钢板足以稳定髂骨骨折的尾侧部分。
  - 常用7孔或8孔钢板。

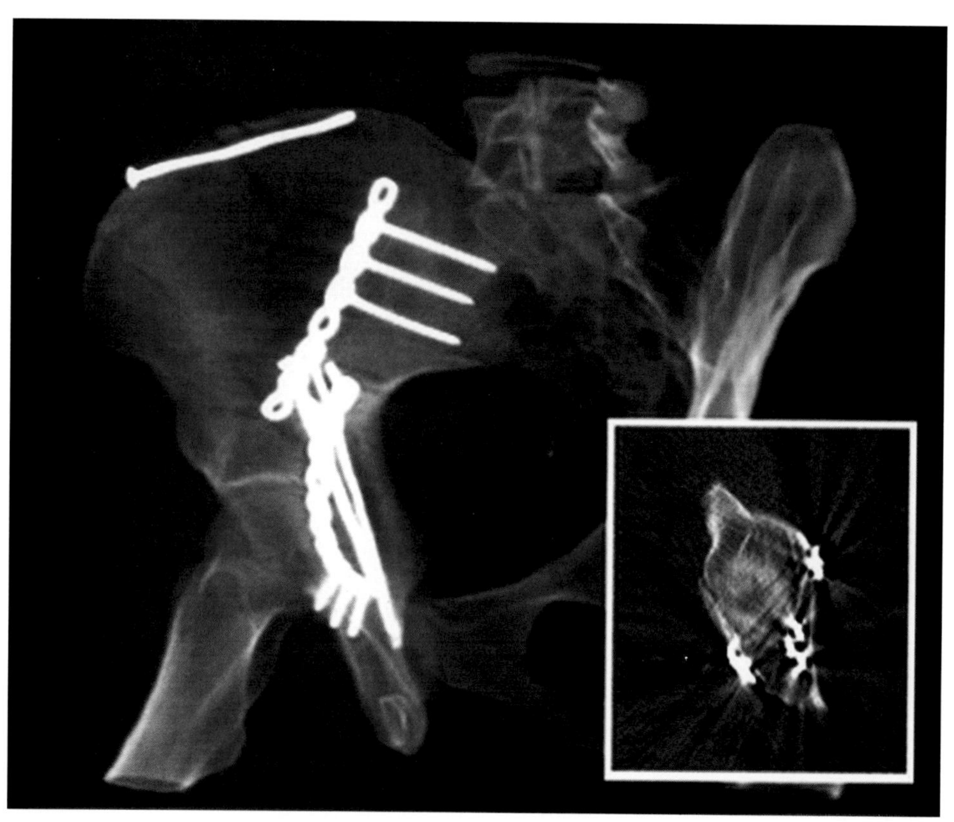

图13-38　这是图13-37中完全双柱骨折患者的术后X线影像。用骨凿将前柱不全骨折变成完全骨折，并且以真骨盆边缘皮质为复位标准复位。注意即便关节面获得了精确复位，髂骨单皮质部分的弹性形变仍导致髂嵴的不良复位。

- 近端和后侧的螺钉要拧入髂嵴后侧，同时偏向内侧与骶髂关节平行。
- 远端固定时可以将螺钉置入坐骨大切迹的骨皮质中（使用比较粗的钻头，可以使螺钉相对较小，因为这些部位的骨密度常导致螺钉在没有拧入到位之前头部已折断），或用长螺钉打入髋臼后柱。
- 如果考虑使用长的后柱螺钉，则不要将钢板塑形以适应髂窝的形状，否则将会影响长螺钉沿四边区进入坐骨（后柱螺钉的置入已在"后柱骨折"部分详述）。

- 也可通过髂前下棘和髂后上棘之间的"骨管道"置入螺钉加以固定。
  - 在闭孔出口位、闭孔入口位和髂骨斜位透视下确定进钉点和方向。
  - 在闭孔出口位影像中确定进钉点，而螺钉置入的轨迹需要通过其他透视角度来确认（图13-39）。
- 从Stoppa窗置入骨盆内钢板，骨盆内钢板能有效地固定低位前柱骨折。在双柱骨折中，骨盆内钢板可有效用于后柱和四边区的支撑。
  - 常用10孔重建板。
  - 一般需要略微折弯，使其与四边区贴服。钢板前侧4个孔的部分需要扭转，以便于将螺钉置入耻骨上支。
  - 钢板后侧的3个孔用3.5 mm钻头钻入，以便增加螺钉在钢板上的角度。
  - 如果计划使用后柱长螺钉来固定，那么一定要充分估计钢板对应后柱螺钉轨迹的位置。后柱螺钉的轨迹接近钢板第2孔或第3孔。
  - 进行闭孔入口位透视能有效地检查后柱螺钉的长度（图13-40）。

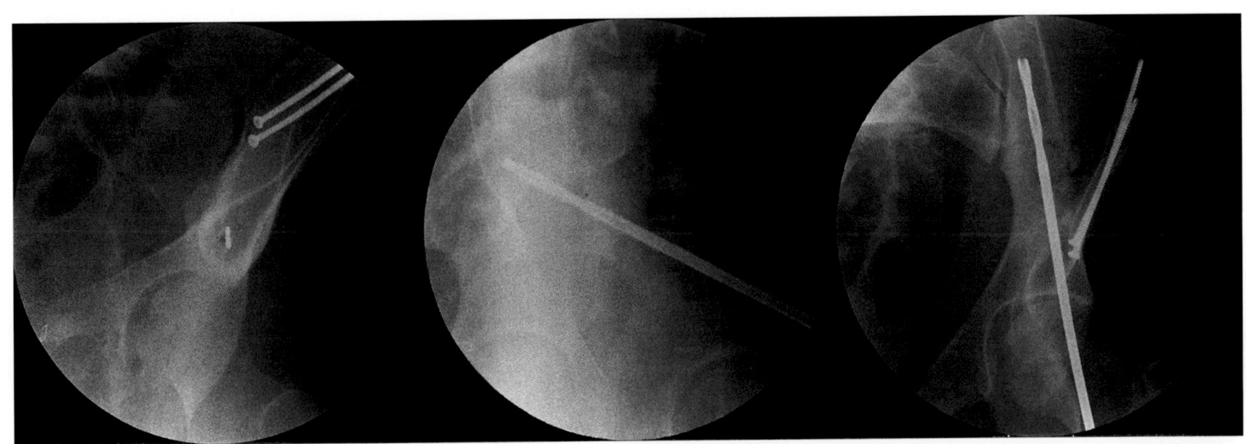

图13-39　通过髂前下棘和髂后上棘之间的"骨管道"，可以在真骨盆边缘水平用螺钉髓内固定。在闭孔出口位确定进钉点（左图），在髂骨斜位（中图）螺钉位于髋臼和坐骨大切迹头侧，闭孔入口位影像（右图）显示螺钉的轨迹在内外骨板之间。如果考虑置入耻骨上支螺钉，则要考虑适当调整进钉点。如左图所示，螺钉极有可能影响顺行耻骨上支螺钉的通过。

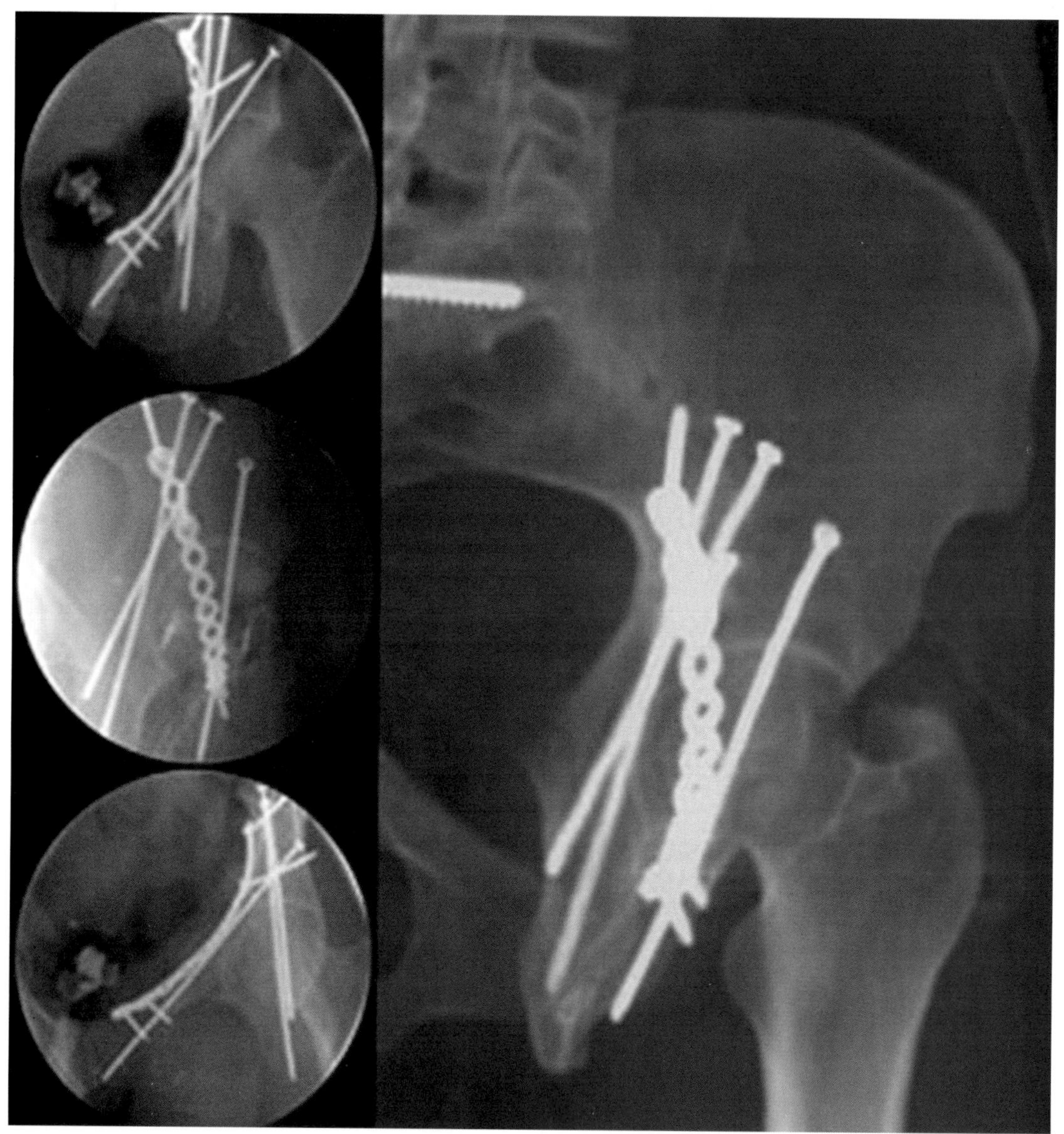

图13-40　骨盆内钢板。这是一块10孔重建板，斜跨髋臼后柱和耻骨上支。注意后柱螺钉轨迹与钢板的关系。

TIP 骨盆内钢板塑形和应用细节

Reza Firoozabadi, Milton L. "Chip" Routt Jr

病理解剖

髋臼双柱骨折（ABCA）的后柱骨块（PCC）具有多种形态。大多数包括四边区的大部分，并且向内移位，矢状骨折面通常穿过坐骨大切迹（GSN）（图13-41）。

- 使用髂腹股沟入路中间窗（血管）进行开放性复位和内固定，可显露后柱矢状骨折面，清除碎片和血块，并使用特定的复位钳。
- 骨盆内手术窗使外科医生能够直接观察坐骨大切迹处的骨折，并能够从完整的髂骨延伸至耻骨及以远区域应用支撑钢板。

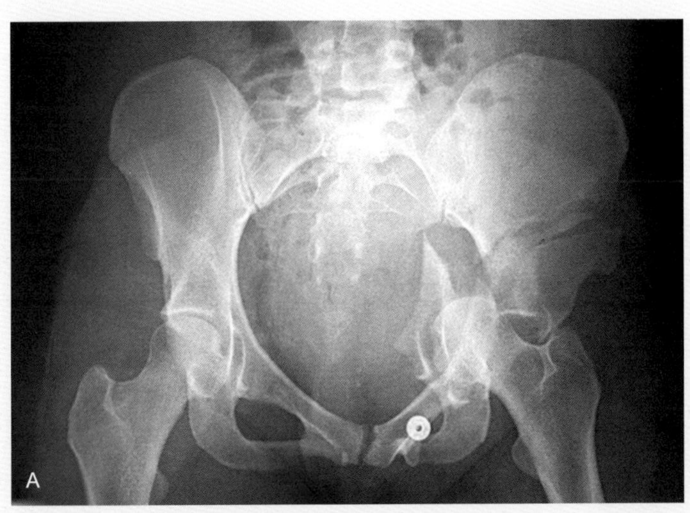

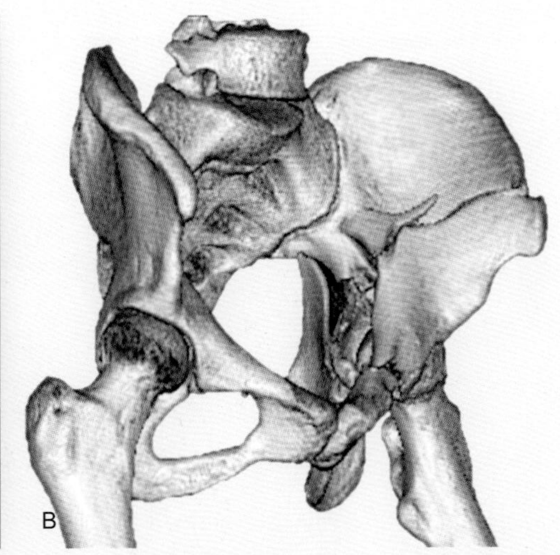

图13-41 A. 平片展示了双柱骨折的后柱骨块向内移位。B. 坐骨大切迹（GSN）近端的完整的髂骨骨块和后柱骨块，在闭合复位后的3D重建髂骨斜位中可观察到。

- 如果骨盆内支撑钢板的塑形不良或位置错误，可能会对周围的神经血管结构造成伤害，并无法稳定骨折。

解决方案

谨慎的术前规划使外科医生能够了解最有效的钢板位置和固定技术。适当的折弯、塑形、定位和应用骨盆内支撑钢板可以提高固定的安全性、功能性和耐久性。

操作技术

- 对于大多数成年患者，一块3.5 cm、长度为10~12孔的骨盆重建板完全可以从稳定的髂骨块延伸至坐骨大切迹，直至耻骨联合。
  - 为了发挥预期功能，钢板必须直接接触到四边区的上方和耻骨支后方的皮质表面。在插入钢板前，应进行过度塑形，以便在固定到骨表面时发生加压作用(图13-42)。
- 在骨折复位后，手术医生沿着骨盆后柱和耻骨支目视定位，将更加容易确定预期的钢板位置。在插入钢板之前，最好先单独钻好固定髂骨处的初始螺钉孔（图13-43)。

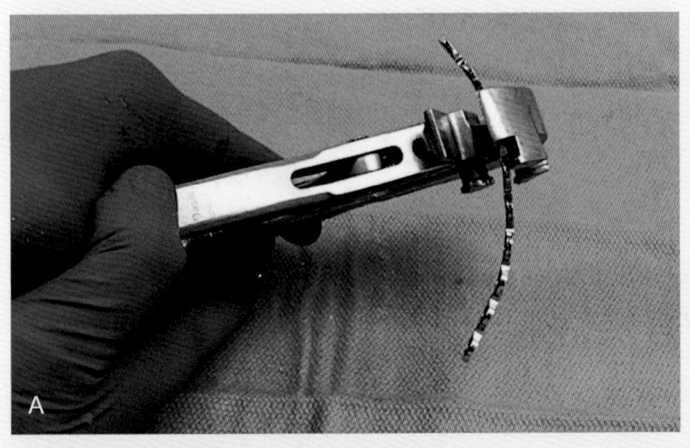

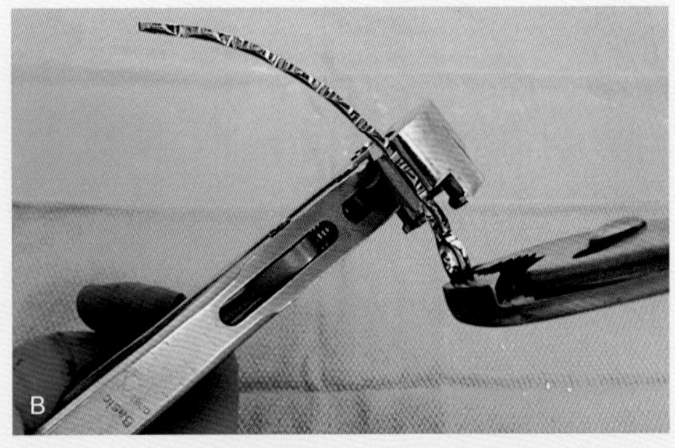

图13-42 A. 过度塑形钢板可以改善贴合，从而在正确应用时提高内植物的支撑功能。B. 将钢板向内旋转可以改善贴合，易于耻骨联合区域螺钉的置入。

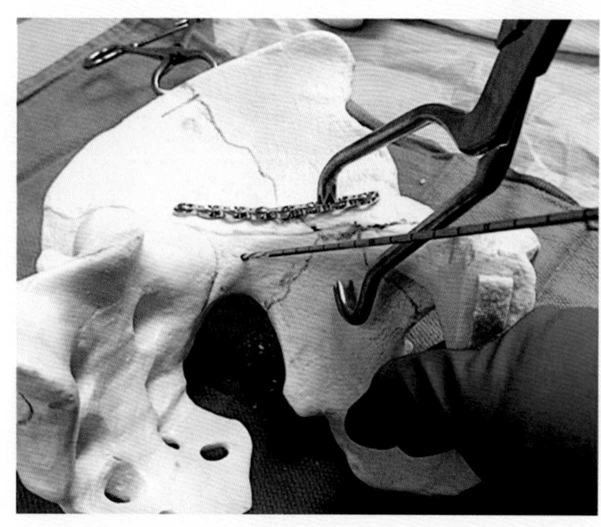

图13-43 在已经复位和固定前柱骨块的情况下，后柱骨折已被复位并钳夹到前柱骨折块和稳定的髂骨上。手术医生已经规划了理想的钢板位置，沿着四边区和耻骨支的后方皮质表面。在切口中没有钢板的情况下，确定了初始钻孔的位置并测量其深度。

- 然后，将过度塑形的钢板置入切口，并用适当长度的螺钉固定到稳定的髂骨上。当螺钉被拧紧时，沿着骨盆后柱和耻骨支的皮质表面调整钢板的位置（图13-44）。
- 使用复位钳将过度塑形的钢板夹向并紧贴耻骨联合旁的骨块皮质表面（图13-45）。
- 后续可以沿着真骨盆边缘使用拉力螺钉固定后柱骨块（PCC）（图13-46）。

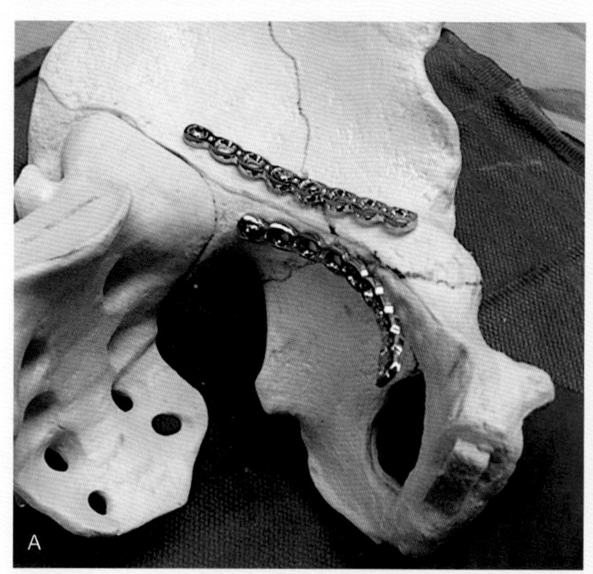

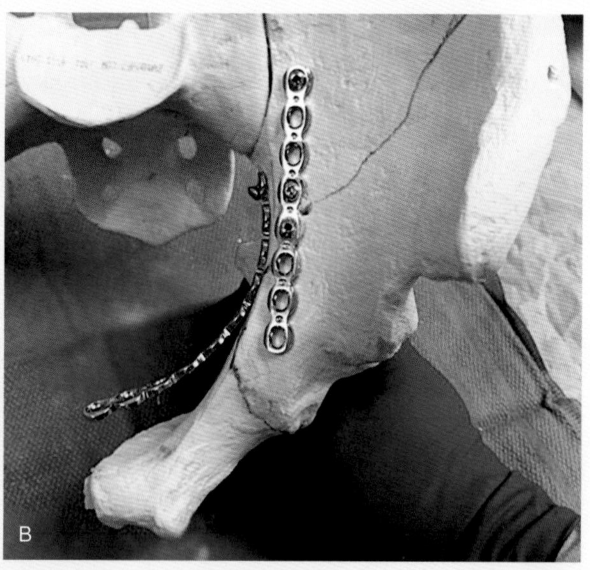

图13-44 A. 手术医生在盆内应用钢板时的斜向视角。当螺钉被拧紧时，微调钢板的屈伸角度。B. 入口视图展示了钢板的过度塑形。由于螺钉斜向通过钉孔，第1枚螺钉尾端突出。如有必要，可以使用3.5 mm钻头在拧入螺钉之前斜向扩孔。

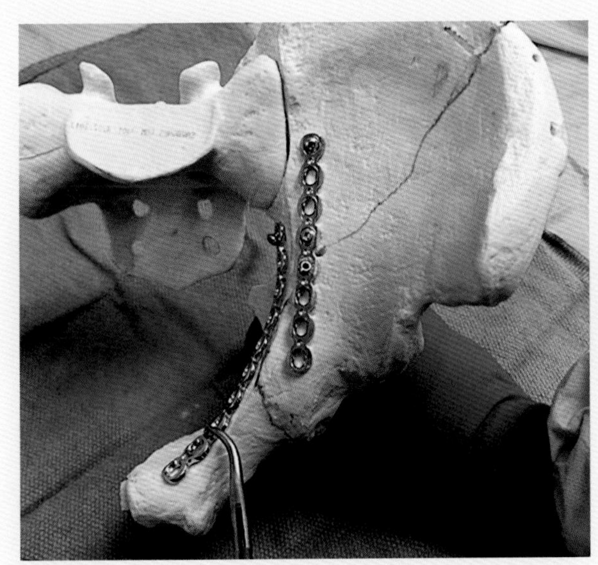

图13-45 借助复位钳将钢板与皮质表面紧密贴合。一旦拧入耻骨联合处的螺钉，可取下钳子。

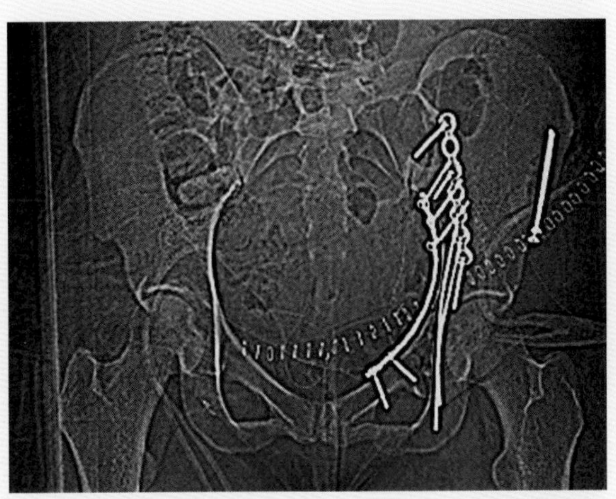

图13-46 术后影像显示了最终的固定。在插入钢板之前，对骨盆内支撑钢板进行“过度塑形”，在稳定的髂骨上独立钻孔，并斜向拧入螺钉。调整钢板的位置以适应皮质表面可以提高内植物的安全性、功能性和耐久性。拉力螺钉进一步稳定后柱骨折。它们位于髋关节后方，从外侧窗在真骨盆的边缘向坐骨拧入。

独立的髋臼顶骨折块

- 有时，髋臼顶会作为一整块骨折块而发生移位(图13-47)。
- 这类骨折常见于后壁骨折、后柱骨折、横行伴后壁骨折及T形骨折。
- 精确复位此类骨折非常重要，不仅是因为它是髋臼的负重区，而且此骨折块若复位不良，将会影响关节面其他骨折块的复位。
  - 髋臼顶骨折块复位不良，将影响髋臼其他柱或壁骨折块的精确复位。
- 当此种骨折块移位时，通常发生骨松质的塌陷或压缩。当关节面复位后，骨松质内仍留有空腔。
  - 应该评估空腔的情况，如果影响到髋臼顶这块独立的骨折块复位后的稳定性，则需要进行结构植骨。

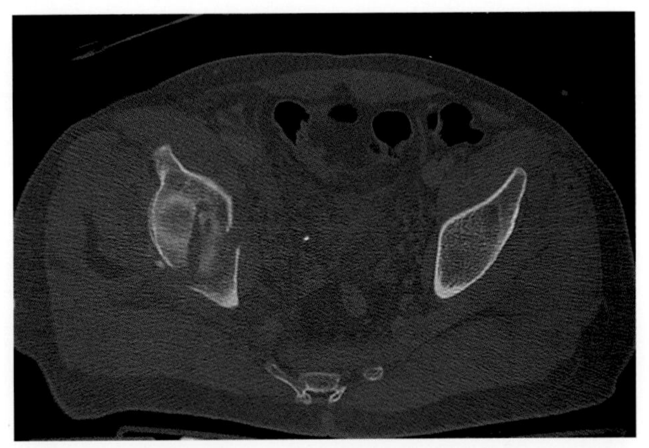

图13-47 髋臼顶骨折。此例为髋臼单纯后柱骨折，臼顶区粉碎骨折。这种骨折块必须得到解剖复位，否则会影响后柱复位。如果邻近的骨松质有塌陷，可通过植骨来支撑骨软骨块。

参考文献

[1] Rath EMS, Russell GV, Washington WJ, et al. Gluteus minimus necrotic muscle debridement diminishes heterotopic ossification after acetabular fracture fixation. *Injury*. 2002;33:751–756.

骨折手术技巧图解

（第二版）

Harborview Illustrated Tips and Tricks in Fracture Surgery

2nd Edition

第5篇
髋
Hip

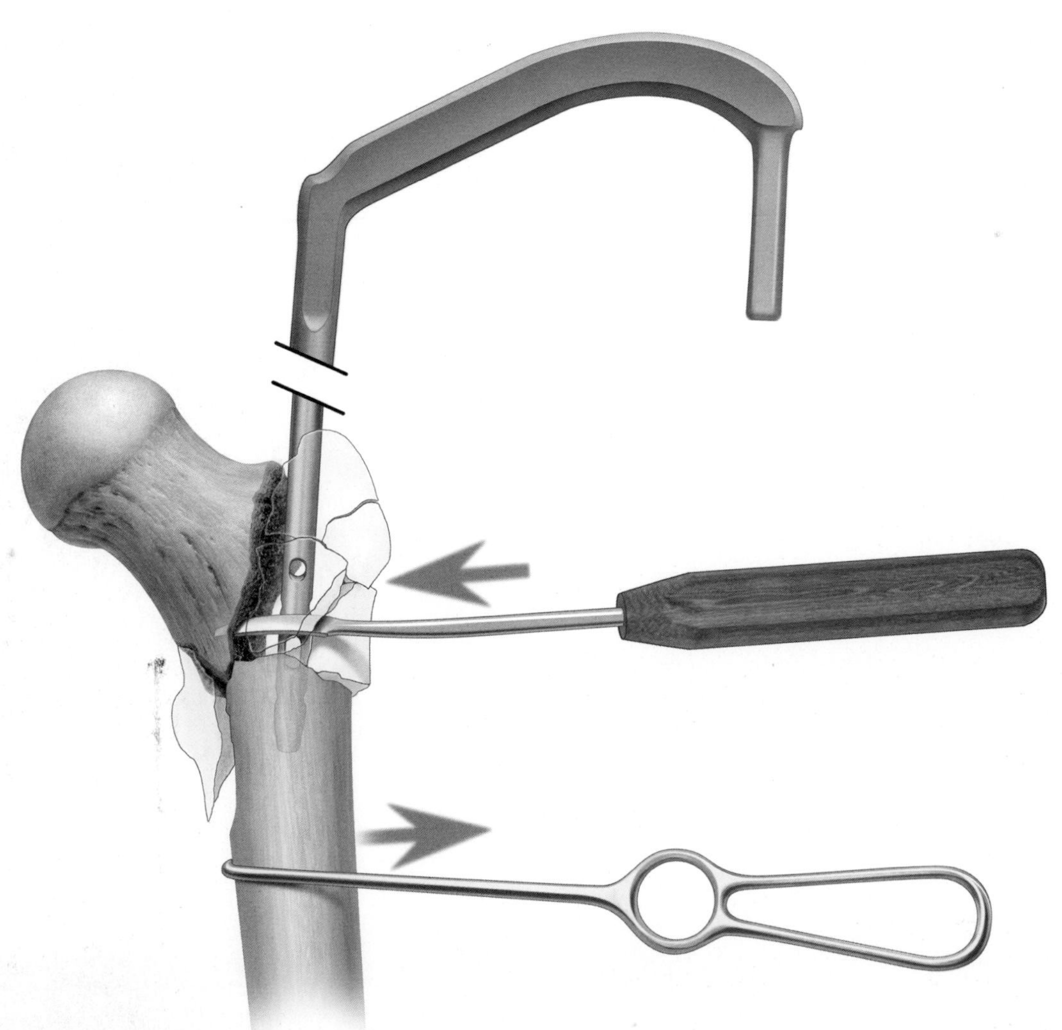

第14章

Milton Lee (Chip) Routt Jr, Raymond D. Wright Jr

股骨头骨折

Femoral Head Fractures

无菌器械与设备

- 深部拉钩。
- 粗的不可吸收线，用于标记股直肌和关节囊。
- 无线针，用于术后股直肌和关节囊修复。
- 牙科剥离器。
- 大号和小号点式复位钳（Weber钳）。
- 内植物：2.0 mm或2.4 mm螺钉。
- 克氏针、电钻和钻头。

患者体位

- 患者仰卧于可透视手术台上。
- 将厚8 cm、宽30 cm的垫包置于患者背部中线，从腰椎中段到会阴部。
- 同侧下肢完全消毒铺单，便于术中牵引复位。
- C臂机放置于手术肢体的对侧。

手术入路

- 用Smith-Petersen切口的尾侧部分就能很好地暴露。
- 皮肤切口起自髂前上棘，向远端延长15~20 cm，与髌骨外侧缘的延长线一致（图14-1）。
- 钝性分离，避免损伤股外侧皮神经。
- 打开缝匠肌和阔筋膜张肌之间的间隙，切断股直肌总腱（图14-2，图14-3）。
- 用不可吸收线标记股直肌腱远端，将其向远端牵拉，此线也可用于最后修复股直肌腱（图14-4）。
- 近端保留部分短的残端，将其牵出手术野。
- 清理髂小肌。

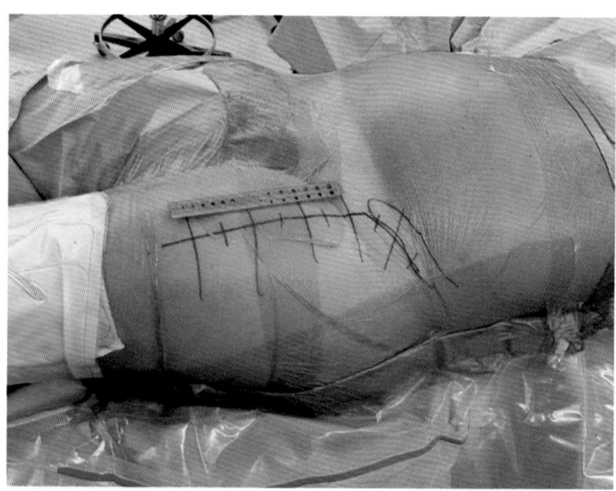

图14-1　股骨头骨折的皮肤切口起自髂前上棘，与髌骨外侧缘的延长线一致。

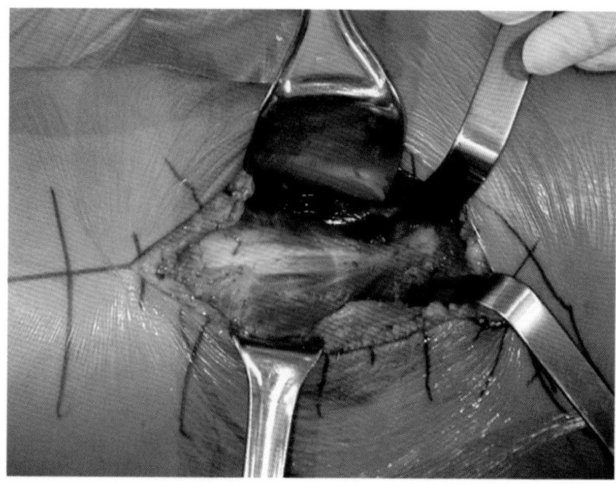

图14-2　在阔筋膜张肌和缝匠肌之间间隙的深面暴露股直肌起点。

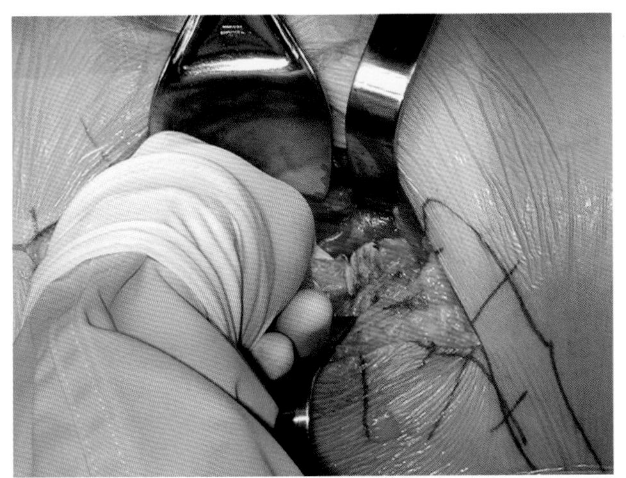

图14-3 在髂前下棘远端切断股直肌起点。

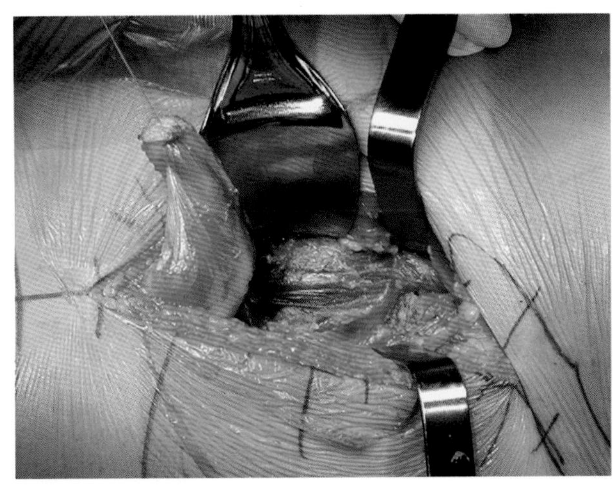

图14-4 标记股直肌腱，并牵向远端。

- 此肌是髂腰肌向外侧的延伸部分，覆盖在髋关节囊前方。
- 其体积、大小不一，可能与术后异位骨化形成有关。

- 将髂腰肌拉向内侧。
- T形切开关节囊。
  - 切口横行部分应该在盂唇的近端偏外侧处（如平行），以避免损伤关节囊的穿支血管（图14-5，图14-6）。
  - 关节切开时的横行切口避免损伤盂唇。
    - 进行准确的髋关节囊切开术非常重要，以避免损伤血供和盂唇。为了确保准确的髋关节囊切开术，可以在股骨头和转子间嵴处插入一根克氏针。
    - 在透视下确认导针的位置。两根导针的连线确定了关节囊切开的纵轴，而近端导针则有助于估计横行切口的相对位置（图14-7）。
- 轻轻地将股骨头前脱位，便于暴露完全（图14-8）。
  - 轴向牵引、内收、外旋髋关节。
  - 小心用骨钩牵引股骨颈，辅助关节脱位。
  - 将小腿摆成“4”字体位。

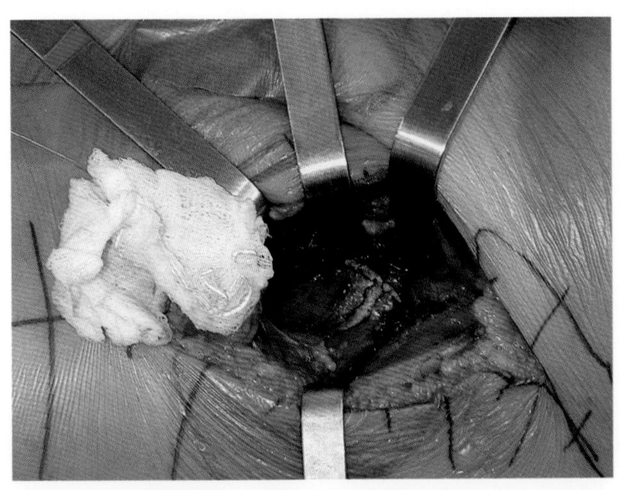

图14-5 拉开髂腰肌，暴露前侧关节囊，同时在关节囊上斜行做T形切口标记。

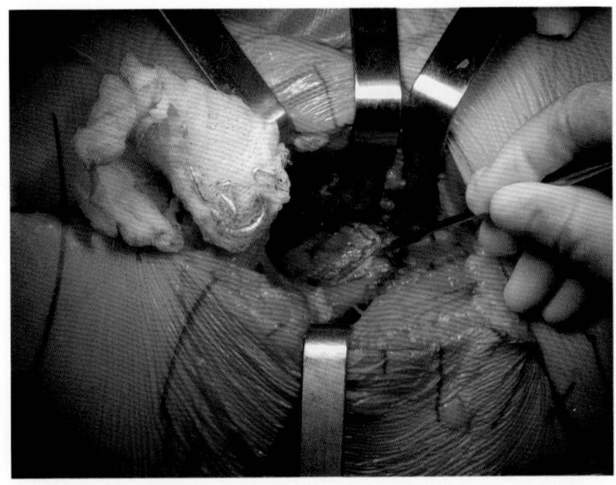

图14-6 关节囊已切开。

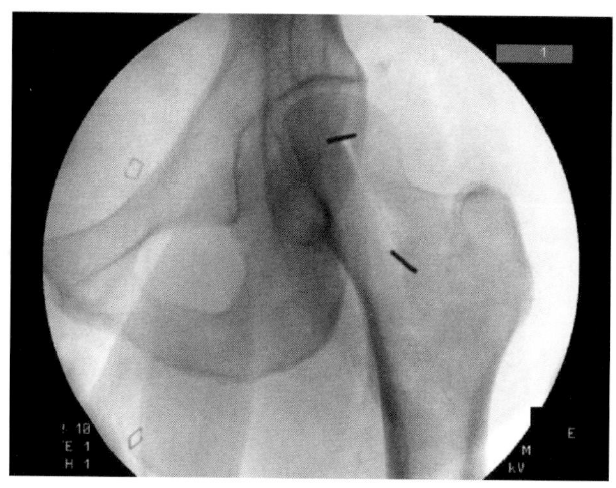

图14-7 将克氏针置于关节囊切开的纵轴上，通过透视确认，确保精确的关节囊切开位置。近端导针可用于确定横行切口的位置。

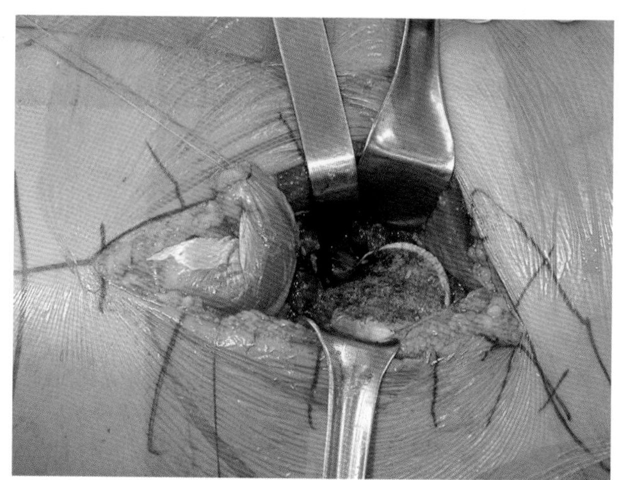

图14-8 将股骨头置于前脱位，以完全暴露骨折面。

复位和固定技术

- 股骨头骨折复位必须以关节软骨边缘的对位来评估骨折是否达到解剖复位。
- 在髋关节人工脱位和骨折复位前，应置于消毒的器械台，在游离的股骨头骨折块上预先钻孔(图14-9)。
- 复位后用克氏针做临时固定（图14-10）。
- 用2枚或3枚2.0 mm或2.4 mm可埋头拉力螺钉固定主要的骨折块。
- 仔细检查髋关节，看是否有骨和软骨碎片。
- 轻巧地让髋关节复位，在透视下检查髋关节的活动度和稳定性，尤其在同时存在同侧髋臼后壁骨折时更要仔细检查其稳定性（图14-11）。
- 完全关闭关节囊（图14-12）。
- 用先前预留的缝线作为肌腱内缝线修复股直肌腱。
    - 用0号可吸收线缝合腱旁组织，以加固修复(图14-13，图14-14)。

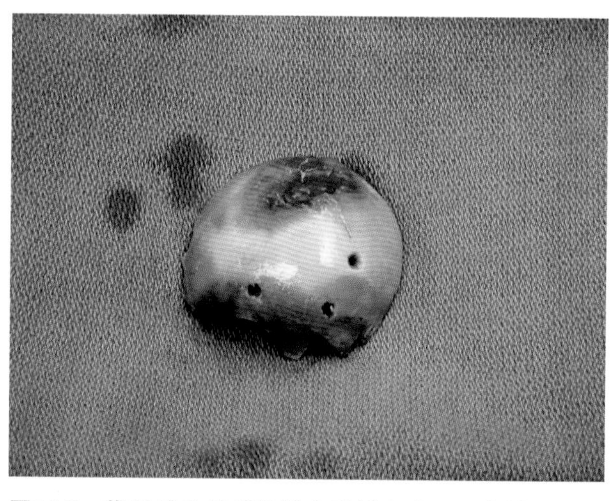

图14-9 将股骨头骨折块放在器械台上，预先钻出直径2 mm的滑动孔。

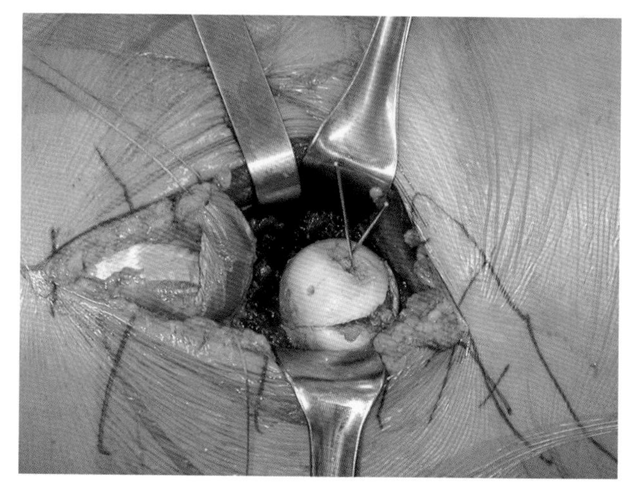

图14-10 骨折解剖复位后做临时固定。

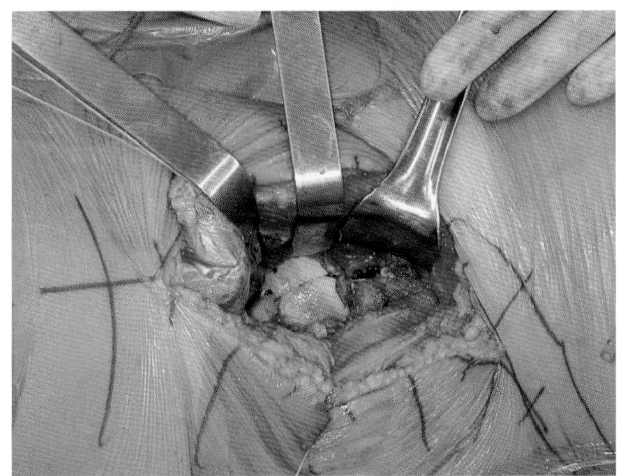

图14-11　用螺钉固定后，将股骨头复位。

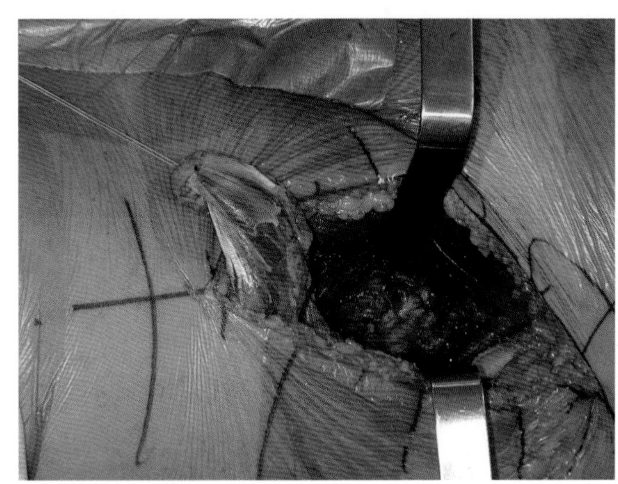

图14-12　切开的关节囊已经修复。

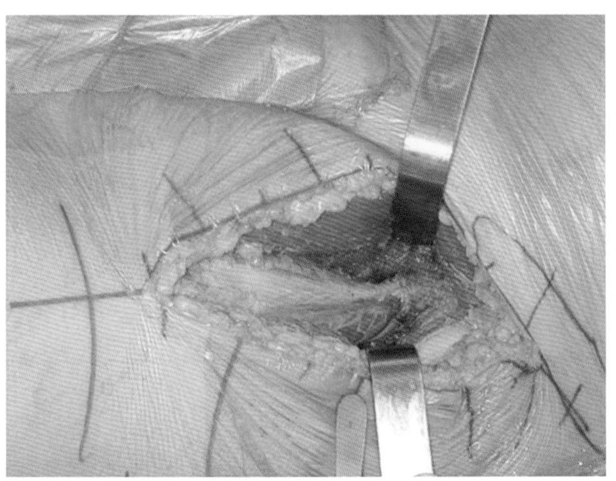

图14-13　修复股直肌腱。

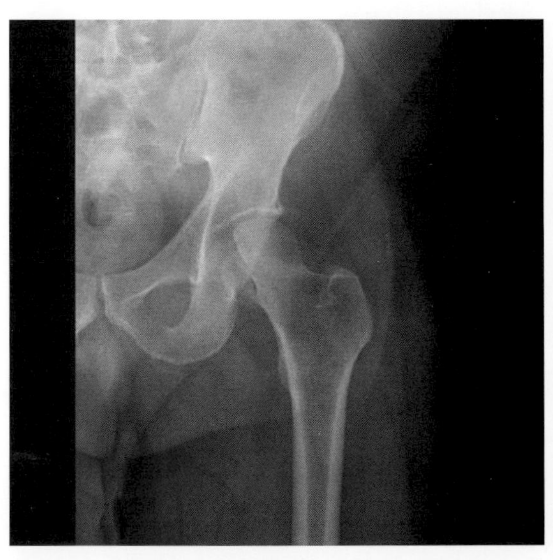

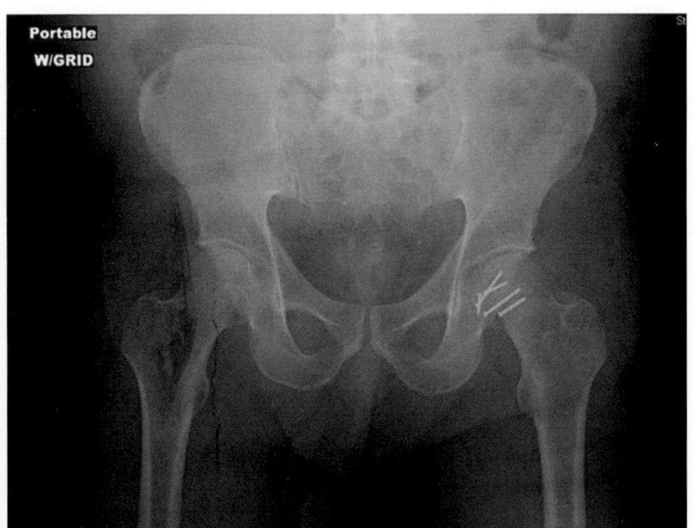

图14-14　伤后和术后的影像展示了使用多枚埋头2.0 mm和2.4 mm螺钉固定粉碎的股骨头骨折。

第15章

Mark R. Adams, Jason M. Evans, Reza Firoozabadi, Michael F. Githens, Anna N. Miller, Michael S. Sirkin, Brandon J. Yuan

股骨颈骨折

Femoral Neck Fractures

无菌器械与设备

- 2.5 mm或者4.0 mm Schanz钉，用作股骨头（颈）骨折的复位杆。
- 大号点式复位钳。
    - 弯的（或直的）尖部可钳于钻孔内。
- 小号点式复位钳。
    - 弯的（或直的）尖部可钳于钻孔内。
- 小直径钻头用于减少对血供的破坏。
- 5.0 mm Schanz钉，用于控制骨折远端（股骨干）的旋转。
- 2.0 mm克氏针，用作骨折远端的张力牵引弓。
- 内植物：
    - 滑动髋螺钉钢板及类似的角稳定装置，用于不稳定骨折类型（Garden Ⅲ/Ⅳ型）的固定。
    - 6.5 mm、7.0 mm或7.3 mm全螺纹与半螺纹螺钉，用于稳定骨折类型（Garden Ⅰ/Ⅱ型）及部分有选择的头下型骨折的固定。
    - 重建钢板或微型钢板用于粉碎性骨折中对股骨颈前内侧的临时固定。
    - 粉碎性骨折需植骨。

患者体位

- 患者仰卧位于可透视床上，C臂机置于对侧。
- 患侧髋部用软垫垫高以便于髋部侧位透视。
    - 如果可以水平侧位透视，也可不垫高。
- 将患肢用腿架抬高。
    - 这样可放松髋部的屈肌群并减小骨折端移位的张力。
    - 如想增加髋关节的屈曲，减少肌肉张力，可在膝下垫一可透视的三角垫。
- 将会阴部用隔离单与手术区域隔开。
- 将患肢全部用无菌单包裹，以便于术中复位。
- 术中辅助骨牵引或专用的骨折手术用床可便于复位。

复位和固定技术

- 建议术前行CT扫描，以明确骨折粉碎程度和骨块的位置。
    - 对于环形的粉碎性骨折，切开复位的优势有限，建议使用闭合复位或者经皮复位技术。
- 首先可尝试用Ledbetter法或其他股骨颈骨折复位手法进行闭合复位。
    - 屈髋，保持屈曲位外旋外展髋关节，同时适当牵引。
    - 然后伸髋、内旋，可达到透视下的解剖复位。
    - 然而，在行关节囊切开后，直视下仍可发现有残留的骨折移位。
- 闭合性复位主要用于头下型骨折，尤其是老年患者，以及切开复位益处有限的环形粉碎性骨折。
- 经皮技术可用于微调闭合复位。
    - 适度的股骨远端牵引可以维持长度和力线（图15-1）。
    - 经皮将肩钩置于股骨距处可以调整冠状位和矢状位的力线（图15-2）。

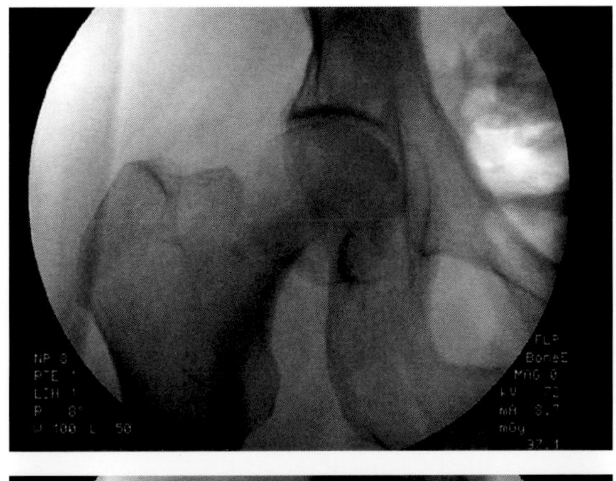

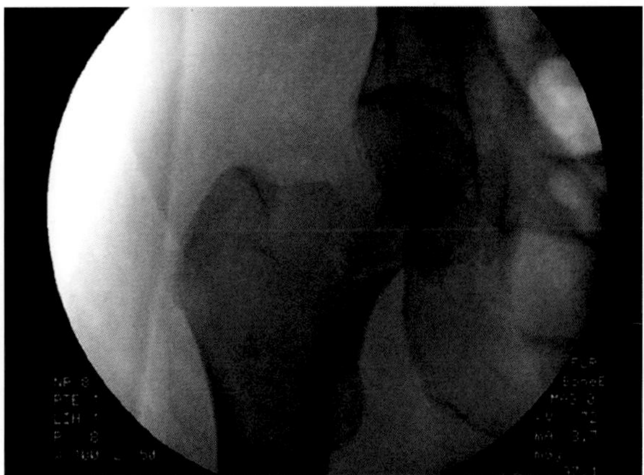

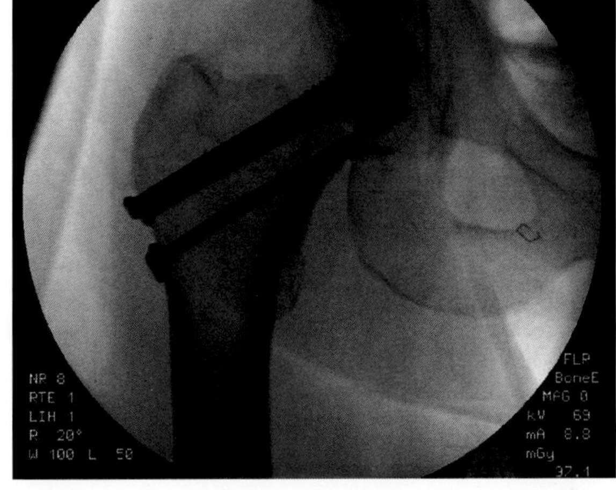

图15-1　闭合手法复位和适度骨牵引可有效恢复股骨骨折部位的长度和力线。

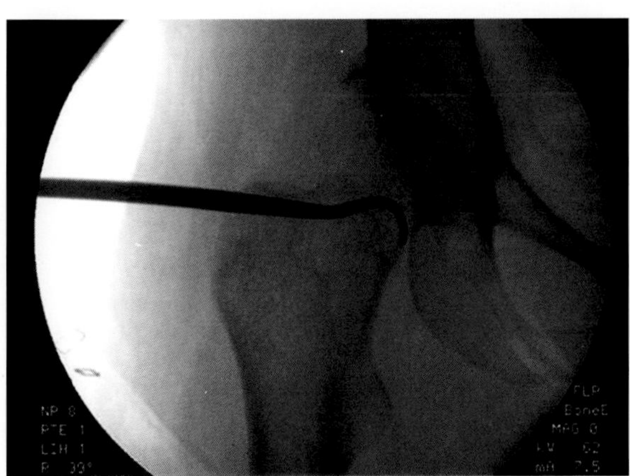

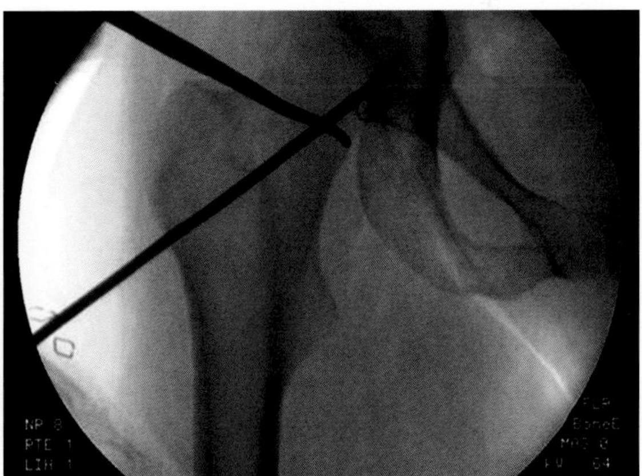

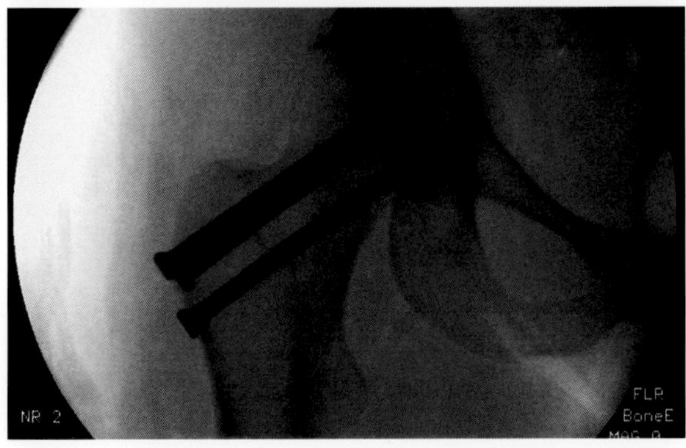

图15-2　置入内植物之前，经皮应用肩钩来提高闭合复位的质量。

- ◦ 经皮使用顶棒可有效纠正股骨头的前倾或后倒畸形，恢复正常对位对线（图15-3）。
- 如果闭合复位较成功（正、侧位解剖位置都较好），可考虑行经皮内固定，并做关节囊切开减压，以释放积血，减小关节囊内压力，这样有可能减少缺血坏死的风险。
  - ◦ 前方关节囊切开可利用侧方的皮肤切口，用手术刀片沿股骨颈前方径直切入。
  - ◦ C臂机定位对手术很有帮助（图15-4）。
  - ◦ 尽量用刀片与刀柄一体化的一次性手术刀，可避免刀片脱落至较厚的软组织内。
- 不管是前外侧还是前方入路，均能很好地显露、复位股骨颈骨折。
  - ◦ 如果采用前外侧入路（Watson-Jones切口），复位和内植物置入可通过同一切口进行。
    - ◆ 然而，颈部骨折部位的显露与软组织的牵开比较困难。
- 改良的Smith-Petersen切口能够很好地显露股骨颈前方，有利于骨折的复位和固定（图15-5）。
  - ◦ 如行前方入路，则需在侧方做辅助小切口，用于内植物的放置。
  - ◦ 进一步的暴露可采用以下方法：

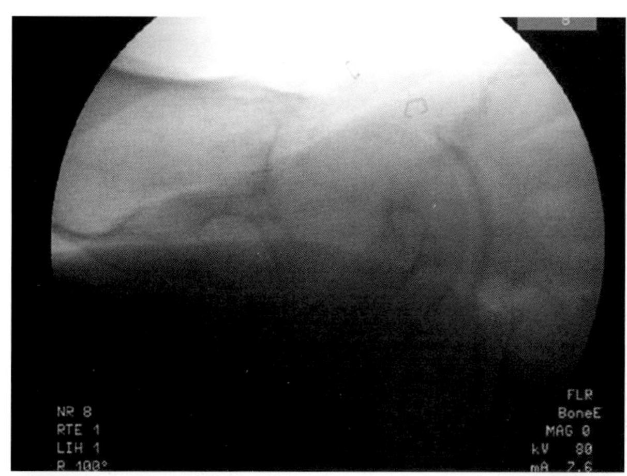

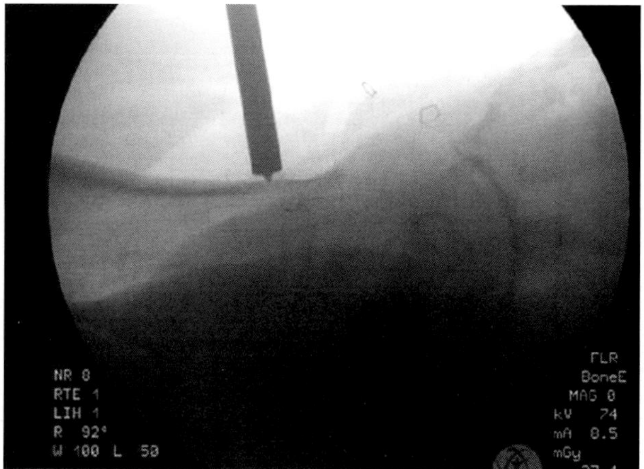

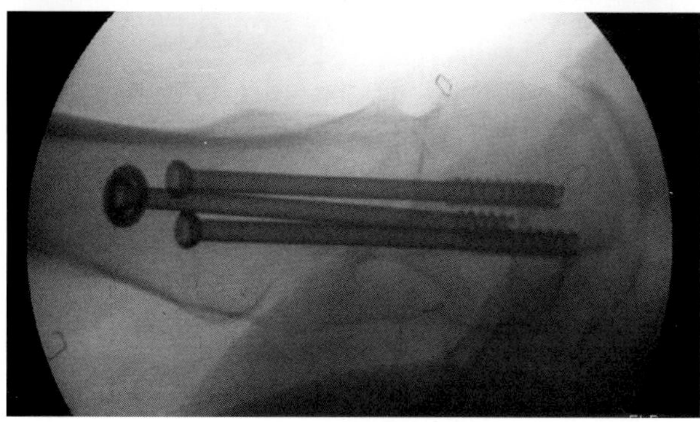

图15-3 经皮使用顶棒来纠正股骨头的前倾（后倒）畸形，重建股骨头颈的力线。

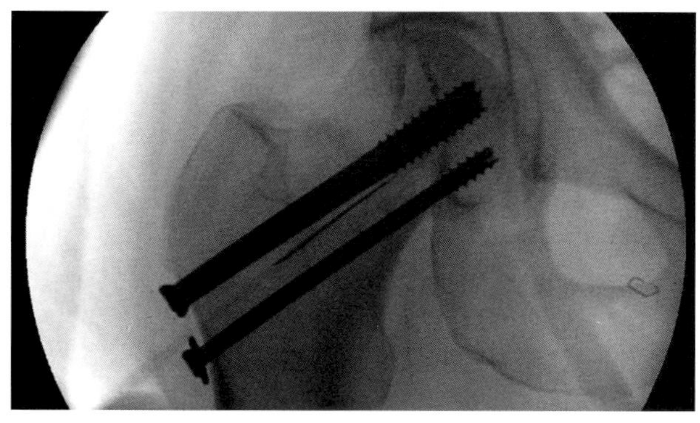

图15-4 使用一次性手术刀经皮行关节囊切开的透视图像。

    - 进一步显剥离股直肌腱附着点。
    - 在腿下垫三角垫屈曲髋关节，以放松股直肌、腰大肌和缝匠肌（图15-6）。
- 锐性切开关节囊较用骨膜剥离器钝性分离可更好地降低异位骨化的发生。
- 行关节囊T形切开时，应从股骨颈远端开始径直垂直于髋臼唇方向切开。
    - 横向（斜行）切开关节囊时可平行转子间连线（股骨颈基底部），或平行髋臼唇，避免损伤髋臼。
    - 在关节囊上方基底部切开时一定要注意避免过度延长切口，以避免破坏此区域主要的血供分支。
    - 骨折的部位和类型决定了关节囊切开的方式和位置。
    - 骨折明显移位时，在关节囊切开之前进行牵引有助于精确地定位切口（图15-7）。
    - 此外，可在骨折近端和远端分别置入克氏针，并在透视下确认关节囊切开的准确度。位于2枚克氏针之间的直线可以评估关节囊切开的长轴方向，克氏针的位置有助于评估切口的垂直方向（图15-7）。

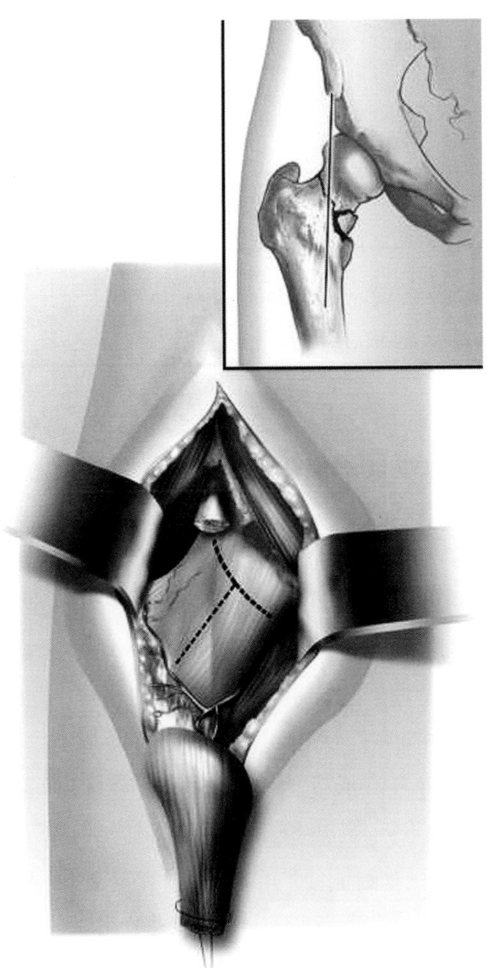

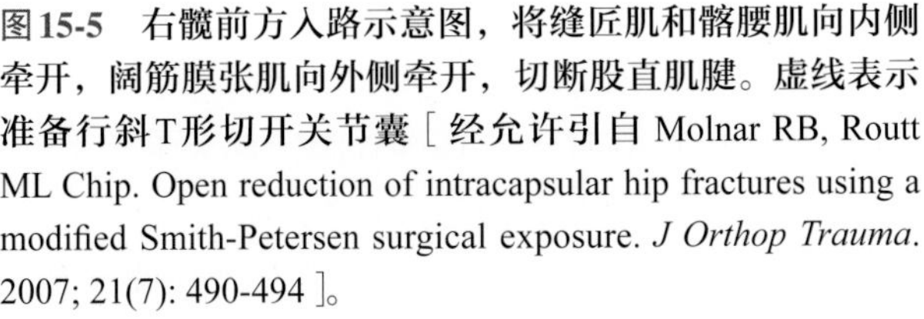

图15-5 右髋前方入路示意图，将缝匠肌和髂腰肌向内侧牵开，阔筋膜张肌向外侧牵开，切断股直肌腱。虚线表示准备行斜T形切开关节囊［经允许引自 Molnar RB, Routt ML Chip. Open reduction of intracapsular hip fractures using a modified Smith-Petersen surgical exposure. *J Orthop Trauma*. 2007; 21(7): 490-494］。

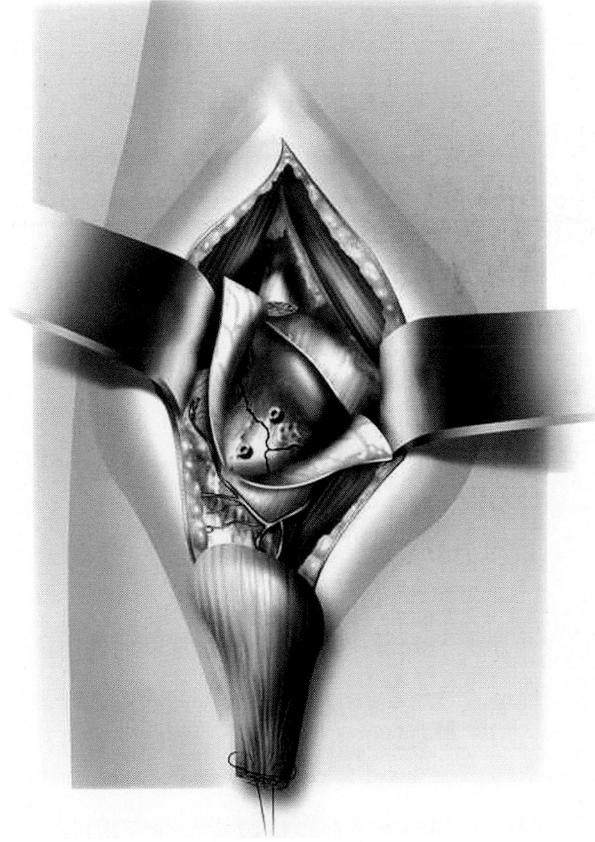

图15-6 髋关节囊前方已经切开，保留了局部的血管解剖和髋臼前唇，可见2枚用于辅助复位的螺钉［经允许引自 Molnar RB, Routt ML Chip. Open reduction of intracapsular hip fractures using a modified Smith-Petersen surgical exposure. *J Orthop Trauma*. 2007; 21(7): 490-494］。

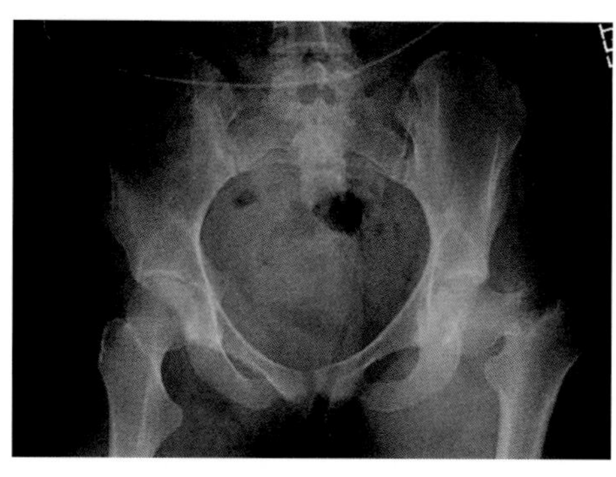

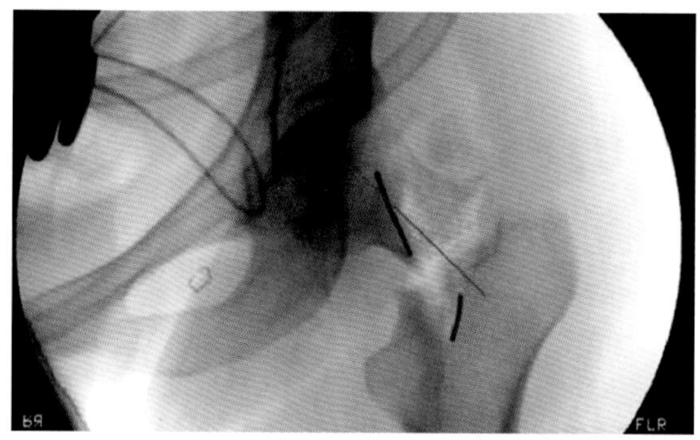

图15-7 骨盆前后位X片显示移位型股骨颈骨折。术中透视可见在关节囊切开之前行轻度牵引，可使骨折明显的重新对位。此外，放置在预期切口轨迹上的克氏针表明计划的切口并不理想。依据克氏针的位置重新规划，沿股骨颈做出更为准确的关节囊切口。

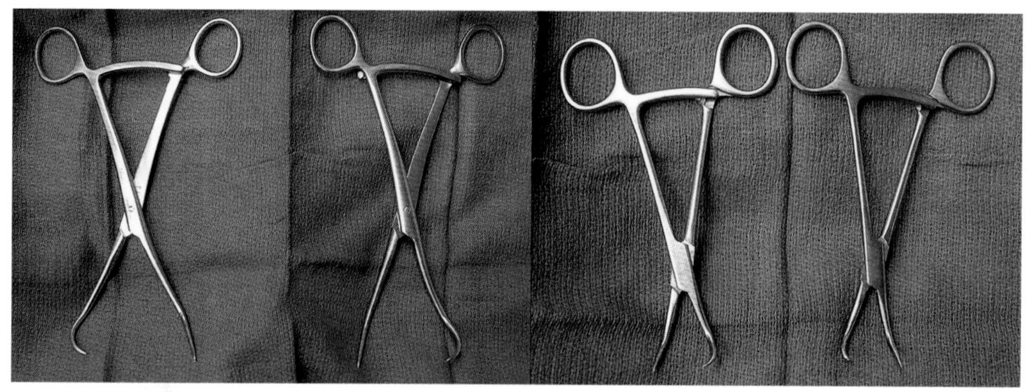

图15-8 “改良的”大Weber钳（左）和小Weber钳（右），一侧的尖端拉直后在通过前路显露复位时可借助单皮质钻孔有效地钳夹复位股骨颈。

  - 在切开的关节囊各个顶点用粗丝线固定，可用来牵开关节囊，也便于后续的缝合操作。
- 在关节囊切开后应避免在股骨颈上、下方区域使用Hohmann拉钩，因为拉钩的尖端由于杠杆原理会顶住股骨颈的后方。
  - 这样会影响到股骨头的主要血供，这些血供主要经股骨颈后上方进入股骨头。
  - 可用大Sofield拉钩或Hibbs拉钩取而代之。
- 可在股骨头与颈的连接部钻2.0 mm或2.5 mm小孔，用于钳夹复位和评估股骨头的血供。
- 将2.5 mm或4.0 mm Schanz钉置入股骨头内，用作骨折复位的操纵杆，这对复位很有帮助，因其可操控容易旋转移位的近端骨折块。
- 经改良后的大号点式复位钳（一侧的尖端拉直）可更好地控制复位（图15-8）。
- 前缘和下缘直视下可确切观察骨皮质对位情况，因为骨折的粉碎部位通常在后方。
  - 即便股骨颈前缘和下缘的骨折边缘看起来已经解剖复位了，仍可发生后倾畸形，因为后方的粉碎性骨折可导致股骨头向后翻转。
    - 可以通过术中透视侧位片来判断是否存在后倾，透视方向应垂直股骨的长轴而不是股骨干的长轴。
- 用复位钳在前缘钳夹固定可防止后倾的发生。
  - 但前方可承受钳夹力的骨质范围有限，前方钳夹固定后可能导致顶端向后的成角（发生过度前倾与颈干角减小），尤其在前下缘粉碎骨折的患者中。
  - 为避免此类问题的发生，可将复位钳的尖部尽量深入股骨头内或股骨颈，以靠近中轴或旋转中心。
  - 还可以在股骨头、颈部各临时固定1枚螺钉，然后用Farabuef复位钳复位。
    - 螺钉越长，所提供的压缩力也就越大，尤其当螺钉拧入方向轻度偏离轴线垂直线时。

- 这一方法的缺点是，Farabuef复位钳体积较大，而手术窗又相对较小，会影响到后面的复位操作。

- 对于Pauwel Ⅲ型骨折，可在大转子外侧与将被固定的股骨颈头侧之间用一把大的弯齿Weber钳进行固定。
- 在基底型或经颈型骨折复位时，要特别注重股骨颈内下嵴的解剖复位，此处的复位可提高股骨颈结构的整体稳定性，并能防止发生晚期移位。
- 可以使用多根粗的克氏针（2.0 mm或2.4 mm）来维持复位，注意克氏针的放置不要妨碍最终内植物的置入。
- 如果粉碎部位在前下方，可用2.4 mm直板或2.7 mm重建板塑形后在此固定。此钢板在对股骨颈做最后固定前，可起到附加稳定和维持股骨颈长度的作用（图15-9，图15-10）。

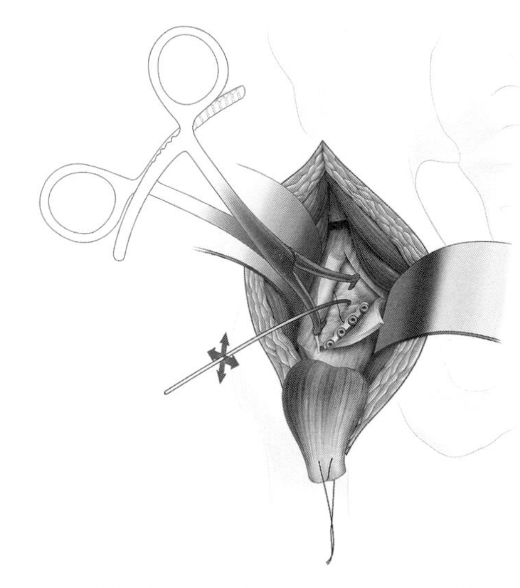

图15-9 通过前方切口入路对股骨颈骨折进行有效的复位，包括斯氏针复位、复位钳钳夹半皮质孔内复位及临时的重建钢板固定。

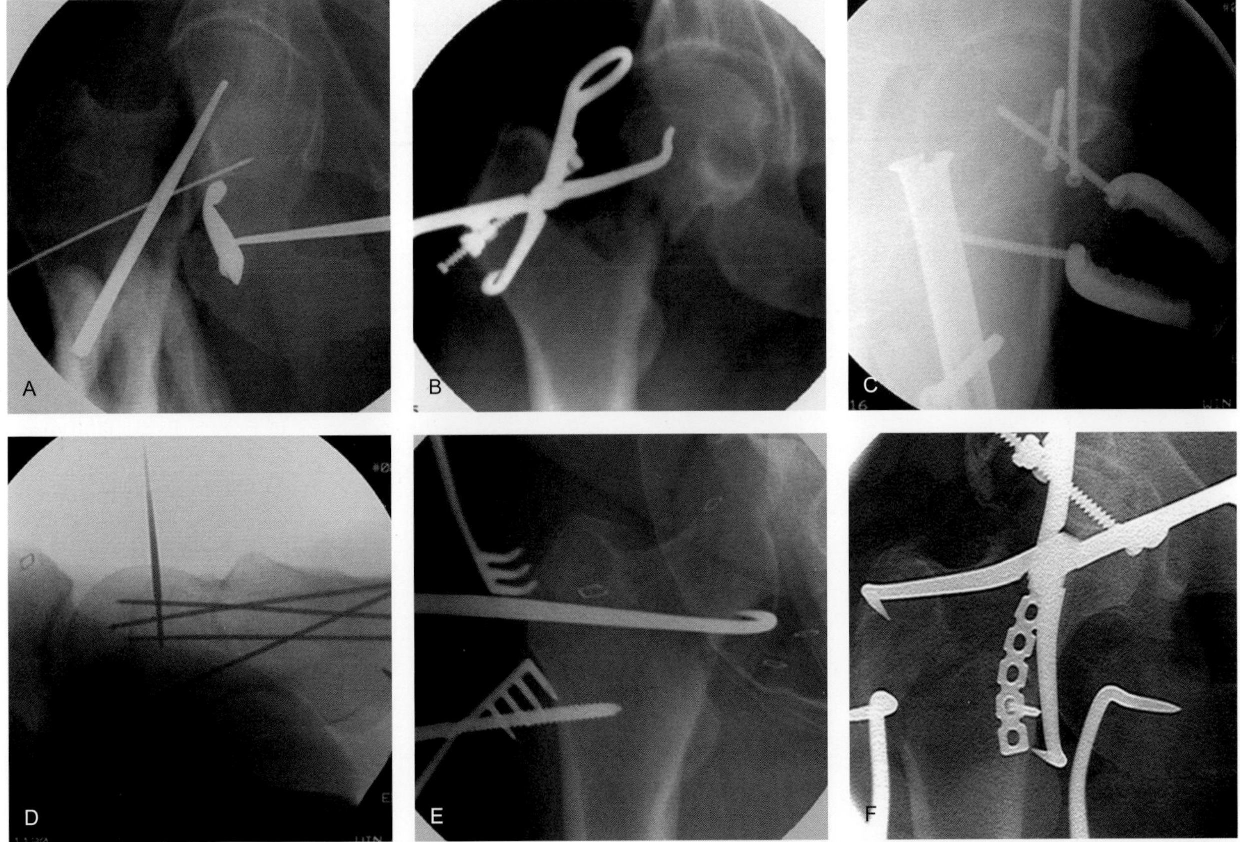

图15-10 辅助复位方法。A. 肩钩勾住股骨头，关节囊内小Hohmann拉钩顶住股骨颈下嵴。B. 改良后的大号点式复位钳钳夹股骨头和大转子。C. 3.5 mm螺钉和Farabuef复位钳。D. 2.5 mm Schanz钉用于控制股骨头及颈前方的复位，骨折端用克氏针临时固定。E. 肩钩勾住股骨颈下嵴。F. 股骨颈前下方用2.4 mm或2.7 mm重建钢板临时（或最终）固定，大号点式复位钳钳夹于股骨颈下方和大转子之间。

TIP 内侧粉碎性股骨颈骨折的内侧支撑钢板的置入

Mark R. Adams, Michael S. Sirkin

病理解剖

- 垂直剪切型股骨颈骨折（图15-11）通常在颈部的上部产生张力破坏，在颈部的下方内侧产生压缩破坏。
- 压缩侧经常为粉碎骨折（图15-12）。

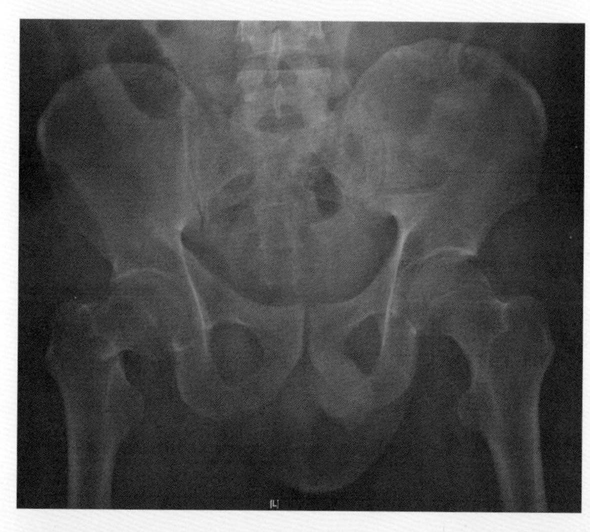

图15-11 骨盆前后位X线片显示移位型右侧股骨颈骨折。

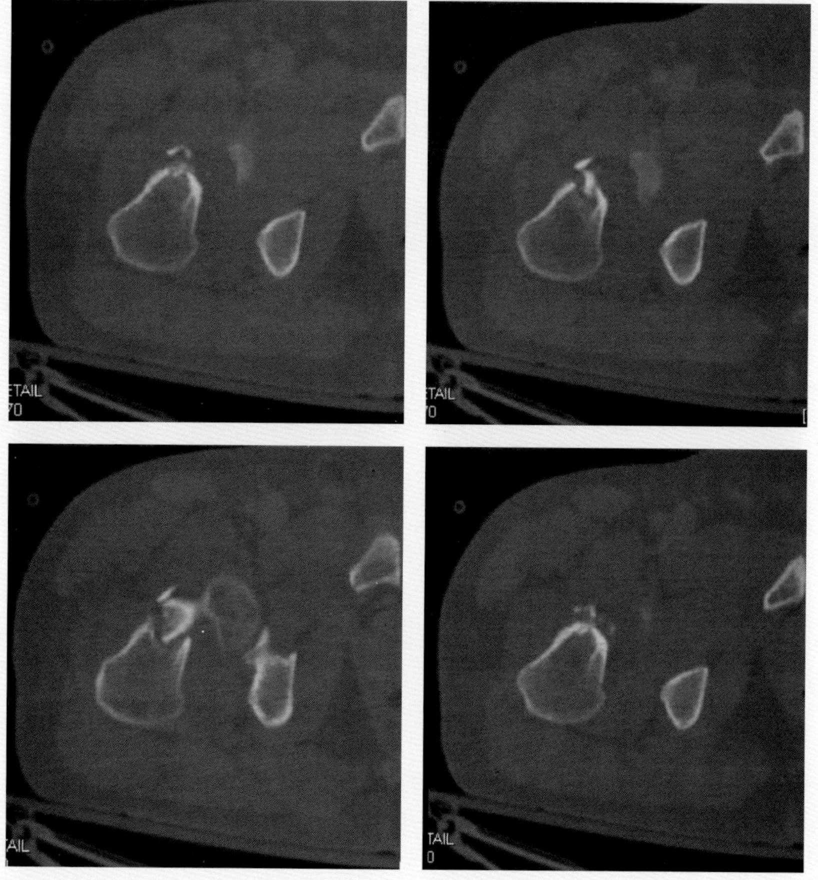

图15-12 CT扫描的横断面图像显示股骨颈下方的横截面，同时显示粉碎的骨折块。

解决方案

- 在压缩侧的下方使用支撑钢板固定，以增加机械稳定性，有助于抵抗股骨头内翻畸形和股骨颈的短缩（图15-13）。

操作技术

- 建议选择Smith-Petersen入路，以便暴露股骨颈内侧及基底部。
- 采取开放复位手术。
- 保持髋关节屈曲外旋位，充分暴露股骨颈内下方。
- 术者站于患肢对侧，便于固定钢板。
- 如果骨折粉碎严重，无法通过解剖复位达到内侧骨皮质的直接接触，可以使用三面骨皮质移植物来填充缺损。
- 内翻畸形是不可接受的复位，轻度外翻可能比完全解剖复位更可取，特别是对于骨质较差的老年患者，或者股骨颈上方也为粉碎骨折的患者。

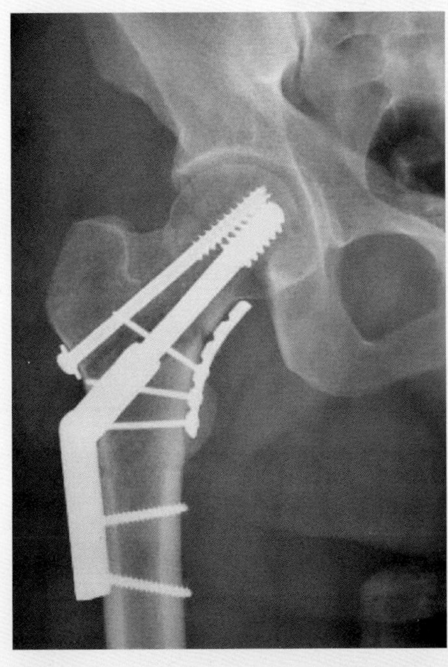

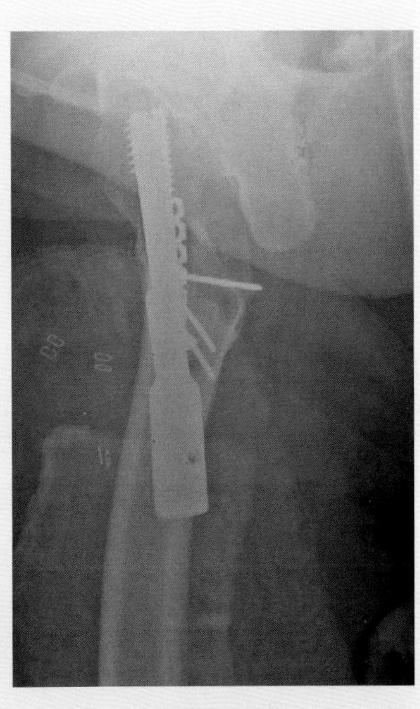

图15-13　正侧位X线片显示股骨颈骨折术后，采取切开复位内固定的手术方式，术中使用了1枚7.3 mm直径的部分螺纹空心钉、1块动力髋螺钉钢板及1块2.7 mm系统的重建钢板。注意钢板仅对股骨颈内下方起支撑作用，所以这个区域并未置入螺钉。这可以允许动力髋螺钉的无阻力滑动，实现股骨颈骨折部位的压紧/加压。

内固定装置

不稳定骨折（移位型骨折及Pauwel Ⅲ型以上骨折）和颈基底骨折

- 对于不稳定的骨折，首选固定角度的滑动髋螺钉。
- 不同厂家在防旋设计上有差异。较新设计采用的是刃片而不是螺钉，在最终插入固定时，对近端骨块产生的旋转力更小。
- 对于粉碎和部位移位的骨折类型，相较于螺钉，使用刃片可避免安装内固定时骨折复位丢失。
- 滑动髋螺钉的导针应放置在股骨头的中心位置，以达到尖－顶距离小于25 mm。
  - 置入导针时，保持导板于股骨外侧皮质完美贴合。否则，固定股骨侧钢板时会致畸形。
  - 如果插入侧板时出现外翻畸形，选择低角度的滑动髋螺钉。反之，如果插入侧板时出现内翻畸形，则需选择更大角度的滑动髋螺钉。

- 在滑动髋螺钉上方放置1枚抗旋转螺钉以进行旋转控制。
    - 该螺钉可以在滑动髋螺钉放置前或之后放置。如果先放置，则必须考虑最终的内植物位置。
    - 螺钉应该与滑动髋螺钉平行，以允许受控的骨折塌陷。
    - 首选直径为6.5 mm或7.0 mm的带部分螺纹空心螺钉（带或者不带垫片）。
- 如果伴有大转子骨折，则必须增加大转子稳定钢板，以防不受控的骨折塌陷。

稳定的头下型和经颈行骨折（外展嵌插骨折，无移位的Pauwel Ⅰ/Ⅱ型骨折）

- 常用的内固定装置为不同规格的6.5~7.3 mm空心螺钉（通常用3枚，有时可用4枚）（图15-14）。
- 有些厂家的空心钉内径较大，可插入较硬的导针，更便于控制方向。
    - 相对于较软的导针来说，用较硬的导针更易控制方向，利于螺钉精确地放置。
- 螺钉的进针点应在小转子平面以上，这样可降低由于螺钉的应力抬高效应导致医源性转子下骨折的风险。
    - 这一区域紧邻股外侧肌止点，易导致干骺端损伤。
    - 如果螺钉呈三角形排列，下方只应打1枚螺钉以减小转子下二次骨折的风险。
- 螺钉的放置方向应使骨折端得到最大的加压。
- 螺钉位置的分布应尽量靠近股骨颈边缘，以提供坚强的固定。
    - 将下方的螺钉置于股骨颈内侧皮质3 mm以内可有助于防止股骨头下移。
    - 将后方的螺钉置于股骨颈后侧皮质3 mm以内可防止股骨头的后方移位和后倾。
    - 对于头下型和经颈型骨折，下方的螺钉应同时支撑外侧皮质和颈干移行处的内侧皮质。
        - 这一位置可使螺钉的近乎全部长度都得到有效的支撑，减少了断钉的发生率。
        - 即便多枚无序的螺钉也无法达到这样1枚

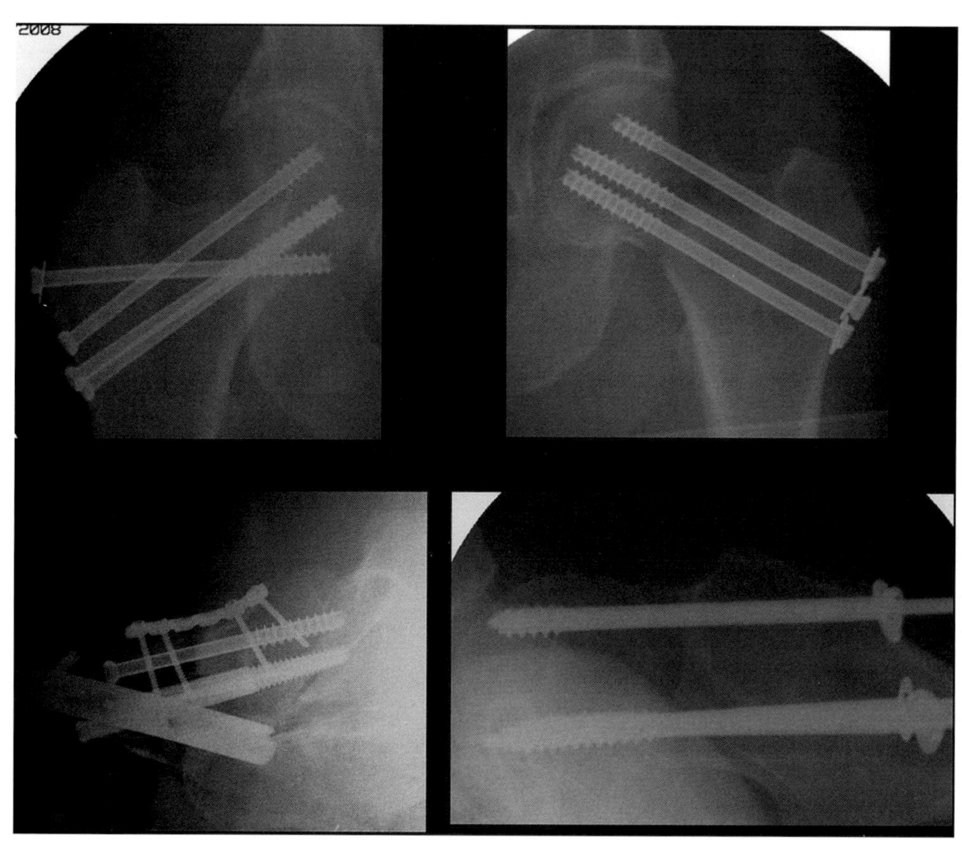

图15-14 典型的用于股骨颈骨折的内固定装置，注意应使螺钉在股骨颈内的分布最大化。

有效螺钉的效果。

- 应避免将螺钉放置在股骨头和颈的后上象限，因为进入股骨头的穿支血管大多经过此区域。
  - 后方螺钉的放置可以选择在股骨头颈的正上方或正中位置（图15-15）。
- 放置螺钉进行加压固定时应先放置前上方的螺钉，因为在前上方加压固定时不易导致骨折端的畸形。

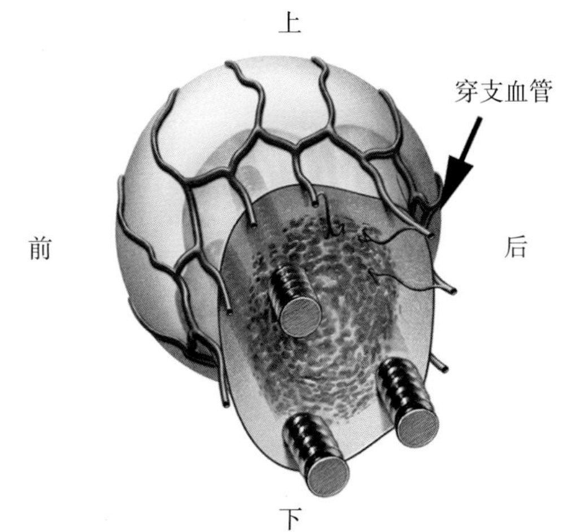

图15-15　应避免将螺钉放置在股骨颈的后上象限（图内右上方区域），以减少损伤股骨头血供的风险。

TIP 经皮精准置入空心螺钉治疗股骨颈骨折

Brandon J. Yuan, Reza Firoozabadi, Anna N. Miller

病理解剖

直径7.0 mm或7.3 mm空心螺钉的导针较粗，如果多次钻孔，在骨皮质形成的孔洞会形成应力集中点，增加骨折风险。此外，相比使用钻头，导针的轨迹更难改变，重新定向困难。

解决方案

使用直径更小的克氏针作为导针，增加螺钉放置的准确度并优化螺钉的轨迹。

操作技术

- 患者取仰卧位，置于可透视的手术床上。
  - 患肢侧腹部和骨盆垫高。这样可以抬高术侧股骨近端，使得进行侧位透视时，同侧的股骨或半骨盆不会干扰（图15-16）。
  - 术中将同侧下肢垫高，使髋部屈曲约20°。
  - C臂机置于患者对侧，并以55°的斜角朝向身体的长轴方向，以使侧位透视图垂直于股骨颈的轴线（图15-17），然后患肢消毒铺巾。
- 按术前规划使用3颗部分螺纹的空心螺钉以三角形或改良倒三角形的形式跨股骨颈骨折线置入。

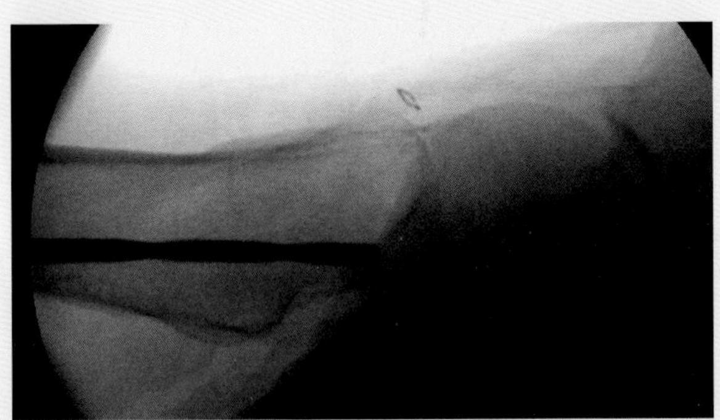

图15-16　经皮空心螺钉固定股骨颈骨折的侧位透视图像，患者取仰卧位。注意可以清楚看到股骨颈的后缘。

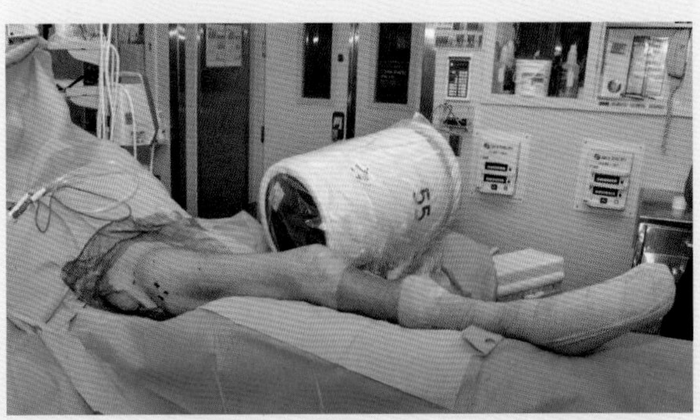

图15-17　患者取仰卧位，侧位透视时C臂机的摆放位置。

- 在改良倒三角形的放置方式中，后上方的螺钉会被放置在稍微更低的位置，以避免在此位置穿透股骨颈，因为此处与外侧支持带血管非常接近（图15-18）。也可以选择正三角形放置螺钉，但是要注意，理论上如果皮质钻孔次数过多，正三角形式放置螺钉会增加转子下骨折的风险。

- 在通过开放或闭合方法获得满意的复位后，首先确定下方螺钉的进钉点。
  - 首先使用1.5 mm的克氏针进行操作来确定下方螺钉进钉点和方向，这可以在进行微小调整的同时最大限度地减少对覆盖软组织的损伤。同时需要在正位（AP）和侧面透视图像上进行调整以达到最佳位置（图15-19）。

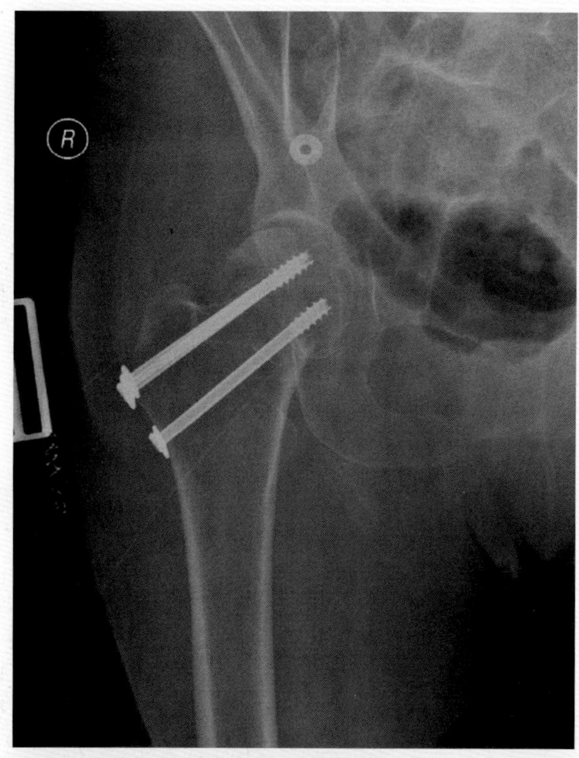

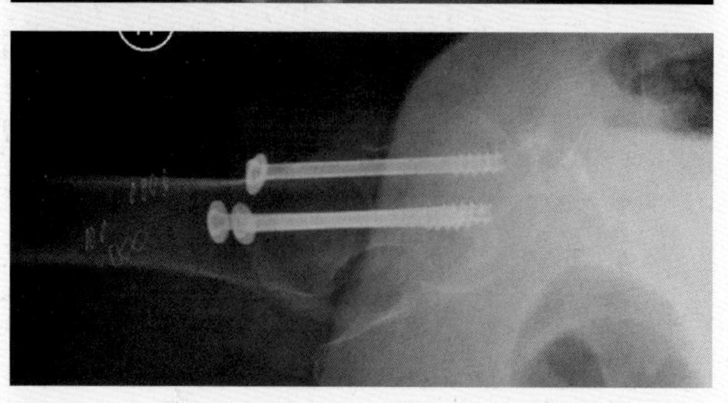

图15-18　经皮空心螺钉固定治疗外展嵌插型股骨颈骨折。注意螺钉在外侧皮质的分布及倒三角构型。

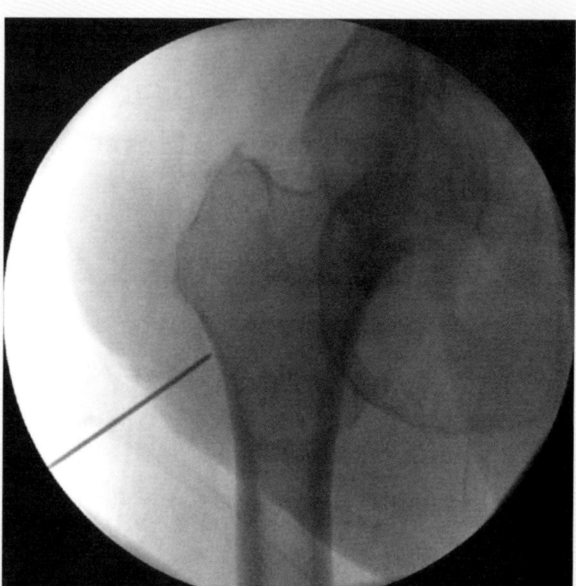

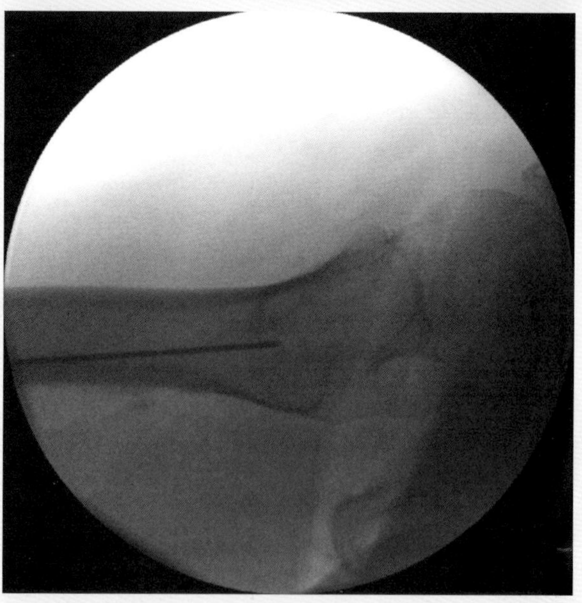

图15-19　采用1.5 mm克氏针找到下方螺钉进钉点的正侧位透视图像。

- 使用1.5 mm克氏针比传统2.8 mm或3.2 mm直径的导针造成的皮质孔径要小得多。若起始位置不佳，可在合适的进针点放置1枚新的克氏针。然而，如果初始进针点不佳，使用较粗的导针会在近端股骨上留下多个较大的孔。确定最佳进针点位置之后，将克氏针穿入骨皮质，深度为3~5 mm。

- 使用11号手术刀，纵向切口切开皮肤和髂颈束，以便后续置入空心钻、螺钉和垫圈。然后将3.2 mm或4.5 mm的空心钻头从克氏针尾部穿入抵达股骨外侧皮质。在震荡模式下，将空心钻头穿过股骨的侧面皮质和克氏针的末端（图15-20）。
  - 使用4.5 mm空心钻头而不是标准的2.8 mm或3.2 mm导针主要有两个优点。

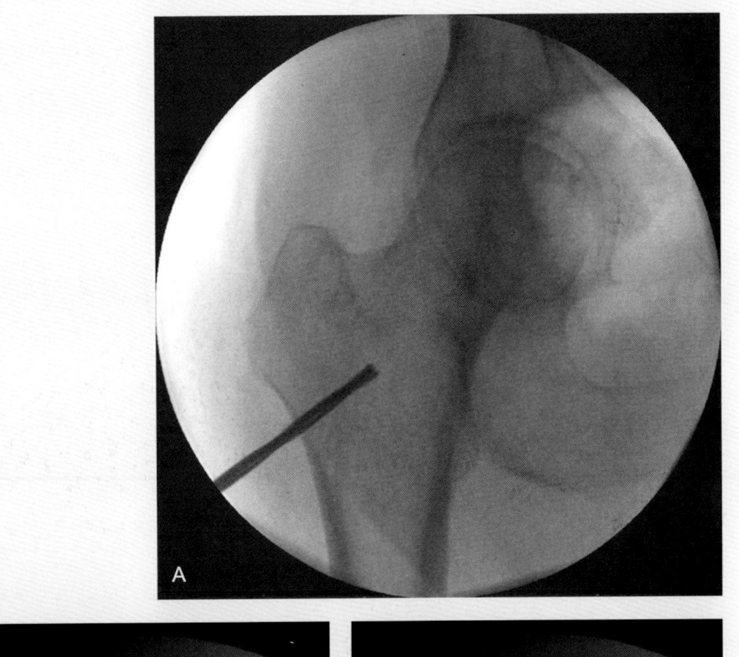

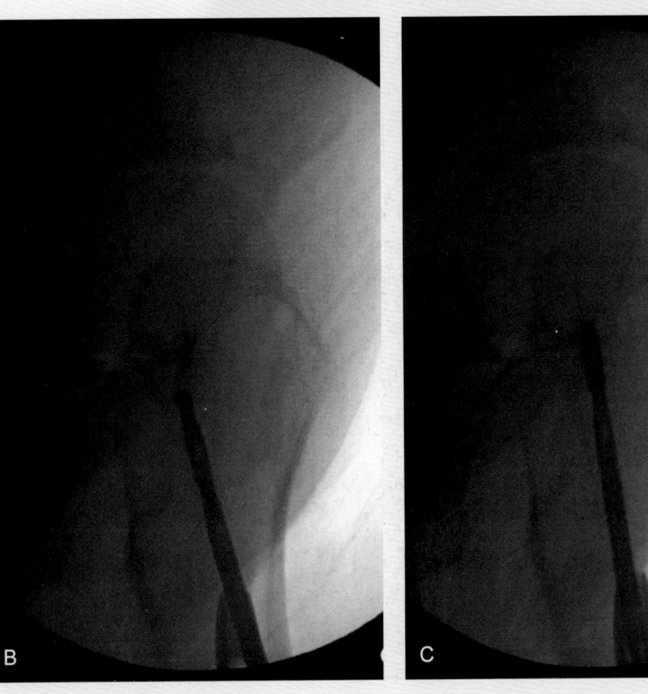

图15-20　A. 4.5 mm的空心钻沿着1.5 mm克氏针穿入股骨外侧皮质。B、C. 术中调整空心钻的轨迹示例。

- 第一，钻头比克氏针或者更粗的导针更加坚硬，在推进时可微调轨迹，这是由其增加的刚度所提供的。这便于后续精确地放置导针和空心螺钉。
- 第二，使用震荡模式推进4.5 mm钻头可以帮助医生感知是否触及股骨颈的皮质层，从而降低"in-out-in"螺钉放置的风险。需要注意的是，在使用空心钻头进行微调时，不要过度，否则会在股骨侧面皮质中造出较大的孔洞。
- 大的调整需要在钻头起始部位进行，即最外侧骨皮质处。

- 当4.5 mm钻头推进到股骨颈骨折水平后，钻头就可以被更换为适当尺寸螺钉导针(2.8 mm或3.2 mm)，继续将导针推进到股骨头中（图15-21）。
- 重复以上步骤，置入前上方和后上方螺钉的导针（图15-22）。
- 如果怀疑股骨颈的皮质已经穿破，可使用末端弯曲的2.0 mm导针检查骨性通道。这种方法类似于使用球形导针感知脊柱椎弓根螺钉的骨性通道。另一种方法是使用4.5 mm钻头预钻整个螺钉通路，然后将导丝的钝端沿着通道放置，以确定是否穿出皮质层。这对位于股骨颈后上方的骨性通路尤为重要。
- 测量每根导针的长度，放置适当长度的螺钉。对大多数没完全复位的骨折，首先放置下方的螺钉，而前上方的螺钉则最后放置（图15-23）。
- 由于股骨颈骨折通常伴随着向前成角，前方皮质在张力状态下破坏，通常不会粉碎。这意味着，如果骨折的其他部位已经得到稳定，通过前上部螺钉的加压可以实现最终解剖复位。作者倾向于使用部分螺纹螺钉以确保骨折处获得压缩。如果骨折粉碎严重，可以考虑使用全螺纹螺钉。
- 垫片已被证明可以增加压缩力和骨折稳定性，骨质受损的情况下应该常规使用。

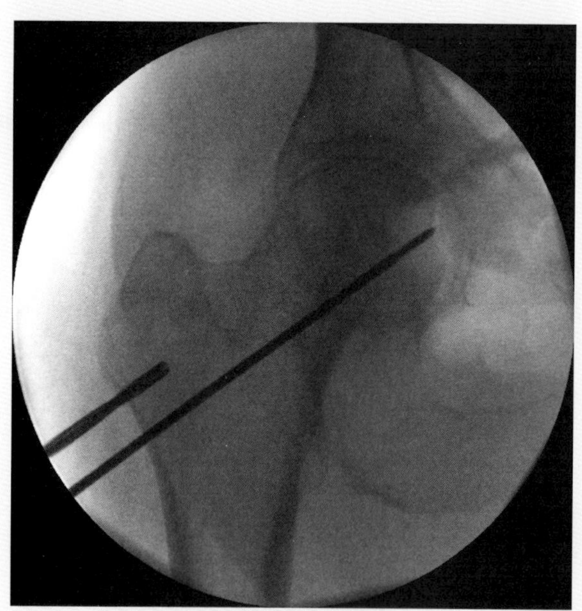

图15-21 4.5 mm的空心钻更换为合适直径的空心螺钉导针，继续推进到达股骨头的软骨下骨。

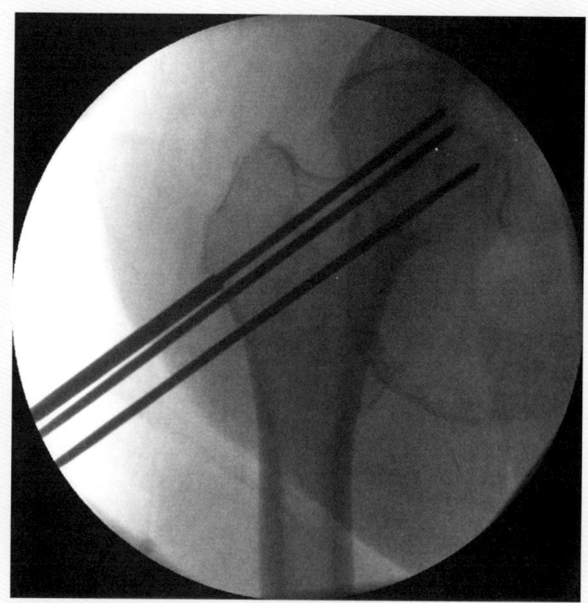

图15-22 重复步骤，置入前上方和后上方螺钉的导针。

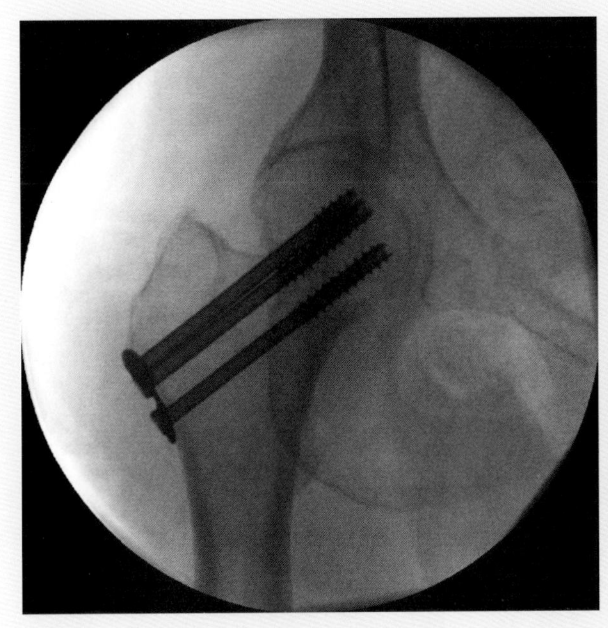
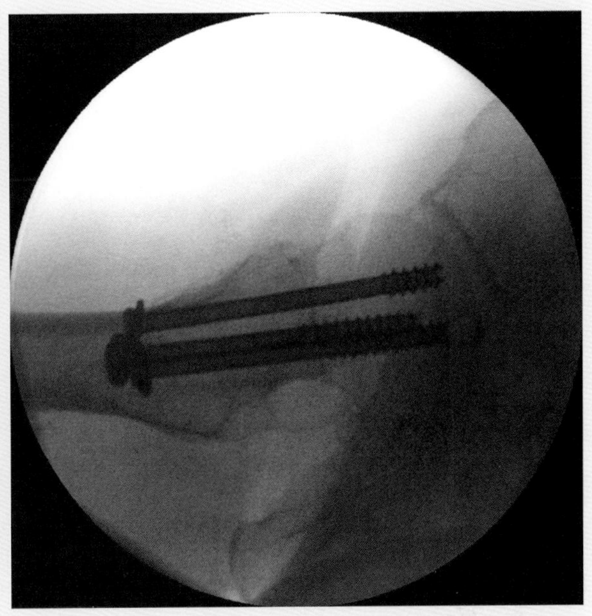

图15-23　**股骨颈前上方是典型的张力骨折，骨块一般不粉碎，因此最后置入螺钉对前方皮质进行加压。**

转子间截骨术（图15-24）

- 所有股骨颈骨折的患者在常规手术风险告知的基础上，还应该告知可能发生骨不连、畸形愈合和缺血性坏死。
- 如发生骨不连，转子间外翻截骨术是一可靠的达到愈合的方法。
- 通过改变截骨平面可以纠正任何旋转或内外翻畸形。
- 应用术前模板测量，确定楔形截骨块大小，可以将垂直方向的骨折线转化成与关节应力传导方向大致平行的截骨线。截骨线与水平线呈25°最有利于愈合。
- 内固定刃板的入点要比截骨平面至少高出15 mm，目的是避免复位加压时刃板割通与截骨区之间的骨质，导致固定不牢。
- 导针应位于刃板入点的上方，并穿过梨状窝基底部。
- 首先，截骨面应与刃板的入径平行，通常垂直于股骨干，与小转子上缘持平。
    - 透视侧位检查屈曲、伸展、旋转（前倾）。
    - 在行第2次截骨前要纠正任何旋转的移位。
- 如有需要，可用克氏针测量和调整截骨面。
    - 刃板凿入后，侧方保留8~10 mm的间隙，远段与股骨干贴紧。
    - 凿入刃板后，远端可使用单皮质螺钉固定。
- 用骨凿在截骨面远端将钢板与股骨干间隔出8~10 mm的空隙，使得钢板与侧方皮质间形成一三角形区域。
    - 这样会使截骨后的外翻较预期的加大。
    - 拧紧最靠近远端截骨面的螺钉，移去骨凿。
    - 这样可将骨拉向钢板，通过骨长度与钢板长度的不匹配可达到截骨面间的强力加压。最后，将远端的半皮质螺钉更换为全皮质螺钉。

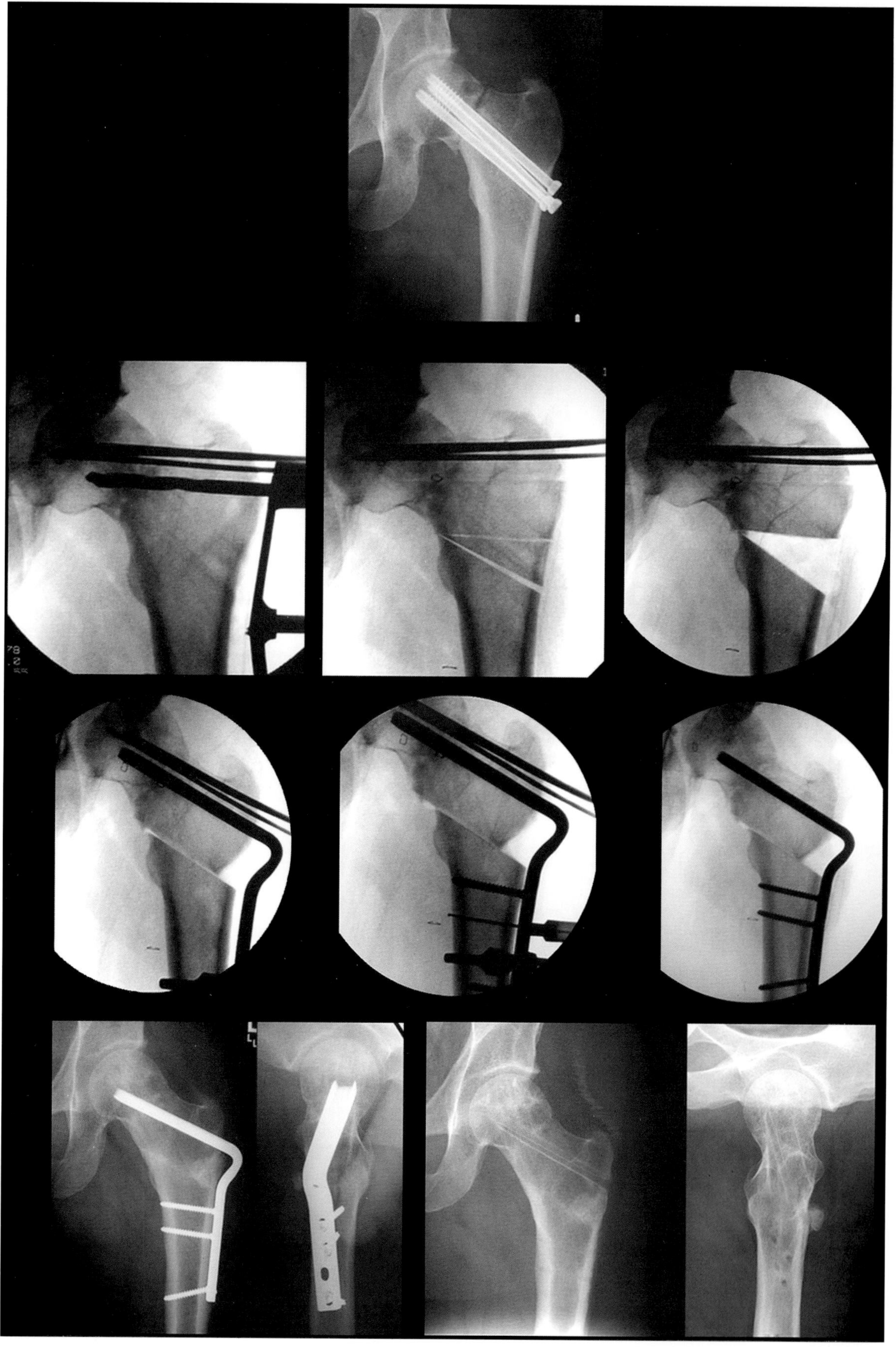

图15-24 股骨颈骨折骨不连转子间截骨术的操作步骤。

Michael J. Gardner, Zachary V. Roberts

第16章

股骨转子间骨折

Intertrochanteric Femur Fractures

无菌器械与设备

- 配备牵引装置的可透视床或骨折专用牵引床。
- 5.0 mm Schanz钉用作复位控制杆。
- 大号点式复位钳。
- 球头状尖复位钳。
- 肩钩或骨钩。
- 克氏针和电钻。
- 扩孔钻。
- 内植物：根据骨折类型和手术计划选择。
    - 顺行髓内针。
    - 钉板系统（DHS之类）。
    - 95°钢板。

患者体位

- 患者仰卧于可透视床上，并能够行术中牵引，或仰卧于骨折牵引床上。
- 每个手术体位都有各自的优缺点，选择哪种主要取决于外科医生的习惯。
    - 对于某些类型的骨折及患者，应用骨折牵引床可提供良好的手术视野、满意的间接复位，甚至可减少术中的助手。
    - 然而对于不稳定性骨折，应用骨折牵引床会导致矢状面上的对位不良（通常是顶端向后成角），以及骨折远端向后方移位。
    - 一些患者患有对侧髋部的骨性关节炎及挛缩，这类患者在应用骨折牵引床时无法提供对侧髋部充分的外展与屈曲，会影响到术中透视侧位片。
    - 应用骨折牵引床还可能导致一些并发症，如对侧下肢的骨筋膜室综合征、阴部神经损伤、会阴部皮肤撕裂等。
    - 应用骨折牵引床还需要1名台下助手，在台下帮助改变下肢位置及牵引。
    - 将患肢平置于可透视床上可避免由于牵引所导致的会阴部并发症，还便于术中改变患肢的位置。
    - 使用可透视床可避免应用骨折牵引床所导致的骨折远端向后方移位，因为患肢可以用无菌布垫抬高。
    - 但股骨转子间骨折的术中透视难度要远大于其他股骨近端骨折的透视。

透视技巧

- 在使用透视床时，将患肢置于腿垫上，屈髋10°~15°，并将患侧臀骶部与躯干部垫起，使之侧卧10°~15°。
    - 这个体位有利于透视侧位片。
    - 髋部的垫子不要过高，以免在透侧位片时前倾角变成了后倾角。
- C臂机必须准确地放置才能充分透视出髋部影像。
    - C臂机的放置位置因人而异，标准的髋部正位片上小转子只能看到像月牙状的一部分。
        - 通常将C臂机垂直放置，患者侧卧10°~15°以抵消股骨颈前倾角，这样可拍出标准的髋关节正位片（图16-1）。

- ◆ 此外，通过旋转C臂机也可透视出满意的正位片。
- ○ 透侧位片时，要将透视球管转成水平（图16-2）。
  - ◆ 这个位置应该垂直于股骨颈的长轴（约与手术床的长轴呈45°）。
  - ◆ 如果骨折已复位，下肢位于正常轻度内旋位，在这个位置透视出的影像不会看到后倾或前倾的表现。
    - ◇ 由于患者一侧髋部已垫高，对侧臀部位置低于此水平，因此不会影响透视。
    - ◇ 对于肥胖的患者，C臂机应贴近肢体上方水平线，以防止肢体和髋部影像的重叠。
  - ◆ 如果侧位透视显示股骨颈是后倾的，表明患者侧方垫得过高导致患肢相对内旋了。
  - ◆ 骨盆过度的内旋与骨折近端的嵌插都很难拍出满意的侧位片。
    - ◇ 这种情况需要术中用复位钳或Schanz钉控制和纠正远端骨折块的内旋。
    - ◇ 如果出现这种情况，可以选择薄一点的垫子。

复位和固定技术

- 最常用的转子间骨折内固定装置有两种，带有2~4孔侧方钢板的滑动髋螺钉（DHS）就是其中的一种。
  - ○ 2孔板即可有效地固定股骨颈基底部骨折和稳定的单纯转子间骨折。
  - ○ 这种装置较髓内针系统要便宜，而且可以通过分离股外侧肌从股骨近端的侧方入路手术。
  - ○ 转子间骨折的稳定性常有争议，与许多因素有关，如移位程度、侧方皮质的完整性、后内侧的粉碎程度、转子下方与股骨干移行区域是否累及和骨折的类型等，尤其是骨折线的方向（顺转子或反转子）。
    - ◆ 如果手术过程中发现有单独的大转子骨折，需要放置大转子侧方钢板稳定骨折块。
  - ○ 髓内针系统用于治疗不稳定性骨折、反转子骨折或病理性骨折，包括严重骨质疏松所导致的骨折。

复位技巧

- 对于股骨转子间骨折，通常可以通过牵引和改变下肢体位得到满意的闭合复位。
- 如果闭合复位不满意，可采取多种经皮复位技术。
  - ○ 屈曲畸形可通过经皮插入2.5 mm Schanz钉或尖头锥子，从正前方将近端骨块向下推挤来矫正。
  - ○ 经皮将骨钩通过股骨近端前方插入股骨距，以纠正畸形并维持复位（图16-3）。
  - ○ 经皮将顶棒置于远折端外侧，然后再将骨钩置于股骨颈的内侧，同时控制骨折近端和远

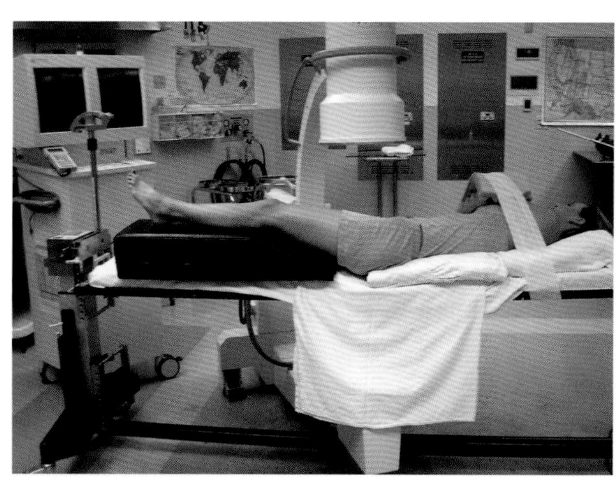

图16-1 转子间骨折术中透视髋关节正位片时患者的体位与C臂机的位置。

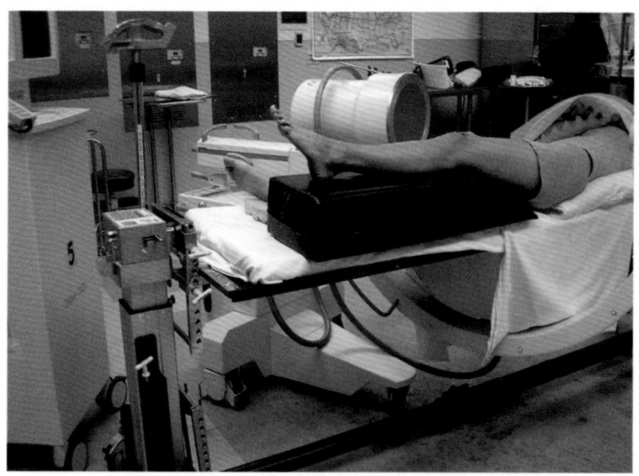

图16-2 术中透视髋关节侧位片时C臂机的位置。

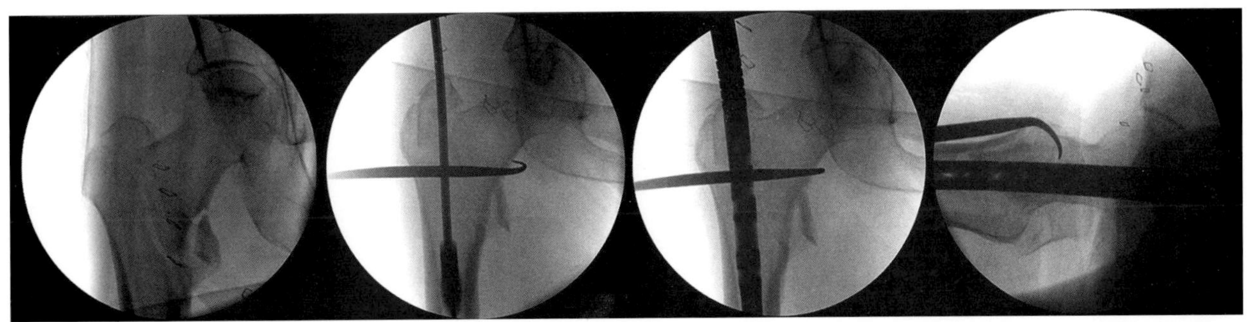

图16-3　在扩髓前可用骨钩复位近端骨块。

端，从而更好地纠正畸形并维持复位。

- 另外，也可以在骨折块近端段、远端段或两者都置入5.0 mm直径的Schanz钉实现骨折复位。
  - 在选择使用Schanz钉时，需要考虑其与最终确定的内植物间的相互影响，避免干扰最终内固定的置入。
  - 远折端使用Schanz钉，需要穿透2层皮质。如果选择髓内针进行内固定，骨折复位后Schanz钉必须退回单层皮质，以便导针和髓内针的插入。

TIP 股骨转子周围骨折撬拨复位法纠正屈曲畸形

Michael J. Gardner

病理解剖

股骨转子周围骨折通常在矢状面存在屈曲/伸展及前后移位畸形（图16-4，图16-5）。复位这些畸形非常关键，可最大限度地增强稳定性，"保护"内植物和减少内植物的应力，从而降低内固定失败的风险。

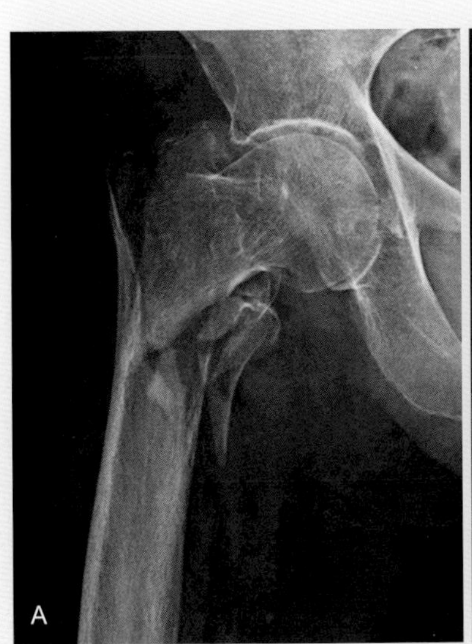

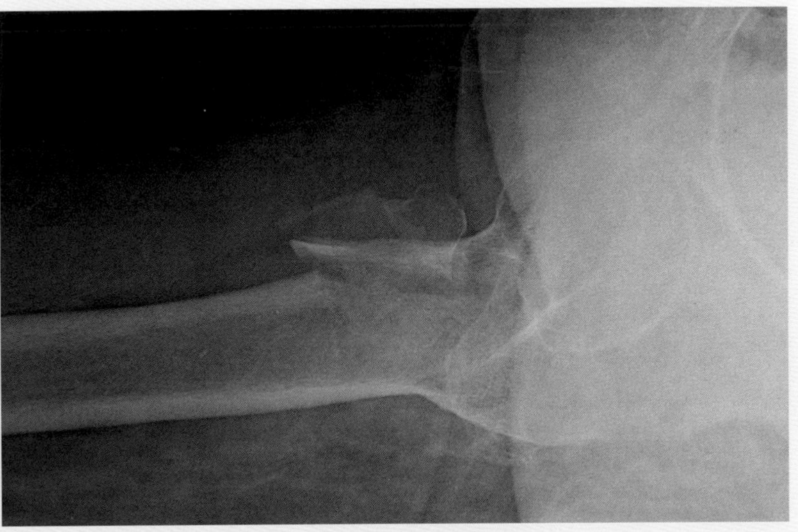

图16-4　A. 老年患者股骨转子间粉碎骨折。B. 伸展畸形（近端骨块相对于干部骨块屈曲）。

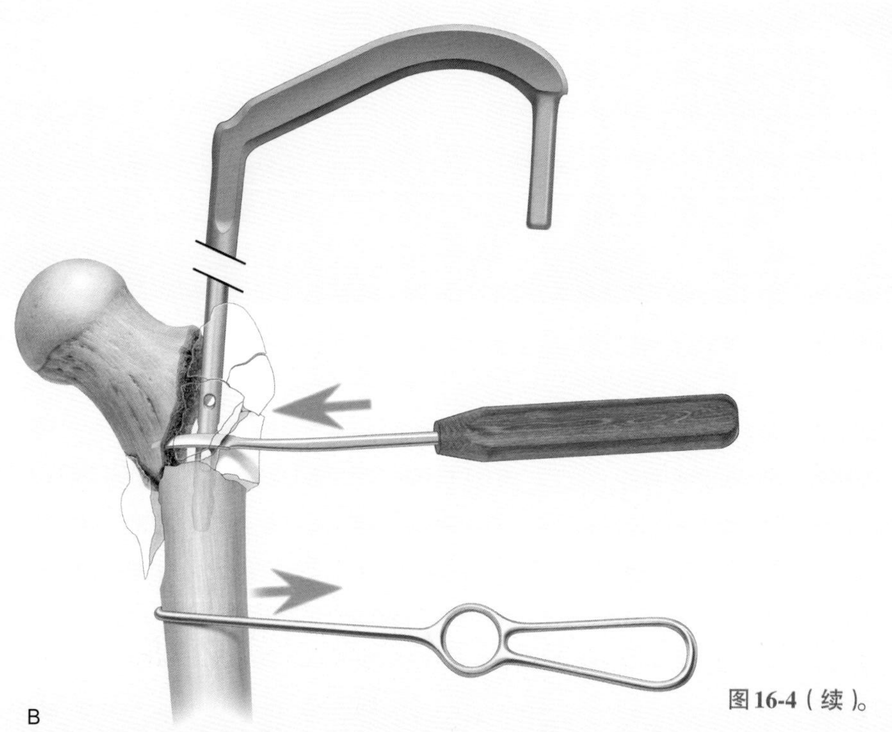

图16-4（续）。

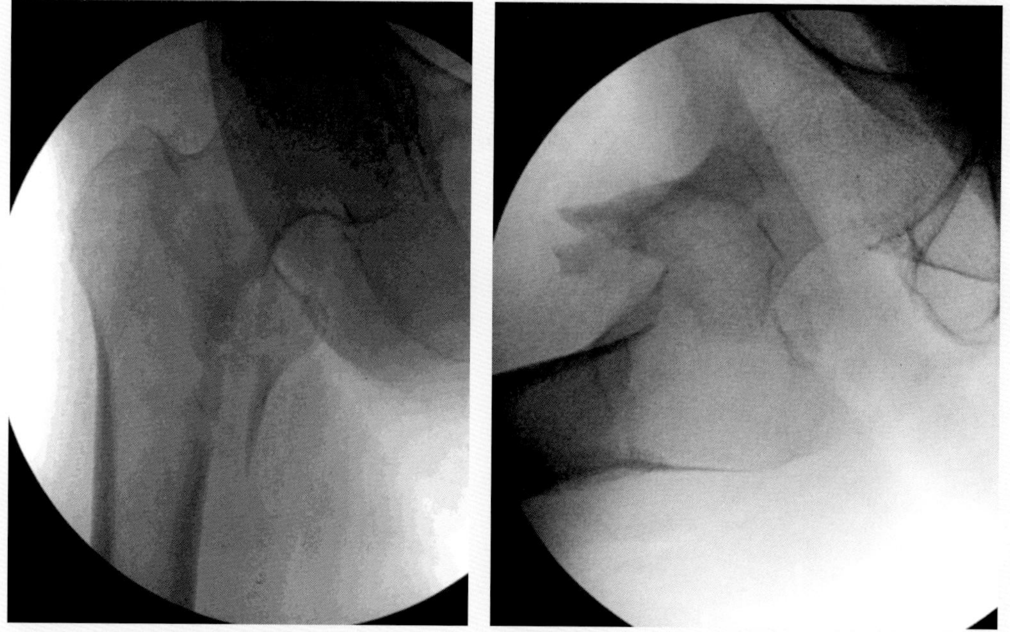

图16-5 骨折牵引床可以恢复股骨颈干角度，从而纠正冠状面畸形，但对于矢状面的横移和屈曲畸形，牵引的疗效并不理想。

解决方案

透视下经前方放置Hohmann拉钩进行撬拨复位可以纠正屈曲和后方横移畸形。

操作技术

- 患者仰卧位于牵引床上，施加牵引力并透视。图16-5显示股骨干向后移位并伴有一定程度的屈曲畸形。

- 正位透视下沿转子间骨折线做一标记，然后沿股骨长轴做一长约2 cm的纵向切口，并进一步切开筋膜。
- 钝性分离后，将一把Hohmann拉钩钩尖朝向近端插入骨折断端，拉钩背侧撑在到远碎片端近端端部。术中透视侧位片（图16-6）。
- Hohmann拉钩的末端以一定角度推进至远折端骨块近端边缘（图16-7）。
- 然后180°翻转Hohmann拉钩，使其钩尖指向后方（图16-7）。
- 将Hohmann拉钩向近端撬拨，以使其作为一个杠杆或“鞋拔子”，重建矢状面两个主要骨折块的力线（图16-8，图16-9）。
- 透视复位后的正位片，Hohmann拉钩可留在原位，以便在准备钉道和插入髓内针时保持骨折部位的稳定性（图16-10，图16-11）。
- 插入头髓钉后最终复位如图16-12所示，冠状面的颈干角和矢状面的前后移位都得到了重建。

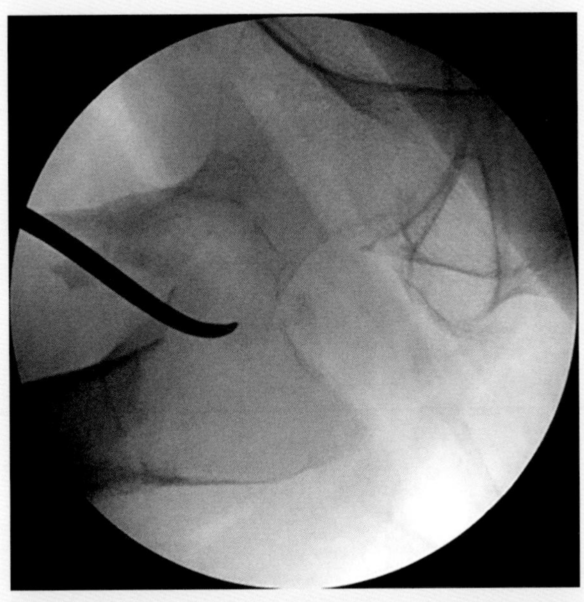

图16-6 Hohmann拉钩沿一定角度插入骨折断端，钩尖朝向近端，抵达远端骨块近端边缘。

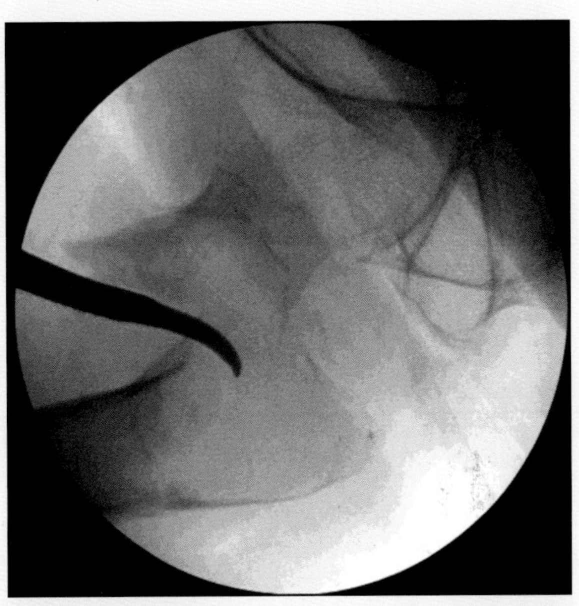

图16-7 180°翻转Hohmann拉钩，使其钩尖指向后方。

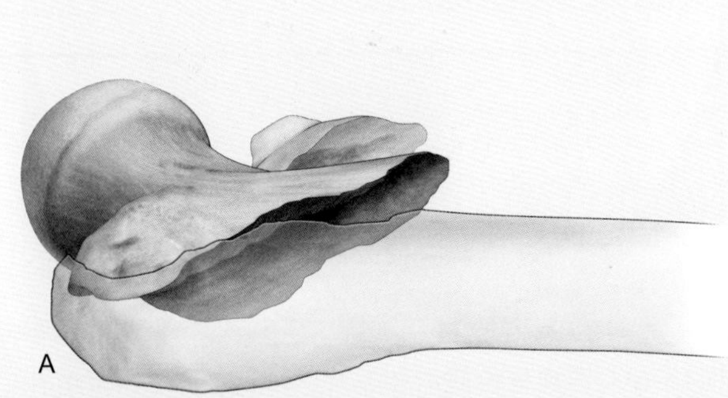

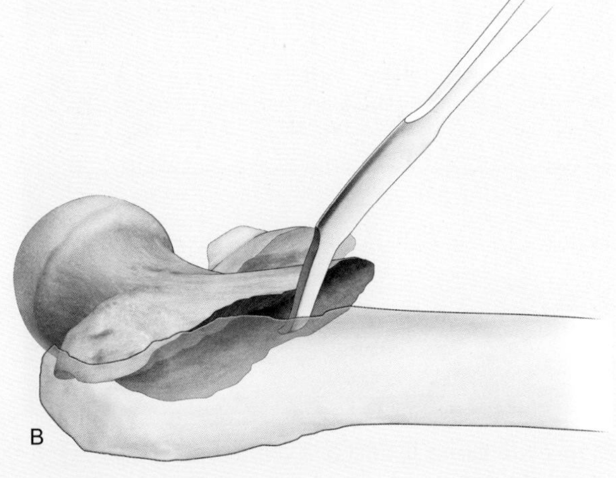

图16-8 撬拨复位法复位转子间骨折。

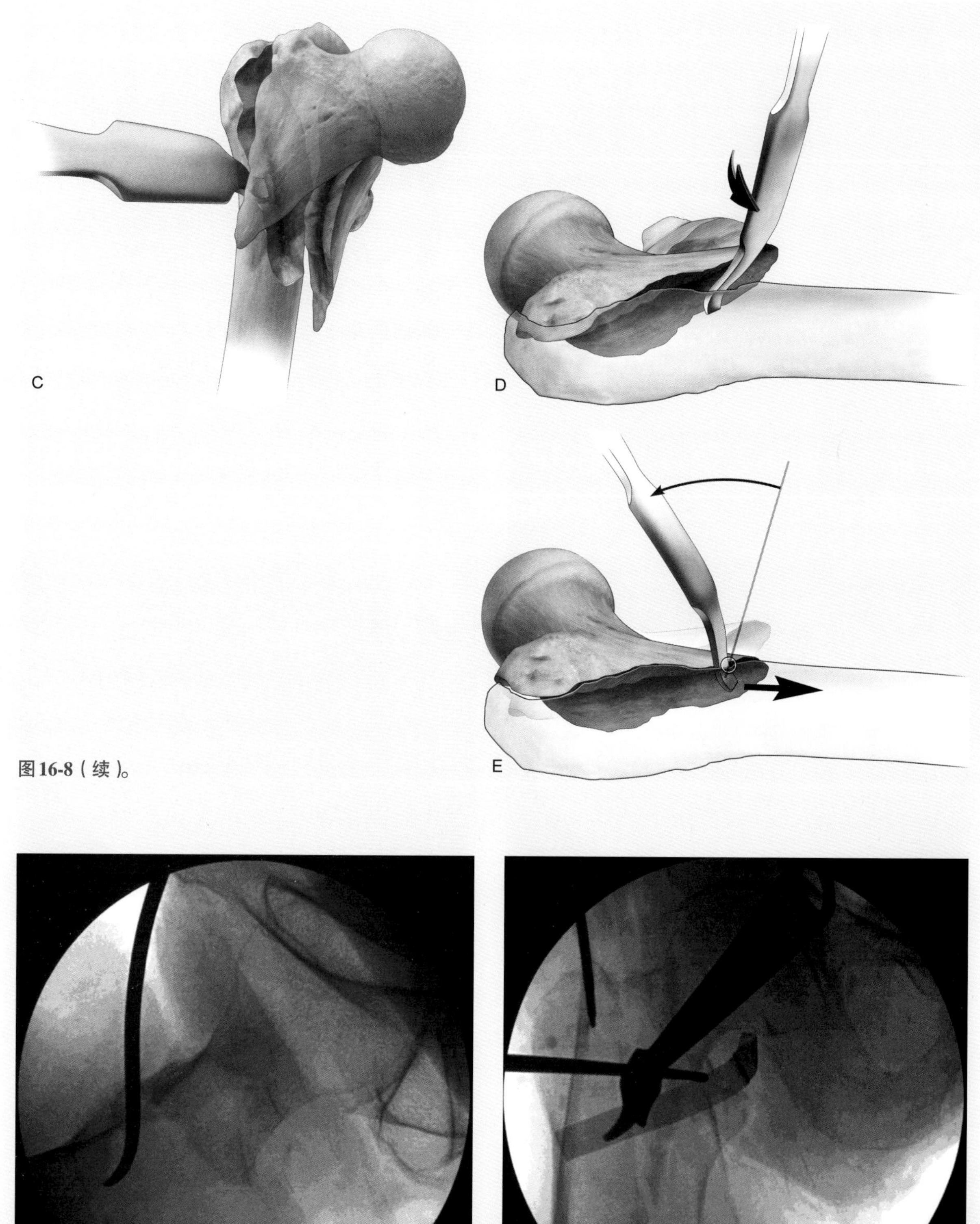

图16-8（续）。

图16-9 Hohmann拉钩向近端撬拨，以使其作为一个杠杆或“鞋拔子”，重建矢状面两个主要的骨折块的力线。

图16-10 透视复位后的正位片，Hohmann拉钩可留在原位，可同时准备钉道和插入髓内针。

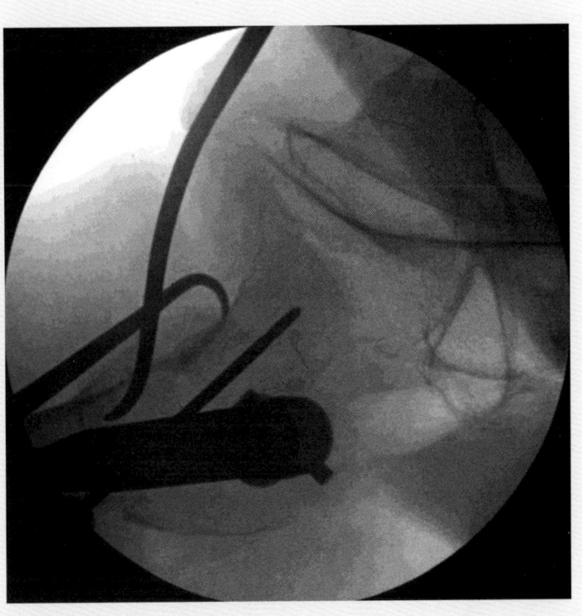

图16-11　在使用Hohmann拉钩复位后方移位和屈曲畸形的同时，可通过侧面切口插入骨钩来辅助纠正冠状面和矢状面的畸形。需要注意的是，Hohmann钩的末端应该位于钉道的前方。骨钩有助于头颈骨块的“伸展”，同时纠正冠状面上的畸形。只有在冠状面和矢状面的力线的恢复都达到了可接受的程度之后，才可以开始进行钉道准备，并插入导引针。在插入钉子的过程中需要维持复位的稳定，然后插入头髓锁定螺钉或刀片。

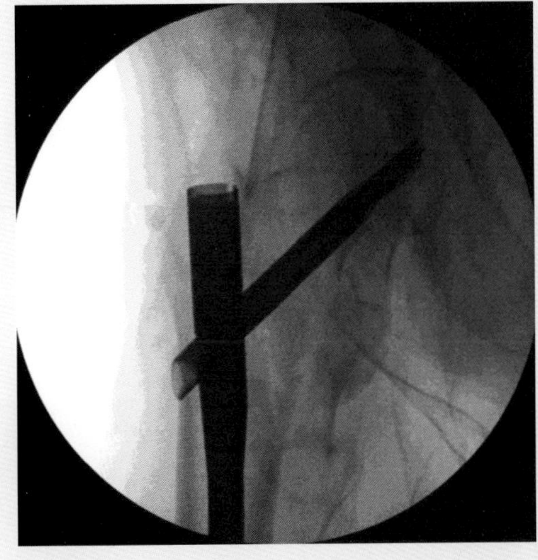

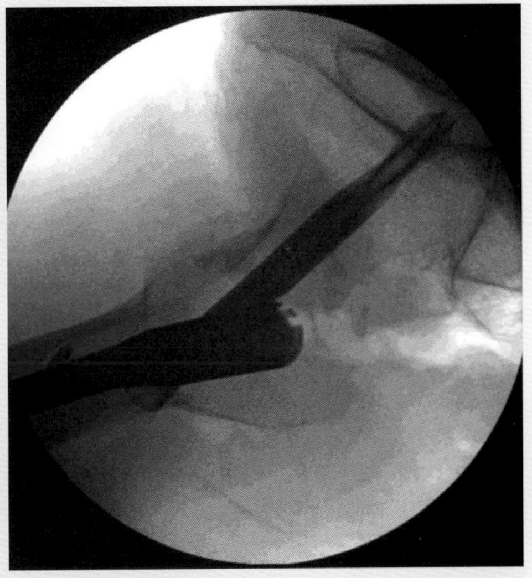

图16-12　最终C臂机正位和侧位透视图像。

TIP 内翻短缩重叠型股骨转子间骨折的复位

Michael J. Gardner

病理解剖

老年人股骨转子间骨折可以呈现各种骨折畸形（图16-13），其中常包括头/颈骨折块的内翻短缩重叠畸形（图16-14），这种位置本质上就不稳定，也很难复位。矫正畸形、重建解剖结构并应用稳定的内植物，可为维持复位直至愈合提供最好的机会，以尽可能获得最佳的功能。

解决方案

使用精心设计的经皮和骨内复位装置，这种畸形可以被纠正，并在头髓内钉置入期间保持稳定。

- 在保持牵引的同时，可以通过在股骨转子下的小切口处经皮插入一骨钩，这个骨钩通过髂胫束和股外侧肌沿股骨前方进入。
  - 然后将骨钩旋转90°，在股骨干处提供向外的推力。通过将干部相对于股骨头和颈向外推，可以减少头颈骨折块的重叠畸形（进入转子间区域）（图16-15）。
- 骨膜剥离子可以通过颈基底或者转子间的小切口经皮放置。
  - 将骨膜剥离子插进骨折处，在颈内下方用力推动。由于股骨头被髋臼和髋关节囊“稳定”，这种力产生了对头颈骨块的旋转力矩，从而使其从内翻畸形中旋转出来，重新调整股骨颈和股骨距的位线关系（图16-15）。
- 保持力量和维持复位，开始插入髓内钉导针（图16-15）。
- 也可以经大转子打入数枚2.5 mm直径的克氏针，维持头颈骨块的复位。注意克氏针要放在头髓钉通道的前方或后方，避免影响内固定的放置。
  - 当正确放置时，这些克氏针作为“越野滑雪门”，股骨钉可以轻松通过它们。
- 在创建钉道并插入髓内针期间，必须维持骨折的复位（图16-16，图16-17）。

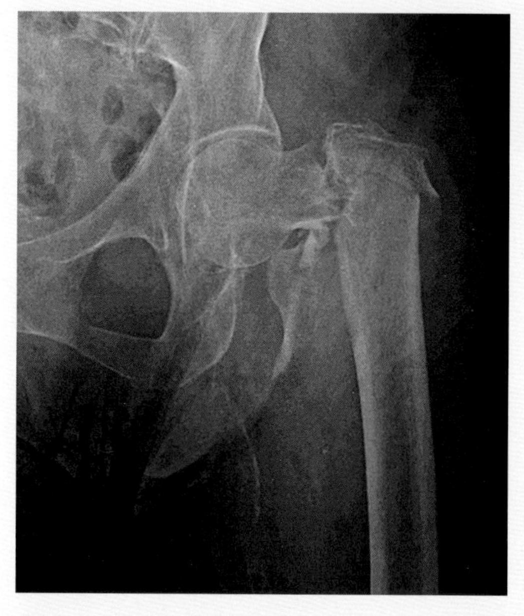

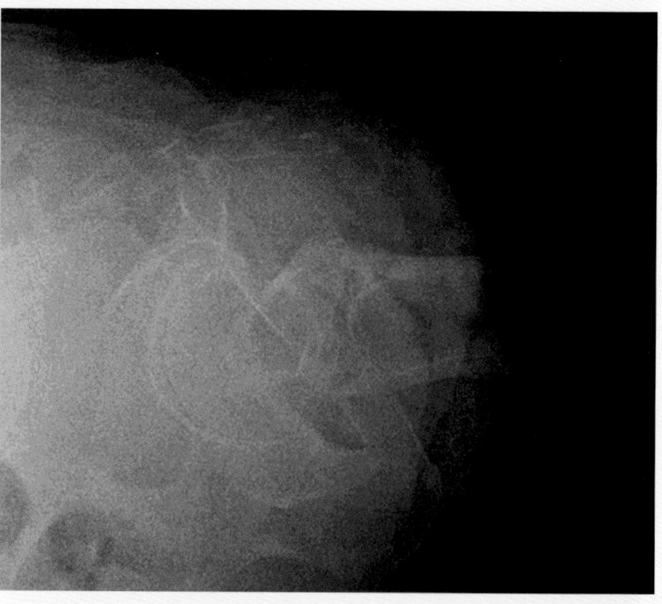

图16-13 82岁女性患者受伤X线片，显示复杂的股骨转子间骨折，包括颈基底骨折、股骨大转子骨折和小转子骨折。

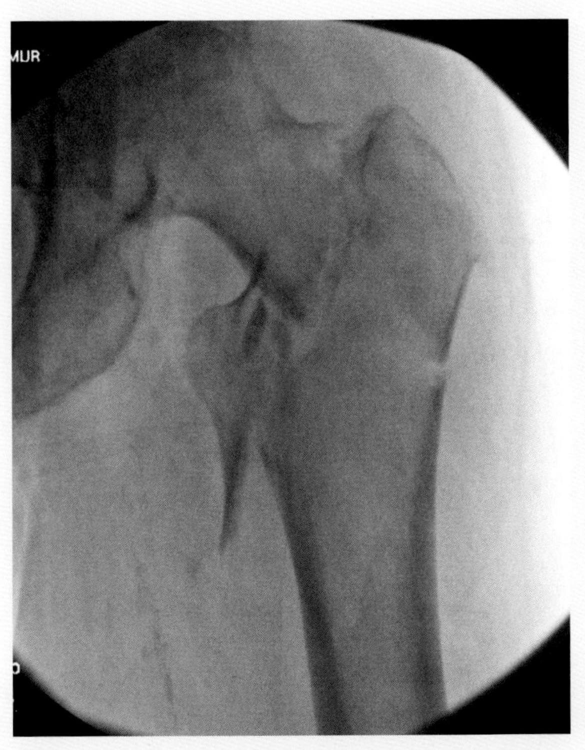

图16-14 在牵引床上进行骨折牵引后，颈基底骨块仍然处于内翻畸形状态，尽管牵引已经稍许过度。

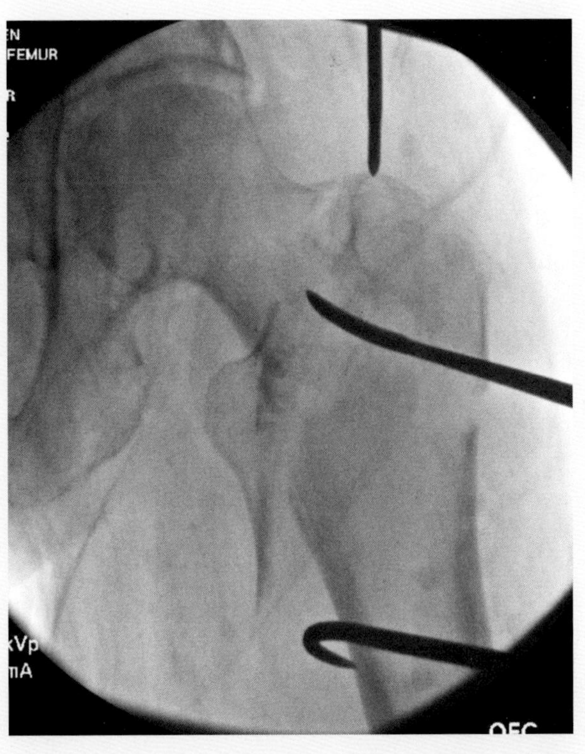

图16-15 使用经皮放置的骨钩，股骨干骺端可以向外推移，同时经皮放置的骨膜剥离子可以穿过骨折处进入股骨颈的骨内区域，重新调整股骨颈内侧和股骨距的位线关系。

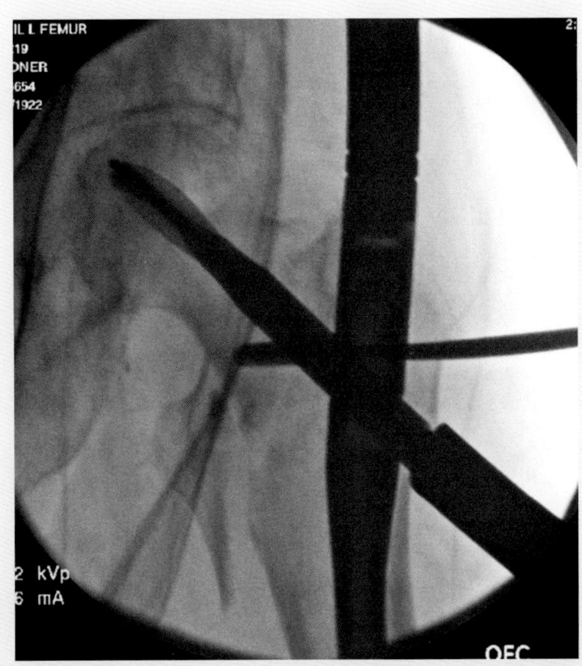

图16-16 在插入髓内针期间，可以将骨膜剥离子放置在主钉前面以维持头颈骨块的复位。同时通过骨钩来维持股骨干部的向外推移，但在这张C臂机透机图像上看不到。

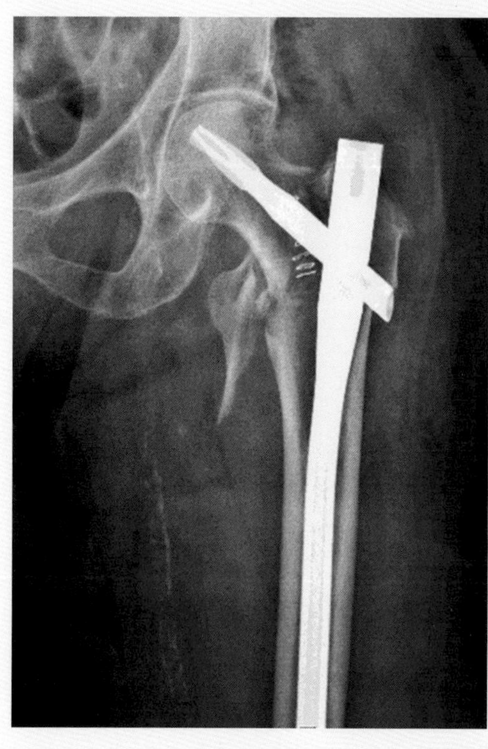

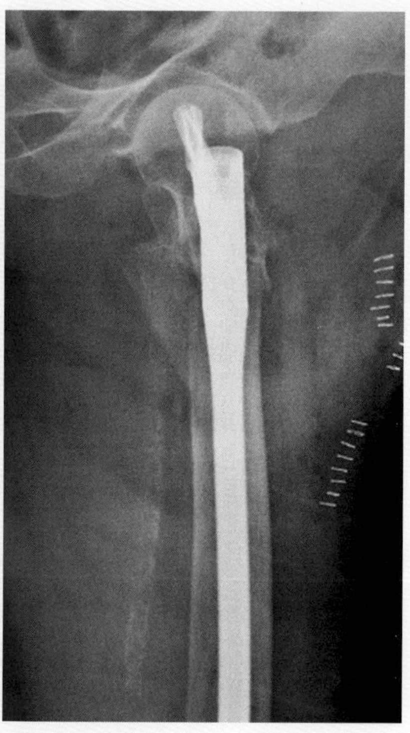

图16-17　最终透视图像显示骨折复位可以接受。

- 对于较瘦的患者，移位的骨折如无法通过手法闭合复位，可使用经皮钳夹的方法复位。
- 肥胖的患者或者高能量损伤的年轻患者则通常需要切开复位（图16-18，图16-19）。
  - 放置复位钳时要考虑到不要影响扩髓及股骨头处锁钉的放置。
- 可根据骨折类型，将复位钳倾斜放置或尽量沿冠状面放置（图16-20）。

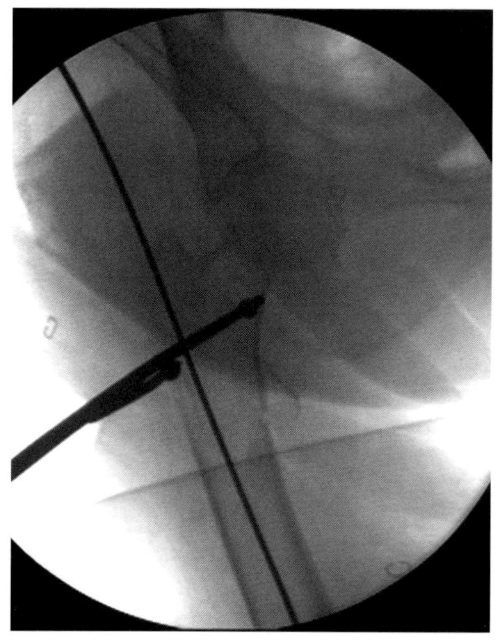

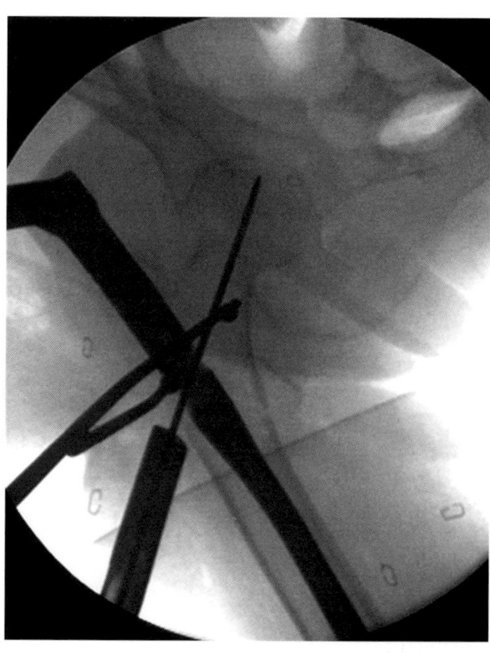

图16-18　由于患者有明显的骨质疏松，所以选择长的顺行髓内钉治疗这一粉碎型（3块骨块）转子间骨折。固定前先经皮钳夹复位骨块，放置复位钳时要考虑到不要妨碍近端锁钉或刃板的放置。

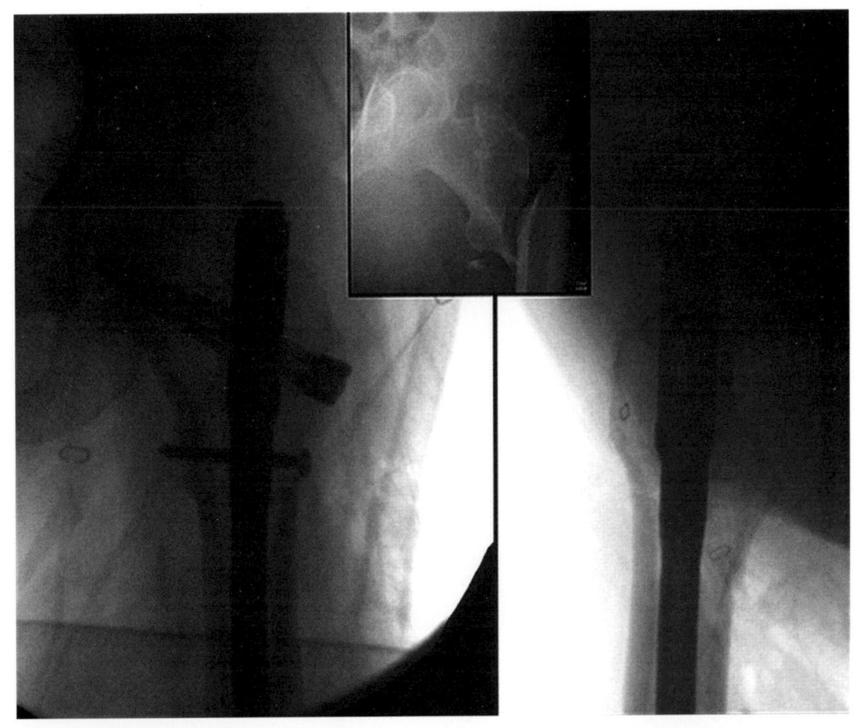

图16-19 顺行髓内钉的入点选择在梨状窝处，目的是保留近端骨块的外侧皮质，使大转子外翻就能够避免内翻移位。这种类型的骨折在置入髓内钉前要先切开复位。

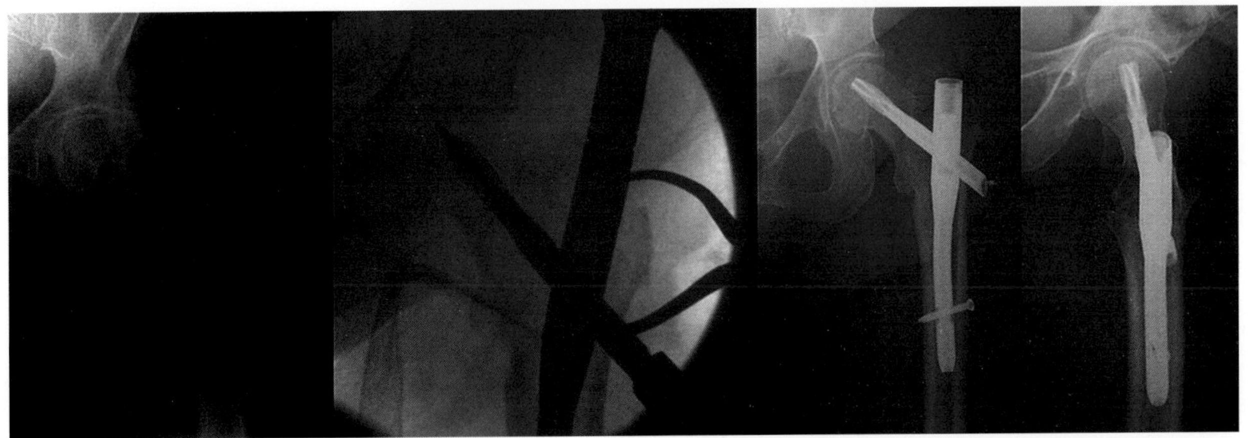

图16-20 在冠状面上放置复位钳可防止/纠正内翻畸形，但放置时应注意不要影响髓内钉和锁钉的放置。

动力髋螺钉技术

- 侧方入路显露出股骨近端。
- 在透视辅助下平行于股骨颈中心线经皮置入1枚导针，根据其在股骨干上的入点确定股骨外侧螺钉的进钉点。
  - 进针点通常在小转子水平。
- 如果股骨颈部位存在旋转不稳，可在1枚导针之外再置入1~2枚克氏针，以控制在扩孔、攻丝、拧入螺钉时可能发生的旋转。
  - 其中的1枚可以替换成5.0 mm、4.5 mm或3.5 mm抗旋转螺钉（图16-21）。

髓内钉系统

- 大多数的髓内钉系统是用来治疗老年患者的转子间骨折。
- 因此钉尾的直径相对较大，以与锁钉或刃板相匹配。
- 先行骨折复位再扩髓，扩髓期间要维持复位。
  - 扩髓入点和扩髓时的方向应与髓内钉放置的方向一致。

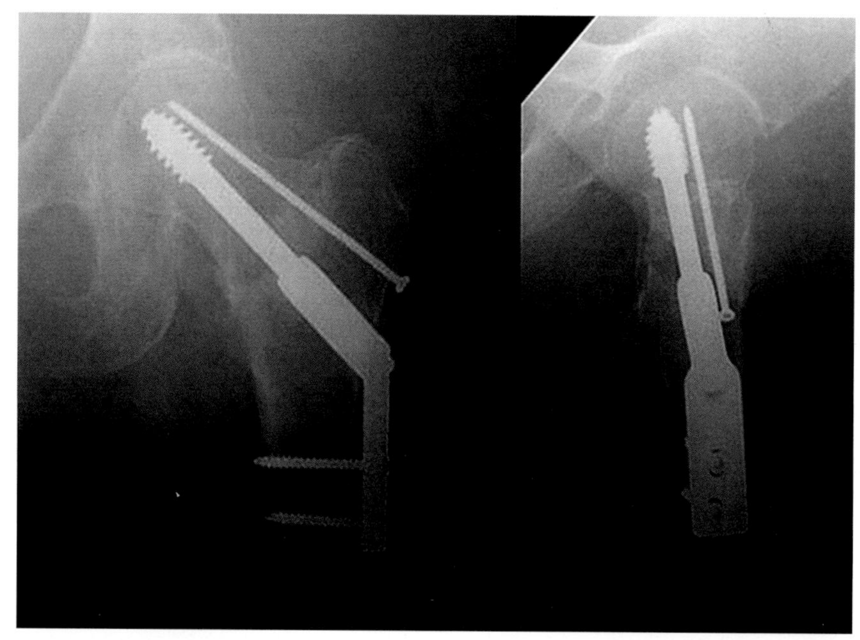

图16-21 放置好的动力螺钉钢板系统与1枚抗旋转的3.5 mm皮质骨螺钉。抗旋转螺钉在外侧皮质和大转子处的钻孔孔径为3.5 mm，在股骨头、颈内的钻孔孔径为2.5 mm。

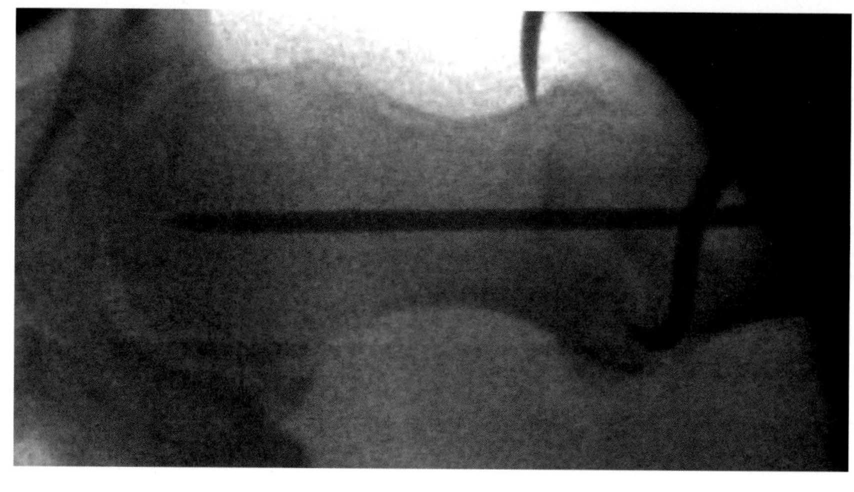

图16-22 透视侧位时，将C臂机与患者身体长轴呈45°，显影球管位于患者脚端，此时射线方向与股骨颈垂直，可清楚地看到股骨头的影像。

- 在扩髓时要避免偏离方向，尤其是粉碎性骨折和复位不佳的骨折病例。
  - 扩髓偏移常导致近端骨块的远后侧和近外侧皮质变薄（由于屈曲与外展没有完全纠正）。
  - 可将环状钳（或大血管钳的把手）套于导针和扩髓钻杆上，在扩髓时向前内侧推压，使之沿正确方向扩髓。
    - 这一方法可控制扩髓钻在近端骨块的入点和扩髓路径[1]。
- 对于髓内固定系统，股骨头锁钉的头-顶距（指钉尖与股骨头软骨下骨距离）是非常重要的指标。
  - 髓内钉和近端的定位装置会遮挡近端锁钉的导针，导致其难以精确放置（图16-22，图16-23）。
- 如果使用长的髓内钉，置入螺钉后要透视膝关节的侧位片。
  - 在老年患者中有时会发生髓内钉与股骨干的曲度不匹配，可导致股骨远端前方皮质破损，或髓内钉穿出前方皮质。
  - 一旦意识到有这种可能，可采用前弓弧度较小的髓内钉，或用折弯器将髓内钉调整到适合患者股骨干的曲度来避免上述情况的发生（图16-24）。
- 长钉远端位于干骺端或以近，有发生远端内固定周围骨折的风险，应该达到股骨远端骨骺残留线水平，以尽量降低这种风险。

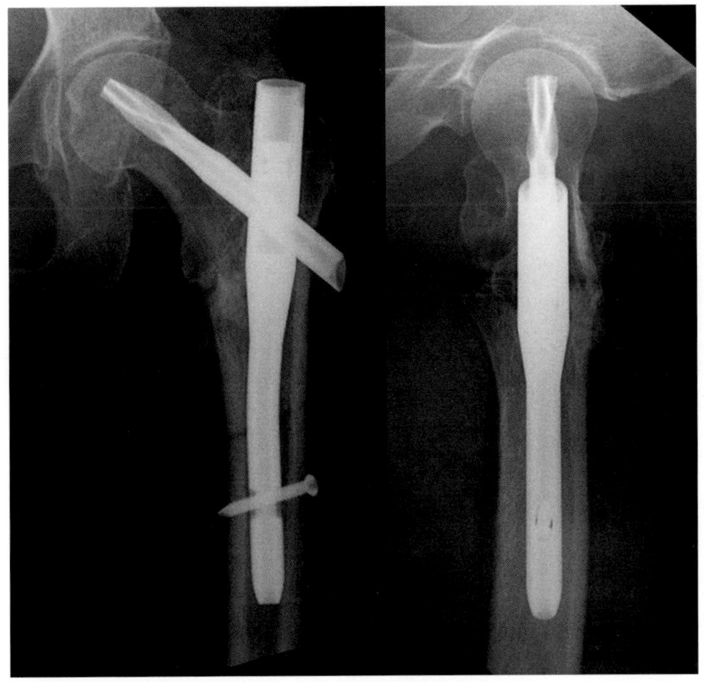

图16-23　正侧位片显示置于股骨头的螺钉的位置良好。

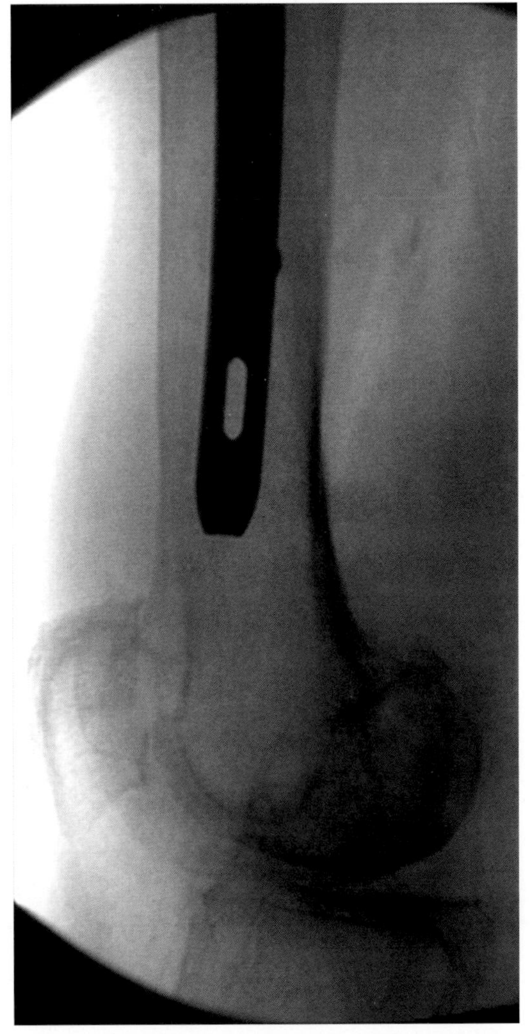

图16-24　应透视膝关节侧位片来确认髓内钉末端没有穿透股骨前方皮质。

参考文献

[1] Palm H, Jacobsen S, Sonne-Holm S, et al. Integrity of the lateral femoral wall in intertrochanteric hip fractures: an important predictor of a reoperation. *J Bone Joint Surg Am*. 2007;89:470–475.

骨折手术技巧图解

（第二版）

Harborview Illustrated Tips and Tricks in Fracture Surgery

2nd Edition

第6篇 股骨

Femur

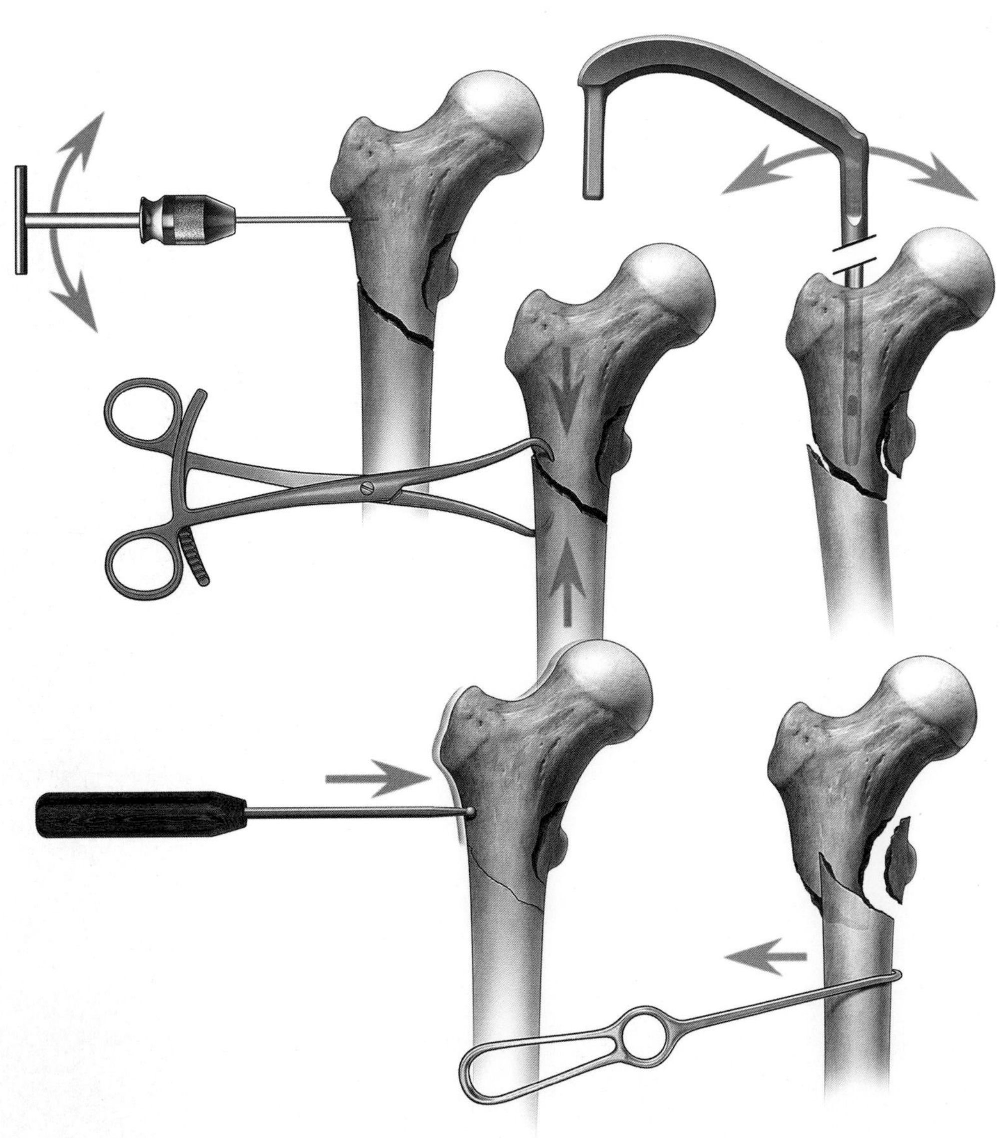

第17章

Michael J. Gardner, Robert A. Hymes, Conor Kleweno, Matthew P. Sullivan

股骨转子下骨折

Subtrochanteric Femur Fractures

无菌器械与设备

- 床上牵引装置或牵引床。
- 直径5.0 mm Schanz钉作为复位操纵杆。
- 大号点式复位钳（Weber钳）。
- 锯齿状复位钳。
- 股骨撑开器。
- 带尖的球状顶棒。
- 肩关节钩/骨钩。
- 2.7 mm重建钢板。
- 克氏针和电钻。
- 扩髓钻。
- 内植物：
    - 髓内钉：
        - 重建钉或头髓钉。
        - 转子尖和梨状窝进钉设计。
    - 股骨近端锁定钢板。
    - 角钢板。

患者体位

患者仰卧于可透视手术床

- 患侧骨盆和躯干下方垫枕抬高。
- 尽可能使患者靠近牵引床边缘，使得半个臀部悬空于手术台外，这一点对于计划使用从梨状窝进针的髓内钉尤为重要。
    - 有利于髓内钉插入。
    - 在铺巾前确定能获得较好的前后位和侧位影像。
- 股骨远端骨牵引有利于恢复骨折长度。
    - 患肢使用可透视的塑料垫或三角形支架抬高。
    - 使股骨远端处于屈曲位，与屈曲移位的股骨近端相对合（远端对近端），有利于骨折复位。

患者侧卧于可透视手术床

- 有助于手术医生通过屈曲下肢来抵消屈曲畸形以及利用重力复位外展畸形。
- 有助于经皮或切开复位股骨全长。
- 腋垫。
- 折叠单垫高躯干。
- 使用通用上肢支撑架。
- 小腿包好并用垫子垫好。
- 两腿之间不用隔开。
- 从患者前方推入C臂机。

手术入路

- 标准股骨近端外侧入路。
- 切开髂胫束。
- 从股骨粗线分离牵开股外侧肌，辨明穿支血管。
- 选择复位钳或Schanz钉操纵杆置入路径。

复位和固定技术

- 由于肌腱的附着和肌肉的力量，股骨近端最常见屈曲、外展、外旋畸形（图17-1）。
- 以下两种复位方法可单独或联合使用。
    - 将骨折远段对准近段复位，而近段不采用

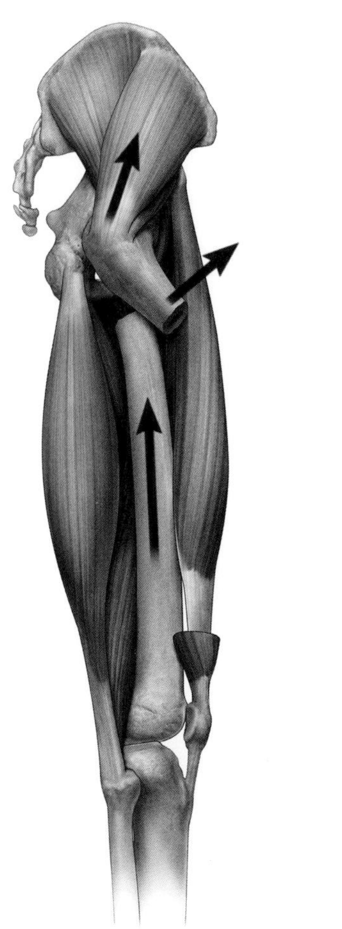
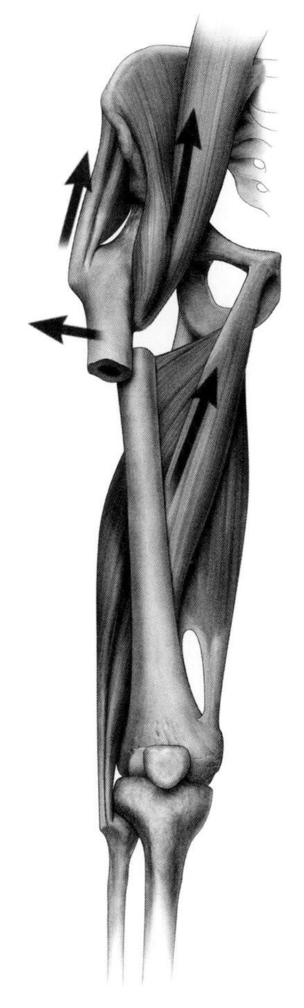

图17-1 股骨转子下骨折近端骨折块屈曲、外展、外旋的力量必定会妨碍复位操作。

手法。

- 这要求远段屈曲、外旋，在牵引的同时适度外展。
- 患者取侧卧位时容易操作。

TIP 侧卧位非牵引床的股骨顺行髓内钉

Matthew P. Sullivan, Conor P. Kleweno

病理解剖

患者取仰卧位时，股骨干髓内钉在以下情况会变得困难。

- 肥胖。
- 梨状窝入路（相对大转子入路）。
- 转子下骨折（和近端股骨骨折）近端骨块屈曲。

解决方案

患者取侧卧位进行股骨髓内固定有许多优点，可以解决仰卧位时遇到的困难。

- 患者取侧卧位的进钉点（尤其是梨状窝进钉点）比仰卧位容易得多。患者取侧卧位时，躯干自然地内收（朝向地面），从而露出股骨的近端。此外，患者的躯干可以稍微前屈，并内收患侧大腿，这两者都使得进入近端股骨的通道较为畅通。
- 特别是对于肥胖患者，通过臃肿的软组织定位进钉点相对于仰卧位来说要容易得多。重力使软组织松弛，并使过多的脂肪组织从进钉点“消失”。
- 患侧大腿可以轻松屈曲，以协助干骺端和转子下骨折的闭合复位。
- 当骨盆与地面正确垂直时，对于粉碎性或节段性骨折的股骨旋转的准确恢复，侧卧位相对于仰卧位来说似乎更容易。患者取侧卧位时，将腿部简单地靠在一起（手术侧髋部稍微屈曲以分开远端股骨进行透视），然后置入远端锁钉时不需要旋转患腿来获得标准圆。

操作技术

侧卧置钉挑战

患者取侧卧位时，股骨髓内钉可以使用牵引床或者可透视平面手术床完成。对于习惯于在平面手术床上进行仰卧位置钉的外科医生来说，主要的挑战包括以下几个方面：

- 手术医生要适应不熟悉的患者体位。
- 透视机的放置位置和侧位透视的解读。
- 当使用牵引床或牵引时，股骨远端有“落入”外翻陷阱的风险。

侧卧位置钉优势

- 转子下骨折类型。
- 肥胖。

相对禁忌证

- 合并不利于侧卧位的损伤（如剧烈胸痛、对侧髋臼横行骨折、不稳定脊柱骨折等）。
- 伴随需要显露大腿远端内侧或小腿内侧进行手术的情形（如血管手术、股骨内侧髁损伤）。

在确定体位之前

- 评估未受伤一侧股骨的长度和旋转。这些评估应该作为所有股骨干骨折治疗的标准技术，以确定固有长度、对位和旋转情况，包括小转子轮廓、股骨颈类型、转子重叠和股骨长度的测量。

体位摆放的技巧（同参考第1章）

- 可透视平面手术床。
- 两个卷起的铺巾单垫，每个由两条医院铺巾单紧紧卷起并用胶带固定，或使用一个“豆袋”。
- 腋垫（高胸垫，用于保护腋窝）。
- 将卷起的铺巾单垫从臀部到胸部前后放置在躯干旁边。为了防止它们在手术过程中松动，这些垫子被紧紧地“反向”卷进床单中。
    - 有个操作技巧，在准备卷起的铺巾单垫时，先使用两层铺巾单。第一层单子需要独立地卷起并用胶带固定，然后第二层单子卷在第一层单子上，然后用胶带固定。这样做得到的垫子可以比同时将两层铺巾单一起卷起来更牢固。
- 将折叠的单子放在下方健侧腿的前方，为屈曲放置在健侧肢体上的患肢提供支撑平面。
    - 这个折叠的单子的关键作用是它可以使患侧肢体稍微内收，有利于显露大转子。
- 两腿之间尽量不垫填充物，以便手术侧（上方）的肢体可以内收。在两腿之间放置泡沫垫或填充物会使手术肢体外展，从而抵消了侧卧位定位进钉点的便利性。
- 进行无菌铺单，获得较大的无菌区域，与仰卧位相比，可以更好地显露内侧和后侧髋部。
    - 患者取仰卧位时，臀部悬垂在手术台的边缘，以便更好地显露大转子的后上方区域。
- 可以使用股骨远端牵引，使用无菌绳索通过床尾的支架或侧方的支架（以适应屈曲的髋部）连接挂在床尾的重物（图17-2）。
- 使用无菌单包裹牵引弓以保护无菌术野。
- 肢体的摆放：下方（非手术侧）的肢体（未受伤的腿）被放置在髋关节相对伸展的位置，使得手术肢体（上方的髋关节）相对于下方肢体呈屈曲状态（图17-3），原因包括以下两个方面：
    - 使股骨干分开，便于对远端股骨进行侧位透视。
    - 有助于间接复位，由于腰大肌的作用，近端股骨会呈屈曲状态。

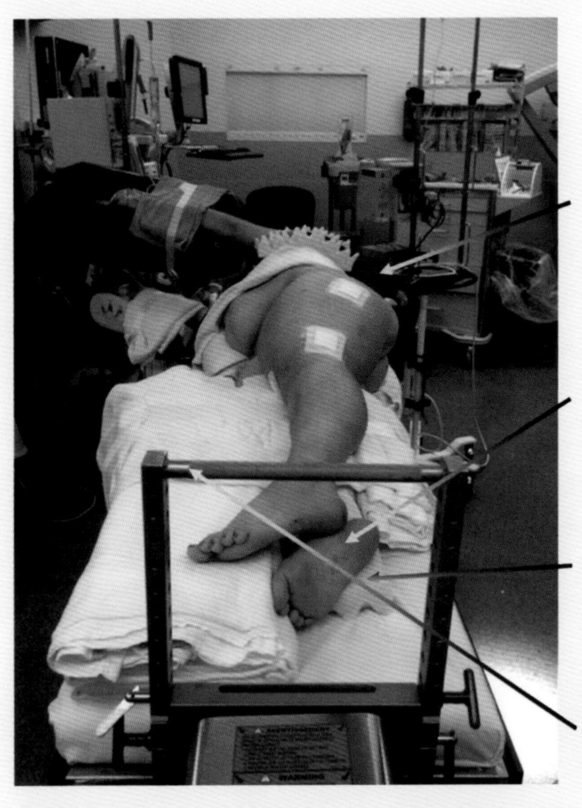

a. 骨盆完全垂直于地面

b. 下方的肢体伸展，手术肢体位于下方肢体的前侧

c. 使用泡沫垫保护腓总神经

d. 作为选项（并不是必要的），股骨远端的牵引重物可通过脊柱架或侧方支架悬挂

图17-2 a. 为了帮助准确恢复股骨的旋转，骨盆应该完全位于侧卧位置并垂直于地面。b. 下方（未受伤）的肢体伸展以便对远端股骨进行无阻碍的侧位透视，这对于远端锁定非常重要。c. 所有神经受压点都要加垫。d. 股骨远端牵引的负重悬挂在手术台的框架或侧方附件上。

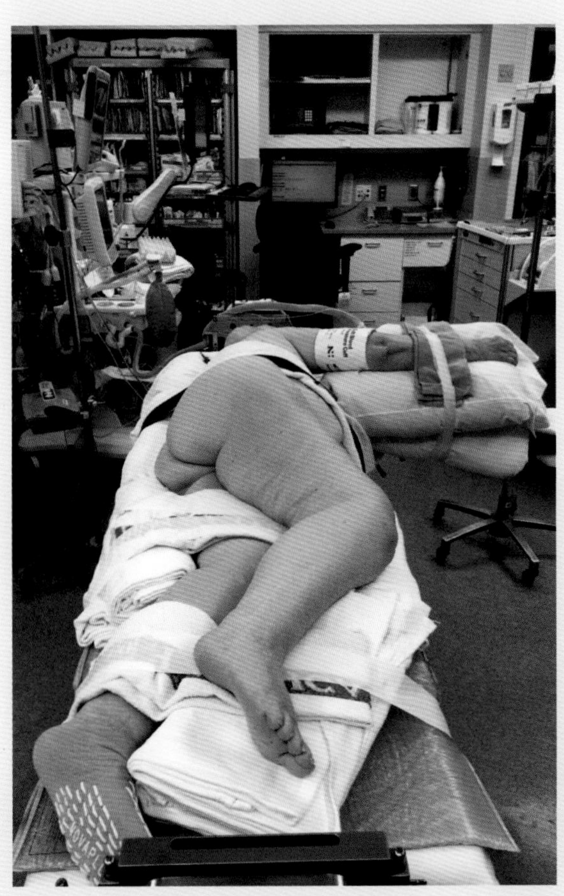

图17-3 请注意手术侧（上方）肢体相对于非手术侧（下方）肢体的相对位置。手术侧肢体髋关节稍微向前屈曲，以便远端股骨侧位透视，同时有利于骨折远端复位到近端股骨。由于髋部屈肌的收缩，近端股骨往往处于屈曲状态。此外，放置在非手术侧肢体前方的折叠单垫创造了一个稳定的平面，使得手术侧肢体能够略微内收。这有助于梨状窝进钉点。

透视技巧

- 在侧卧位下，对近端股骨进行透视（包括前后位和侧位）不受阻碍，并提供了清晰的股骨颈透视（图17-4）。有人认为侧卧位透视更加困难，这个观念是错误的。
- C臂机垂直于手术台，然后旋转15°~20°获得股骨颈侧位透视（图17-5）。如有必要，C臂机可以调整到10°~15°的“入口”位置，以“垂直”透视股骨颈。
- 透视正位时旋转C臂机，使得射线与地面平行且垂直于屈曲的股骨（图17-6）。
- 患者取侧卧位时，远端骨块预计可能出现外翻畸形（下垂）。可在近端大腿之间放一个折叠的单子（未显示）来简单纠正。这种简单的方法通常能够完美地在冠状面上复位骨折。
- 手术其余部分的操作与仰卧位顺行股骨髓内钉内固定术类似。

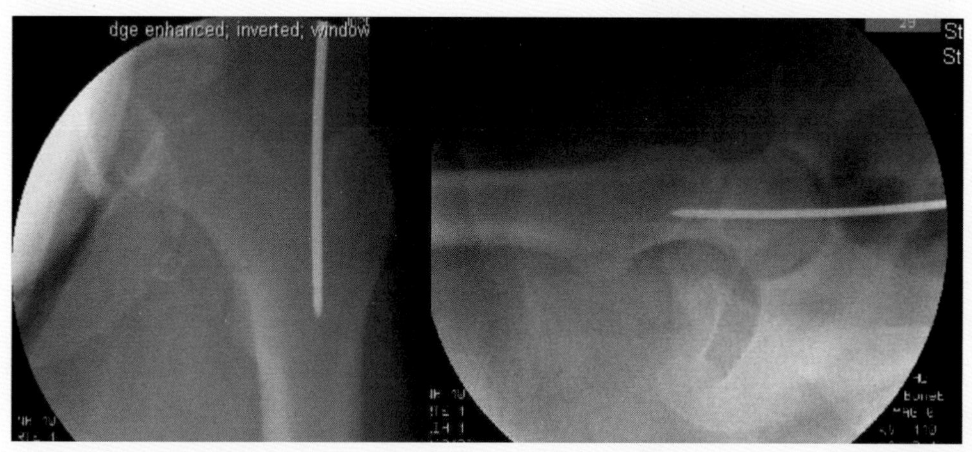

图17-4 股骨近端的前后位和侧位透视图，显示了无阻挡的视野，可以快速定位梨状窝进钉点。侧位图像通过C臂机旋转15°~20°获得。关注优秀的图像质量。

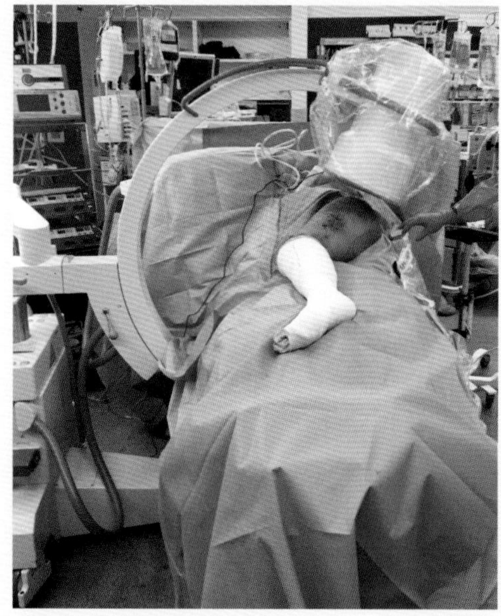

图17-5 C臂机拍摄侧位的位置。C臂机先垂直于手术台然后旋转15°~20°。

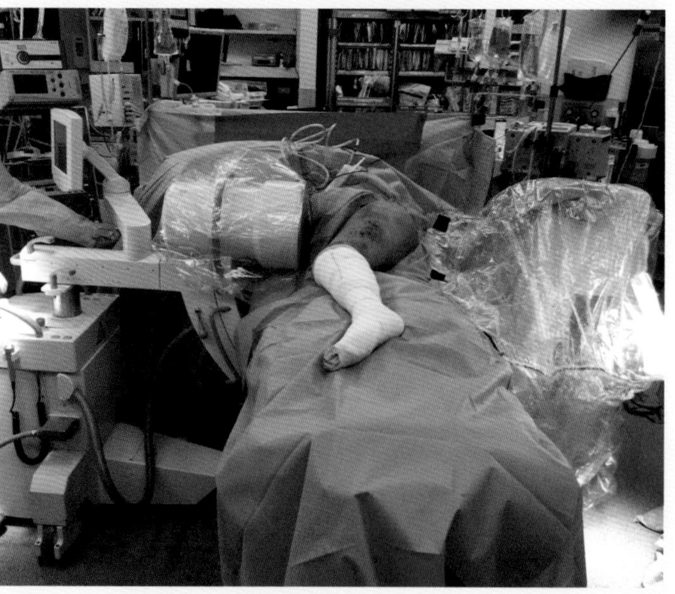

图17-6 C臂机拍摄正位的位置。旋转C臂机使射线与股骨垂直（射线需向远端倾斜，才可与屈曲的股骨垂直）。

- 将骨折近段对准远段复位，而远段不采用手法。
    - 这需要通过在近段直接切开复位，或经皮撬拨，采用复位钳或其他器械来完成。
    - 采用这种方案需要用内收、内旋和伸直骨折近段来对抗致畸形的力量。
    - 单纯牵引很难纠正畸形。
- 在扩髓和置入内植物的过程中必须保持肢体力线和骨折复位，以确保髓内钉位置的正确，同时维持骨折复位。
- 与典型的股骨干骨折髓内钉固定相比，当使用从转子进针的头髓钉（如股骨重建钉）固定时，进针点要稍微偏前内侧。
- 当使用从梨状窝进针的重建钉固定时，进钉点要略微偏前，有利于重建螺钉居中置入股骨头。
- 采用梨状窝进钉的主要优点是股骨钉的插入与股骨的解剖轴线一致。这降低了插入钉子时引起内翻复位的风险。使用大转子进钉的钉子常常出现由于进钉点过于外侧导致内翻复位的情况。
- 如果骨折向上延伸至转子区域，应避免使用梨状窝入路。
- 恰当的进针点是获得和维持复位的关键。不同的内植物，进针点也会不同。适当的术中正侧位透视影像，可辅助判断是否获得最佳进针位置。
    - 有时，试图向内推移髓腔钻，将会把骨折块推向内侧，而不是扩大髓腔。
    - 仰卧位进行扩髓时，由于导针钉道、重力及骨折近段的屈曲和外展等原因，每次更换髓腔钻时，导针会倾向于扩髓道的后外侧。
        - 如果不注意纠正或对抗这种偏移，相继的每次扩髓就会越来越偏向后外侧（图17-7）。
        - 在扩髓时使用止血钳环或其他器械，保持导针于居中位置，可防止钉道因扩髓而发生偏移。
        - 每个髓腔钻都可通过止血钳环，因此在更换导针和打入髓内钉之前，无需移动止血钳环（图17-8）。
    - 如果股骨大转子外侧骨皮质完整，还可用一块小型钢板放在转子入口外侧保护外侧骨质，然后使用大一号的髓腔钻扩髓，可磨去入口内侧骨皮质（图17-9）。

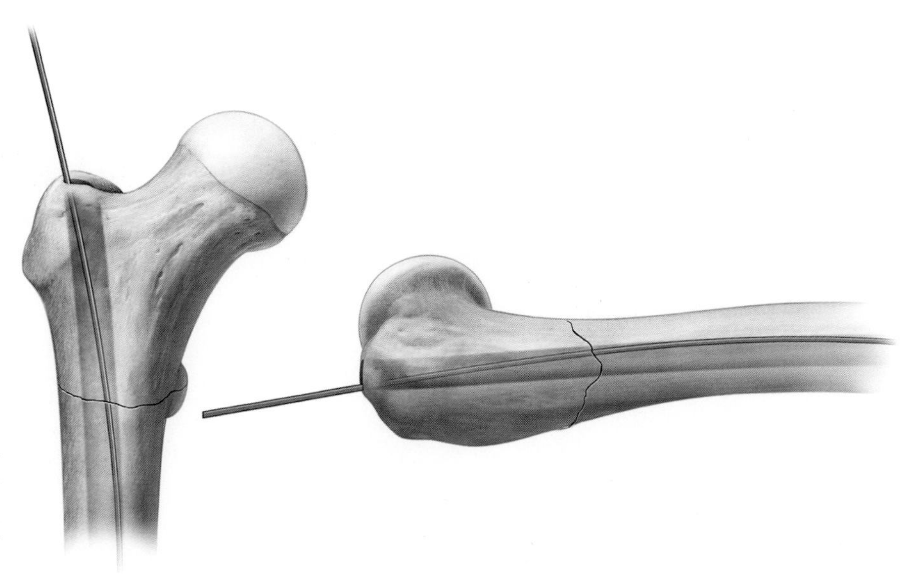

图17-7　重力和软组织力量会使导针偏向外侧（左）和后侧（右）。如果不注意纠正，相继的每次扩髓就会使进针点偏心。

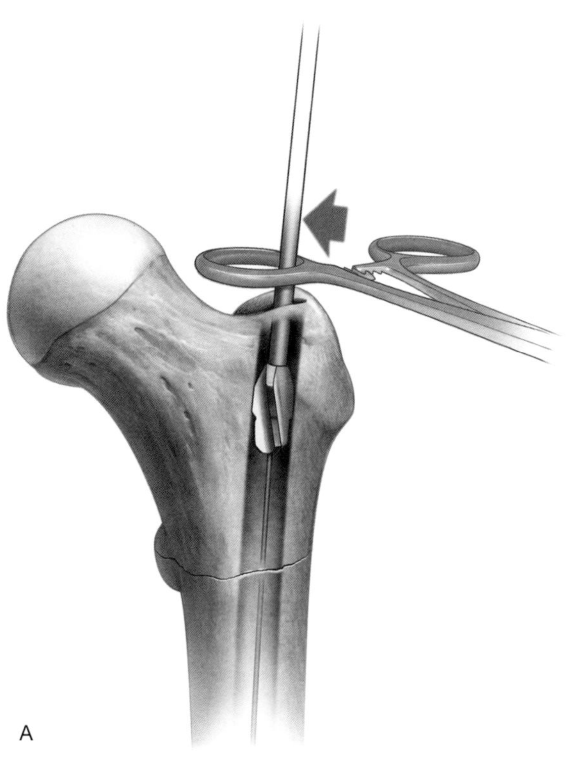

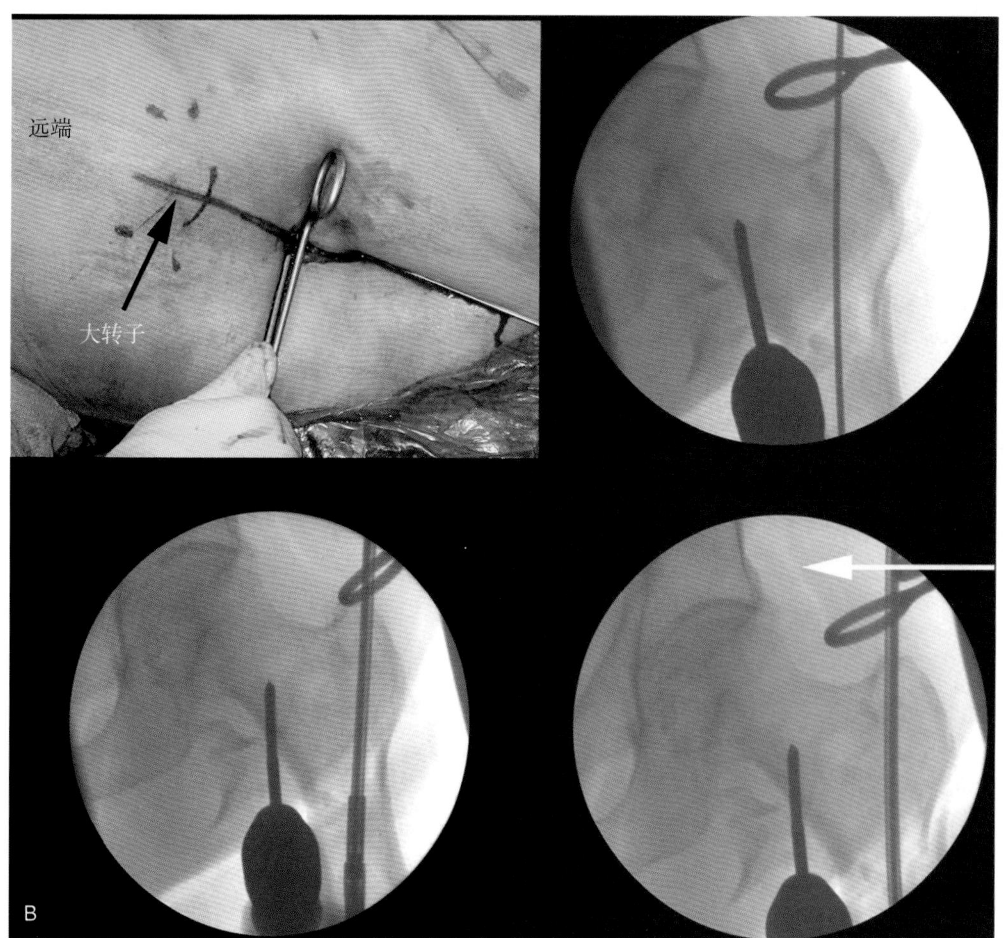

图17-8 A. 把止血钳环套在导针和髓腔钻杆上，向内推压，避免扩髓腔时不断向外偏移。B. 向内推髓腔钻杆部，可见扩髓通道已有明显外偏。

- 扩髓置钉前采用小切口，点式复位钳在直视下复位（图17-10）。
- 在进行髓内钉插入和近端锁定时，将复位钳放置在不干扰髓内钉架子的位置。
- 如果骨折部位比较靠近近端，在扩髓和置钉期间，可沿着股骨大转子和骨干方向放置点式复位钳来进行复位和临时固定（图17-11）。
- 从髓内钉道后方由外向内钻入一枚Schanz钉，

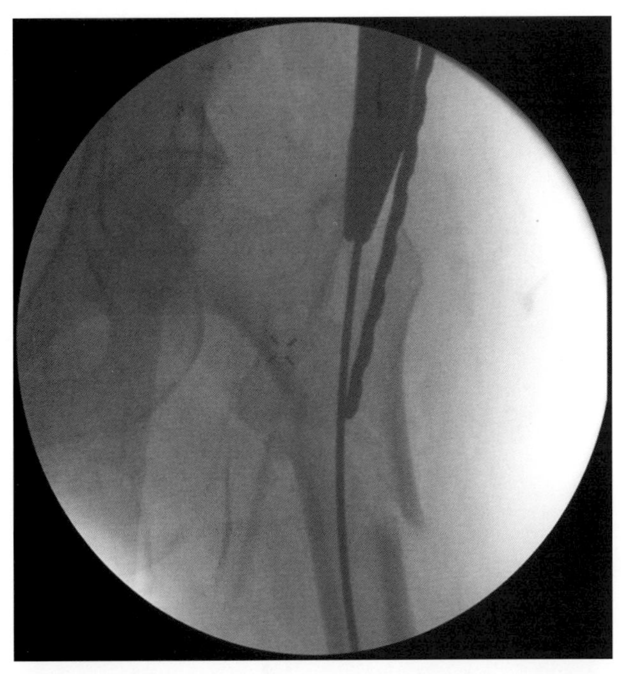

图17-9　如果髓内钉完全插入后出现内翻畸形，可能是由于近端扩髓的钉道偏向外侧造成的，可通过将一块钢板放在钉道外侧，然后再次扩髓，磨去入口内侧骨皮质的方法来纠正。

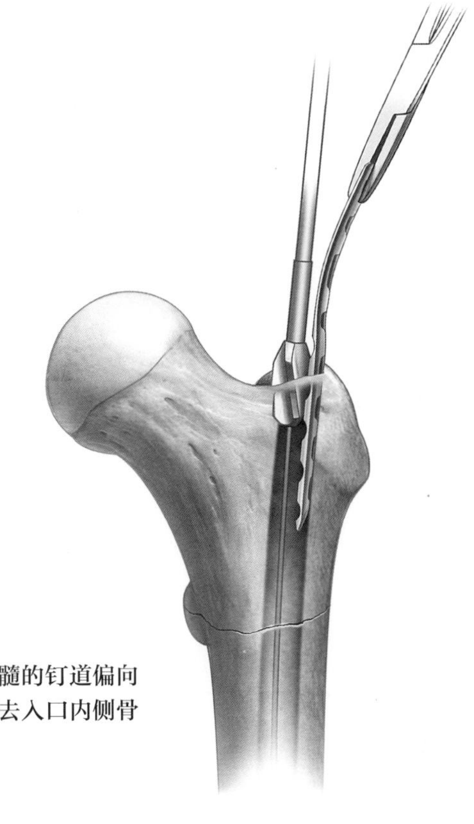

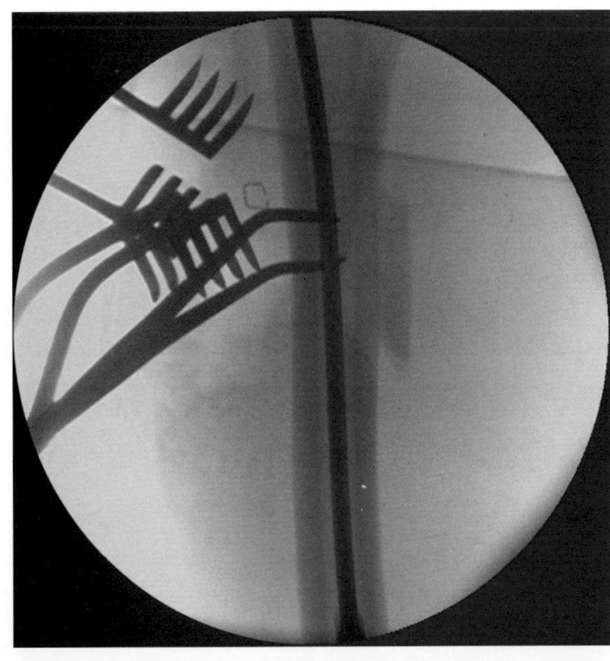

图17-10　在置钉过程中，转子下做一小切口放置点式复位钳，可有效保持骨折复位。

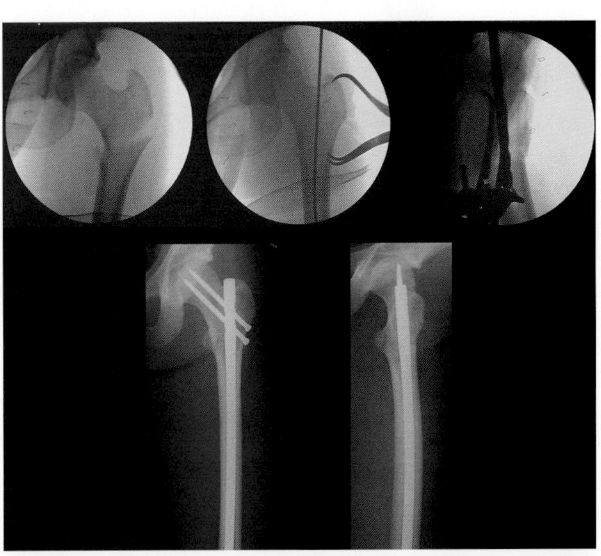

图17-11　点式复位钳可沿着股骨大转子和骨干方向放置，用于纠正内翻畸形。如果使用Weber钳来固定，可能需要在远段骨折块上钻一单皮质孔来把持。

用以撬拨近段骨折块（图17-12）。

- 当远端骨折线方向比较偏向矢状面时，使用线型复位钳可以获得正确的骨折复位力向量（图17-13）。
- 纠正骨折近段屈曲畸形和进行临时固定是手术成功的关键。
  - 由前向后经皮钻入1枚Schanz钉。
  - 用一块手术巾或纱布包住钉的外侧部，向远端提拉以纠正屈曲畸形。
  - 用对侧股骨作为参照来恢复肢体长度和纠正旋转是很重要的。
  - 用纱布或手术巾将其牵拉向远端，并用钳子夹在手术单或其他固定物体上，以维持复位，同时可避免影响透视（图17-14，图17-15）。
- 对远折段的近端内侧骨皮质（或近折段的远端内侧骨皮质）的偏心扩髓，同样可以引起内翻畸形或侧方移位，特别是内侧粉碎骨折更容易发生。

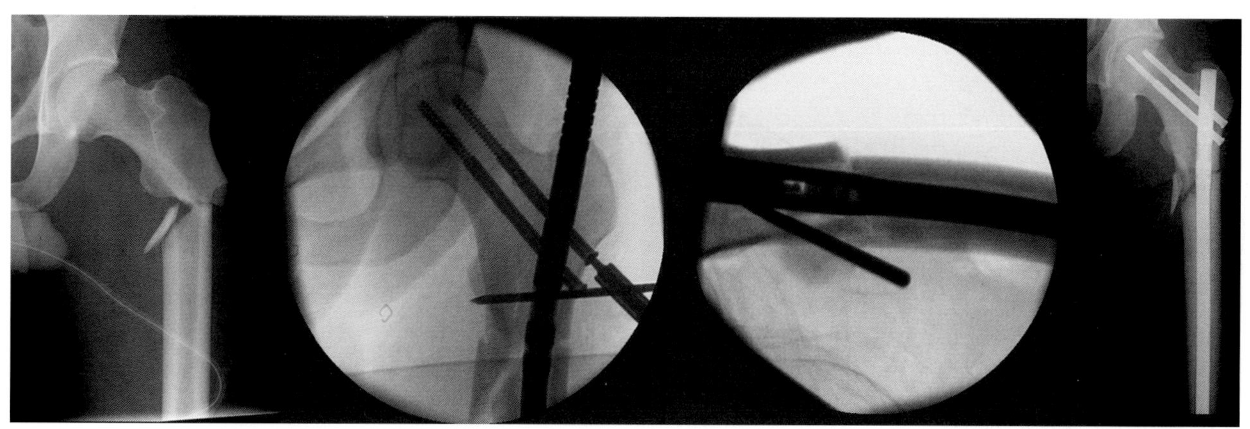

图17-12 这个病例使用了1枚斯氏针从髓内钉道后外侧钻入，用以撬拨复位。注意髓内钉的进针点稍偏前，这造成了骨折端轻度向前成角。

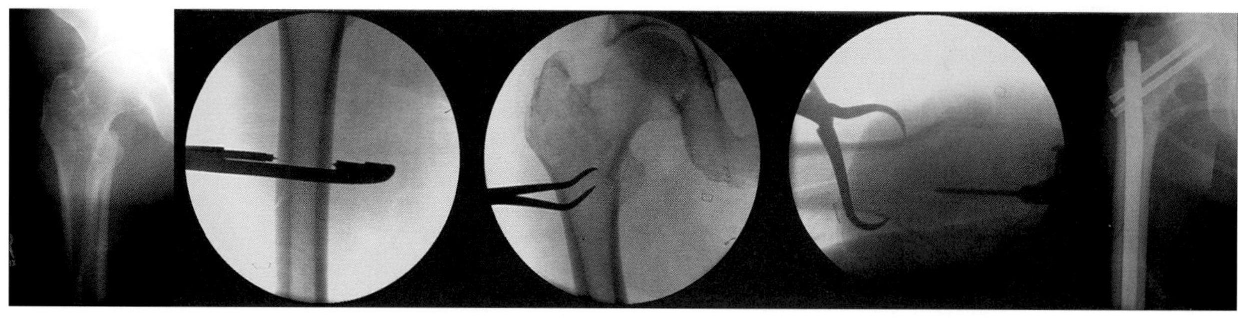

图17-13 这是一例骨折远段呈螺旋形且骨折线偏向矢状面的病例。使用远端线型复位钳和标准的近端钳夹技术，可获得正确的复位力向量，使骨折解剖复位。

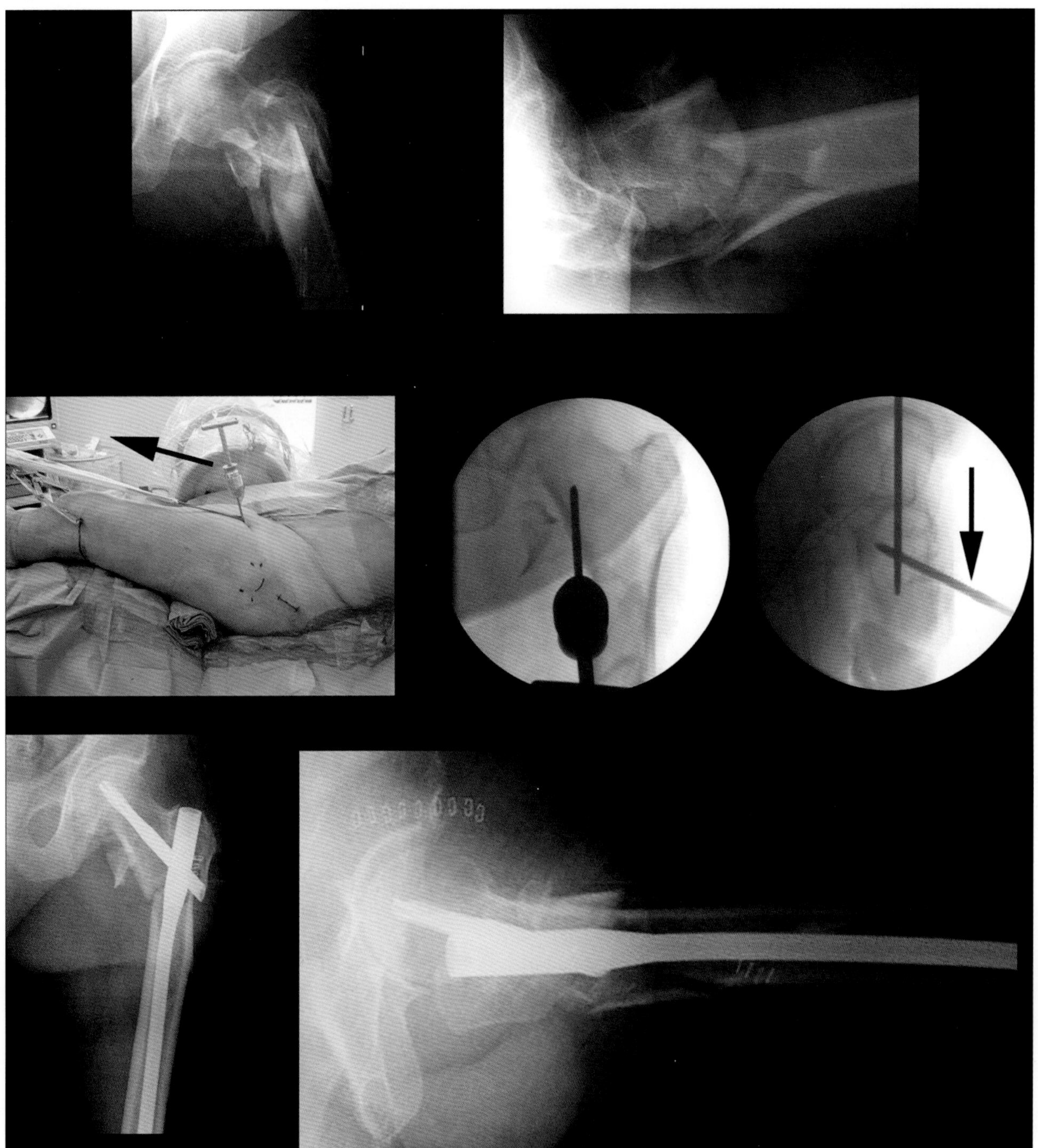

图17-14　Schanz钉从前方插入近段骨折块，向远端牵拉（箭头所示），可有效纠正屈曲畸形。

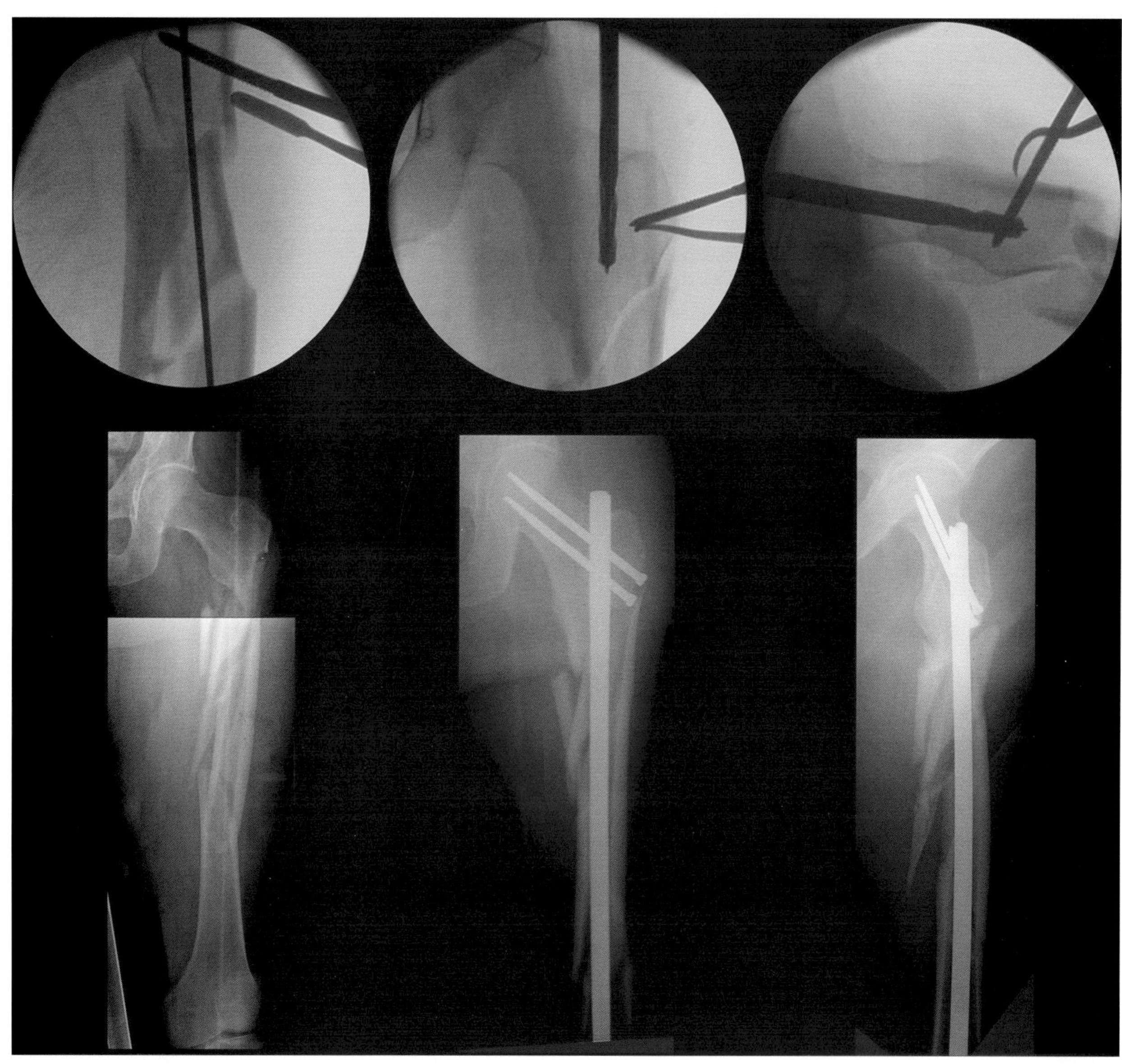

图17-15 另一病例使用前外侧Schanz钉多维控制近段骨折块。

- 暂时复位后，通过骨折间隙放入骨钩，勾住髓腔钻，使之靠向外侧骨皮质（图17-16）。

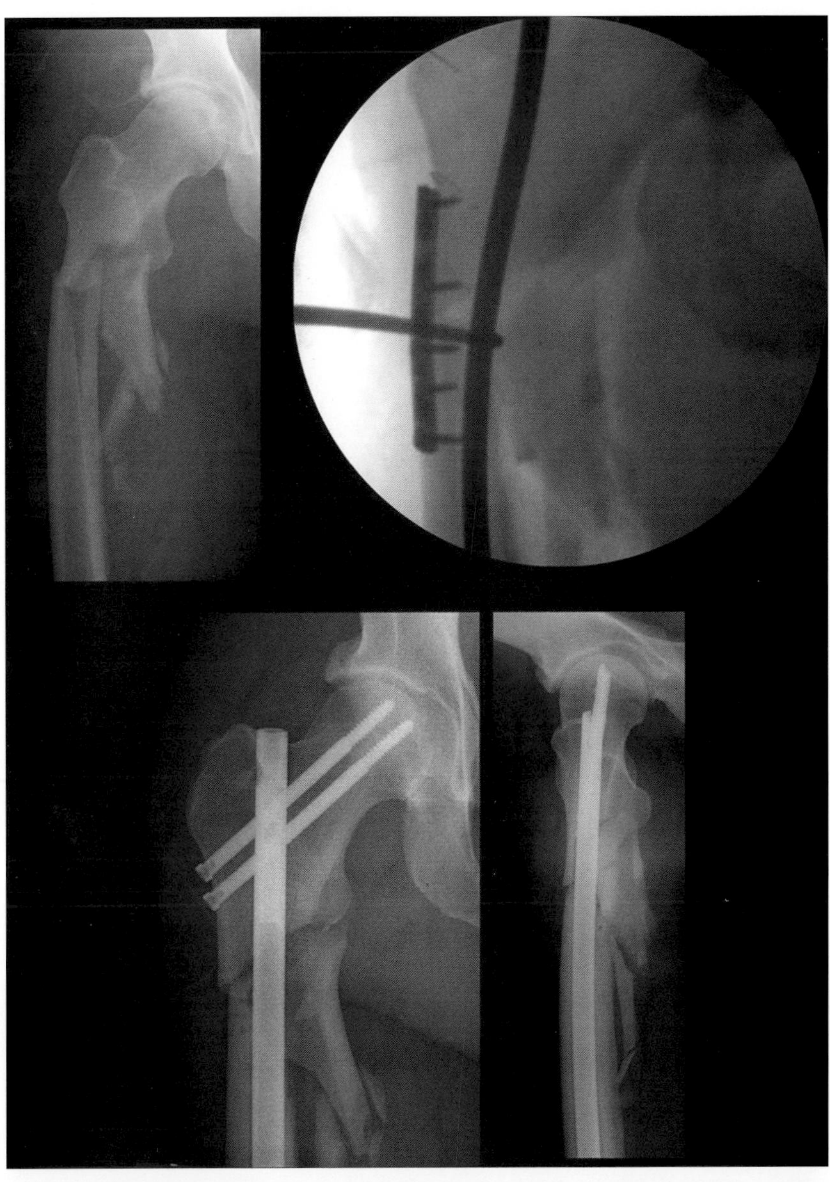

图17-16　可通过骨折间隙放入骨钩向外侧牵拉，防止远折段偏心扩髓。在此病例，同时在外侧临时放置了1块钢板以维持复位。

- 从前侧和外侧（或单独前外侧）经皮插入防滑顶棒，能纠正冠状面和矢状面复位不良（图17-17）。

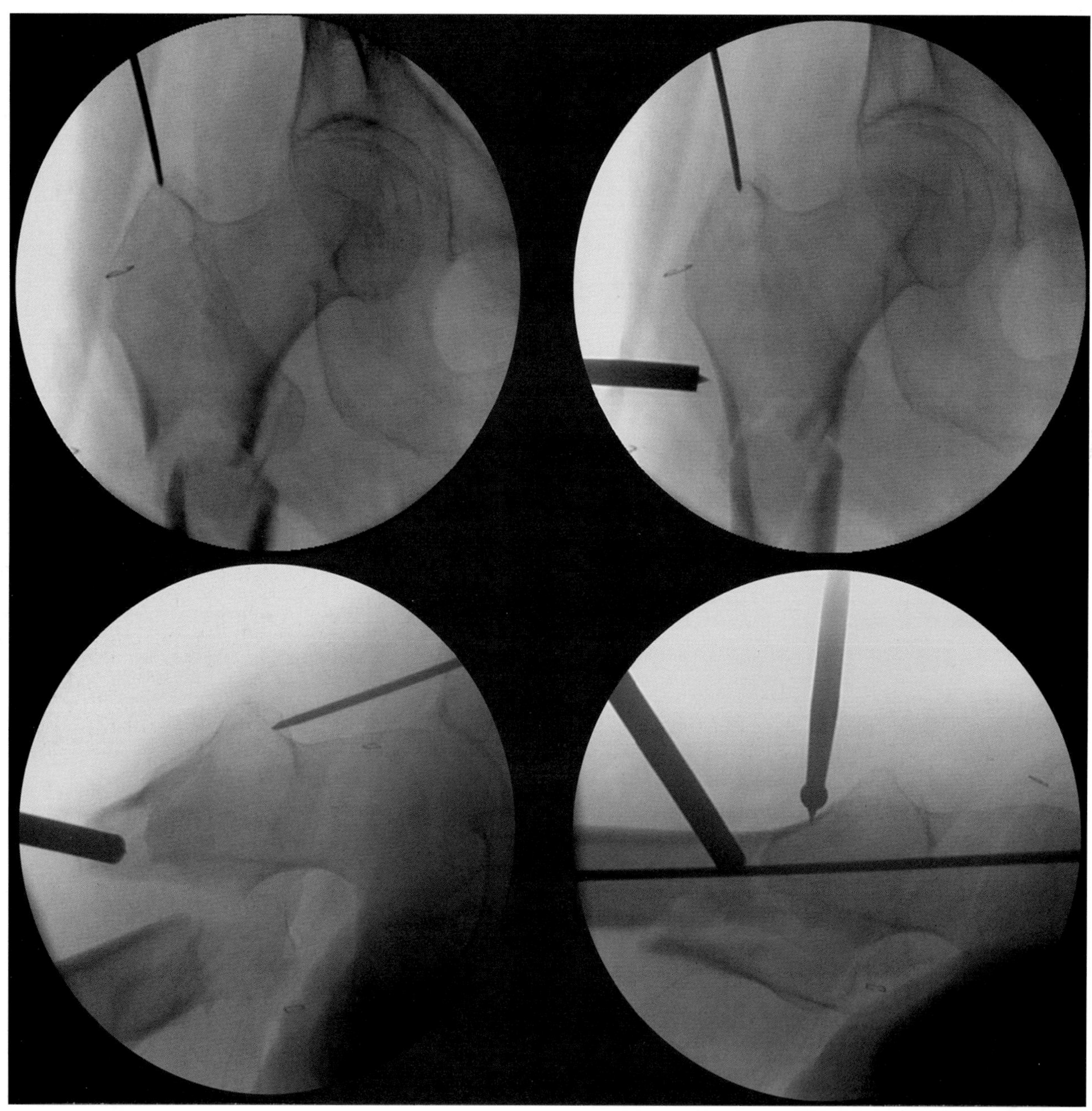

图17-17 可通过很小的切口插入防滑顶棒辅助复位。特别是对多维畸形，尤其重要。在本病例中，首先用1根外侧防滑顶棒纠正冠状面畸形（右上），但侧位影像显示矢状面移位没有得到纠正（左下）。对于这种畸形，可用另一根防滑顶棒向前方插入加以纠正（右下）。

- 用1根骨钩放置在远折段，同时在近折段使用防滑顶棒，可以纠正大部分冠状面上的侧方移位（图17-18）。

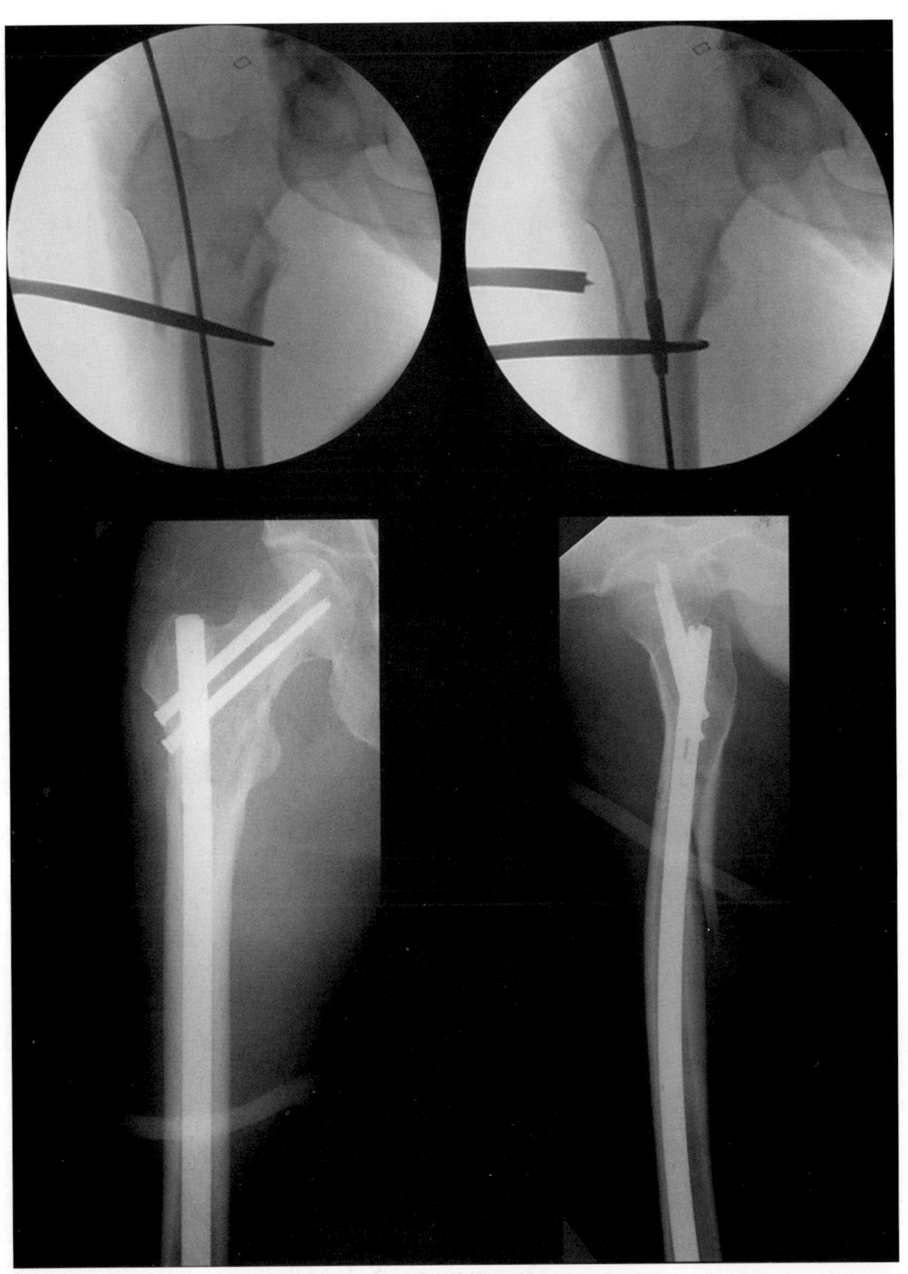

图17-18　骨钩可以从一个很小的切口置入，向外侧牵拉远折段。用顶棒顶住近折段外侧骨皮质可帮助纠正偏心扩髓、冠状面移位和内翻畸形。

- 通过适当的放射影像观察，注意正确的进针点，髓内钉也可以被用来间接地复位骨折。
  - 如果进针点、钉道和髓内钉的几何形状准确匹配，股骨转子下骨折就会获得间接复位。
  - 这项技术很少单独使用（图17-19，图17-20）。

解决棘手问题

- 如果通过标准的股骨大转子进针点置入髓内钉后出现内翻畸形，可以使用咬骨钳、骨锥或其他器械来去除入口内侧过多的骨质。

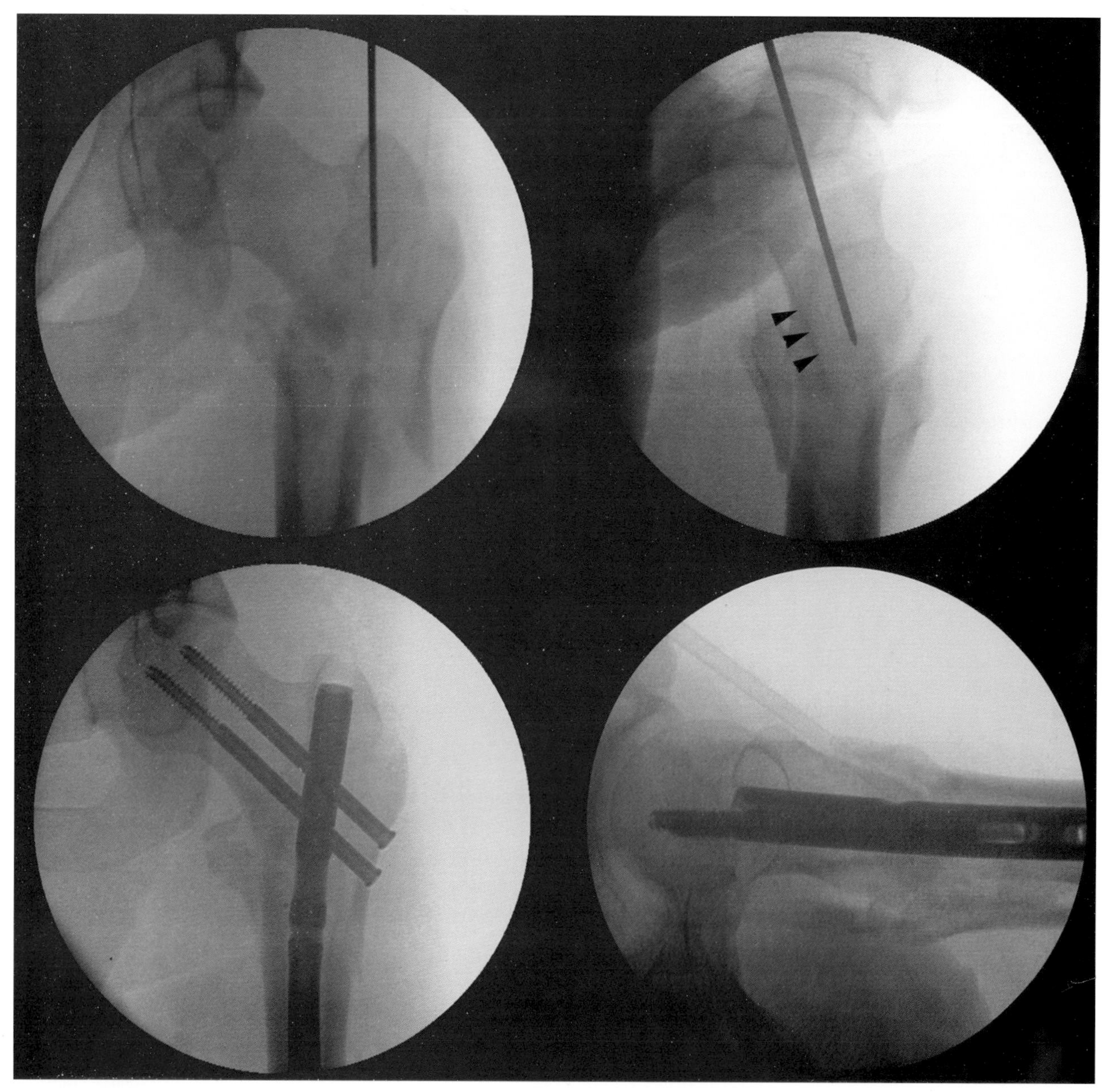

图17-19 了解致畸的力学和选择正确的进钉点后，使用髓内钉可以间接地复位骨折。在侧位影像中，导针应与股骨嵴（右上图中的箭头）后皮质缘的方向平行。

- ◦ 通过去除髓内钉和扩髓后通道内侧的骨皮质可防止出现内翻畸形（图17-21）。
- 如果前面的方法失败了，可使用内侧阻挡技术重新引导髓内钉在股骨近端内的位置。
  - ◦ 取出髓内钉，使用粗针或钻头在理想的髓内钉通道的内侧置入，作为阻挡装置使用。
  - ◦ 阻挡装置在后续过程中全程维持，在最后可以使用髓内钉的锁钉代替（图17-22）。

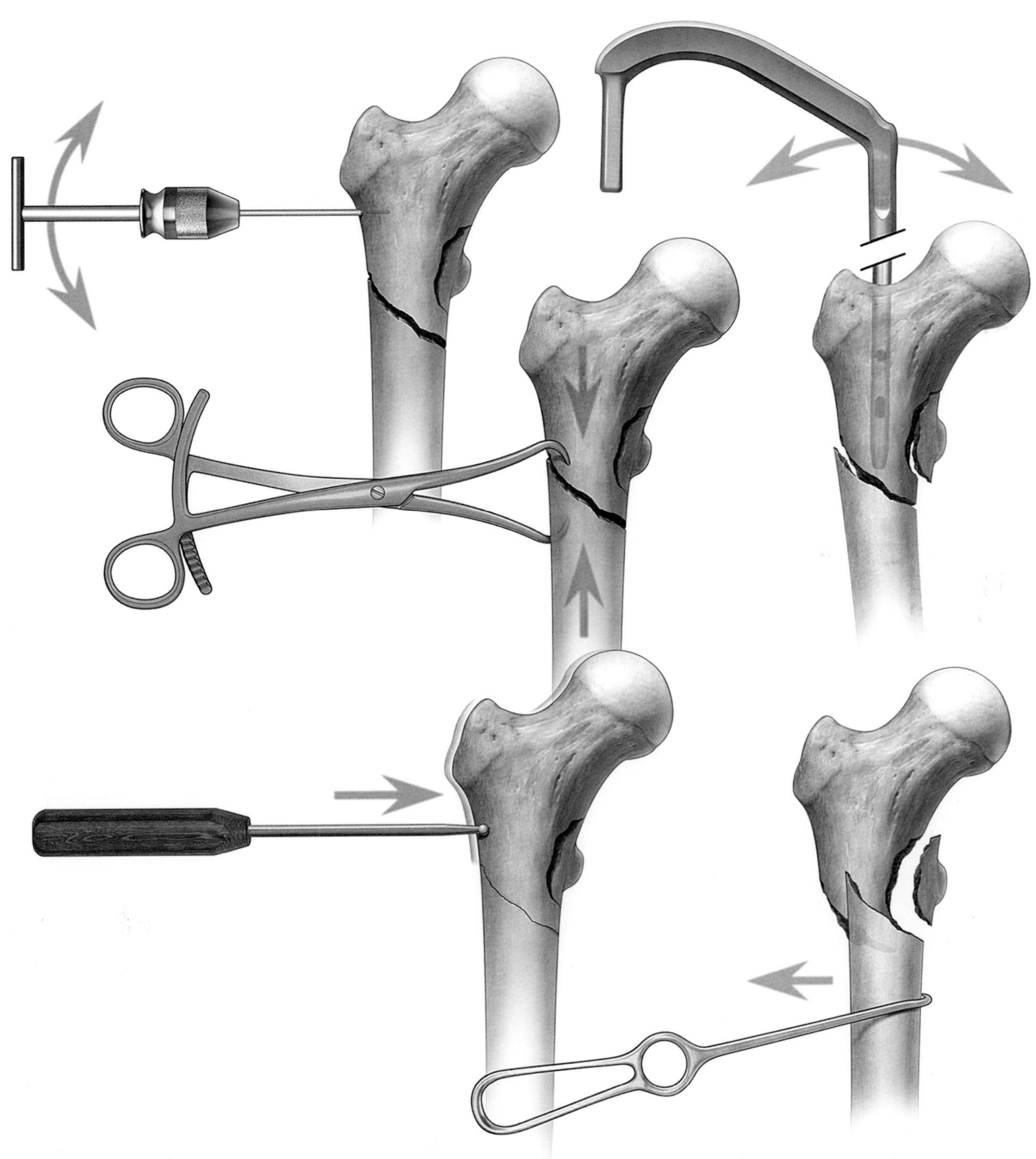

图17-20　股骨转子下骨折复位技术示意图。箭头所指的是复位器械用力的方向。

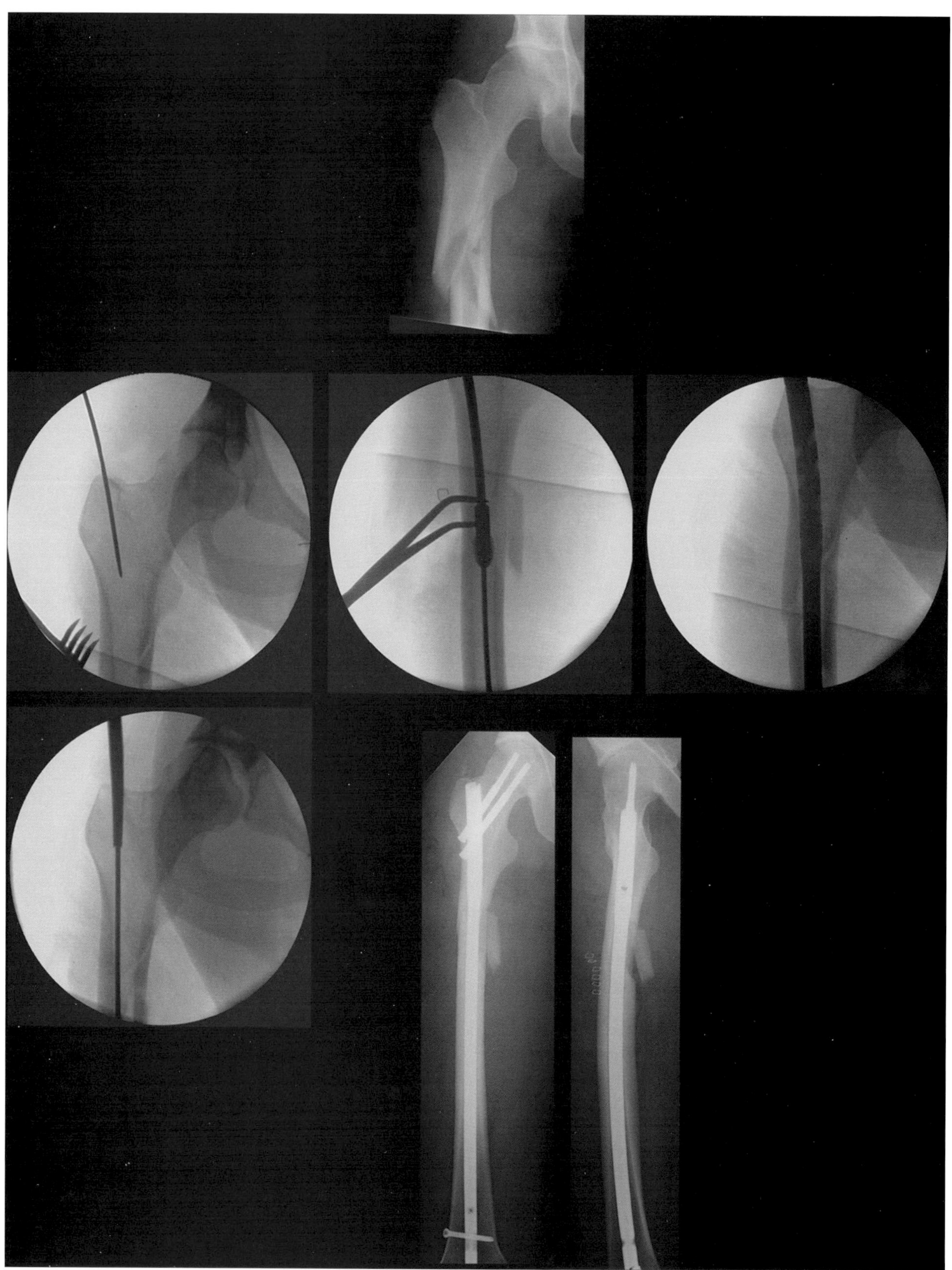

图17-21 股骨转子下骨折使用大转子入口髓内钉治疗病例。做一小切口，使用点式复位钳复位，骨折解剖复位后扩髓。髓内钉置入后出现内翻畸形。拔出髓内钉后，用骨锥去除进针点内侧过多的骨皮质，重新置钉后内翻畸形被纠正。

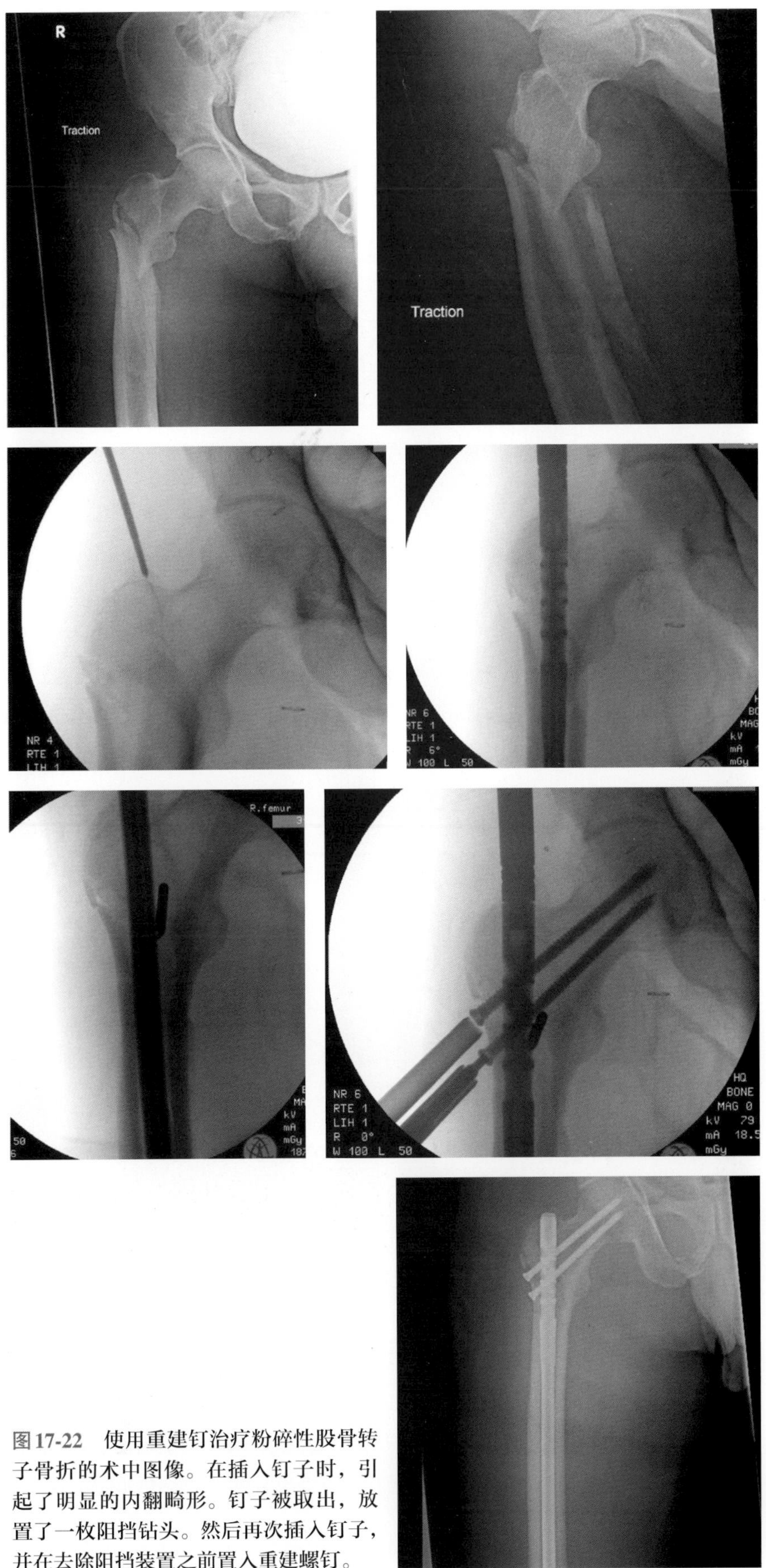

图17-22 使用重建钉治疗粉碎性股骨转子骨折的术中图像。在插入钉子时，引起了明显的内翻畸形。钉子被取出，放置了一枚阻挡钻头。然后再次插入钉子，并在去除阻挡装置之前置入重建螺钉。

TIP

髓内钉结合张力带小型钢板矫正畸形和临时固定治疗股骨转子下骨不连

Robert A. Hymes

病理解剖

- 插入髓内钉不能纠正非缺血性、僵硬、肥大性骨不连的力线不良。

解决方案

- 肥大性或乏血供的骨不连伴有畸形时，可在畸形的凸侧使用小型钢板固定，以临时矫正畸形并维持复位。

操作技术

- 在这个病例中，使用股骨近端锁定钢板治疗转子下骨折后出现骨不连。图17-23展示了使用钢板治疗且存在轻度内翻畸形的转子下骨不连。
- 取出股骨近端锁定钢板和螺钉（图17-24A），将小型钢板塑形成外翻形状（图17-24B）。
- 将钢板固定在近端股骨外侧偏前的位置（图17-25）。
- 将钢板与近端头颈骨块固定，靠前置入2颗螺钉，以避开髓内钉的预期路径（图17-26）。
- 使用可调节的拉张装置拉张钢板，矫正股骨骨不连处的畸形，并对骨不连处加压（图17-26）。
- 请注意前方放置的钢板可以矫正伸直畸形。钢板也可以靠后放置，位于粗线前方。后外侧放置的钢板也可以避开髓内钉的钉道，同时可矫正屈曲畸形。
- 使用Verbrugge持板钳可以控制钢板在远端骨块上的位置。
- 在这个病例中，钢板放置在前侧，避免影响

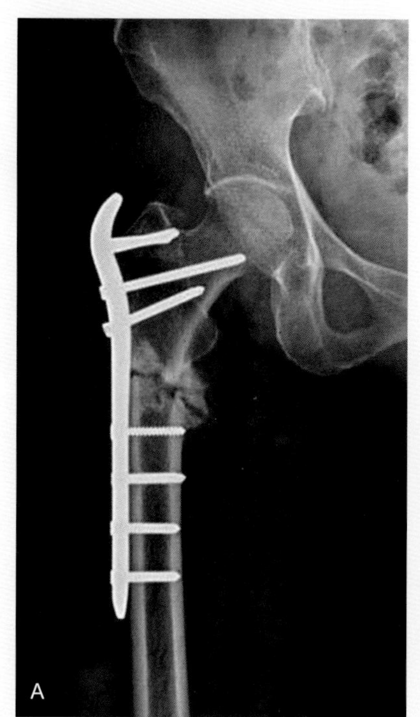

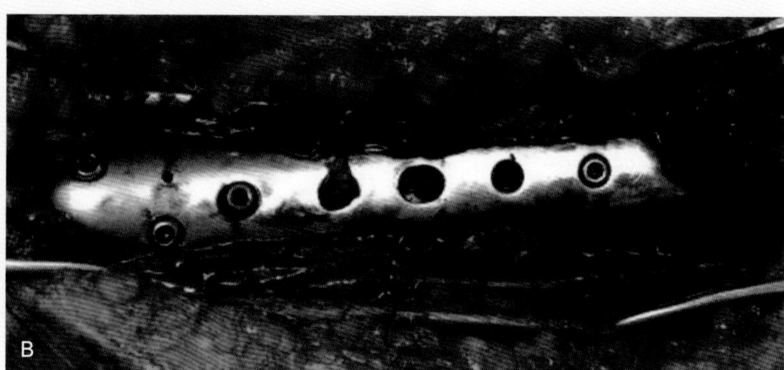

图17-23 A. 使用股骨近端锁定钢板治疗股骨骨折后出现内翻性骨不连。B. 术中照片展示了股骨近端锁定钢板（PFLP）。

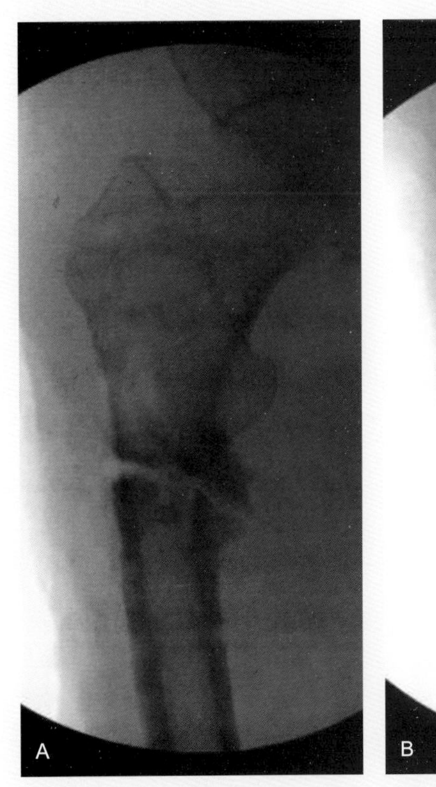
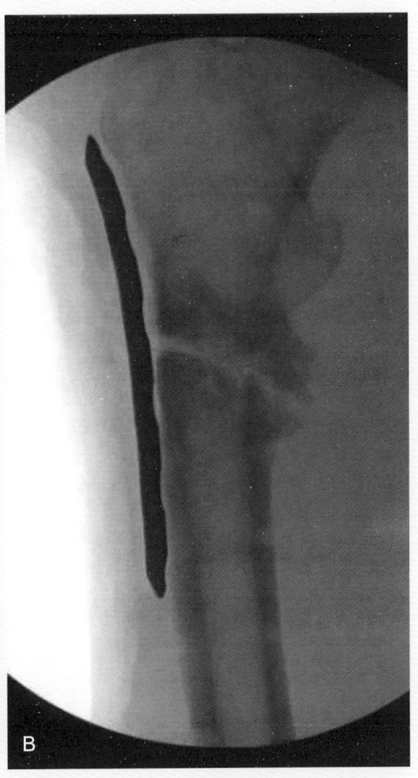

图17-24　A. 取出股骨近端锁定钢板后的术中影像。B. 塑形后的小型钢板。

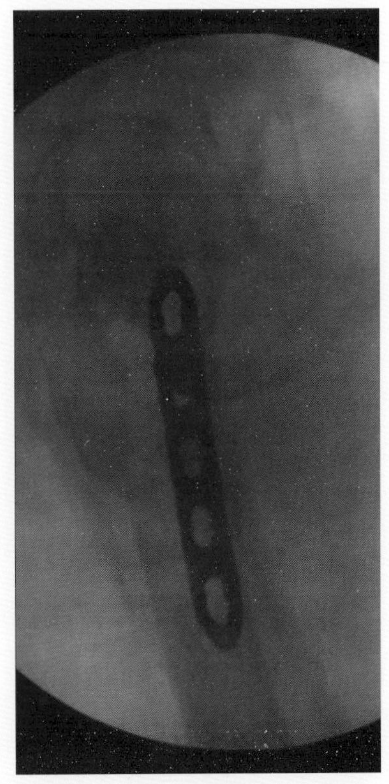

图17-25　钢板贴着股骨前方皮质。

髓内钉的导针置入、扩髓和置钉（图17-27）。

- 钢板的螺钉避开髓内钉的通道固定，张力钢板在髓内钉置入和锁定过程中可维持力线并加压骨折端。
- 在最终关闭切口前可保留或取出小型钢板（图17-28）。

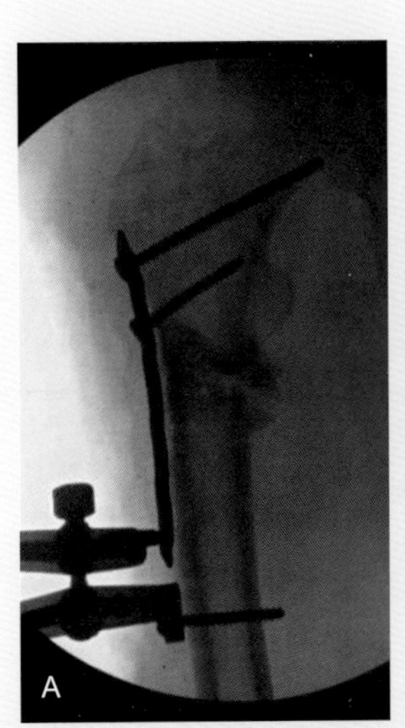
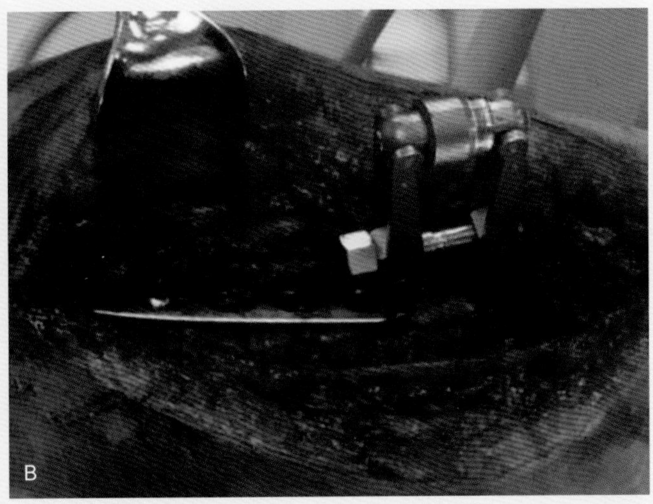

图17-26　A. 对骨不连处加压。B. 可调节拉张装置的照片。

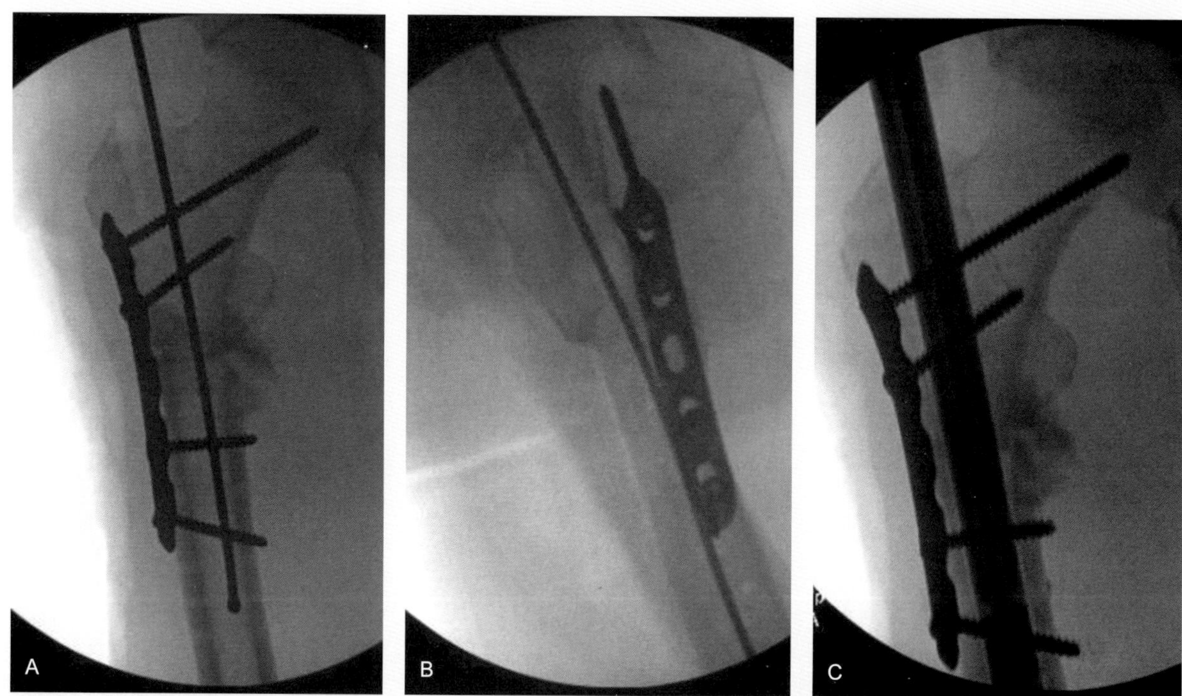

图17-27 A、B. 使用小型钢板对骨不连处加压，再插入导针。C. 在钢板、螺钉存在的情况下置入髓内钉。

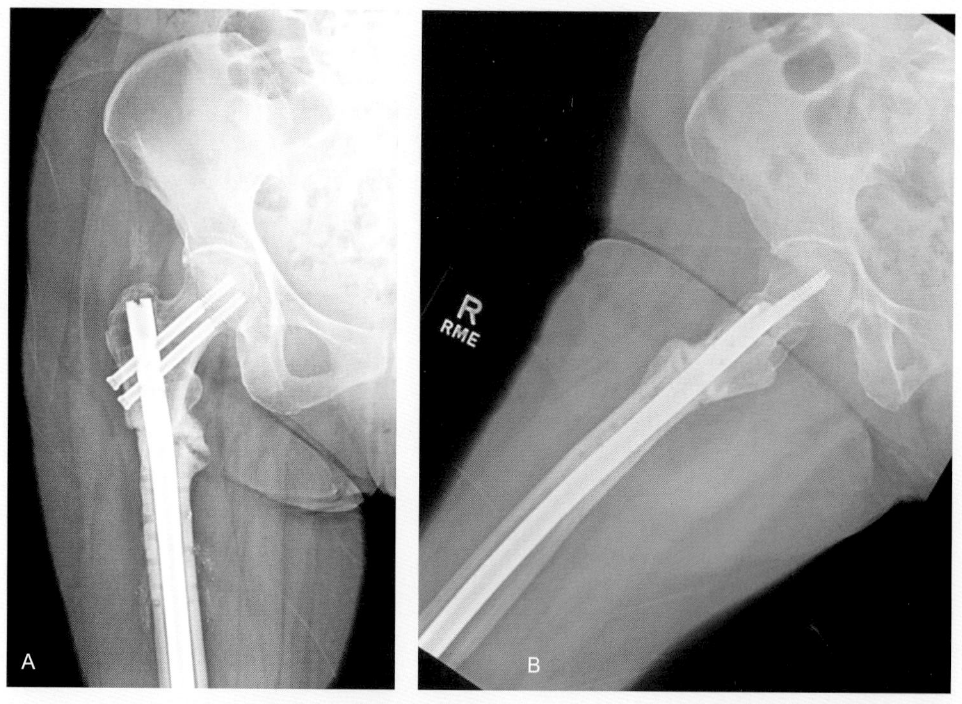

图17-28 6周后的随访X线片显示骨折初步愈合。

参考文献

[1] Browner BD. Pitfalls, errors, and complications in the use of locking Küntscher nails. *Clin Orthop Relat Res*. 1986;212:192–208.

David P. Barei, Jonathan Eastman, Jason M. Evans, Eric D. Farrell, Reza Firoozabadi, Stephen A. Kottmeier, James Learned, Aden N. Malik

第18章

股骨干骨折

Femoral Shaft Fractures

无菌器械与设备

- 牵引床。
- 巾垫。
- 使用逆行钉时的透光三脚架。
- 直径 5.0 mm Schanz钉作为复位操纵杆。
- 股骨撑开器。
- 带尖的球状顶棒。
- 骨钩。
- 大号标准和改良点式复位钳。
- 线型复位钳。
- 斯氏针。
- 克氏针和电钻。
- 扩髓钻。
- 内植物：
  - 髓内钉：
    - 重建钉或普通钉。
    - 逆行或顺行钉。
  - 大的锁定板或非锁定板。

患者体位

- 患者仰卧于可透视的手术床上，在同侧髋部和腰部垫上折叠的巾垫或软垫，确定有无脊柱损伤并妥善固定。
  - 垫子可以由一个或两个铺巾卷成，通常一个足够。
  - 如果垫子太大，进行侧位透视会很困难。
- 患者体位略呈C形，肩部向手术床中间移，髋部尽可能向外靠近手术床边缘，最好略微悬空，这样可以较好地显露进钉点。
- 牵引架可安放在手术床末端，用巾单铺盖，隔离无菌区域（图18-1）。

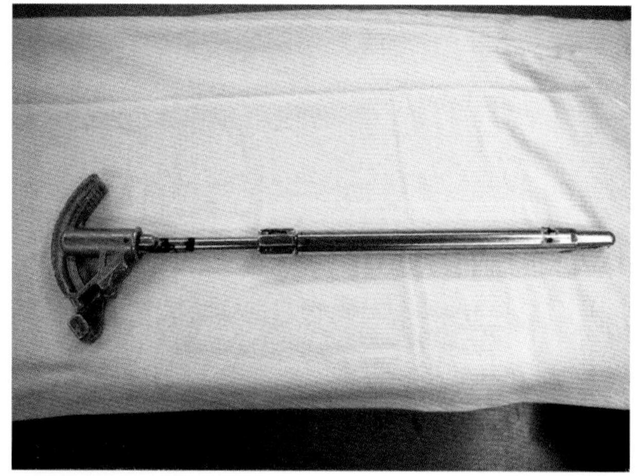

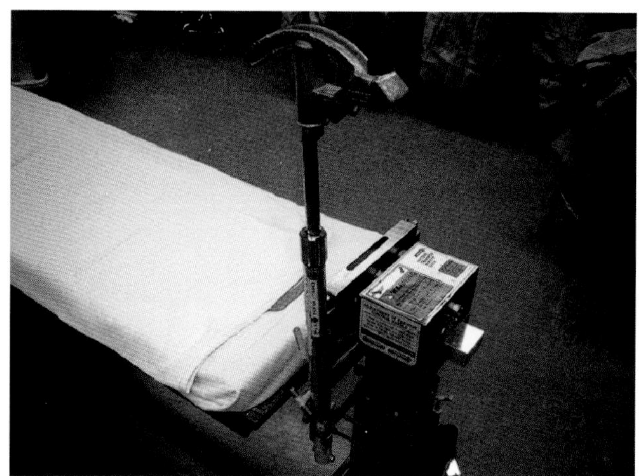

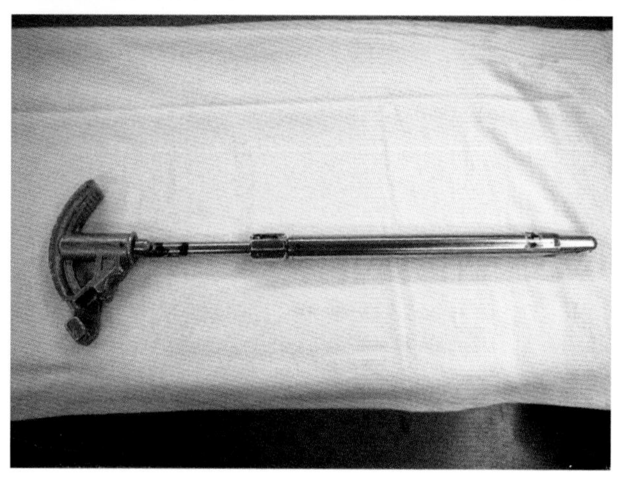

图18-1 牵引柱由管状物折弯而成，固定在手术床末端，在手术台上能对下肢进行轴向牵引，并且很容易拆除。

TIP

股骨牵引与复位技术

Eric D. Farrell

病理解剖

如果没有固定在手术床上的牵引设备，术中无菌牵引会遇到问题。多种类型股骨骨折，如股骨颈骨折、转子间骨折和转子下骨折，采用髓内钉或切开复位内固定过程中，牵引是获得与维持复位非常重要的技术。

解决方案

改造手术室，安装手术牵引设备与复位辅助工具。

操作技术

组配手术室装备：

- 糖杖式支腿器和轨夹（图18-2）。
- OSI（Jackson）可透视平面手术床。
- 常用牵引滑轮（图18-3）。
- 克氏针或Schanz钉牵引弓（图18-4）。
- 无菌缆绳或无菌电刀线（如果没有缆绳）。
- 2.4 mm × 22.86 cm克氏针（作为“S”钩的替代品）（图18-5）。
- 5.0 mm或4.5 mm或4.0 mm Schanz钉和配套钻头（带软组织保护套筒）。
- 巾毯。
- 无菌垫。

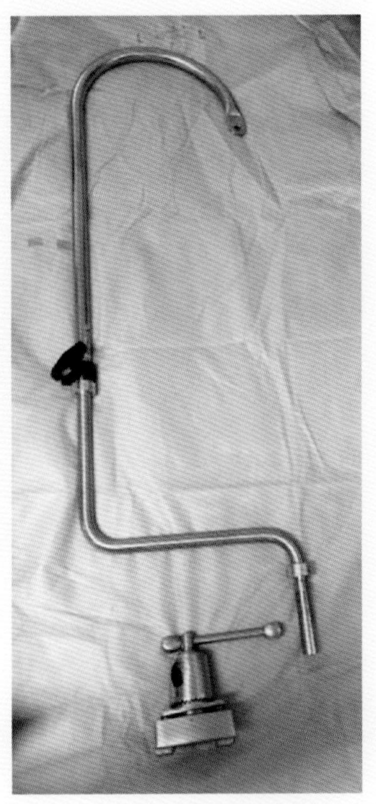

图18-2 糖杖式支腿器和轨夹。

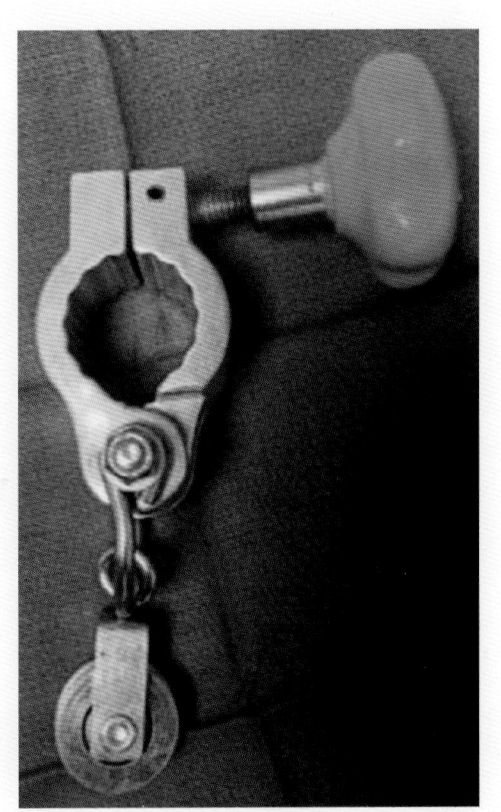

图18-3 标准手术床牵引滑轮。

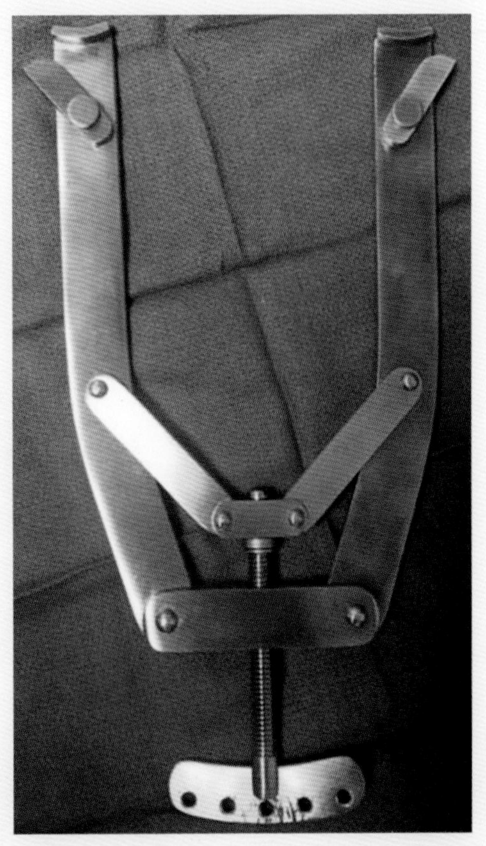

图18-4 克氏针牵引弓。

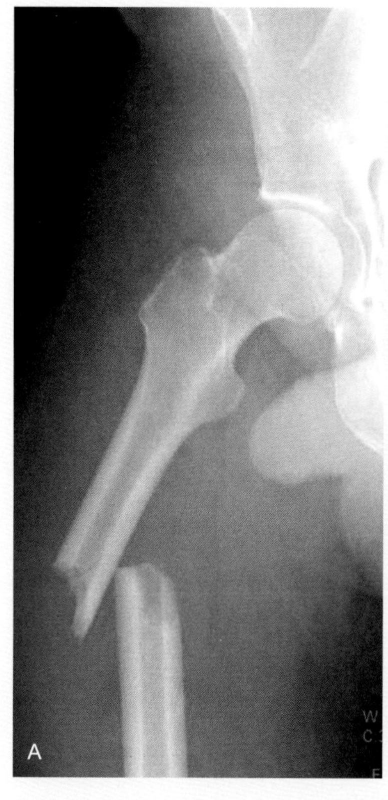

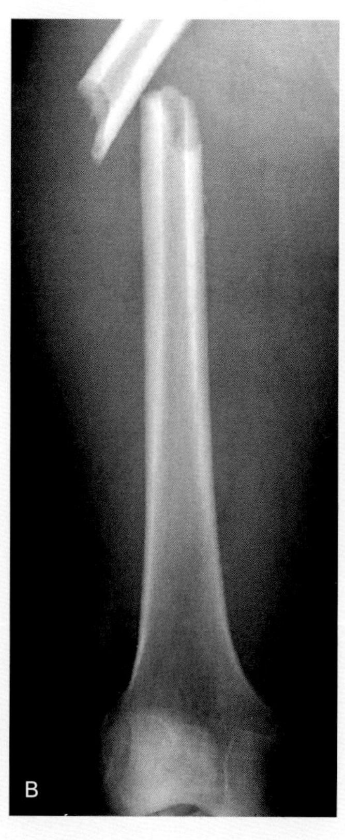

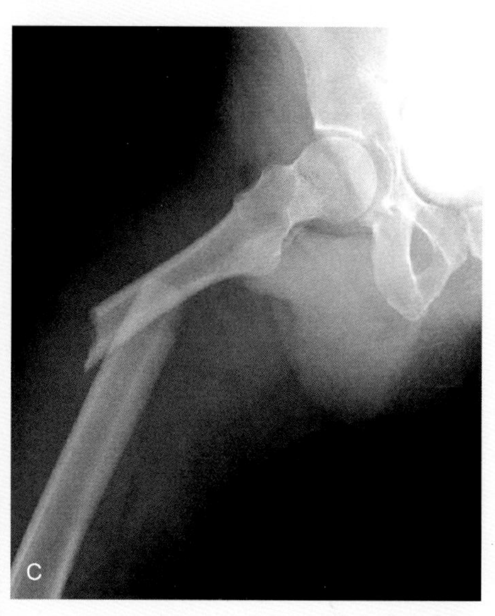

图18-5 患者，男性，54岁，多发伤的右股骨正侧位摄片图。使用手术室常用设备治疗该例右股骨近端1/3闭合性骨折。

- 患者仰卧于OSI手术床（Jackson），患侧的坐骨、臀部、半骶骨下放一个垫枕。
- 该垫枕是将一条巾毯紧紧地卷起来，然后使用胶带固定。对于肥胖患者，可以再加毛巾或床单卷起来增加直径（图18-6）。
- 必要时可将垫枕沿整个躯干延伸至肩部，以保证脊柱安全。

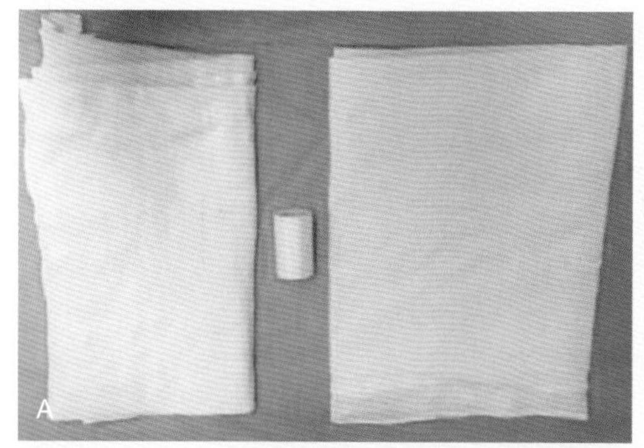

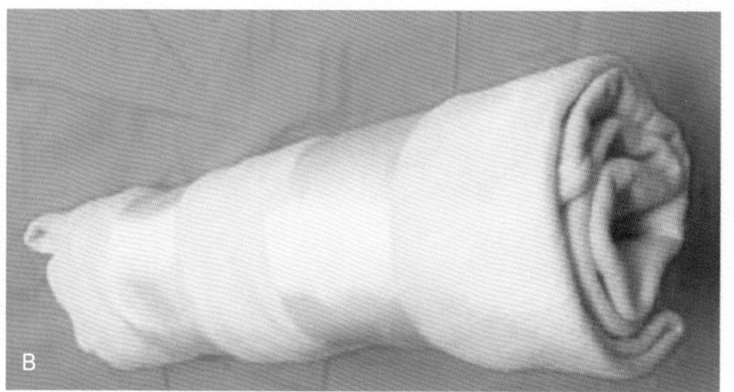

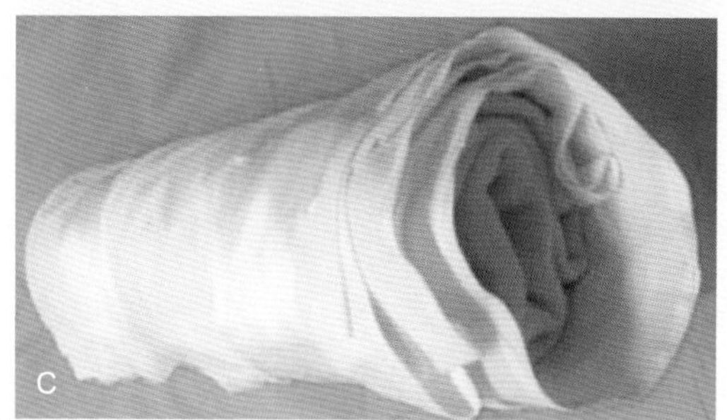

图18-6 A. 巾毯、胶带和巾单。B. 卷起的巾毯。C. 卷起的巾毯+巾单。

- 技巧：患者应靠近手术台一侧边缘，以便髋关节或转子与桌子边缘相齐或稍微超出桌子边缘。
- 技巧：使用梨状窝入口时，将垫枕稍微向近侧和内侧（同侧半骶骨下方）移动，以便进入梨状窝附近的臀部组织。
- 技巧：为了确保得到高质量的正侧位图，使用C臂透视股骨进钉点和股骨干。趁麻醉诱导时，安装牵引装置。
- 糖杖式支架固定在骨折患肢对侧的Jackson手术台导轨远端。
- 如图18-7所示，调整糖杖式支架高度和旋转，使滑轮位于手术台上方，然后拧紧所有夹头。
- 然后在糖杖式支架末端加一个滑轮，病床滑轮/夹具或任何滑轮均可。
- 在准备悬垂下肢之前，用苯酚和酒精预擦右下肢，包括从脚趾到骨盆右后1/4，然后用异丙醇浸湿，再完全干燥。用"U形盖布"法将腹股沟和会阴排除在手术区域之外。
- 然后将肢体覆盖包裹，以便肢体活动自由。
- 膝盖下方放置一个垫子，以便透视时获得完美的膝关节侧位片。
- 用2 mm克氏针作为牵引针，在透视引导下将

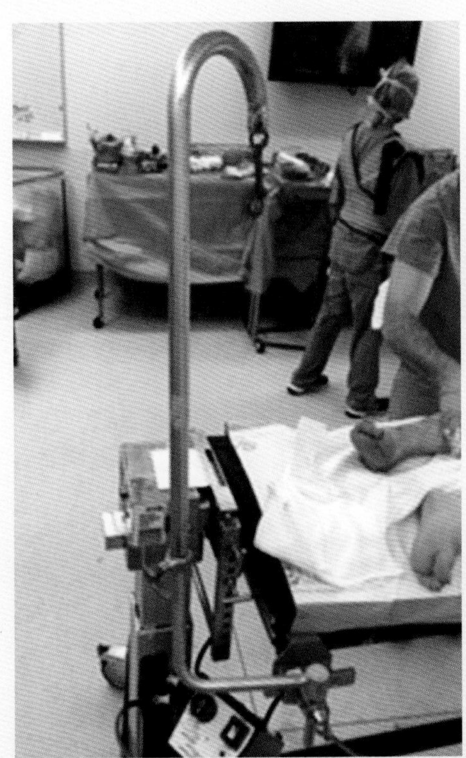
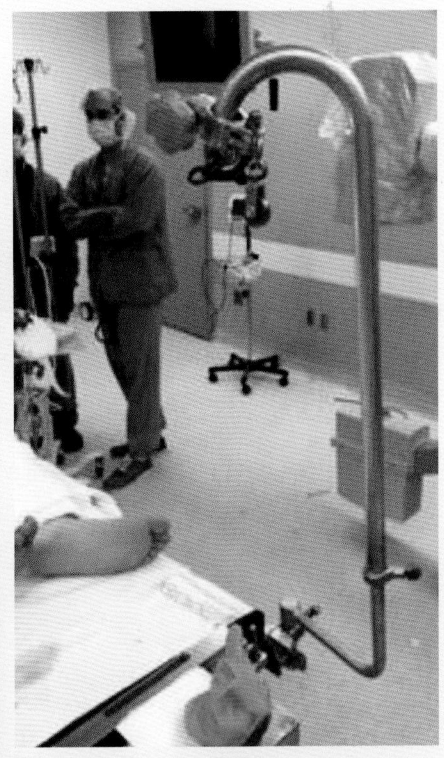

图18-7　右股骨骨折时，糖杖式支架接在左侧床轨。牵引滑轮附在糖杖式支架顶端。

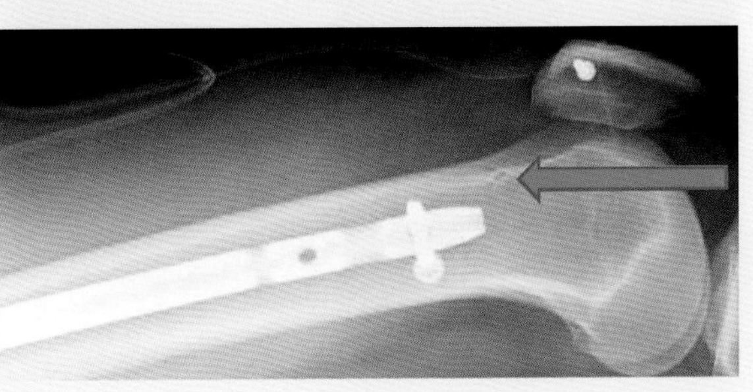

图18-8　箭头所示为股骨远端牵引钉位置。

其置于股骨远端前方。牵引针要避开骨髓腔的中央，以便于插入髓内钉的过程中继续维持牵引，髓内钉位于牵引针的后方（图18-8）。

- 然后使用牵引弓，将牵引绳或电刀线环挂到其末端。牵引绳线另一端过滑轮后交给巡回护士处理，将砝码挂在牵引绳的环上。
  - 技巧：用钳子将2.4 mm克氏针“S”形弯曲成“S”钩。
- 安装牵引弓时，可以将C臂机推到骨折部位正位透视区域，如有必要，助手可以置入Schanz钉作为复位辅助工具。
- 首先透视定位骨折部位，然后经皮置入Schanz钉。使用神经剥离子标记Schanz钉进入位置，该位置距离骨折约4 cm。
- 在大腿外侧（通过髂胫束）做一个切口作为Schanz钉的切口，使用三重套管穿过髂胫束到骨面。3.5 mm钻头针插入套管作为顶棒（图18-9），然用钻头尖端触及股骨后方皮质。钻一个3.5 mm后方皮质孔或粗线孔，用于置入单皮质Schanz钉。Schanz钉应位于髓腔外，以免干扰扩髓或插髓内钉。然后通过套筒置入5.0 mm Schanz钉。
  - 技巧：也可以使用更小的4.0 mm或4.5 mm Schanz钉，减少对髓内钉的干扰。
- 第2枚Schanz钉以类似方式置入第2个主要骨段中。
- T形手柄卡盘固定在Schanz钉上，以便操控（图18-10，图18-11）。

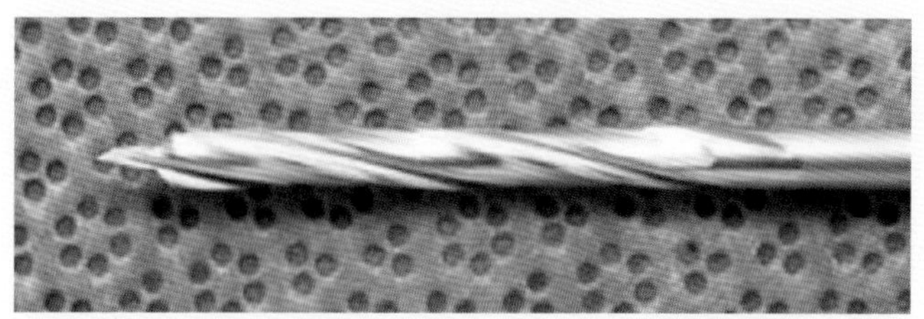

图18-9 尖钻头可在弯曲、致密的骨皮质表面精准钻入钻头。

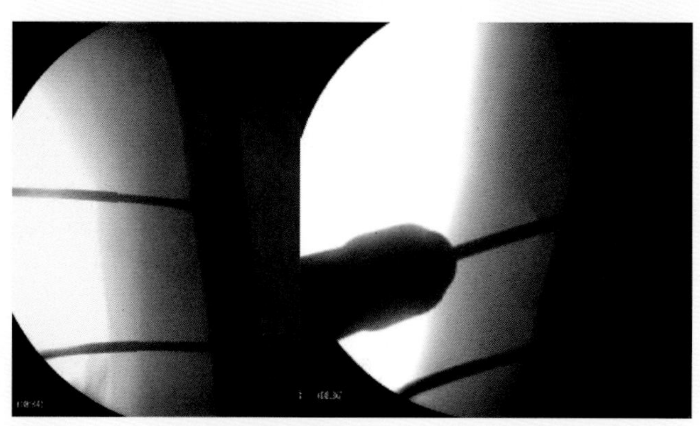

图18-10 用于维持骨折复位的单皮质Schanz钉。

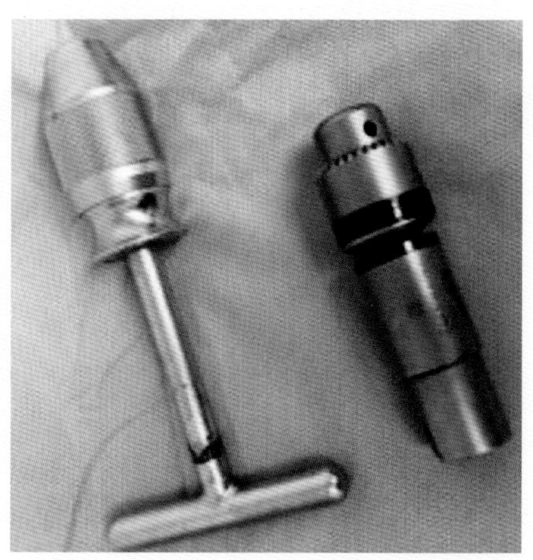

图18-11 T形Jacob卡盘手柄（左），电动Jacob卡盘接头（右）。

- 技巧：无菌巾卷可能有利于垫高向后移位的骨折块。
- 技巧：伸膝也有助于矢状面上的骨折复位。小腿下面垫枕通常可以实现足够的伸膝。
- 技巧：一旦实现复位，就可以用Jacob卡盘接头代替T形卡盘手柄。
- 一旦复位骨折，如果长度稳定，可以减少牵引。
- 扩髓时，要维持Schanz钉，防止复位丢失。
- 仅通过牵引，偶尔能实现满意的复位（图18-12）。

肥胖患者的开口小技巧

- 使用“股骨探位器”定位梨状窝或转子尖进钉点。弯曲的空心锥可通过肥厚的软组织协助弯头弹性导针定位。
- 内收股骨骨折近端部分，更容易进入梨状窝或大转子。内收小腿和牵引装置，使用Schanz钉最大限度地内收近侧骨折段的远端部分。以上操作有助于经皮插入导针（图18-13）。
- 导针的开口应位于大转子/梨状窝的近后端，尽可能与股骨髓腔同轴（图18-14）。
- 一旦找到最佳开口位置，就用带套筒的钻头于股骨近端开口。取出开口工具后，将球形导针插到骨折处，复位骨折端，导针穿过骨折端，并插入股骨远端干骺端的中心位置（图18-15）。

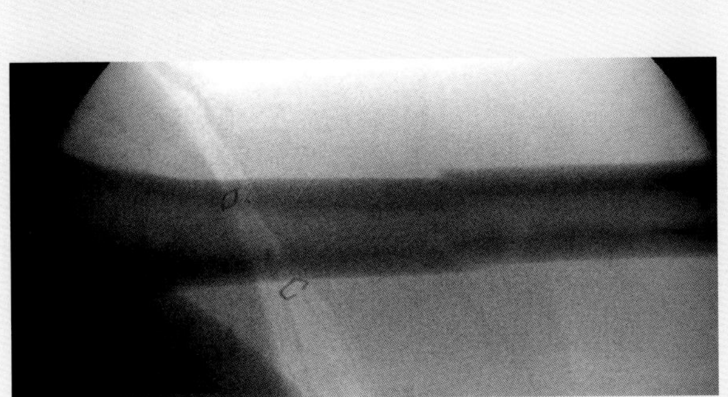

图18-12　仅通过牵引实现满意复位。

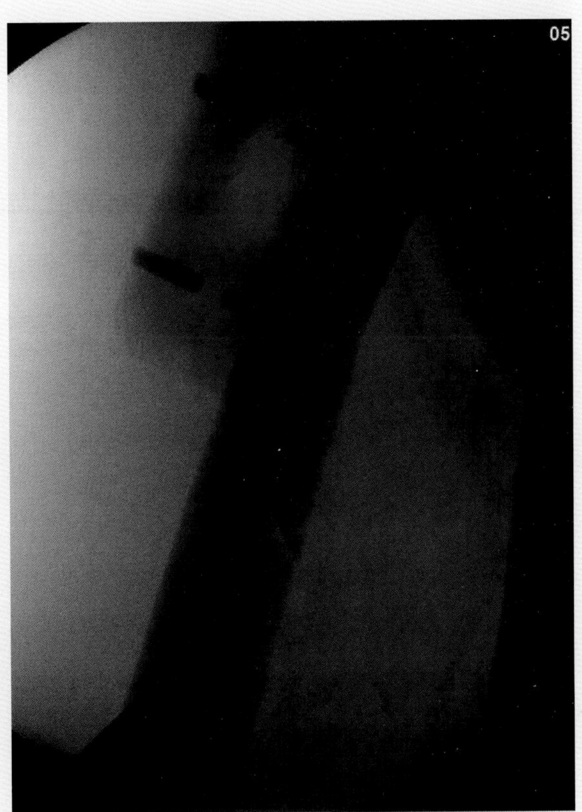

图18-13　插入股骨髓内钉后，注意后方2枚Schanz钉的位置。最远端的Schanz钉仍是单皮质。

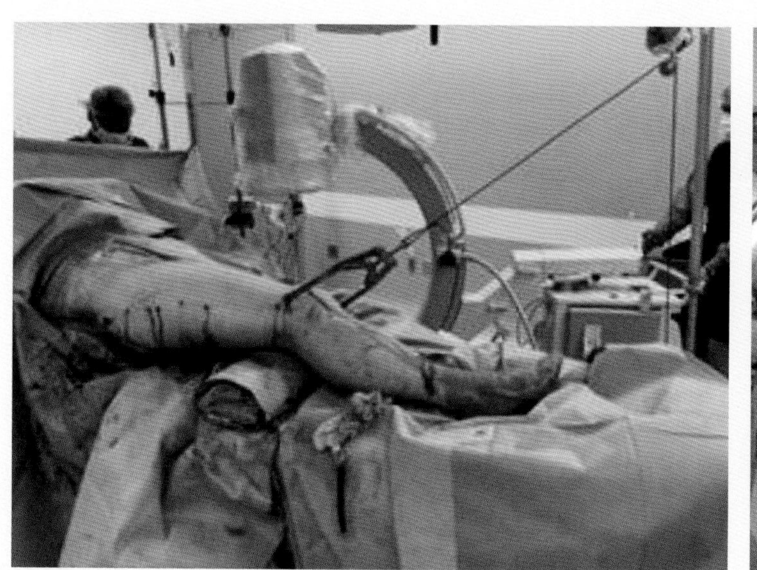
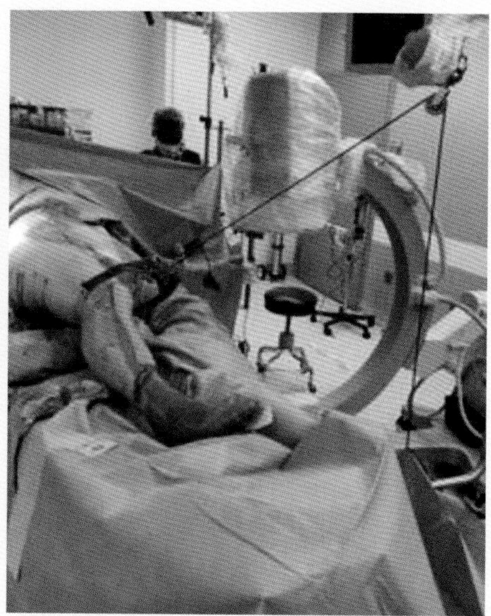

图 18-14 右下肢髓内钉插入后的两个视角。在平面可透视床上使用股骨远端骨牵引牵引肢体。

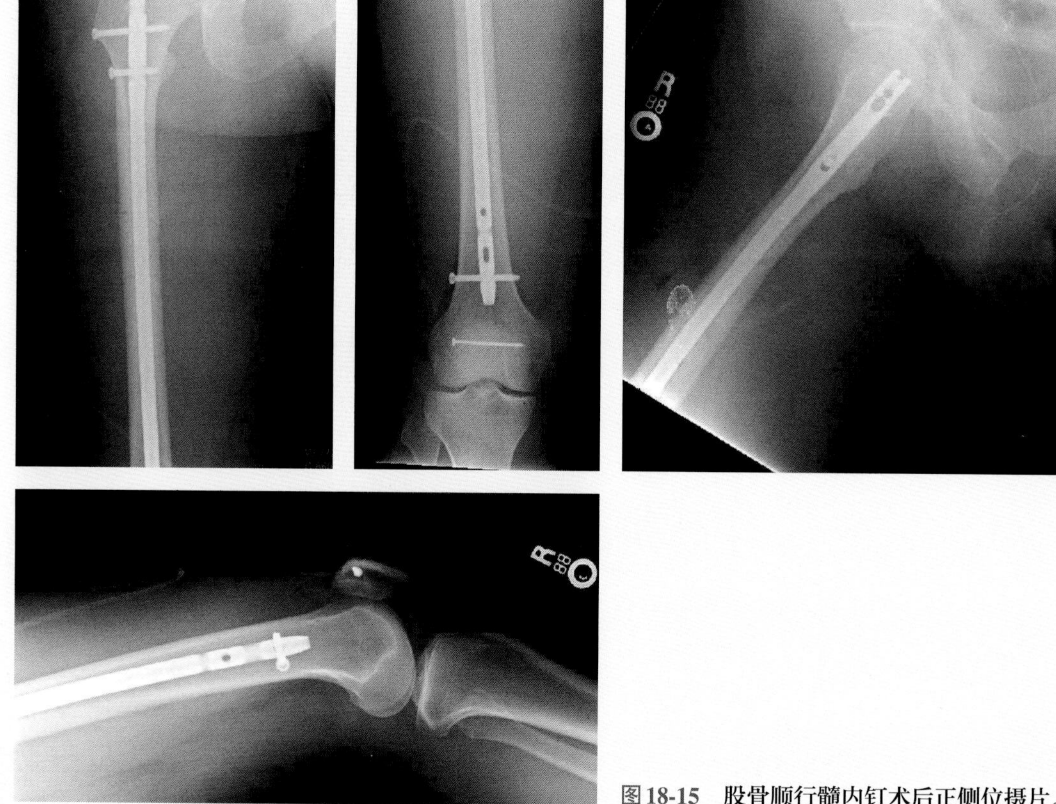

图 18-15 股骨顺行髓内钉术后正侧位摄片。

- 将1枚张力牵引针（2.0 mm克氏针）于髌骨上极水平钻入股骨，并尽可能偏前，为导针和髓内钉的放置预留空间（图18-16，图18-17）。
- 另外，也可以使用股骨撑开器，以在置钉前恢复股骨长度。
- 在腿下面放一个透X线的泡沫垫，抬高患肢有利于获得侧位透视图。
- 做股骨髓内钉手术不用牵引床有下面几点好处：
  - 对于多发伤患者，可方便摆放体位。
  - 方便透视。
  - 可看到对侧肢体，便于比较长度、旋转对线。
  - 可看到肢体四周，可移动腿部进行复位或显露进钉点。
  - 可避免会阴部受压而引起并发症。
- 置入逆行髓内钉时，患者仰卧于可透视平面手术床。
  - 体位同上除了不需要将患者的臀部置于台子之外。
  - 不要用胶带固定斜泡沫垫，因为在手术过程中可能需要移除和更换可透视三脚架。
- 在铺单之前，将对侧肢体临时垫高使患者平躺，拍摄对侧股骨标准位像作为对照，以帮助患肢的旋转对位。
  - C臂机完全侧置（射线平行于地板），旋转腿部以获得标准的膝部侧位X线片（股骨后髁重叠），并保存。
  - 维持这个旋转位置不动，旋转C臂机至90°位（射线垂直于地板），拍摄髋部前后位X线影像。
  - 以股骨小转子为中心，放大股骨小转子，并保存影像。
  - 另一种方法，当维持肢体在同一旋转角度时，采集股骨颈侧位X线影像（使股骨颈轴线同股骨近端骨干轴线在一条直线上），与股骨颈前倾角是一致。通过C臂机的旋转定位标尺可测量该角度。
  - 使用可透视的标尺准确测量长度（图18-18）。

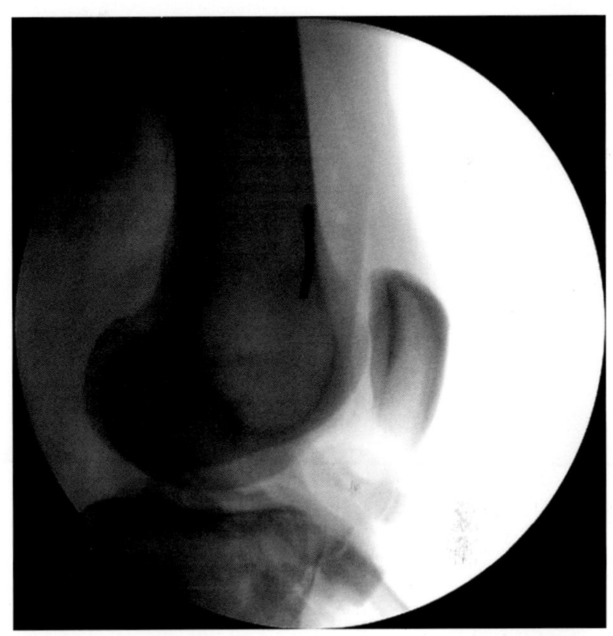

图18-16　将光滑的2.0 mm斯氏针放置在髌骨上极水平，紧贴股骨远端骨皮质穿过，使得髓内钉能够从下面通过。

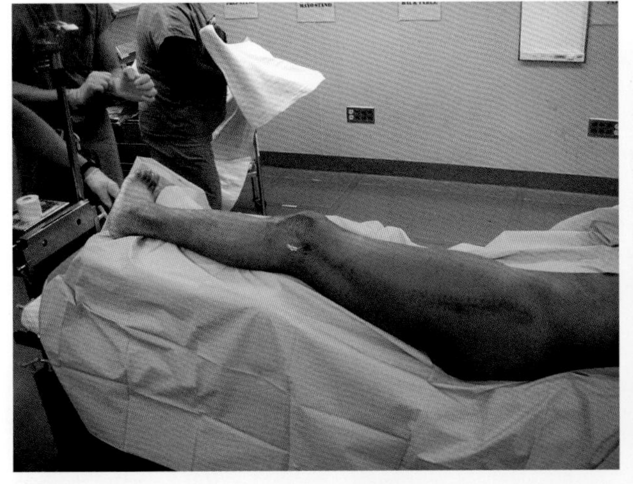

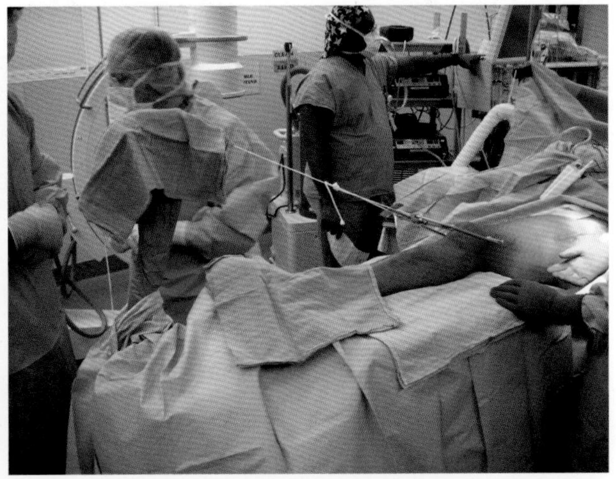

图18-17　装上牵引杆，放置股骨远端牵引针，安上消毒的牵引弓、绳，实施牵引。砝码悬挂在牵引绳末端。

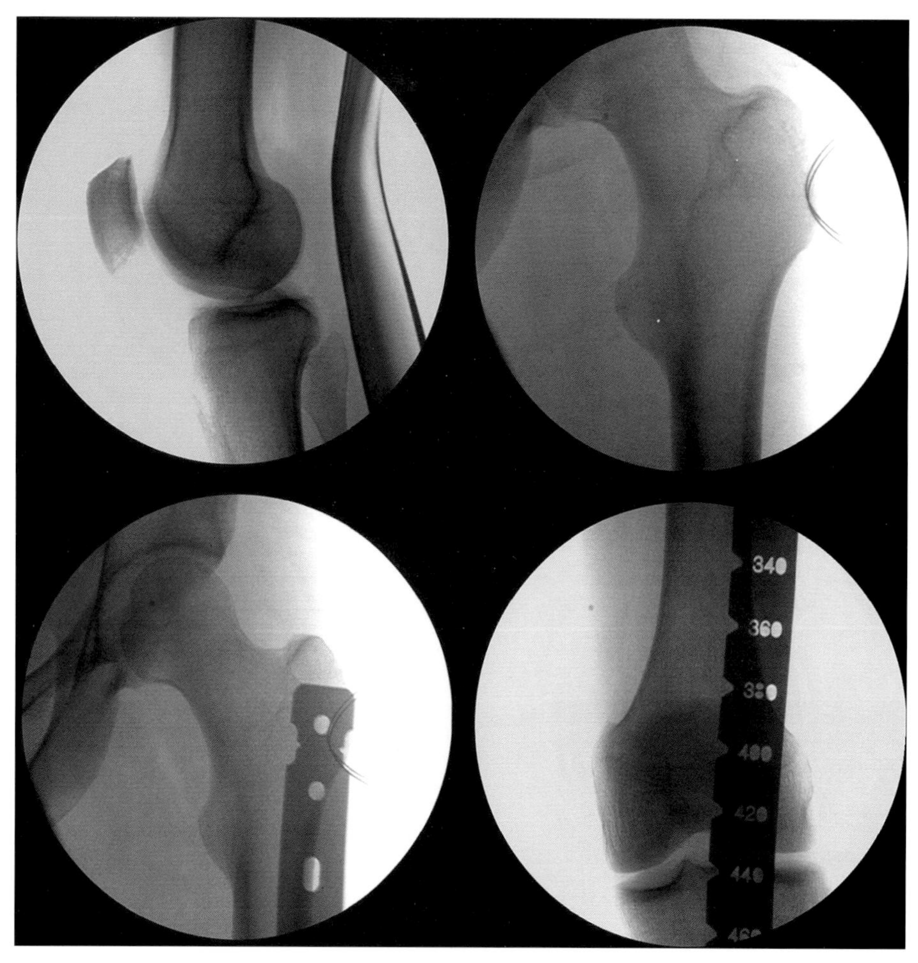

图18-18 对侧肢体透视影像被用来描绘股骨小转子轮廓，以确定股骨骨折的旋转情况（上），健侧肢体也被用来评估长度（下）。

复位和固定技术

- 经皮穿针引导技术使通过3~4 cm 长的小切口插入髓内钉成为可能。
- 使用导针来定位梨状窝。
  - 导针在正、侧位上都要与股骨干保持在一条直线上（图18-19）。
  - 如果进针点在两个位置的透视影像上都正确，但导针的插入角度不佳，可用一个小号空心钻套住导针（如洞里髋螺钉器械系统）。由于空心钻比较硬，有较好的操控性，可用来调整插入角度。

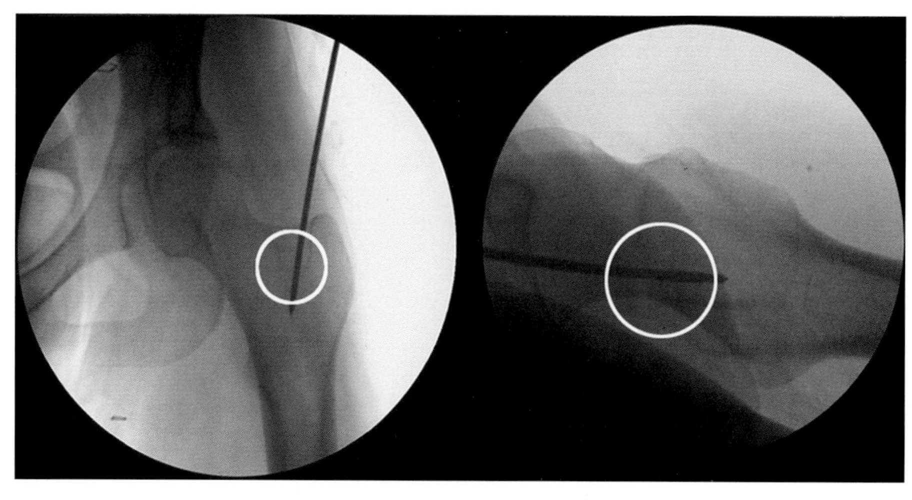

图18-19 用导针定位梨状窝进针点的正侧位X线影像。

- 就近段骨折而言，可用侧位X线影像来帮助调整进针点的钻孔方向。
    - C臂机将骨内表面投影在股肌结节下方，这可帮助外科医生调整导针方向。电钻或导针应平行于骨内表面（图18-20）。
- 准确的进针点能减小髓内钉插入时对股骨近端的应力，同时，也能减少由于质硬的髓内钉顶向内、前或后方骨皮质而发生医源性骨折。
- 为了避免内翻畸形，特别是股骨近端骨折，必须特别注意选择恰当的进针点。然而对于肥胖患者，选择经大转子置入的髓内钉操作更方便，能避免术中更多的X线透视。
    - 选择进针点时要考虑经大转子入点的髓内钉的弧度及其近段的向外弯曲度，这些因不同的生产商和设计而有所不同。
    - 在大多数病例中，进针点应该紧贴梨状窝外缘垂直走向骨皮质。
    - 导针必须朝向位于小转子水平骨髓腔中心点（图18-21）。

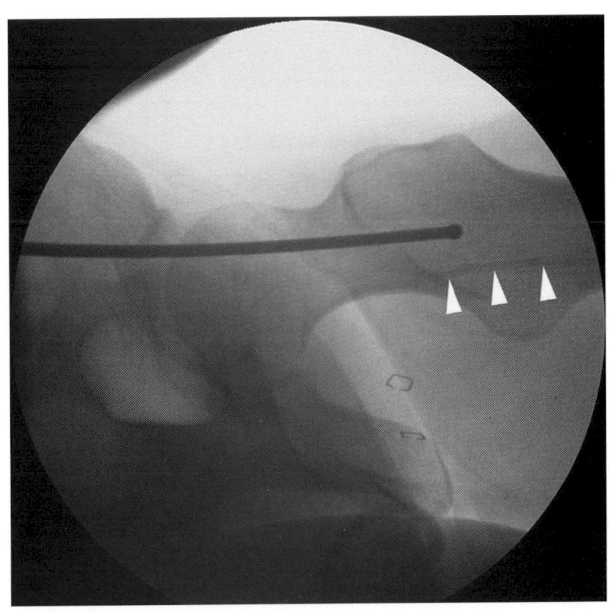

图18-20 股肌嵴的后面（箭头所示）可以在侧位影像上显示，导针插入可以此为参照。

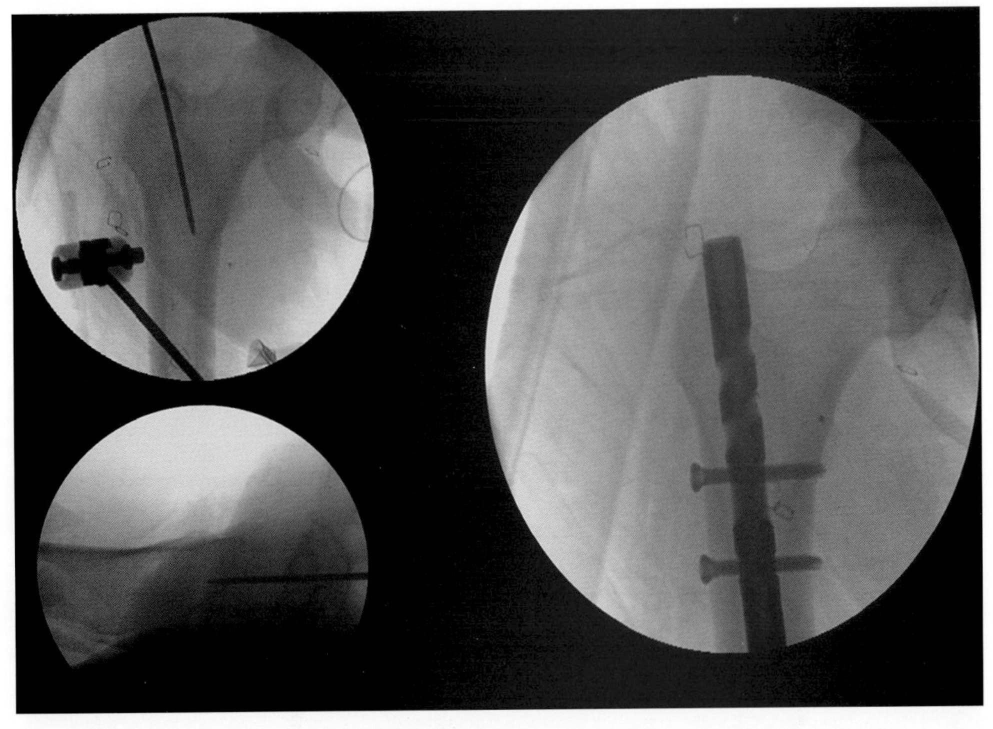

图18-21 经大转子进针点一般紧靠梨状窝外侧（左上），在侧位影像中显示稍偏前。

  - 逆行股骨髓内钉合适开口位置是正位片髁间凹中心和侧位片Blumensaat线的最前点。
  - 逆行髓内钉在以下特定情况下有优势:
    - 当同侧股骨和胫骨骨折同时做髓内钉时,不需要重新更换患者体位。
    - 很难获得近端开口的极度肥胖患者。
    - 计划同时进行上肢手术的多发伤患者。
    - 股骨远端干骺端骨折和股骨远端延伸至干骺端的关节内简单骨折。
      - 逆行髓内钉用于简单髁间劈裂骨折时,钳夹骨折置入拉力螺钉时,要预估髓内钉的位置。
      - 螺钉应放置在软骨下骨前方。
      - 此外,拉力螺钉可以放置在髓内钉正后方(图18-22)。
- 股骨撑开器或外固定支架的应用有利于骨折复位和临时固定。
  - 置入固定针时,必须避开髓内钉钉道。
  - 在近端,固定针可紧贴髓内钉内侧放置。

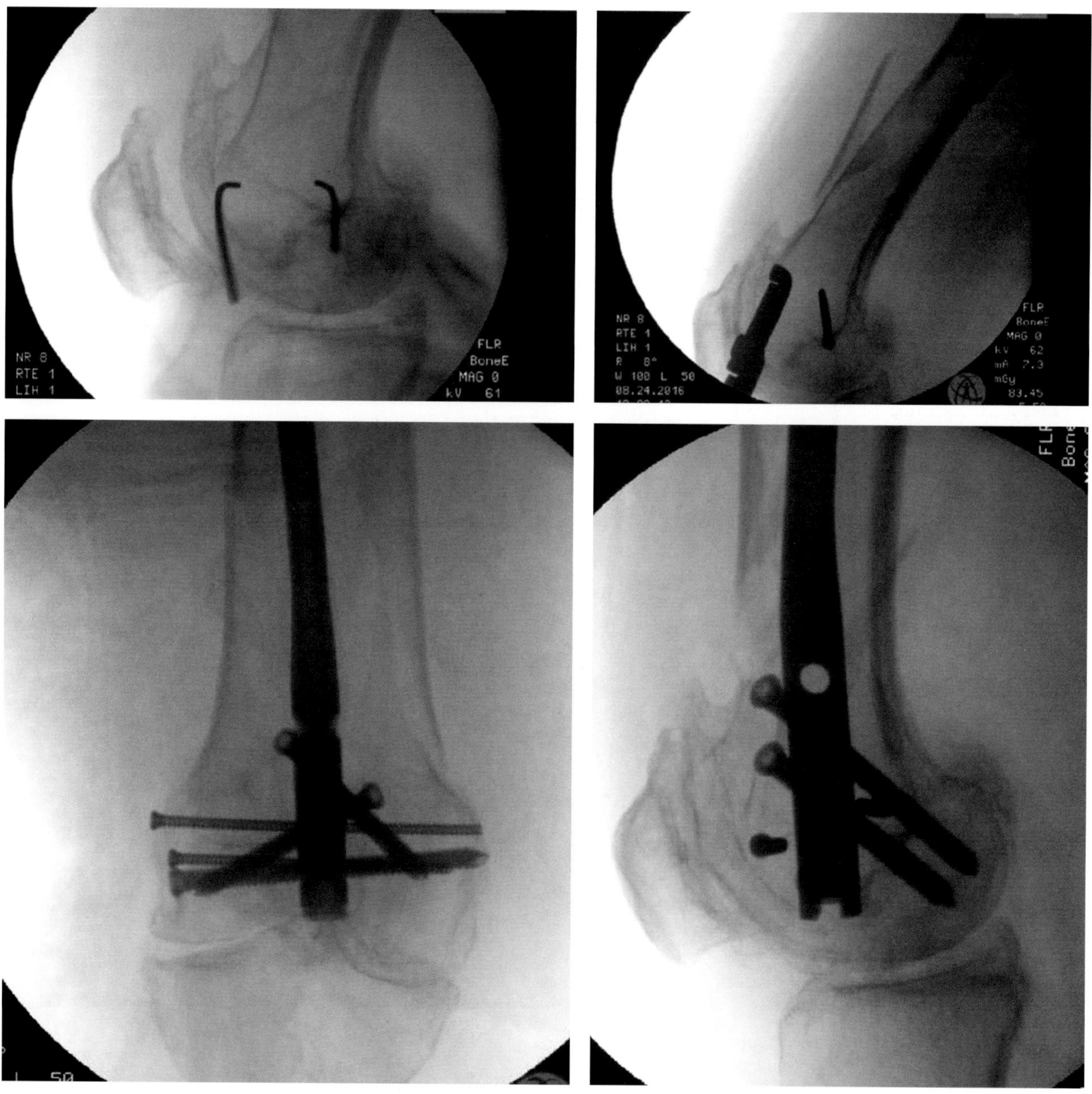

图18-22 正侧位透视片显示,在插入逆行髓内钉之前,拉力螺钉用于加压并稳定股骨远端单纯关节内劈裂骨折。

- 在远端，钉可由前向后置入（可单皮质，或置于髓内钉道内侧或外侧），或从外向内置入（一般在髓内钉道后方股骨粗线上）（图18-23）。
- 如有必要，也可在各骨折块上经皮放置单皮质5.0 mm Schanz钉辅助复位。
  - 这样既可通过置入的单皮质钉进行复位操作，又可避免干扰扩髓（图18-24）。

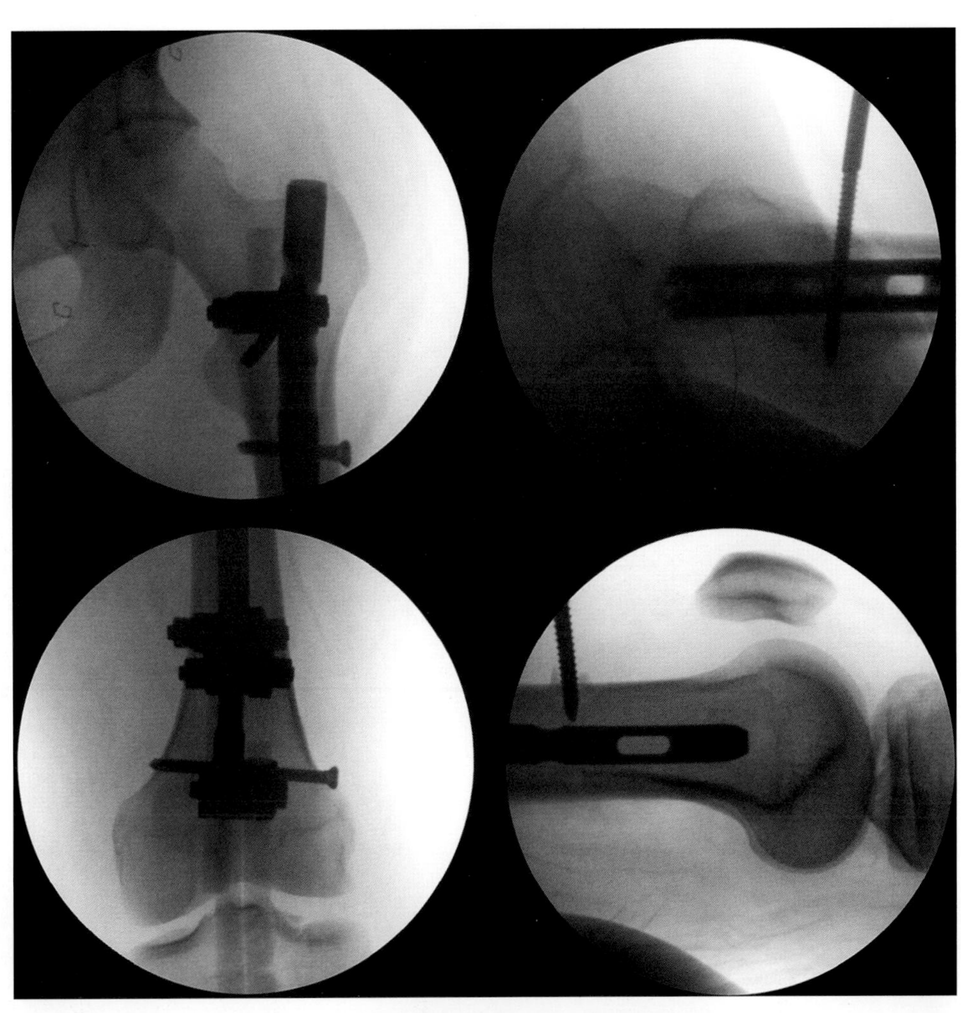

图18-23 使用外固定支架或股骨撑开器时，要规划好Schanz钉的位置，应避开髓内钉道。

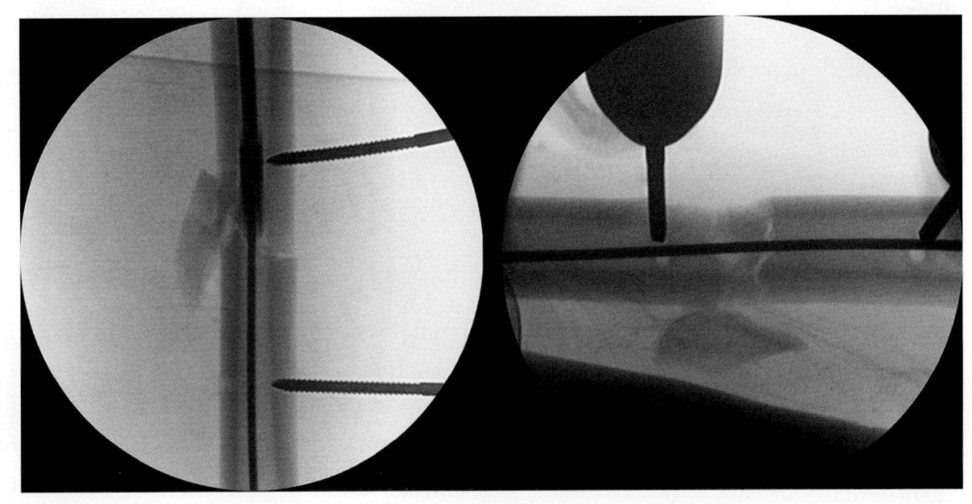

图18-24 在导针插入和扩髓时，单皮质Schanz钉可以起到有效复位和临时稳定作用。自钻钉尖端有钻头样结构，但多数没有什么影响。

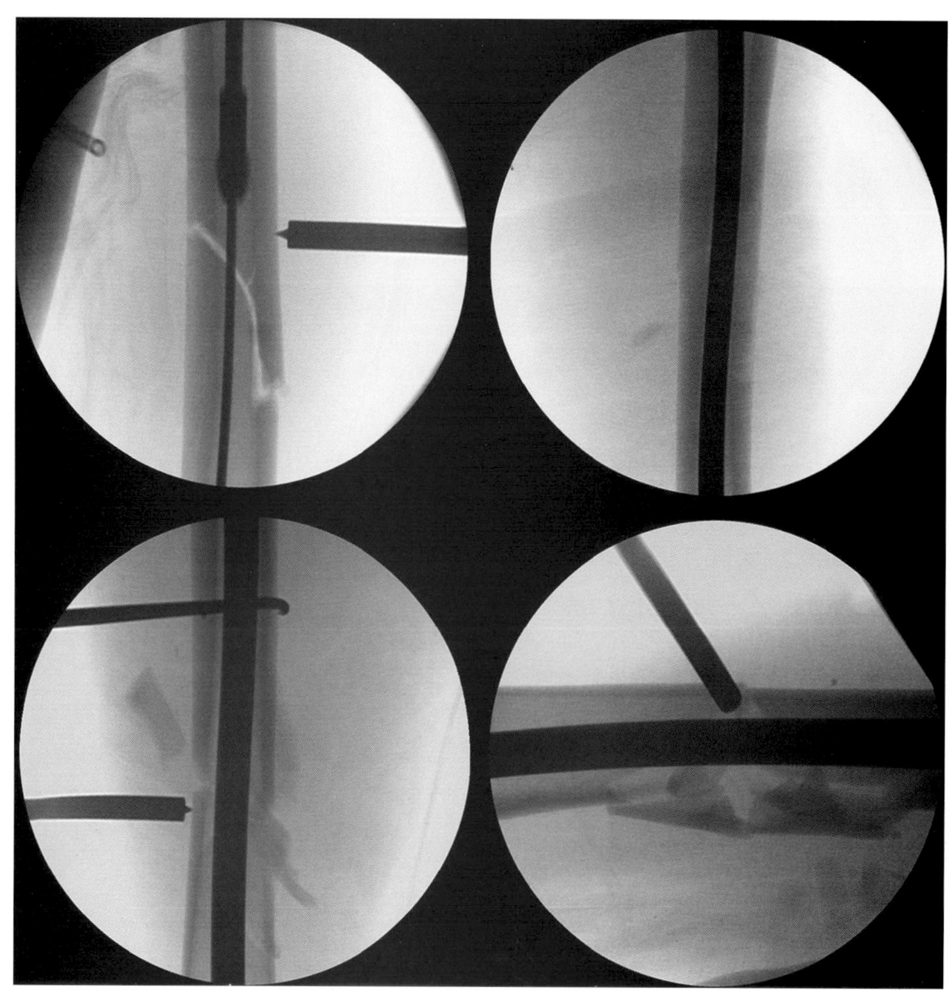

图18-25 两个病例分别使用带尖顶棒（上）和带钩顶棒（下），或两者联合使用，用于股骨骨折手术复位。

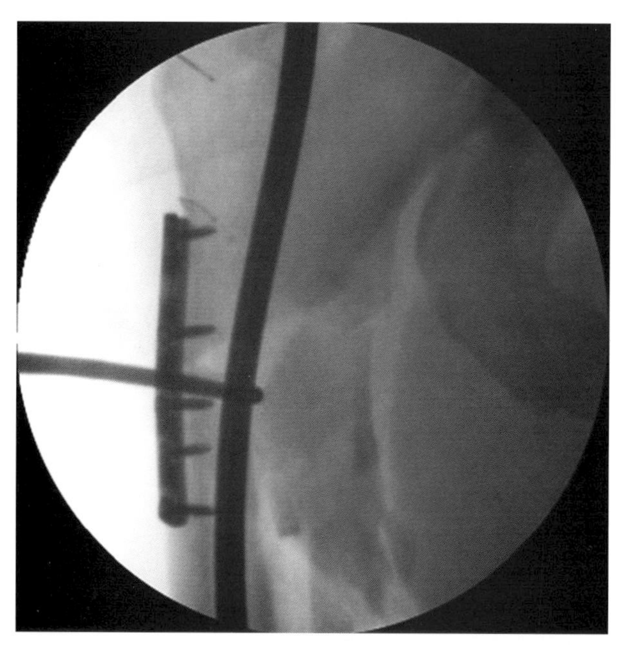

图18-26 临时使用一块单皮质钢板和骨钩来辅助骨折复位和防止偏心扩髓。

- 另外，在扩髓和置钉时，也可使用带尖顶棒和骨钩经皮插入来辅助和维持复位（图18-25）。
- 对于股骨内侧粉碎性骨折的病例，可临时使用一块单皮质钢板固定，以恢复髓腔对位，而不会损伤内侧软组织。
  - 若内侧没有骨皮质包容，髓腔钻就有内移趋势，并可能无法磨扩髓腔外侧壁。
  - 可以用骨钩环绕髓腔钻杆部，将其拉向外侧，可对外侧骨折块的内壁进行磨扩，以避免被忽视的偏心扩髓，减少插钉时引起的外翻畸形（图18-26）。

- 插入导针时，应将导针的球形头部对准胫骨内侧髁间嵴。
  - 将导针的远端轻轻预弯，可方便导针通过骨折部位。
    - 旋转导针也稍有助于远端骨折块的复位，然后再用木槌轻轻敲入导针。
  - 如果导针进入骨折远段时偏心了，这很难校正，因为比较容易走原来的针道。
    - 在此病例中，可巧妙地插入克氏针，用来阻止髓内钉在退钉和重新插入时的偏道（图18-27）。
- 侧位透视图可证实导针在股骨远端牵引针的后方。
- 有时髓内钉也会受到远段骨折块牵引针的阻挡而不能被插到预定位置。
  - 牵引针可以保留，无须去除或更换。通过髓内钉对牵引针加压，使牵引针弯曲。
  - 把髓内钉稍许回退一点，将牵引针旋转90°，这样V形弯曲的部分更靠前方，髓内钉就可从其下通过（图18-28）。

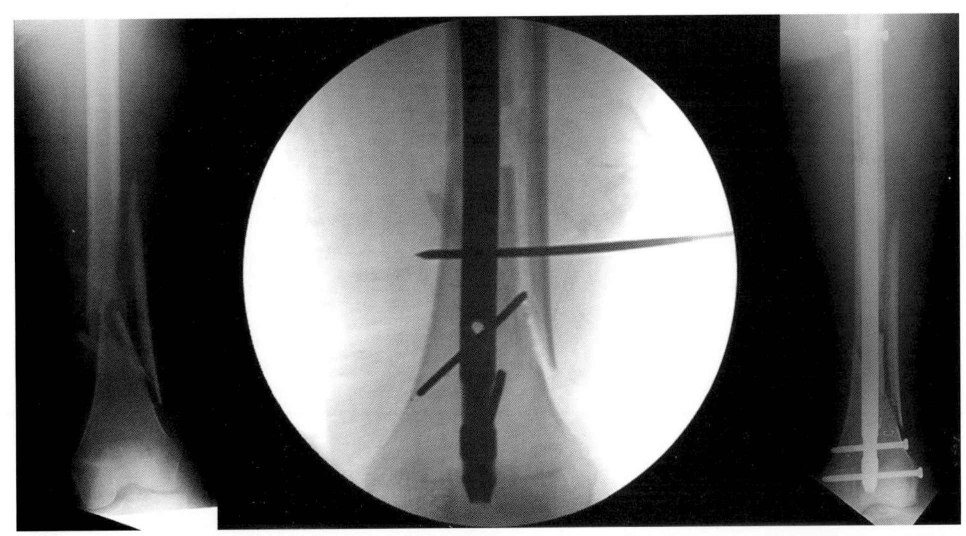

图18-27　Schanz钉阻挡钉被用来调整导针的方向，以保持导针的位置居中，维持解剖复位。

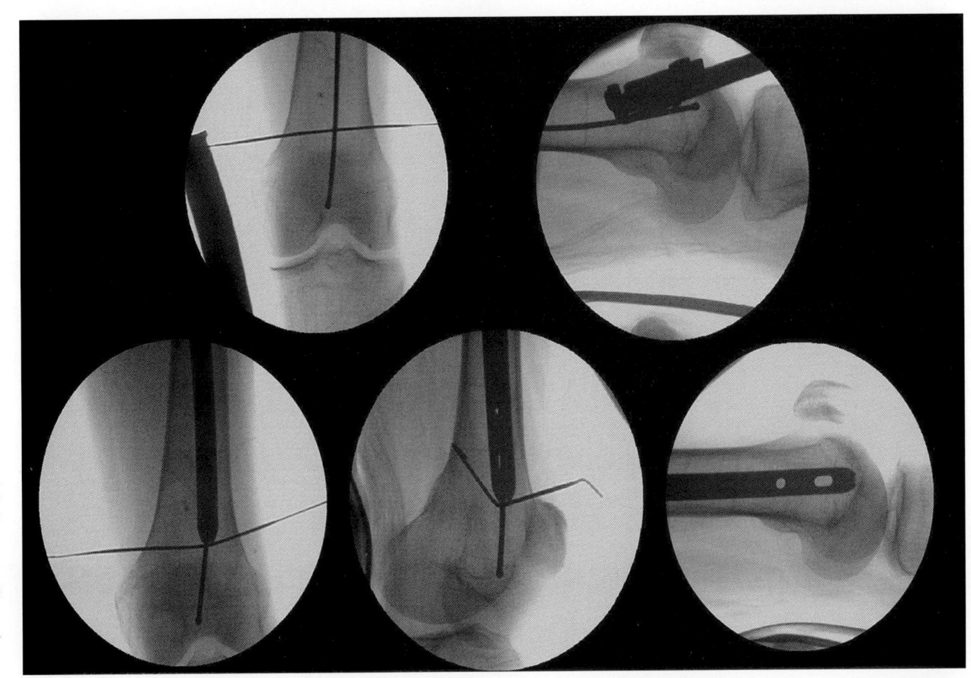

图18-28　如果牵引针太靠后，阻挡髓内钉通过，可通过髓内钉对牵引针加压，使牵引针弯曲，然后旋转牵引针，使得髓内钉可从其后方通过。

TIP 使用逆行导针引导顺行股骨髓内钉

Stephen A. Kottmeier, Aden Malik

病理解剖

股骨远端峡部骨折使用顺行髓内钉可能导致成角（或旋转）畸形。

解决方案

将顺行髓内钉置于股骨远端干骺端或骨骺端的中央，可有效避免成角畸形（内翻/外翻，或屈曲/伸直）。

操作技术

采用闭合顺行髓内钉技术治疗股骨远端骨折时，可通过以下方法降低成角畸形的概率：

- 选择合适的开口。
- 在扩髓和插钉过程中，复位骨折并维持复位。
  - 可通过经皮Schanz钉或骨夹持器辅助实现。
- 使用阻挡螺钉（Poller）将髓内钉引导至正确位置。
- 使用逆行导针或导丝将髓内钉引导至正确位置。

使用逆行导针将髓内钉引导到更理想的位置，按标准逆行髓内钉的开口部位置入导针。

- 导针开口正方向位于股骨髁间凹中线，侧位位于Blumensaat线的顶端（图18-29）。
- 导针的直径应小于3.5~4.0 mm，以便进入髓内钉的尖端。
- 如果顺行髓内钉已经通过顺行导针进入股骨远端干骺端，应首先稍拔回髓内钉，使其刚好过骨折处。
- 接下来，撤回顺行导针，并将远端导针尽量推到髓内钉尖端内（图18-30）。
  - 如果没有足够长度的导针，将其更换第2根导针。
- 然后将髓内钉向远端推进，使其通过逆行导针到达所需的中心位置（图18-31）。

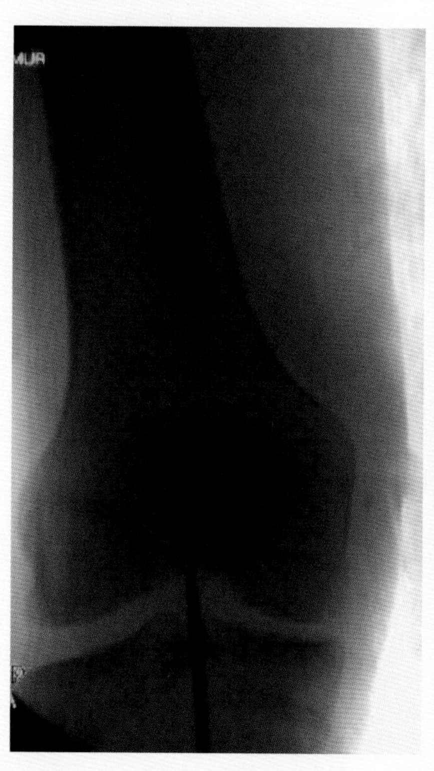

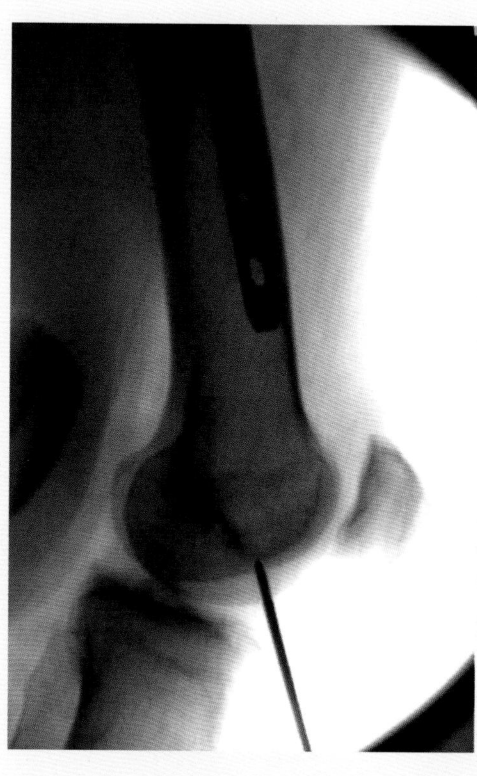

图18-29 逆行导针入口的正位和侧位摄片。

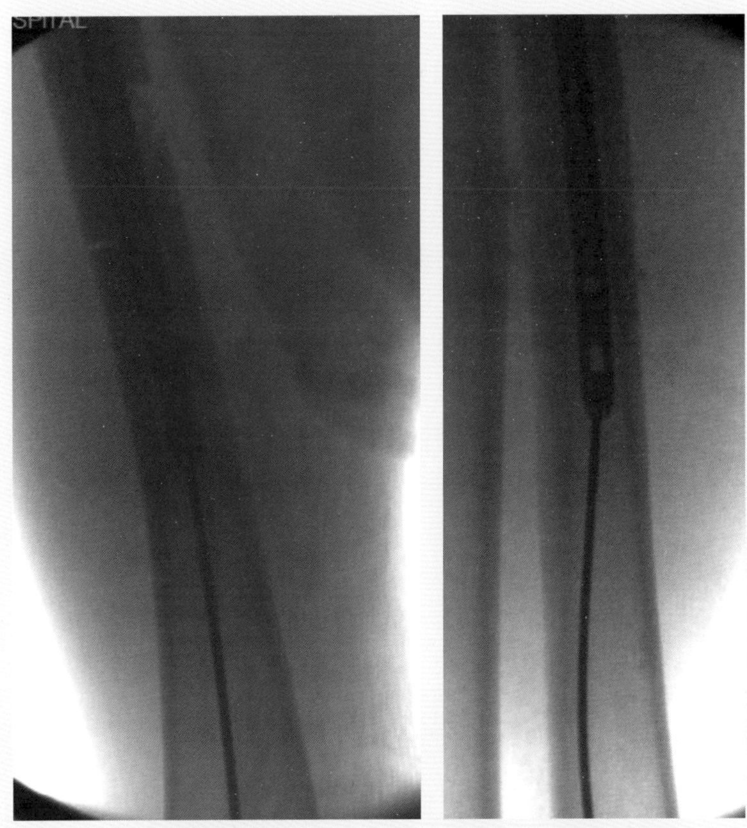

图18-30　远端逆行导针推到髓内钉尖端内的正位和侧位摄片图。

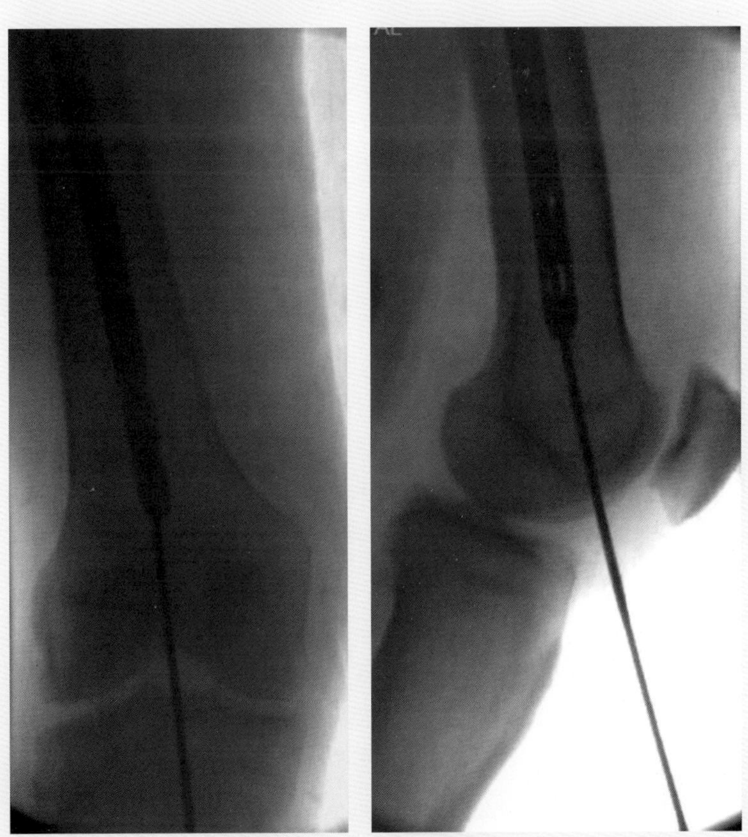

图18-31　正位和侧位透视显示髓内钉到达股骨干骺端，方向维持中心不变。

- 髓内钉应该放在股骨远端“骨骺”密度较大的区域里，使用锁定螺钉增加稳定性，在完全取出导针之前，至少置入1枚冠状面锁钉。
- 这种技术避免了使用阻挡螺钉进行复位，如果需要额外的力学支撑，也可以使用阻挡螺钉。
- 同年轻人相比，老年人往往有更大的股骨前弓。
  - 市场上大多数髓内钉都没有考虑老年人股骨前弓的增加，不论是置入顺行钉还是逆行钉，都可能会穿破股骨前方骨皮质。
  - 遇到这种情况时的处理方案如下：
    - 选择较小曲率半径（较大弯曲）的髓内钉。
    - 适当塑形髓内钉以增加弯曲度。
    - 使用短的直钉。
    - 进钉点尽可能偏前方。
- 在远端锁定前先进行膝关节侧位透视。
  - 在标准的膝关节侧位影像中，如果骨折已复位妥当，且髓内钉已按旋转中立位插入，那么远端锁定孔应该是一个完美圆形。
  - 如果在股骨远端标准侧位的影像中看不到这个标准圆，手术医生必须评估骨折是否存在对线不良，或者髓内钉是否有旋转。
- 如果是严重的粉碎性骨折，或双侧股骨都骨折，判断有无旋转复位不良非常重要。
  - 结合膝关节和股骨颈的侧位影像，可提示前倾有无恢复，确保没有后倾出现。
  - 将患者置于仰卧位，骨盆水平，两侧同时屈曲髋、膝关节，比较双侧髋关节的旋转情况。
    - 在术前没有病变的情况下，两侧的关节活动度应该是对称的。
  - 如果术前就考虑到旋转畸形的可能，如节段性粉碎骨折没有较好的骨皮质对合的病例，在骨折近、远段各使用一枚锁钉是明智的选择。
    - 如果随后发现旋转畸形，可以立即纠正，比较容易地通过去除单个远端锁钉、旋转髓内钉或骨折段，纠正旋转，并经另外锁孔重新插入两枚锁钉加以固定。
    - 这项技术有助于避免在骨上出现“雪人”形或“花生”形锁钉孔，由于新的锁钉孔与老的钉孔相连，易造成锁钉松动而影响固定强度。
  - 由于股骨髁部直径较大，可以允许经原锁孔改变方向锁入新的螺钉，骨折近折段常有典型的屈曲、外旋、外展畸形。
    - 扩髓或插钉时，尖头顶棒可以通过穿皮切口放置，推向后内侧以对抗移位。
  - 尽可能使用长钉。
    - 最近、最远端锁钉所受的弯曲应力与锁钉到骨折部位的距离成反比。
- 对严重节段性粉碎性并伴有明显移位的骨折，在这些节段应停止电动扩髓，用手动的方法将髓腔钻向远端推进并通过该节段，以防止损伤该节段可能移位的软组织结构。

TIP 经皮去除髓内钉置入过程中遇到的嵌顿皮质骨块

Jonathan Eastman, Reza Firoozabadi, David Barei

病理解剖

不同粉碎程度的长骨骨折，骨皮质碎片有时嵌顿在髓腔内（图18-32）。

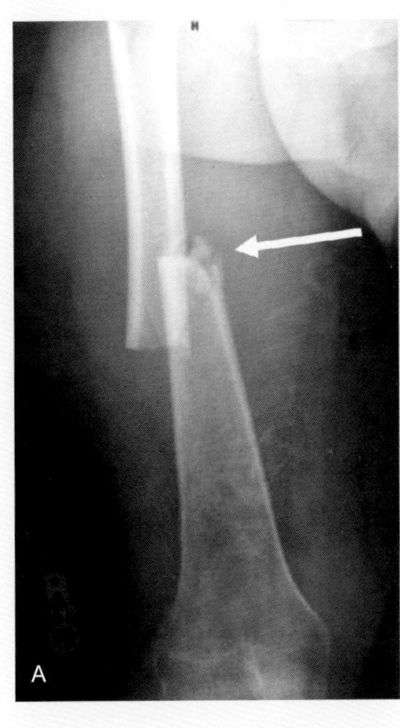

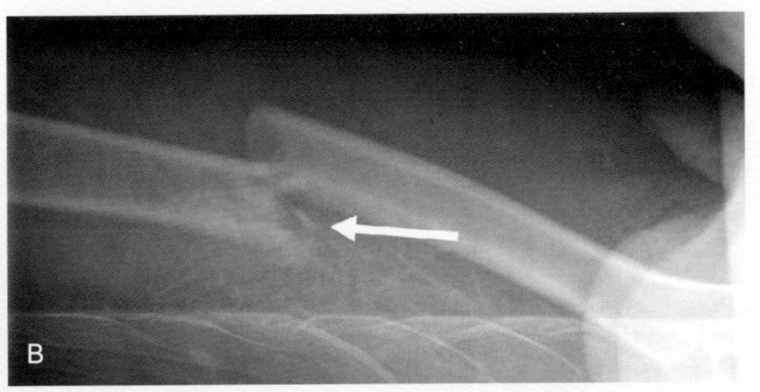

图18-32 右股骨损伤前后位（A）和侧位（B）摄片，显示股骨干局部粉碎性骨折（白色箭头）。

骨折在近端和/或远端都可能发生，并且可能阻碍钻头通过或造成医源性粉碎骨折。当骨碎片阻塞髓腔时，应考虑取出或移走骨碎片，否则可能迫使导针、扩髓钻或髓内钉穿出骨片，骨碎片进一步进入髓腔或干骺端，或造成医源性粉碎骨折。通常，这些骨碎片相当于髓内阻挡螺钉，导致导针、扩髓钻和髓内钉的位置偏心（图18-33）。

解决方案

尽管这种情况相对罕见，但要认识到存在这种嵌顿骨碎片的可能性。尽管打开骨折处取出是一种选择，但保留骨折处血肿并实现“闭合髓内钉”是最理想的方案。一旦发现这个问题，可采用以下解决方法。

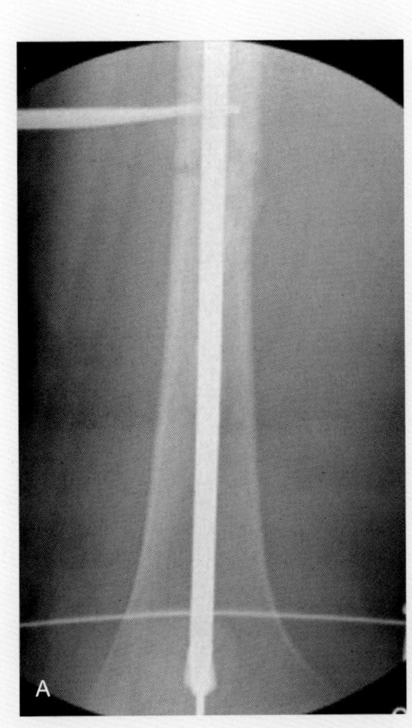

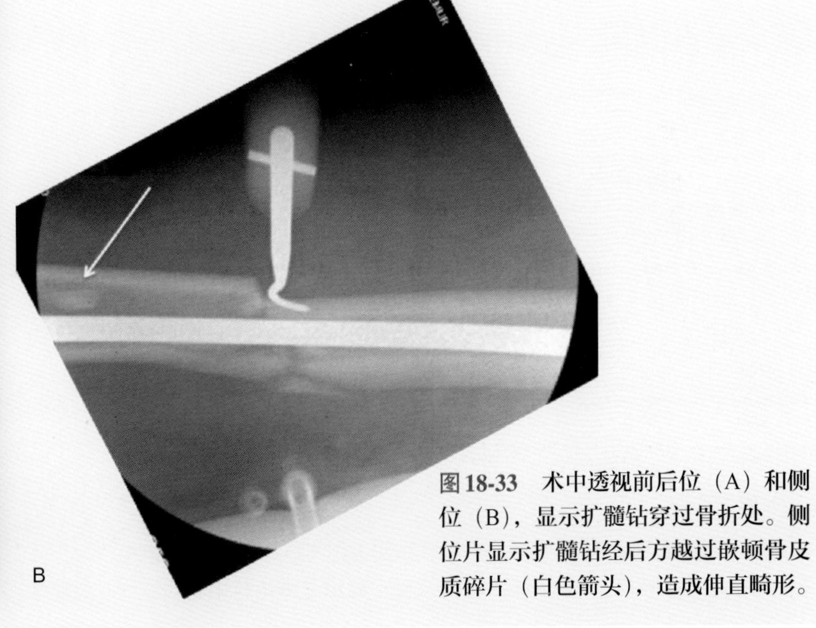

图18-33 术中透视前后位（A）和侧位（B），显示扩髓钻穿过骨折处。侧位片显示扩髓钻经后方越过嵌顿骨皮质碎片（白色箭头），造成伸直畸形。

- 如果骨碎片与骨折处相邻，通常可能会被推出或挤出髓外，并进入相邻软组织。在骨折部位置入经皮克氏针、牙科刮匙或弯钩，有助于取出骨碎片。
- 如果骨碎片位于远端骨折块处，则可将其向远端推入干骺端骨松质中，可以使用髓内钉导针、扩髓头或交换管。
- 如果骨碎片很小并且嵌在峡部，它可被扩髓钻铰碎破坏。由于此技术可能会卡住钻头或扩大骨折区域和造成医源性粉碎骨折，应谨慎使用。
- 如果骨碎片卡在近端骨折段，可将其推向远端骨折处，再通过进钉点插入各种器械（如导针、小扩髓头、交换管），将其推入周围软组织。
- 髓内骨皮质碎片也可以使用刚性或柔性髓内抓持器或耳鼻喉科外科医生的类似器械取出。

通过经皮切口，可以避免开放手术。保护了周围软组织，并最大限度缩短手术时间、手术剖离、失血，以及局部骨块活性的破坏。从而降低患者手术风险，将术中和术后并发症降至最低。以下描述的技术安全，使用本来存在的切口取出或移动嵌顿骨碎片，可避免手术肢体的过度损伤[1]。

操作技术

- 一旦发现嵌顿骨片，应该尝试小心地铰碎该骨片，可用扩髓头和球形导针回抽取出。
- 在做开放切口取出骨碎片之前，有必要准备一个狭长的内镜抓持器（Encision，Boulder，CO）（图18-34），用于取出骨碎片。
- 当骨碎片在股骨骨折远端的髓腔内时，股骨骨折近端扩髓直径应比计划的髓内钉粗1.0~1.5 mm。
    - 可通过髓内抓持器，并可预留足够的髓腔空间用于取出骨碎片。
- 使用同一近端皮切口，抓持器进入髓腔（图18-35）。
- 抓持器向下穿过近端骨段，穿过骨折部位，进入远端骨段，抓住骨碎片并将其带回骨折近端部位（图18-36）。
- 小的骨碎片可以通过近端入口从髓腔中完全取出。

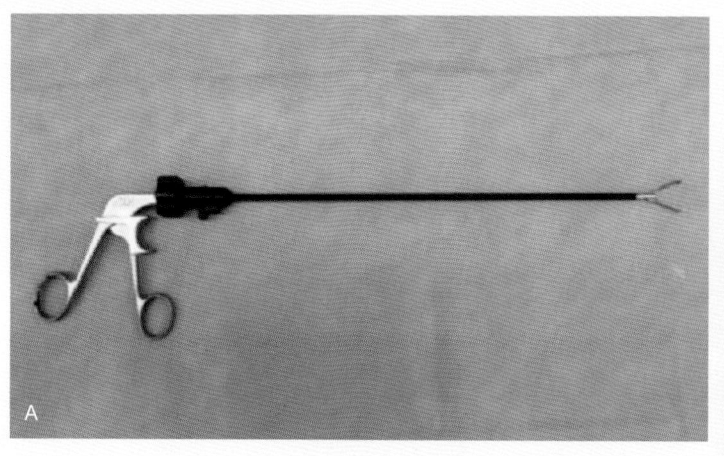

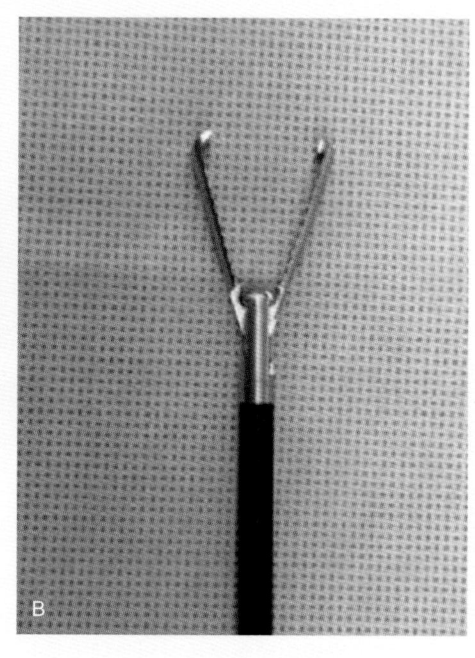

图18-34　临床内镜抓持器（Encision，Boulder，CO）。A. 全长视图，显示手柄和转动机制。B. 远端末端的特写，显示了锯齿状钳口。

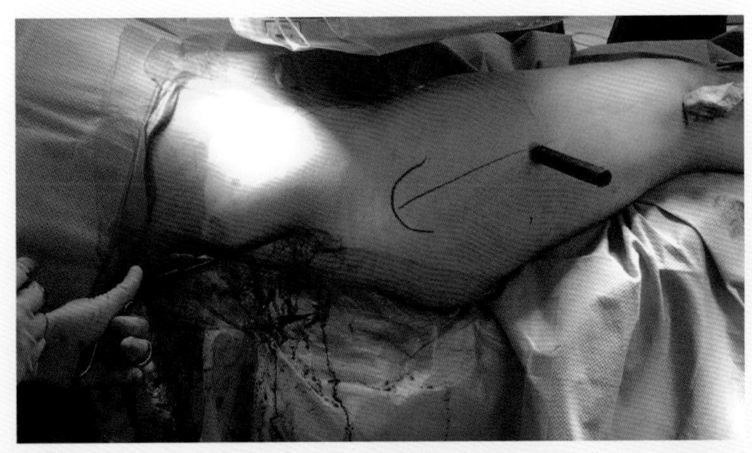

图18-35　术中照片显示抓持器从大腿近端3 cm原切口进入股骨。

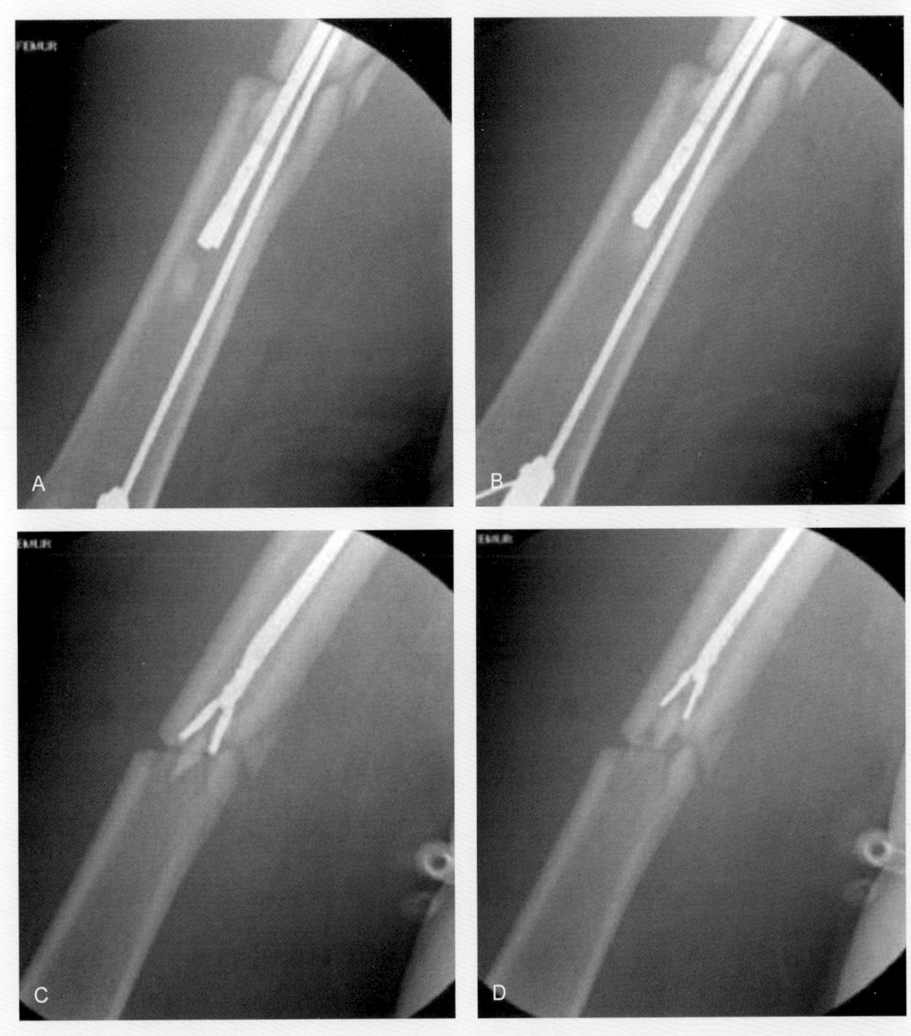

图18-36　术中透视显示内镜抓持器在髓腔内（A）抓取一个嵌顿骨碎片（B），将骨碎片带回骨折部位（C），并进入骨折近端（D）。

- 如果由于骨碎片大小、方向或不稳定，无法通过骨折近端去除时，可以将其放在骨折处髓腔之外附近的软组织中。
  - 在夹持控制骨碎片的同时，经皮插入器械（球头顶棒）手动控制骨折断端，将骨碎片放到骨折处附近的软组织中（图18-37）。
- 骨碎片被去除后，导针和扩髓头安全顺利通过。骨折稳定，愈合良好（图18-38）。

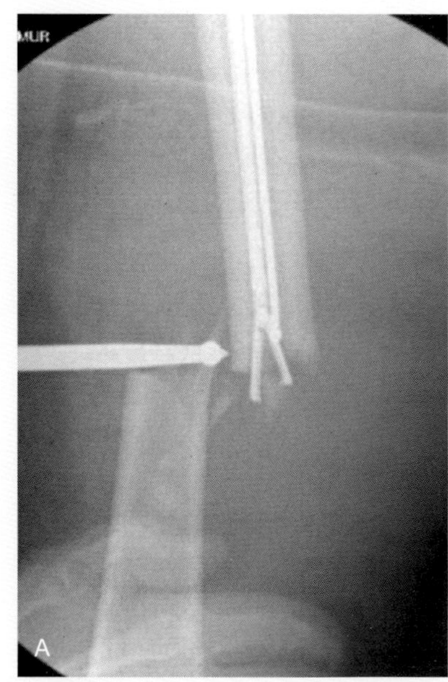

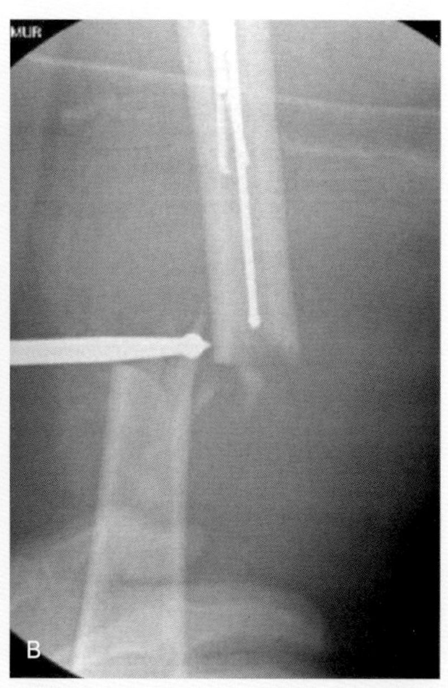

图18-37 术中前后位透视图显示球头顶棒位于骨折近端内侧。抓持骨碎片并将其置于髓腔（A）外部周围的软组织中（B）。

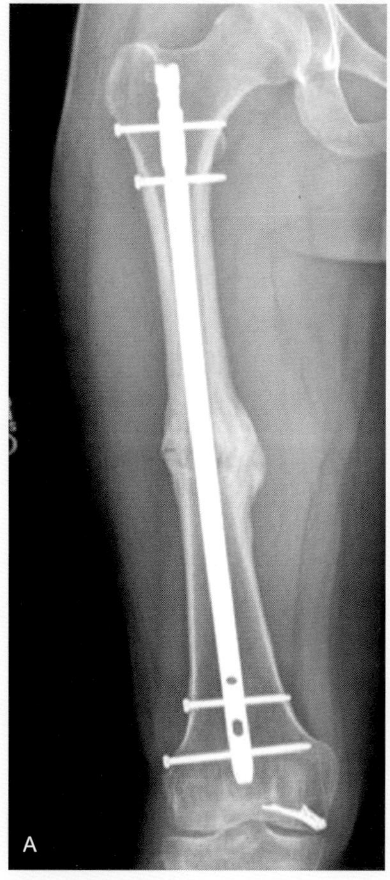

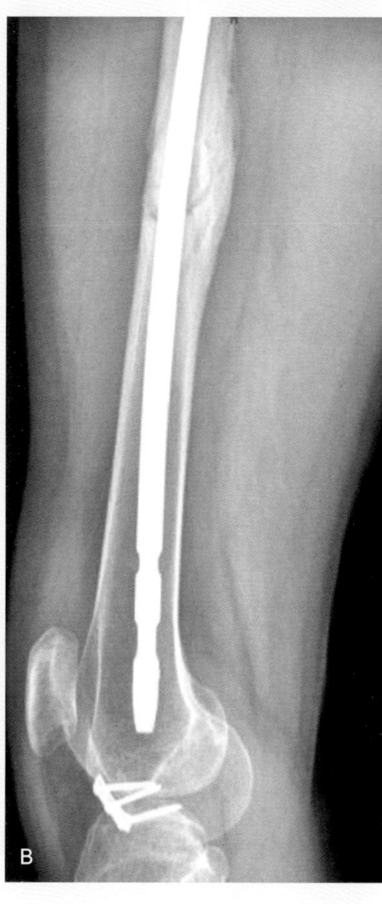

图18-38 6个月随访时，前后位（A）和侧位（B）摄片，提示力线维持和愈合良好。

参考文献

[1] Eastman J, Firoozabadi R, Cook L, et al. Incarcerated cortical fragments in intramedullary nailing. *Orthopedics*. 2016;39(3):e582–e586.

TIP

骨皮质开窗取髓腔内异物

James Learned

病理解剖

长骨髓腔内存在子弹（或其他）异物可能影响常规治疗，并可能给未来的治疗（创伤性或非创伤性/退行性）带来困难。

解决方案

髓腔内嵌顿异物会阻碍髓内钉内植物的插入，需要一种安全取出的方法。

操作技术

- 一名24岁男性，股骨枪伤骨折，子弹碎片嵌顿在左股骨髓腔内。骨折移位很小，但从原始X线片中可以看到大量粉碎颗粒（图18-39）。
- 除异物外，本身骨折类型适用于髓内固定。然而，子弹碎片的位置使髓内钉技术变得困难，容易继发术中和术后并发症，如进一步嵌顿、医源性劈裂或移位、器械断裂和潜在铅中毒。
- 优先通过顺行开口摘除弹片，但可用器械长度不够，怀疑是否有足够的空间使用咬骨钳或其他长抓持工具抓住子弹碎片，并且允许两者同时通过股骨峡部。
- 我们选择开一个骨皮质窗，使用的技术与胫骨平台压缩性骨折常规植骨开窗技术相似。
- 采用标准侧卧位进行髓内钉固定，同侧半骨盆和整个下肢消毒准备。
- 在透视到目标骨折碎片位置后，沿股骨干外侧入路切开，并钻多个孔形成2 cm × 3 cm矩形区域。保留前方骨膜铰链，使用骨刀将这些孔连起来。

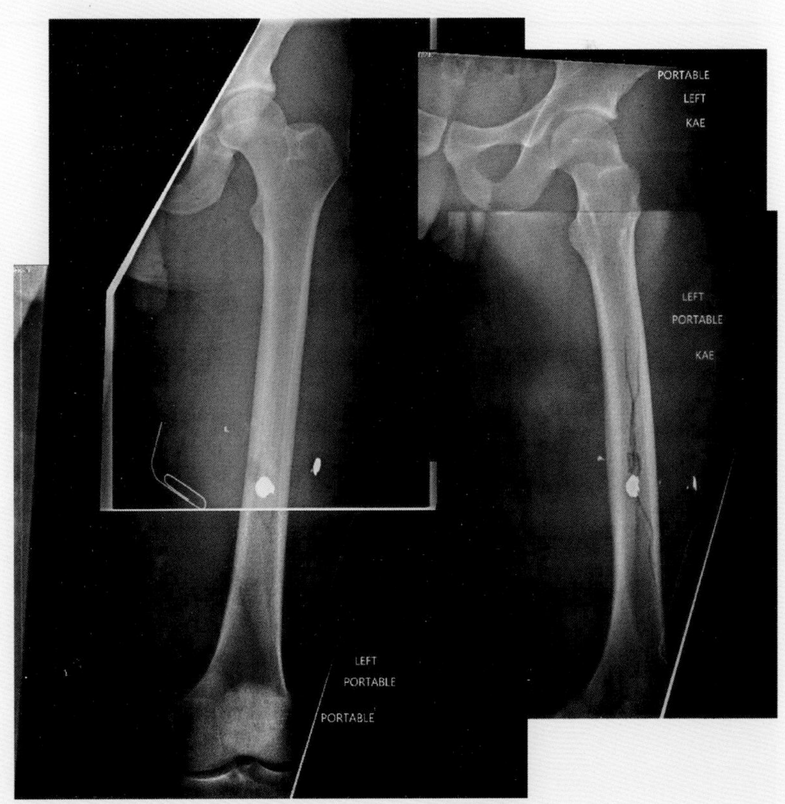

图18-39　损伤时摄片。

- 用神经剥离子可较易取出弹片异物，大量冲洗伤口。然后，采用标准地顺行扩髓，横向锁定股骨髓内钉近端和远端（图18-40）。
- 扩髓过程中，用球头顶棒维持皮质窗骨块在适当位置，以避免偏心扩髓。患肢髓内钉术后可立即允许负重。
- 患者术后只有一次随访（图18-41），此后失访。

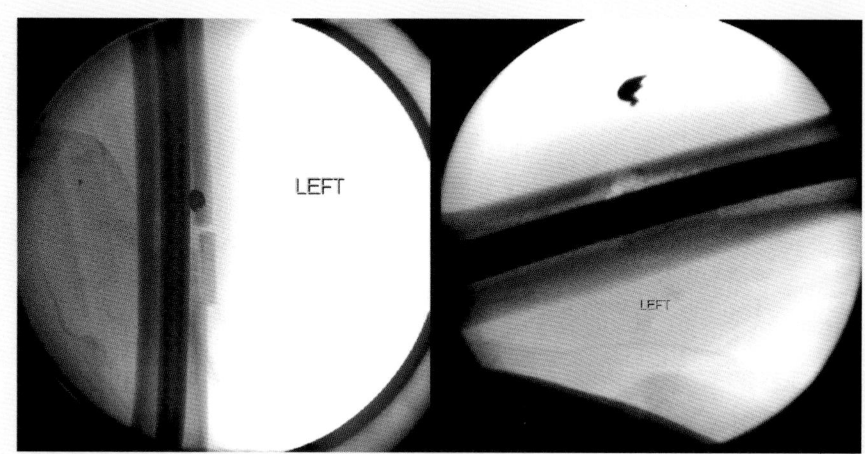

图18-40　术中透视图。

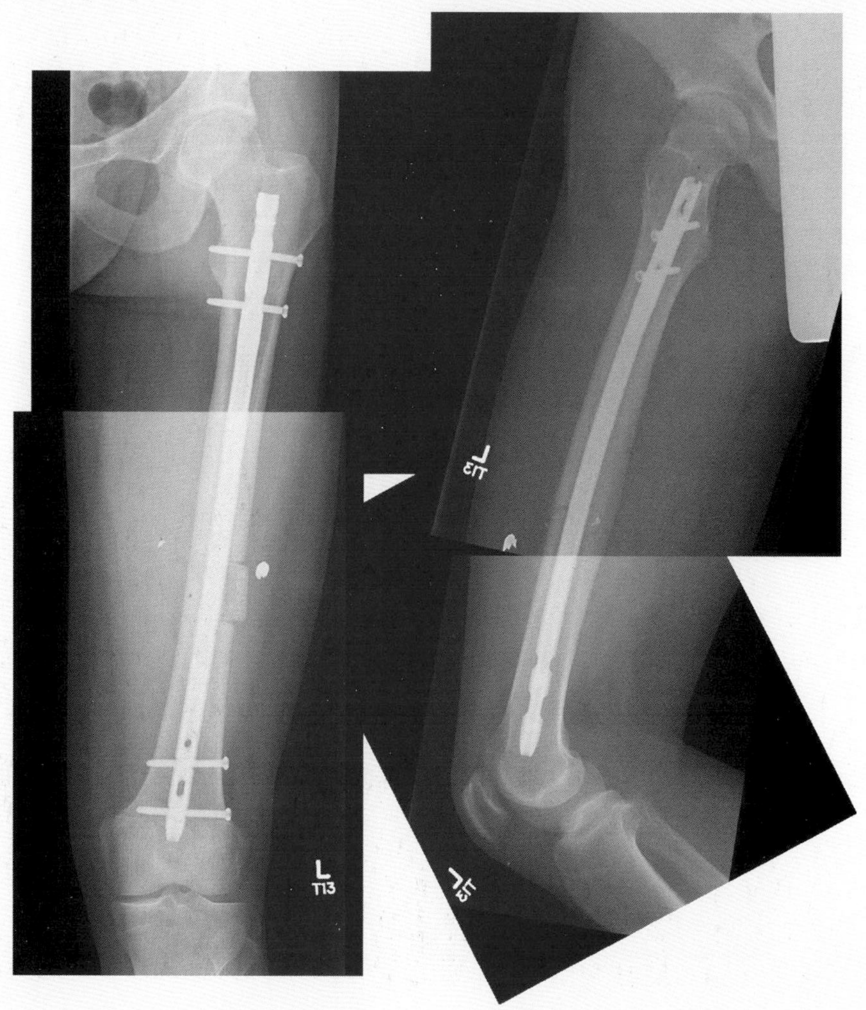

图18-41　术后首次随访时影像。

- 对于近端节段骨折，可以通过有限的切开入路获得准确复位，并可用复位钳做临时固定，优势在于：
  - 扩髓时能保持复位。
  - 可有效地把复杂骨折转变成简单骨折，因为对粉碎节段扩髓，最容易造成复位不良。
  - 简化手术操作，加速手术进程。
- 靠近干骺端处的髓腔扩大，当使用髓内钉来固定这些区域的骨折时，可以用阻挡螺钉、克氏针或Schanz钉来有效地减小通道，有利于获得和维持复位（图18-42，图18-43）。

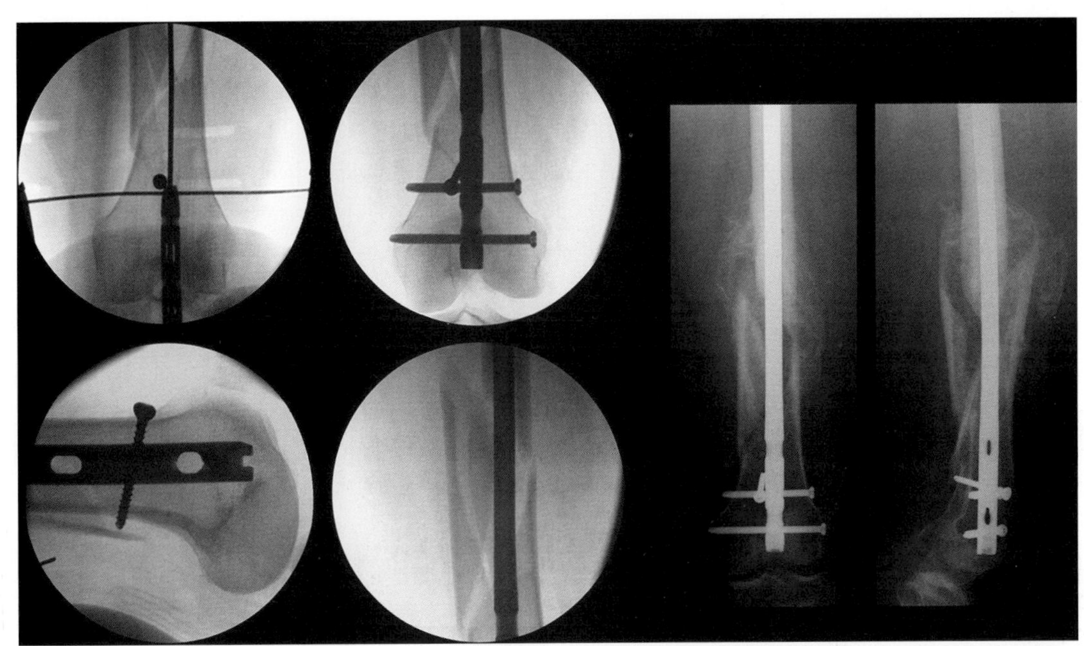

图18-42　股骨远端骨干骨折，阻挡螺钉被用在畸形的凸面，以获得和维持复位。

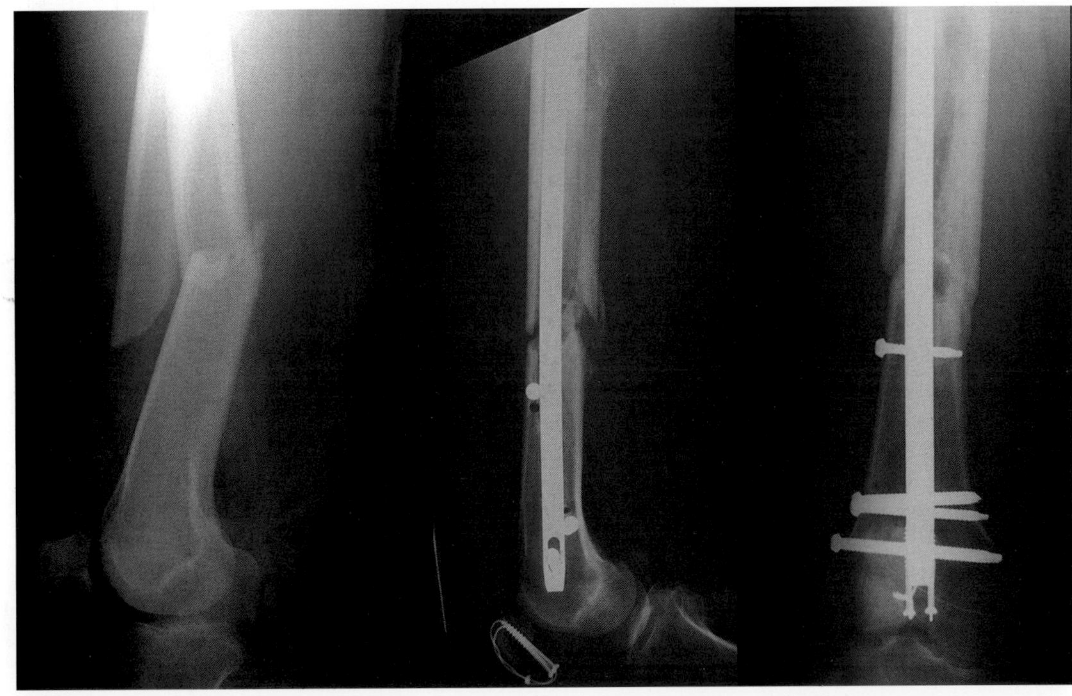

图18-43　股骨远端骨干骨折伴后凸畸形，采用股骨顺行钉结合阻挡螺钉，获得解剖对线复位。

- 髓内钉手术结束唤醒患者前需关注以下细节：
  - 股骨颈隐匿性骨折。
    - 需要借助高质量的前后位或内旋位透视图像。
  - 下肢总长度和分段长度的对称性。
  - 下肢旋转的对称性。
    - 在患者骨盆水平的情况下观察下肢的被动旋转位置，以及通过临床主动活动来确认。
  - 检查膝关节韧带是否存在伴随的损伤。
  - 触摸大腿和小腿，以确保所有的骨筋膜室都很柔软。

解决棘手问题：矫正长度和旋转问题

- 关于旋转的具体度数，可以在术后通过膝部和髋部几个层面的CT 图像，与对侧比较，从而获得骨折旋转和髓内钉旋转前倾的详细数据。
  - 这个数值可以判断哪一节段有旋转（远折段或近折段），以及旋转的程度（图18-44）。
- 为了纠正旋转对位不良，可以使用Schanz钉固定在各骨折段，作为旋转导向。
  - 在校正旋转过程中，外固定支架也可被用来维持股骨长度和提供精确的控制。
  - 要有计划地将Schanz钉安插在髓内钉周围，使之不影响随后的旋转对位（图18-45）。
- 对于肢体过长而旋转对位良好的病例，当肢体需要轴向矫正的长度短于椭圆孔纵向长度时，可以放置1枚螺钉在椭圆远端，然后移去近端锁钉，骨折端加压靠拢后，在椭圆孔近端重新锁钉。
  - 同样，相反的操作可以被用来纠正骨折后肢体短缩。
  - 此时，另一枚锁钉可以放置在椭圆孔近端，同时通过牵引恢复椭圆孔的长度。

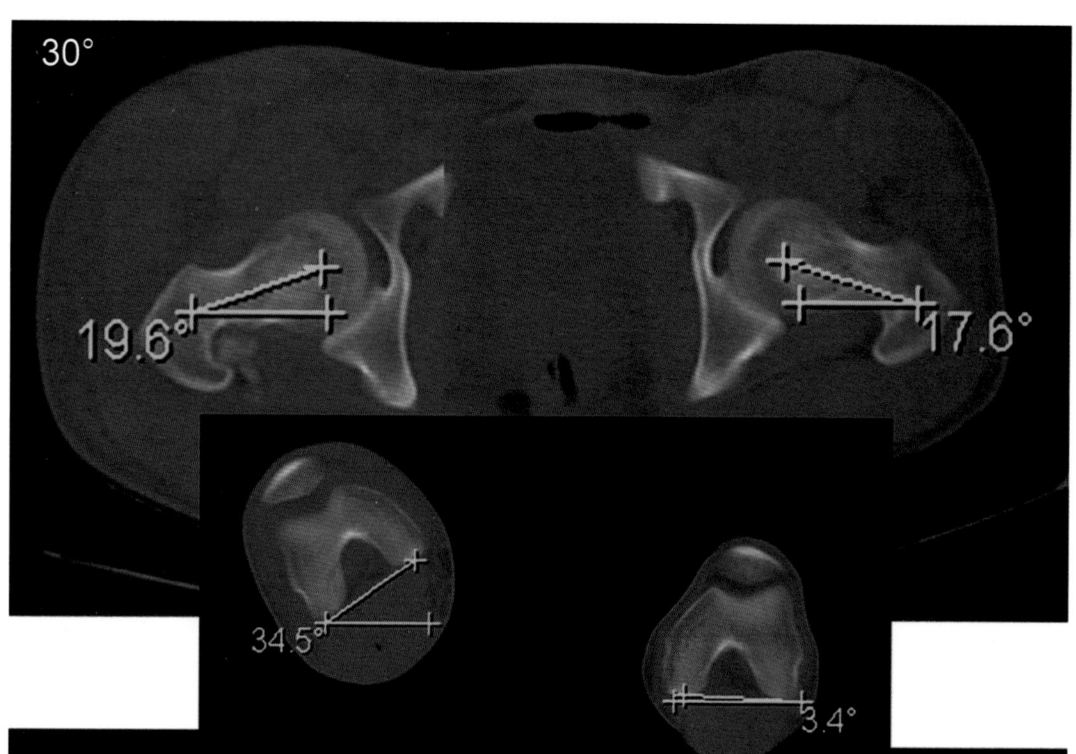

图18-44 CT检查可以评估和判断旋转畸形。

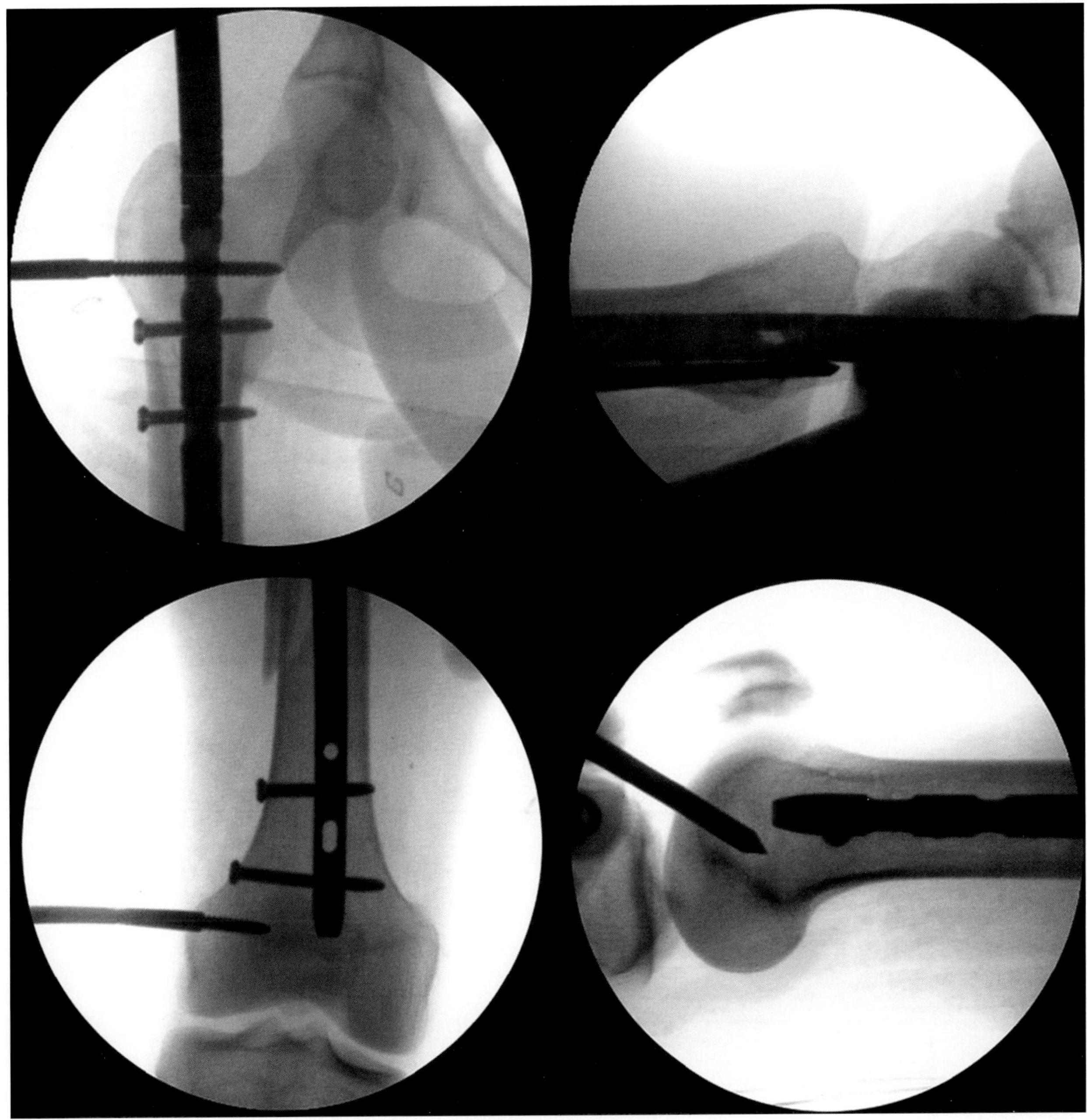

图18-45　在纠正股骨对位不良时，移除锁钉前，要有计划地将Schanz钉安插在髓内钉周围，用来控制去旋转操作。

参考文献

[1] McFerran MA, Johnson KD. Intramedullary nailing of acute femoral shaft fractures without a fracture table: technique of using a femoral distractor. *J Orthop Trauma*. 1992;6:271–278.

[2] Krettek C, Miclau T, Grun O, et al. Intraoperative control of axes, rotation and length in femoral and tibial fractures. Technical note. *Injury*. 1998;29(Suppl 3):C29–C39.

[3] Browner BD. Pitfalls, errors, and complications in the use of locking Kuntscher nails. *Clin Orthop Relat Res*. 1986;(212):192–208.

第19章

William W. Cross Iii, Michael F. Githens, M. Bradford Henley, Edward R. Westrick, Brandon J. Yuan

股骨假体周围骨折

Periprosthetic Fractures of the Femur

无菌器械与设备

- 可透视手术床。
- 牵引床，如果计划逆行髓内钉手术。
- 常规撑开装置或者大号外固定支架。
- 台式折弯装置。
- 大号和小号点式复位钳。
- 大号或小号鱼嘴钳。
- 骨钩/顶棒。
- 2.5 mm、4.0 mm和5.0 mm Schanz钉。
- 克氏针和电钻。
- 18号标准钢丝或1.7 mm直径的钢缆及过线器。
- 内植物：
  - 解剖塑形锁定钢板。
  - 逆行髓内钉。

患者体位

对完全位于股骨假体下方的Vancouver C型股骨骨折，患者体位采用侧卧位。

- 股骨外侧扩大切口，便于肢体操作。
- 腋下垫一软卷。
- 上臂放在通用臂支架上。
- 下肢被折叠的手术单包围，以创建一个稳定的工作平台。
- 两腿之间放置薄垫。
- 也可用预塑形的泡沫板材进行腿部固定。

对于位于全膝关节置换假体上方或假体内的股骨远端骨折，若计划微创小切口间接复位、桥接钢板的固定方式，患者取仰卧位；若计划按照简单骨折处理方式采取直接开放复位，则患者取侧卧位。

- 如果使用牵引床，则将患者尽可能往手术床近端放置。
- 同侧躯干和骨盆下垫高，并在患肢下方放置一块可透视的泡沫垫。
- 同侧手臂交叉在胸前摆放，垫好并牢固固定。

手术入路

- 对于在全髋关节假体下方的Vancouver C型股骨骨折，如果计划进行解剖复位、骨折块加压和放置保护钢板，则采用扩大的外侧入路。
  - 于大腿外侧沿股骨长轴进行切开，切口延伸至远端股骨干骺端。
  - 锐性切开髂胫束，显露下方的股外侧肌。
  - 从远端到近端，沿肌间隔将股外侧肌牵开，显露股骨。
  - 保持股骨骨膜完整。
  - 为避免出血，将大的穿支小动脉于肌间隔上方进行缝扎。
  - 将股外侧肌后侧起点从股骨嵴上剥离，并用1号线标记，以备后续缝补。
- 若计划使用桥接钢板固定，则采取直接外侧入路进行有限切开，经皮顺行或逆行插入钢板。
- 若骨折位于全膝关节假体上方或位于股骨假体之间（全髋关节股骨假体和膝关节假体之间），通常使用桥接钢板进行固定；可选择有限切开

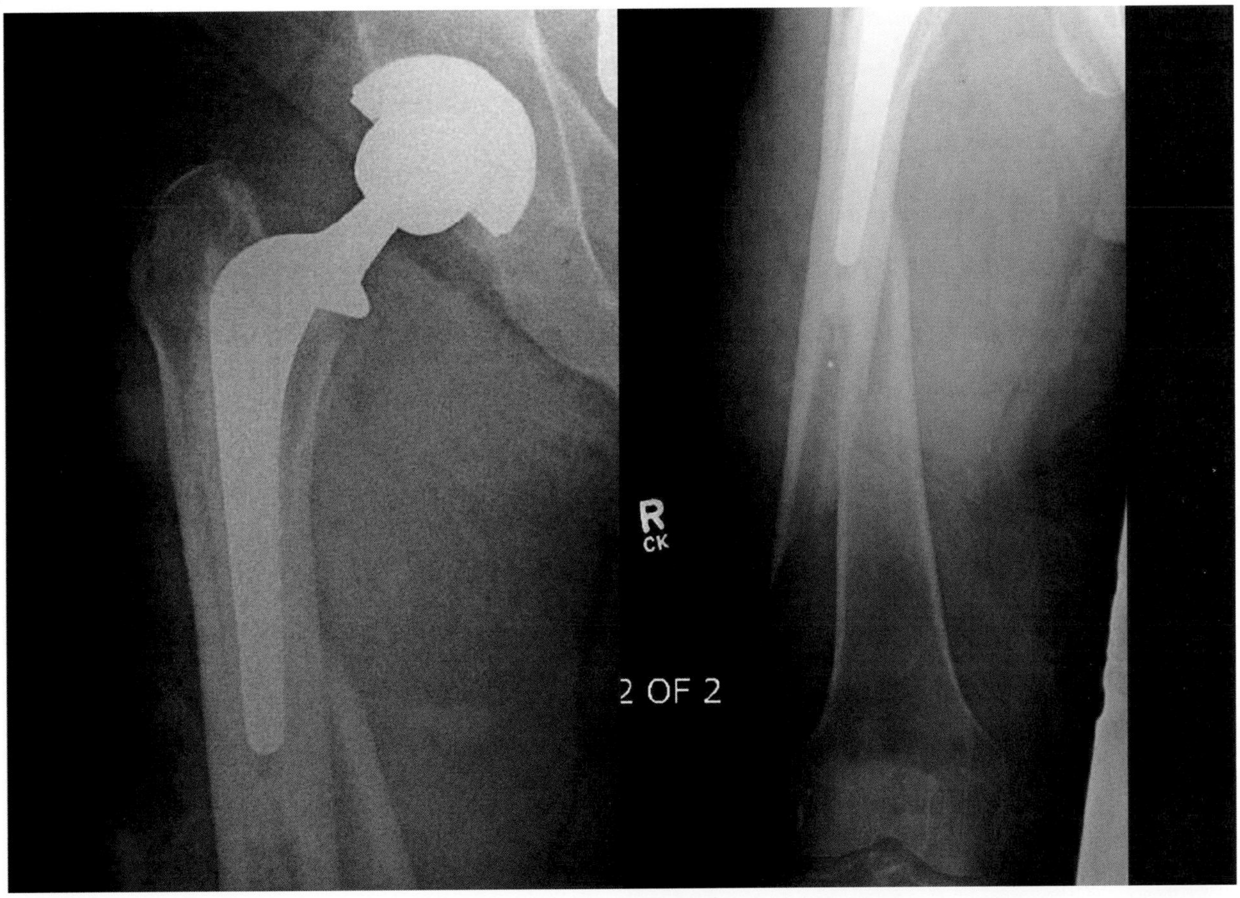

图19-1　前后位X线片显示长斜行股骨近端假体周围骨折。术前计划拟采用直接解剖复位、拉力螺钉和中和钢板固定。

的外侧入路插入钢板。

- 如果计划使用逆行髓内钉治疗，则采用膝关节置换的原切口显露膝关节。

复位和固定技术

Vancouver C型股骨假体周围骨折

- 简单的骨折，包括横行、短斜行和长斜行骨折，可以通过直接复位和骨折块间加压进行治疗（图19-1）。
    - 矢状面上采用点式钳进行复位，2.7 mm或3.5 mm拉力螺钉固定（图19-2）。
    - 拉力螺钉须埋头以分散压力；避免应力性骨折，同时不干扰钢板的放置。

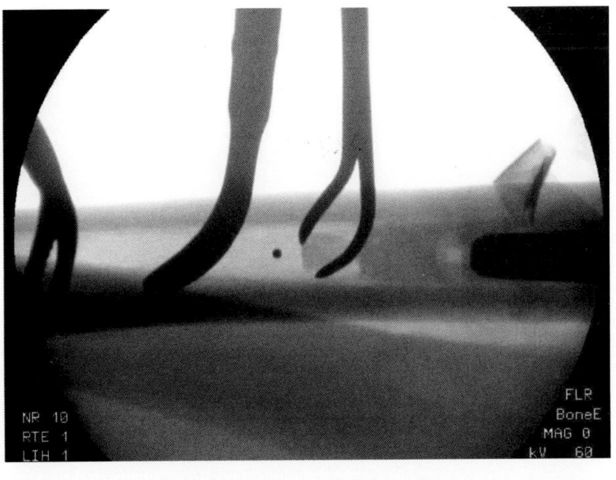

图19-2　术中透视图，显示点式钳钳夹直接复位长斜行骨折。钳夹的位置将被同方向的拉力螺钉所替代。

TIP 环扎钢丝的生物学应用协助股骨假体周围骨折的解剖复位和固定

Brandon J. Yuan, William W. Cross

病理解剖

股骨假体周围骨折通常是低能量损伤，骨折形态为螺旋形或斜行，伴有小的碎骨片。通过骨块间加压坚强固定实现骨折的解剖复位，可使患者早期负重，对于老年患者群体比较有利。对于骨髓腔内存在内植物的斜行骨折，无法应用标准的拉力螺钉技术进一步对薄而疏松的骨皮质进行加压时，就需要使用环扎钢丝技术来进行辅助固定。

解决方案

在螺旋型骨折周围进行最小的软组织剥离，使用1根或2根环扎钢丝，可相对容易复位股骨干部骨折，同时对骨块进行加压而不会影响钢板的放置。

操作技术

- 采用标准入路显露骨折，扩大的外侧入路和股直肌下入路显露股骨外侧部（图19-3）。
  - 侧卧位容易复位矢状面畸形，并有助于在术中恢复长度。
- 在股骨后方将肌肉从股骨转子处锐性剥离（如切割）4~5 mm，根据骨折断端斜行程度和长度，计划放置1根或2根环扎钢丝。
- 通过后方的小间隙穿过1根环扎钢丝（图19-4），钢丝位于肌肉下方、骨膜表面，最

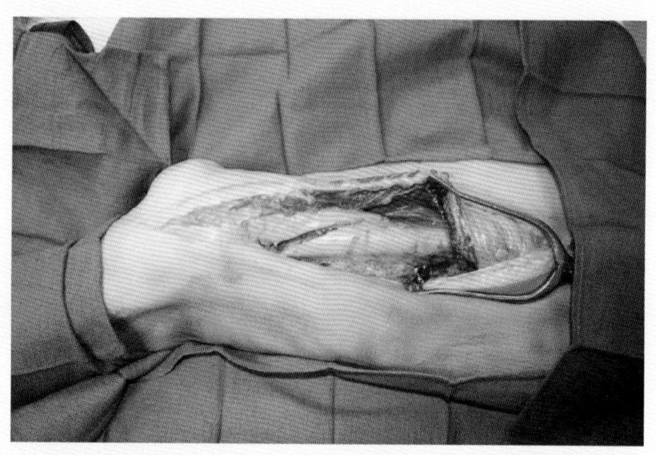

图19-3 通过标准的扩大外侧入路和股直肌下入路显露股骨。注意在不剥离骨膜前提下暴露骨折。

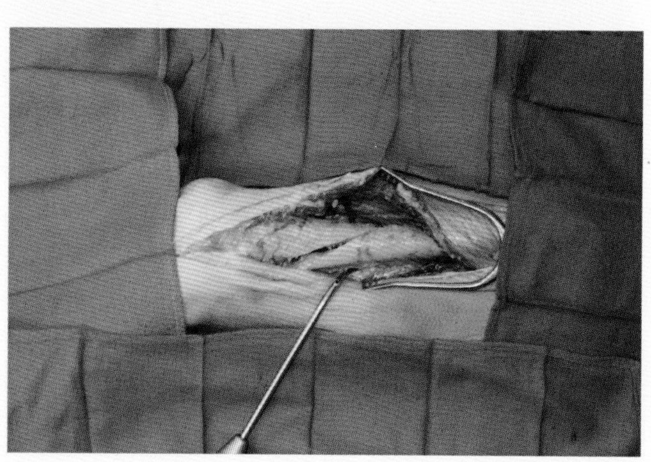

图19-4 从后向前将钢丝穿过骨折周围。

小限度地剥离附着软组织。

- 同样的方式，将第2根钢丝穿过骨折周围(图19-5)。
- 助手对股骨远端提供牵引和旋转控制，术者依次收紧钢丝，以实现骨折的解剖学复位。如果没有助手，牵引器也是一种有效的复位工具。
- 钢丝的结应固定于股骨前方，不干扰外侧钢板的固定。
- 钢丝收紧过程中逐渐增加的张力，有助于沿着斜行骨折平面恢复长度，通常只需要对远折端的旋转进行微调即可获得解剖复位（图19-6)。
- 最后收紧钢丝固定复位，并在骨髓腔存在内植物的情况下提供骨折块间的加压（图19-7)。

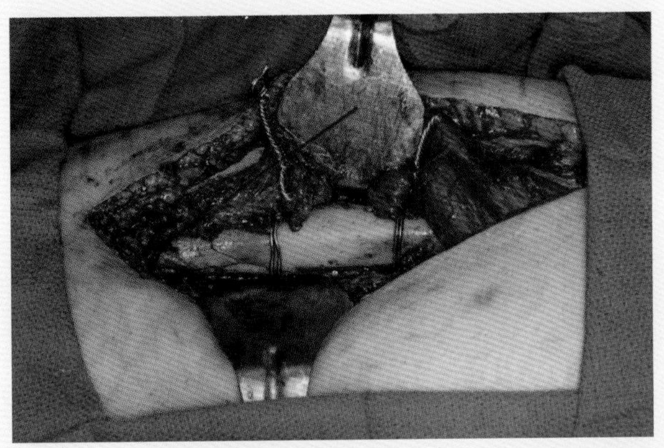

图19-5 根据骨折线的长度和斜行程度，在骨折周围穿2根钢丝。

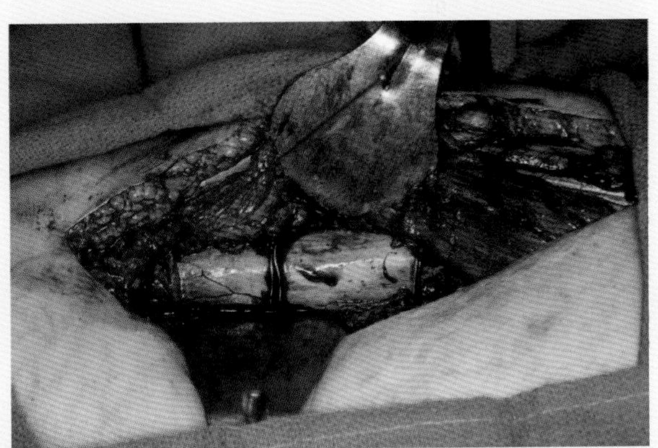

图19-6 在收紧钢丝的同时进行微调复位。钢丝应在股骨前方收紧，以便外侧钢板的固定。

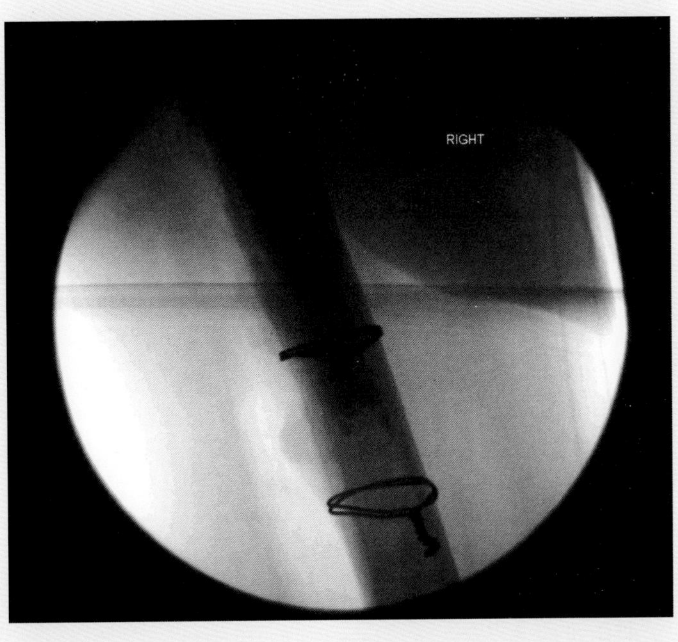

图19-7 正位X线显示无法使用拉力螺钉技术的假体周围股骨骨折的解剖复位和加压固定。

- 标准的拉力螺钉可以在股骨假体的尖端下方（或上方）使用。外侧保护钢板可以按照标准方式放置在环扎钢丝的上方（图19-8）。环扎钢丝可以保留在原位，或在去除钢板后拆除。

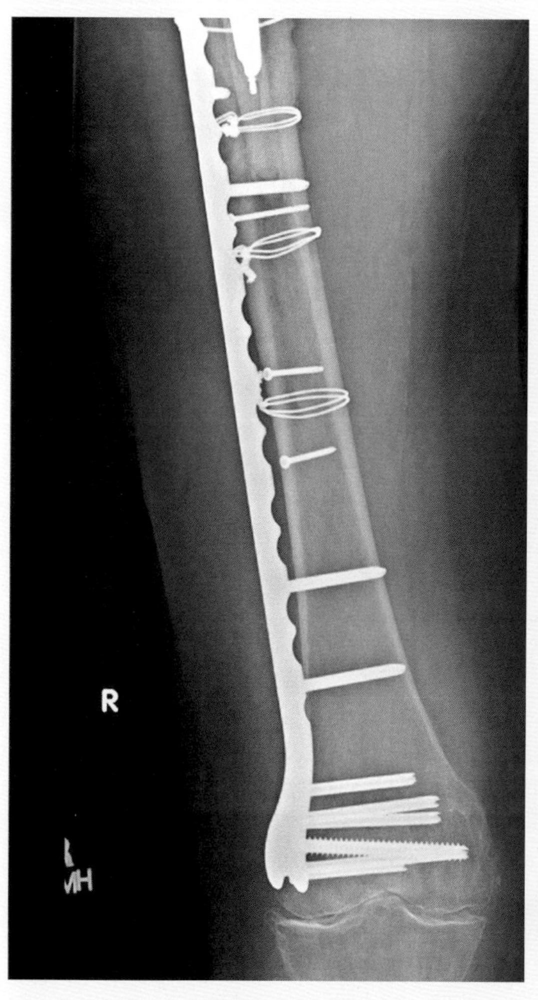

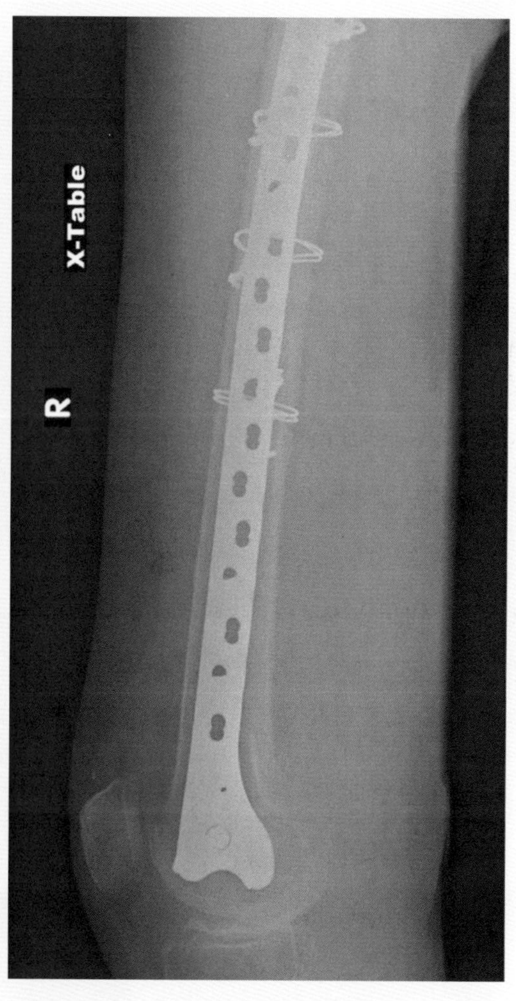

图19-8　这是一个股骨假体周围股骨干骨折的前后位X线，采用环扎钢丝技术进行复位和加压。同时，还采用了拉力螺钉技术在骨水泥股骨假体远端进行骨块间加压固定，并用外侧锁定钢板进行保护。

    ◦ 横行骨折可以使用改良的直-直点式钳进行加压。
    ◦ 或者，在最后外侧钢板固定之前，可以在股骨前（或前外侧）放置一块短的3.5 mm干骺端钢板进行加压固定。
- 粉碎性骨折应采用间接复位和桥接钢板固定以实现相对稳定。
    ◦ 对于该类型的骨折，采用仰卧位或斜侧卧位更为合适。
    ◦ 可以使用多种方法进行间接复位。
        - 常采用骨牵引结合钢板辅助复位。
    ◦ 其他辅助复位装置包括经皮应用的Schanz针、骨钩和顶棒。
    ◦ 股骨前方使用外固定支架或股骨牵开器将有助于获得和保持复位。
- 使用较长跨越整个股骨的外侧钢板，在股骨近端和远端骨骺处进行固定（图19-9）。

- 从股骨外侧嵴到股骨远端外侧髁的钢板可以预防假体周围骨折。
- 需要使用钢板折弯器对钢板进行塑形。
- 针对多段粉碎性骨折，如果在透视下难以判断整体冠状和矢状位的力线情况，则应在临时复位之后、完成最终固定之前拍摄股骨全长X线片，便于在置入钢板前进行调整。
- 股骨近端的固定取决于现有髋关节假体的大小和类型。
  - 目前的钢板固定系统提供了使用可变角度置钉技术放置较小（4.0 mm）的螺钉。
  - 通常允许在股骨假体柄的前后固定数枚双皮质螺钉。
  - 单皮质锁定钉可以加强股骨外侧的固定，但不应作为唯一的近端固定形式。
  - 如果螺钉无法在股骨假体周围实现双皮质固定，则应使用钢缆辅助固定。

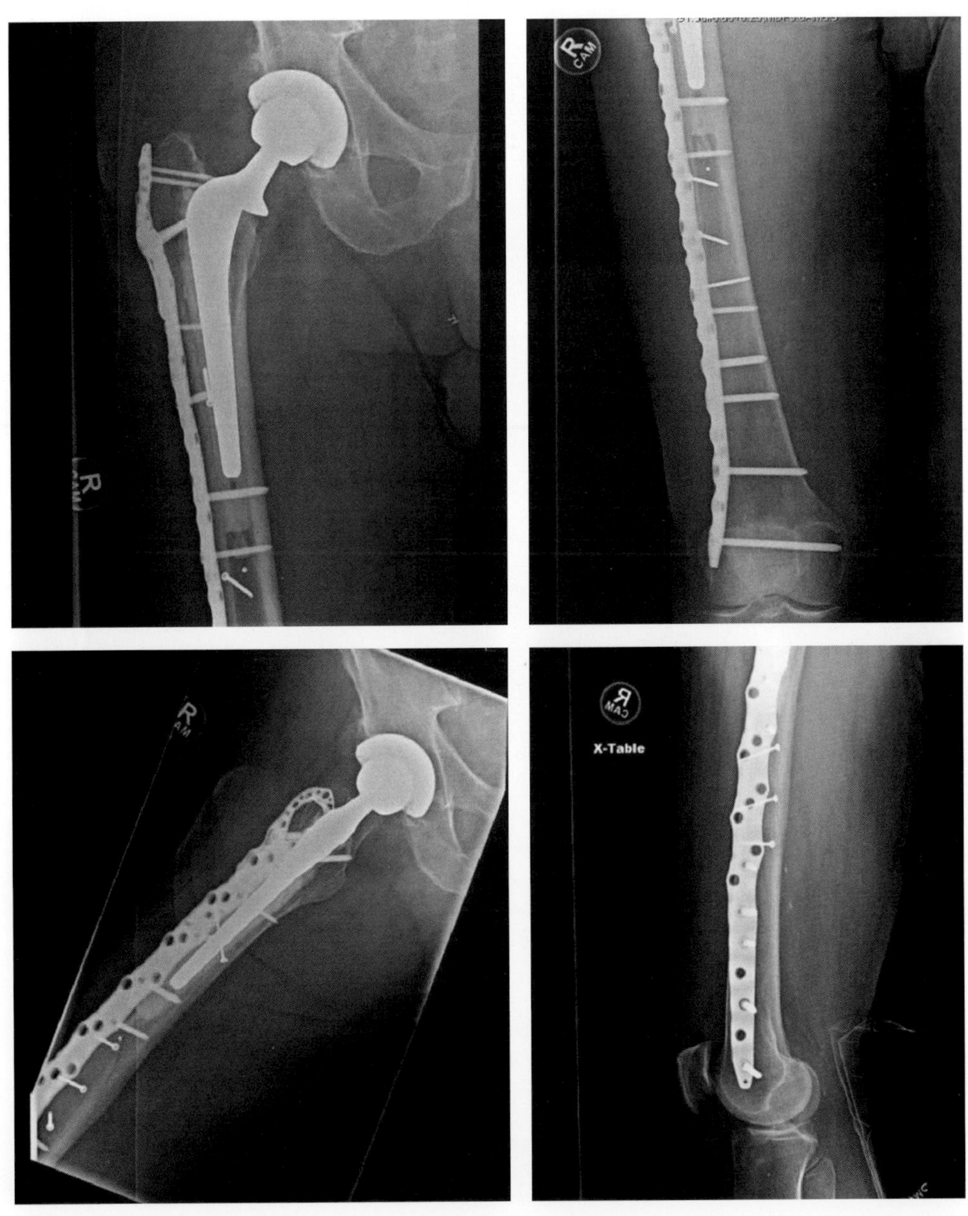

图19-9　拉力螺钉加压固定之后，整个股骨被一块保护钢板覆盖。股骨干部使用可变角度的万向锁定螺钉进行固定。

股骨远端假体周围骨折和假体间骨折

- 在进行手术复位和固定之前，应仔细检查X线，并在必要时进行CT扫描，确保全膝关节股骨侧假体固定良好。
- 大多数情况下，这些骨折涉及干骺端粉碎，应采用间接复位和相对稳定的技术进行内固定治疗（图19-10）。
    - 可以使用外侧锁定钢板或逆行髓内钉。
    - 使用髓内钉固定要求全膝关节假体股骨侧中间有空间允许髓内钉的插入。
- 股骨远端或胫骨近端牵引可恢复长度和力线。
    - 矢状面上的典型畸形是过伸畸形。
    - 将牵引针放置在远端股骨前方，有助于复位过伸畸形（图19-11右）。

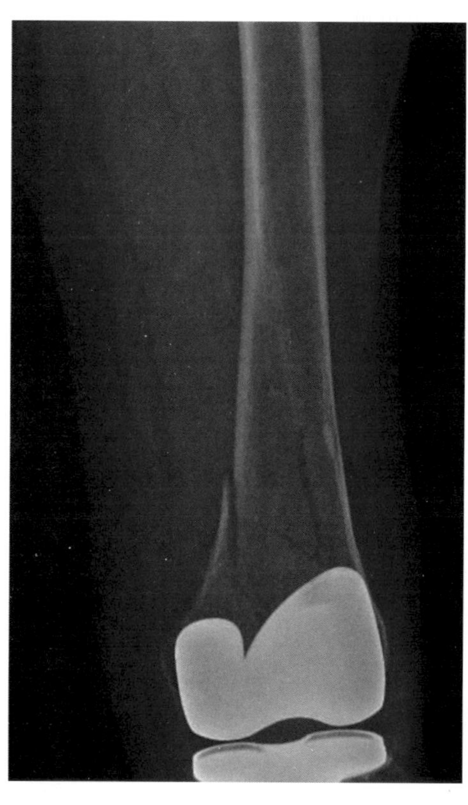
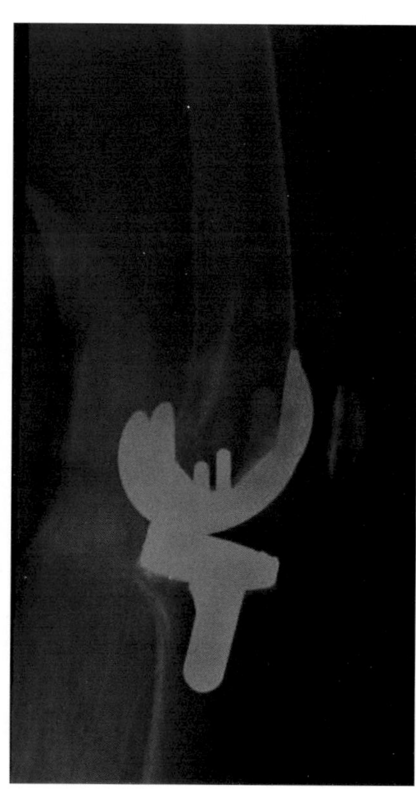

图19-10 正位和侧位X线显示在股骨侧假体固定良好的股骨远端假体周围骨折。尽管没有明显的移位，但这种类型多为粉碎性骨折，应采用相对稳定的技术进行固定。

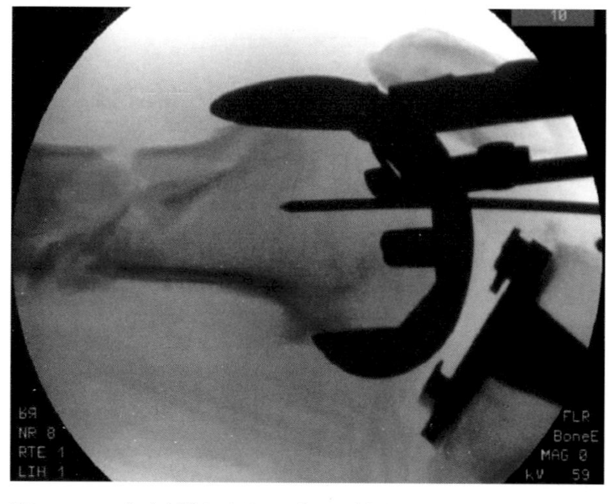

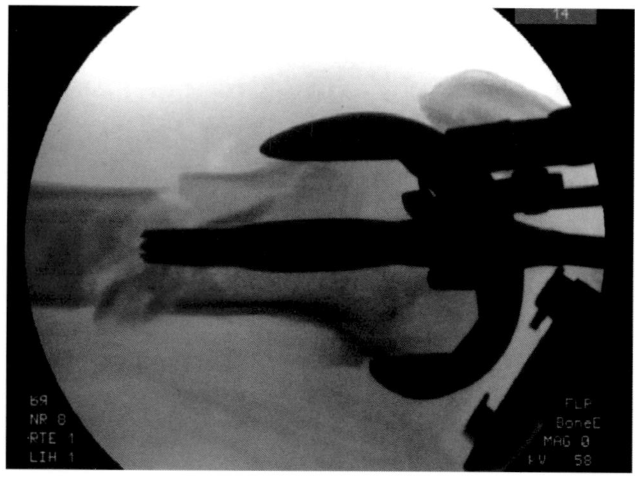

图19-11 术中透视图显示开口导针和扩髓器的位置。通过在远离髓内钉钉道的股骨远端前方放置牵引，使长度和力线得以恢复。此外，在骨折端下方放置毛巾垫也有助于纠正过伸畸形。

    - 在骨折端下方添加毛巾垫可以帮助纠正过伸畸形。
    - 如果过度复位导致屈曲畸形，可以将牵引针放置在股骨远端后侧或胫骨近端。
    - 冠状面上的畸形不易预测。
    - 为复位冠状面力线，在手术台上的牵引装置可以从同侧移动到对侧，反之亦然。
- 或者，可以配合使用阻挡钉、Schanz针、骨钩和球头顶棒，直接或间接操作近端和远端骨段。
- 逆行髓内钉。
    - 将开口导针置于全膝关节股骨侧假体中间空槽内，使用扩口器打开髓腔，注意避免损坏聚乙烯元件或股骨侧假体（图19-11）。
    - 将尖端为球形的导针向髓内推进，直至小转子水平。
    - 使用10 mm、11 mm或12 mm的扩髓器插入髓腔作为探测装置，以确定钉的直径，但在骨质疏松患者中通常不须逐级扩髓。
    - 沿导针插入髓内钉，用克氏针临时固定。
    - 在锁定螺钉固定之前，应行股骨全长平片X线摄影，以确认矢状面和冠状面的力线恢复情况。
    - 如果力线不理想，对于相对骨质疏松的患者，仍有机会纠正复位。
        - 对于过伸畸形，可以通过施加屈曲力矩来纠正，然后直接在近端或远端骨折段髓内钉后侧打入阻挡克氏针或Poller螺钉。
        - 或者，可以将主钉取出，并在重新进钉时放置阻挡钉。
        - 如果通过单纯操纵主钉复位不够，则可经皮从前向后放置4.0 mm Schanz钉作为操纵杆来协助复位远端骨段。
        - 术者可以有意维持轻微的过伸，以确保患者术后膝关节完全伸直，因为往往许多患者术前就存在轻微的屈曲挛缩。
        - 对于冠状面成角畸形的纠正，可以使用类似的阻挡钉和Schanz钉技术。
        - 远端锁定后，松开牵引，以确保骨折部位的骨块接触，没有分离。
        - 在锁入近端螺钉之前，拍摄膝关节标准侧位图像来确认是否存在旋转，然后在不改变肢体或C臂机旋转的情况下，拍摄髋关节的侧位图像。股骨颈与健侧前倾角（±10°~15°）一致。
        - 在前后方向上使用同心圆技术锁入近端锁钉。
        - 患者恢复股四头肌控制后，根据耐受程度允许尽早负重。
- 桥接钢板：
    - 间接复位技术，通常选择钢板辅助复位。
    - 如果缩短明显，考虑采用骨牵引或通用牵开器辅助复位。
        - 不要过度牵开，一些术者主张保留一定程度的短缩来促进骨折愈合。
    - 通过外侧小切口于股外侧肌下方骨膜外侧间隙插入锁定钢板。
    - 一旦长度和矢状面力线得以复位，就可以用导针或克氏针将钢板近端和远端固定。
        - 钢板在股骨干上稍微靠前放置。
        - 钢板的前缘应直接紧邻股骨假体侧缘（图19-12）。
        - 钢板的正确放置可避免在拧入螺钉时造成复位丢失。
    - 冠状面力线畸形可使用旋转器进行矫正。
        - 如果不确定力线是否恢复，应进行股骨全长透视。
        - 内侧骨骺粉碎应维持不动，因为这是关键的愈合区域。
    - 首先使用皮质螺钉将钢板固定于远端骨段上，然后使用锁定螺钉固定。
    - 如果钢板的形状与股骨匹配较好，则可先用导针将钢板固定在近端股骨干上，然后再用皮质螺钉固定。
    - 如果存在钢板-股骨匹配不佳，但是复位良好，则可以全部使用锁定螺钉以避免使用皮质螺钉时导致复位丢失。
    - 通过螺钉间距和螺钉密度调节内固定系统的刚度。

- ◆ 螺钉数量太多和距离太近将导致内固定体系刚度过大，可能引起骨折不愈合。
- ○ 另外，可以使用单皮质螺钉以减小刚度，但是尽量少用且并不能单独使用（图19-13）。

- 对于严重骨质疏松患者或伴有骨骺粉碎的骨折，有必要进行额外的固定。
  - ○ 允许早期无限制的全负荷负重。
  - ○ 解决这个问题可采取多种方法。

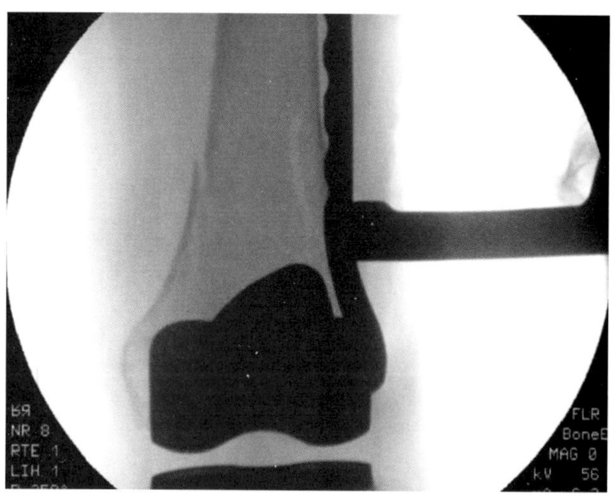

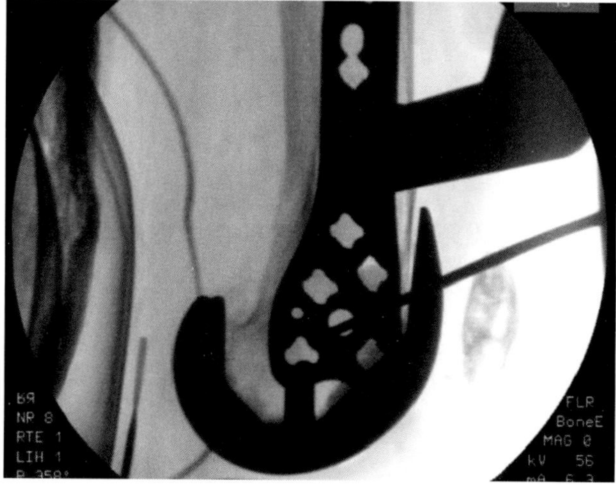

图19-12 术中透视显示正确的远端钢板位置。钢板的前侧紧邻股骨假体的侧缘。请注意，在侧面视图上使用经皮操纵杆技术来恢复矢状面的力线。

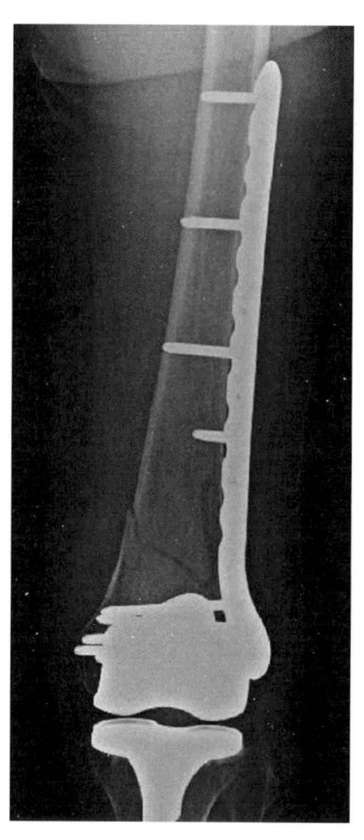

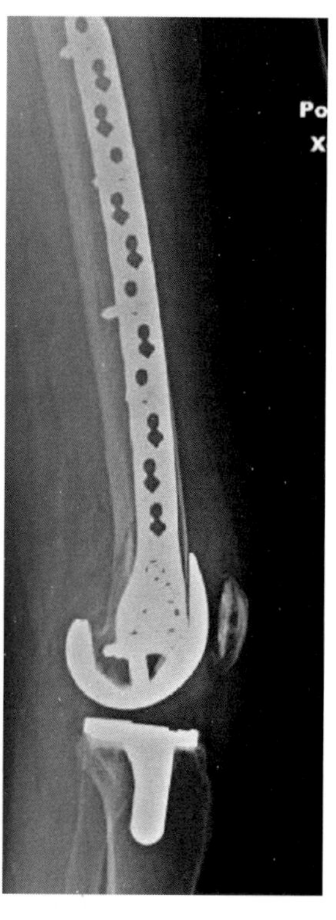

图19-13 采用较低的螺钉密度、适当的螺钉间距和靠近骨折处的单皮质螺钉固定，以避免内固定体系刚度过高。

TIP 骨质疏松患者股骨假体周围骨折双钢板固定技术

Edward R. Westrick

病理解剖

随着全髋关节置换术和全膝关节置换术数量的增加，人工关节周围骨折的发生率也在不断增加。这些骨折涉及年轻患者及骨质疏松的患者。治疗的关键是保留具有良好功能的假体，而不是选择更换，特别是对于年轻患者尤为重要。同样，对于骨质疏松症患者的股骨远端假体周围骨折，对外科医生也提出了独特的挑战。

解决方案

对于涉及全髋关节置换术和全膝关节置术后的人工关节假体周围骨折，采用解剖复位、双钢板固定技术可以保留假体，与单钢板固定相比可以更早负重。对于骨质疏松性股骨髁间骨折，由于股骨中下段的骨量差及前侧皮质粉碎，双钢板同样能够提供稳定的固定，并允许早期负重。

操作技术

无菌器械与设备

- 中号和大号点式复位钳。
- 股骨撑开器或大号外固定支架。
- 肩关节拉钩/骨钩。
- 克氏针和钻/钻头。
- 钢缆/环扎钢丝。
- 内植物：
  - 关节周围预塑形钢板，股骨近端或远端。
  - 小号非锁定/锁定钢板系统。
  - 大号非锁定/锁定钢板系统。

患者体位

- 对于全髋关节置换术后的假体周围骨折，患者可以仰卧或侧卧于可透视的手术台上，具体取决于术者喜好及是否需要翻修原来置入的假体。
- 对于全膝关节置换术后假体周围骨折，采用仰卧位，以便于在需要进行关节翻修时能够更轻松转换术式。
- C臂机放置在手术台对侧，如果是侧卧位则放置在患者前方。

手术入路

- 取决于骨折类型。
- 对于全髋关节置换术后假体周围的骨折，采用原外侧入路，必要时沿股外侧肌扩大切口。
  - 该入路也适用于前路全髋关节置换者。
- 对于全膝关节置换术后假体周围的骨折，采用原内侧或髌旁入路，这可以完全显露膝关节假体和骨折。
  - 该入路也便于必要时的膝关节假体翻修术。
  - 如果采用内侧髌旁入路，则可能需要在外侧辅助做一小切口，便于拧入外侧支撑钢板股骨髁处的螺钉。

复位技巧

- 股骨假体柄周围的螺旋型骨折（图19-14），可使用多个点式复位钳进行复位。
  - 根据情况决定是否使用骨块间拉力螺钉技术和/或环扎钢丝技术。
- 按照标准方式放置外侧钢板，通常跨越整个股骨。
- 另一块钢板可以根据原切口类型选择放置在股骨前方或后方，注意避免过度剥离骨折块。
- 股骨柄周围的双钢板都需双皮质螺钉固定（图19-15，图19-16）。

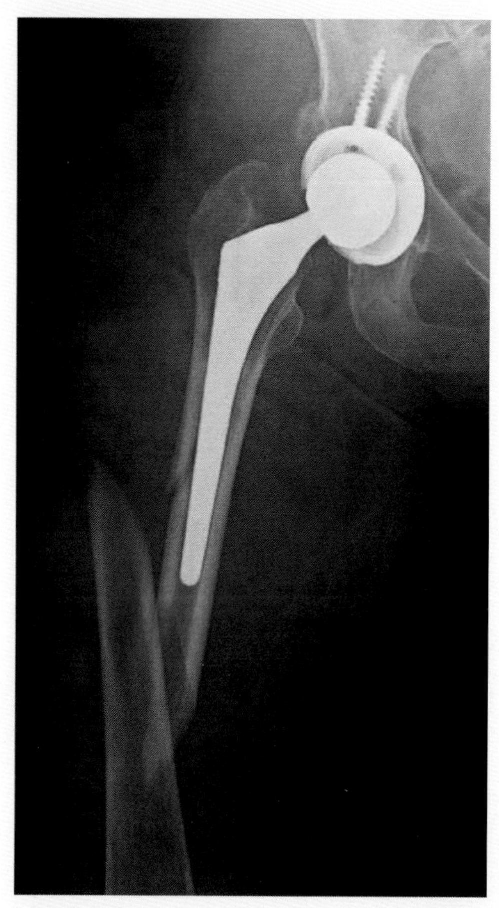

图19-14 老年骨质疏松患者股骨假体周围骨折，股骨柄固定良好。

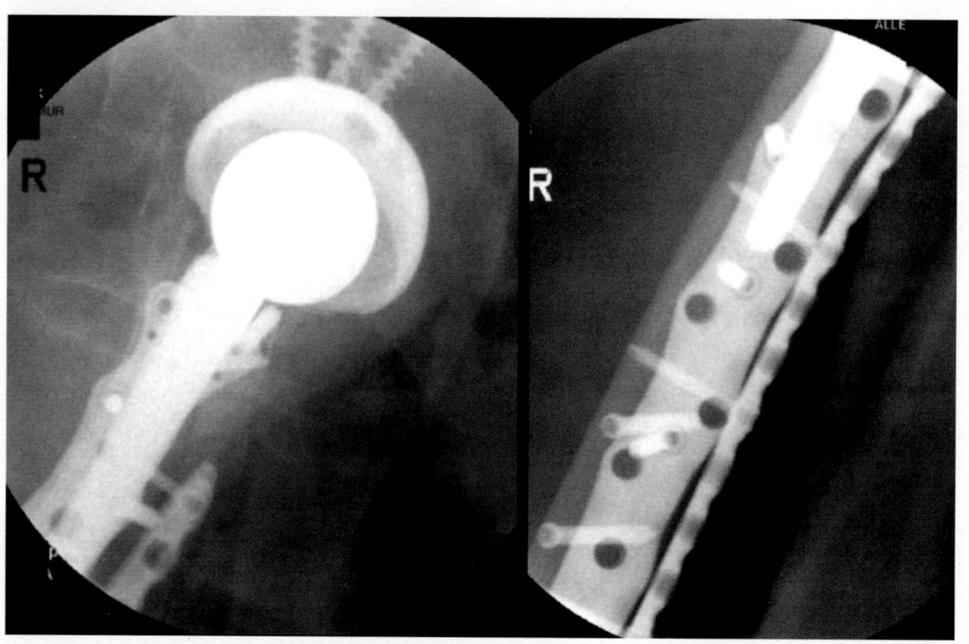

图19-15 术中透视显示标准的股骨外侧钢板及与其垂直的后侧辅助钢板。辅助钢板也可以放置在股骨前方。

- 单皮质锁定螺钉提供的固定力不足，应避免使用。
- 股骨远端假体周围骨折通常表现为前方皮质粉碎和后方皮质张力破坏（图19-17）。
- 使用之前介绍的技术，多把点式复位钳直视下复位骨折，克氏针临时维持骨折复位。
- 虽然该类型骨折适于采用逆行髓内钉固定，但在髓内钉进针点被假体阻挡情况下，采用双钢板固定是另一种选择。
- 根据克氏针和点式钳钳夹的位置，先放置内侧或外侧钢板。
- 远端股骨内侧钢板选择范围较广，取决于术者的喜好和患者股骨的解剖形态（图19-18）。
- 注意避免内固定刚度过高和钢板工作长度过短。
- 大的骨缺损可填充骨移植物（图19-19，图19-20）。

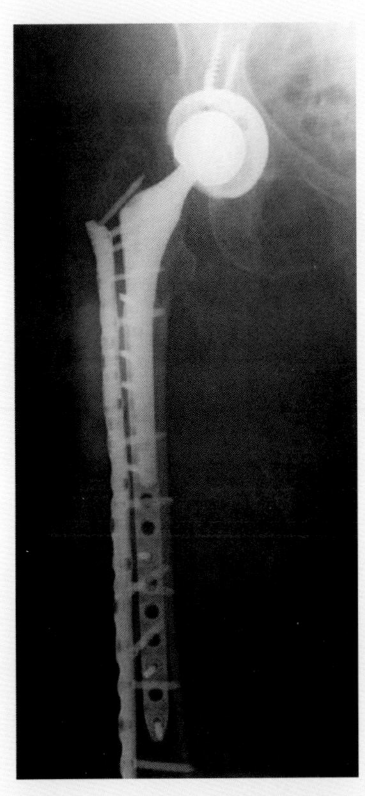

图19-16 与图19-15相同患者的最终固定，X线片显示解剖复位，采用拉力螺钉和辅助钢板技术。患者术后立即完全负重，骨折顺利愈合。

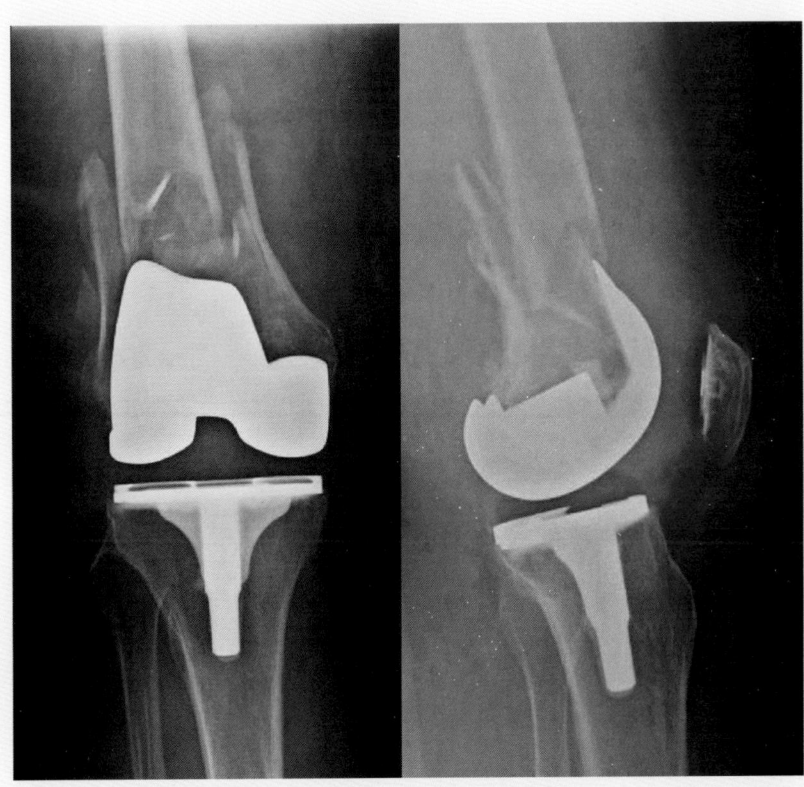

图19-17 一例年轻健康的患者股骨远端假体周围粉碎性骨折，假体固定良好，但远端缺乏骨质。

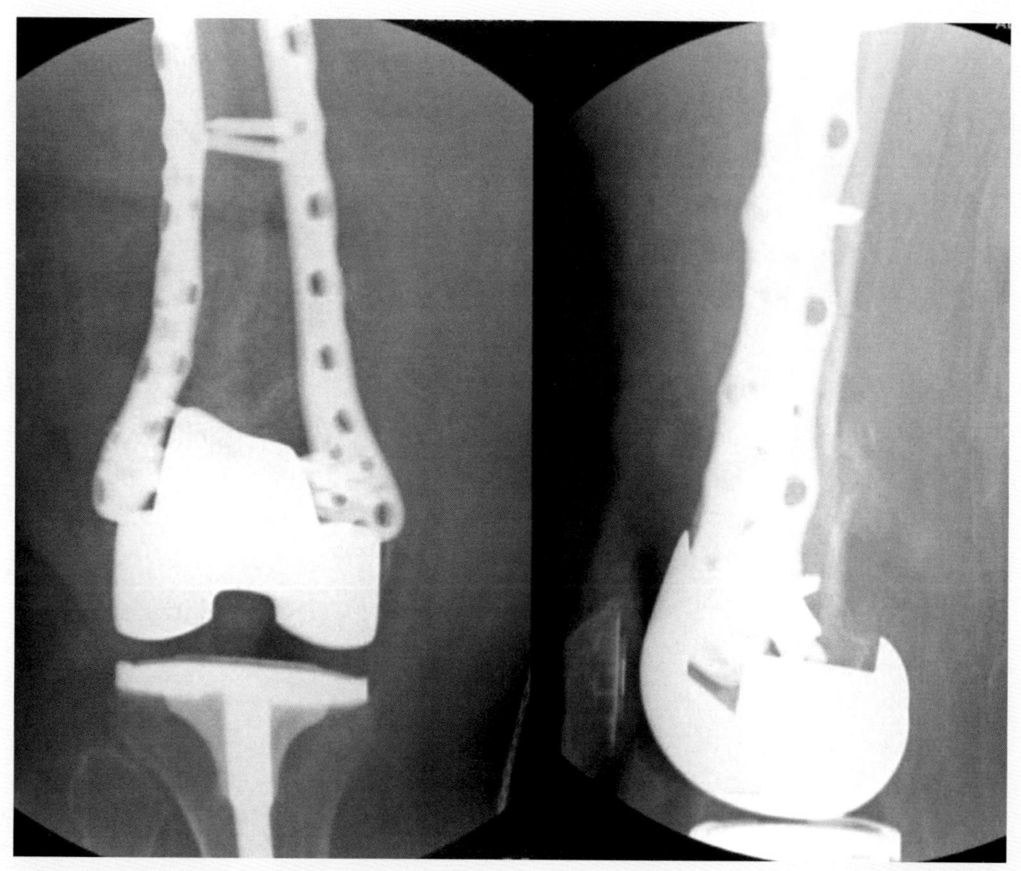

图19-18 取原内侧髌旁入路进行显露。点式钳和克氏针复位骨折并维持复位，注意避免过度剥离软组织。使用的内侧钢板是对侧肢体的外侧板（左侧股骨的外侧钢板，放置在右侧股骨远端内侧）。外侧钢板也通过内侧同一入路放置，远端辅助小切口用于锁入远端螺钉，股骨干部螺钉经皮锁入。患者术后立即进行了全负重活动，顺利愈合。

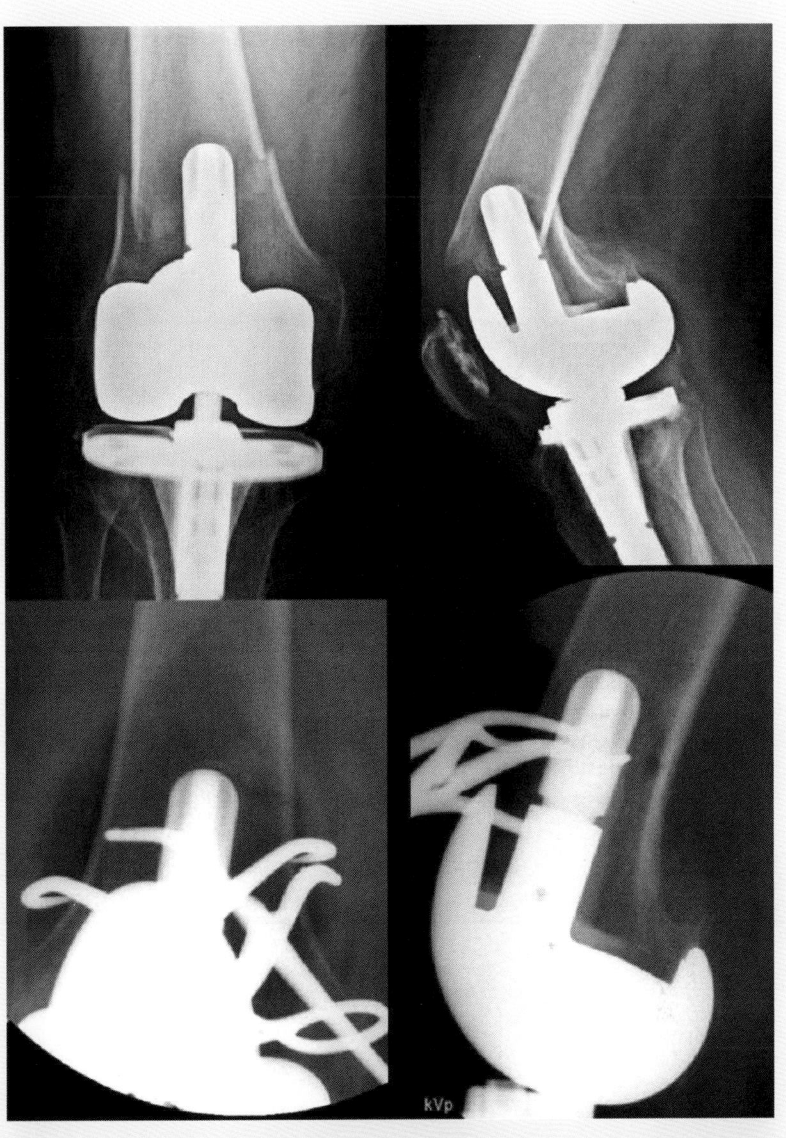

图19-19　另一例年轻股骨远端假体周围骨折患者，通过内侧髌旁入路进行解剖复位。

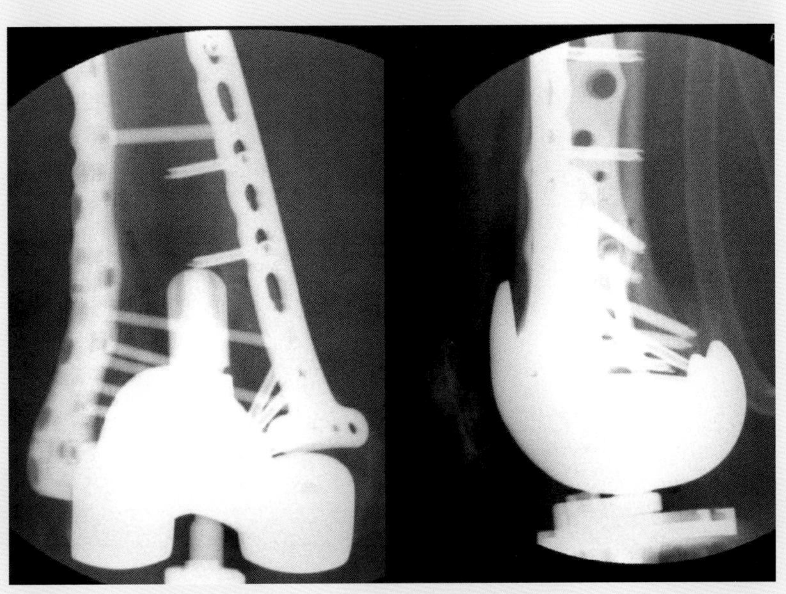

图19-20　最终固定透视，采用标准外侧钢板加前内侧T形支撑钢板。前内侧钢板提供另一个平面的坚强固定，术后即进行完全负重。

○ 对于骨质疏松患者，采用单纯的外侧髁支撑钢板，即使全部使用锁定螺钉固定，由于骨量差，固定强度也不够（图19-21，图19-22）。

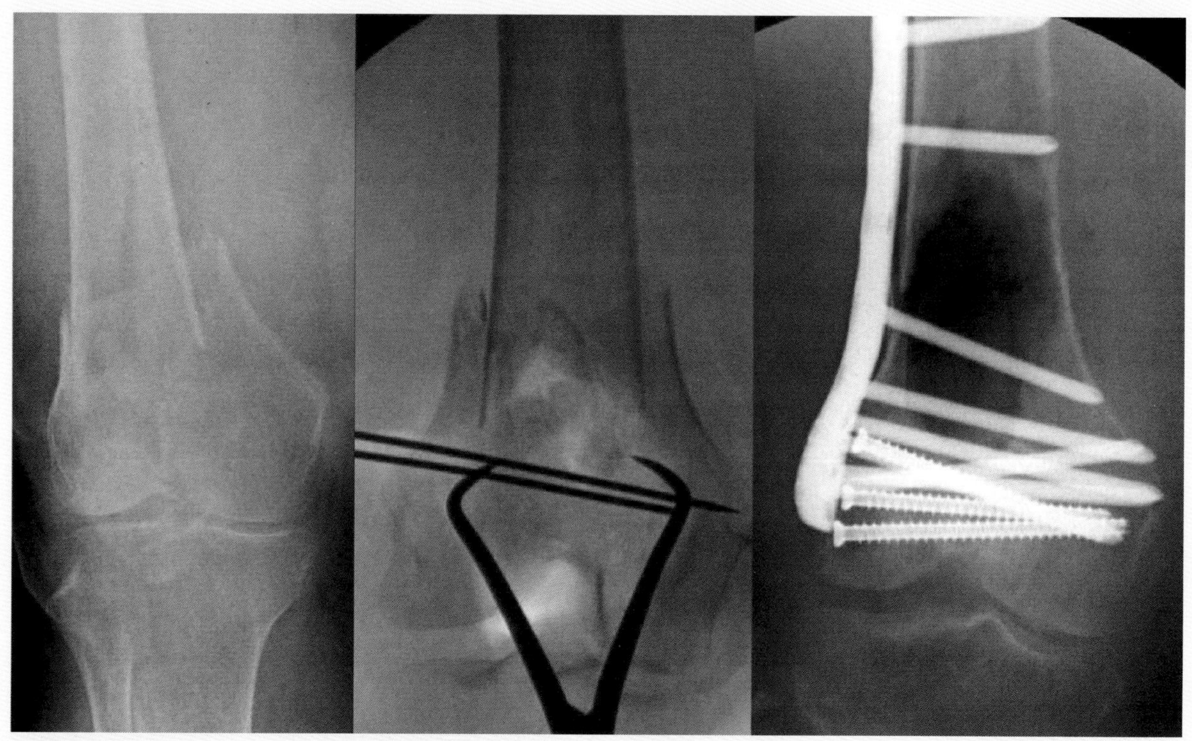

图19-21 骨质疏松症晚期的老年股骨远端骨折患者，通过前外侧髌旁入路进行复位。注意干骺端大量空腔的骨质缺损。

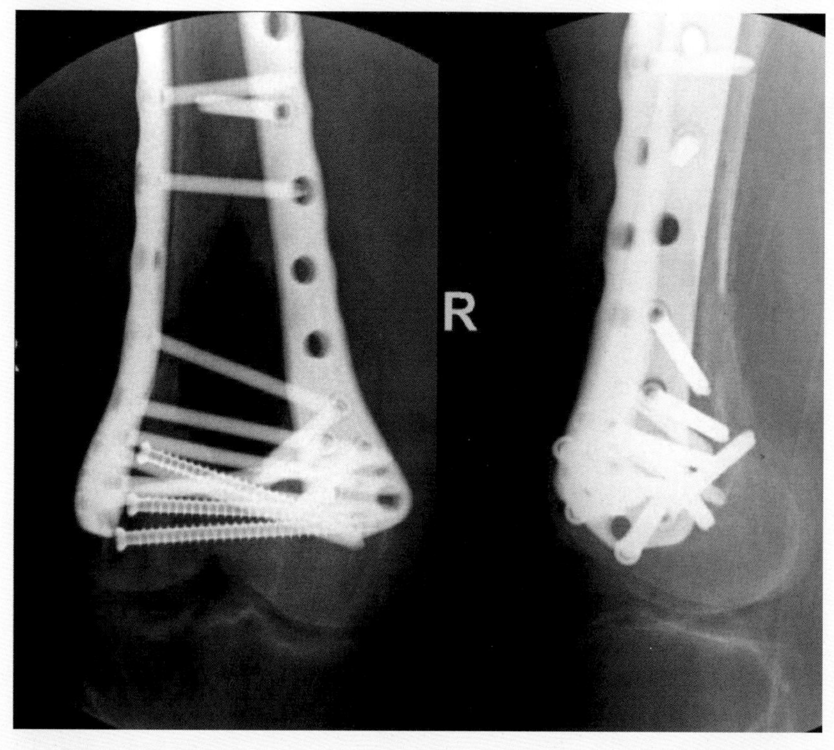

图19-22 由于骨质差，额外放置前内侧钢板以增加稳定性。

- 或者可以联合应用髓内钉+桥接钢板结构，允许术后立即负重。
  - 髓内钉作为中心和内侧支撑，而钢板支撑外侧。
  - 合理使用单皮质螺钉或双皮质螺钉，以防止内固定刚度过高。
  - 首先进行复位并用逆行髓内钉固定，可恢复矢状位和冠状位的力线。
  - 髓内钉远螺钉从内向外锁入，以避免干扰外侧钢板。
  - 髓内钉近端螺钉由前向后锁入，不会干扰钢板的固定。
  - 钢板采用经皮插入固定方式，使用锁定螺钉将其固定在近端和远端骨折节段髓内钉的周围。
  - 患者在恢复股四头肌控制后可以完全负重。

股骨假体间骨折

- 骨折类型可以是简单骨折或粉碎性骨折。
  - 简单骨折采用直接复位和骨块间加压技术，外侧保护钢板固定。
  - 粉碎性骨折采用间接复位和相对稳定固定技术，桥接锁定钢板或髓内钉固定。
- 在使用钢板固定时，钢板要跨越整段股骨，以避免引起医源性应力集中。
- 采用逆行髓内钉固定时，则需要用预防性的钢板避免股骨假体柄与髓内钉之间的应力集中。
- 髓内钉+钢板联合固定是治疗严重骨质疏松性股骨干骺端粉碎性骨折的绝佳方案（图19-23）。

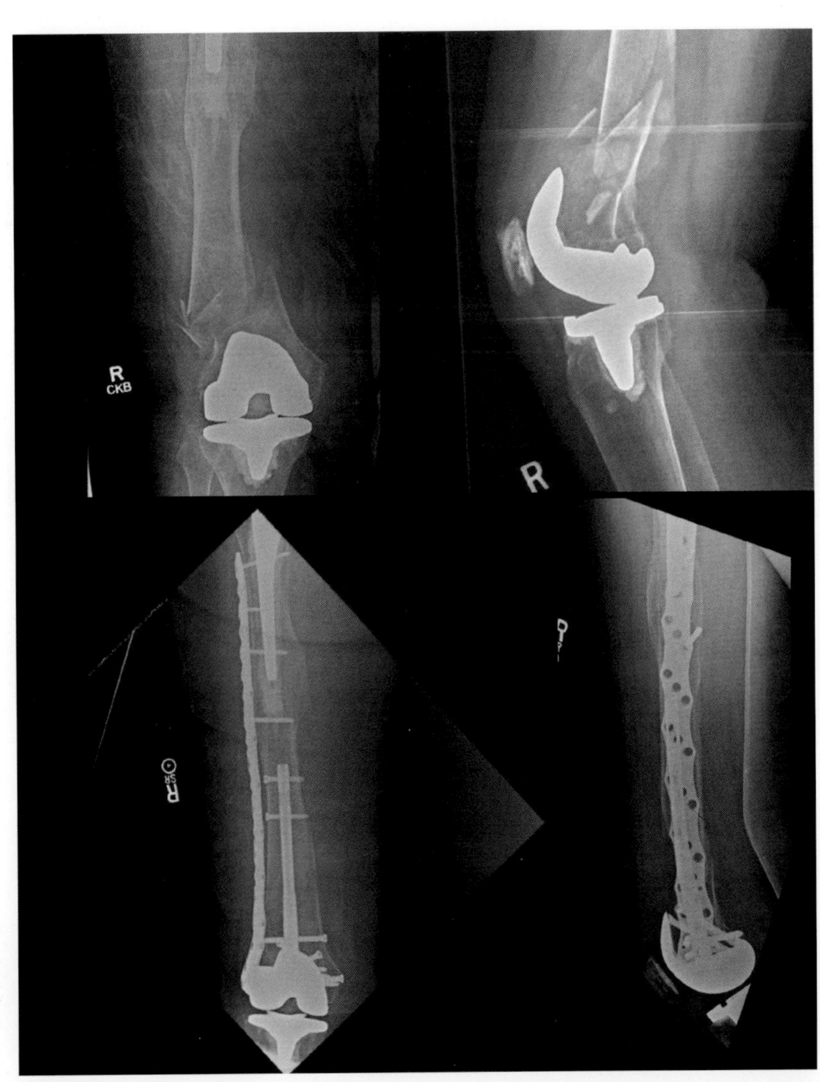

图19-23　一例多次脆性骨折病史的骨质疏松患者股骨远端假体周围粉碎性骨折术前和术后X线片。使用联合髓内钉+钢板结构可提供足够强度的固定，允许术后即刻负重。

骨折手术技巧图解

（第二版）

Harborview Illustrated Tips and Tricks in Fracture Surgery

2nd Edition

第7篇 膝

Knee

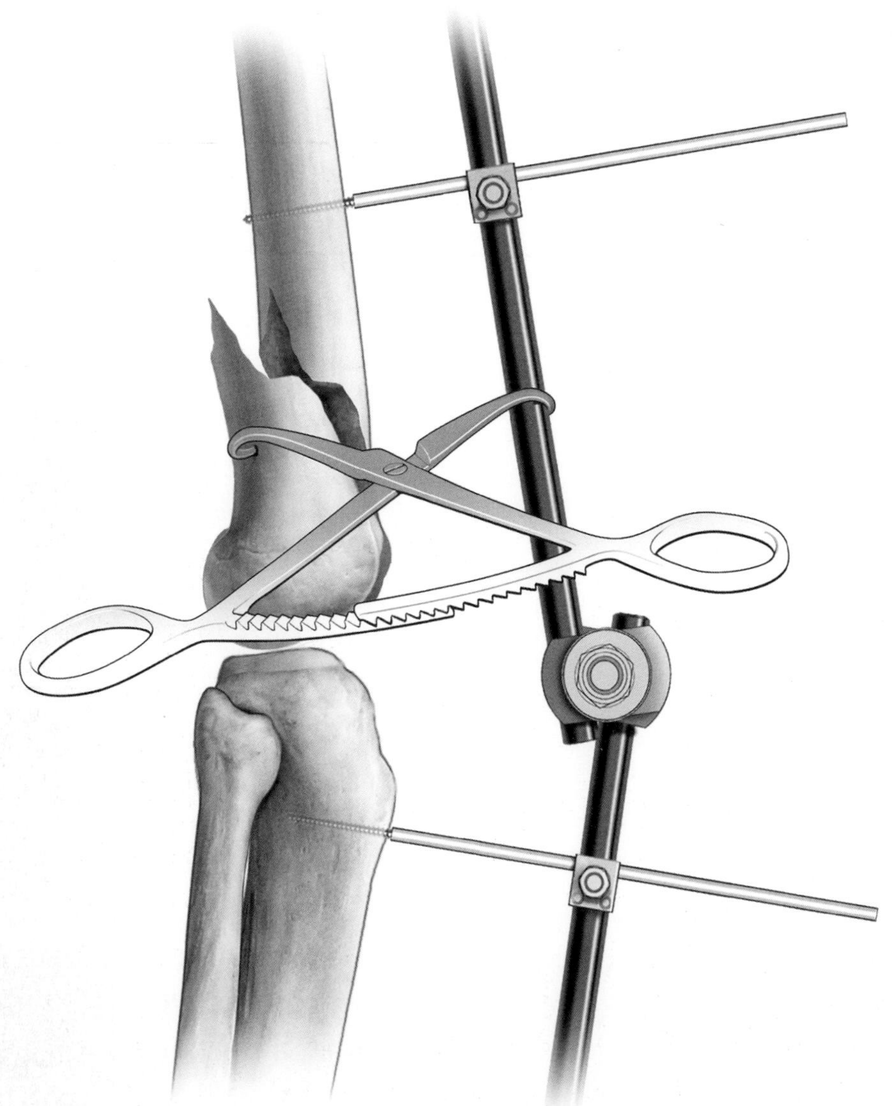

第20章

Mark R. Adams, Michael J. Gardner, M. Bradford Henley, Michael S. Sirkin, Clay A. Spitler, Raymond D. Wright Jr

股骨远端骨折

Distal Femur Fractures

无菌器械与设备

- 长外固定支架。
- 用作复位操纵杆的2.5 mm、4.0 mm或5.0 mm的Schanz钉，粗的克氏针或斯氏针。
- 大号点式复位钳（Weber钳）。
- 末端带球形尖头的大号复位钳。
- 股骨撑开器。
- 带尖头的球形顶棒。
- 骨钩。
- 克氏针、电钻和钻头。
- 微型钢板或2.7 mm重建钢板。
- Smilie膝部拉钩和Z字形拉钩。
- 内植物：
  - 非锁定的髁支撑接骨板。
  - 锁定接骨板。
  - 逆行髓内钉（如果需要）。
  - 角钢板。

患者体位

- 患者通常仰卧于可透视的手术台上。
  - 同侧髋部后方置垫子，以减轻髋关节旋转。
  - 抬高同侧下肢并放置在长软垫上，以便术中透视获取股骨远端的侧位影像。
- 有时，当股骨远端切开复位内固定使用侧方入路时，患者可取侧卧位。
  - 多见于股骨远端髁上假体周围骨折而需要切开复位固定股骨全长时。
  - 或者股骨髁上骨不连而需要使用接骨板固定时。
- C臂机放于健侧或手术肢体的对侧。

手术入路

- 依据骨折类型决定手术入路。
- 外侧入路：可用于大部分股骨远端髁上或髁间骨折（图20-1）。
  - 该入路可避免切开股四头肌腱。
  - 在外侧肌间隔处剥离股外侧肌的远端部分。
  - 可减少软组织的损伤。
  - 如果需要直视股骨远端关节面，可在Gerdy结节前方劈开髂胫束并向前牵拉，然后沿髌腱外侧缘向远端分离。
    - 避免切口跨越髌腱。
    - 切口可向远端延长到胫骨结节处，以便牵开膝关节前内侧的软组织。
  - 可以在股骨髁上平面临时将股骨干和干骺端交叉重叠，使肢体短缩，减轻股骨伸肌装置的张力，便于向内侧牵开软组织，从而直视暴露股骨远端关节、股骨滑车、髁间窝和股骨内侧髁（图20-2）。
  - 后跟处置垫子可以进一步放松伸肌，更加有利于骨折部位的显露。
    - 在髌骨远、近端各放置一个Z形拉钩，有利于向内侧牵拉伸肌装置。
- 外侧髌旁入路可用于股骨髁间粉碎性骨折和（或）合并冠状平面的骨折（图20-3）。

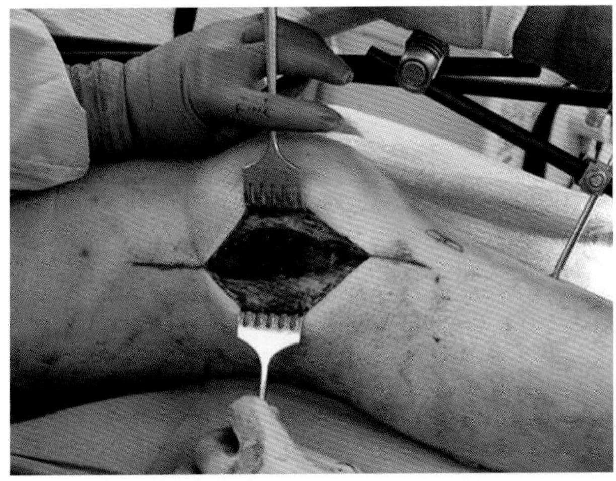

图20-1 大部分股骨远端C1型和C2型骨折均可采用外侧入路。外侧入路的切口沿股骨下走行，常向远端延伸到Gerdy结节平面。

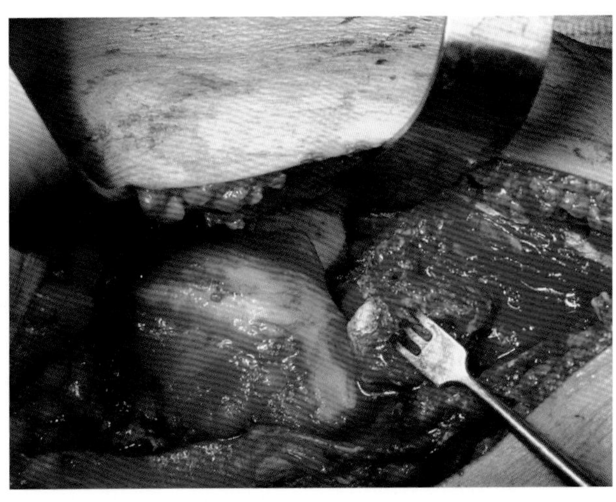

图20-2 延伸切口到脂肪垫的外侧部，暴露股骨内、外侧髁远端的关节面。

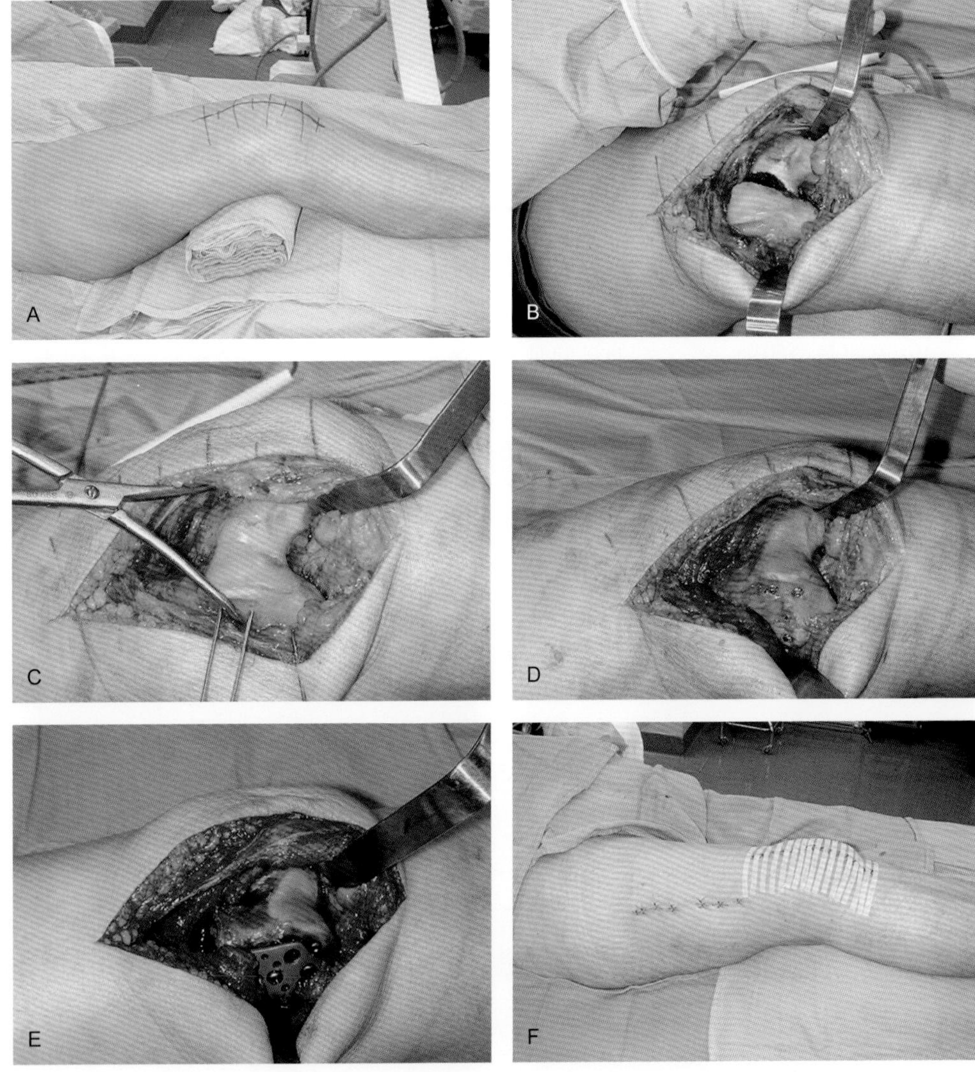

图20-3 使用通过膝关节前方正中或旁正中切口的外侧髌旁入路可以观察股骨远端的关节面，有利于矢状面骨折的复位（A、B）。该入路允许从前向后用螺钉固定冠状面的Hoffa骨折，尤其当骨折位于内侧髁时。然后在直视下复位移位的髁间骨折，先用克氏针固定（C），随后股骨髁边缘用螺钉固定（D）。这为锁定接骨板的放置提供了不受干扰的空间（E）。近端螺钉可经皮插入（F）（经允许引自Nork SE. Supracondylar femur fractures: open reduction and internal fixation. In: Wiss D, ed. *Master Techniques in Orthopaedic Surgery*: *Fractures*. Philadelphia, PA: Lippincott Williams & Wilkins, 2006）。

- 该入路可能切断进入髌骨的膝上外侧动脉，同时切开股四头肌腱。
- 内侧入路：少见。可作为外侧入路的辅助入路，用于显露内髁，或放置从前向后的螺钉，用于固定内侧髁冠状面Hoffa骨折。
  - 最靠近端的那枚螺钉应尽可能偏近端放置，保证螺钉有足够的长度进入股骨后髁，以获得坚强的固定。
  - 这枚螺钉的进钉点常在股骨滑车关节软骨面的内侧。
  - 典型进钉点位于关节面的近侧（图20-4）。

复位和固定技术

- 首先复位关节骨折。
- 通常先对股骨髁冠状面的Hoffa骨折进行复位和临时固定，然后处理矢状面的髁间骨折。
  - 骨折的复杂程度决定骨折的固定顺序，以上顺序可以颠倒。
  - 股骨内侧髁和外侧髁的冠状面骨折可用大号点式复位钳复位并加压固定。
  - 对于股骨内侧髁的冠状面骨折，也可通过外侧入路用点式复位钳复位并加压固定。
    - 点式复位钳的一个尖端通过伸肌装置深面置于股骨内侧髁的前面，另一个尖端通过髁间窝置于股骨内侧髁的后内侧（图20-5）。
  - 多枚克氏针从前向后临时固定复位的骨折。
  - 当使用非锁定接骨板或多轴锁定接骨板时，应在放置接骨板前用拉力螺钉坚强地固定Hoffa骨折。
    - 然而，当使用单轴锁定接骨板时，应先放置接骨板，再用拉力螺钉坚强地固定Hoffa骨

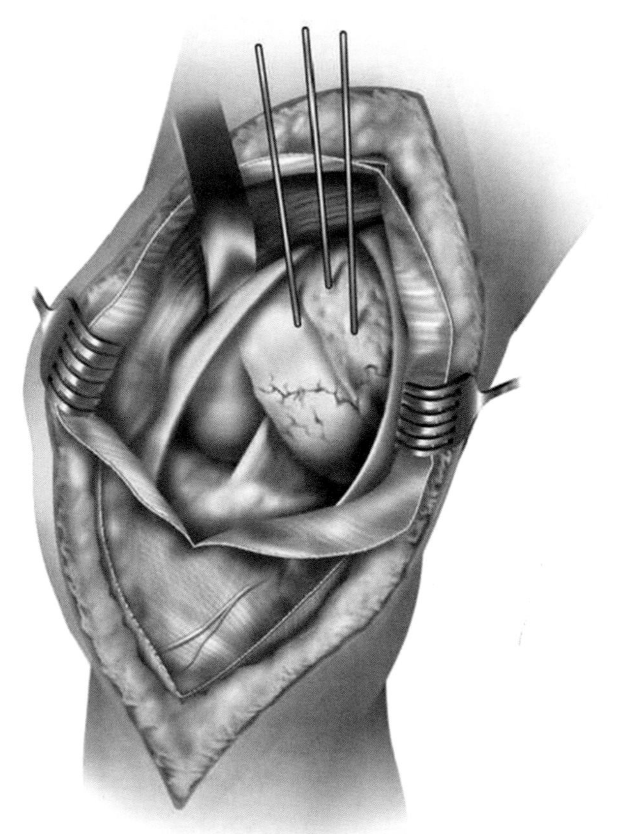

图20-4 可经皮或髌旁内侧的小切口放置克氏针和螺钉，以固定内侧Hoffa骨折。

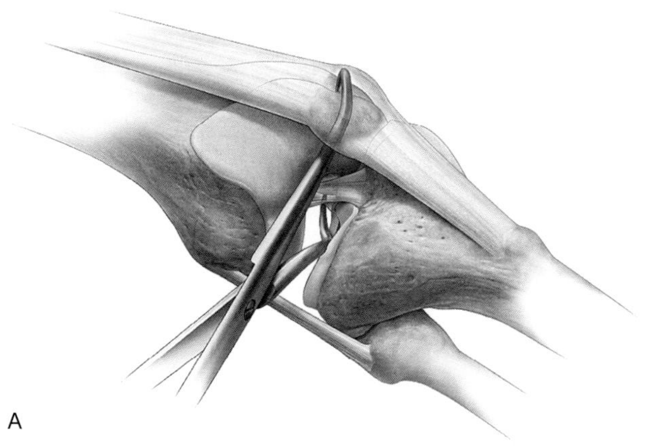

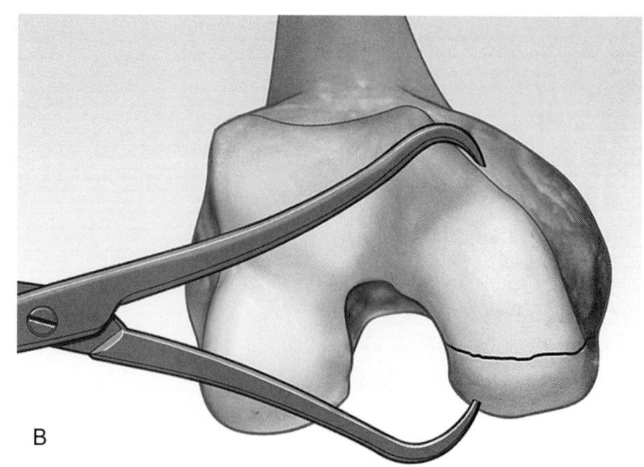

图20-5 大号Weber钳通过外侧入路经过髁间窝固定股骨内侧髁的冠状面骨折。

折，以免从前向后固定 Hoffa骨折的螺钉影响接骨板上单轴锁定螺钉从外向内的拧入。

- 股骨髁倾斜面的角度和冠状面骨折的部位决定了螺钉固定的部位和方向。螺钉应垂直于骨折面固定。
- 通常选择直径2.7 mm或3.5 mm的皮质骨螺钉（如果螺钉通过关节软骨，则使用螺钉埋头技术），或无头加压螺钉从前向后固定股骨髁骨折（图20-6）。
- 外侧髁螺钉在矢状面平行于股骨外侧髁的倾斜面，螺钉从内向外与垂直线呈10°夹角拧入。内侧髁螺钉在矢状面平行于股骨内侧髁的倾斜面，螺钉从外向内与垂直线呈25°夹角拧入（图20-7，图20-8）。

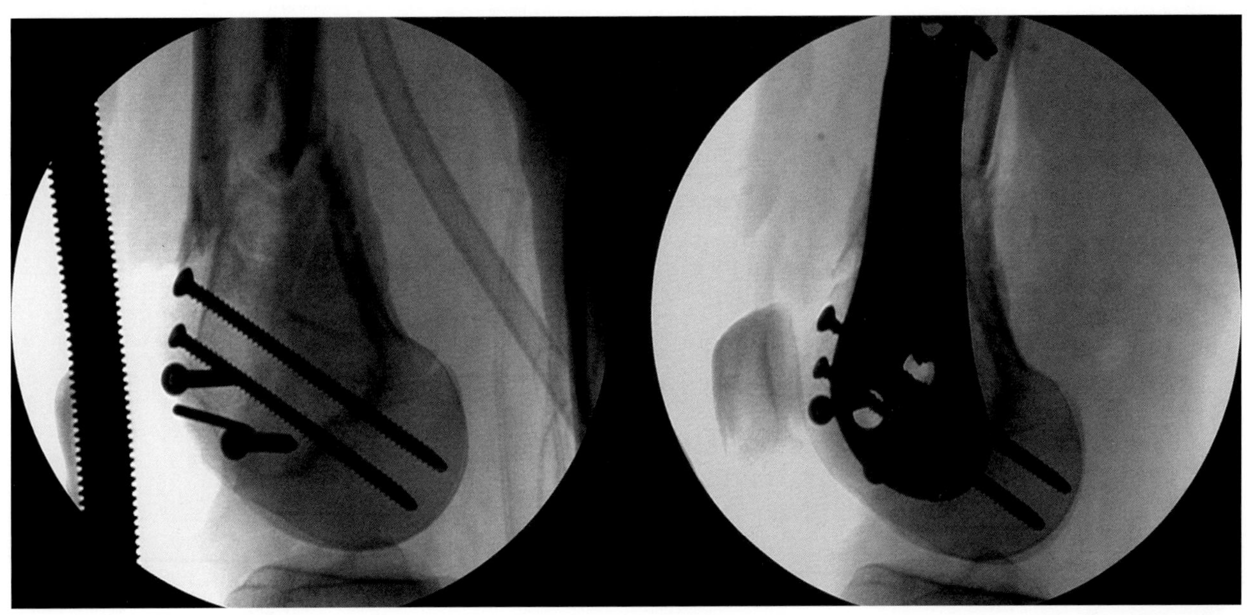

图20-6　从前向后固定冠状面骨折的拉力螺钉。注意这些拉力螺钉的位置可能影响从外向内通过外侧接骨板的锁定螺钉的放置。

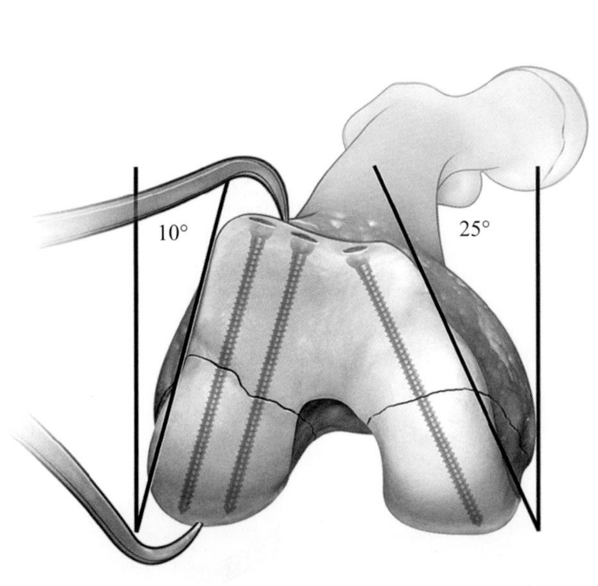

图20-7　在计划置入内植物固定冠状面骨折时必须考虑股骨远端的解剖。内侧螺钉进钉点更偏向内侧。

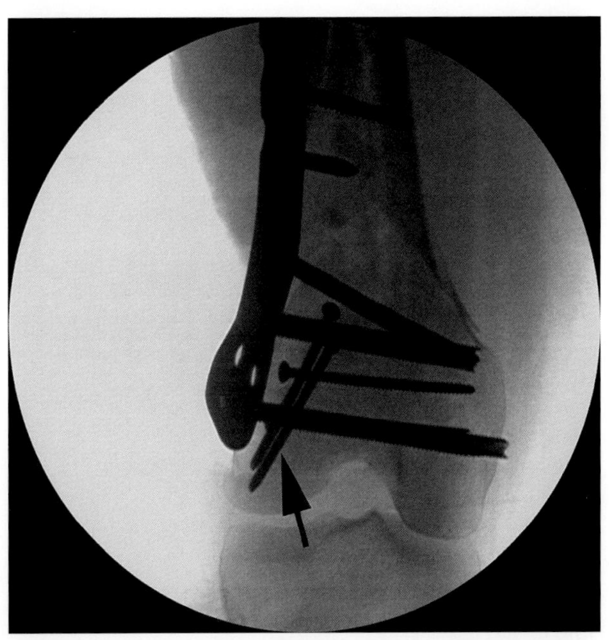

图20-8　固定外侧髁冠状面骨折的螺钉常斜向放置在股骨外侧髁内。

- 这些螺钉应以拉力螺钉加压的方式拧入，螺钉头应埋入关节软骨。
    - 内侧髁螺钉可另外通过前内侧的小切口和内侧髌旁入路拧入。
- 一旦稳定了冠状面骨折，可开始复位并临时固定矢状面的髁间骨折。在骨折复位前，必须彻底清除关节内游离的骨块、软组织和血肿。对于骨质致密的年轻人，这尤其重要。
- 若骨折轮廓允许，可在股骨内、外上髁 Blumensaat 线处放置大号点式复位钳，均匀地加压矢状面的髁间骨折（图20-9）。
    - 点式复位钳的尖端应放在两侧股骨髁的旋转中心。如果点式复位钳的位置偏前，可使股骨髁间骨折的前部得到加压，但骨折的后部可能分离（图20-10）。
    - 在一些特殊的骨折类型，点式复位钳的一个尖端放在髁间窝处，另一个尖端放在髁上也可获得骨折复位所需的力向量（图20-11）。
        - 对于单独的髁间窝骨折，也可使用同样方式复位。
- 在股骨髁或髁上放置粗的（2.0 mm或2.4 mm）克氏针作为操纵杆，便于对髁间骨折块在屈伸方向上的移位进行复位（图20-12，图20-13）。
- 放置多枚克氏针穿过骨折线临时固定复位骨折。
    - 克氏针应放置在股骨外侧髁的周围，如关节软骨的外缘和外上髁的前后，以免影响接骨板的放置（图20-14）。
    - 如果克氏针阻碍了接骨板置于理想位置，但是对于骨折的复位这些克氏针又至关重要，

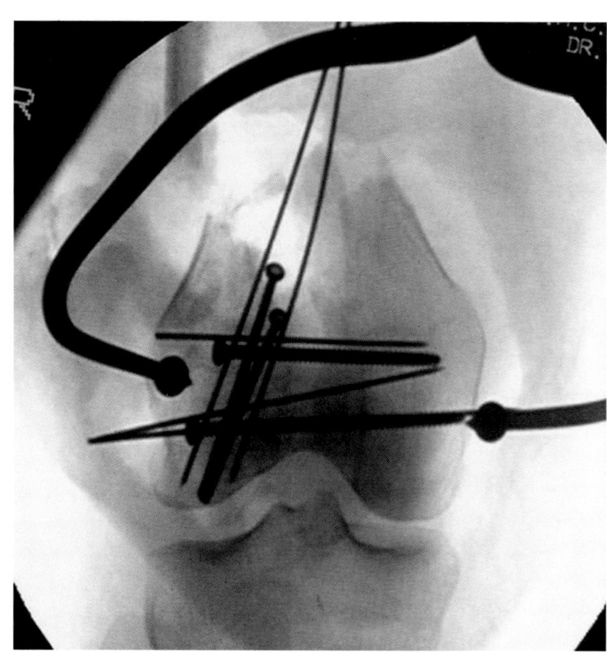

图20-9 复位钳的两个尖端分别放置在两侧股骨髁的中央，相对挤压复位髁间骨折。

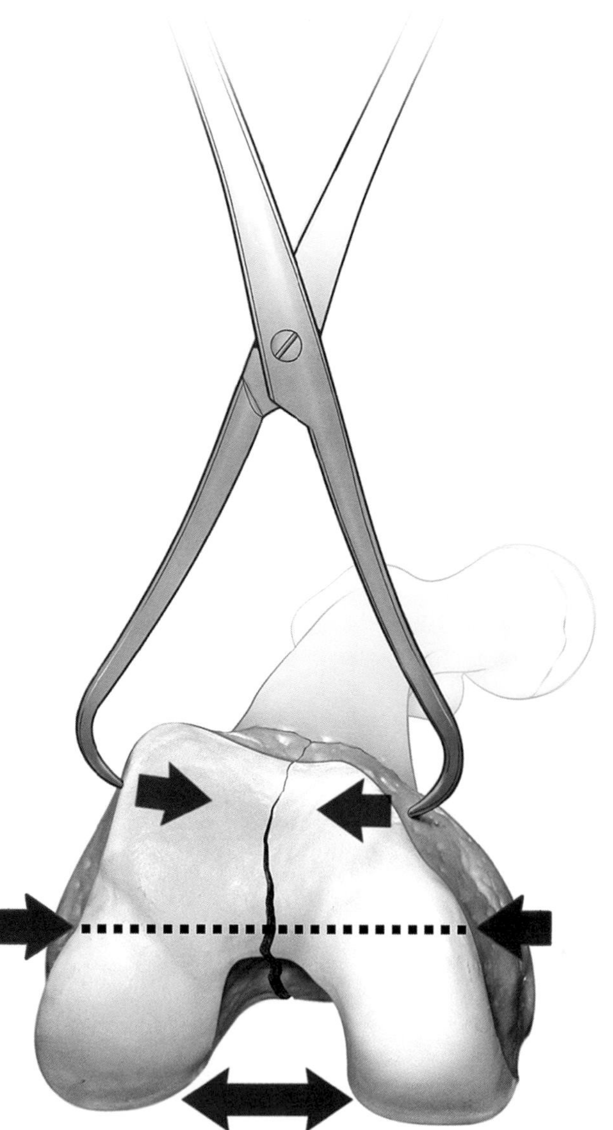

图20-10 如果偏前放置髁间复位钳，股骨髁的后部可能分离（底部双箭头所示）。放置复位钳的理想位置是在Blumensaat线水平稍稍偏后（中间箭头和点状虚线所示），这可以使骨折部位获得平衡的加压。

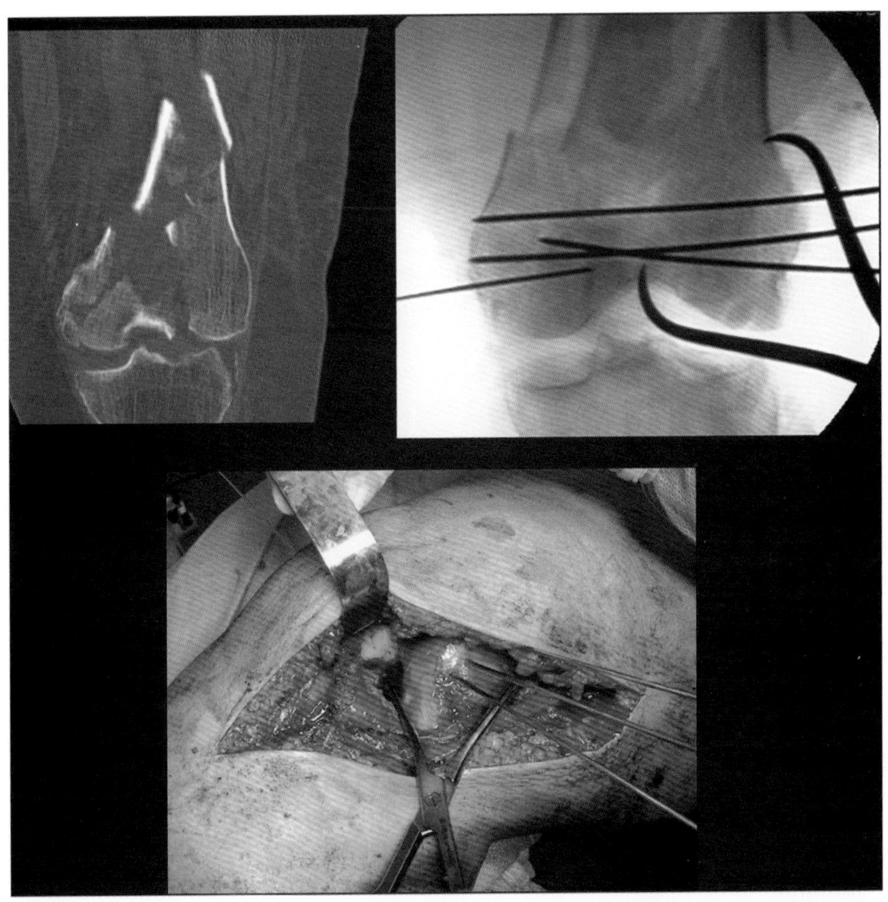

图20-11　当一个分离的股骨髁间或髁间窝骨折块包含部分外侧髁时，复位钳的一个尖端应放置在骨折块的髁间窝处，另一个尖端放在外上髁处，夹复位钳可获得合适的复位力向量。

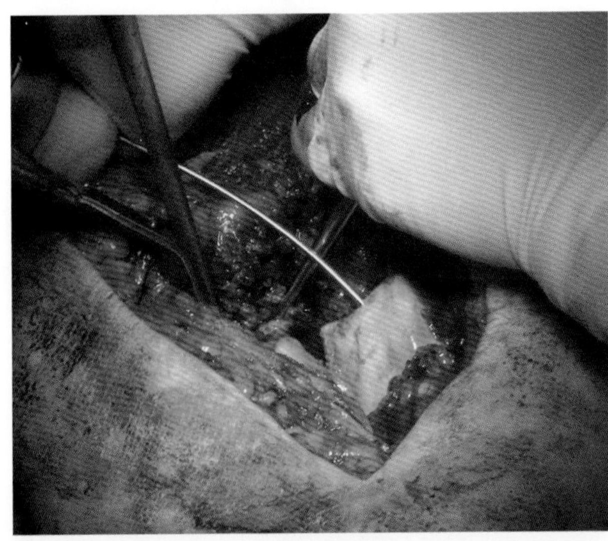

图20-12　使用克氏针操纵股骨外侧髁，可使其在多个平面上成角、移动和旋转。

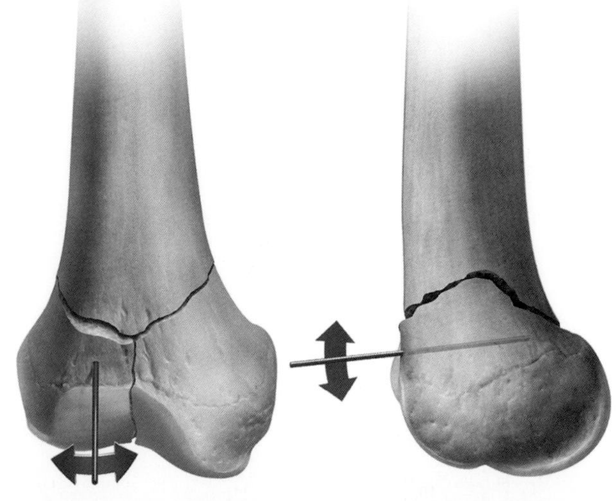

图20-13　在关节面的稍近端从前方向股骨髁插入斯氏针，这对于运用手法矫正股骨髁内、外侧旋转和屈伸畸形特别有效。

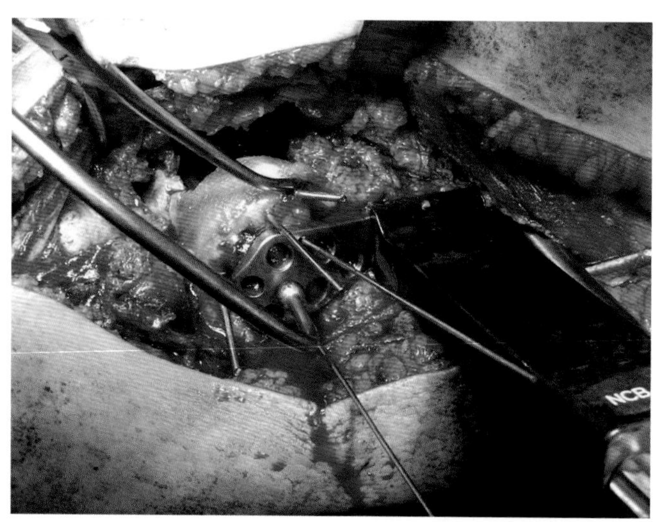

图20-14 在关节面的稍近端从前方向股骨髁插入克氏针，这对于运用手法矫正股骨髁内、外侧旋转和屈伸畸形特别有效。

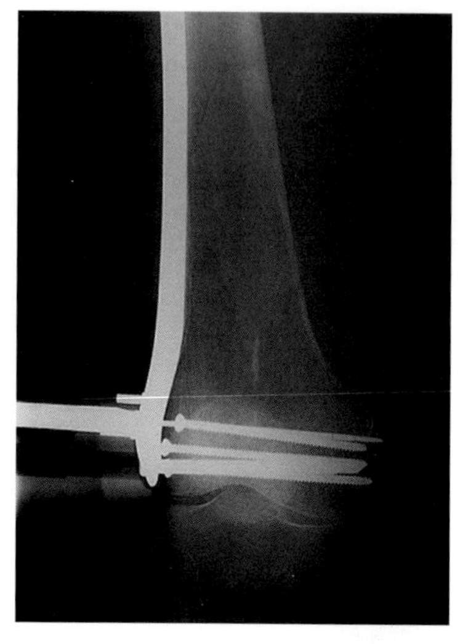

图20-15 在不影响放置外侧接骨板的部位使用髁间拉力螺钉加压固定关节。

那么可将克氏针从外侧向内侧打入，穿出股骨远端内侧骨皮质及皮肤。

- 然后在内侧将克氏针缓慢拔出，直至克氏针尖端刚好与股骨外侧髁的骨皮质平齐。
- 当接骨板放置在股骨外侧髁时，这种方法可以解除任何可能由克氏针产生的阻碍。

○ 或者，克氏针从内侧向外侧经皮穿入固定骨折也可达到相似的目的。与克氏针从外侧向内侧穿入相比，克氏针从内侧向外侧经皮穿入的准确度似乎相对较低。

- 在股骨外侧髁接骨板的前方和远端可先垂直于骨折线放置螺钉（直径3.5 mm）。置入这些螺钉尾端要与外侧皮质基本平齐，以免影响钢板放置（图20-15）。
- 放置髁间螺钉时应牢记股骨髁的解剖。
  ○ 前方螺钉放置的方向应轻度倾斜10°。
  ○ 此外，在平行于股骨远端内侧髁斜面的前后位X线影像上，双皮质的髁间螺钉不应穿出内侧骨皮质。
  ○ 螺钉的穿出可以引起局部滑膜炎或膝关节疼痛。
  ○ 为了充分地评估螺钉尖与内侧骨皮质的关系，在X线透视股骨远端时股骨需内旋，或将C臂机外旋25°（图20-16）。

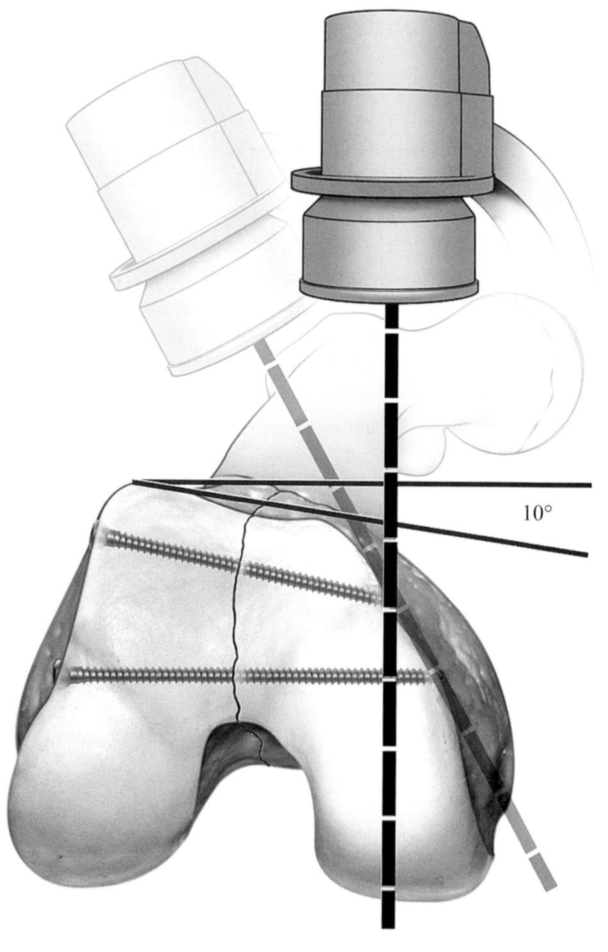

图20-16 依据股骨髁的解剖和骨折面，髁间螺钉正确拧入角度的示意图。由于内侧髁呈梯形，在前后位的X线影像上，皮质螺钉不应穿过内上髁的骨皮质边界。将股骨内旋或将C臂机外旋获得内上髁切线位影像，可以更精确地测定螺钉长度。

- 如果是关节面粉碎性骨折，可用2.0 mm或2.4 mm小螺钉固定小的冠状面和髁间骨折块（图20-17）。
- 另外，可以放置“边缘钢板”和多枚拉力或位置螺钉来稳定骨碎片。
- 当关节骨折块获得解剖复位和牢固固定后，即可恢复肢体的长度和对线。
  - 有时会在股骨外侧髁稍近端的髁上区出现骨皮质的相互咬合。
    - 为此，仅需极少的软组织分离，通过剥离股外侧肌远端肌纤维，就可暴露并复位骨折。
  - 通常，干骺端粉碎性骨折更常见，更需要运用间接复位手法复位骨折。
- 由于附着的腓肠肌和伸肌装置的牵拉，远端的关节骨折块相对于股骨干骨折块呈过伸位畸形(图20-18)。

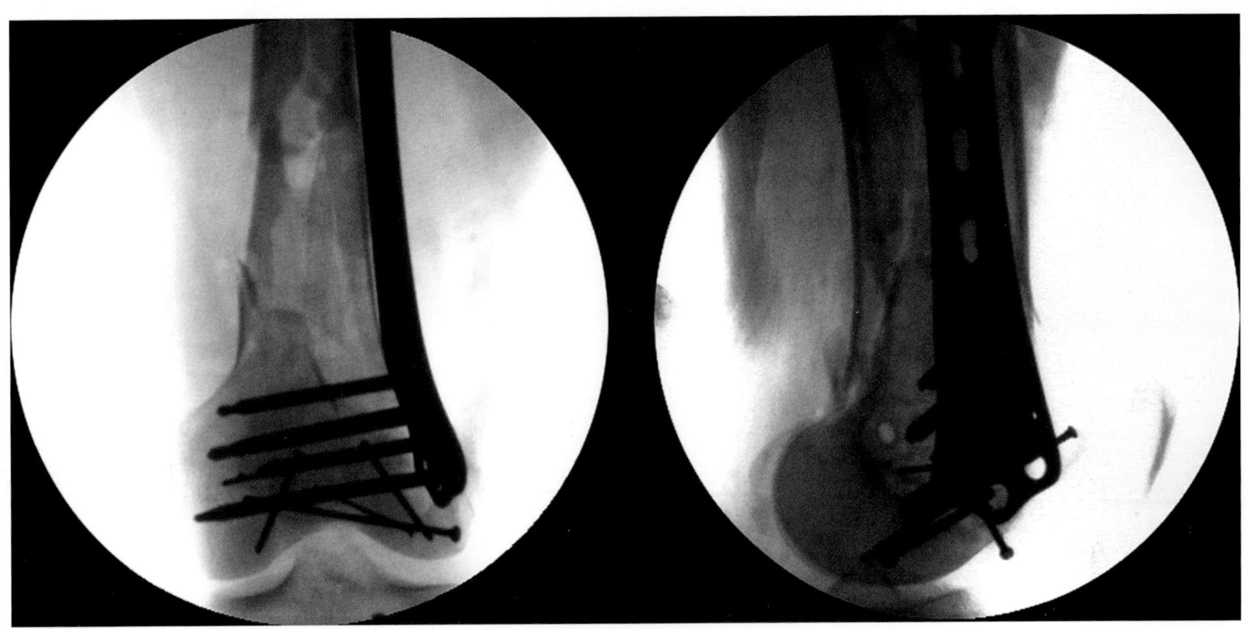

图20-17　如果是关节面粉碎性骨折，可使用多枚小螺钉埋头固定骨软骨骨折块。

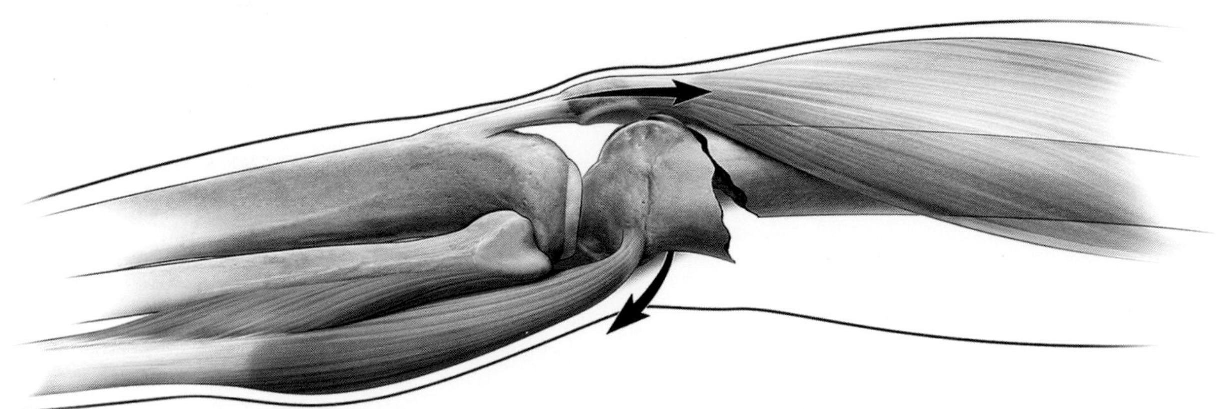

图20-18　股骨远端干骺端骨折典型的畸形包括肢体短缩和骨折块向后成角，这主要由腓肠肌和伸肌装置的牵拉所致。

- 在股骨及胫骨前方放置股骨撑开器以恢复肢体长度。
  - 使用单独的Schanz钉或接骨板可以辅助矫正股骨内翻或外翻畸形（图20-19）。
- 也可在前方放置外固定支架以恢复肢体长度，类似于临时放置的超关节支架。
  - 在股骨前方矢状面方向放置外固定支架时，其螺钉不会影响股骨远端外侧髁的暴露和接骨板的放置。
- 在股骨远端的干骺端-关节骨折块前方打入Schanz钉。
  - 利用Schanz钉可以直接控制关节骨折块的屈伸。
  - 这个Schanz钉能够固定在外固定支架上，或者在用Schanz钉进行复位后，用克氏针临时固定已经复位的股骨远端关节骨折块（图20-20）。

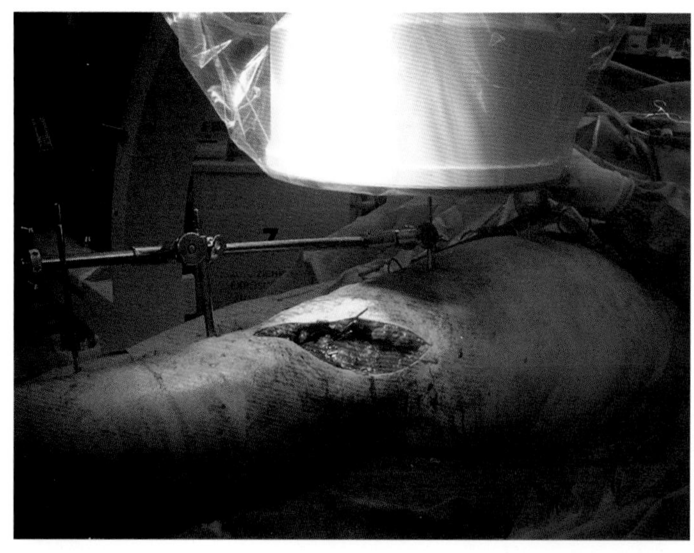

图20-19 前方放置股骨撑开器有利于间接复位。由于过度牵引可加重畸形，必须仔细评估矢状面的畸形。

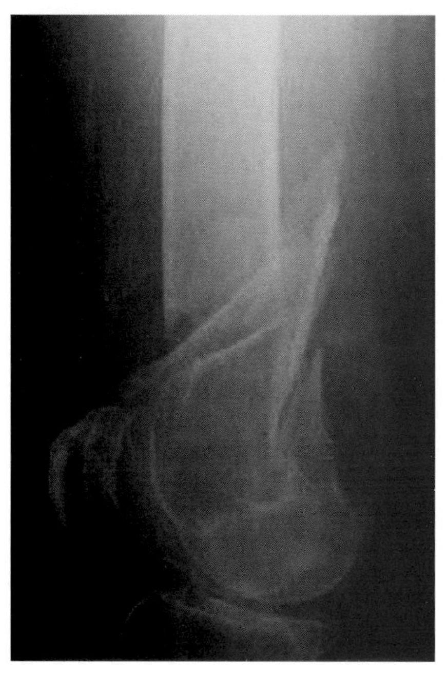

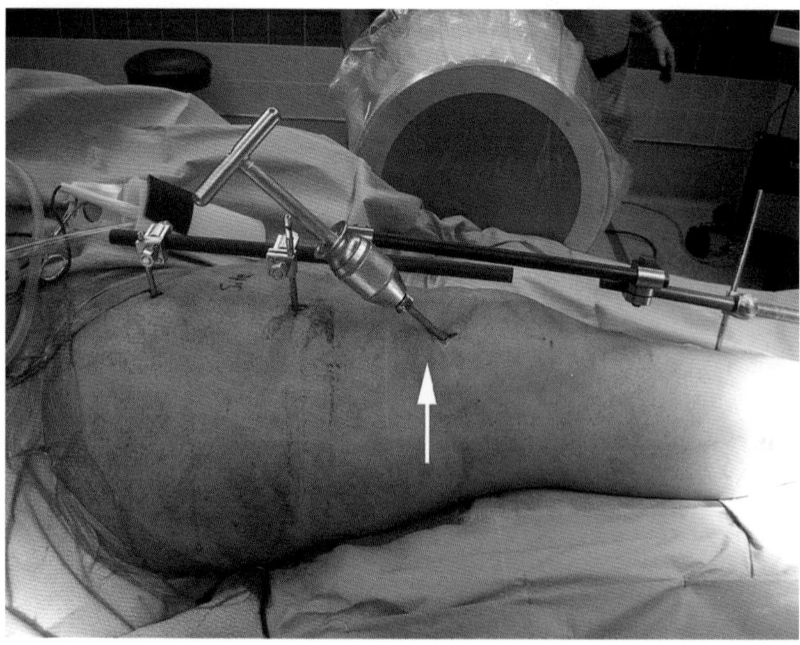

图20-20 从前方经皮放置在股骨髁骨折块的Schanz钉可用来矫正骨折部位的屈曲畸形或更常见的过伸畸形。

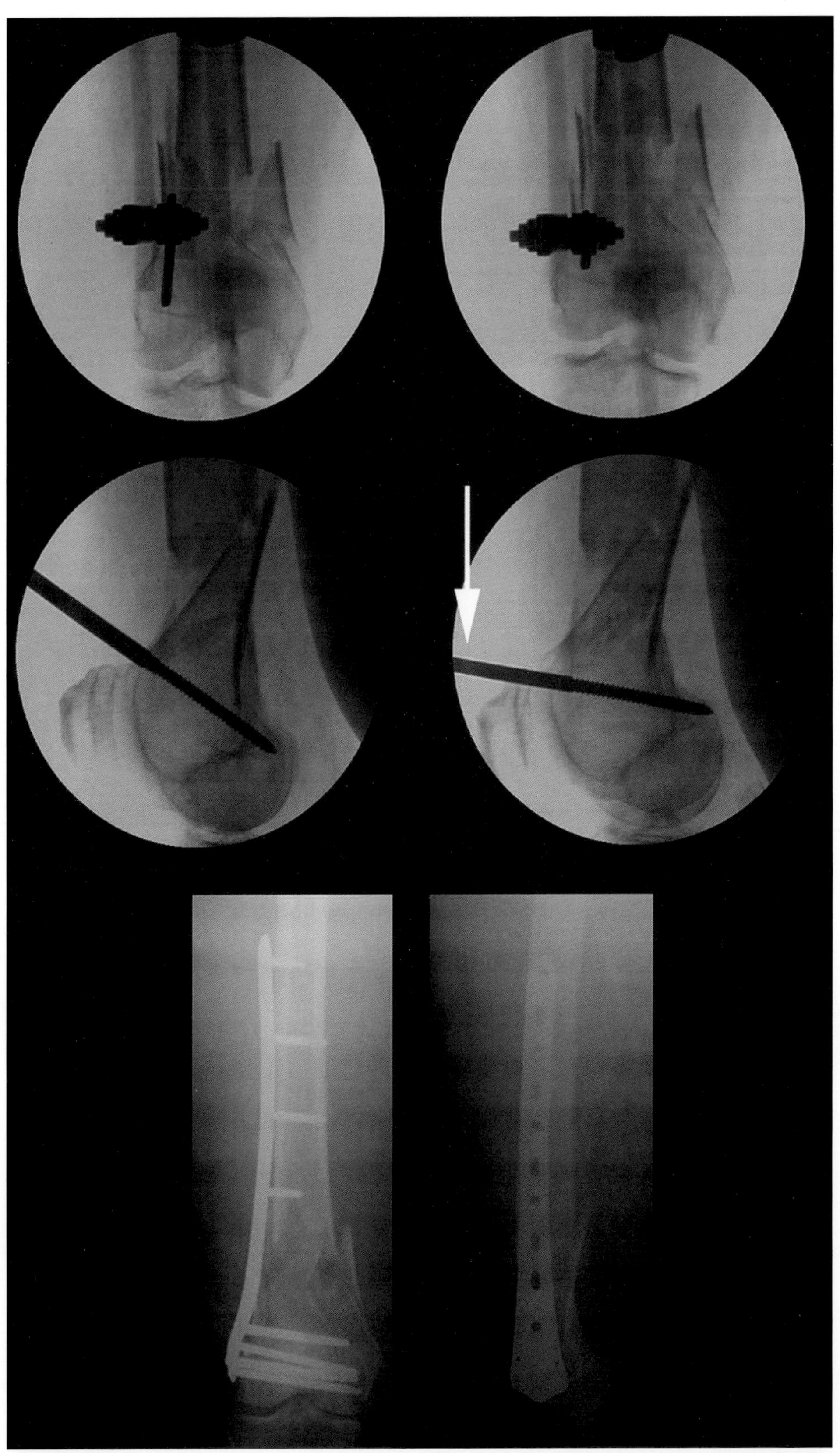

图20-20（续）。

- 在患者膝关节的后方放置垫子也有助于矫正骨折部位的过伸畸形（图20-21）。

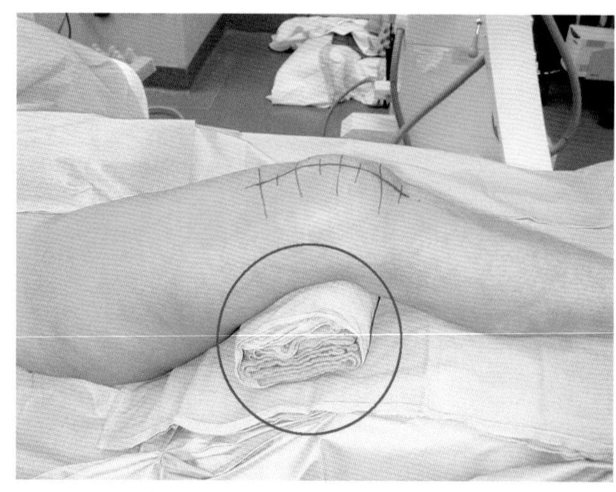

图20-21 在股骨远端干骺端骨折尖端下面放置垫子对抗腓肠肌的牵拉，这是一种有用的骨折复位手段。

TIP 股骨远端骨折的矢状面矫正：前后钳夹复位技术

Mark R. Adams, Michael S. Sirkin

病理解剖

股骨远端骨折的典型畸形是在矢状面上骨折尖端向后成角，由于腓肠肌对远端骨折段的牵拉所致（图20-22，图20-23）。

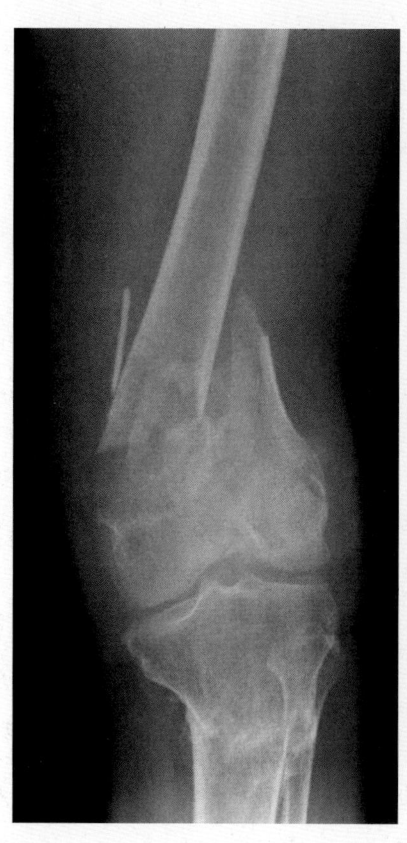

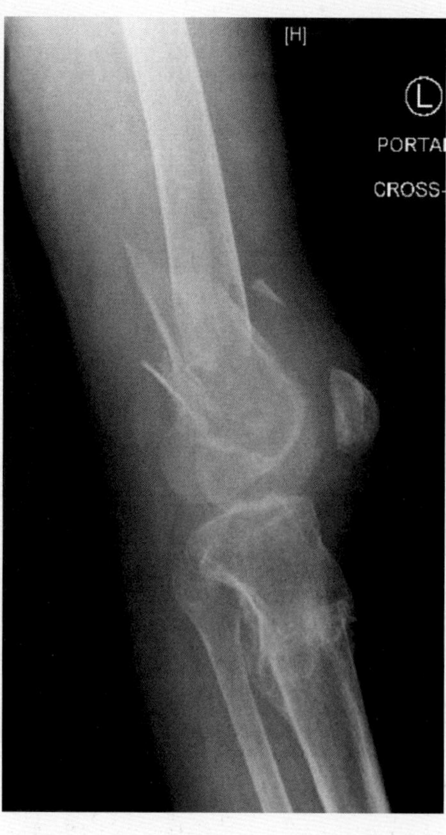

图20-22 术前正位和侧位X线片显示股骨远端骨折的尖端向后成角畸形。

解决方案和操作技术

- 纠正这种畸形的操作包括以下步骤：
  - 在远端骨折段下方放置一个凸垫或托架（图20-23）。
  - 使用Schanz钉矫正畸形，将针置于内侧和/或外侧髁突，沿矢状面连接到前置的外固定支架上。
  - 远端需要足够的骨量来固定Schanz钉。
  - 每枚Schanz钉都可通过与前后置入的半钉或横杆连接到外固定支架上。可通过添加额外的横杆和钉杆夹块实现静态连接，也可使用烟卷引流管或管型弹簧夹实现弹性连接。调整引流管的直径（如13 mm、19 mm、25 mm）和管型弹簧夹的松紧，可使骨折在矢状面得到理想的复位。
- 前方外固定支架上的连接杆也可被前后放置的大号点式复位钳钳夹来完成复位。
  - 在图20-24~图20-26中用了大号Weber钳，其他复位钳（如四方钳）也可起到类似的作用。

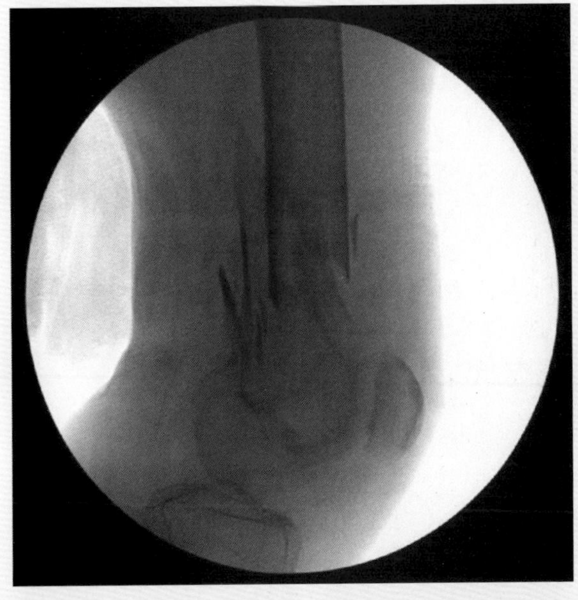

图20-23　术中侧位透视图显示由于腓肠肌的牵拉，远端骨折段通过膝关节向后弯曲和平移。

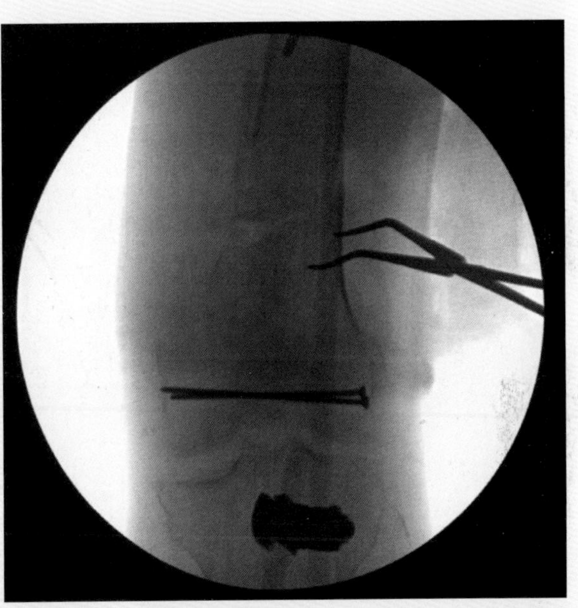

图20-24　术中前后位透视图像，显示通过外侧入路放置的大号Weber钳，从前向后钳夹复位。

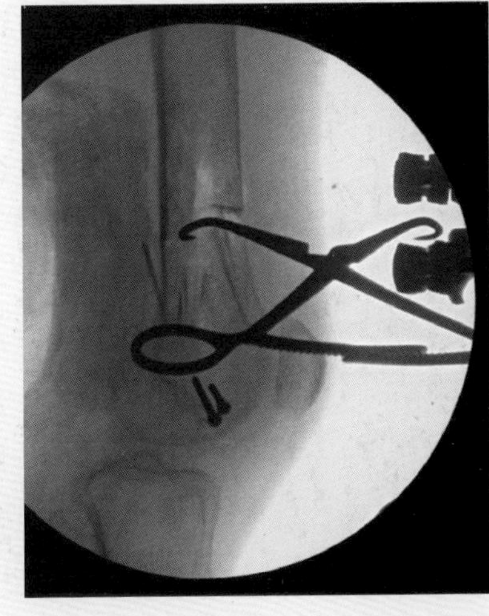

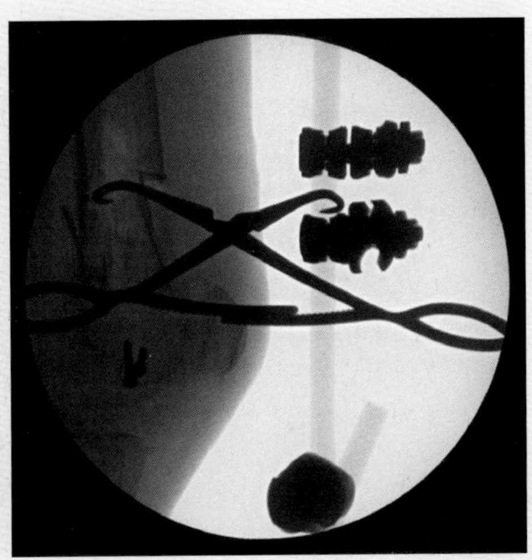

图20-25　术中侧位X线片，显示大号Weber钳已经纠正了远端骨折段的伸展（尖端向后成角）和后移畸形。钳子后方的齿于远端骨折段的后外侧的钻孔中；前齿于前方外固定支架的横杆上。

- 也可选择带有球型尖端的骨盆复位钳进行钳夹复位。
- 在远端骨折段的后部或后外侧的单皮质钻孔，便于复位钳后侧齿的固定，前齿钩到前方外固定支架的横杆上。
- 这将“屈曲”远端股骨骨折段以抵消尖端向后的成角畸形，并将远端股骨段向前平移（图20-25）。

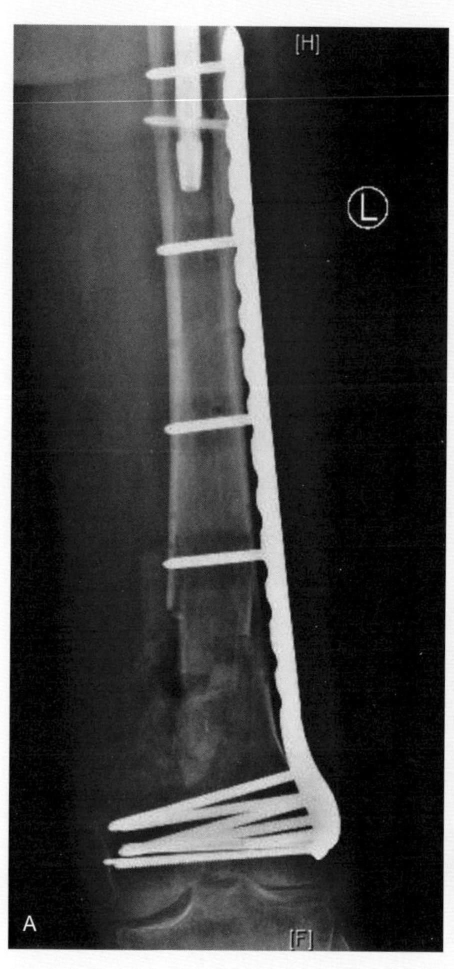

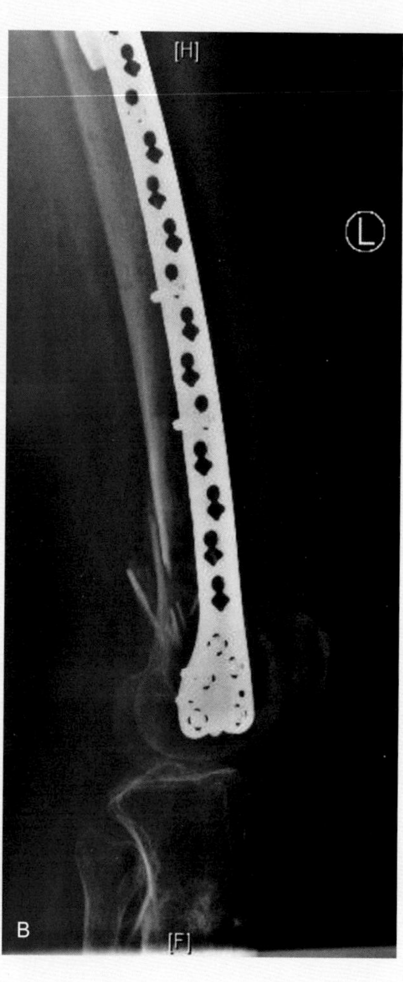

图20-26 术后正位和侧位影像显示最终固定状态。

- 对于干骺端粉碎性骨折，复位干骺端的外侧面有助于恢复长度和轴向对位，以及纠正关节骨折块相对股骨干的旋转移位。
  - 对于干骺端骨折块极度粉碎无法精确复位的病例，术中也可借助透视或从股骨头中心到踝关节中心拉线来判断肢体的复位情况。
  - 在这些病例中，对于粉碎性骨折可尝试用2.0 mm直形接骨板和2.4 mm螺钉固定。
  - 粉碎的内侧干骺端不应在直视下暴露，以免局部软组织被过多剥离，或血运被破坏严重而影响骨愈合。
  - 可经外侧切口通过骨折处的骨松质推挤或牵拉来复位内侧粉碎的骨折块。
- 为了复位大块的髁上骨折，常需联合使用多种复位方法（图20-27）。
- 关节骨折块与股骨干复位后，对于干骺端粉碎性骨折可用外侧锁定接骨板固定。
  - 接骨板在股外侧肌深面，骨膜的外面，沿着股骨外侧皮质向近端插入。
  - 接骨板放置在恰当位置后，在其远、近端各放置克氏针做临时固定。
- X线透视接骨板的位置。
- 随后用螺钉将接骨板对股骨干和远端关节骨折块做临时固定。
- 再次经多平面的X线透视证实整个股骨的长度得到恢复，旋转、屈伸移位得到矫正。
- 逐步拧入其他螺钉，完成最终固定（图20-28）。
- 通过锁定螺钉的单皮质固定或双皮质固定，或用远端皮质锁定普通螺钉，可以根据需要调节内固定的刚度。
- 过于刚性的结构可能会使患者出现干骺端不愈合的风险。
- 将所有残留的干骺端粉碎骨折块挤压到干骺端的内侧和（或）后部。
- 理论上这为内侧骨的愈合提供了支架，并留下了前外侧窗，以备延迟植骨时所需（图20-29）。

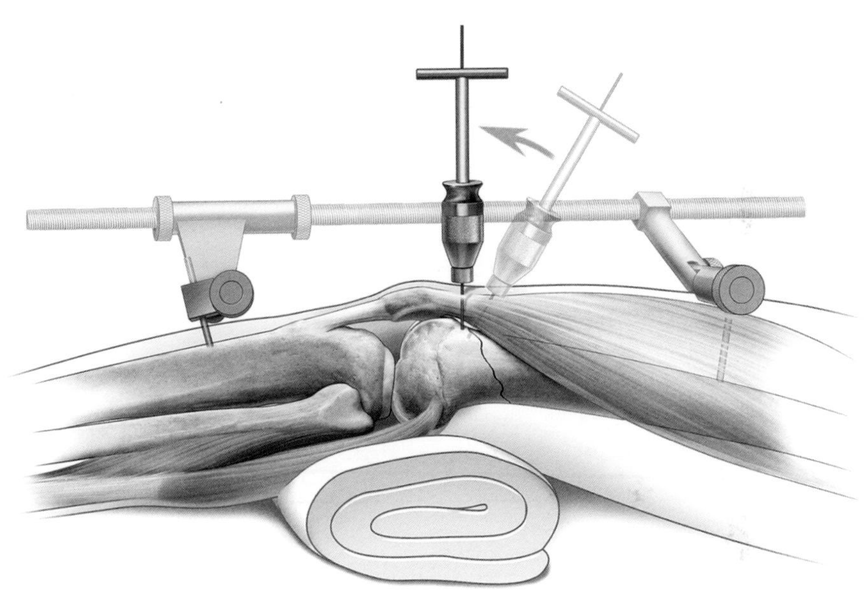

图20-27　干骺端典型的手法复位包括手法牵引肢体、Schanz钉操纵杆、股骨撑开器或外固定支架，以及放置垫子。

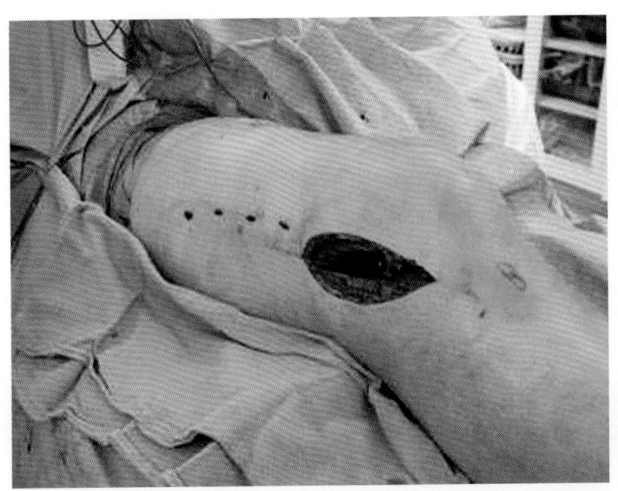

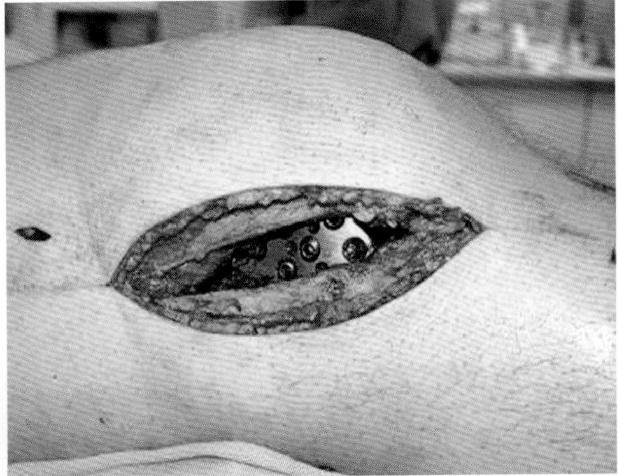

图20-28　在肌肉下滑动插入一块外侧锁定接骨板，近端股骨干部的螺钉经皮放置。

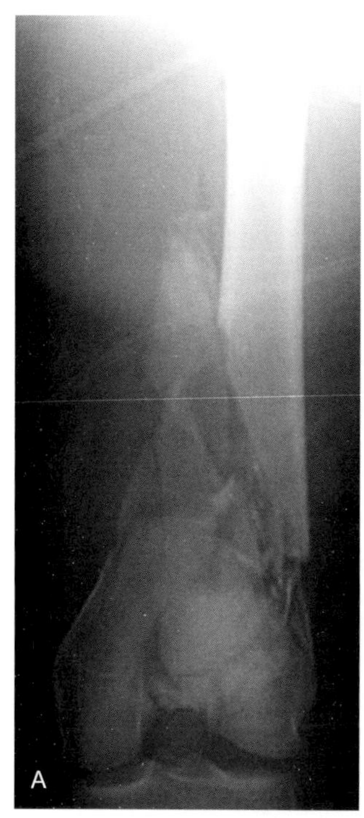

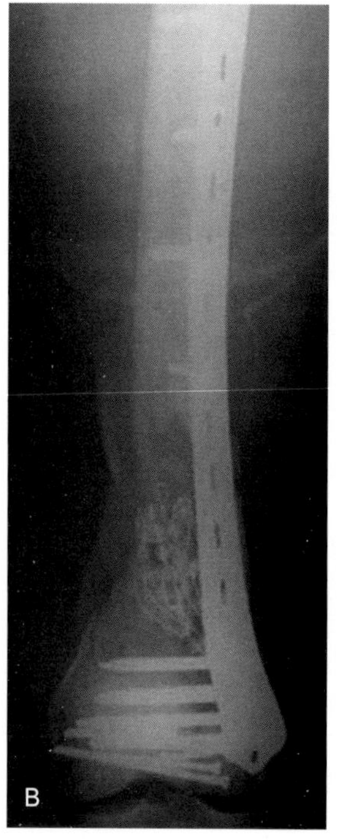

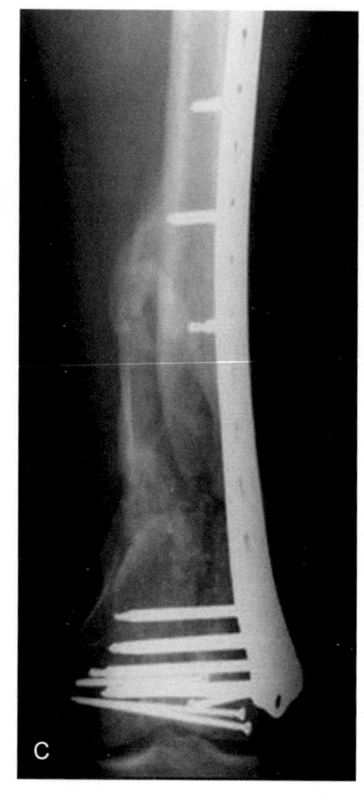

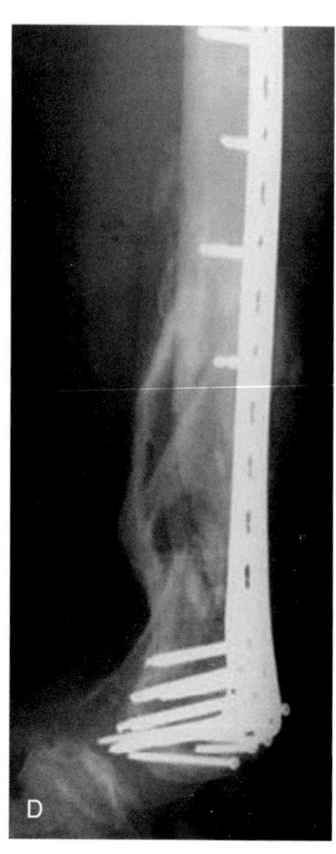

图20-29 A. 显示股骨远端粉碎性骨折切开复位内固定后伴干骺端骨缺损。B. 向内侧推挤粉碎的骨折块并放置含抗生素的小珠链，便于计划以后可能需要的前外侧植骨手术。C、D. 最终股骨后内侧骨桥桥接，骨折愈合。

TIP 肥胖患者股骨远端骨折的治疗

Clay Spitler

病理解剖

超重的肥胖患者发生股骨髁上骨折，将会在患者体位摆放、骨折复位固定方面产生诸多困难。在肥胖患者中，股骨远端骨折治疗的许多方面都很具挑战性，包括患者体位摆放、恢复合适的冠状面和矢状面力线及术后安全的活动。

解决方案

在患者体位安置方面，将搁手板放置在健侧可使患者安全地固定于术台上。将腹部软组织推离手术区域并固定，可使股骨近端易于暴露。使用逆行髓内钉配合侧方锁定钢板可间接复位干骺端骨折，并能提高轴向和旋转稳定性，从而降低肥胖患者在活动期间因体重负荷导致内固定失败的风险。

操作技术

- 肥胖患者下肢/骨盆骨折手术的手术台，可在健侧放置手臂板，提供额外的床宽，并不妨碍透视成像（图20-30，图20-31）。
- 体位摆放完成后（如臀部垫枕），如果患者的腹部皮下脂肪组织阻碍了手术视野，可手动调整其位置，并使用胶带固定在手术台两侧，防止干扰手术。
    - 头低脚高位有助于将腹部赘肉向头部方向偏离，远离术野。
    - 如果计划将腹部赘肉固定于胸部，必须在手术开始前确保患者能够得到充分的通气。
    - 在某些极端情况下，为了帮助转移和固定腹部的赘肉，需要多根缝线或毛巾夹

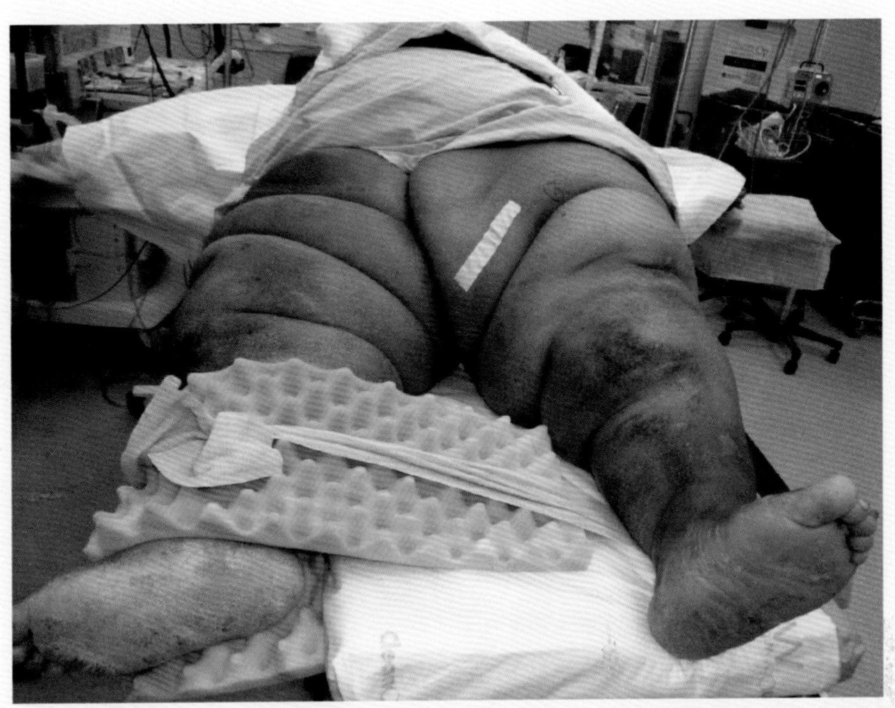

图20-30　将搁手板沿手术台侧面放置可提供额外的床宽，以适用于肥胖患者。这是一张常规悬臂式手术室可透视手术床的照片，其重量限制为1 000磅（1 lb=0.454 kg）。

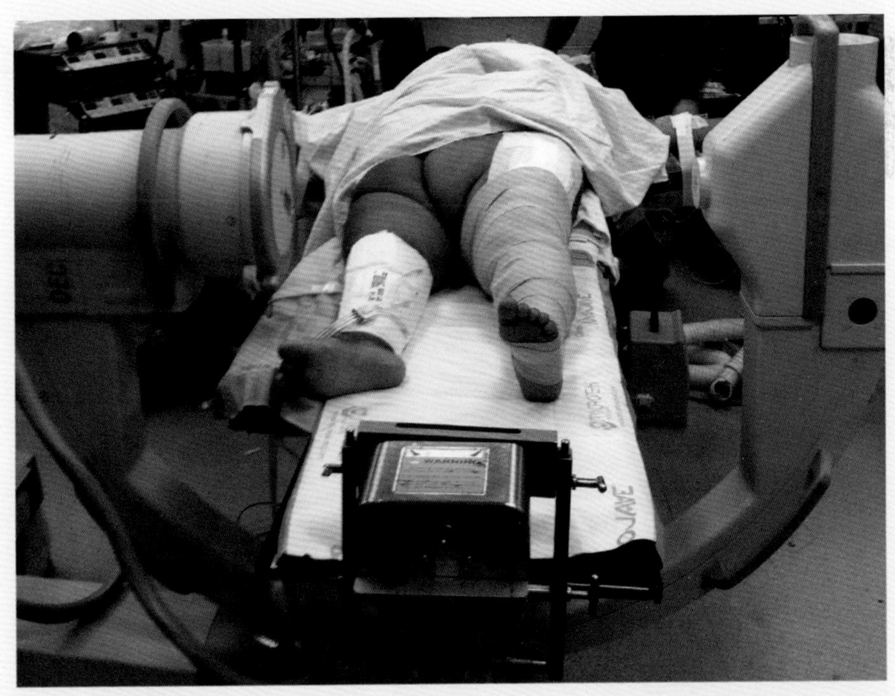

图20-31　对侧手臂支架不会阻碍透视成像。该患者位于承重限制为500磅（1 lb=0.454 kg）的双支撑、可透视平面手术床上。

配合使用（图20-32，图20-33）。

- 在固定好腹部赘肉后，使用异丙醇和氯己定来清洁新暴露的皮肤（皮肤通常被厌氧菌和真菌所寄生，因此清洁十分必要）。
- 即使可以恢复合适的力线，病态肥胖通常会妨碍患肢进行正常的有限负重和安全活动。
- 对于此类患者，使用髓内钉和外侧锁定钢板可增加固定的稳定性，并可间接复位干骺端的粉碎性骨折（图20-34）。
- 外侧髌旁入路可复位关节内骨折；劈髌腱或内侧髌旁入路可定位逆行髓内钉的进针点；直接外侧切口可行外侧钢板的插入。
- 若关节内的骨折复位需要单独的拉力螺钉固定，注意避开逆行髓内钉的进针点。

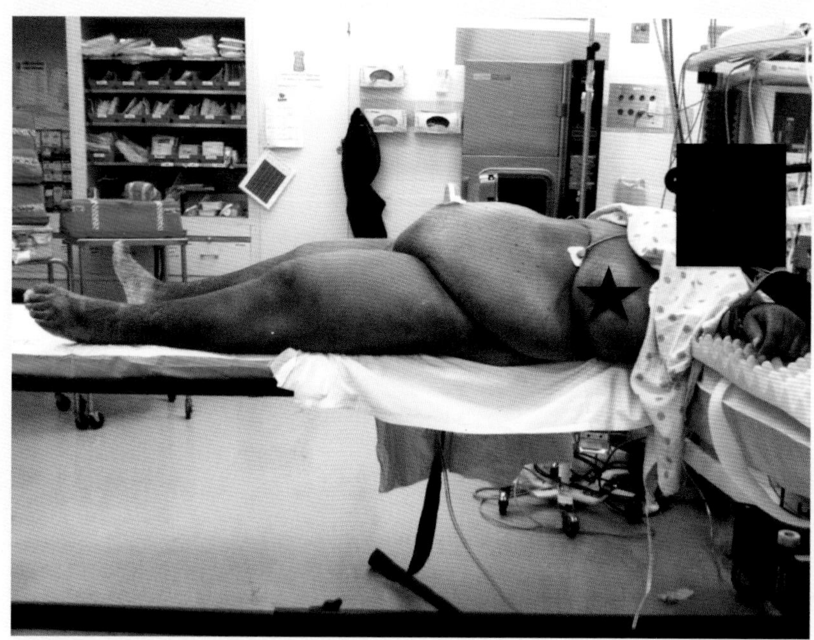

图20-32　腹部的赘肉覆盖于大腿和股骨近端。

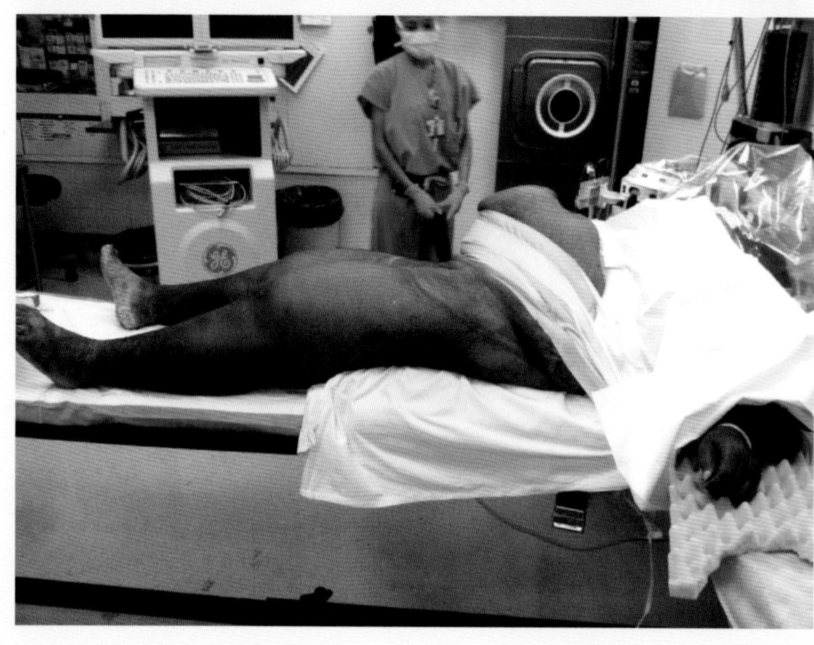

图20-33　在将腹部多余赘肉固定后，可以更好地暴露大腿和股骨近端。

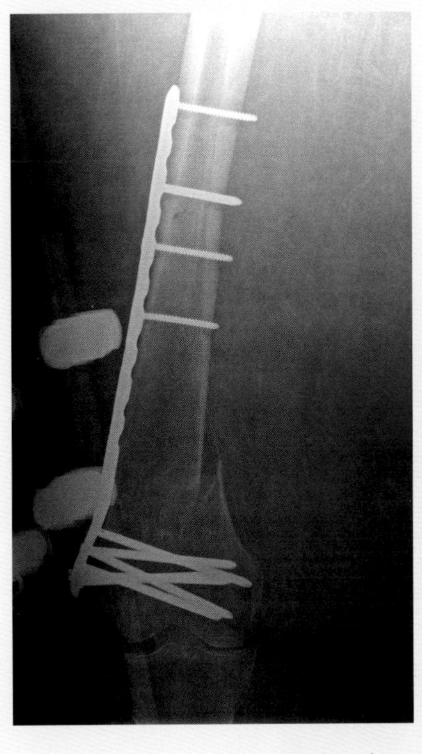

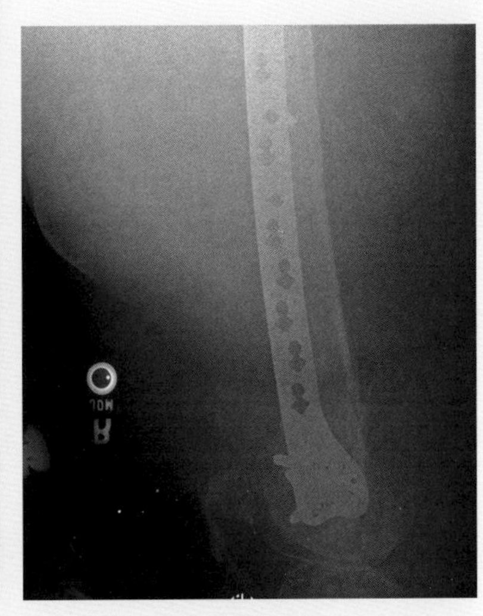

图20-34　股骨远端骨折内固定术后复位不良的正位和侧位X线图像。请注意软组织阴影的大小。

- 可以通过股骨远端或胫骨近端牵引进行暂时性复位。使用外固定支架时（图20-35），可在股骨近端和骨近端分别打入钢针，必要时，也可在股骨远端骨骺留置钢针（注意要避开髓内钉的钉道），以矫正矢状面和/或冠状面畸形。
- 在复位和固定关节内骨折块后，选择合适长度的外侧锁定钢板，透视下从肌肉下方插入（图20-36）。
- 透视下寻找髓内钉合适的进针点，并以正确的角度打入髓内钉的导针。
- 使用内侧髌旁或经髌肌腱入路建立髓内针的进针通道，将球顶导丝穿过入口进入股骨近端。如果需要较长的髓内钉，则外固定器针应放置在股骨近端干骺端内侧（图20-37）。
  - 在久坐和骨质疏松的病态肥胖患者中，只需要最少量的扩髓。
  - 外侧锁定钢板的导针及干骺端使用的单

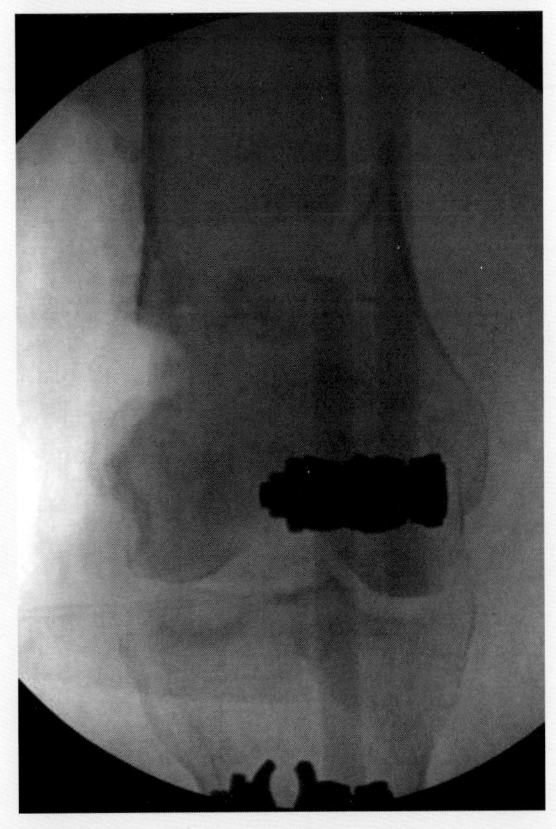

图20-35　利用外固定支架进行临时复位。

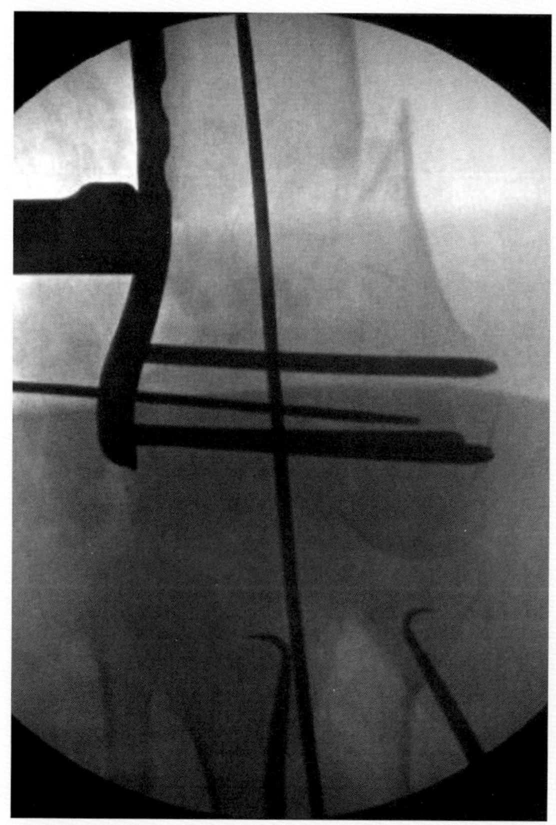
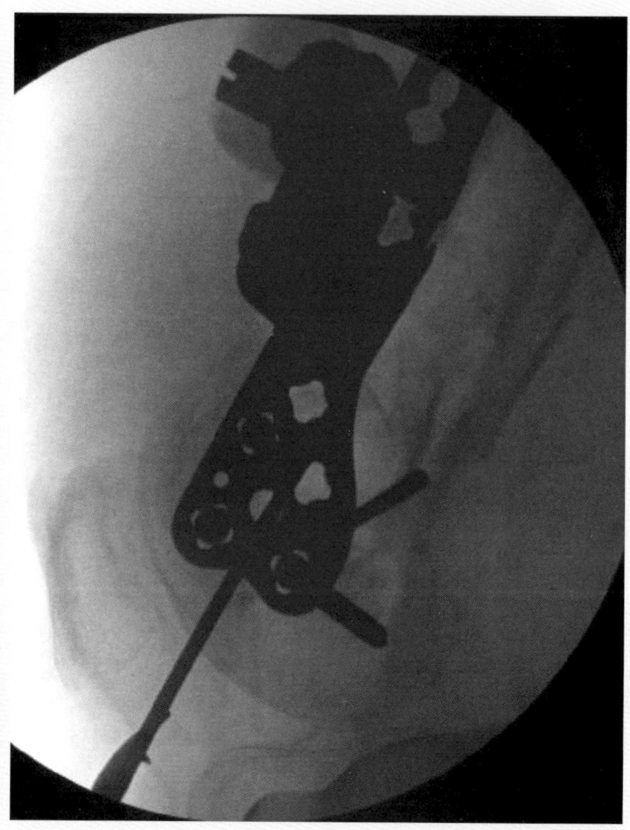

图20-36 使用股骨髁支撑钢板恢复股骨远端冠状面和矢状面力线，随后放置导针。请注意，髁贯穿螺钉要避开髓内钉的钉道。

皮质锁定/非锁定螺钉，可以辅助恢复冠状面力线/股骨远端外展角。
  - 必要时透视健侧进行对比，辅助判断复位情况。
- 逆行插入髓内钉。
  - 短钉可以避免近端外固定支架置钉的干扰。
  - 术前规划时，将外固定支架的置钉置于髓内钉通道外，也可以选择使用长钉。
  - 通过合适的进针点和进针角度，以及髓内钉在股骨近端髓腔内的位置，有助于确保粉碎干骺端骨折矢状面力线的恢复。

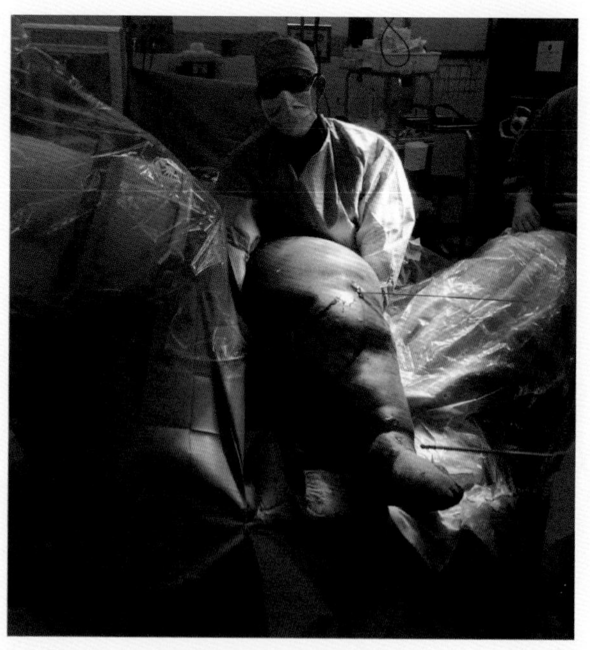

图20-37 股骨逆行髓内钉术中操作照片。

- 在干骺端，采用单皮质锁定螺钉可紧贴髓内钉固定，选择非锁定螺钉时避开髓内钉固定（图20-38）。
- 术后，患者通常需要最大限度的物理治疗辅助行动，并建议使用助行器进行部分负重保护（图20-39）。

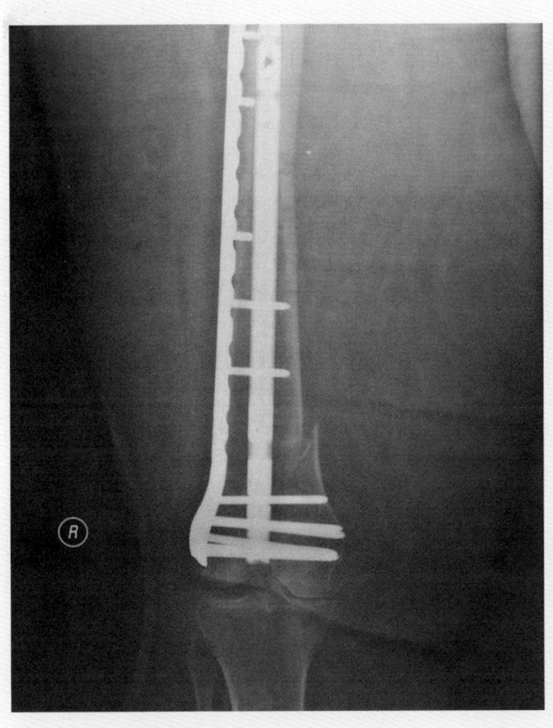
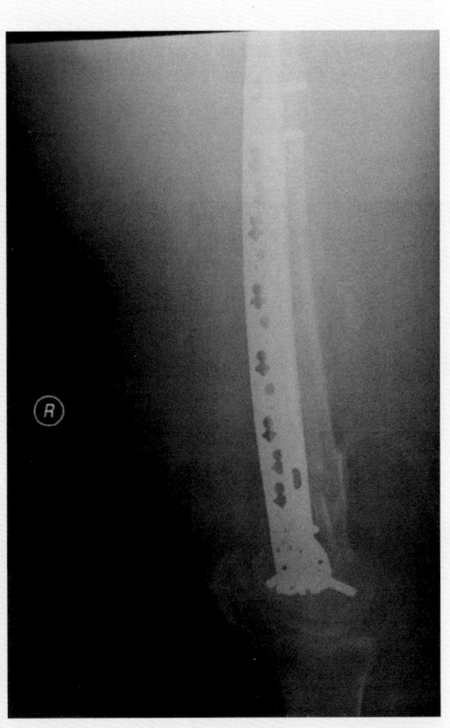

图20-38　术后正侧位X线片。

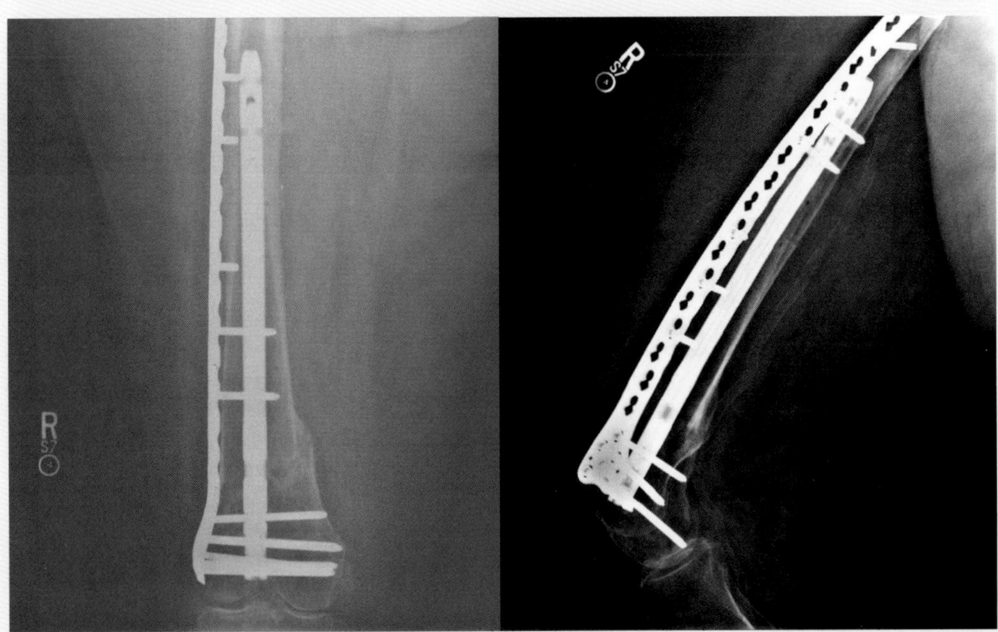

图20-39　骨折愈合后正侧位X线片。

- 对于伴有分离的滑车骨折块的单独的股骨内侧或外侧髁骨折，或复杂的内侧Hoffa骨折，借助塑形的重建接骨板是较好的选择，可以获得完美的固定。
  - 接骨板的轮廓依据股骨髁的关节缘塑形。沿股骨内、外侧髁的边缘，在关节软骨外放置接骨板。
  - 如果需要，可用横行拉力螺钉通过接骨板固定骨折。
  - 如果内侧接骨板需要向近端延长，应将其近端塑形成贴股骨干前方放置，螺钉可从前向后固定，以避免分离股骨远端的收肌管和暴露股血管（图20-40~图20-42）。

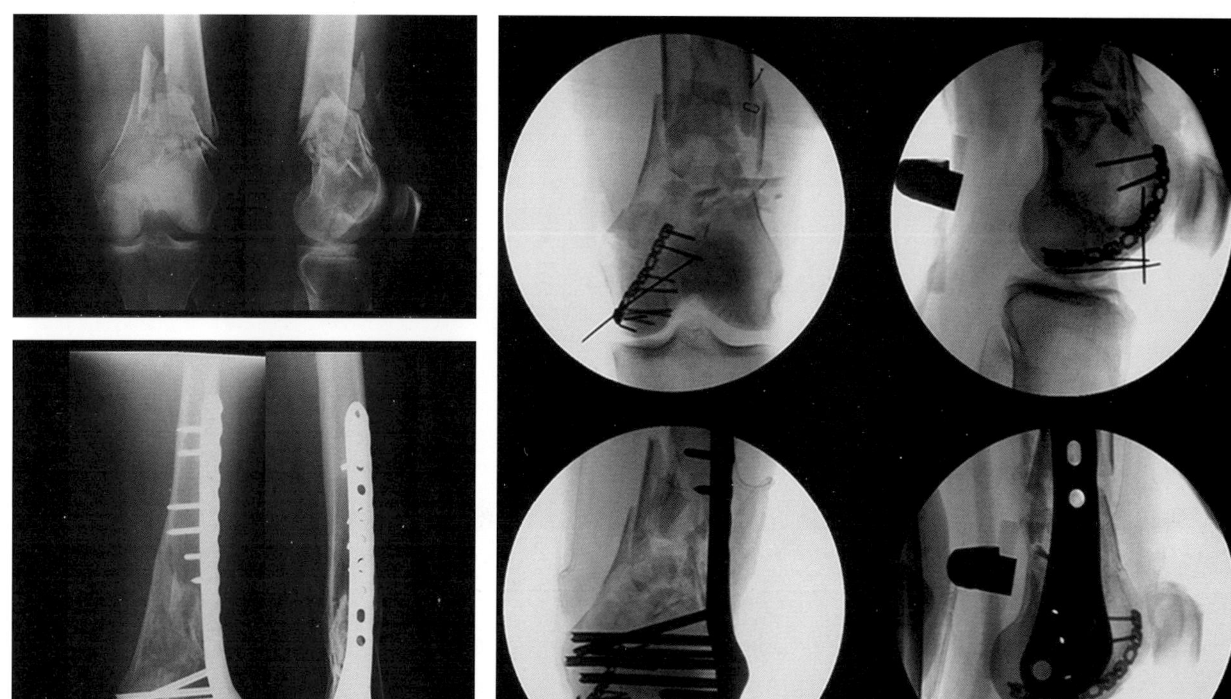

图20-40 显示使用塑形的重建接骨板沿关节边缘固定股骨内侧髁骨折。

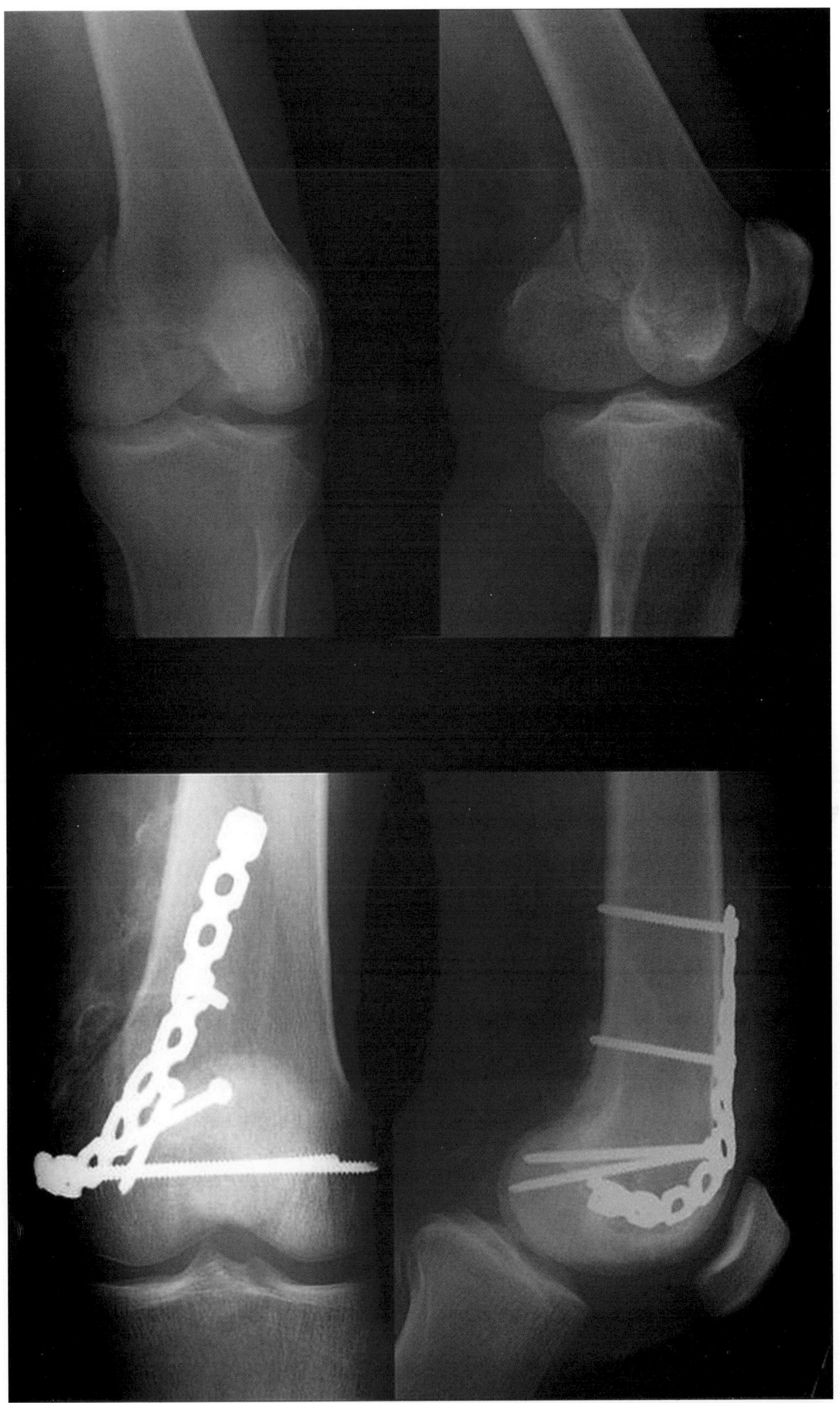

图20-41 显示塑形的接骨板固定单独的股骨内侧髁骨折。

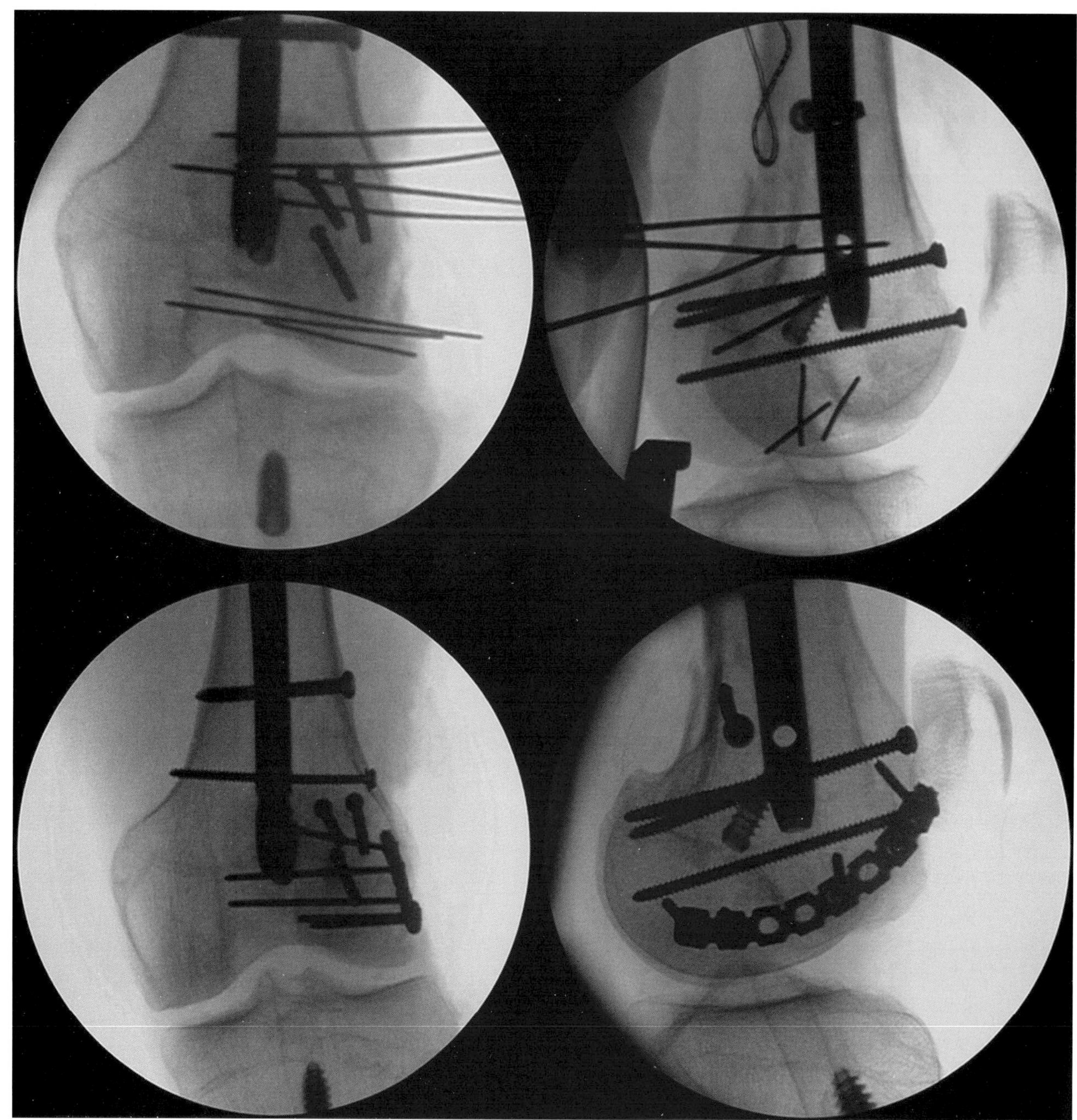

图20-42 在关节周围放置塑形的重建接骨板可固定有多个碎骨块的股骨外侧髁和（或）滑车骨折。

股骨远端骨折骨不连

- 远端股骨骨不连最常发生在干骺端区域，关节面通常已愈合。
- 可以通过翻修手术采用加压钢板（进行或者不进行骨移植）或髓内钉进行治疗。
  - 如果采用髓内钉，可选择逆行进钉或顺行进钉。
  - 原钢板可保留，也可根据钢板状况、所需刚度及关节面是否完全愈合而予以拆除。
  - 若保留原钢板，则需在靠近关节处选择性拆除一些螺钉，以便置入髓内钉锁钉（图20-43）。

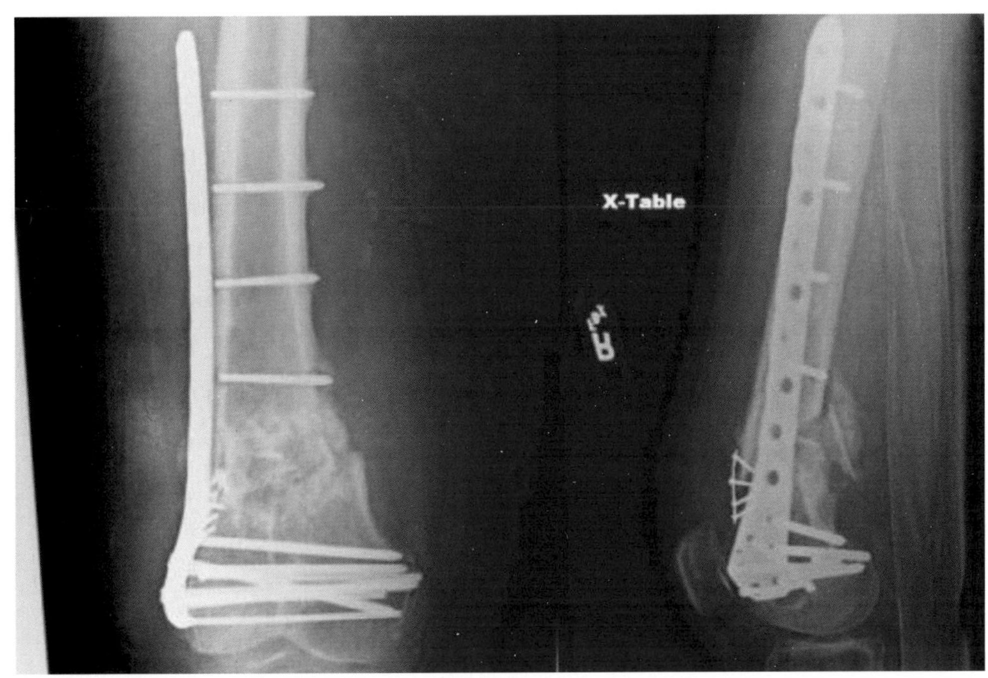

图20-43　前后位和侧位X线片显示远端干骺端骨不连，所有近端双皮质锁定螺钉均失效。

- 在插入髓内钉时，股骨干的螺钉被依次更换为单皮质固定，也可以被更换为朝向髓内钉主钉周围的双皮质锁定螺钉或继续保留为单皮质锁定螺钉。
- 扩髓时的骨屑可作为骨移植物，可避免开放性自体骨移植。
- 此外，髓内钉可提供沿股骨解剖轴的稳定性，优化骨不连处的力学负荷（图20-44）。

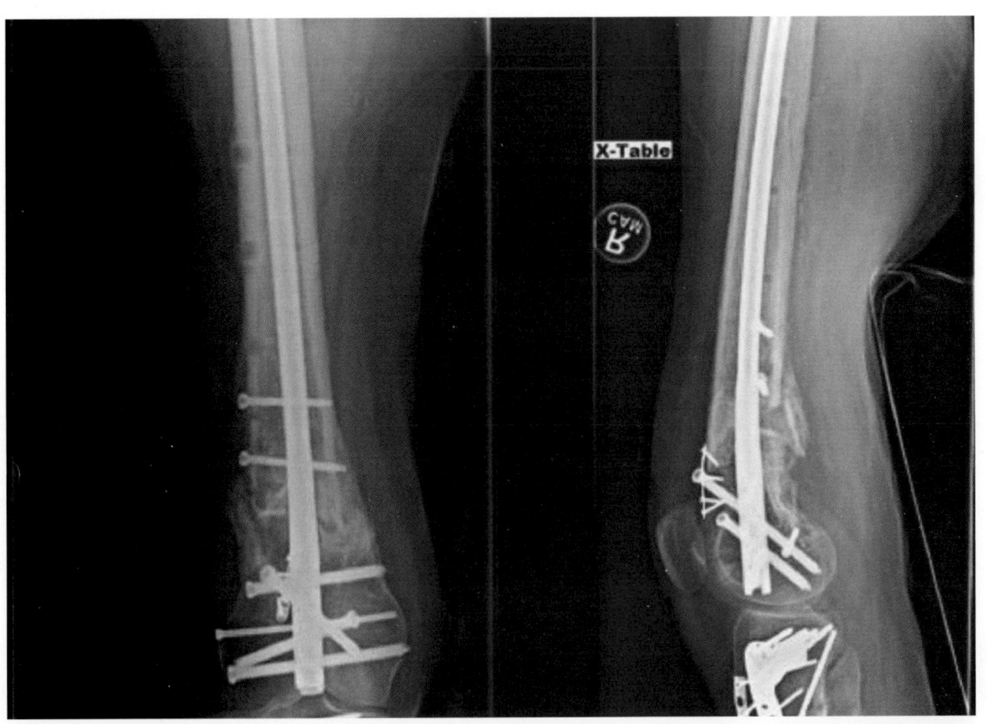

图20-44　去除钢板并进行逆行髓内钉治疗后的前后位X线片。请注意，干骺端后方有2枚阻挡钉，位于骨不连处的近端。

第21章

M. Bradford Henley, Raymond D. Wright Jr

髌骨骨折

Patellar Fractures

无菌器械与设备

- 大号和小号点式复位钳（Weber钳）。
- 髌骨复位钳。
- 内植物：
  - 3.5 mm或4.0 mm空心螺钉。
  - 1.0 mm线缆或18号钢丝。
  - 用于固定游离骨块的微型螺钉。
  - 用于固定冠状面骨折的微型接骨板（2.0 mm/2.4 mm）。
  - 牢固的非吸收线，如2号Fiberwire、Ti-cron或Tevdek线。
- 克氏针和电钻。
- Beath针或Hewson钢丝导引器。
- 放置在膝关节或踝关节后部，使膝关节屈曲或过伸的可移动消毒垫。

患者体位

- 患者通常仰卧于可透视的手术台上。
- 患侧肢体下放置软垫，以便术中透视获取髌骨的侧位影像。
- 在同侧髋部后方放置垫子，以减轻髋关节外旋。
- 大腿近端放置止血带。

手术入路

- 直达深筋膜的膝前正中纵行切口。
  - 膝前横行的弧形切口可用于简单骨折类型，有助于美观。
    - 切口的内、外侧两端应轻度弯向近端。
    - 如果预计患者将来要接受全膝关节置换，则不能使用这个切口。
- 暴露骨折端，清除骨折间的血凝块和骨碎屑。
- 将膝关节屈曲放置在消毒的软垫上，观察有无合并的关节内病变，如股骨髁或滑车的软骨损伤。
- 切开内、外侧髌旁支持带，观察或用手指触摸，了解关节面的复位情况。
  - 必要时可延伸髌旁切口。

复位和固定技术

改良张力带技术

- 伸直膝关节可以放松伸肌装置便于骨折复位，特别是因伸肌装置收缩引起骨块分离者。
  - 在足跟或小腿远端放置垫子。
- 将小号点式复位钳钳住大骨折块直接复位，与此同时助手用大号点式复位钳或髌骨钳将复位的大骨折块固定。
- 大号点式复位钳的尖端在侧位上应该位于同一深度，与髌骨的中轴一致。
- 经常犯的一个错误就是夹的部位过于表面，造成髌骨背侧过度加压，关节面却形成间隙。
  - 也可使用特殊设计的尖端带双刺的髌骨复位钳，通过股四头肌腱和髌腱钳住髌骨骨折块（图21-1）。
- 用牙科剥离器精细调节骨折复位。
- 放置多枚克氏针临时固定髌骨骨折块。

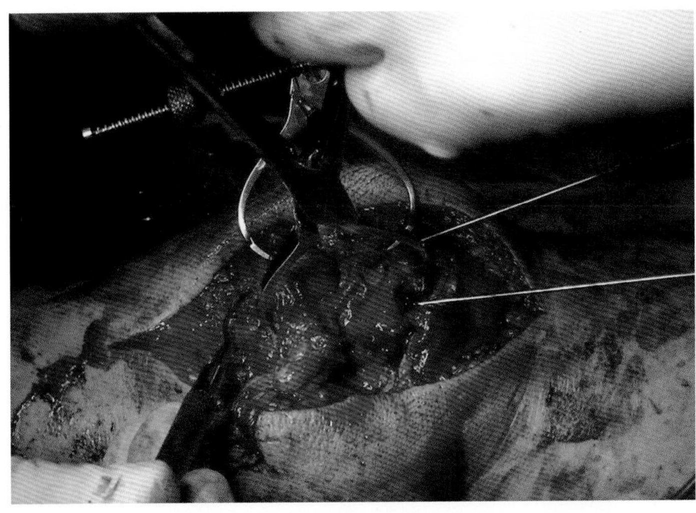

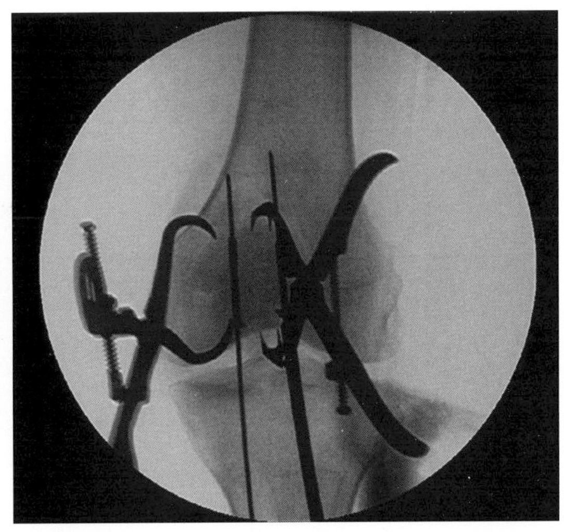

图21-1 尖端带双刺的特殊复位钳便于通过肌腱抓持髌骨的边缘，用于复位和固定。在C臂机的影像上，左边（内侧）使用的是大号Weber钳，右边（外侧）使用的是髌骨钳。

- ○ 对于髌骨粉碎性骨折有时可先用小的拉力螺钉固定多个小的骨折块，最终形成两部分骨折块。这两个大骨折块呈横行或短斜行骨折线，这样就简化了手术操作（图21-2）。
- ○ 术中螺钉的固定技巧取决于螺钉在髌骨内的位置（如横行螺钉偏前，而纵行螺钉应更靠近髌骨的关节面）。
  - ◆ 这将避免螺钉的碰撞，有利于骨折固定的强度和复位质量。
  - ◆ 横行螺钉最好从外向内拧入，这是因为髌骨的外侧面比内侧面更窄。
- ○ 复位横行的骨折线，并用复位钳或克氏针加以稳定，从髌骨的远端（常为小骨折块）向近端（常为大骨折块）插入3.5 mm或4.0 mm空心螺钉的导针。
  - ◆ 导针插到近端骨皮质平面，但不要穿过近端骨皮质，可通过髌骨的前后位X线影像辅助观察和判断（图21-3）。

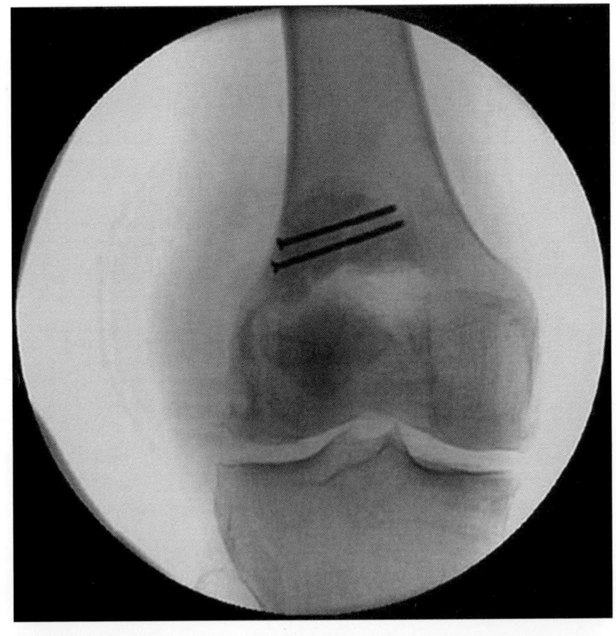

图21-2 使用螺钉垂直于骨折线连续固定小的髌骨骨折块，最终重建的髌骨变成远端和近端两个主要骨折块。

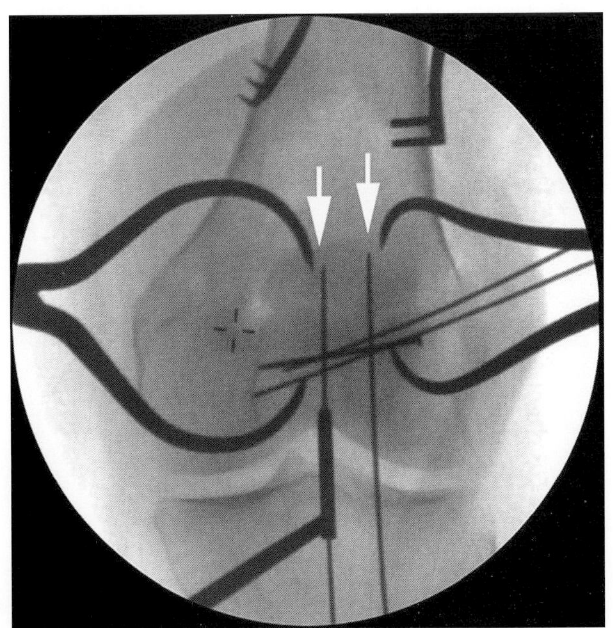

图21-3 插入导针直达近端骨皮质，间接测量所需螺钉的长度。

- 测深得到的数据减去2~3 mm即为螺钉的长度，这个长度可使螺钉尖既不穿出近端骨皮质，同时又贴近骨皮质。
- 这确保了穿过空心螺钉的张力带钢丝不在螺钉尖处被切割，以增加张力，也确保张力带钢丝的加压效应能传递到骨折处而不是螺钉尖。

- 确定螺钉长度后，导针穿出髌骨近端骨皮质进入股四头肌腱1~3 cm。
    - X线透视下或用手触摸确认导针的位置。
- 纵行分离股四头肌腱，找到导针尖，并用止血钳或Kocher钳夹住导针尖（图21-4）。
    - 用空心钻沿导针的方向扩孔，与此同时始终钳夹导针的近端部分。
        - 这可以避免钻头卡住导针，以及钻头拔出时将导针一起带出原来的位置。
    - 每次仅扩孔一枚导针，随后拧入螺钉。
        - 如果无其他克氏针做临时固定，同时扩孔多枚导针可能使骨折发生移位。
- 用带部分螺纹的螺钉，或按照拉力螺钉方式使用全螺纹螺钉。
- 用1.0 mm线缆或18/20号钢丝自远端向近端插入一枚空心螺钉。
    - 将通过该螺钉的钢丝弯向远端，自远端向近端通过另一枚空心螺钉。
    - 再越过髌骨与钢丝的另一端打结，加压骨折并固定。
- 作为替代，可以使用5号编织缝线来代替张力带钢丝。可以使用Hewson缝线穿刺器或硬性血管造影导管将其穿过空心钉。
- 髌骨下极固定不牢靠的患者，通常存在骨质疏松的情况，可通过螺钉来增强固定。
- 使用5号编织缝线进行连续锁边缝合于髌腱中，线尾长度相等，以便穿过空心钉。
- 置入空心钉后，将缝线尾端穿过空心钉，并在髌骨的上极沿着骨的边缘系紧。
- 或者，可将5号缝线穿过胫骨结节骨隧道内的横向空心钉，然后在髌骨的上极系紧。
    - 为了减轻髌前疼痛和滑膜炎，钢丝结应埋在股四头肌腱内。如果不行，可考虑在髌骨前方的骨皮质钻一个直径2~3 mm的小孔，将钢丝结或线缆结埋于小孔内（图21-5）。

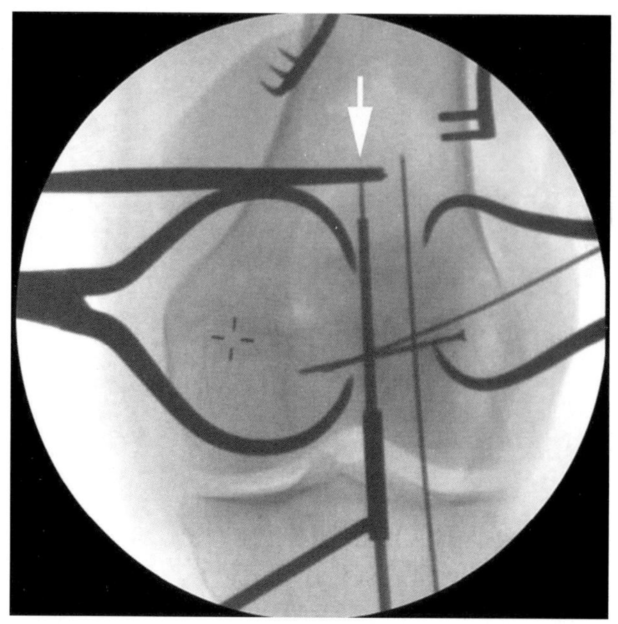

图21-4　测量螺钉长度后，导针穿出对侧骨皮质，通过劈裂的股四头肌腱。用钳子夹住穿出的导针，用空心钻在导针上扩孔。

髌骨背侧张力性接骨板技术

- 暴露及清理骨折端，复位骨折后用克氏针做临时固定。
- 骨折复位和临时固定后，选择一块合适长度的2.0 mm的直板，按照髌骨的远端塑形。
- 在接骨板最远端的螺钉孔内拧入一枚2.4 mm的螺钉，将接骨板贴于髌骨远端的前方。
- 再在接骨板最近端的螺钉孔内拧入一枚2.4 mm的螺钉，将接骨板在髌骨前方塑形并 形成张力（图21-6~图21-8）。
- 对于复杂或翻修的髌骨骨折，可以使用特殊设计的用于足跗骨的接骨板，它可提供多点的螺钉固定（图21-9）。

髌骨部分切除术

- 通常用于髌骨下极的粉碎性骨折。
    - 保留一些附着于髌腱的骨折块，既便于骨折的排列又能获得牢固的骨愈合（图21-10）。

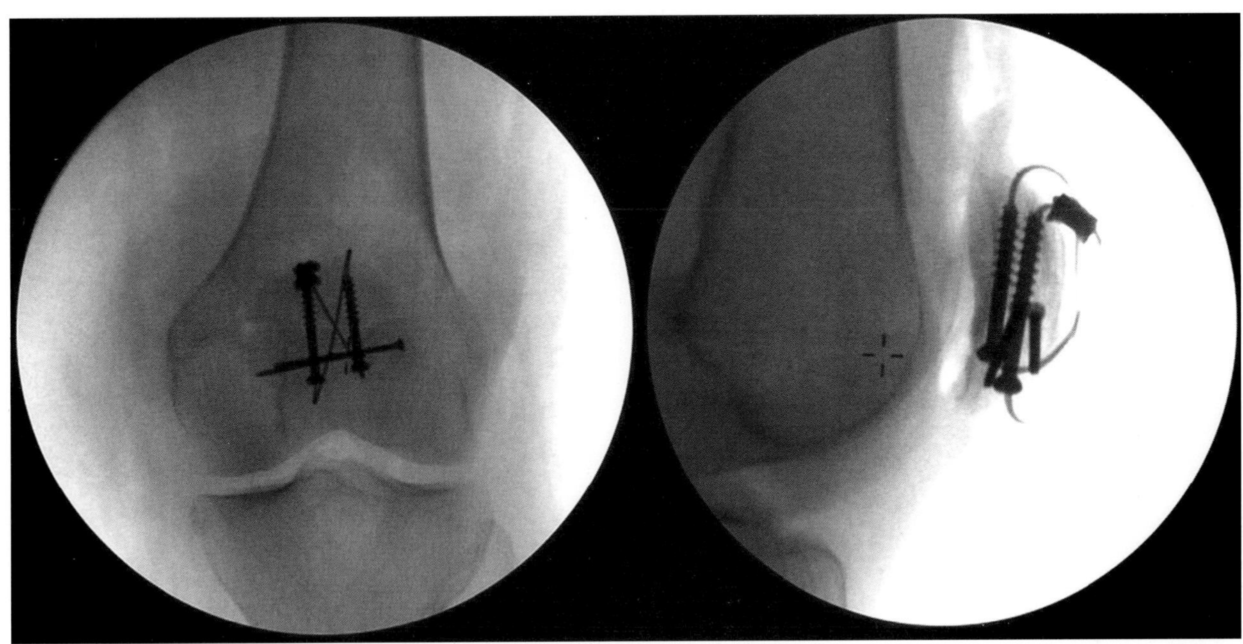

图 21-5　螺钉不应穿出近端骨皮质，以免螺钉尖切割张力带。

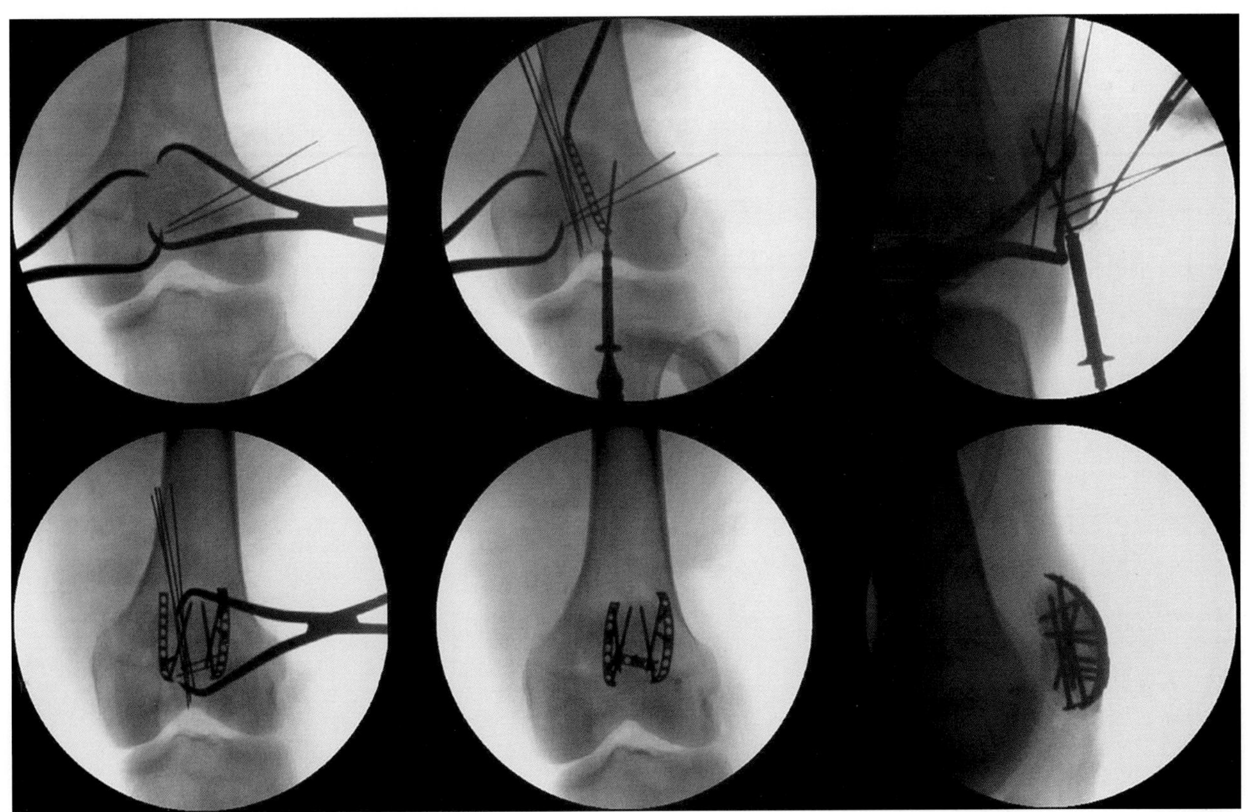

图 21-6　复位髌骨骨折和使用髌骨背侧张力接骨板。

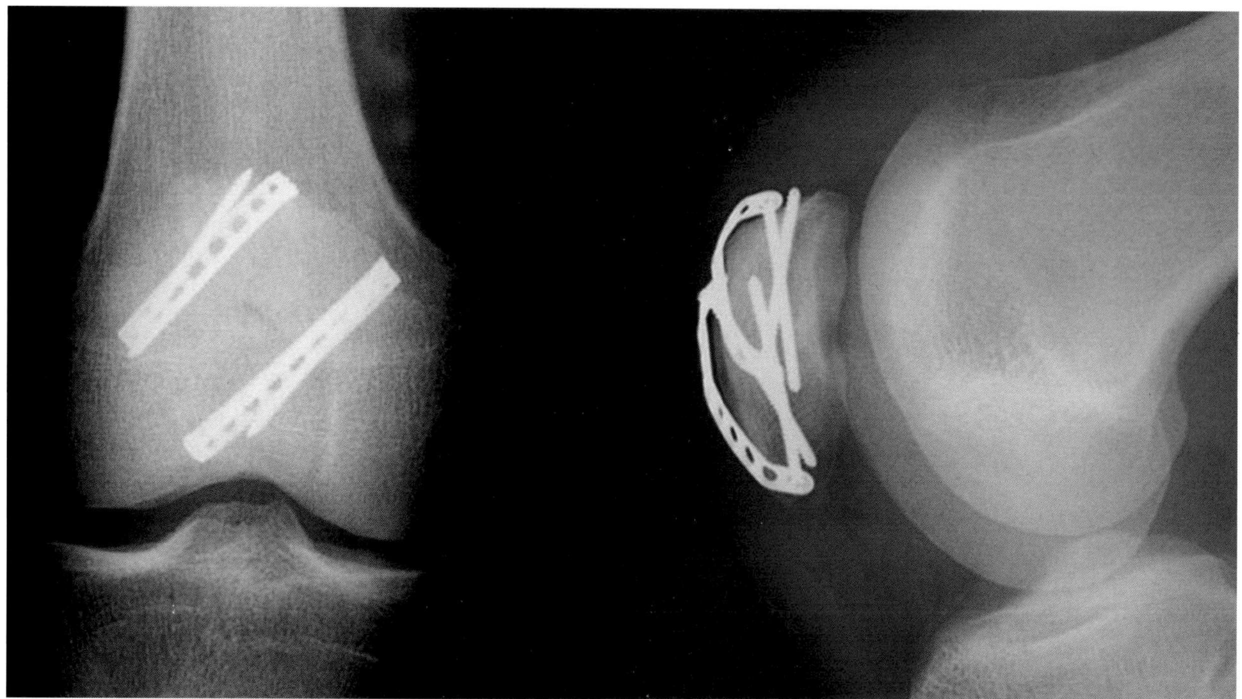

图21-7 另一个使用髌骨背侧张力接骨板的病例。

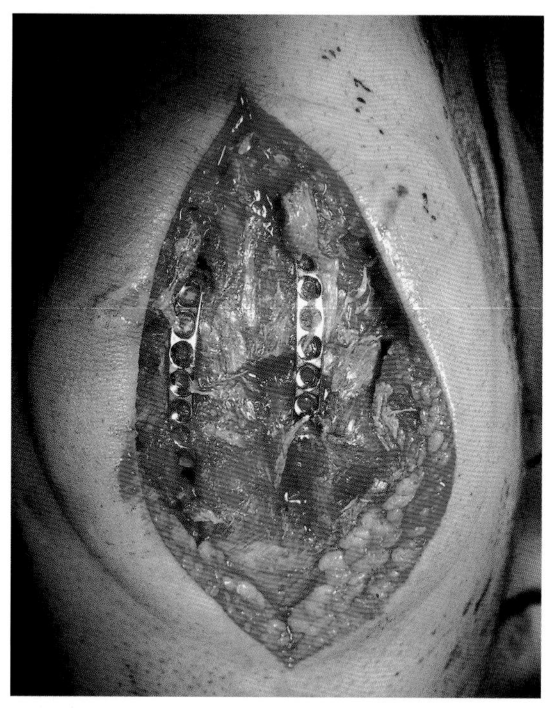

图21-8 术中在髌骨前方使用背侧张力接骨板。

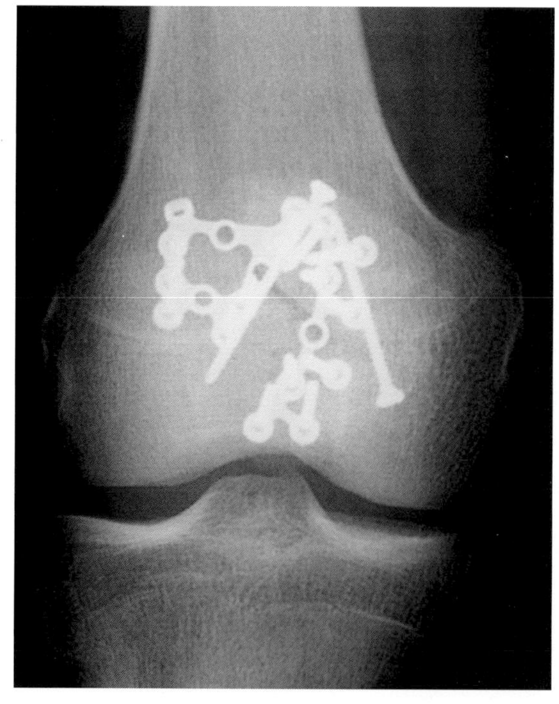

图21-9 在复杂髌骨骨折病例中使用足部特殊的微型接骨板，可多点固定髌骨骨折块。

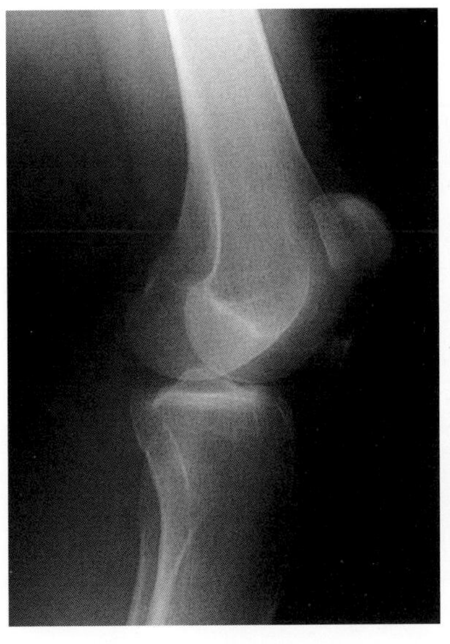
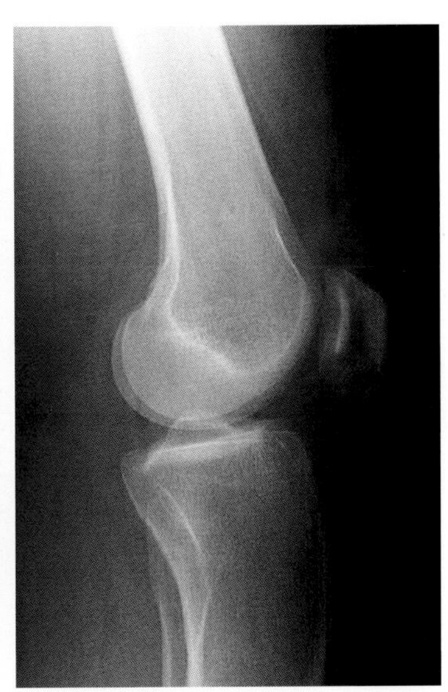

图21-10 髌腱修补术治疗髌骨下极撕脱骨折的病例。保留粉碎的下极骨折块以获得牢固的骨愈合。

- 依据患者髌骨的大小，在髌骨断端前中1/3交界处纵行钻4个小孔，该操作可避免髌骨在术后产生过伸畸形。
  - 用直径2.0 mm 钻头在髌骨断端的最外侧和最内侧钻2个小孔，以便1根非吸收穿过小孔。
  - 用直径2.5 mm 钻头在髌骨断端中间钻2个小孔，以便2根非吸收缝线穿过其中的每个小孔。
- 在对侧髌腱断端的内、外侧和中间部位各用1根缝线（2号FiberWire线或5号Ethibond线）做Krackow锁扣缝合。
  - 最终在髌腱断端呈现6根缝线。
- 从远端向近端将6根缝线穿过4个髌骨上的小孔，中间2个小孔各有2根缝线通过，内、外侧小孔各有1根缝线通过。
  - Beath针有助缝线通过。
    - 将Beath针逐渐推进通过预先钻好的小孔（图21-11）。
    - 将缝线穿过Beath针的针孔（图21-12）。

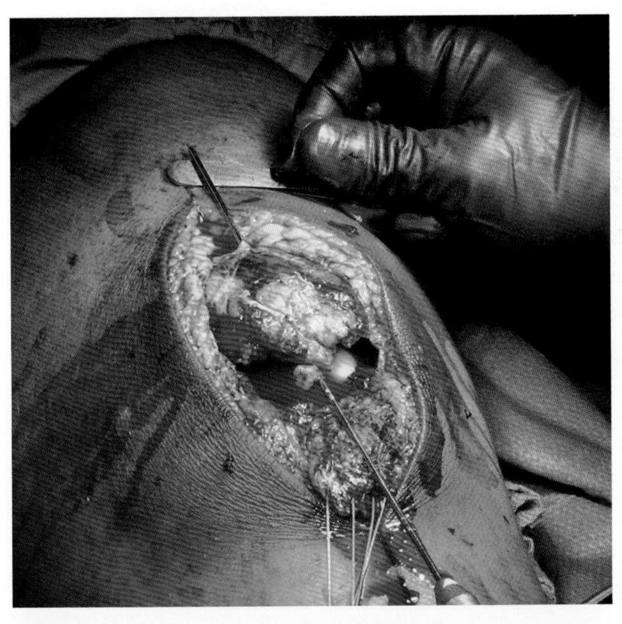

图21-11 一根Beath针从远端向近端穿过髌骨上预先钻好的纵行小孔。

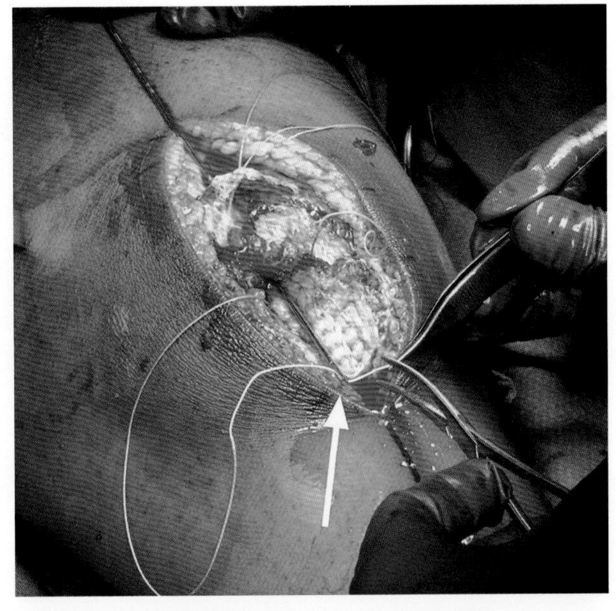

图21-12 一根髌腱缝合线正穿过Beath针的针眼。

- 在髌骨近端拽出Beath针，随后通过小孔拉出缝线（图21-13）。
- 每根相对应的缝线在纵向平行的骨孔间的骨桥上打结。
- 在膝关节伸直位对合髌骨断端，系紧缝线（图21-14）。

- 完整地修补周围组织后，术中被动屈伸膝关节，以明确骨折断端的稳定程度，用于指导术后膝关节的康复锻炼。
- 用粗线缝合内、外侧髌旁支持带。
- 有时2号Fiberwire线结可能会凸出。
  - 用2-0 Dexon线缝合周围的软组织（通常是股四头肌腱纤维），将2号FiberWire线结包埋，最大限度地减少线结凸出。

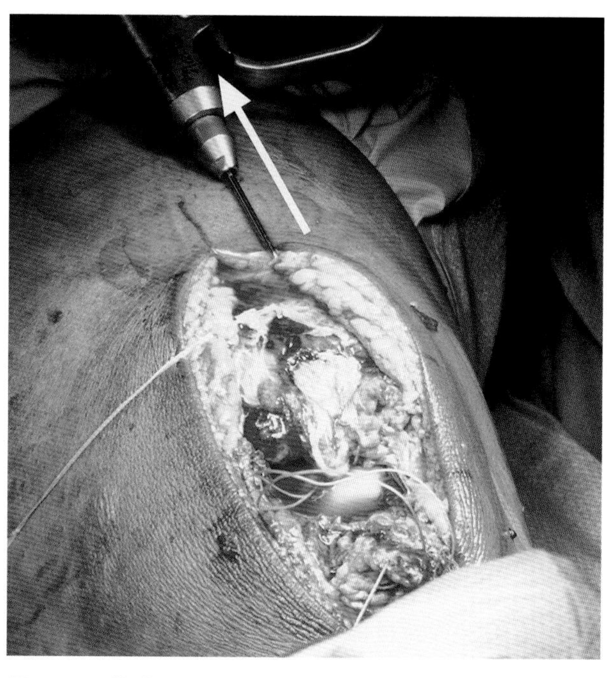

图21-13 拔出Beath针，带着髌腱缝合线通过髌骨上的纵行小孔。

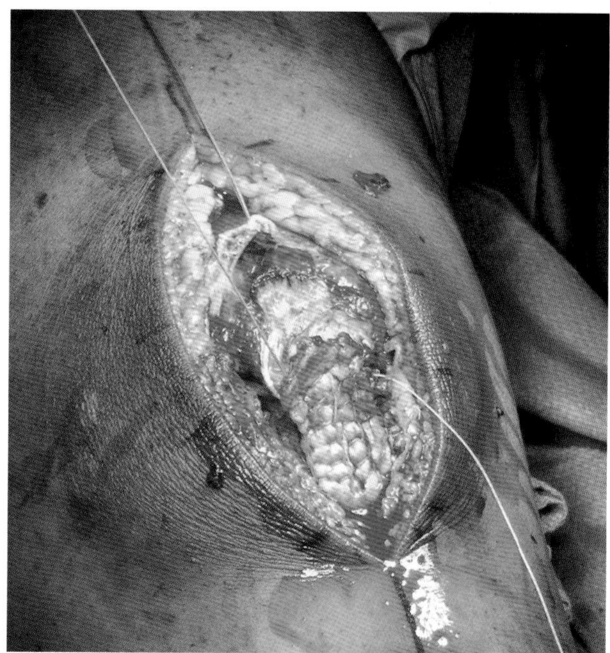

图21-14 在髌骨近端每根相对应的缝线各自打结，完成修补。

Reza Firoozabadi, Michael J. Gardner, Michael F. Githens, M. Bradford Henley, Thomas M. Large

第22章

胫骨平台骨折

Tibial Plateau Fractures

无菌器械与设备

- 头灯。
- 如有需要可使用止血带。
- 股骨撑开复位器。
- Langenbeck和/或Smillie拉钩。
- 大号和小号点式复位钳（Weber复位钳）。
- 用于关节周围骨折的大号方形复位钳。
- 半月板下方打开关节囊，用2号Ethibond缝线悬吊牵开半月板，若有需要可做半月板附着部的修补；可选用弧度半径较小的针头（如GU针头）。
- 牙科探针和骨膜剥离子。
- 弧形和直形骨科顶棒。
- 各种型号Lambotte的截骨刀，用于干骺区骨皮质的开窗。
  - 此外，要备好直径2.5~4.5 mm的钻头组合。
- 备好各种内植物，包括：解剖型胫骨近端外侧接骨板系列、标准支撑接骨板和/或各类锁定接骨板系列。
  - 直径3.5 mm的加长款皮质骨螺钉，且螺钉头为低切迹设计，直径2.7 mm。
  - 围关节型接骨板、1/3管型板或3.5 mm加压接骨板，用于内侧或后内侧的支撑固定(Schatzker Ⅳ型)。
  - 桡骨远端3.5 mm的T形接骨板（旧款），也能用于后内侧的支撑。
  - 根据骨折粉碎程度和所需固定的范围，使用2.0 mm/2.4 mm系列的微型螺钉与接骨板。
  - 同种异体骨松质，以及具有生物活性的人工骨充填物（如磷酸钙）或其他材料，用于软骨下方的支撑。
- 各种克氏针及动力钻。
- 事先获得正常侧膝关节的标准正位与侧位影像学资料用于术中比对，以判断是否精准恢复了原有冠状位力线和后倾角。

手术入路

前外侧入路

- 体位。
  - 患者仰卧在可透视手术台上，伤侧肢体下方放置带斜坡的泡沫枕垫上。
  - 患侧髋关节下方垫枕使肢体内旋，以获得膝关节的真实正位图像（此时髌骨朝向正前方）。
  - 可以在双侧臀部下均放置4号膀胱充气袋，当从某种手术入路切换到另一种时，可以通过依次充气和放气来实现体位的变换。
- 皮肤切口向远端延伸时，要沿胫骨骨嵴外侧1~2 cm处，并正好越过Gerdy结节；向近端延伸约8 cm，切口位于股骨外侧中线，并越过膝关节间隙到达股骨外侧髁，沿切口水平分离髂胫束纤维。
- 胫骨嵴外侧缘5~10 mm处切开前间室筋膜，以便后期关闭；并沿胫骨近端干骺区的骨膜掀起胫前肌，由远及近操作，显露胫骨平台外侧骨折线。
- Gerdy结节处劈开髂胫束，将其分别向前和向后掀开，由远及近操作。

- 在膝关节面以下5~10 mm处终止此操作，以免因疏忽而行关节切开术，这样会增加脂肪层积血。

- 始于切口近端（大约在股骨外上髁水平），（沿纤维走行）纵向切开髂胫束。
  - 向远端操作，于膝关节囊处将髂胫束分别向前和向后掀开。
  - 在髂胫束的深面放置Smillie拉钩，将其纤维束从关节囊处牵开，因为要避免关节腔内积血导致不必要的关节腔切开术。
- 向远端继续如上操作，并途径Gerdy结节。
  - 当松解Gerdy结节上髂胫束的后部止点时，要在膝关节水平放置Smillie拉钩，并向外向后牵开髂胫束（保护外侧副韧带）。
- 继续在胫骨近端后方进行松解操作，位于外侧副韧带的后面（外侧副韧带的内缘与胫骨平台和关节囊的外缘之间），直至遇到上胫腓的前方关节囊为止。
  - 应用股骨撑开复位器，外侧副韧带在受到牵张时就很容易辨识（图22-1）。
- 接下来从膝关节囊表面，胫骨前方直至Gerdy结节，由近及远掀起髂胫束。
- 在Gerdy结节下方朝着髌韧带外缘，掀起髂胫束和前间室筋膜，直至见到髌下脂肪垫。

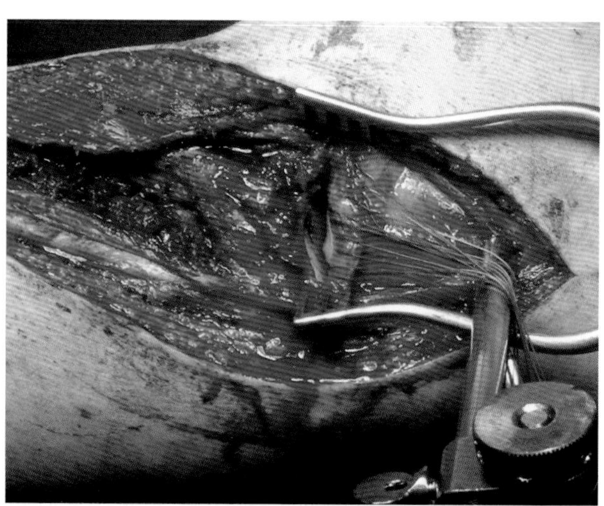

图22-1 半月板下关节切开术，在外侧半月板边缘使用缝线做悬吊牵开，并用股骨撑开复位器（近端半钉位于股骨外上髁），这样就能很好地显露胫骨外侧平台。

- 刚好靠近Gerdy结节之处要轻柔运刀，以免误入关节囊。
- 在此处安置股骨撑开复位器有助于牵引膝关节，并能触及外侧副韧带、外侧关节间隙、胫骨外侧平台和半月板边缘（如果存在的话），以便进行精准的半月板下关节切开术。
  - 牵张使得膝关节囊紧绷。
  - 需补充的是，外侧副韧带处于张力状态，能明确半月板下切开关节的后方界限。
- 半月板下切开关节后，用多枚缝线作悬吊牵开半月板（图22-1）。
  - 切开关节时，对于附着在胫骨上的后方关节囊（胫骨冠状韧带），必须保留足量组织，以便后期修复。
  - 将悬吊关节囊和半月板的缝线经接骨板固定有个弊端，就是半月板会离开原有解剖位置，而被牵拉向下方。
    - 此外，若以后取出内植物时，可能会造成关节囊破裂和半月板损伤。
  - 切开关节囊时可以向前方或内侧延伸，最远可达髌下脂肪垫和髌腱处。
  - 切开关节囊时可以向后方或外侧延伸，直至触及外侧副韧带和上胫腓关节。
    - 切开关节囊的经典界限是位于腘肌裂孔前方5~10 mm处。
  - 少数情况下，可能会直接进入关节内，无法辨识出外侧半月板。
    - 通常这是由于半月板已从关节囊侧缘的“半月板红区”上脱离。
    - 半月板可能已滑入外侧平台的骨折裂缝内，通常位于凹陷的关节软骨上。
    - 一般情况下，半月板不会向内侧移位太多；相反，外侧劈裂的骨块已向外移位。
    - 精准缩小胫骨平台的宽度对于恢复外侧半月板－平台－股骨髁之间的对应关系至关重要。
  - 一般可以用神经探钩或其他弧形器械牵拉出移位的半月板。

◆ 在半月板的关节缘留置缝线，用于持续向外“牵拉”半月板，以便安置另外的周缘缝合线，将其修复至关节囊的起点。

后内侧入路

- 体位。
  - 患者仰卧于可透视手术台上。
  - 伤侧肢体下方放置可透视带斜坡的泡沫枕垫上。
  - 除非能够实现髋关节充分外旋或计划同时行后内侧和前外侧入路，就要在对侧髋关节下垫枕。
  - 亦可在每个臀部下面放置4号膀胱充气袋，然后根据手术入路顺序，做到既可以充气也能放气［来实现体位变换（译者注）］。
- 手术切口位于胫骨后内侧缘偏后1~2 cm处，但如果要做后方接骨板，切口应更为偏后（而非后内侧接骨板）；如果需要做内侧或前内侧接骨板，切口要偏前（图22-2）。
- 找到隐静脉和隐神经。
- 通过筋膜触摸鹅足。
- 切开腓肠肌内侧的深筋膜，沿筋膜切口走行切开鹅足的后部（图22-3）。
- 如需显露，向近端处理这些腱性组织。
- 在胫骨近端后内侧剥离腘肌起点，并在远端剥离胫骨后内侧的比目鱼肌部分起点。
  - 在膝下和踝关节下方垫枕巾放松腓肠肌，以便在后内侧入路时更好地暴露骨折。
  - 通过松解从半腱肌和股薄肌延伸到腓肠肌内侧头的筋膜束，可以增加鹅足的活动度。
  - 将鹅足向前牵离胫骨近端内侧面，就能显露内侧副韧带浅层在胫骨的宽泛止点。
  - 对于更多的前方显露需求，可在鹅足腱性之间的“窗口”中操作。
- 理想情况下，后内侧板放置于鹅足肌腱深面，位于胫骨后缘和内侧副韧带止点的后方（图22-4）。

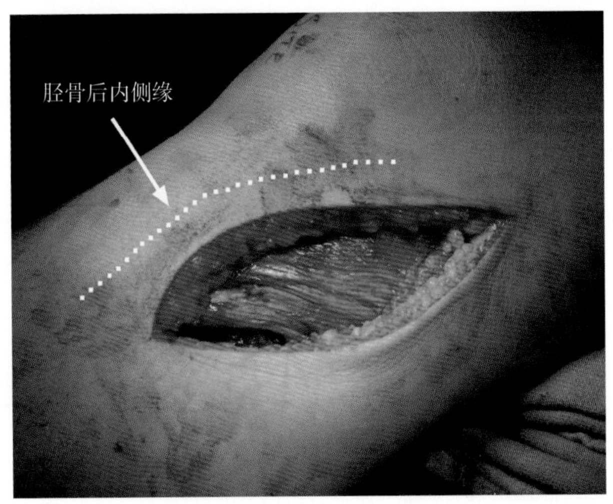

图22-2　后内侧切口一般位于胫骨后缘偏后约2 cm处，但也可以根据骨折类型和预期的接骨板位置，偏前或偏后来调整手术切口。

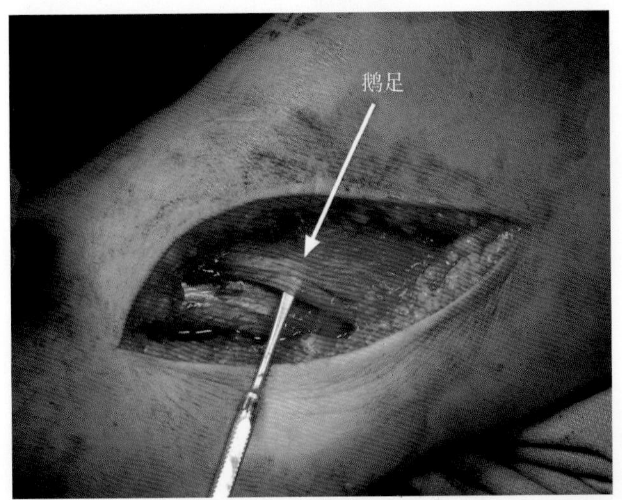

图22-3　打开深筋膜后，辨识鹅足，并加以保护，通常将其牵向前方。

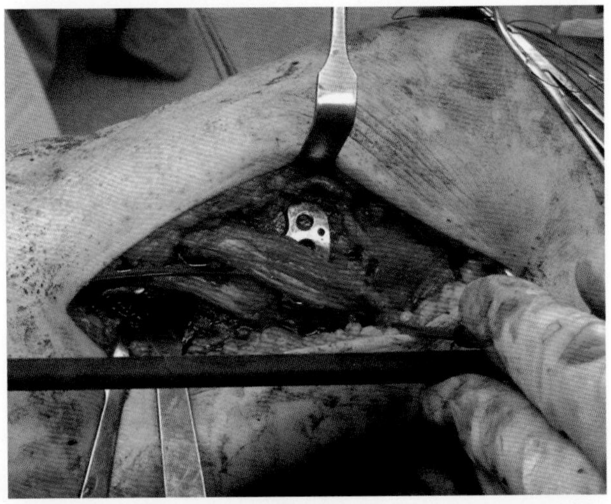

图22-4　该T形板位于胫骨后内侧面，在比目鱼肌和鹅足的深面，位于内侧副韧带止点的后方。

- 腘肌和腓肠肌内侧头之间的间隙会引向腘动脉。
- 此外，根据骨块尖端的位置，可将接骨板安放在更靠后的位置，而非后内侧（图22-5）。
- 倘若需要直视关节面，可以行内侧关节切开术。
- 一般情况下，通过冠状面近端骨折线，可直达内侧平台的关节软骨面。
- 直视内侧关节面并不像外侧显露那么广泛，因为半月板和内侧副韧带阻挡了显露。

直接后方入路

- 用于特定骨块固定的最佳手术入路，可以直达后外侧和后内侧胫骨平台（图22-6）。
- 通常可以联合前外侧手术入路。
- 体位。
  - 患者俯卧在可透视的手术台。
  - 要用俯卧面罩保护颜面部。
  - 在躯干两侧放置长卷枕，使腹部悬空。确保双侧乳头或髂前上棘不会过度受压。

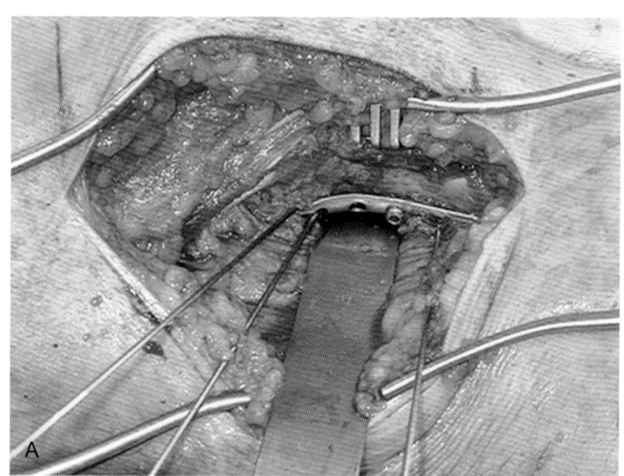

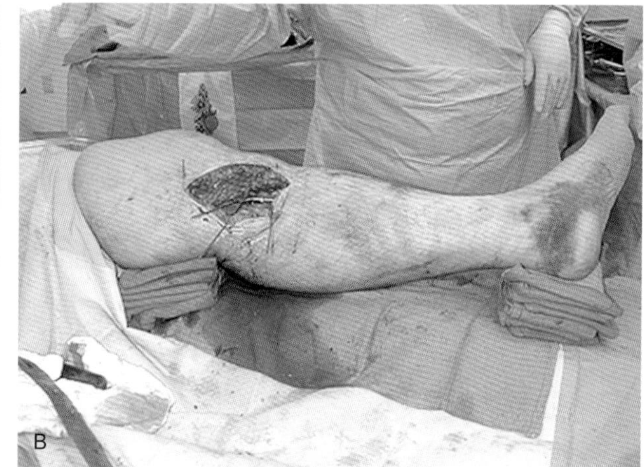

图22-5　A. 本例中，接骨板被安置在胫骨更靠后的骨面上，位于腘绳肌和内侧副韧带的后方。B. 膝下和踝关节下方垫枕，使得腓肠肌更为松弛，以便骨折区域的操作。

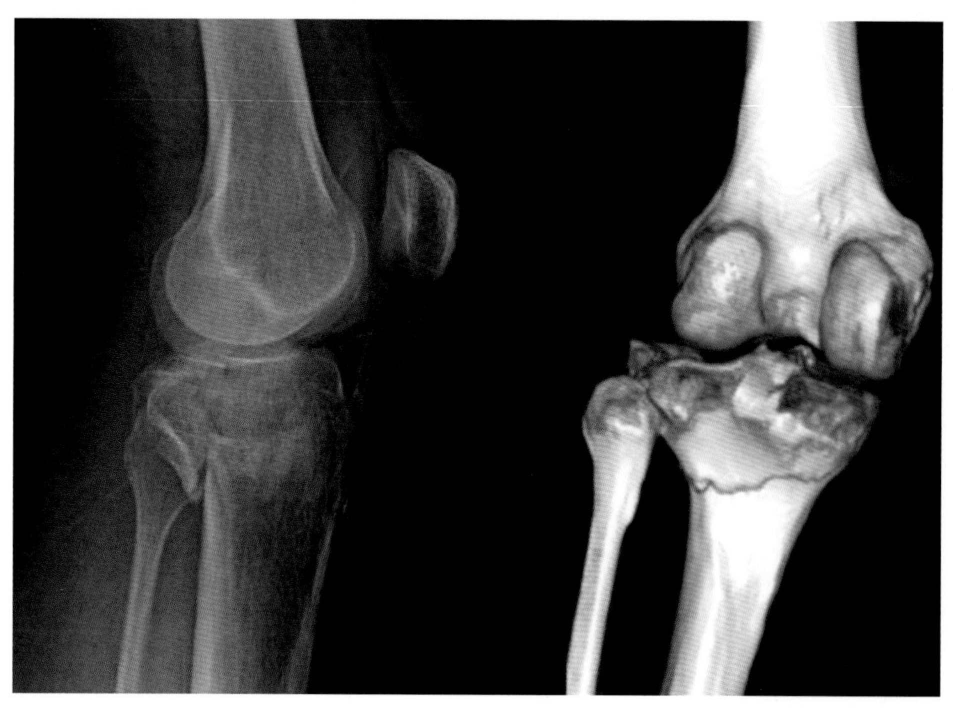

图22-6　受伤时影像片显示这是后方剪切型骨折，采用直接后方入路最为适合。

- 非手术侧大腿下方要用衬垫，使得臀部和膝关节稍为屈曲。
- 手术侧下肢，髋关节中立位至略微伸直，俯卧位的小腿安置在带斜坡的泡沫枕垫上，实现无障碍的侧位透视。

- 做横向S形切口，近端始于外侧，纵行切开，并横向越过腘窝，远端纵行沿着胫骨后内侧缘切开（图22-7）。
- 掀开全厚切口皮瓣。
- 腓总神经位于股二头肌深面，手术全程都要保护之（图22-8）。
- 接着，在远端识别腓肠神经，并向近端追踪至腘窝水平，它位于腓肠肌内、外侧头之间。
- 腓肠神经将指引术者找到胫神经和邻近的腘动（静）脉。结扎较粗大的交通静脉，同时显露神经血管束（图22-9）。
- 可向内侧或外侧移开神经血管束，直达特定骨

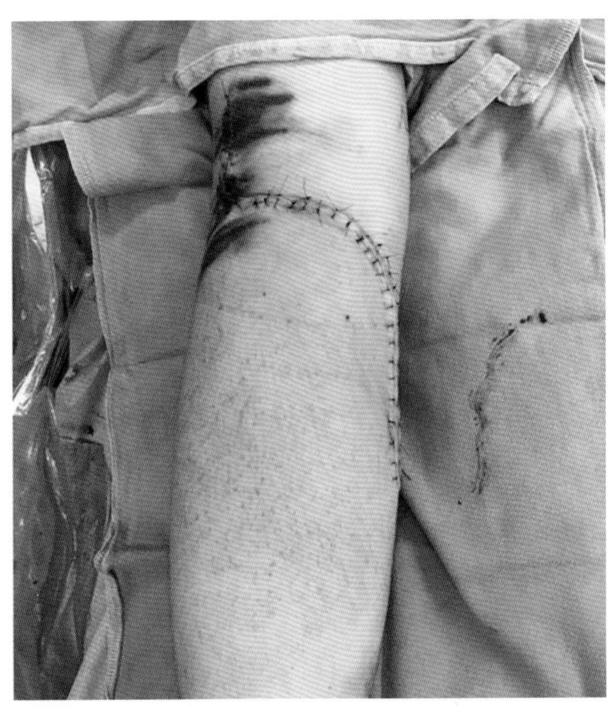

图22-7　大体照片显示了左侧胫骨平台直接后方入路的皮肤切口。

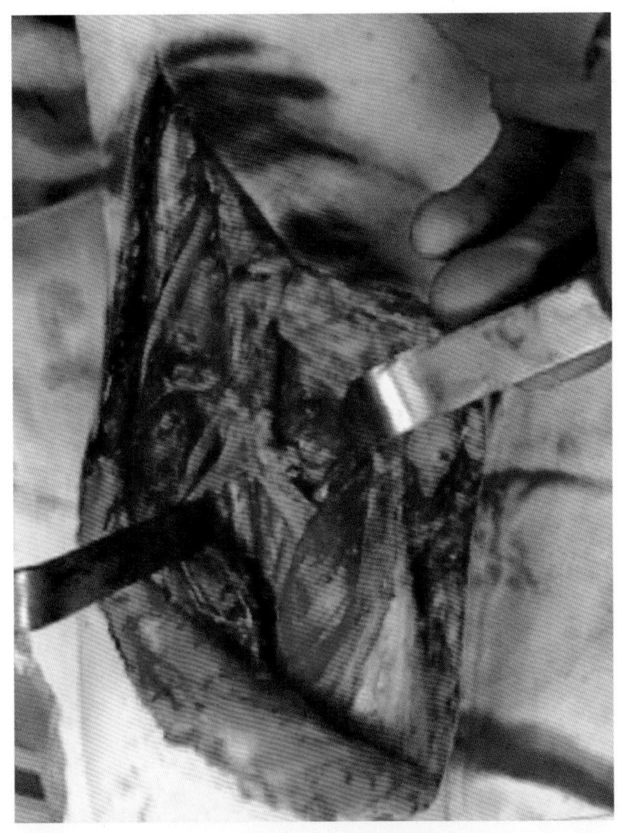

图22-8　切口形成全厚皮瓣，在股二头肌深面识别并保护腓总神经（左下肢：腓总神经在照片中的左上角）。向两侧牵开腓肠肌内侧和外侧头，显露深部的隐静脉。

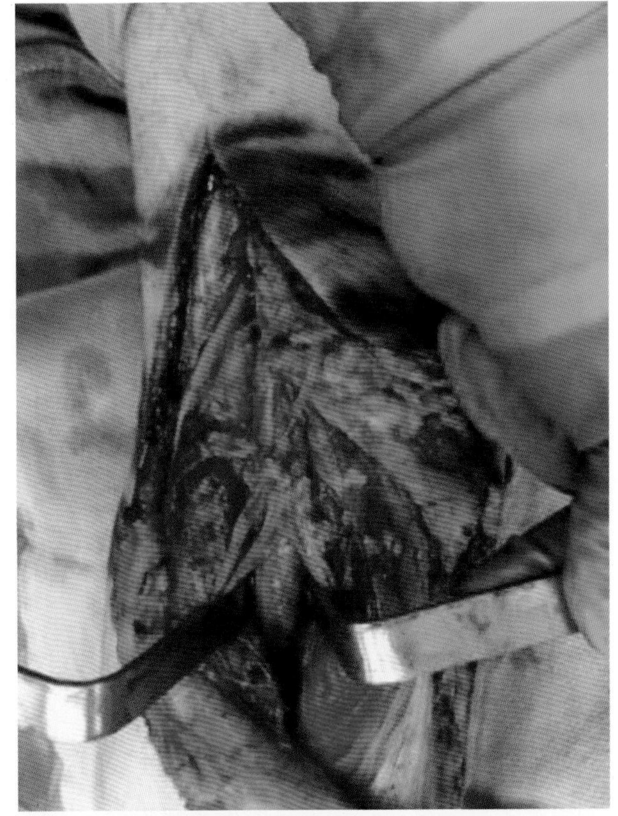

图22-9　显露腘动（静）脉和胫神经，并使之有活动度，允许向内侧和外侧牵拉。

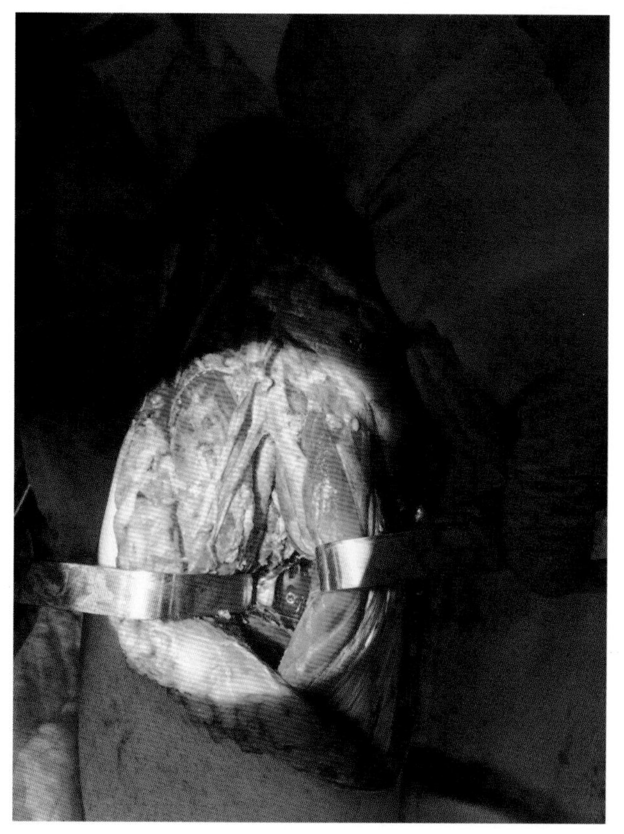

图22-10 牵开神经血管束后，可直达胫骨后侧平台。

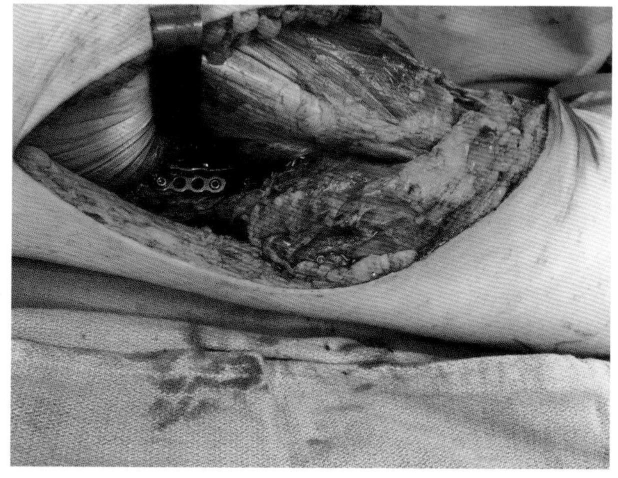

图22-11 向外牵开腓肠肌内侧头，就能显露后内侧胫骨平台。

块。在胫骨平台后方锐性剥离腘肌肌腹，显露骨折块（图22-10）。

- 通过相同的皮肤切口，使用前述后内侧入路可获得后内侧平台的进一步显露（图22-11）。
- 可以在两个手术窗口协同操作，完成后方大型剪切骨块的复位和固定，亦可以分而治之，分别处理孤立性后外侧、后正中及后内侧骨块。
- 谨慎安置各枚螺钉，切莫干扰前方骨折块的复位（图22-12）。

复位和固定技术

- 如果之前安置过跨膝关节的外固定支架，则消毒这个外固定支架，并将其纳入手术区域；不仅利于患肢整体消毒铺巾，亦能减少医源性血管神经损伤的风险。
    - 如需换成股骨撑开复位器，先要从固定针上取下针棒夹。取下夹块后，应使用含碘或类似消毒剂清洗擦拭这些固定针。
    - 理想状态下，应在原位保留这些固定针，直至最后关闭和包扎手术切口，以最大限度地减少受污染的液体和碎屑从针道进入手术区域。
    - 骨折得到稳定固定后，很重要的是要让膝关节开展一定程度的活动，这也只有在移除固定针及松解股四头肌的各种粘连后，才能确定最终的活动度和膝关节稳定性。
        - 如果受伤或应用外固定支架与切复内固定手术已经间隔了几周，那么上述观点就显得尤为重要。

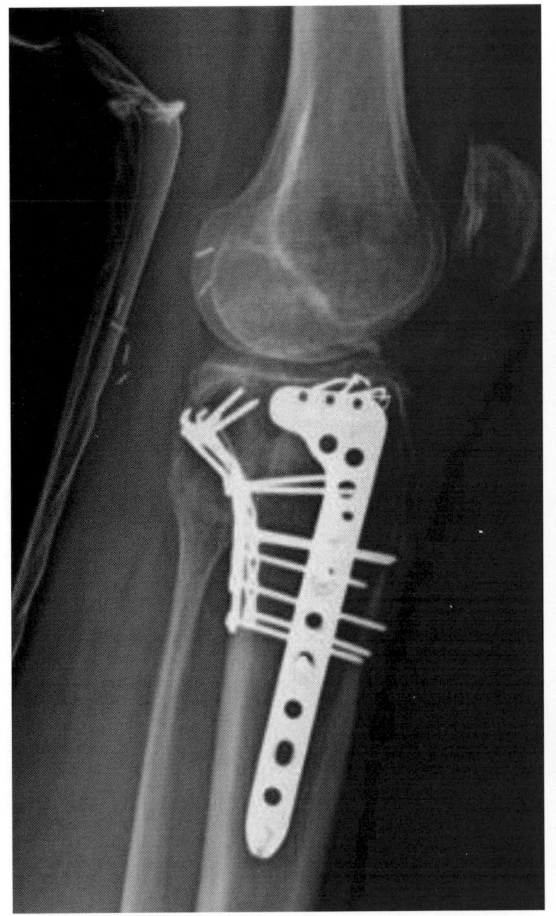
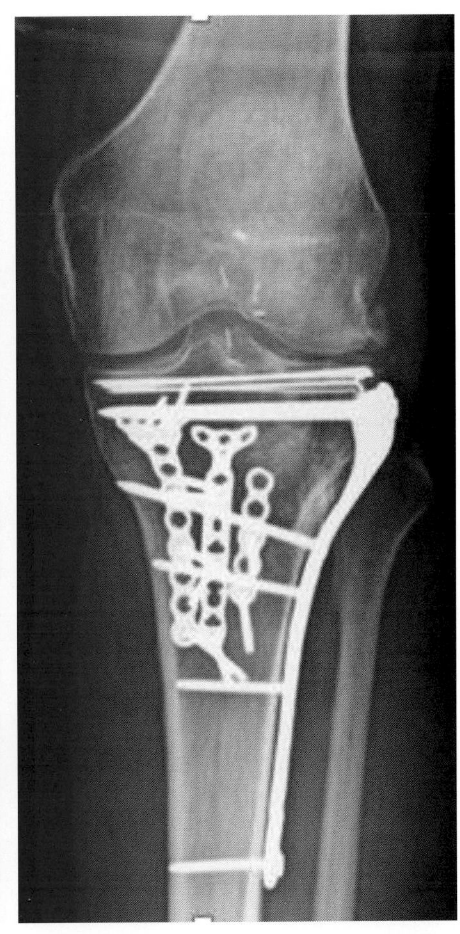

图22-12 术后6个月的X线片，显示经直接后方和前外侧联合入路治疗的双侧胫骨平台骨折已愈合。

应用股骨撑开复位器

- 将牵开器近端固定针安置在股骨外上髁的凸起处。
    - 从劈开的髂胫束处置入固定针，可以是经皮操作抑或在外侧近端切口内完成。
    - 应经皮安置远端固定针，落点要比预期接骨板的最远端再远一些（图22-13）。
        - 应小心地将固定针安置在外侧足够远之处，这样就不会挤压前间室内的肌肉组织。
    - 撑开器置于外侧时，应首先将肢体置于相对外翻状态，这是因为撑开过程中会产生内翻弯曲力矩。

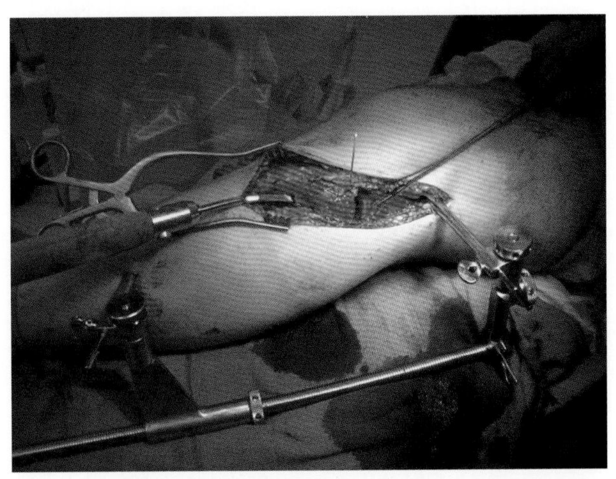

图22-13 股骨撑开复位器放置在大腿外侧，且近端固定针位于近侧切口内。

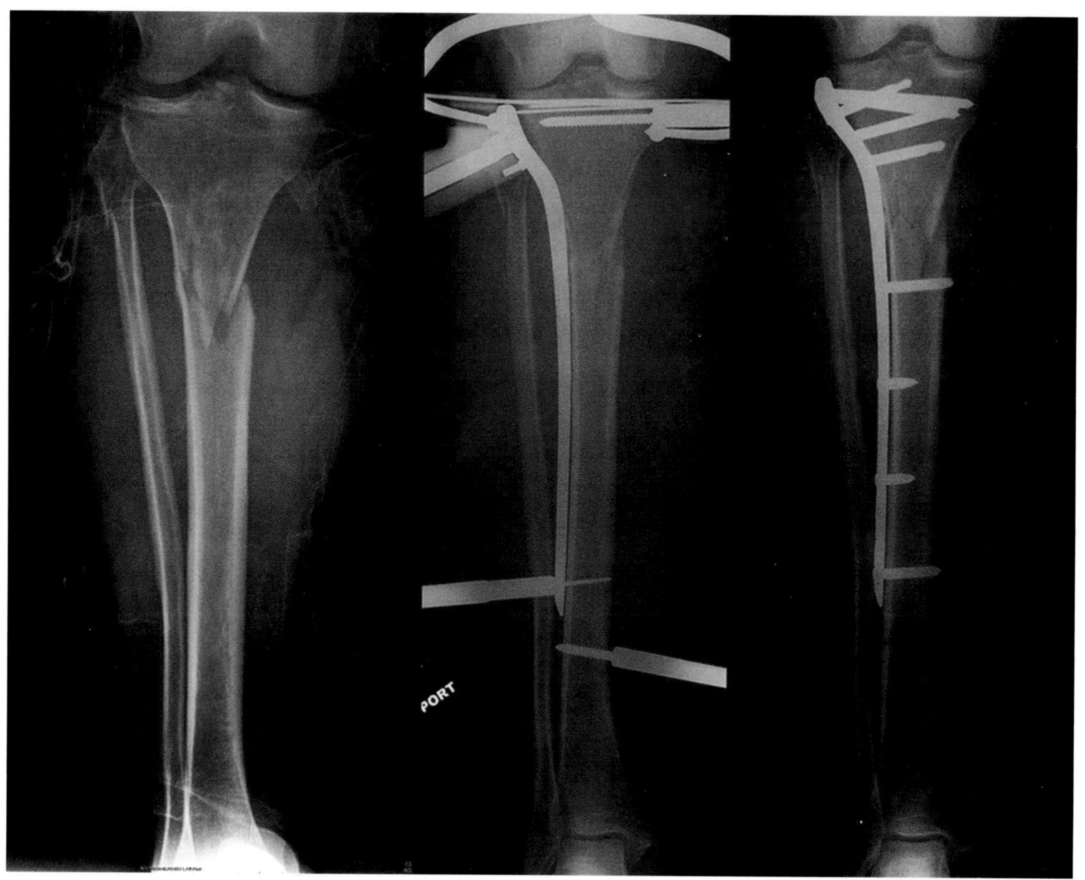

图22-14 如果术前存在内翻畸形，可将股骨撑开器置于内侧。

- 偏前放置撑开器，可用于调整肢体旋转和矢状位力线。
    - 前向放置撑开器时，应将肢体先处于伸直位状态，因为撑开力量可能引起骨折端的屈曲。
- 若术前存在内翻畸形，亦可在内侧放置第2个撑开器，以恢复内侧柱的高度（图22-14）。
    - 这样放置可以配合大型复位钳及多枚克氏针辅助关节面的复位和固定。
    - 临时复位和固定内侧平台后，可将内侧股骨撑开器留在原位，以“保护”内侧复位/固定成果，使其免受接下来复位过程中施加到外侧平台和干骺端无意或有意的内翻应力的影响。
    - 干骺端骨折中撑开器可用于操纵近端骨块，以实现解剖力线和冠状面旋转对位。
    - 在最终固定之前，临时固定后的术中多平面透视对于确定肢体力线是否精准至关重要（图22-15）。
- 如果股骨撑开器套筒的位置干扰了关节面或其他骨折线的透视成像，则需换上另一组套筒（如由长换短，反之亦然），并将套筒的把手朝相反方向翻转，以免阻碍透视。
    - 需要补充的是，外固定器的架构不应妨碍C臂机的透视及内植物的放置。

特定骨折的处理方式

- 对于外侧劈裂-塌陷型骨折，首先复位劈裂骨块的移位骨皮质，因为劈裂骨块的关节缘是完整的。在骨块周围使用大型复位钳，并安置数枚克氏针来做临时固定。
    - 如果选定这种方式，请务必确保外侧克氏针放置在塌陷关节面的前方和/或后方，以免阻碍随后的关节面抬升步骤。

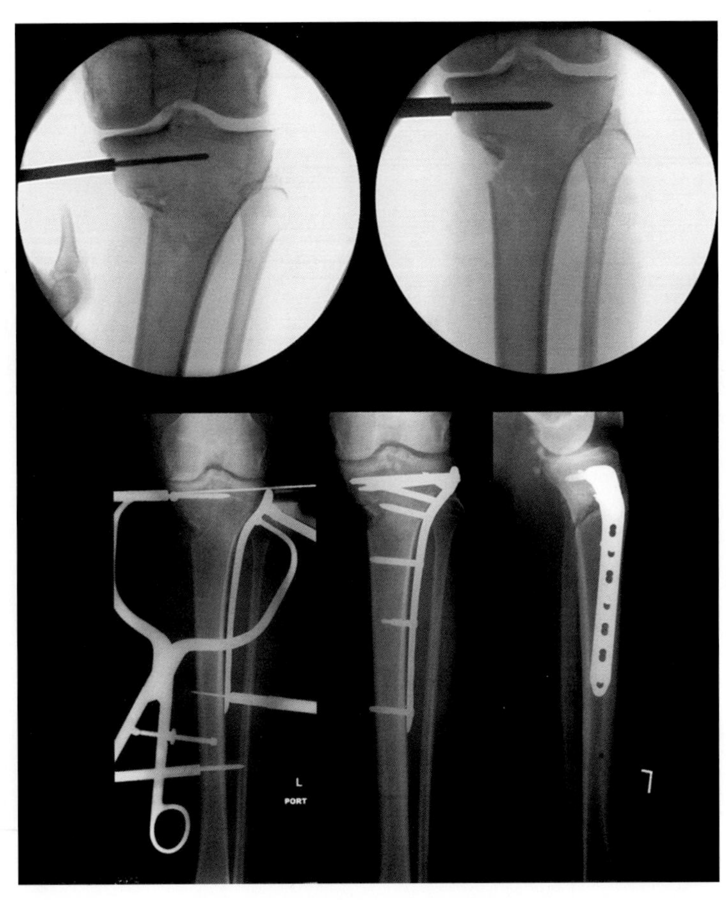

图22-15 通过内侧股骨撑开器间接复位了内翻型干骺端骨折。

- 用粗钻头做干骺端的皮质开窗术。
  - 或者用直径4 mm或更小的钻孔（2.5 mm）穿透干骺端皮质层，形成矩形的骨窗（1 cm×1.5 cm）。
    - 用骨刀打通这些钻孔结构，移除骨皮质"窗口"（并加以保存），以便置入顶棒或骨膜剥离子。
  - 用顶棒来抬升关节面下方的软骨下骨。
  - 通过半月板下关节切开术，在抬升过程中直视监测塌陷部分的变化情况。关节面复位后，用神经外科骨膜剥离子触探塌陷区与周围关节面的关系，以评估关节面的平整性。
  - 为减少骨块失活机会，应避免"开书样"操作，只要碎骨块维持正确的朝向，并在其自然位置附近，就保留这些碎骨块；并避免重建干骺端以外的游离骨软骨块（图22-16）。
  - 关节面呈多区域塌陷时，在凹陷骨块下方，用顶棒多点多次敲击来实现关节面的整体抬升。
  - 如果因骨皮质开窗位置和顶棒外形限制，而很难抵达要抬高的关节骨块，可根据所需抬高骨块的空间方向来折弯一枚斯氏针。
  - 也可在正对骨软骨塌陷区域下方用克氏针钻孔，经C臂机垂直双平面透视确认定位后，再利用空心钻扩孔，为到达目标区域创建直线通道。
  - 从内侧骨皮质开窗，偶尔能获得抬升外侧平台凹陷关节面的最佳敲顶方向。
  - 接着，将多枚预置的克氏针穿越抬升骨块的下方。根据具体情况，可以将这些克氏针折弯、剪断或压紧，作为确切固定架构中的一部分。

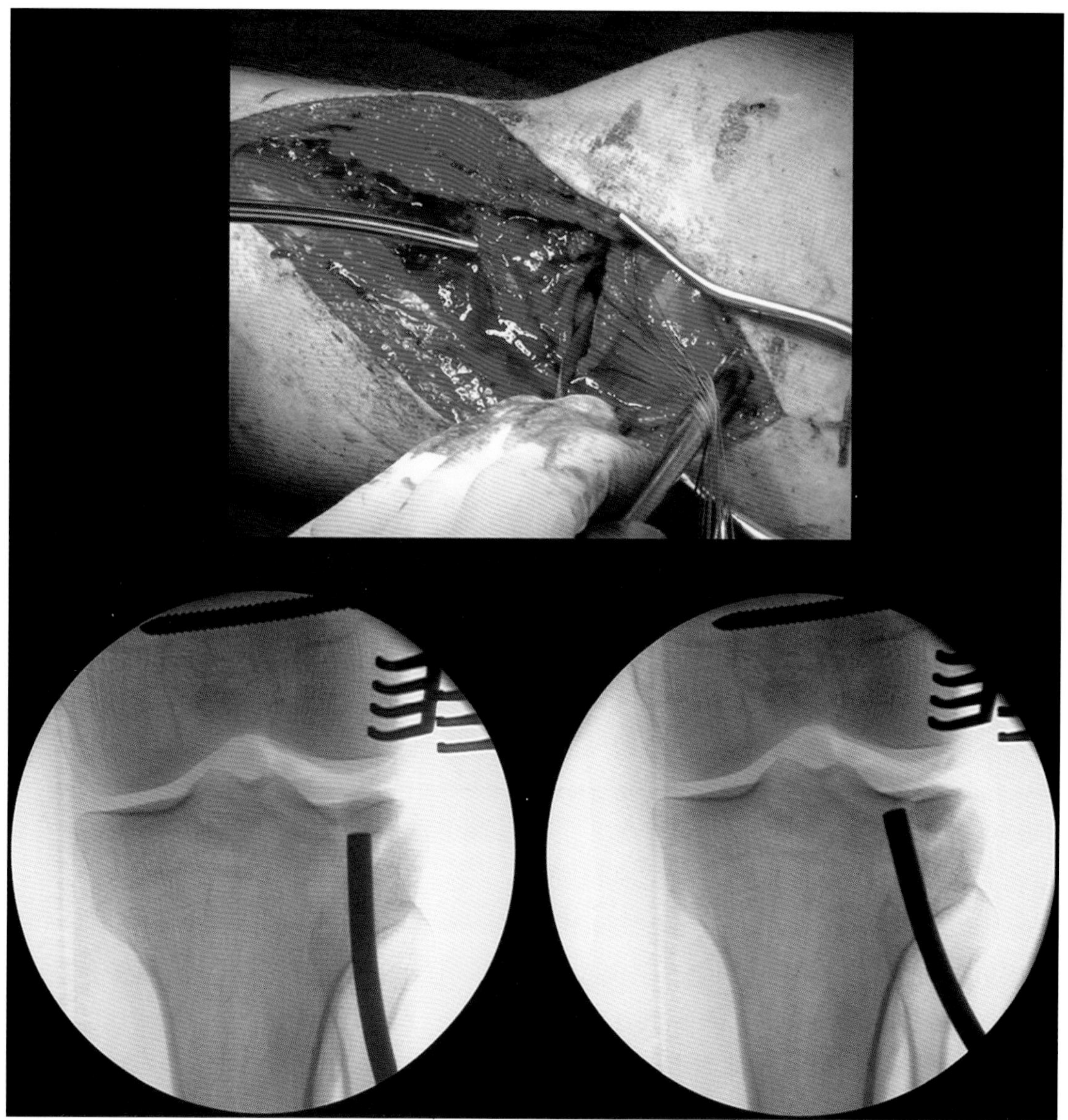

图22-16 在外侧平台骨面的陡坡处钻孔或骨皮质开窗，口径大小要容许放入顶棒。复位过程中，直视关节面的变化情况，并用神经外科骨膜剥离子触探平整度。

    ○ 此外，在塌陷骨块抬升下方出现的空腔内充填同种异体骨并压实，可以强化支撑效果。
    ○ 抬升塌陷区域后，可用大号方形复位钳（如末端带球形尖锥）来横向挤压关节面，复位残余的平台向外移位（关节面增宽现象）（图22-17）。
- 遇到单侧或双侧干骺区皮质粉碎或骨质疏松时，可将球形尖锥扣在小型接骨板上（如1/4管型钢板），或直接置入胫骨平台板的螺孔内。
    ○ 加压力量会分布在更大的接触面积上，胫骨平台将受到更加均匀的挤压力量，这样可以避免干骺端骨皮质被穿透（图22-18，图22-19）。
- 根据胫骨平台后倾角，术中应适当倾斜C臂机，以评估内、外侧平台的关节面（关节线）是否达到平整。
    ○ 倘若同一幅透视图像中，一侧关节线清晰，而另一侧模糊，大概率是某侧胫骨平台存在矢状位的旋转。
    ○ 在挤压关节面之前，可以采用复位钳和前方置入的斯氏针来纠正矢状位的旋转不良（图22-20）。

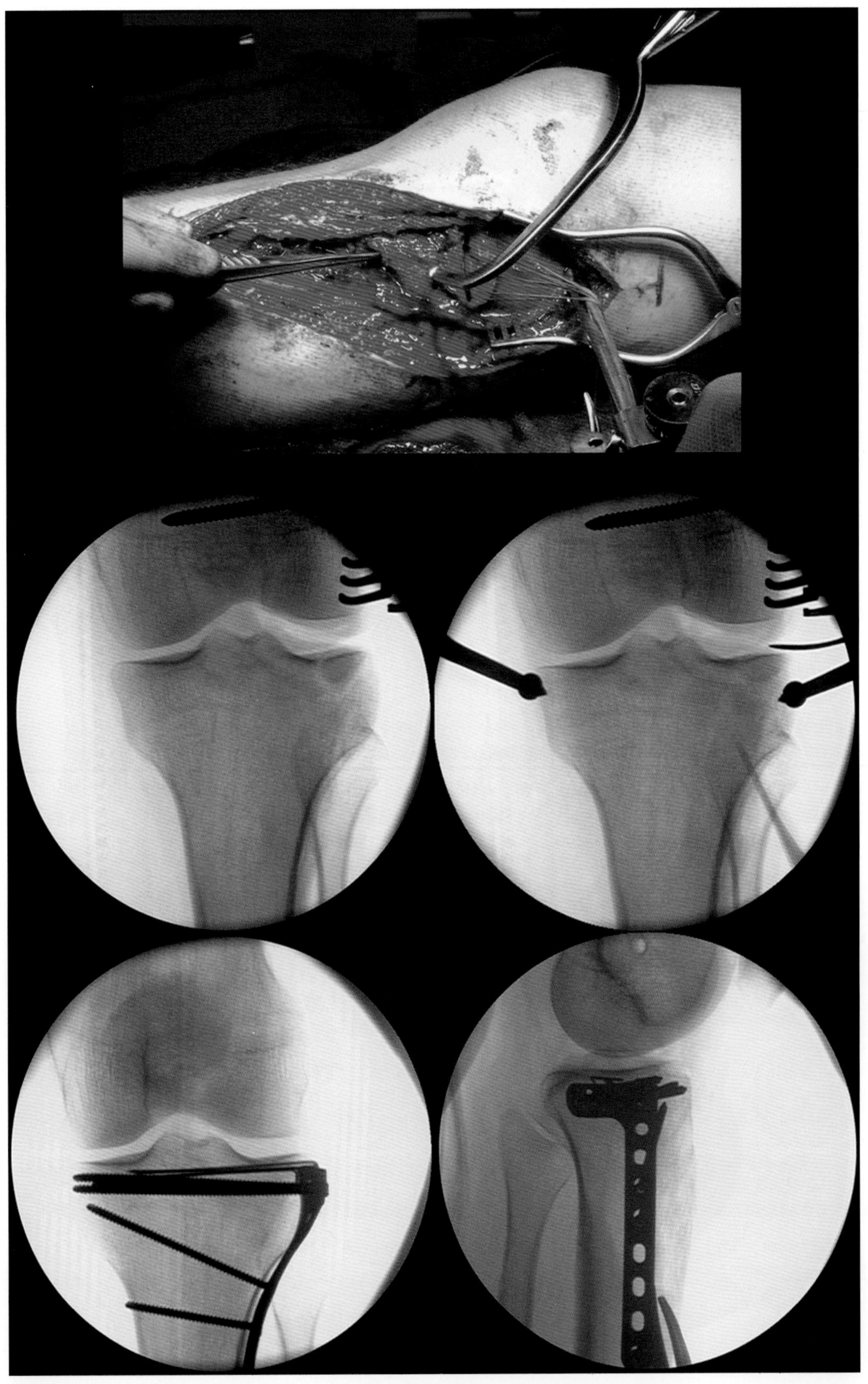

图22-17　抬升关节面后，将复位钳末端的球形尖锥分别扣在前外侧和后内侧的骨面上，挤压关节面，恢复胫骨平台宽度。

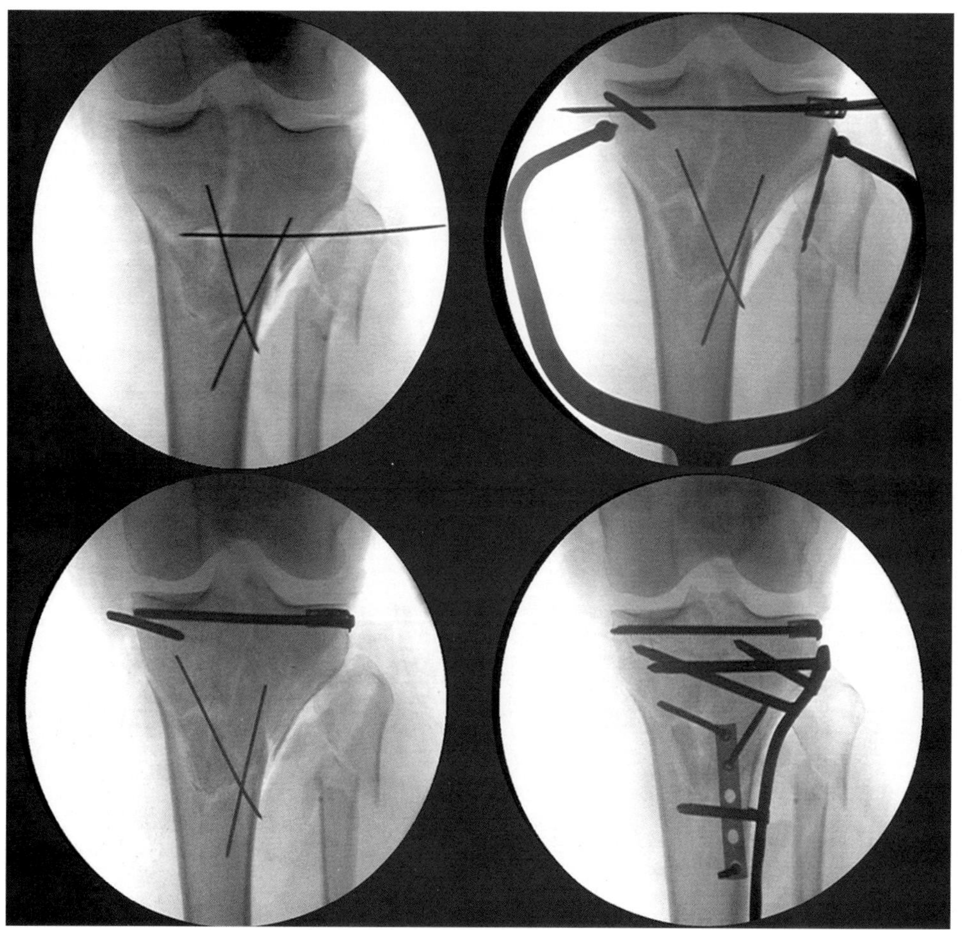

图22-18 为了分散粉碎区域的应力，可在复位钳尖锥下方垫一块易塑形的小型接骨板。请留意，在胫骨内侧平台矢状位安置的斯氏针，它可以控制内侧骨块的旋转对位。

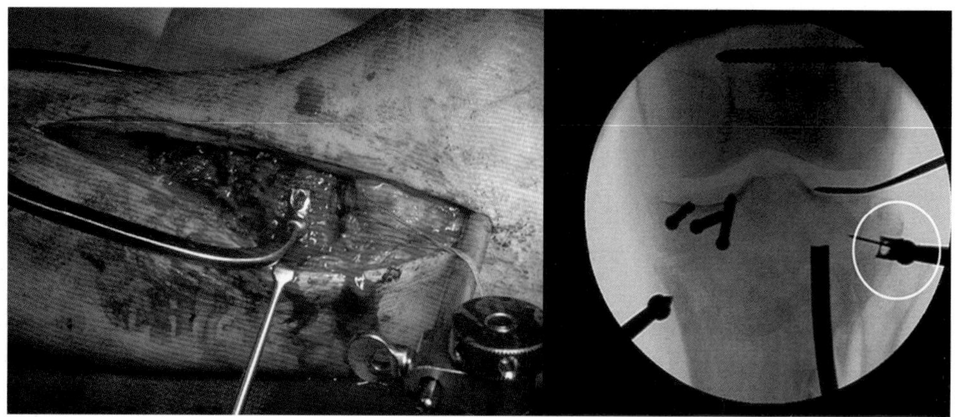

图22-19 另一示例：该骨质疏松症患者采用1/4管型板作为垫片（图中圆形区域）钳夹外侧平台，恢复平台的原有宽度。

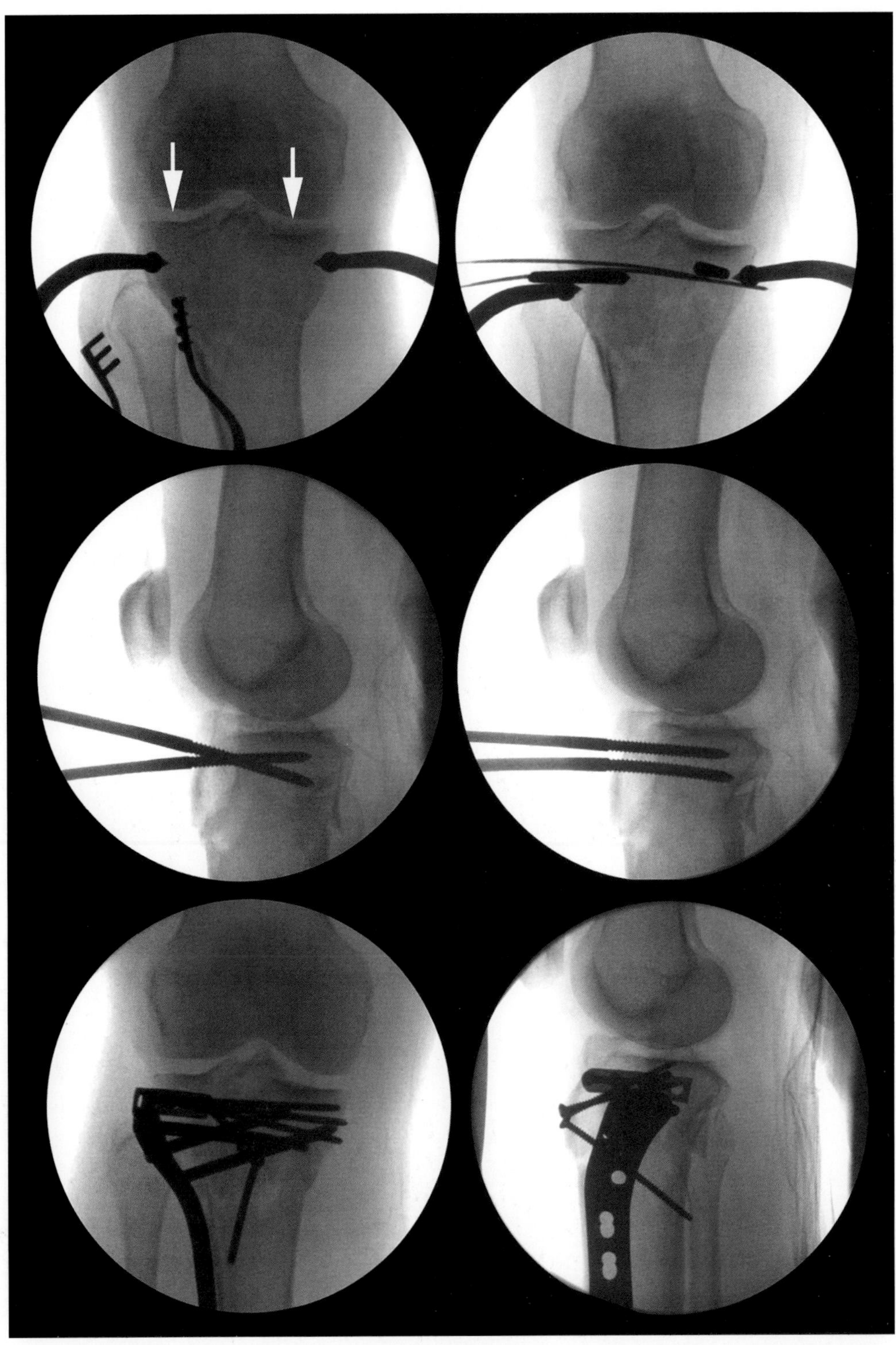

图22-20　本例中，在正位片（左上）和侧位片（左中）上，发现（箭头所指处）存在矢状位的对位不良（除内侧平台有内翻和相对下沉外），通过置入斯氏针逆向旋转两侧平台（右上和右中），就恢复了两侧胫骨平台的后倾角（中排和下排）。

- 可在关节软骨下，采用直径2.4 mm拉力螺钉挤压和固定胫骨外侧平台的冠状位骨折，要在前外侧板排钉的正上方，前后向安置这些螺钉。
- 后内侧骨块的复位与固定。
  - 为防止前内侧软组织过度受压，应采用前后向放置大号点式复位钳、老款的骨盆复位钳或新款的“鹅颈”骨盆复位钳。
  - 使用直径2.5 mm斯氏针来提拉撬拨。
  - 用折弯器塑形3.5 mm锁定加压板。
    - 倘若骨折线累及胫骨干或预计稳定性差，最好选用更为坚强厚实的接骨板系列。
    - 如果需用到抗滑固定技术，使用1/3管型板、2.7 mm有限接触动力加压板或3.5 mm桡骨远端斜T形板就足够了。
  - 股骨撑开器或外固定支架。
  - 复位外侧平台后，用近端螺钉固定到外侧骨块。
    - 助手在外侧抬高小腿，要触及外侧接骨板的曲率弧度最大处，从内侧斜向钻孔（图22-21）。
  - 在Schatzker Ⅳ型和Ⅵ型中，最常见的不稳定是远端节段[即胫骨（干骺）骨干区域]，而后内侧节段往往是稳定节段。
    - 因此，为了将骨干复位到完整的内侧平台，通常需要施加轴向牵引，伴随小腿的外翻、伸直及内旋。
    - 注意，上述操作往往会使那些阻碍复位的组织结构处于紧张状态，如腓肠肌-比目鱼肌和腘绳肌。
    - 此时可能需要松开外固定才能获得复位效果。
    - 复位前，沿着骨块的关节边缘，朝向完整的远端外侧骨皮质，预先安置多枚直径1.6 mm的克氏针。
    - 在复位胫骨干过程中，可用肩关节拉钩、球头顶棒、大型Weber钳或鹅颈钳来操控后内侧骨折块。
    - 一旦复位成功，将预置的克氏针穿至对侧骨皮质。即便安置多枚克氏针固定，去除复位钳时，骨块可能再次移位1~2 mm，这也是司空见惯的现象。可以采用支撑板技术来纠正这种情况，从而维持骨块的复位效果。

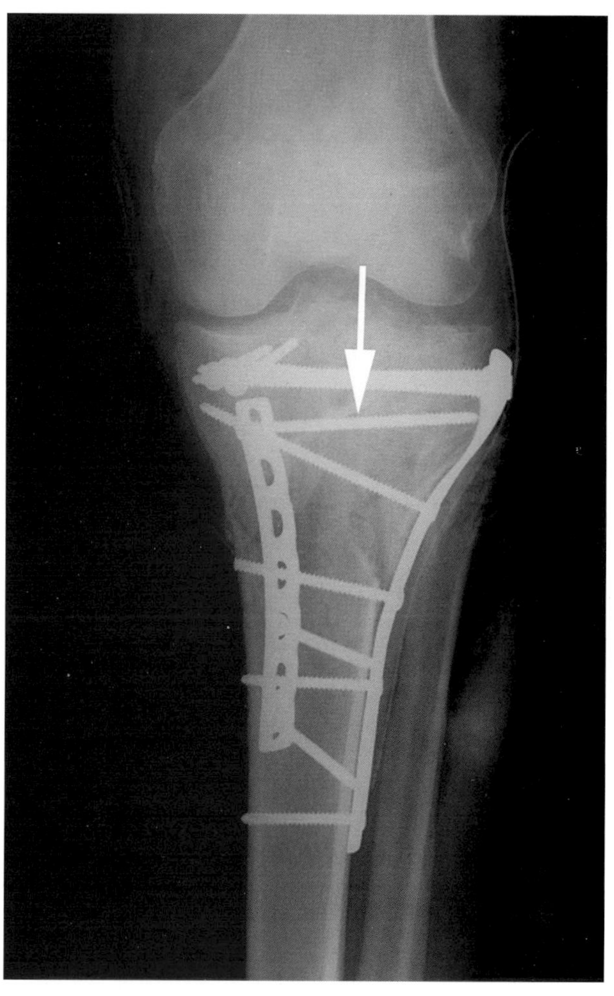

图22-21 要触及接骨板曲率弧度最大处的前外侧骨皮质，斜向钻孔置钉，避免螺钉撞击外侧接骨板，实现最近端由内向外（箭头所指）的双皮质螺钉固定。

  - 倘若已经得到复位的内侧关节面骨块存在冠状位的劈裂，那么在内侧胫骨平台软骨下方置入前后方向的拉力螺钉，随后经外侧锁定板由外向内置入锁定螺钉。
  - 最近端的锁定螺钉应紧贴内侧平台螺钉的下方，为其增加支撑强度。
- 内翻-过伸型损伤。
  - 其血管和神经损伤的发生率高于典型的Schatzker Ⅴ型和Ⅵ型。
  - 张力作用下，干骺区后方骨皮质出现破裂，与此同时，前方关节面受到挤压而碎裂（图22-22）。
    - 这通常导致内侧和外侧关节面粉碎。

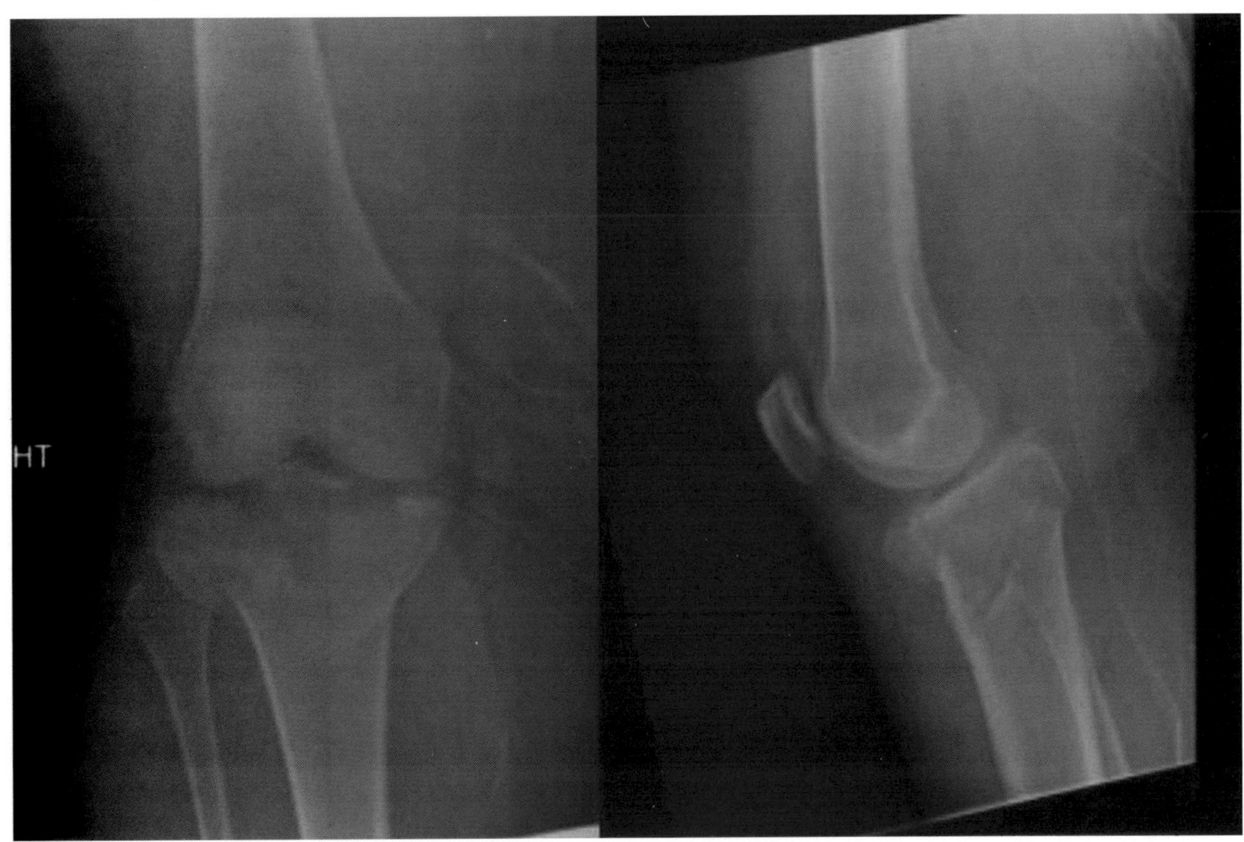

图22-22 胫骨平台内翻－过伸型骨折损伤的X线片。

- 侧位片上，胫骨平台后倾角为负值。
- 恢复胫骨平台后倾角及内植物在前方进行支撑都至关重要。
- 内侧切口要比标准的后内侧切口稍微偏前些，以便显露整个内侧柱。
- 由于后内侧是张力性开裂，所以此处骨皮质通常良好。
  - 将大型Weber复位钳的一端尖齿放置在后交叉韧带止点处或内侧平台的后缘，在远端胫骨段上钻个小孔，将复位钳的另一端尖齿置于该孔中。
  - 或者，将带尖锥的球头顶棒安置在胫骨干上，再用肩关节拉钩的宽面抵住后内侧平台的关节缘处，这样就可以有效纠正胫骨平台负向的后倾角。
- 经同一内侧切口，在内侧副韧带浅层的前缘显露前内侧骨块。
- 用宽型骨刀或椎板撑开器抬升前方的带关节面骨块。
- 使用T形支撑板固定前内侧骨块时，要特意将其放在能阻挡骨块下沉的位置（图22-23）。
- 经骨窗顶压复位粉碎的关节面骨块后，在软骨下方用多枚克氏针维持，并植入同种异体骨。
- 外侧平台骨折亦按照前述方式处理。
- 要更靠前方安置前外侧接骨板，以便更好地支撑前方骨块。
  - 一般来说，前方会出现较大骨缺损，往往需要用同种异体骨或人工骨充填缺损。
  - 也可以采用其他方式充填巨大缺损。
  - 同种异体骨（腓骨或三面皮质的髂骨块）、钽块或脊柱钛笼（图22-24，图22-25）。

• 倘若胫骨结节为独立骨块，应该单独复位和固定之。
- 如有需要，这应该作为第一步来进行操作；可以延伸也可以不延伸外侧切口，只要将切口牵向内侧即可显露（图22-26）。

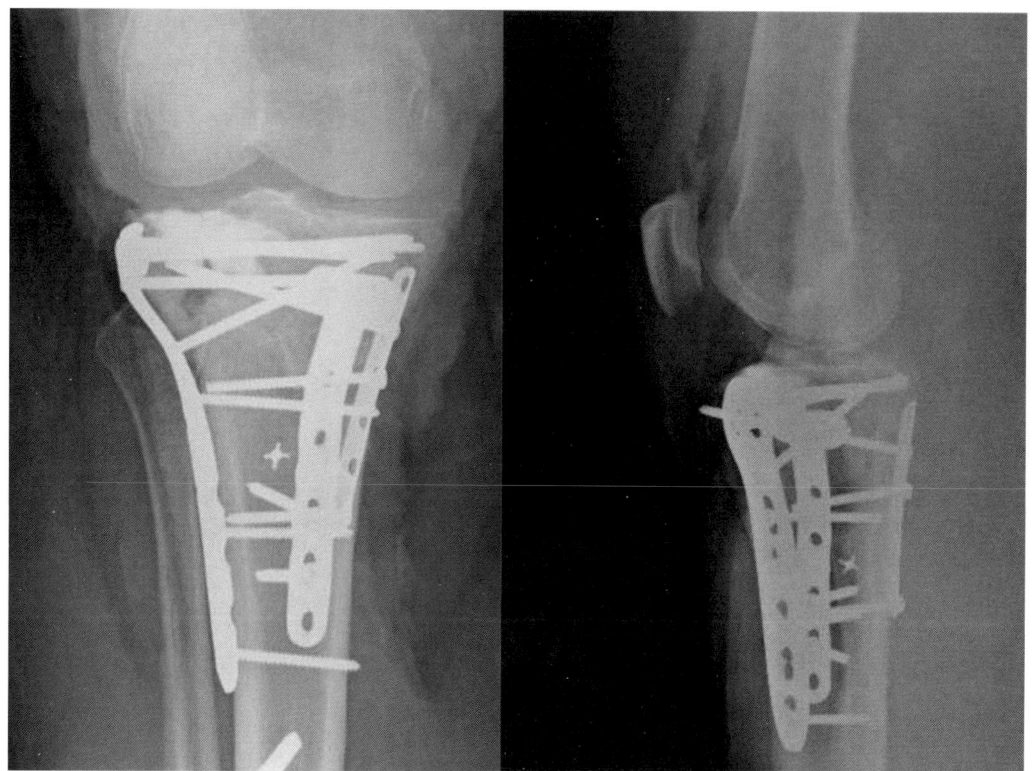

图22-23　术后X线片可见前内侧和前外侧均有支撑前方结构的接骨板。

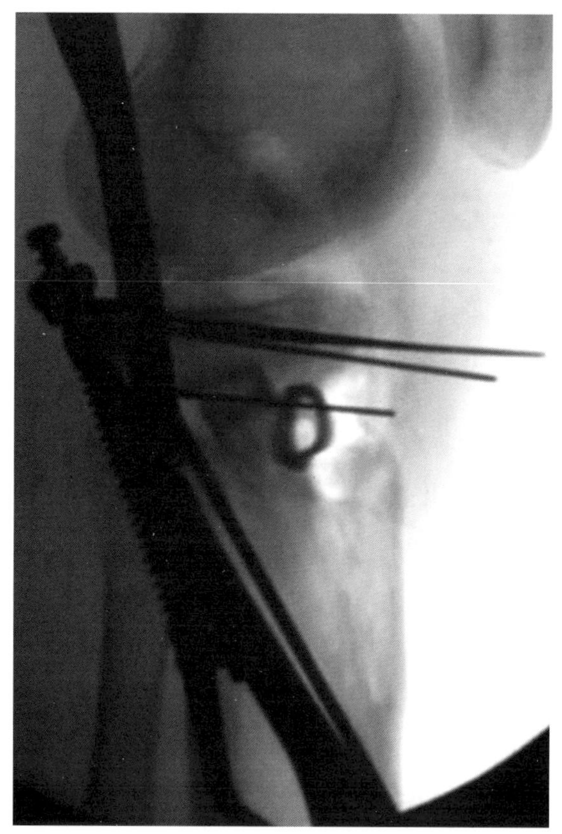

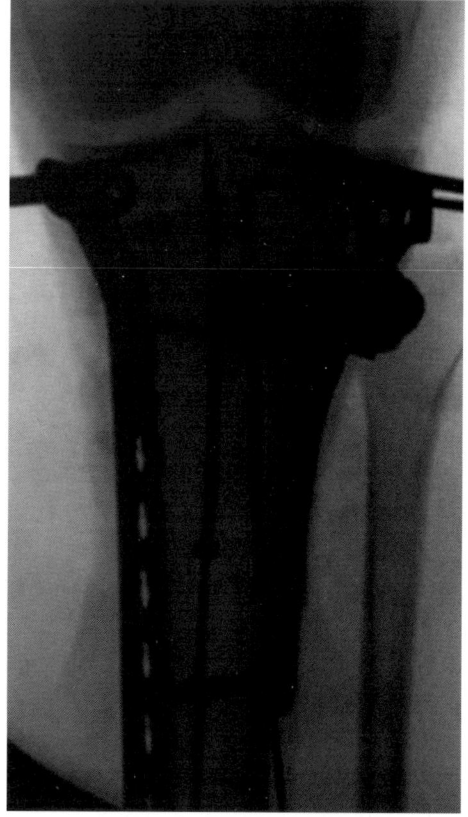

图22-24　术中图像显示，采用同种异体腓骨来结构性支撑过伸型胫骨平台骨折的关节面。

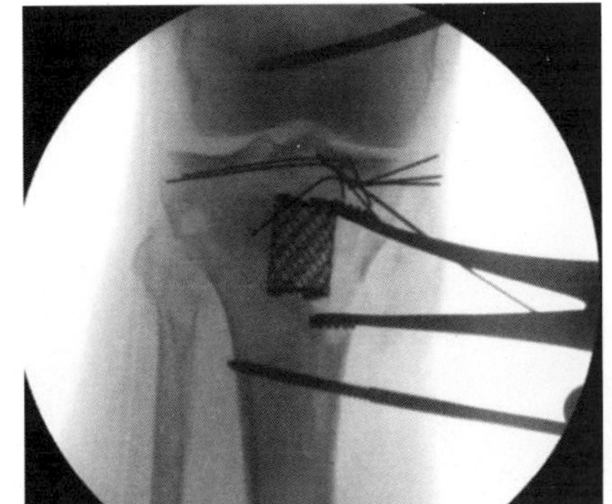
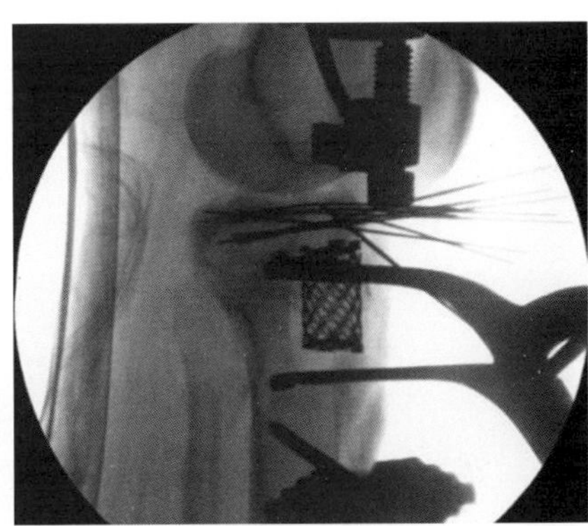

图22-25　术中图像显示，采用脊柱钛笼来结构性支撑过伸型胫骨平台骨折的关节面。

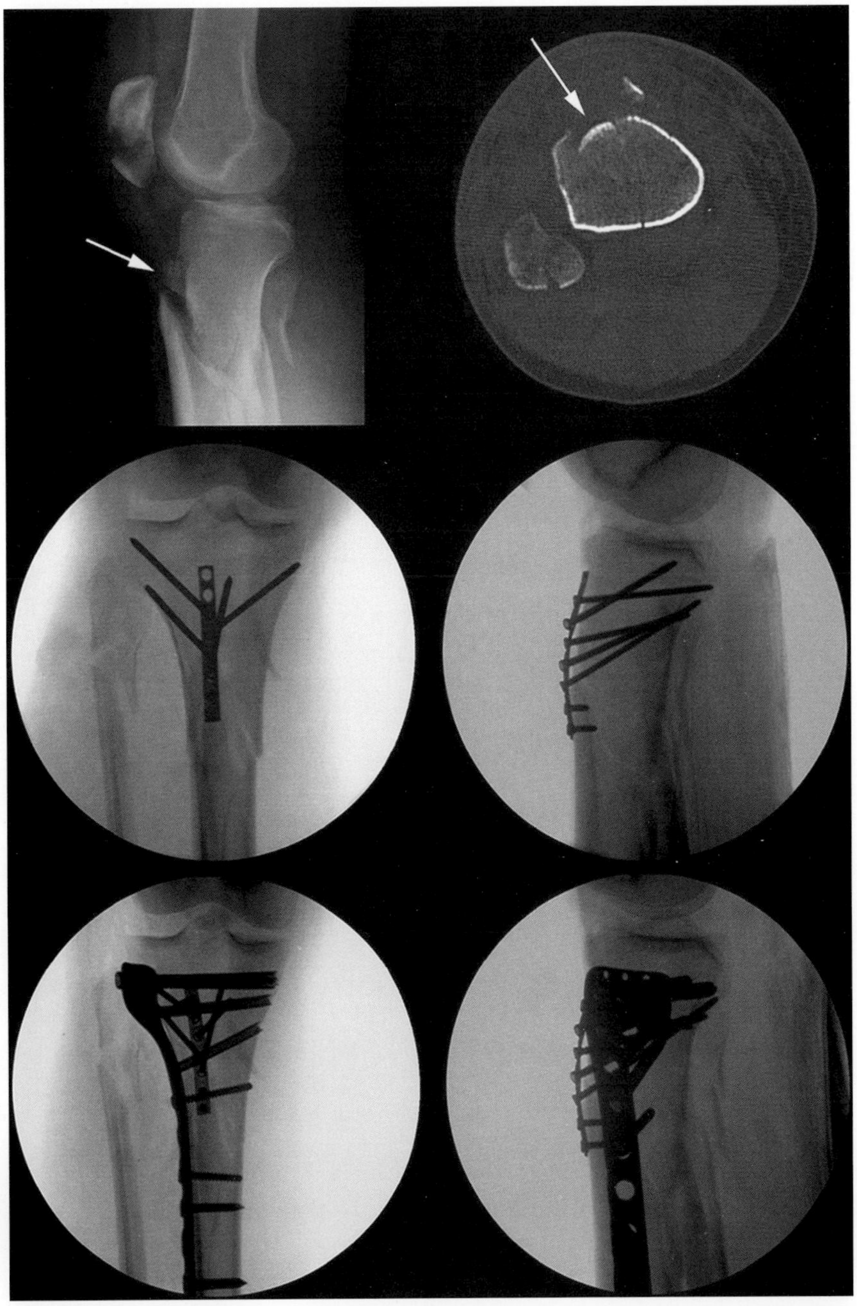

图22-26　本例中，胫骨结节作为一个单独的骨块（箭头所示）。复位后采用微型接骨板进行固定。这也起到了间接复位干骺区粉碎骨折的作用。

◦ 倘若需要较多螺钉固定，则在前方接骨板中首选单皮质螺钉固定技术。这样就能避免干扰接下来的骨折复位及其他接骨板的螺钉固定（可能来自外侧接骨板或者后内侧板）(图22-27)。

◦ 另一种情况是，若胫骨结节为大骨块时，可

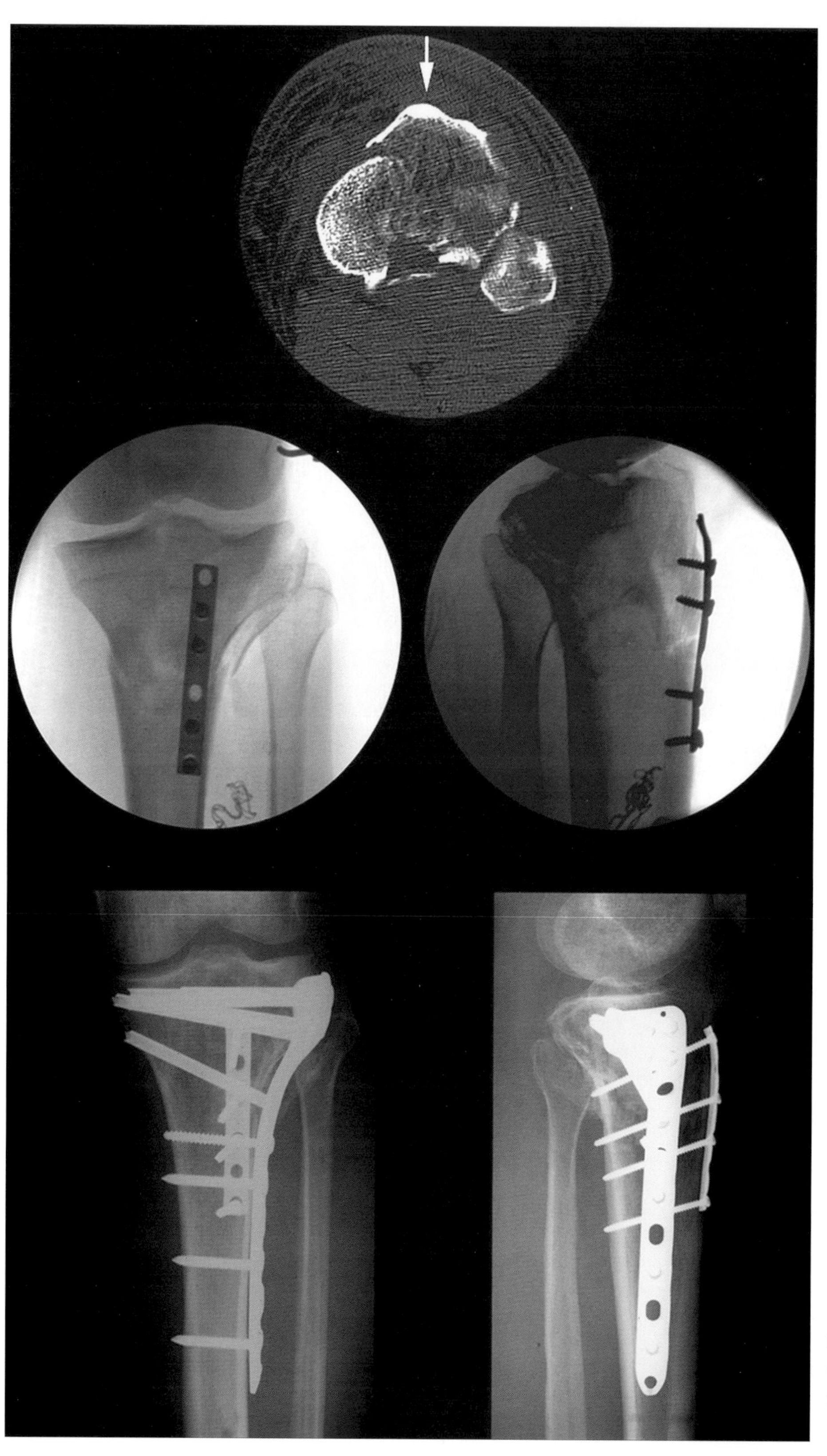

图22-27 开始固定伴有胫骨结节骨块（箭头所示）的胫骨平台骨折时，单皮质螺钉不会阻碍其他骨块的复位和内植物安置过程。

采用由前朝后的斜向螺钉（图22-28）。

- 合并的胫骨嵴/结节几乎不会累及关节负重面。然而，复位它有助于骨皮质与关节面之间的“对合匹配”，并且有助于恢复交叉韧带和半月板的完整性。
  - 经外侧关节切开窗口，用牙科探针或小号骨膜剥离子复位中央骨块。
  - 先用克氏针，再用螺钉进行固定（图22-29）。

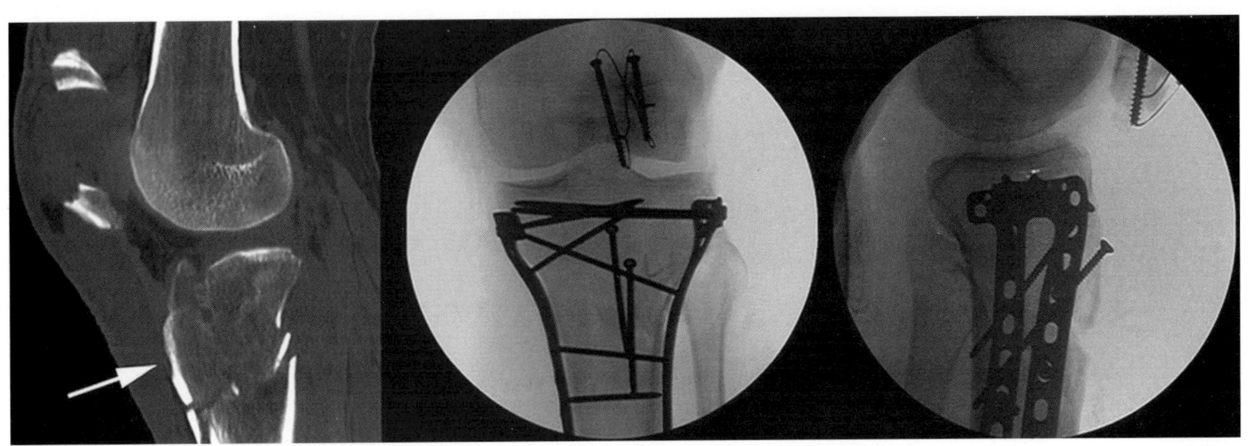

图22-28 采用拉力螺钉固定较大的孤立性胫骨结节骨块（箭头所示）。

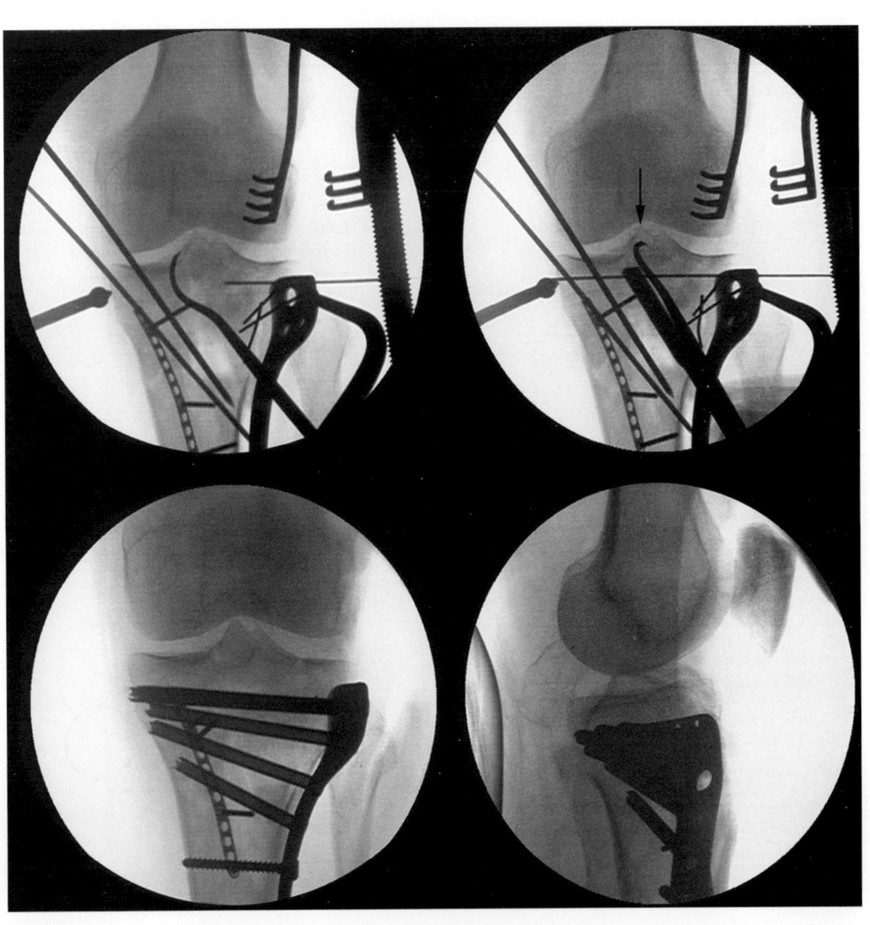

图22-29 经外侧切口在髌韧带下方，用小探钩复位胫骨结节（箭头所示，右上图。）

- 将克氏针置入主骨块，并向前推进，直至穿透对侧皮肤。
  - （在对侧皮肤处）回拉这些克氏针直到针尾与骨皮质平齐，以便放置接骨板（图22-30）。
- 针对胫骨平台后内侧孤立性骨块，可直视下根据骨皮质对合情况来复位此处骨折。
  - 患者取仰卧位时，经后内侧入路将抗滑板安置在胫骨后方（图22-31）。

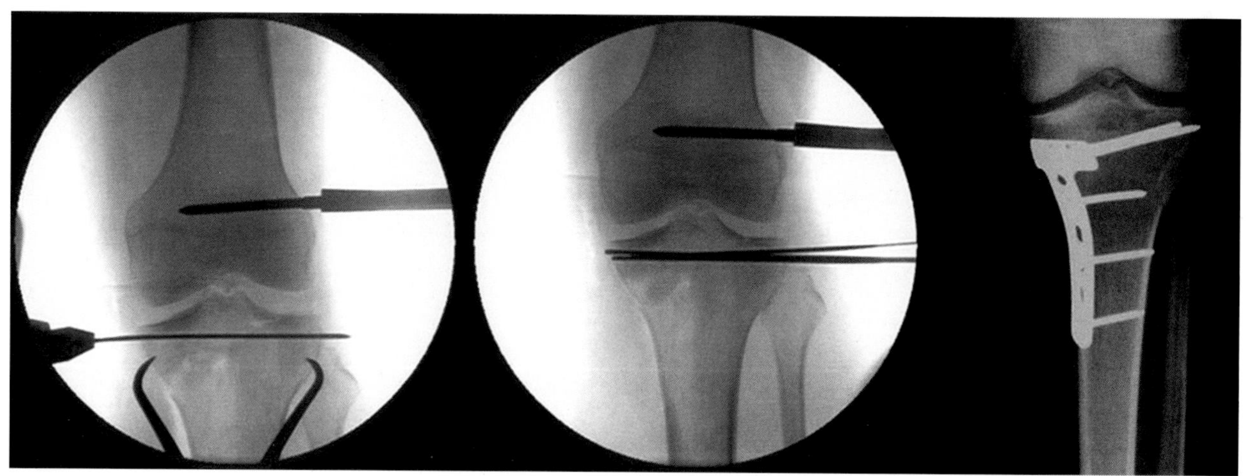

图22-30 将克氏针置入主骨块，向前推进并穿透对侧胫骨平台，在对侧回拉这些克氏针直至针尾与骨皮质齐平，以便安置侧方接骨板时免受干扰。

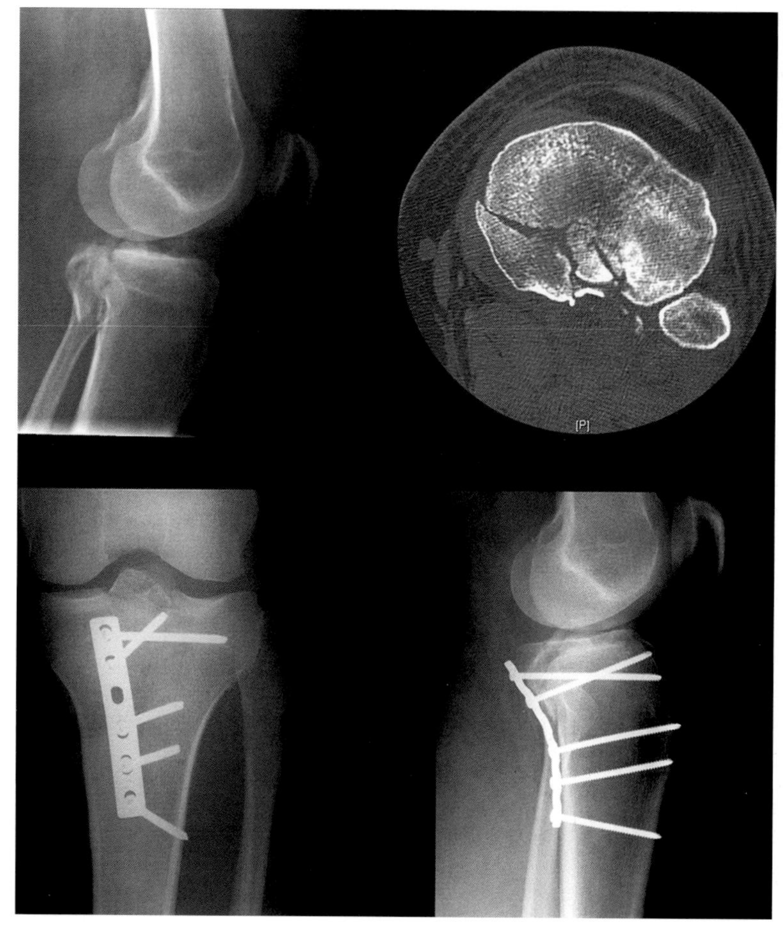

图22-31 经后内侧入路，安置胫骨平台后方钢板。

- 采用2.0 mm系列“边缘支撑板”能在软骨下方和干骺区产生有效支撑或加压效应，与单独使用螺钉相比，其接触面更大，压应力更为分散，尤其适用于关节面软骨。其作用好比是一个巨型垫片。
- 支撑关节骨块的辅助技术。
  - 使用2.0 mm或2.4 mm螺钉还可以在软骨下骨对关节面骨块进行多方位固定。
  - 根据粉碎骨折的解剖区域，可以将接骨板选择性地放置在前方、前侧方、外侧或内侧（图22-32，图22-33）。

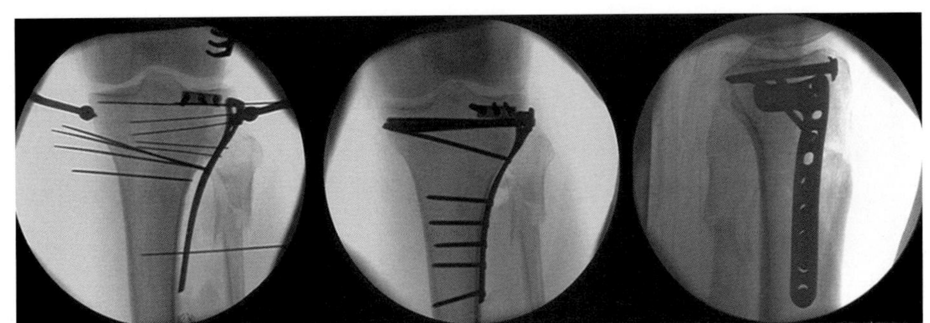

图22-32 采用1/4管型钢板配合2.7 mm螺钉作为边缘接骨板，放置在外侧平台的前缘。这样既可对冠状位骨折线进行加压，也好似巨型垫片，强化螺钉固定效果的同时，又支撑了被抬升的关节面。

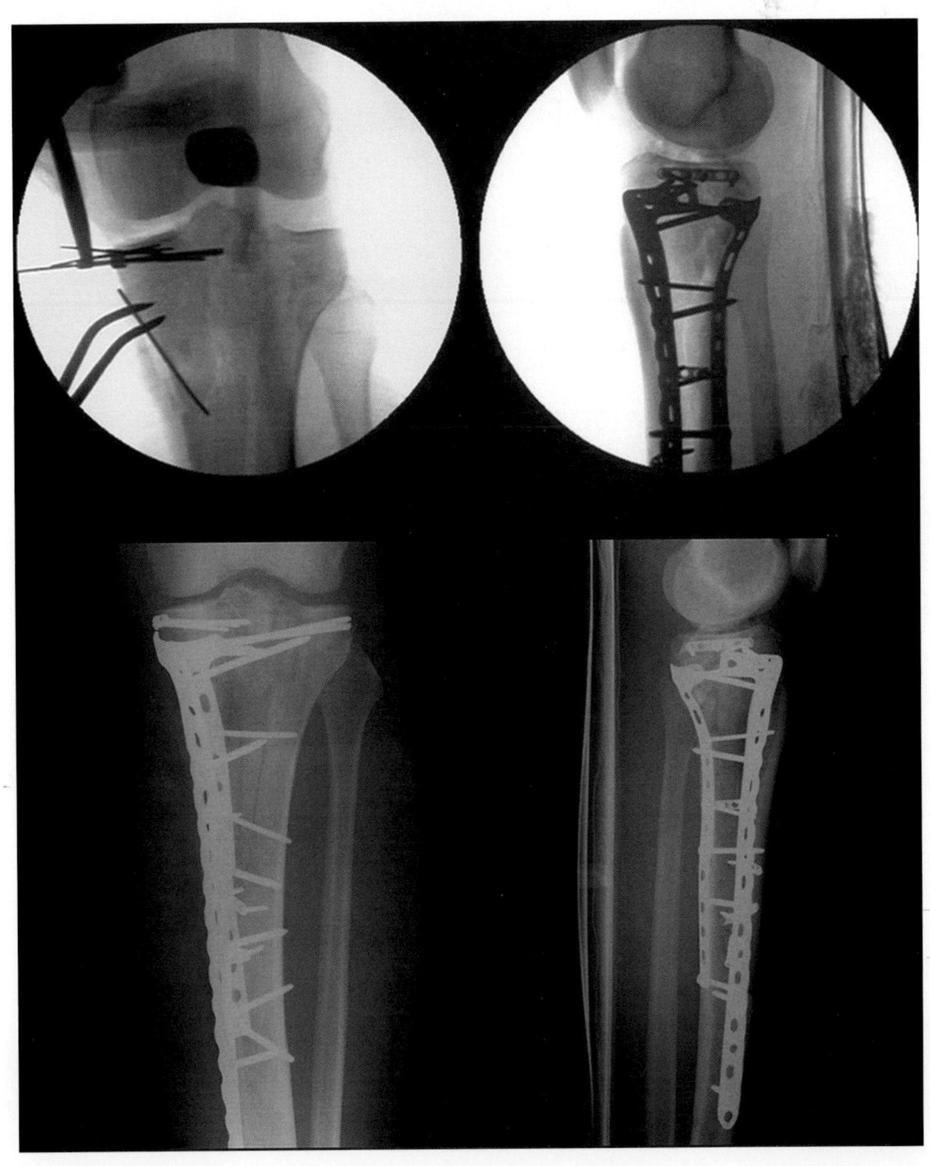

图22-33 也可在内侧平台放置边缘钢板，以支撑关节面骨块。

- ○ 若双侧平台都呈粉碎状态，边缘钢板可以沿整个前方皮质包绕放置。
  - ◆ 这对横跨两侧胫骨平台的冠状位骨折线很有用。
  - ◆ 可以由外向内插入边缘钢板，要位于髌腱或髌下脂肪垫的深面，在膝关节囊远端止点的表层。
  - ◆ 在前内侧做小切口，将钢板安置在髌腱的内侧，以便置入内侧螺钉（图22-34）。
- ○ 边缘板中由前朝后安置的螺钉，应比围关节接骨板中内外侧方向的螺钉更靠近端。

- 含关节面的骨块过于狭小，在克氏针临时固定后已无法再用确切的螺钉固定时，可以将这些克氏针保留下来，作为辅助固定措施。
  - ○ 可以将它们剪短、折弯，经敲击后其末端与干骺端骨皮质表面齐平。
  - ○ 这些克氏针将起到关节面下方强化支撑的作用（类似于混凝土中的“钢筋”或托梁）。
  - ○ 虽然带螺纹的克氏针要比光滑克氏针更不容易产生漂移，但只要是整体固定牢靠，几乎不可能出现关节周围的克氏针漂移现象（图22-35）。

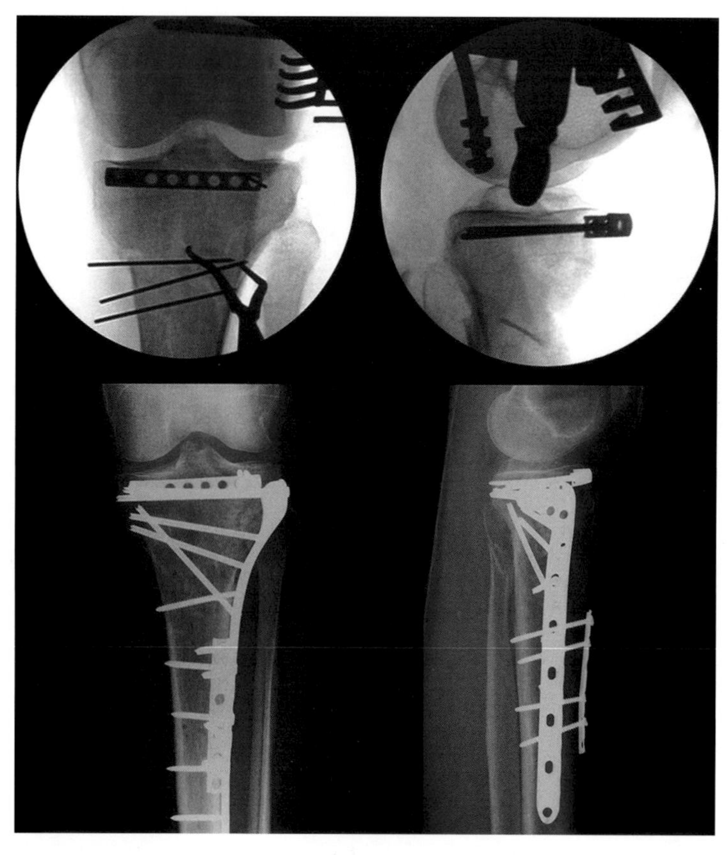

图22-34 采用1/4管型接骨板作为边缘钢板，位于关节外，横跨胫骨近端整个干骺端的前方区域。

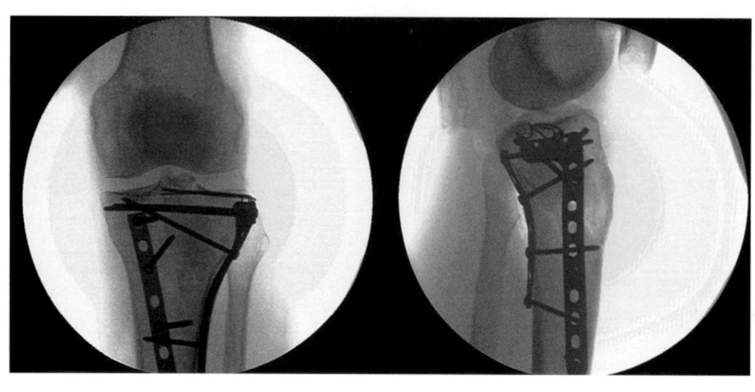

图22-35 本病例中，关节面下方这些保留的克氏针被用于支撑关节面小骨块。

- 控制这些小骨块的另一项技术，是裁剪掉3孔或4孔钢板的两端螺孔（如1/3管型板、1/4管型板，2.4 mm系列板或2.0 mm系列板），只保留这类易塑形板靠中间的一个或多个完整螺孔。
    - 这样两端都能做成钩状，形成一个接触面积较大的带钩直形垫片，恰似髋臼后壁骨折用到的弹簧钢板（图22-36）。
    - 如果骨皮质过于紧密，钩尖无法穿透骨皮质时，可以在适当间距钻两个微孔，这样钩尖就能与骨表面平齐放置。

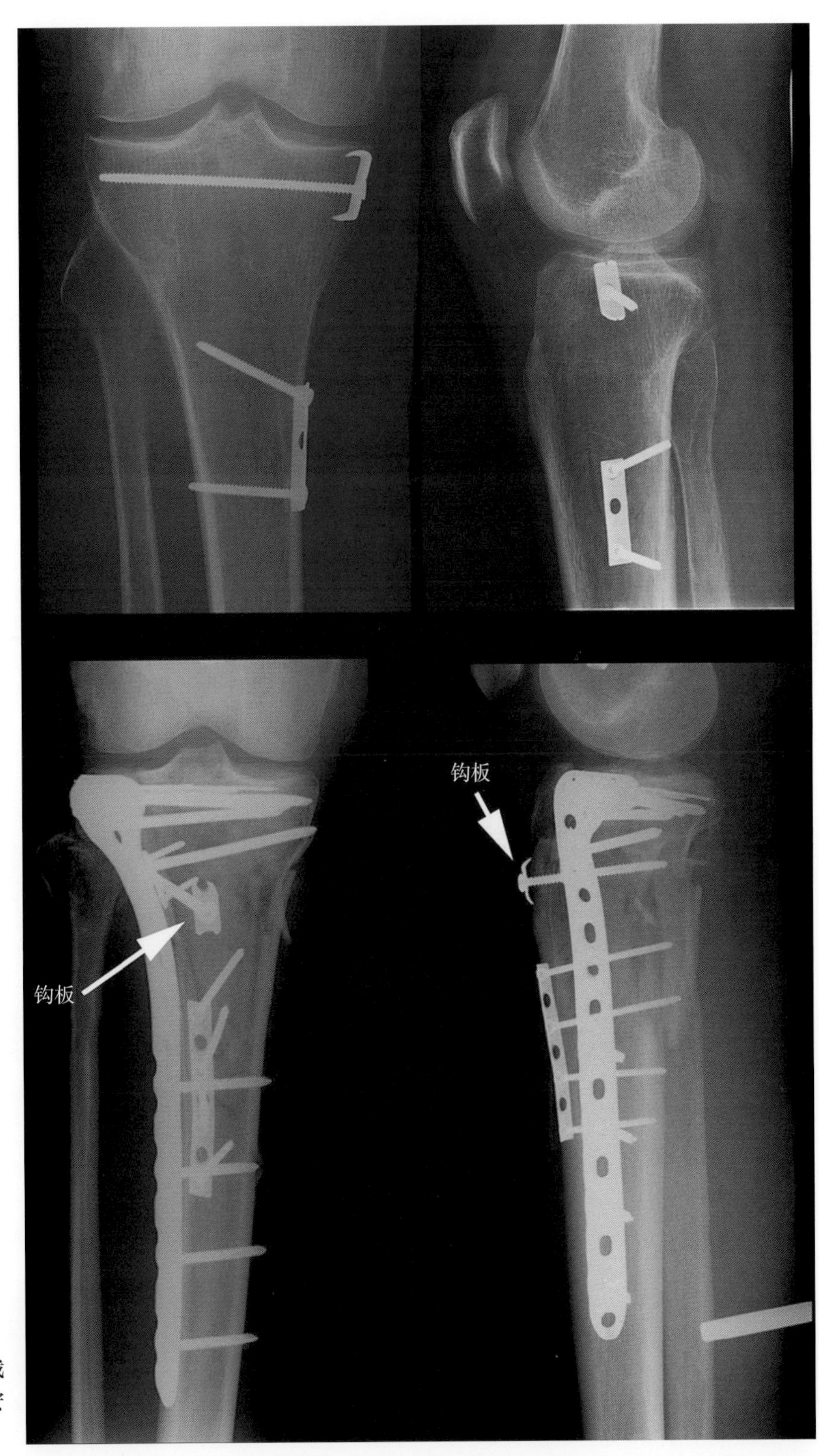

图22-36 这是两个案例，均通过裁剪1/3管型板做成带钩尖的钢板，安置在胫骨平台起到大号垫片的作用。

TIP 处理极度塌陷胫骨平台骨折的基本技术

Thomas M. Large

病理解剖

骨质疏松性胫骨平台骨折合并干骺端骨缺损会在胫骨的干骺端出现空腔，这种情况难以用足够量的同种异体骨松质给予支撑和填充。

解决方案

采用磷酸钙或硫酸钙夯实地基，用来支撑已抬升关节面下方植入的同种异体骨层。

操作技术

- 极度凹陷的胫骨平台骨折会在关节线以下几厘米处找到粉碎性关节面碎块，这些往往是骨质疏松性骨折，它们可能是单侧或双侧平台损伤形式中的某一部分（图22-37）。如果是单侧平台，则应评估合并副韧带损伤的可能性（如外侧平台骨折时出现内侧副韧带损伤）。

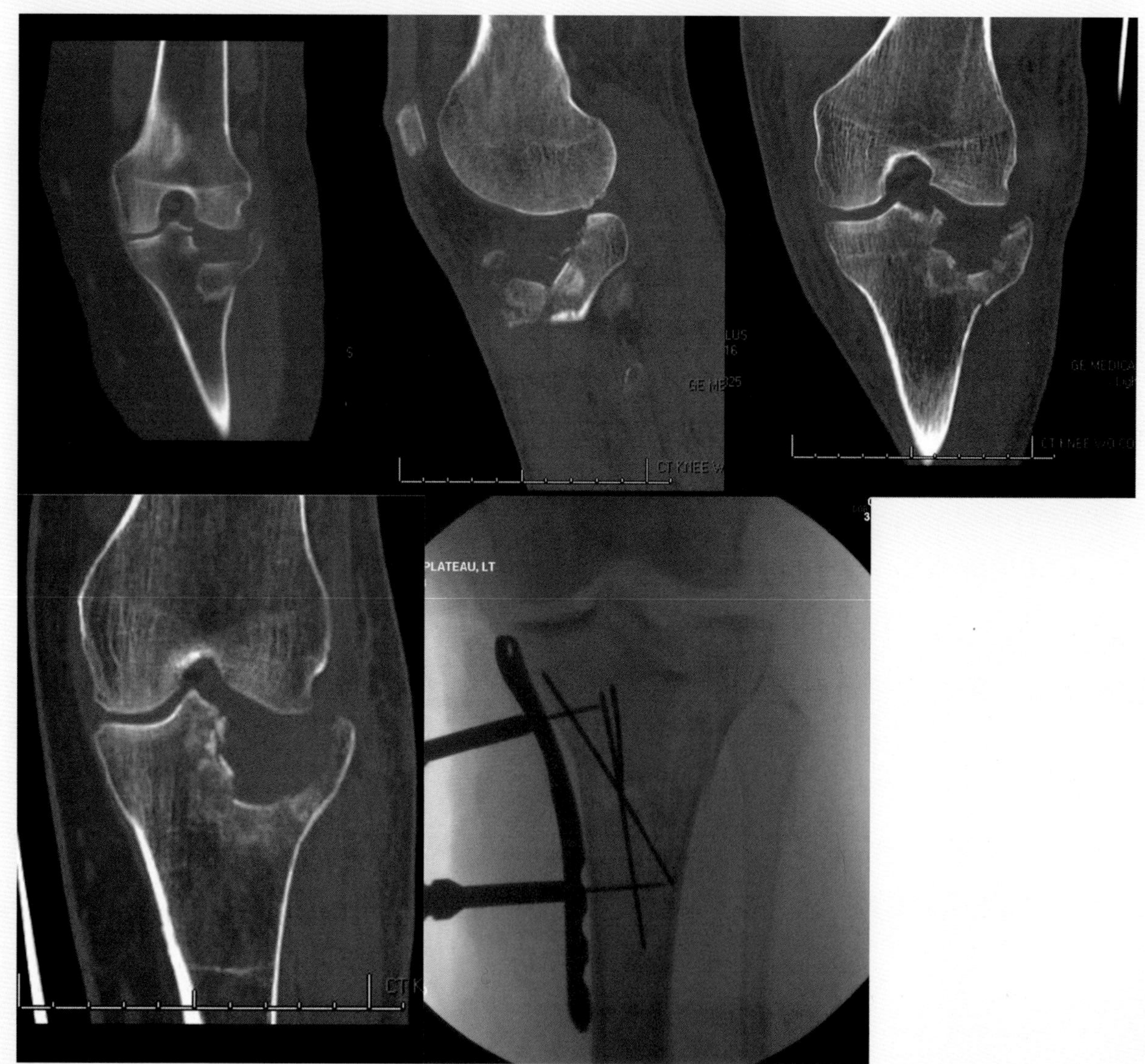

图22-37 这是粉碎性、骨质疏松性、凹陷性胫骨外侧平台骨折的损伤图像。请留意中央干骺区存在小而薄且垂直向的关节面碎片。

- 通常这些关节面碎块很薄，软骨面附着的骨质也很少。抬升这些碎块来复位关节面，干骺端区域就会出现大范围的空腔。
- 对于骨质疏松患者，可以用超量的同种异体骨来充填已复位的关节面下方和周围空腔样干骺区出现的骨质缺损，但由于干骺区缺乏骨小梁结构，这样操作后关节面仍未得到支撑。
- 如果将磷酸钙或硫酸钙骨水泥直接注入骨质空腔中，它们可能会渗入关节腔，同时破坏已复位、互相交错的关节面碎块。这可能会对骨愈合产生不利影响，并且会在这些菲薄关节面碎块的正下方形成一个非常坚硬的界面。
- "地基技术"是在复位的骨块下先铺置一层生理相容性好、具有黏弹性的同种异体骨松质。在这层压实的骨松质层下方，再采用磷酸钙、硫酸钙或羟基磷灰石来填充剩余的干骺区域大范围空腔（图22-38）。

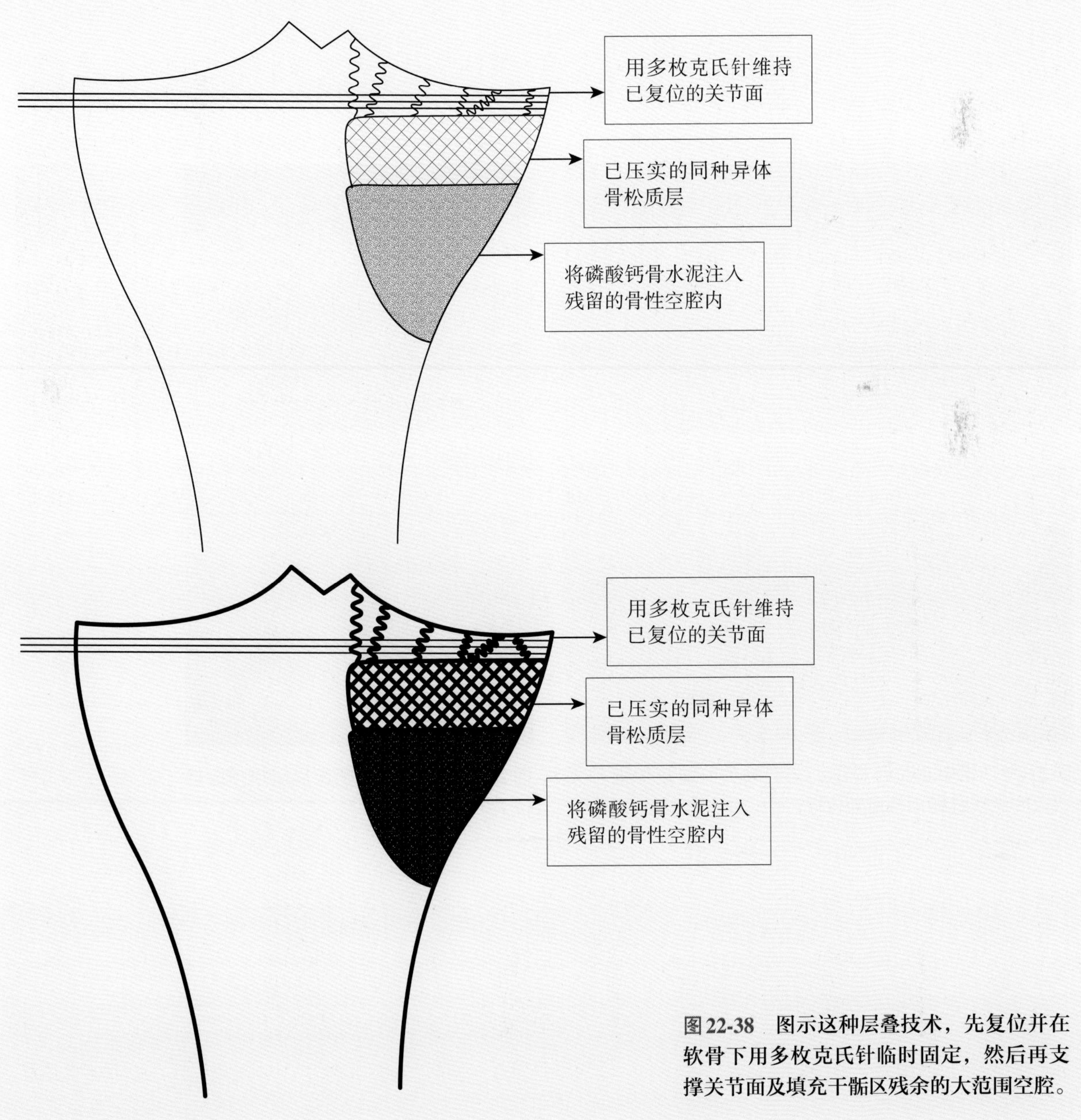

图22-38 图示这种层叠技术，先复位并在软骨下用多枚克氏针临时固定，然后再支撑关节面及填充干骺区残余的大范围空腔。

- 首先复位骨折。一般情况下，在干骺端区行骨皮质开窗术，并使用顶棒将关节面骨块抬升到位（图22-39）。
- 在邻近关节处，骨折的内侧置入一排克氏针，复位后就能轻松推进这些克氏针来维持关节面的固定效果（图22-39，图22-40），或者也可以从外侧置入。
- 凹陷的内侧缘通常出现垂直关节面的骨块。由于它们的朝向，可能很难经骨窗进行复位（图22-37）。内侧皮质开窗术可以用来抬升这些更偏中心、垂直朝向的骨块。这些骨块一旦脱离了干骺区的中央地带，就可以采用牙科探针或骨膜剥离子将其引导到关节面的复位位置（图22-41）。
- 通过外侧皮质开窗术，透视结合直视下检查复位情况。推荐配合使用头灯照明和/或股骨撑开复位器（图22-42）。
- 复位关节面后，考虑使用大型关节周围的方形复位钳来恢复平台宽度（图22-42），然后经皮质开窗术，在关节面下方植入同种异体骨松质并夯实，直到其厚度约为1 cm（图22-43）。

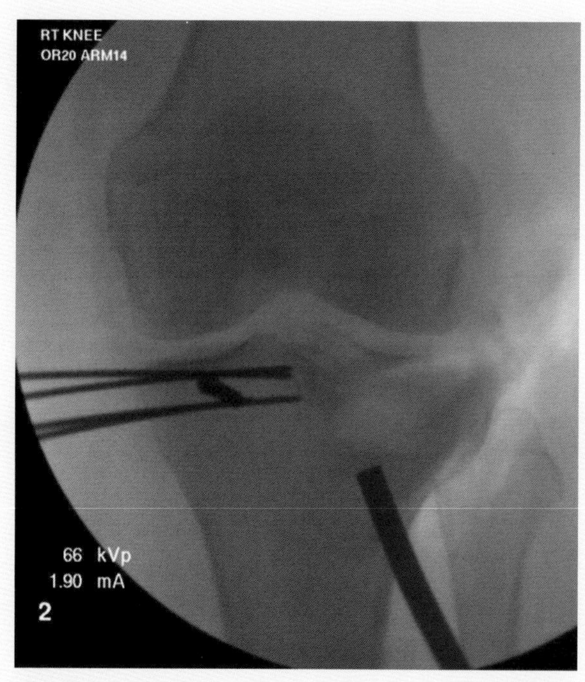

图22-39 术中正位片显示，在凹陷关节面复位前预先置入的克氏针和顶棒所处位置。

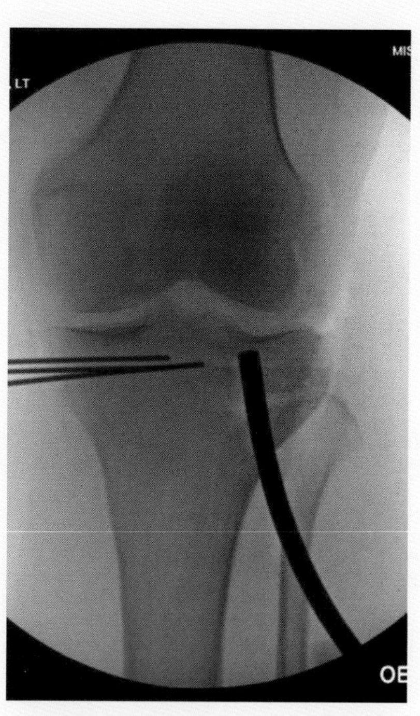

图22-40 术中正位图像显示用顶棒复位关节面。

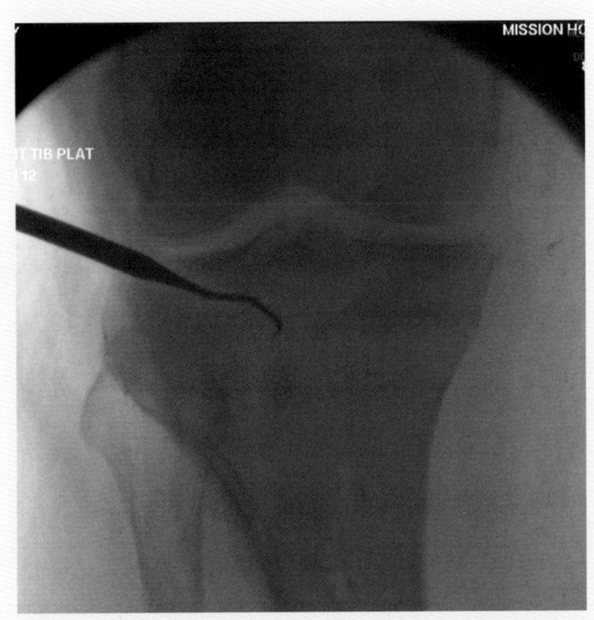

图22-41　术中正位图像显示，使用牙科探针精细复位孤立性的关节面骨块。

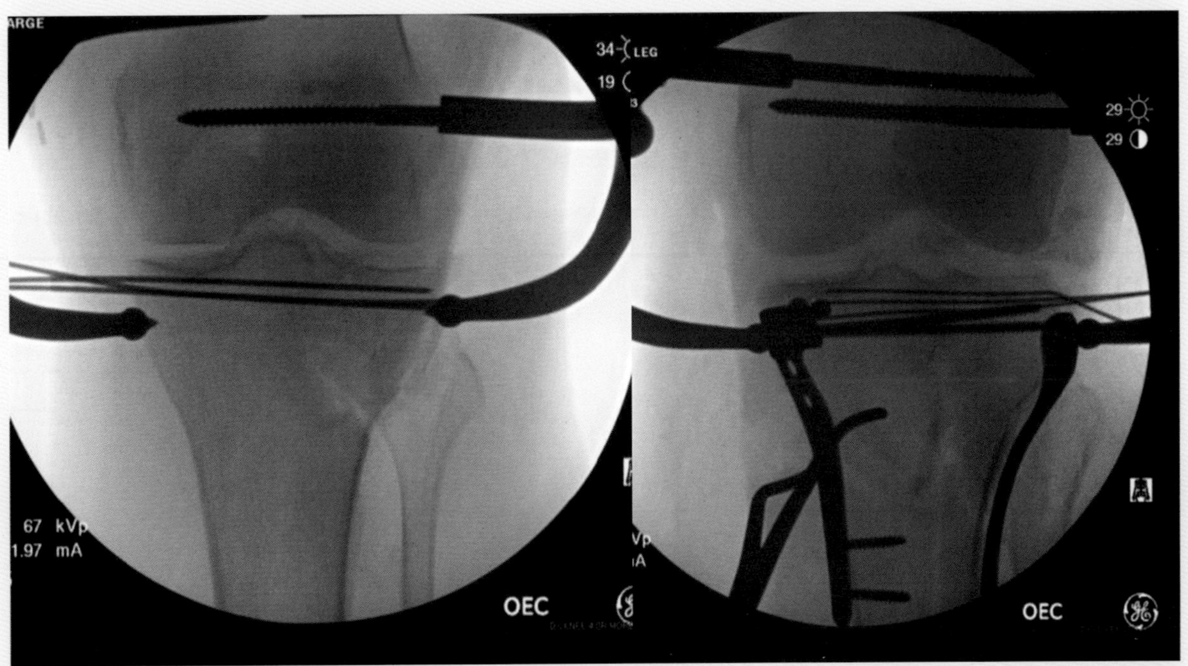

图22-42　术中正位图像显示抬升关节面并用克氏针固定后，再用方形复位钳缩小关节宽度。

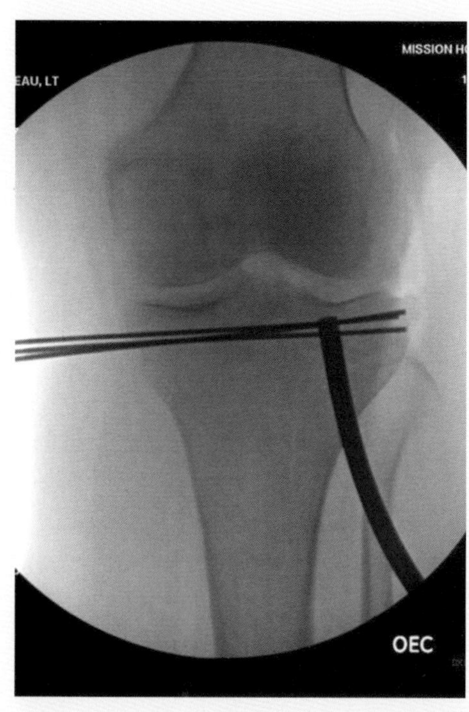

图22-43 术中正位图像显示，在关节软骨的下方用顶棒将同种异体骨松质夯实。

- 注入磷酸钙或硫酸钙骨水泥，填充残余空腔。
- 最后利用排钉技术确切固定胫骨近端内植物，完成整个固定架构，然后再移除克氏针。若有需要，也可以保留充当排钉的克氏针，或用微型螺钉代替克氏针来强化固定效果（图22-44）。
- 在降低关节面下沉风险的同时，也保留了骨折部位的生物学活性，这种效果较持久。
- 随访时骨折愈合的X线片（图22-45）。

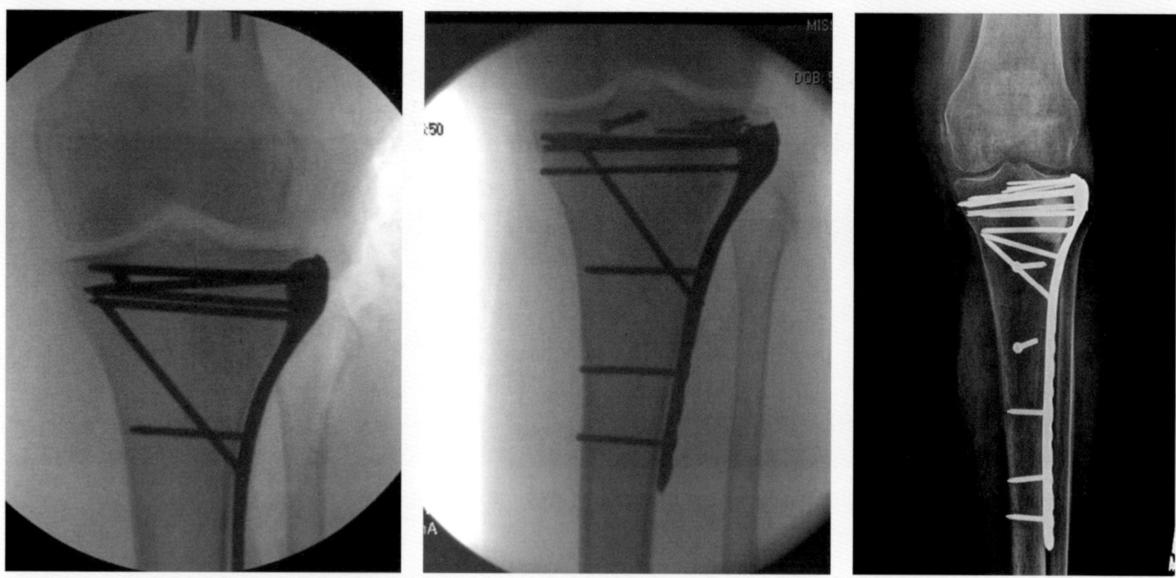

图22-44 术中和术后正位图像显示，在同种异体骨层下方注射人工骨来填充空腔，强化结构支撑。在关节软骨下方添加微型螺钉，也能增强关节面的支撑效果。

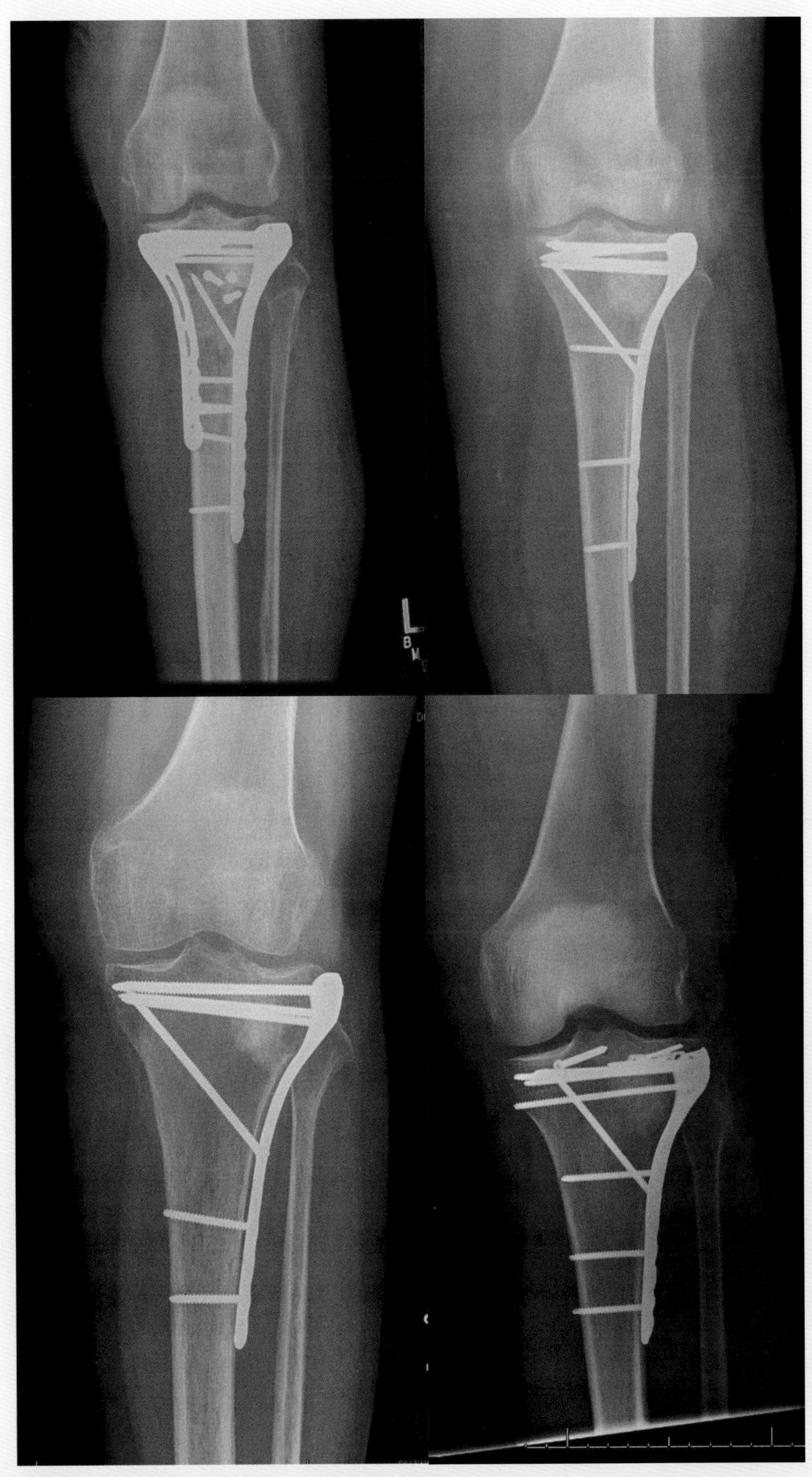

图22-45 X线片显示骨折愈合时关节面维持复位状态。

骨干与干骺区分离移位

- 严重粉碎性骨折的有效复位策略是根据最清晰骨折线来重新拼接骨折各部分。
    - 以上策略会逐步形成一个更趋稳定的骨折。
    - 有助于复位后续的骨折部分，就像“在做拼图游戏”一般。
    - 依次不断进行复位和骨块的固定过程（图22-46）。
- 依次重建小骨块时，也可以采用2.0 mm系统的微型板来固定个别骨折线（图22-47）。
- 同样，在放置主力支撑板之前，可使用2.0 mm系列微型板分段固定长螺旋形骨折线（图22-48）。

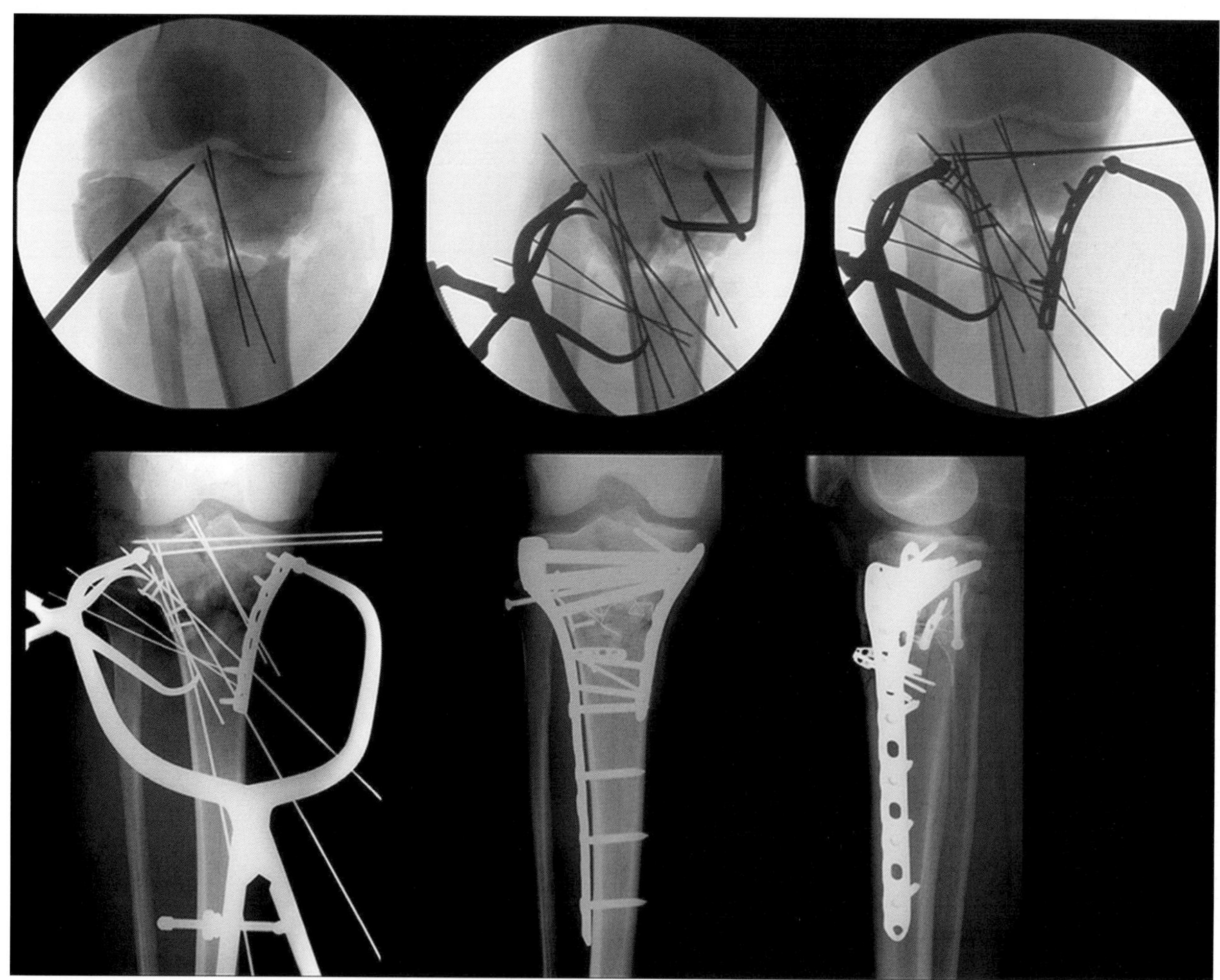

图22-46 在这例严重粉碎的胫骨平台骨折中，首先处理骨干皮质的咬合，这较为可靠（即“骨皮质对合”），然后依次复位平台的剩余部分，恢复对位力线。

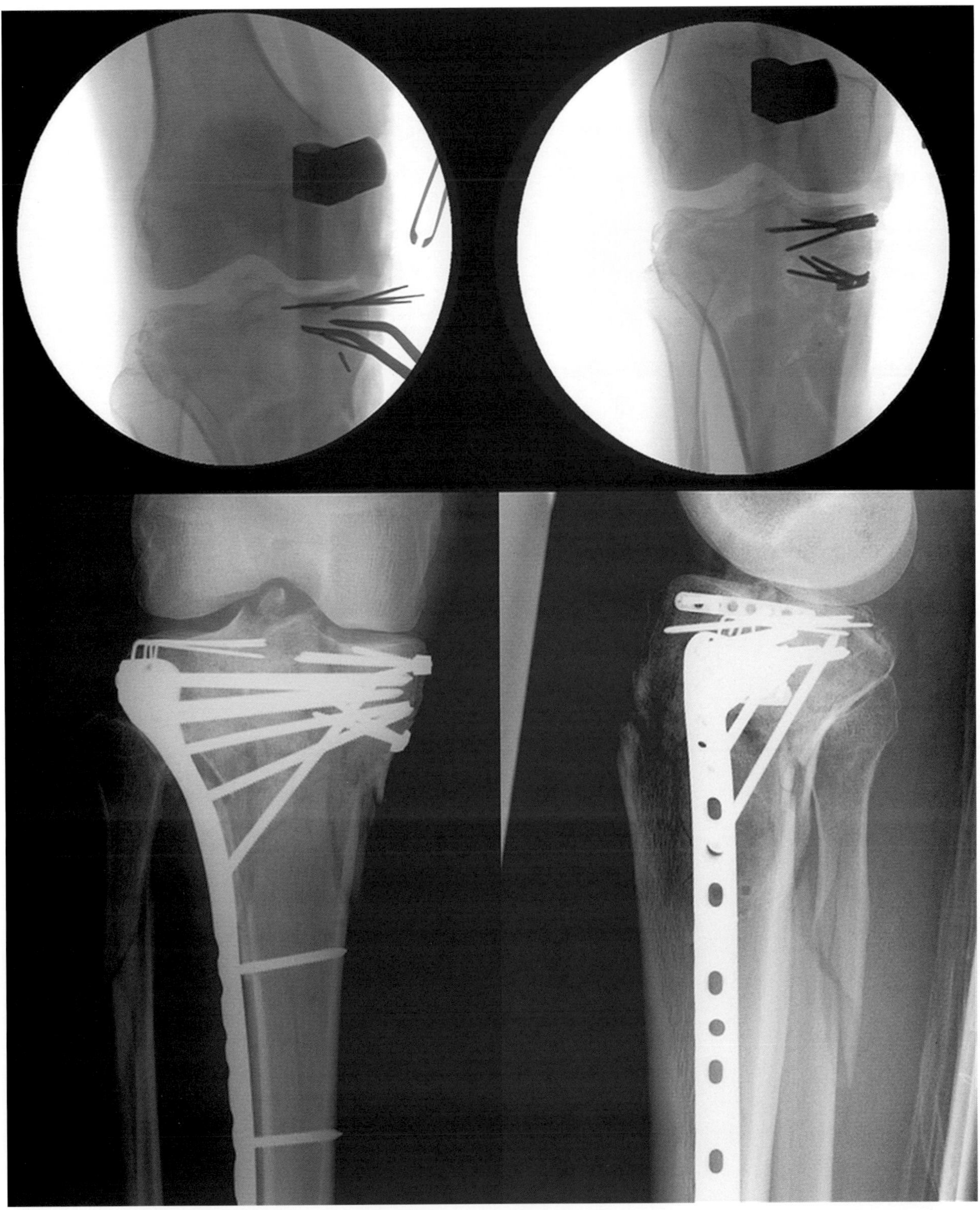

图22-47 采用微型接骨板固定关节周围的孤立性骨块。

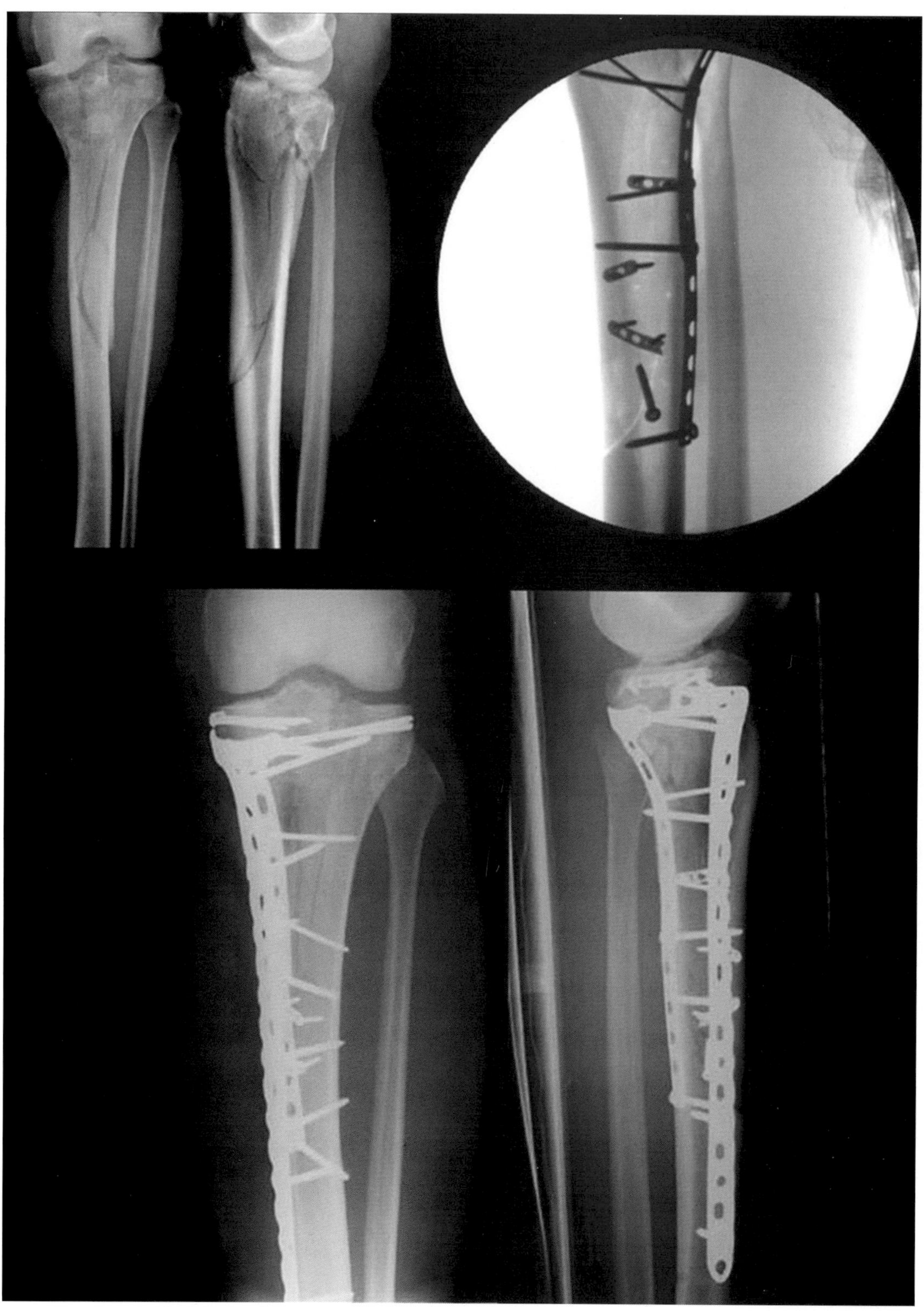

图22-48 采用多块2.0 mm系统微型板和单皮质螺钉固定超长骨折线。这种固定方式比克氏针更为稳定，并且不会阻碍之后的内植物放置。而这些微型板必须依靠强度更高的中和钢板或支撑钢板来稳定骨折。

- 应用临时外固定支架时，倘若关节面骨块的骨折线一直延伸到远端骨干时，需要协同复位和固定远、近端骨折。
  - 将AO/OTA的C型骨折转换为B型骨折，简化了骨折重塑步骤，同时也提升了复位的初始稳定性。
  - 必须仔细评估软组织情况，以确保能耐受术中操作（图22-49）。

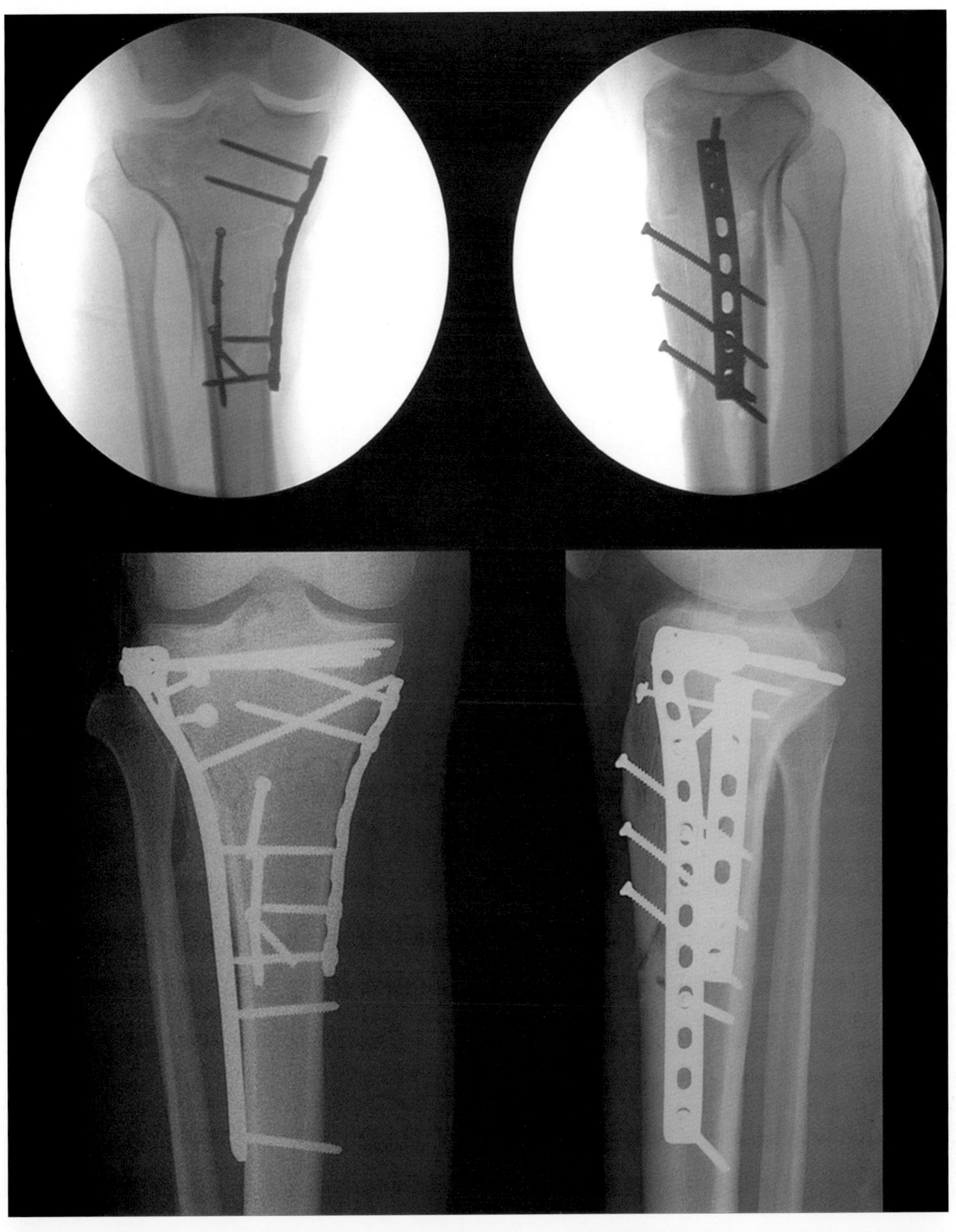

图22-49 本病例中应用跨关节外固定支架（外支架固定钉位于C臂机视野的远近端），经后内侧入路在关节面以远安置内侧接骨板。术后数周肿胀减轻时，最终的关节面骨折的修复得以简化。

- 倘若胫骨干的骨折线向远端延伸，则需要较长的内侧接骨板，此时可以选择适用于对侧肢体的胫骨远端前外侧型接骨板，一般都比较贴服。
  - 可以采用后内侧入路（图22-50）。

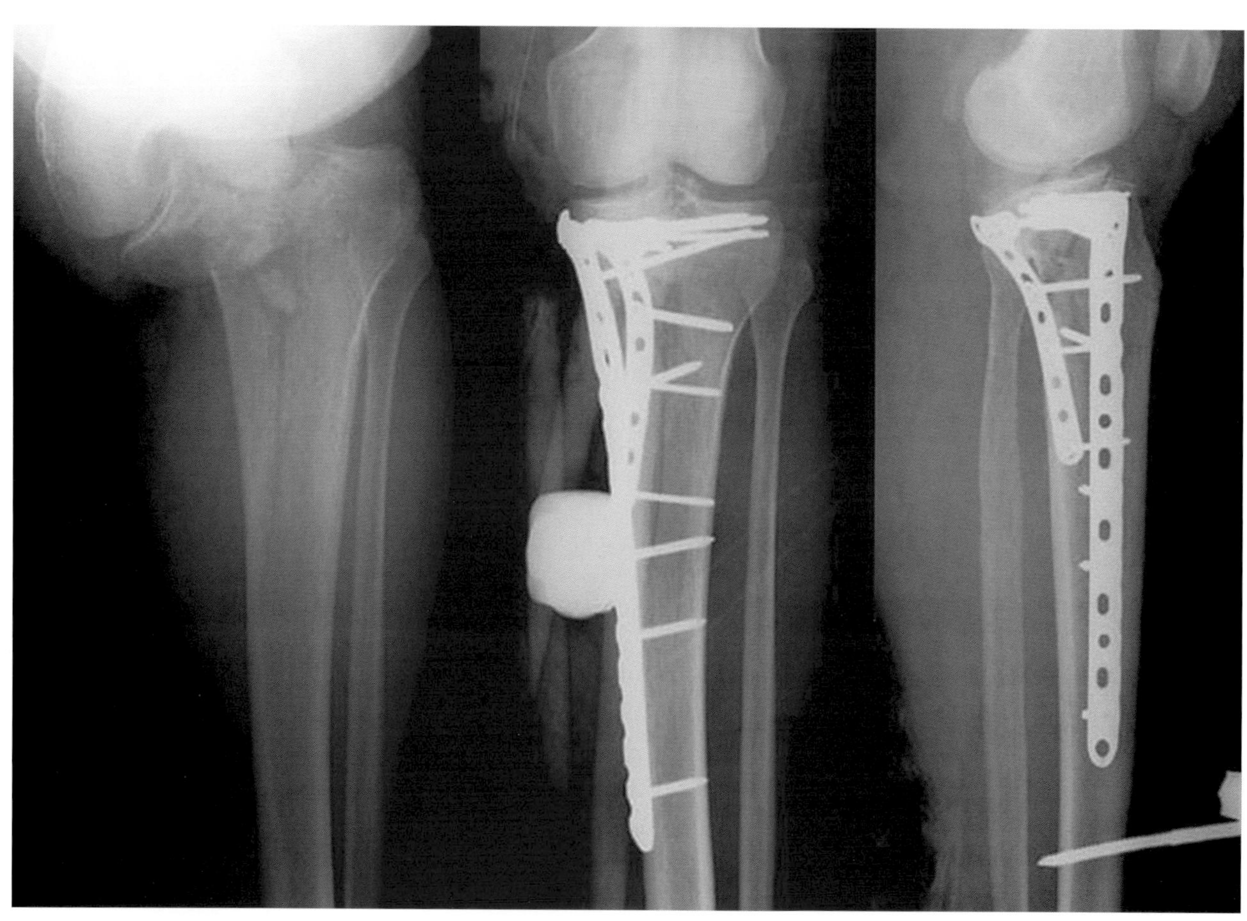

图22-50 当骨折线向远端延伸时，可以采用对侧肢体的胫骨远端前外侧型接骨板来固定内侧胫骨平台。

第8篇

胫骨

Tibia

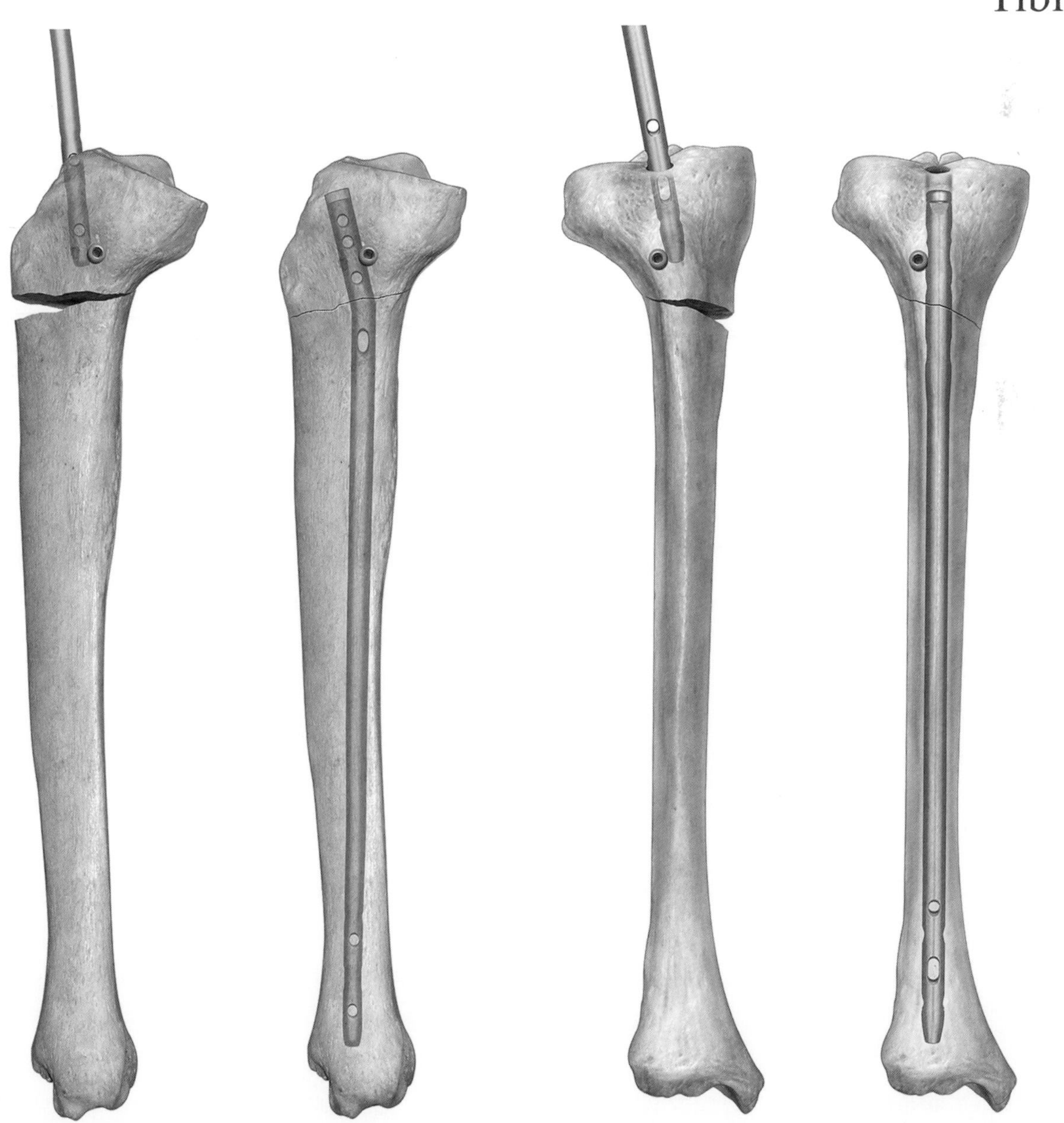

第23章

Andrew R. Evans, Michael F. Githens, M. Bradford Henley, Robert A. Hymes, Anna N. Miller

胫骨干骨折

Tibial Shaft Fractures

无菌器械与设备

- 多种型号、大小的牵开器。
- Gelpi牵开器。
- 用来摆放患肢的中型或大型透光三角形支架。
- 大号、小号或改良的点式复位钳（Weber钳）。
- 带柄尖锥或2.8~3.2 mm的引导导针和8~10 mm的空心钻头。
- 内植物：小型钢板及螺钉（用于开放性骨折复位时的临时固定）。
  - 各类胫骨髓内钉或者钢板系统。

患者体位

- 患者取仰卧位。
- 患肢置于可透视、有向下延伸搁板的“悬臂式”手术台上，以便C臂机无阻挡，在术中拍摄正位和侧位影像。
- 将患侧臀部垫高（卷起来的手术巾或毯子），身体略侧向对侧，使患肢置于中立位，纠正外旋（髌骨朝向正上方）。
- 将患侧上肢放置于患者身上，防止肩关节过度后伸而发生臂丛的牵拉损伤。
- 如果选择在半伸直位置入髓内钉，则建议用泡沫支撑斜坡抬高患侧小腿，以便获取侧位影像。
- 使用U形防水手术单，将腹股沟及会阴部挡于手术野之外。
- 对腹股沟以下皮肤进行消毒铺巾。
  - 用防水的布巾包裹足趾，以减少其对手术野的污染。
  - 如选择采用髌下入路置入髓内钉时，将下肢置于可透视且大小合适的三角枕或金属框架上。
    - 摆放患者体位时应使髌腱保持一定张力，有利于切开皮肤。

手术入路

胫骨近端前方入路（用于髌下入路胫骨髓内钉置入）

- 膝关节屈曲于透光三角枕上，根据骨折类型或者术者的习惯，选择从正中纵行劈开髌腱入路，或从偏内或偏外髌旁入路。
  - 该入路操作时膝关节置于伸直位至屈曲30°之间。
- 锐性分离至髌腱旁。
  - 避免损伤走行于皮下的隐神经髌下支。
  - 劈开髌韧带入路。
    - 整体切开腱旁组织而不做分层剥离，从髌腱游离其边缘，以利切口闭合。
    - 直视下或通过触诊确认髌腱的内、外侧边界。
    - 沿髌腱的中线纵行切开。
      - 使用Debakey镊向两侧牵开髌腱，保持髌腱切口与纤维的走行一致（图23-1）。
    - 将髌腱内侧和外侧部分牵开显露髌骨下脂肪垫。
    - 从脂肪垫远侧锐性剥离，显露胫骨近端。
      - 如果剥离脂肪垫和骨膜还不能显露髓内

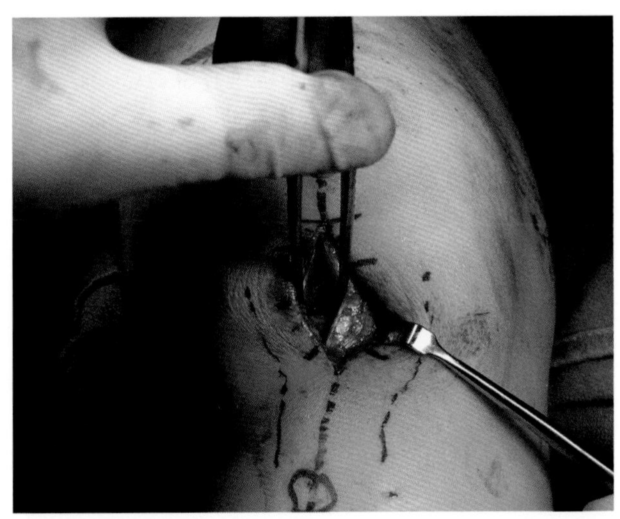

图23-1 使用一把Debakey钳向两侧牵开髌腱，保持髌腱切口与腱纤维走行一致（平行且位于腱纤维之间而不横跨纤维）。

钉进针点，需进一步显露时要谨防损伤半月板或内外侧半月板之间连接，以及半月板的冠状韧带。

- 可以考虑使用Gelpi拉钩或者L形拉钩（如Langenbeck拉钩）拉开髌韧带，防止磨钻损伤髌韧带。
  - 如果使用Gelpi拉钩时，可将其固定于小腿上，当膝关节由于髌韧带的张力而处于屈曲状态时可能会导致拉钩偏斜。
  - 可采用纱布垫穿过Gelpi拉钩扣指环，环绕系于小腿后方的方式进行固定并保持Gelpi拉钩牵开的位置。
- 髌旁入路。
  - 于髌韧带的内侧（极少情况下也可以外侧）切开。
    - 胫骨结节位于胫骨髓腔纵轴的略外侧。
    - 浅层和深层的切口尽可能保持一致，即皮肤切口与所计划的髌旁入路尽量一致。
  - 锐性切开至髌腱腱旁组织理想边缘，并牵开它。
- 于髌韧带后方钝性分离髌骨下脂肪垫，用钝性剥离器将脂肪垫和骨膜向后上方剥离。
- 可使用电刀辅助将脂肪垫从前胫骨骨膜上掀起。
  - 避免刺穿关节囊或损伤前半月板间韧带。
- 将髌骨下脂肪垫尽可能牵开，以便充分暴露胫骨导针或髓内钉进钉点开口处[1]。
- 为便于骨折复位，应选择足够高的三角形支架抬高患肢，使足跟稍微抬离台面。
  - 该操作的目的在于，利用重力作用恢复下肢长度，利于骨折复位。
- 为纠正骨折向前的成角畸形，可采取在骨折远端或足跟垫毛巾卷或软垫的方式（背伸足增加向后成角）。
- 对于向后的成角畸形，则将毛巾卷或软垫垫于骨折近端，使足和骨折远端轻度下垂。

髌上入路（髌后入路）用于半延展髓内钉置入

- 纵向皮肤切口长3 cm，终止于髌骨上极近端1 cm处。
- 确定股四头肌腱的中线。
- 从髌骨上极至切口近端，沿股四头肌腱纤维方向做一个全层切口。
- 触诊髌股关节是否有皱襞，确保有足够的空间进行髌后置钉。
- 无创插入保护套管，定位到标准起始点。
- 注意，膝盖应该弯曲20°~30°。
  - 手术巾卷起来垫于膝后，弯曲膝关节到适当的程度，以便进入起始点。

髌旁外侧入路用于半延展髓内钉置入

- 沿髌骨外侧缘做纵行切口（长3~5 cm），止于胫骨近端平面。
- 仔细识别外侧支持带的远端，从远端到近端切开，不破坏关节囊。
- 通过将髌骨向内侧轻微半脱位进入起始点。
  - 如果不能到达起始点，可能需要更正式的向外侧剥离。
- 在膝关节半伸展位置钉。

前外侧入路治疗胫骨干骨折

- 沿胫骨嵴外侧做1~2 cm纵行切口。
- 锐性切开皮肤、皮下组织，直达前侧深筋膜。
- 沿胫骨嵴外侧约5 mm锐性切开深筋膜，保留附着在胫骨嵴上的小条筋膜瓣，便于关闭切口时覆盖外侧间室。

- 从胫骨外侧骨膜表面掀起前外侧间室内容物，完整保留骨膜及其血供。
    - 分离肌肉组织时，注意要沿着肌肉纤维的自然走行自远向近进行操作。
    - 如此操作可最大限度地降低对肌肉及血管的损伤，减少出血。

后内侧入路治疗胫骨干骨折

- 适用于以下情况：
    - 涉及胫骨干的Pilon骨折或胫骨平台骨折。
    - 骨折不愈合或畸形愈合。
- 沿胫骨内后缘后方1~2 cm纵行切开，避免在胫骨内侧面的表面做切口，此处软组织血运不佳，且常因骨折而受损伤。
- 锐性切开皮肤及皮下组织。
    - 切开后方浅筋膜和后深筋膜间室。
- 避免损伤隐神经及隐静脉的分支。
- 锐性切开深筋膜，保留3~5 mm宽的筋膜瓣附着于胫骨内后缘，便于关闭切口时覆盖。
- 后深间室和后浅间室有时需要打开，并从胫骨后部剥离。
- 对于胫骨远端1/3骨折，需要切开后深间室，并将肌肉从胫骨后侧骨膜外剥离。
    - 后方附着的软组织为骨折部位提供了愈合所需的血供。
    - 避免过度剥离后侧的肌肉或骨膜，以避免进一步失血运。

复位和固定技术

外固定技术

- 目前，单平面外支架在固定胫骨干骨折方面的作用有限，但可作为临时固定。
    - 可用于全身状况不稳定的患者，作为临时固定以暂时维持肢体的长度、力线及旋转（图23-2）。

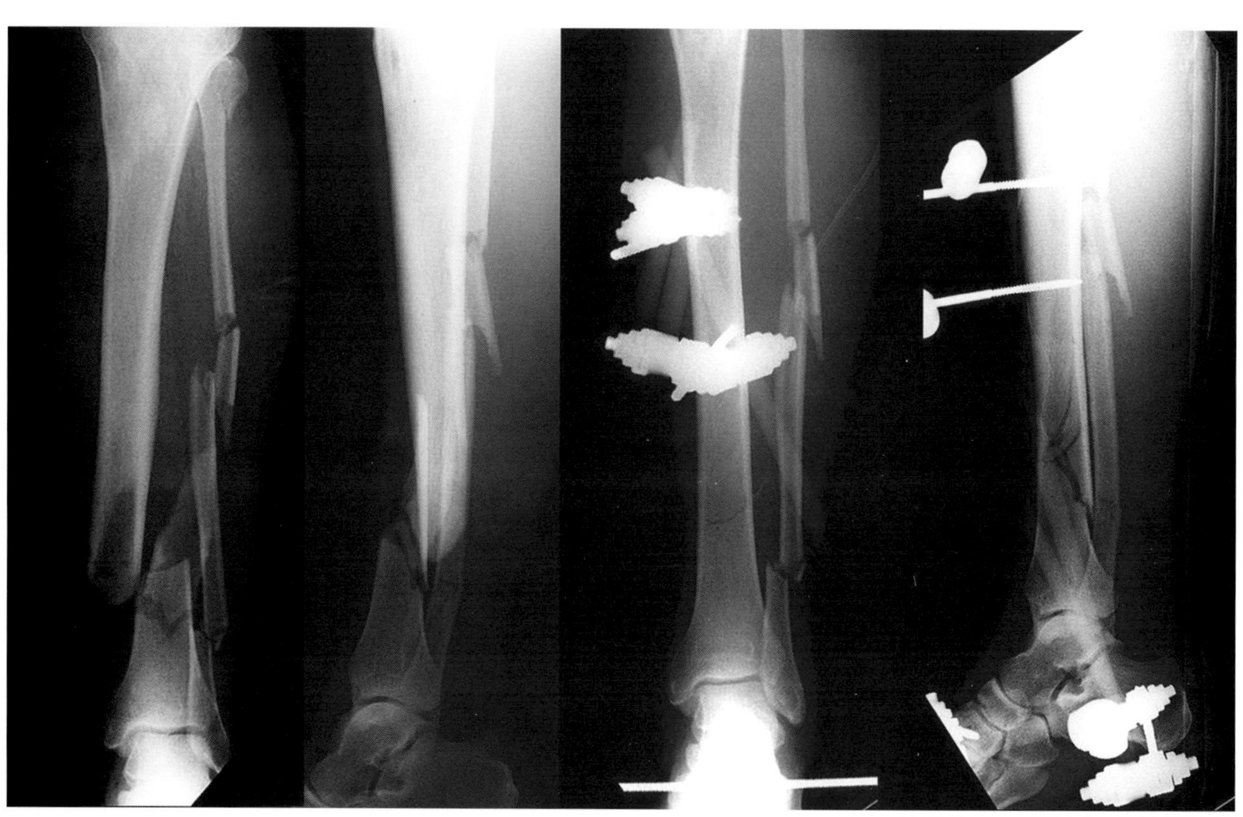

图23-2 多发性损伤合并胫骨开放性粉碎骨折的病例。根据损伤控制原则，先采用外支架做临时固定，6天后在血流动力学稳定的情况下改为用髓内钉固定。

    ◦ 5~14天后，如果没有明显感染的征象，可改为内固定[2]。
    ◦ 外支架亦可保留作为内固定的辅助治疗方法，但应避免与内植物相有交集，防止经钉道而造成感染。
    ◦ 当采用骨搬运术治疗骨缺损时（控制性机械牵张成骨技术），此类支架也是不错的选择。
- 环形支架针（如Ilizarov），特别适用于伴有较大骨缺损（>4~6 cm）的胫骨开放骨折，也是治疗骨不愈合及矫正畸形的有用工具。

胫骨髓内钉技术

采用髓内钉技术获得并维持复位的方法包括：手动操作患肢、使用外支架或牵开器、Schanz钉经皮操作、经皮或切开钳夹、切开复位及临时性钢板固定、使用阻挡螺钉。

TIP 髓内钉置入过程中采用驱血绷带（Esmarch Bandage）维持复位

Robert A. Hymes

病理解剖

采用髓内钉固定胫骨干骨折前获得并维持复位时必不可少的。绝大多数的胫骨闭合骨折可以通过术者手法牵引和轻柔的操作恢复合理的解剖力线。在使用磨钻扩髓前，导针通过复位的骨折端后可以维持复位。在扩髓和插入髓内钉时骨折复位仍可以维持。但是在一些骨折类型中，通过手法操作或复位钳操作骨折复位仍很难维持。

解决方案

在胫骨髓内钉置入操作过程中可以采用驱血绷带帮助维持复位。

操作技术

当术者通过手法纠正骨折力线后，使用驱血绷带反复紧紧缠绕患肢，包括骨折端近侧和远侧（图23-3）。

- 驱血绷带使用时不可过紧阻断肢体血运。

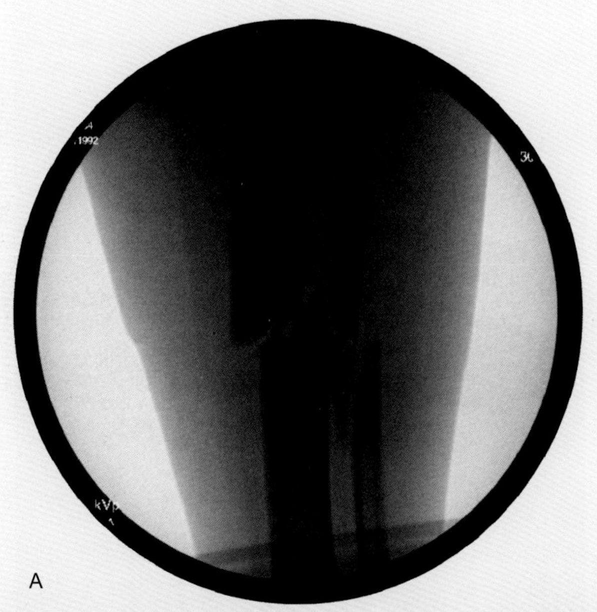

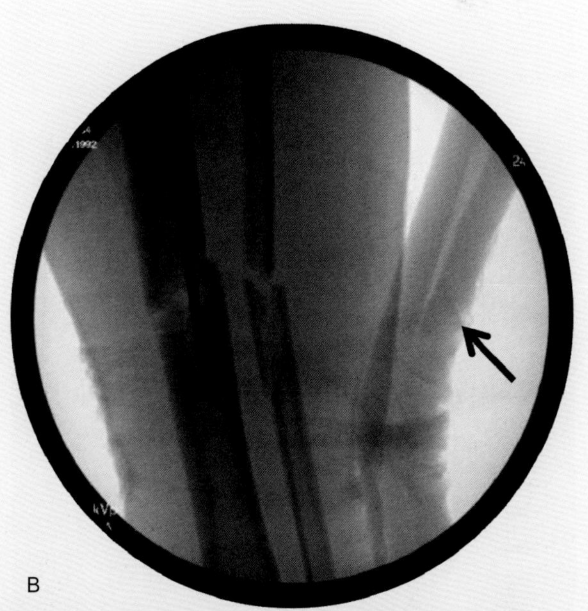

图23-3　A. 移位的胫骨干骨折术中透视影像。B. 使用驱血绷带（箭头所示）固定后骨折复位的术中透视影像。

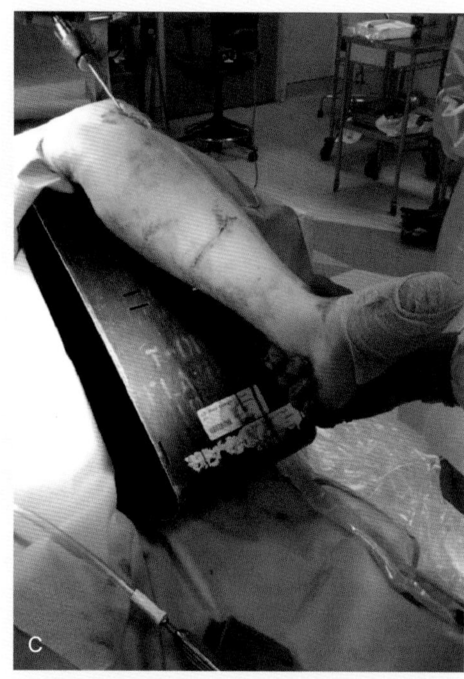

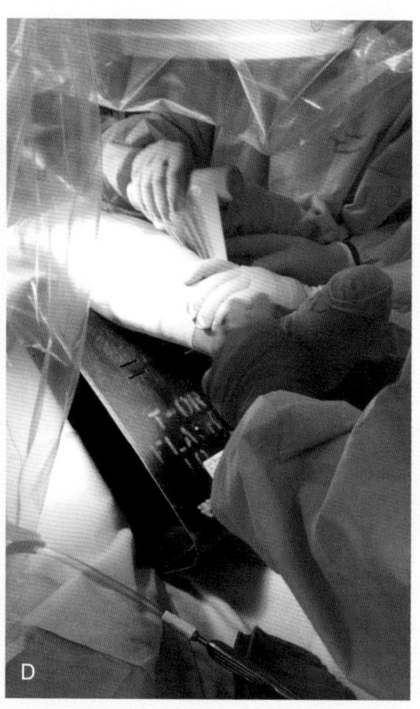

图23-3（续） C.手法复位胫骨骨折。D.使用驱血绷带。

- 在驱血绷带缠绕的最后一圈，将术者的一只手缠入绷带下。这样缠绕可以留下足够的空间将剩下的绷带卷塞入（图23-4）。
- 在绝大多数病例中，这种处理方式可以维持骨折力线。

极少数情况下，在使用驱血绷带后，通过牵引或成角矫正仍可以微调骨折复位情况（图23-5）。

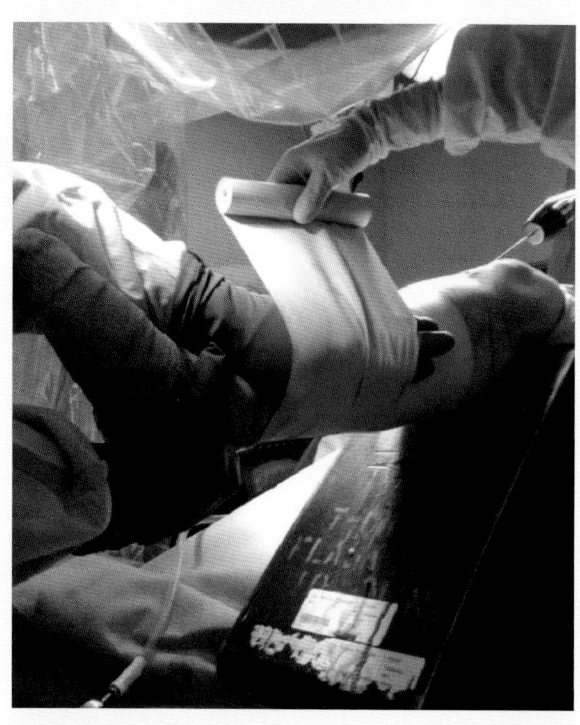

图23-4 将剩余的绷带塞到术者埋入的手下，以确保绷带缠绕的安全性。

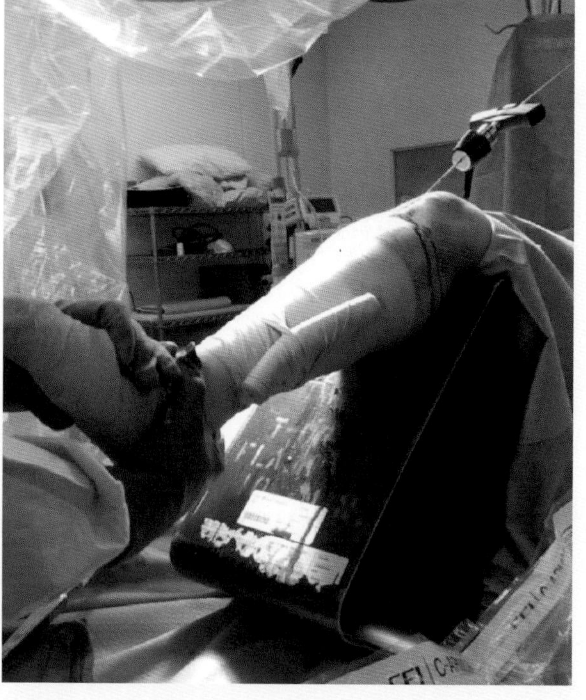

图23-5 在绷带缠绕后，额外辅助的手法操作可以微调骨折复位。

- 特别重要的是在使用驱血绷带前，术者必须对骨折进行复位。
- 使用此驱血绷带并不能完全复位骨折。

只要肢体血运良好在扩髓过程中驱血绷带可以保留。当髓内钉置入后可以去除绷带（图23-6）。因为骨折复位得以维持且肢体由于周围的挤压作用得以固定，所以髓内钉置入过程会相对流畅且耗时较少。

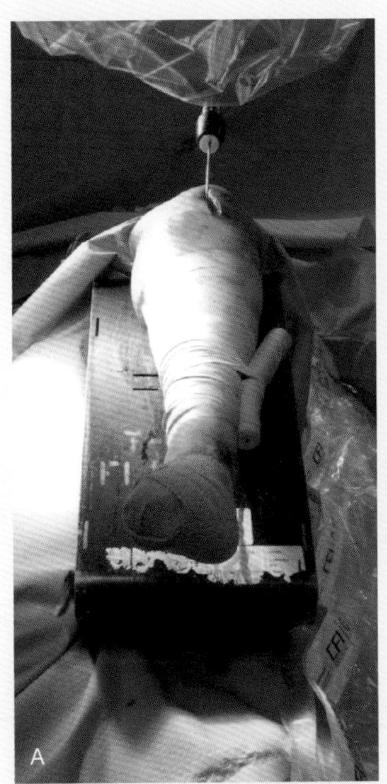

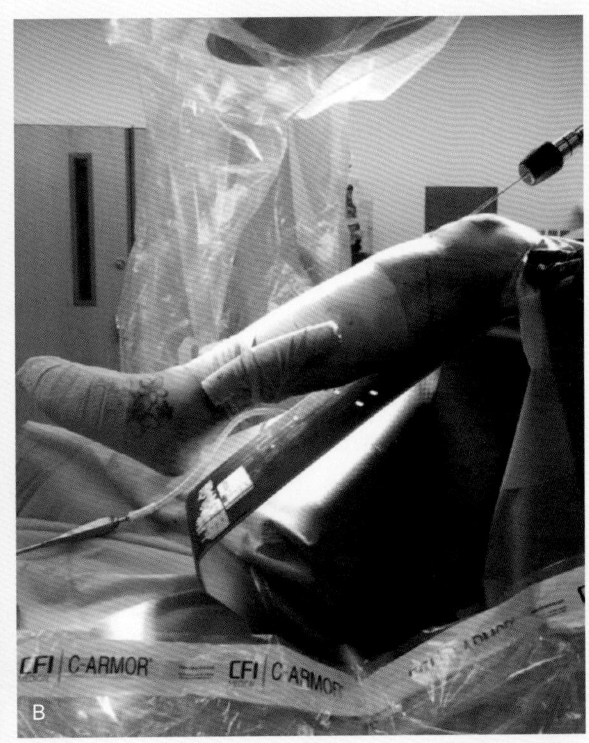

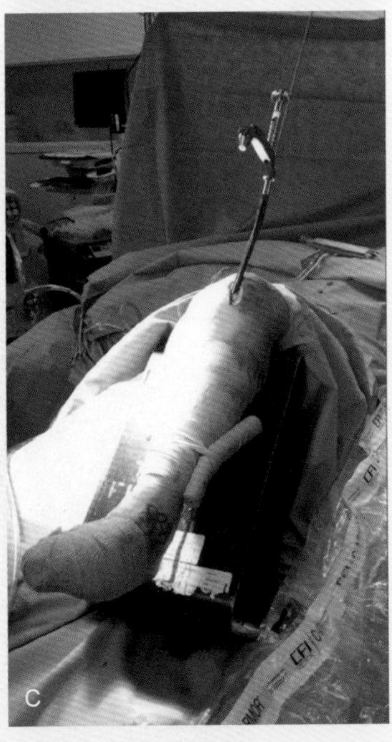

图23-6　A、B. 驱血绷带维持胫骨干骨折复位的大体照片，可看到患侧小腿悬浮于透光三角形支架上。C. 驱血绷带一直保留到髓内钉置入后。

- 在股骨撑开器内侧辅助下可以对骨折进行临时复位[3]。
  - 采用5 mm × 170 mm规格的Schanz钉。
  - 撑开器的近侧置钉点位于干骺端，选择髓内钉进针点的后方，由内向外。
    - 选择前后连线的中点偏后位置进针，可避开髓内钉的钉道，并注意从骨骺线下方进入。
    - 一般情况下，进针点距离关节面1~2 cm。
  - 远侧置钉点位于胫骨干骺端的后方或后踝，靠近骨骺线，由内向外（图23-7）。
  - 此外，远端的Schanz钉也可以置入距骨体内（正对胫骨纵轴线）。
    - 通过透视确定内侧进针点，进针点可选择在内踝前丘或者内踝丘间沟的远侧（图23-8~图23-10）。

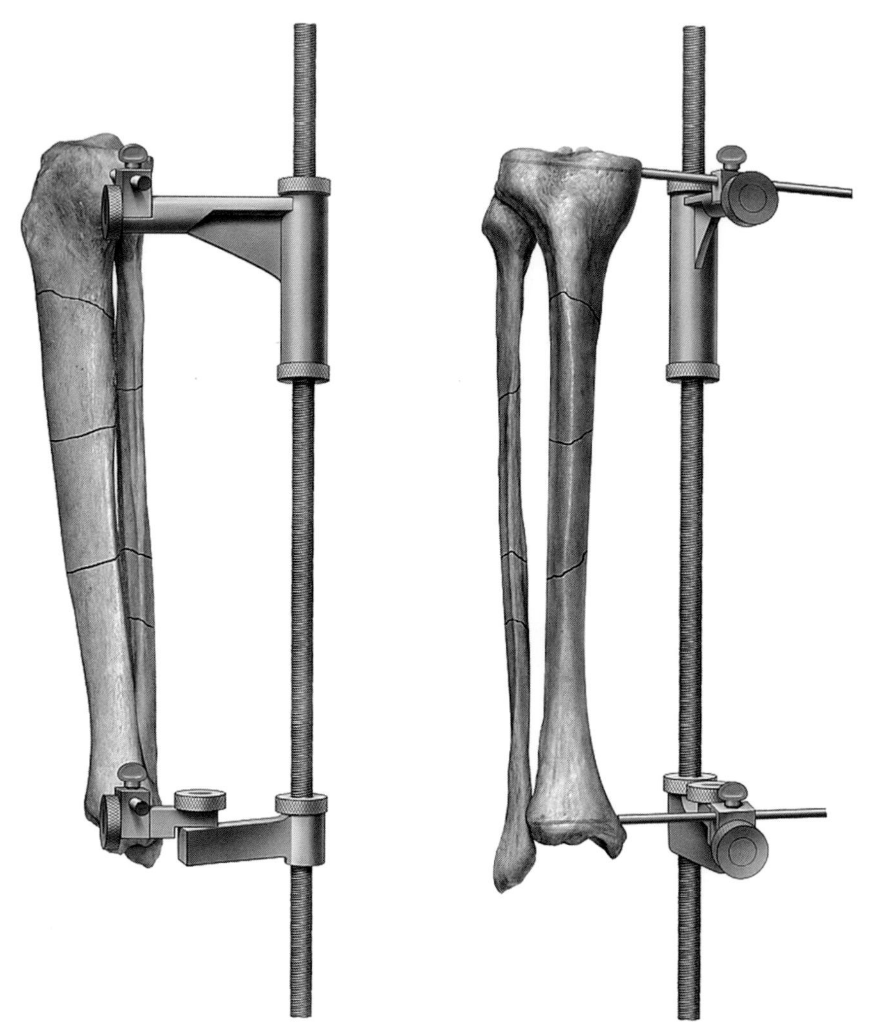

图23-7 在胫骨内侧放置撑开器时，Schanz钉的放置不应干扰扩髓和髓内钉的置入。

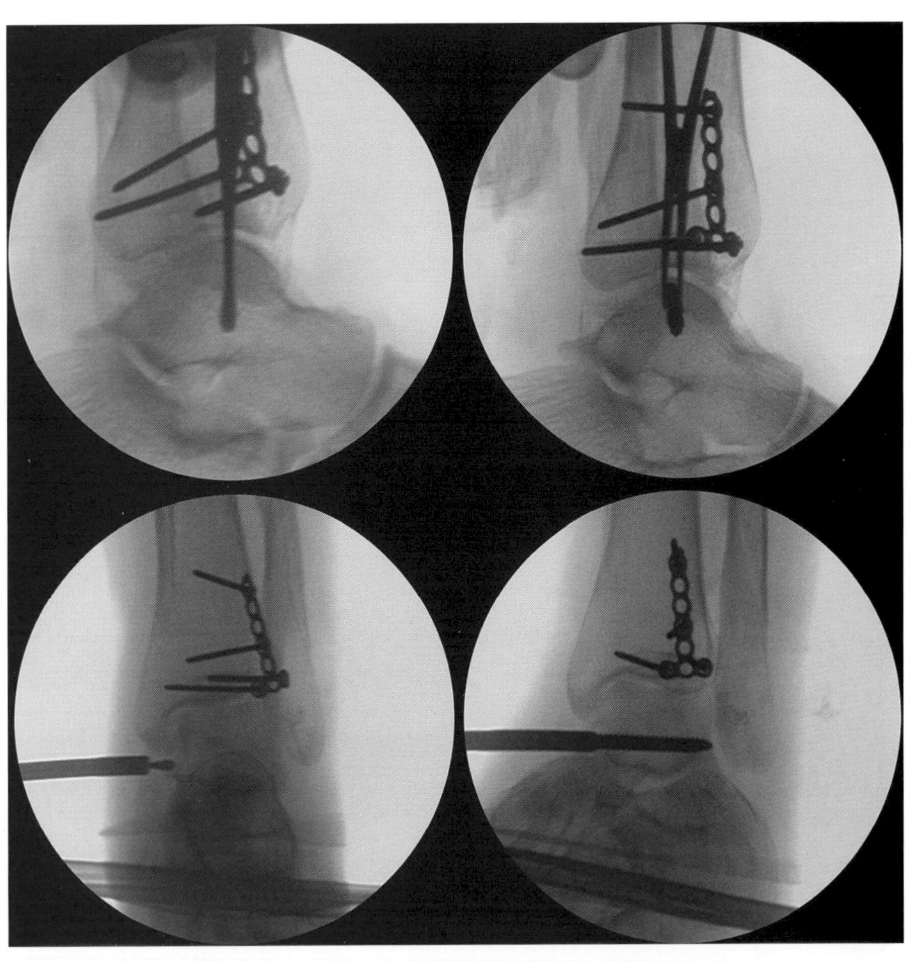

图23-8　该病例撑开器远端的固定钉经内踝丘间沟的远侧置入距骨体。

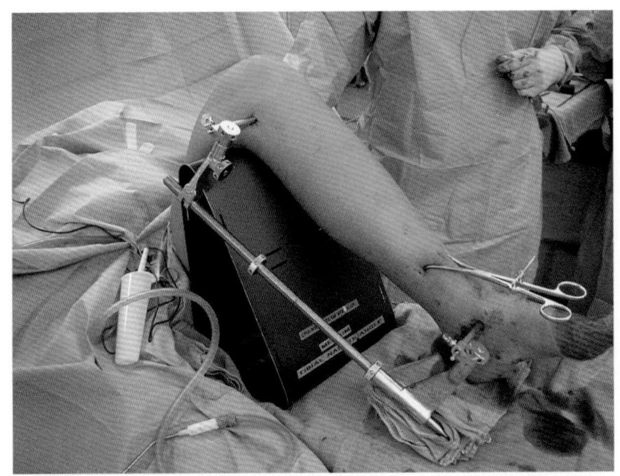

图23-9　股骨内侧撑开器被用于复位移位的胫骨远端1/3螺旋型骨折。近端固定钉在冠状面上位于胫骨干骺端后内侧，远端固定钉位于距骨体。使用一个大的Weber钳经皮复位固定螺旋型骨折。

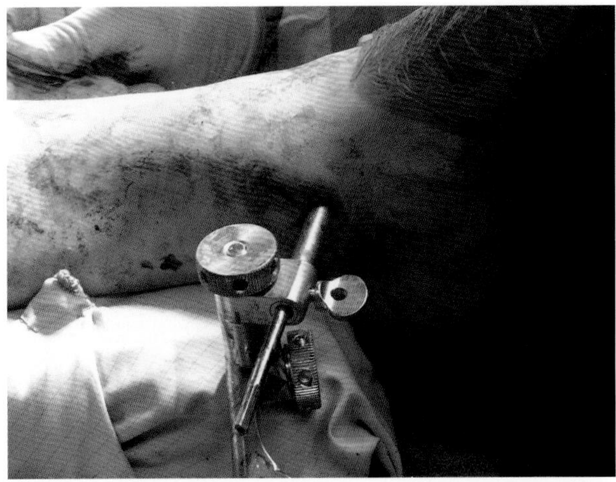

图23-10　临床病例展示撑开器的Schanz钉置入情况，经内侧置入距骨体。这枚固定钉经小切口于内踝前丘的尖端以远置入距骨中心。

TIP

撑开器固定钉置入距骨体内侧的体表标志

M. Bradford Henley, Anna N. Miller

病理解剖

对于胫骨Pilon骨折和胫骨干骨折，恢复肢体长度、力线和旋转畸形对骨折复位至关重要。使用内侧的牵开系统时，即1枚胫骨近端钉联合1枚跟骨内侧钉，会产生后向的应力。这样就在矢状面上产生了一个旋转向量导致胫骨干或远端干骺端向前成角或伸直畸形。同时，牵引向量也会导致在胫距关节和后足存在扭转活动，进而导致足后跟位于跟骨/踝背屈体位。当使用踝关节前内侧或前外侧入路时，这样会减少胫骨远端关节的整个关节内视野空间。

解决方案

借助牵开器，允许单个医生操作，完成恢复肢体长度、旋转和力线的操作。

- 当进行Pilon骨折切开复位内固定时，远端的Schanz钉可以置于胫骨后侧、距骨或跟骨，而近端钉通常置于胫骨近端干骺端或骨干干骺端交界。
- 所有固定钉在冠状面内从内向外置入。建议当用于牵引时将钉置于内侧距骨体，由此产生的矢量与胫骨长轴共线，并产生最小的矢状面旋转力。
- 此外，距骨钉几乎不会阻挡C臂机对胫骨远端干骺端和踝关节的透视。

操作技术

- 只使用体表标志就可以定位距骨体和置钉，而不需要透视影像。在距骨置钉可以避免干扰髓腔和髓内钉钉道。
- 选择距骨钉同样可以避免在胫骨远端置钉，因为可能会导致后踝骨折潜在的移位（当使用髓内钉固定胫骨干或干骺端骨折）。
- 距骨体的骨密质为置钉提供了最佳的条件，同时允许牵引矢量与胫骨长轴共线，同时避免在距骨颈置钉。
- 使用15号刀片于内踝前丘下方直接刺破皮肤(将刀片的刀刃对准头侧)，这避开了内踝前的大隐静脉和后方的胫后肌腱神经血管束。
- 内踝的前缘和后缘可以看到并触诊明确，可触摸到的体表标记的尖端位于距骨体的中心（图23-11A）。
- 使用空心套筒辅助置入5 mm Schanz钉。置钉道首先使用3.5 mm钻头钻孔（图23-11B）。钻孔时，术者手持患者足部于中立位，钻头平行于距骨顶，接近于它的旋转中心。Schanz钉通过套筒置入（图23-12）。
- 图23-13显示这一技术的临床大体照。

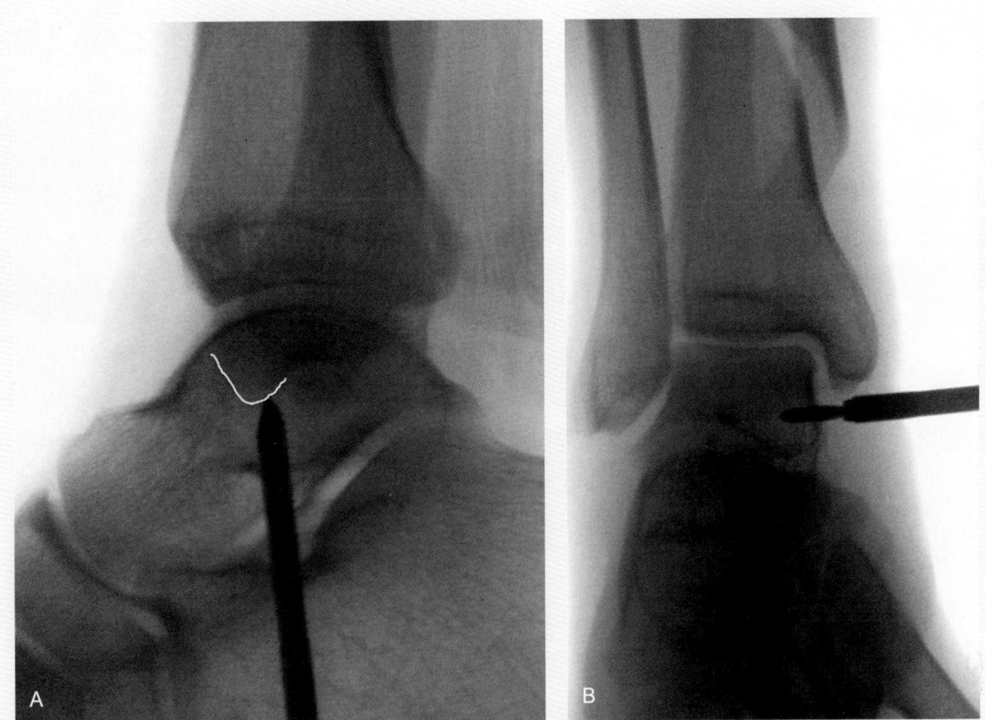

图23-11　A. 侧位片，皮外Schanz钉指向内踝前丘尖端（白线）。B. 正位片，用3.5 mm钻头尖于内踝前丘下方直接进入距骨体。

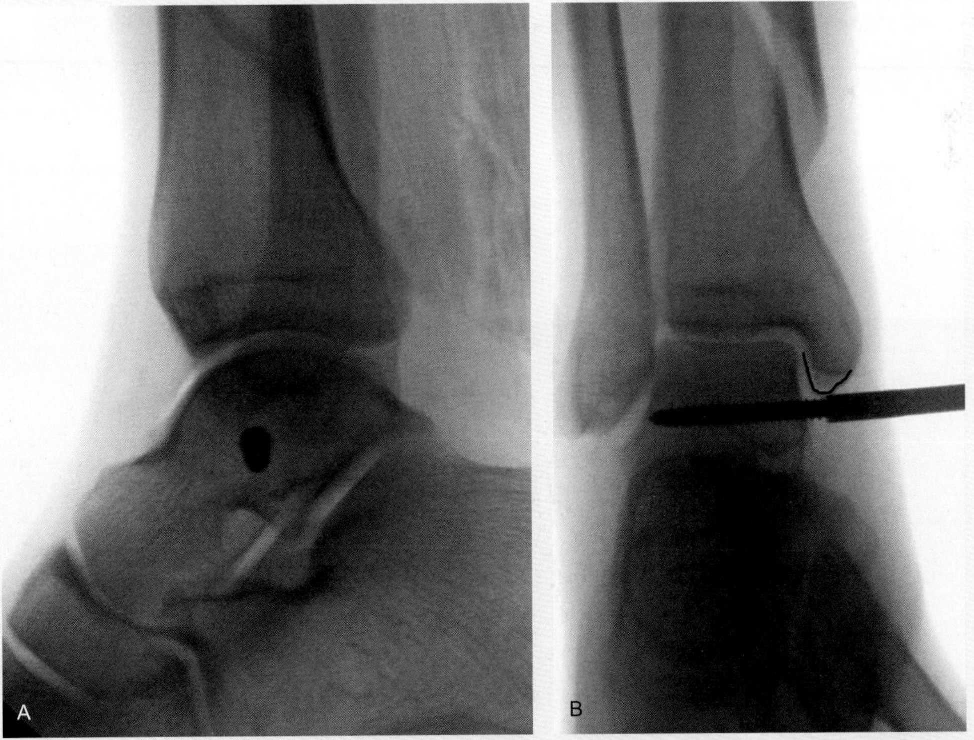

图23-12　A. 侧位片，Schanz钉置入距骨体后与透视线共轴。B. 正位片可见Schanz钉位于前丘下方（黑线）。

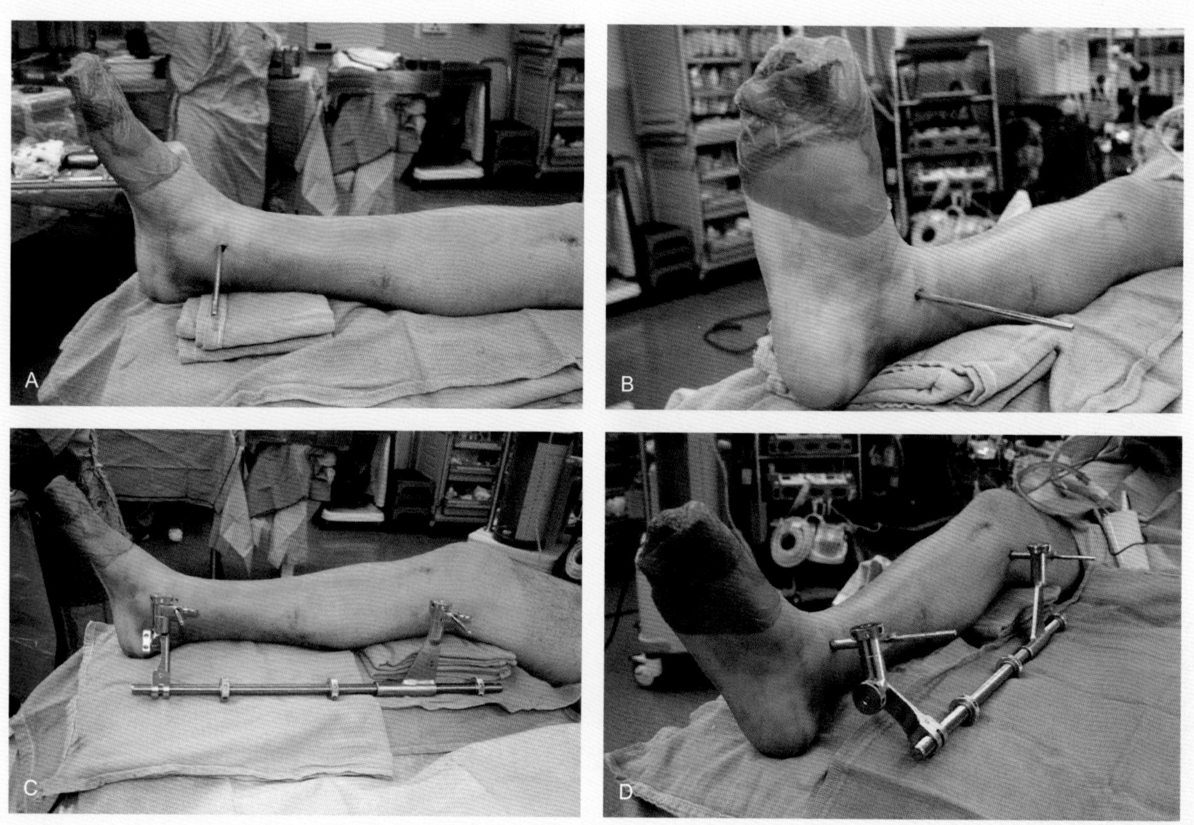

图23-13 胫骨干骨折应用牵引器前后内侧距骨钉放置的照片。注意远端Schanz钉位于距骨体内侧，仅位于内踝前丘远侧（A、B）。近端Schanz钉位于胫骨干骺端后侧（C、D）。在恢复肢体长度时，可使用固定器的铰链或连杆来恢复旋转力线。

- 经皮点对点复位钳应用于闭合性（如斜行或螺旋状）胫骨干骨折的复位和加压，效果非常好（图23-14）。
  - 使用复位钳时避免挫伤局部皮肤。

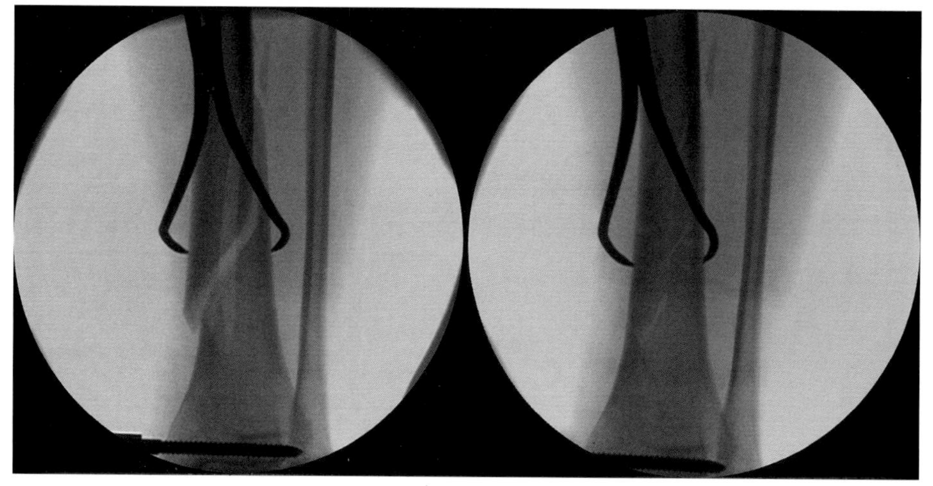

图23-14 在多种骨折类型中，借助头端尖锐的Weber钳通过0.5~1 cm“刺伤”切口（经皮）对骨折进行复位非常有效。

- 采取经皮技术操作，可以减少软组织损伤。
- 应借助术中透视确定复位钳放置切口，保证钳尖分别位于相对的骨折块上，从而获得骨折块之间的加压复位。
- 大号或中号点式复位钳（如Weber钳）对大多数肢体骨折复位是有效的。
- 螺旋状或斜行骨折最适合复位钳复位。
- 横行骨折借助改良Weber复位钳也容易获得复位和加压。
    - 使用2.5 mm钻孔在骨折远近端分别钻孔，便于复位钳钳尖放置。
- 在交锁螺钉置入之前，应保持复位钳不要松动。

- 对于开放性骨折，只有到不需要继续清创或扩创的程度，可采用单皮质钢板做临时固定，维持复位，而不必再选择撑开器（图23-15~图23-18）[4]。
- 当不能经皮获得准确复位时，需对闭合骨折进行谨慎的切开复位，以便钳夹或使用临时钢板。
    - 根据骨折形态，选择使用前外侧或后内侧入路。
    - 最近的文献支持谨慎地对闭合骨折进行切开复位，与闭合复位和经皮复位技术相比，并不会增加感染和骨不连的发生率。
    - 在扩髓或进钉前可以使用阻挡螺钉或临时阻挡钉/针重建缺损的骨皮质，并缩小髓内钉的有效钉道（图23-19）[5]。

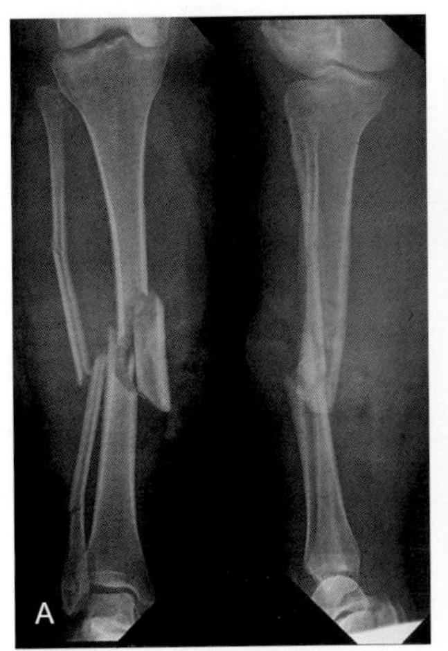

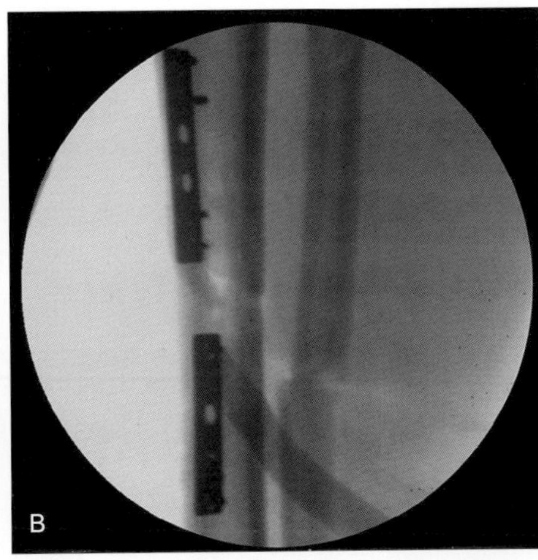

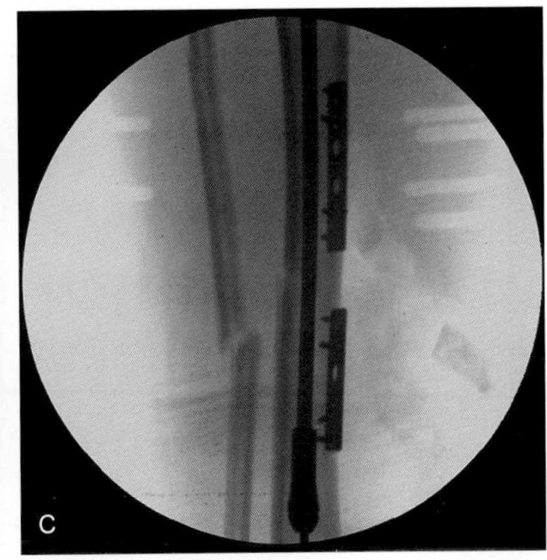

图23-15　胫骨干开放节段性骨折。A. 初始影像。B. 临时单皮质钢板固定。C. 置入髓内钉前髓腔准备。

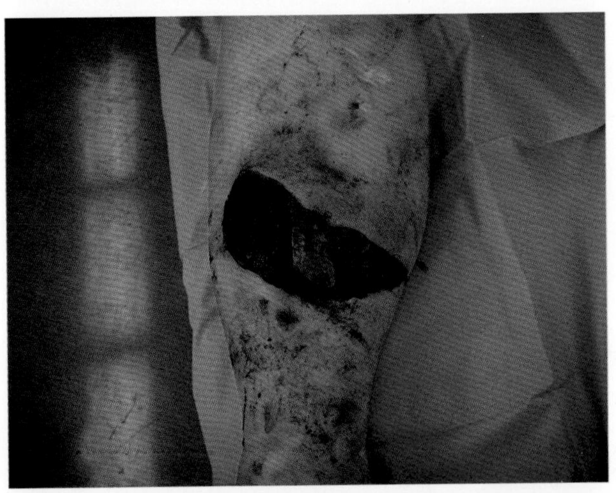

图23-16　胫骨干开放节段性骨折（3A型），软组织损伤严重。

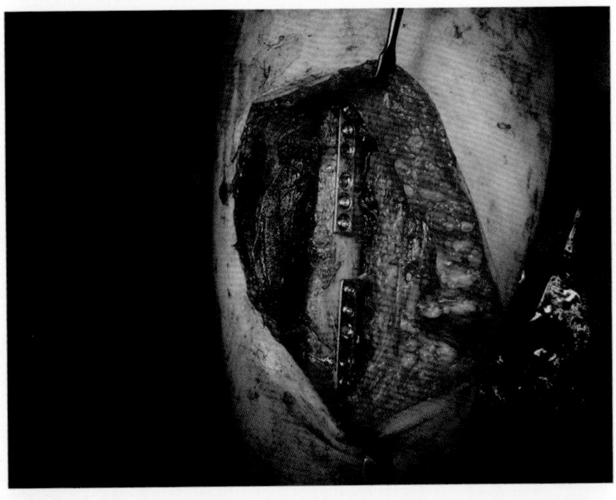

图23-17　胫骨3A型开放性节段性骨折伴骨膜剥离病例。清创后，在扩髓和置钉过程中使用钢板和单皮质螺钉固定维持复位。

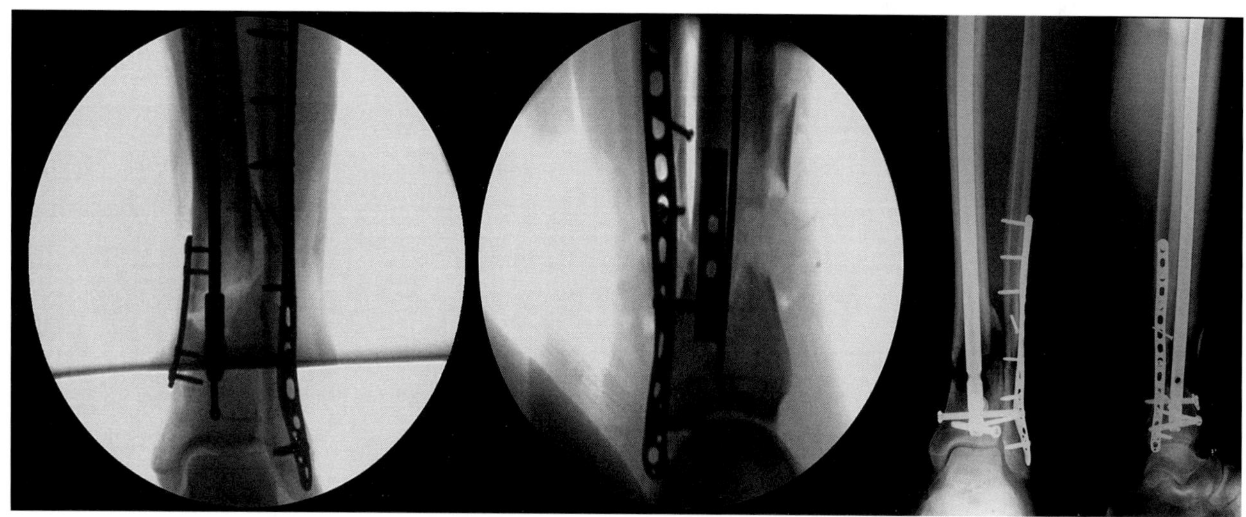

图23-18 另一个胫骨远端开放性骨折，在髓内钉置入之前采用临时钢板固定的病例。在关闭伤口前，创口内放置了临时抗生素链珠填充骨缺损。

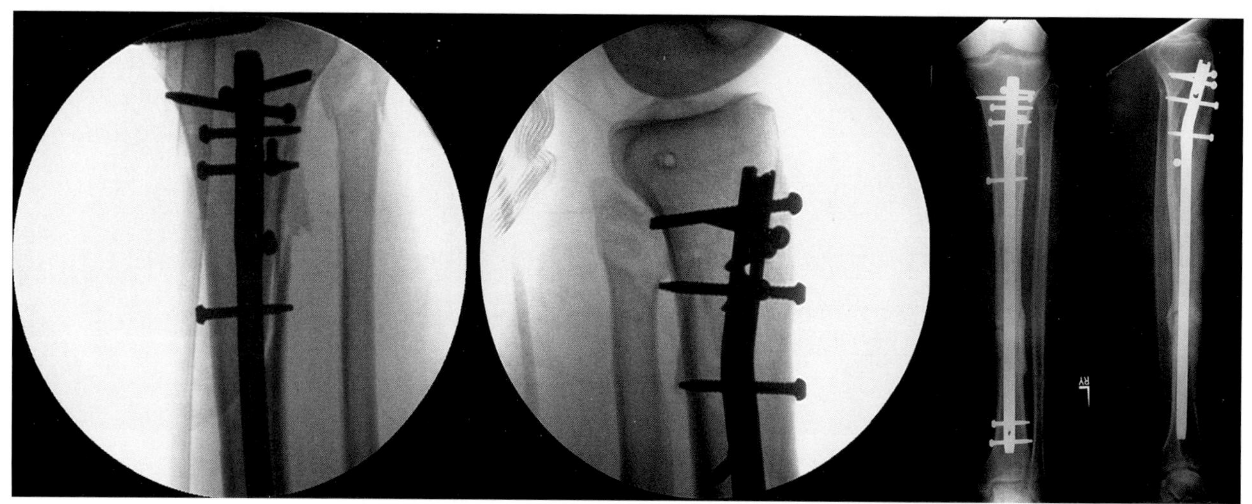

图23-19 应用多枚阻挡螺钉，使髓内钉的钉道于正确位置，一定程度上纠正了骨折移位及成角畸形，并且增加了整体的稳定性。

- 在斜行或粉碎性干骺端骨折，髓内钉外径和髓腔内径不匹配的情况下（通常在干骺端或干骺端-骨干移行区域），髓内钉倾向于“寻找”缺失的骨皮质，导致平移或角度畸形。
- 阻挡螺钉一般应位于畸形的凹侧，且靠近预设的髓内钉钉道（图23-20）。
- 另外，斯氏针也可用作阻挡螺钉（图23-21）。
  - 选择足够粗的斯氏针，保证在扩髓及髓内钉插入时针不会被破坏。
  - 一般选择2.4 mm或3.2 mm斯氏针。
  - 如果使用的是3.2 mm斯氏针，最后可以更换为4.5 mm螺钉。
  - 如果不更换为螺钉，则应在髓内钉完全锁定之后，再拔除斯氏针。
  - 应避免在钉道中使用阻挡螺钉，因为髓内钉在经过阻挡螺钉时，可能会发生未识别的骨折线移位或骨折爆裂。
- 对于合并胫骨平台或胫骨下端关节面骨折的胫骨干骨折，如果采用髓内钉固定，应先固定这些骨折，以防止在扩髓或插入髓内钉时加重骨折移位（图23-22~图23-24）。

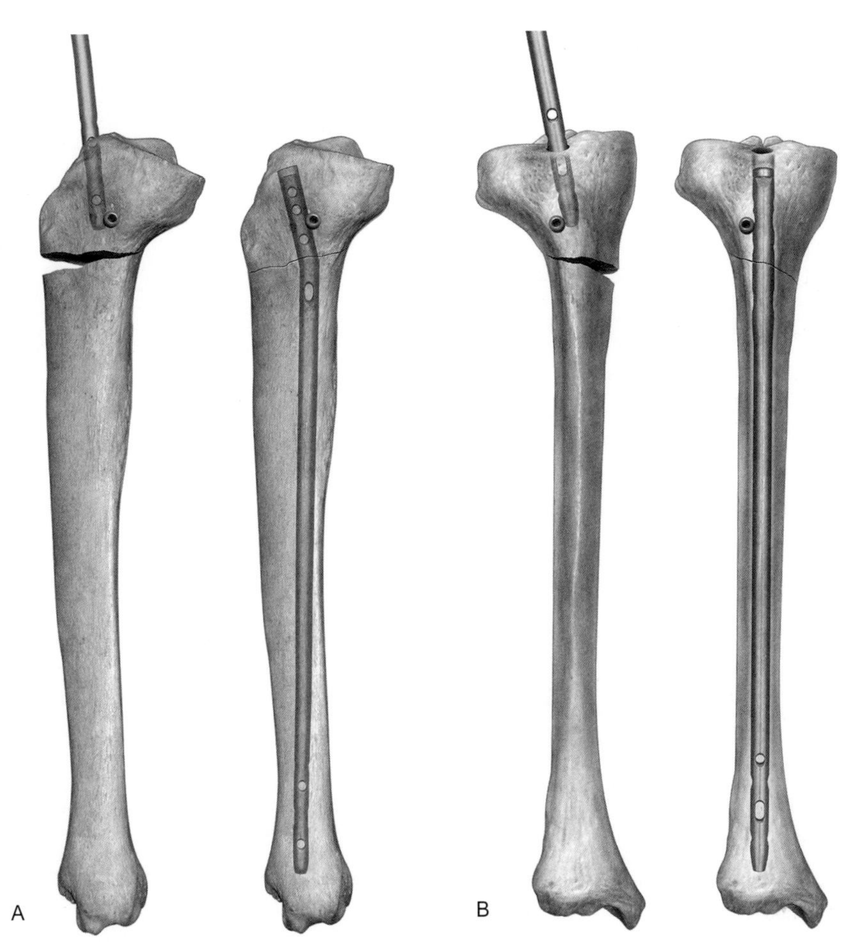

图23-20　一般原则上，阻挡螺钉置于预设的髓内钉钉道附近，且位于畸形凹侧。这一技术适用于矢状面（A）和冠状面（B）畸形。

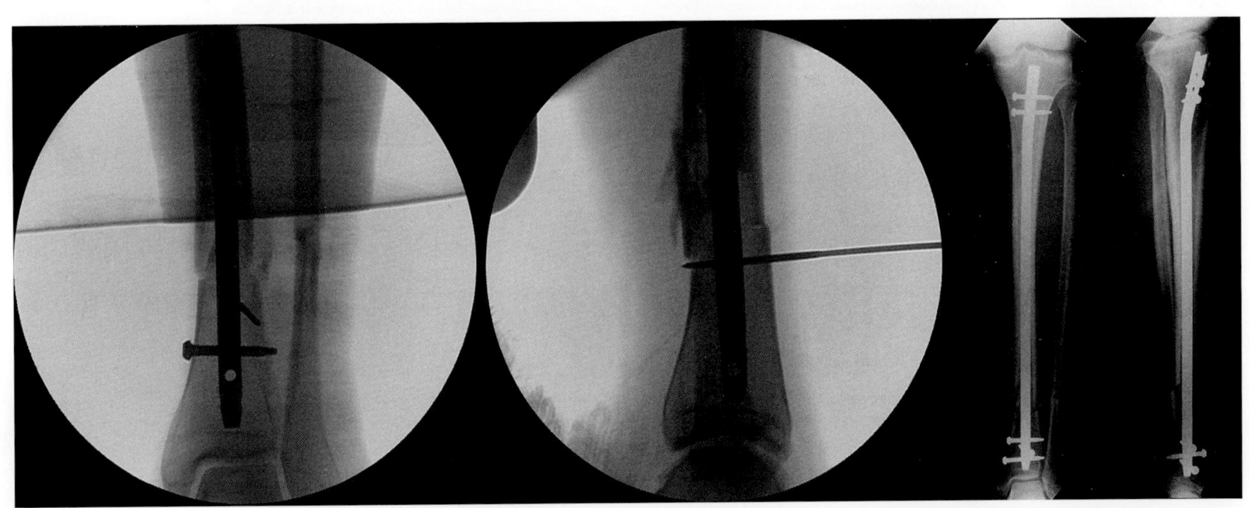

图23-21　使用斯氏针作为阻挡螺钉，协助导针及髓内钉进入预设钉道。

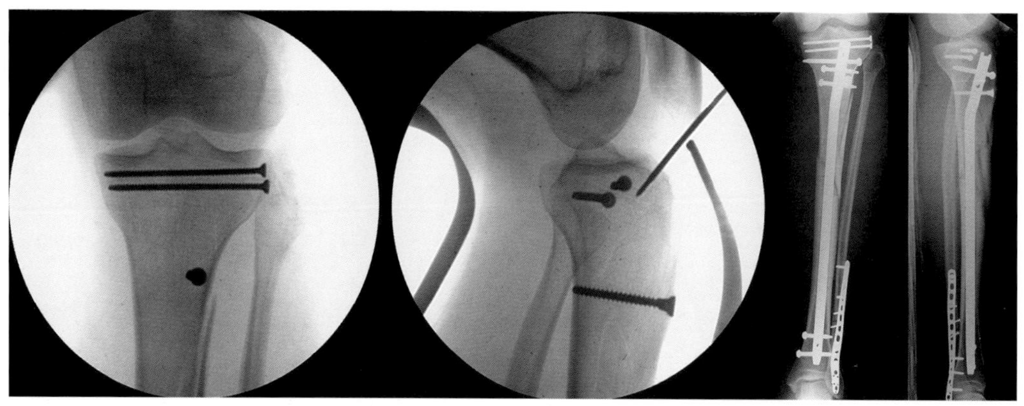

图23-22 本病例骨折累及胫骨近端关节面，首先选择经皮复位和螺钉固定近端骨折，同时避免这些螺钉阻挡髓内钉置入。

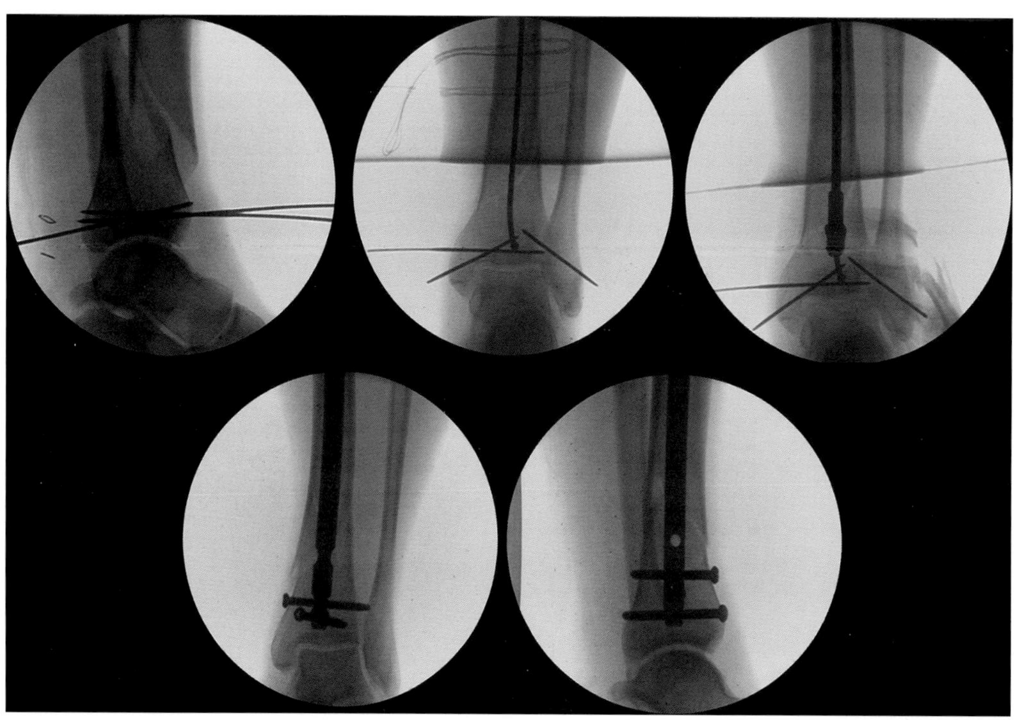

图23-23 本病例使用细的斯氏针固定胫骨远端关节面骨折，防止置钉过程中无移位的骨折发生移位。

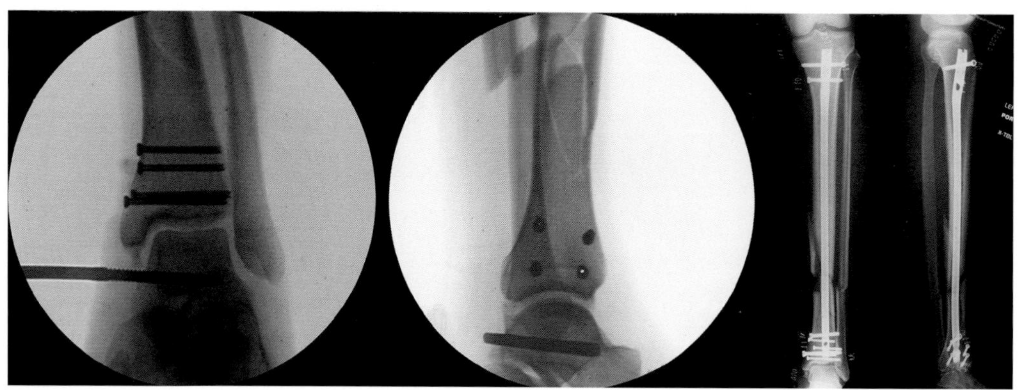

图23-24 另一病例使用空心螺钉固定踝关节骨折，并留出了髓内钉置入的空间。

- 已有文献报道，考虑到胫骨下段斜行骨折经常同时合并后踝或胫骨远端关节面骨折，需要对其进行CT检查[6]。
- 在关节周围固定时螺钉的置入策略应该允许髓内钉的安全置入。
- 关节面冠状面骨折可以通过软骨下“钢筋”（“rebar”）螺钉固定（图23-25）。

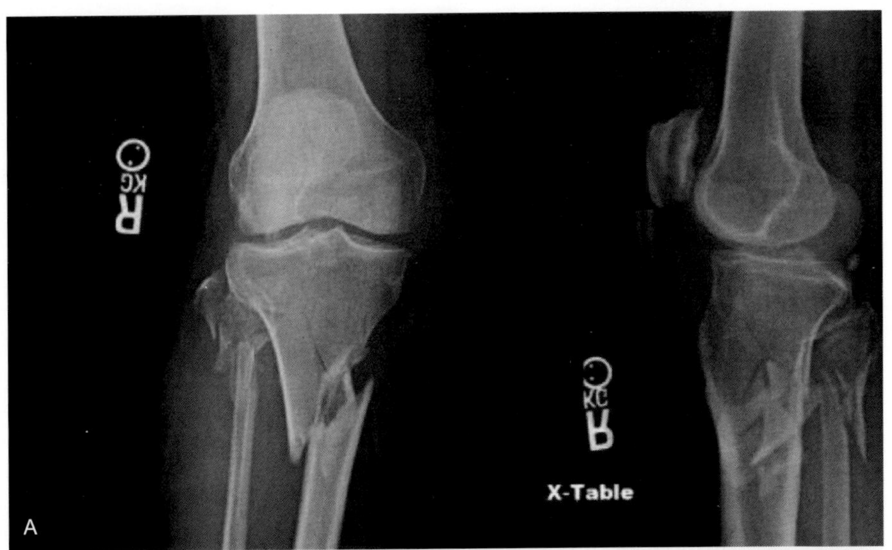

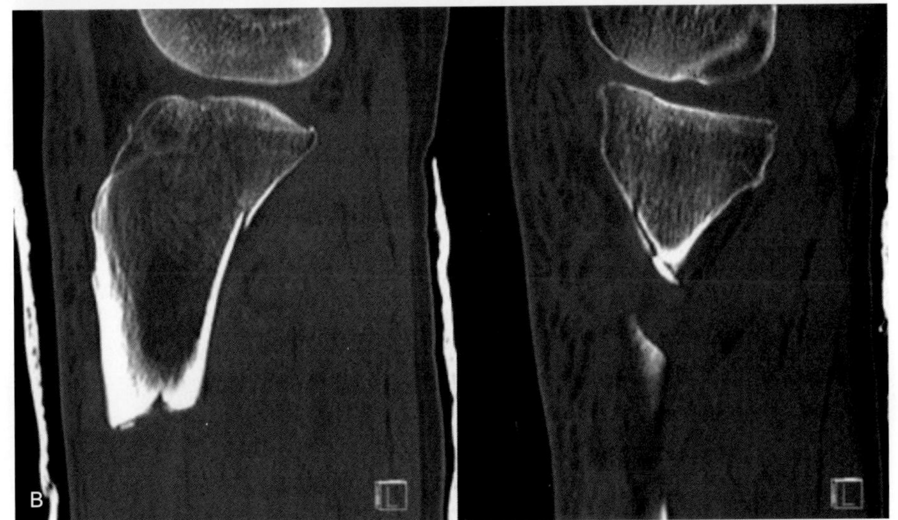

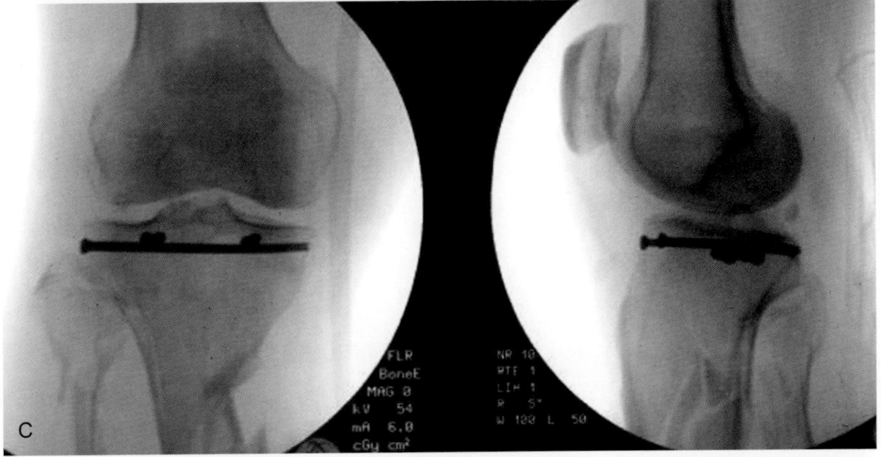

图23-25　胫骨干骨折合并近端关节内骨折病例的前后位和侧位X线片和CT切面影像（A、B），以及术中影像显示竹筏钢筋螺钉固定技术（C）。

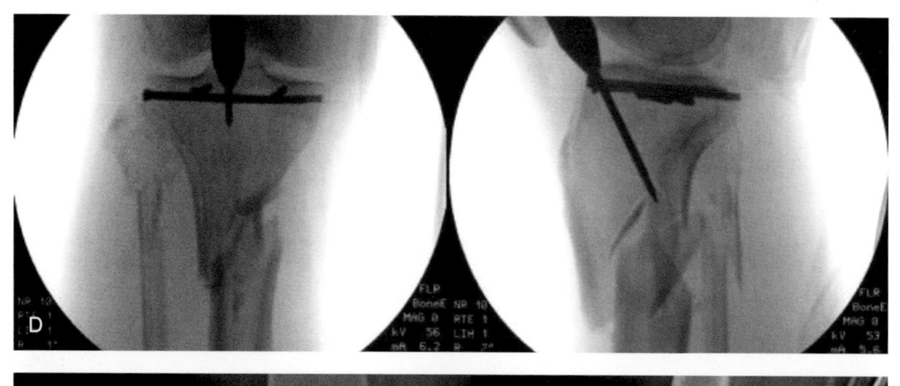

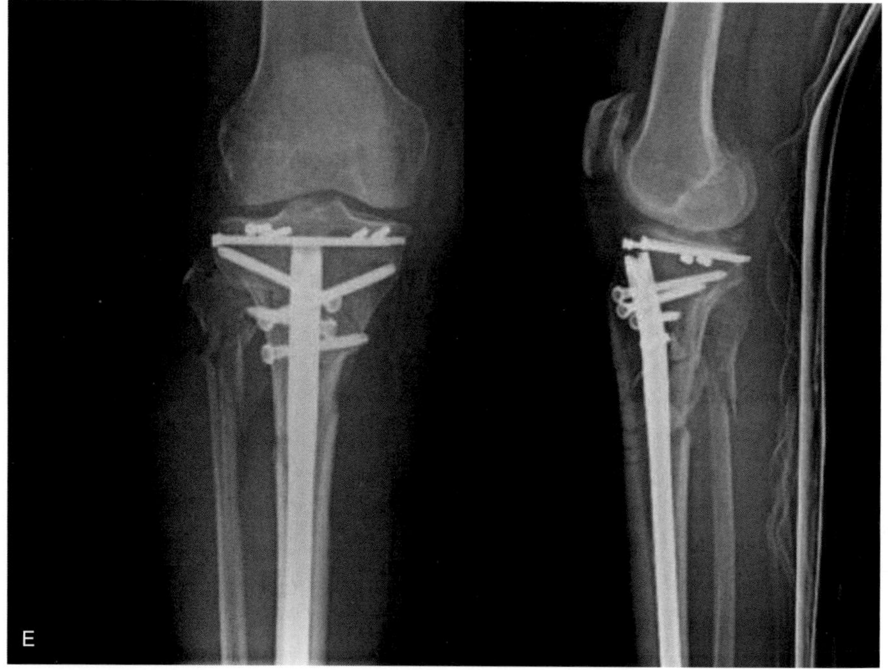

图23-25（续） **仔细置入竹筏螺钉，避免妨碍髓内钉的置入**（D、E）。

- 对于胫骨干多节段骨折，如果骨折线累及胫骨近端1/3，即使骨折移位不明显，也应该在插入髓内钉导针前先固定近端骨折，以防止骨折移位。
  - 复位和维持复位的方法包括：使用点式复位钳、策略性地使用拉力螺钉或钢板螺钉。
  - 在半伸直位置入髓内钉有利于维持复位，术中透视更为简便。
- 髓内钉进钉点：为胫骨导针定位进钉点[7]。
  - 在前后位透视影像上，选取胫骨外侧髁间嵴的内侧缘进针。
  - 通过注意髌骨阴影位于股骨髁中央和上胫腓关节“正常”的关系，确保小腿正确的旋转。
  - 在侧位透视影像上，进钉点位于胫骨平台的前缘（图23-26）。
- 在侧位透视下将导针插入远段骨折块时，应位于髓腔中央位置。
  - 通常情况下，导针易偏向后方。
  - 在插入导针、扩髓及插入髓内钉时，应保持小腿呈屈曲位，以放松后方的肌肉，减轻其对后方骨皮质的影响。
- 如果进针点位置可以接受，但导针插入骨折近端后偏离了理想的钉道，则在进入几厘米后停下来，使用更为坚硬的钻头或开口锥钻孔，以获得近端骨折块中理想的针道。
- 在圆头导针顶端近侧约 1 cm 处稍稍将其折弯，以有利于控制导针的行进方向。
- 对于翻修的情况下，更改原有的髓内钉钉道比较困难。

- ○ 必要时考虑使用阻挡螺钉来实现更改钉道的目的。
- ○ 也可在先前钉道的开口处纵行放置1块髓内钢板（3.5 mm/4.5 mm，窄DCP），以偏心磨孔，迫使进钉点转移到合适的位置（图23-27）。
- ○ 可使用缝线固定钢板，防止其坠入髓腔内。也可以取腓骨等自体骨块填充或部分填塞异常的进钉点，然后应用阻挡螺钉矫正进针方向。

- 为了尽可能地减少胫骨近端1/3骨折的远端骨块向后移位，必须施加足够的牵引以减少胫骨后侧皮质的干扰，以便远端骨块的复位（如后向移位）（图23-28）。
- 将圆头导针直接插至胫骨远端，确保其位于髓腔正中。正位透视影像中应对着距骨正中间，踝关节侧位透视影像中应位于距骨的弧顶上方。
  - ○ 在导针顶端圆头锚定远端骨块后，通过旋转弯曲的顶端来寻找导针路径（图23-29）。

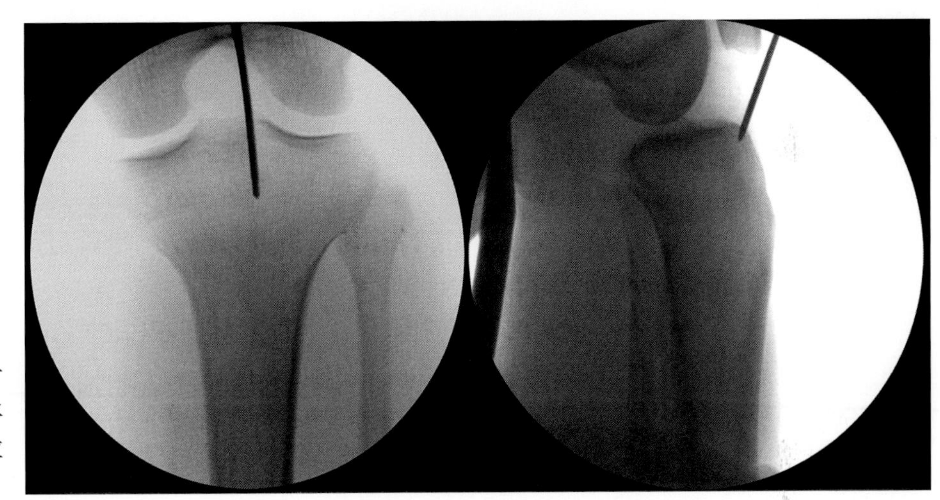

图23-26 理想的髓内钉进钉点，在前后位上应位于胫骨平台外侧髁间嵴的内缘，在侧位上应位于胫骨平台的前缘。

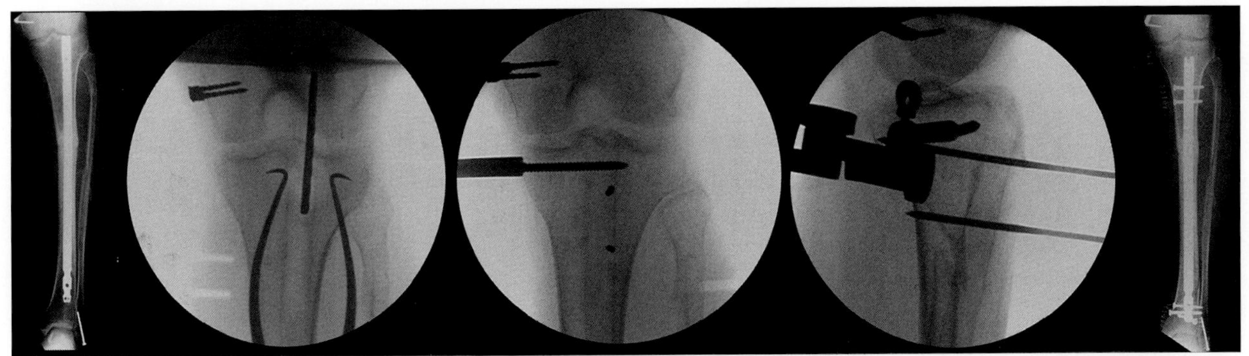

图23-27 该病例由于进钉点选取不当，术后出现胫骨内翻畸形愈合。在翻修手术时，在原有钉道的开口处纵行放置钢板，迫使磨钻向内偏移在近端胫骨内重新开口和开道，以形成一新的钉道。在插入髓内钉前，使用2枚3 mm斯氏针，迫使髓内钉偏离原有钉道，从新的钉道插入髓腔。待完全交锁后，再去除斯氏针。此种技术可以明显改进复位，能有效恢复肢体轴线。

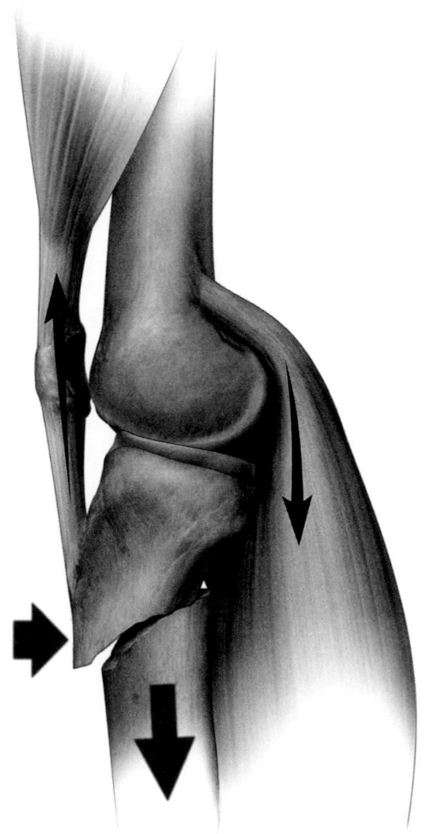

图23-28 由于伸膝装置和腓肠肌（黑色箭头）的牵拉和胫骨的缩短，胫骨近端骨折后矢状面移位和成角畸形可加重。在置入内固定之前，纠正这种畸形是很重要的。方法包括牵拉骨折远端以“解锁”后侧皮质，以及骨折近端的向后平移/“解旋转”（灰色箭头）。

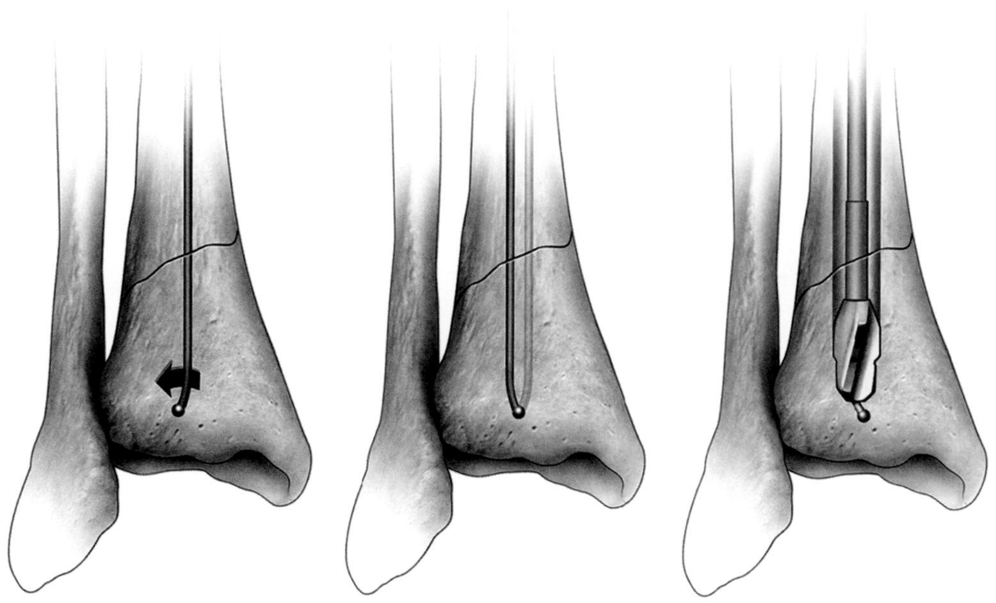

图23-29 调整导针及扩髓器方向。首先将导针球头顶到致密的骺板位置，以球头为中心旋转导针即可改变导针杆在髓腔内的位置，确认导针位置正确后再开始扩髓。

 - 谨记，扩髓时不能超过导针远端的折弯处。
 - 如果髓内钉远端插入过深，超过扩髓深度而触及硬的骨质，可能导致骨折端的分离，造成骨折延迟愈合或不愈合。
 - 操作过程中，必须确保导针位于髓腔中央(无论正位还是侧位)；在每次扩髓时，也必须使扩髓磨钻位于中央位置。
- 扩髓及插入髓内钉时，必须始终维持骨折部位的解剖力线，避免扩髓偏离或者骨折进一步移位。
 - 此时可借助于股骨撑开器。
- 髓内钉插入后要再次确认，确保骨折端不分离。
 - 松开股骨撑开器释放张力。
 - 骨折端加压的方法可选择：
   - 先将髓内钉远端锁定。
   - 使用股骨撑开器的加压模式。
   - 使用髓内钉系统自带的内加压装置。
   - 回敲髓内钉对骨折断端加压（图23-30）。
 - 如果在近端螺钉锁定之前远端螺钉完成锁定(如通过回敲或使用加压螺钉对骨折端进行加压)，透光三角形支架不应该被去掉，除非去除与髓内钉近端锁定的瞄准支架才能使膝关节伸直。
   - 可以调整三角形支架的方向，使小腿置于其较平的斜面，这样膝关节屈曲度变小，但又不会过于伸直，避免导针和瞄准器套筒压迫髌前皮肤和髌骨前缘。
- 插入髓内钉并在先锁定近端的情况下，可以通过以下方式纠正胫骨骨折端残留的分离：
 - 利用股骨撑开器的加压功能。
 - 沿小腿纵向手动敲击加压。
 - 将远端锁钉人为地制作成偏心螺钉，钻孔时偏向钉孔远侧（2~3 mm），螺钉拧入后通过挤压髓内钉的方法一般可使骨折端加压短缩2~3 mm。
- 在使用髓内钉固定胫骨近端或远端骨折时可以考虑使用辅助锁定螺钉在多个平面[8]。
- 通过钢板置入锁定螺钉可以作为辅助的复位工具（图23-31）。

腓骨髓内固定

- 在胫骨干骨折髓内固定前如果腓骨复位并不困难，可以考虑顺行或逆行插入腓骨棒以固定骨折和稳定软组织。
- 当上、下胫腓关节保持完好时，腓骨骨折的复

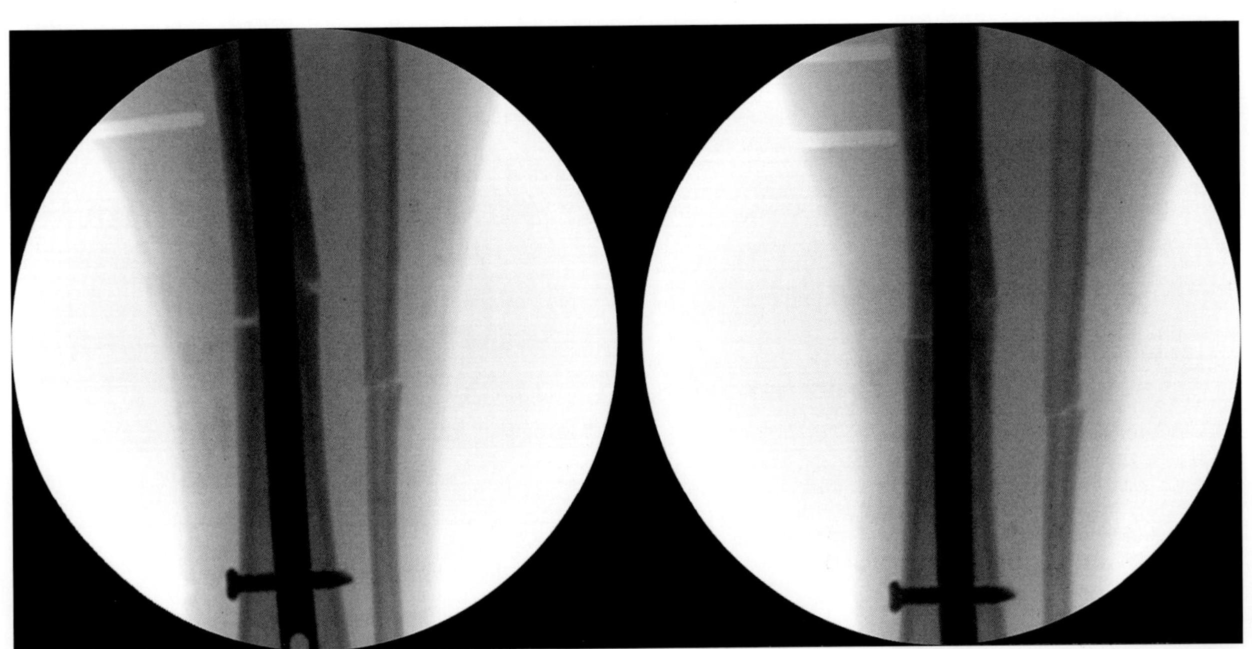

图23-30 先将髓内钉远端锁定，然后回敲髓内钉。横行骨折或短斜行骨折缝隙可消失。

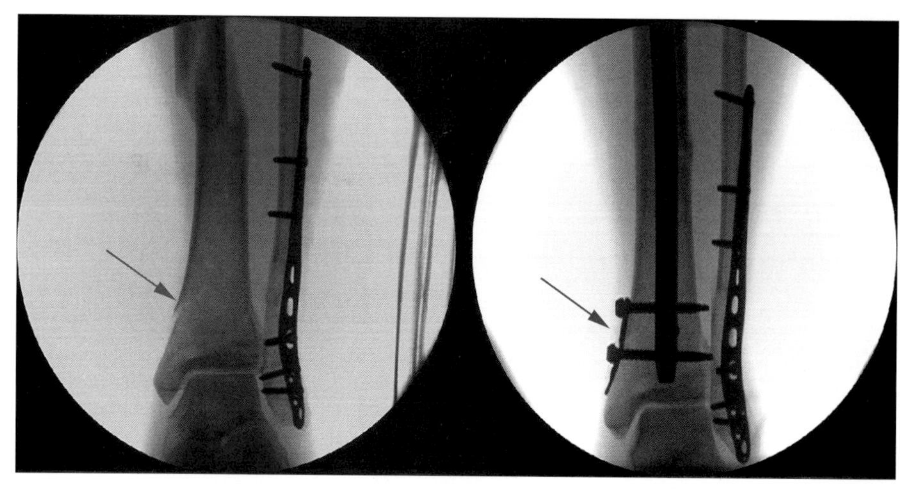

图23-31 该病例中，远端骨折线轻度移位。通过置入1块1/3管型钢板来交锁髓内钉的锁定螺钉作为间接复位工具（箭头所示）。

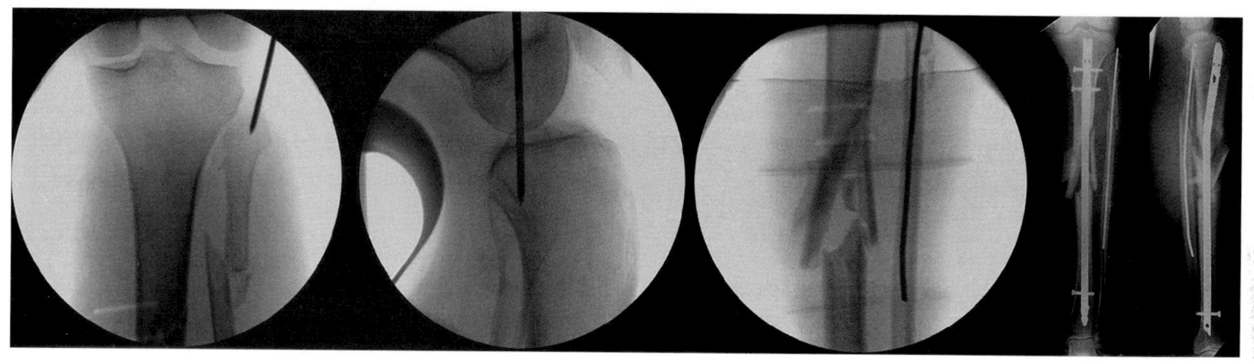

图23-32 胫骨髓内钉插入之前先进行腓骨髓内固定的病例。

位有利于胫骨的复位，尤其对于伴有节段性骨缺损的胫骨骨折，更是如此。

- 顺行腓骨髓内固定技术。
  - 正、侧位透视下确认腓骨髓腔的轴线，选取理想的开口位点。
  - 于腓骨头近侧沿腓骨纵轴做纵行切口（长2~5 cm）。
  - 钝性分离至腓骨头，避免损伤腓总神经。
    - 腓总神经通常位于腓骨头后侧和远侧。骨折后位置也可能发生改变。
    - 若有必要，可以解剖分离并牵开腓总神经，以避免损伤。
  - 使用2.5 mm开口钻打开腓骨髓腔。
  - 插入2.5 mm髓内钉（可以选取用于肱骨髓内钉扩髓用的导针或者弹性钛棒）。
    - 开口处可以扩至3.5 mm，便于髓内钉的插入。
  - 在透视下，当髓腔及进针方向确认无误后，将髓内钉缓慢插入，直至骨折部位。
  - 再次复位腓骨，将髓内钉继续插入至骨折远段，钉长要尽可能覆盖腓骨全长。
    - 可以使用摇钻辅助置钉。
  - 在将钉棒固定在所需长度之前，将钉棒在合适长度切断，并在末端弯折180°。
  - 髓内钉插入后，尾端折弯处钩入腓骨头内，防止其发生旋转、松动及陷入。弯头朝向前方，以免损伤腓总神经。
  - 将钉棒近端尖端留于骨外有助于必要时后期内固定取出（图23-32）。
- 逆行腓骨髓内固定技术。
  - 在正、侧位透视下确认腓骨轴线，选取理想的开口位点。
  - 于外踝以远做3~5 cm长切口，切口与腓骨髓腔的纵轴及预期进钉点保持一致。
  - 钝性分离，直至腓骨尖。
  - 使用2.5 mm或3.5 mm钻头开口（图23-33）。

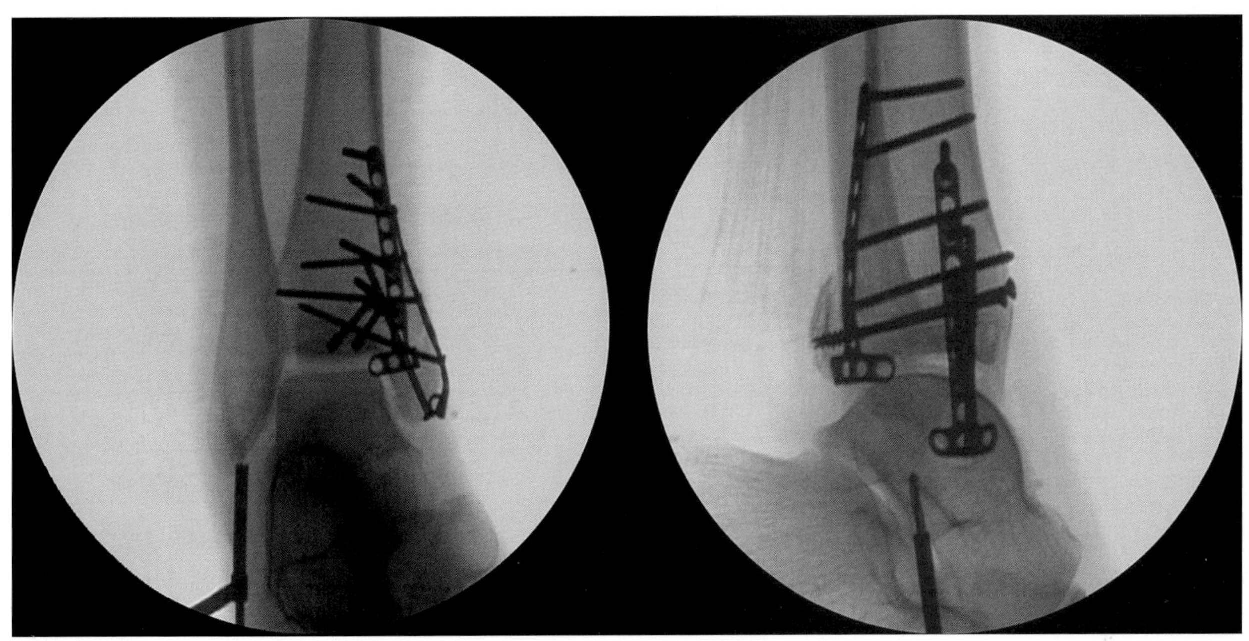

图23-33　在正、侧位透视下进行腓骨逆行髓内钉钻头开口，开口处为腓骨尖。

- 用2.5 mm或3.5 mm钻扩髓。
- 插入2.5 mm髓内钉（可以选取用于肱骨扩髓的髓内钉导针）。
- 一旦腓骨髓前打开，髓内钉棒位置获得透视确认，逆行插入。
- 再次复位腓骨，将髓内钉继续插入至骨折近段，针长要尽可能覆盖腓骨全长。
- 髓内钉完全插入之前，应按照腓骨长度予以裁剪合适长度，并将尾端折弯以防止滑移。
- 髓内钉插入后，尾端折弯处钩入外踝骨质内，以防止其发生旋转及松动（图23-34）。
- 将钉棒远端尖端留于骨外有助于必要时后期内固定取出。

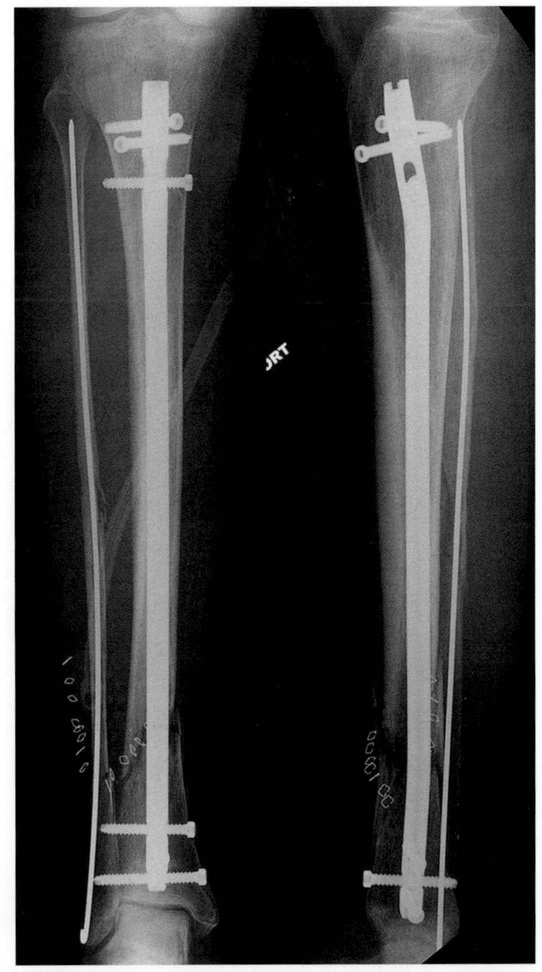

图23-34　胫腓骨开放性骨折，使用逆行腓骨髓内钉协助骨折复位和加强固定强度。

胫骨干骨折钢板固定技术

- 以下情况应尽量选择经皮、微创钢板置入技术。
  - 骨骺未闭合的胫骨干骨折。
  - 加压钢板固定应用于简单的胫骨干中段骨折。虽然在多数情况下，髓内钉固定仍然是首选。
    - 对于开放性骨折及伴有前内侧软组织损伤的闭合性骨折，应避免采用内侧钢板置入。
  - 高水平运动员为减少膝关节前方疼痛的风险。
  - 髓内钉拟开口处的皮肤局部感染、烧伤或有其他类型软组织损伤。
  - 髓腔闭塞。
  - 髓腔过于狭小。
  - 外支架固定时间较长者。
  - 骨髓炎（先前髓内固定）。
  - 谨慎筛选的骨折不愈合或畸形愈合。
- 胫骨干粉碎性多段骨折采用桥接钢板固定。
  - 胫骨近侧或远侧干骺端骨干移行部骨折[9]。
  - 合并胫骨平台骨折或Plion骨折的胫骨干骨折（图23-35）。
- 尽量减少对骨折局部软组织的过多剥离，避免引起骨折局部血供的破坏。

上胫腓关节脱位

- 常见于高能量损伤。
  - 合并于高能量胫骨骨折。
  - 膝关节脱位。
  - 单纯损伤比较罕见。
- 可能合并腓总神经损伤。
  - 最常见于后脱位。
- 如果胫骨干骨折固定后仍然存在持续脱位，可以考虑复位和固定。
- 以健侧膝关节上胫腓关节作为对照。
- 透视时外旋侧位可以很好地显示该关节。
- 一般可以通过经皮复位钳、大的Weber钳或者肩关节钩复位（图23-36）。
- 自腓骨头向胫骨近端置入1枚3.5 mm或4.0 mm螺钉的导针，通过三个透视位（前后位、侧位、外旋侧位）确认脱位及其复位情况（图23-37）。
- 一旦确认复位及导针位置安全无误，通过导针置入1枚螺钉（带或不带垫圈）（图23-38）。
- 如果腓骨头不容易触摸定位，则建议切开复位以避免损伤腓总神经。

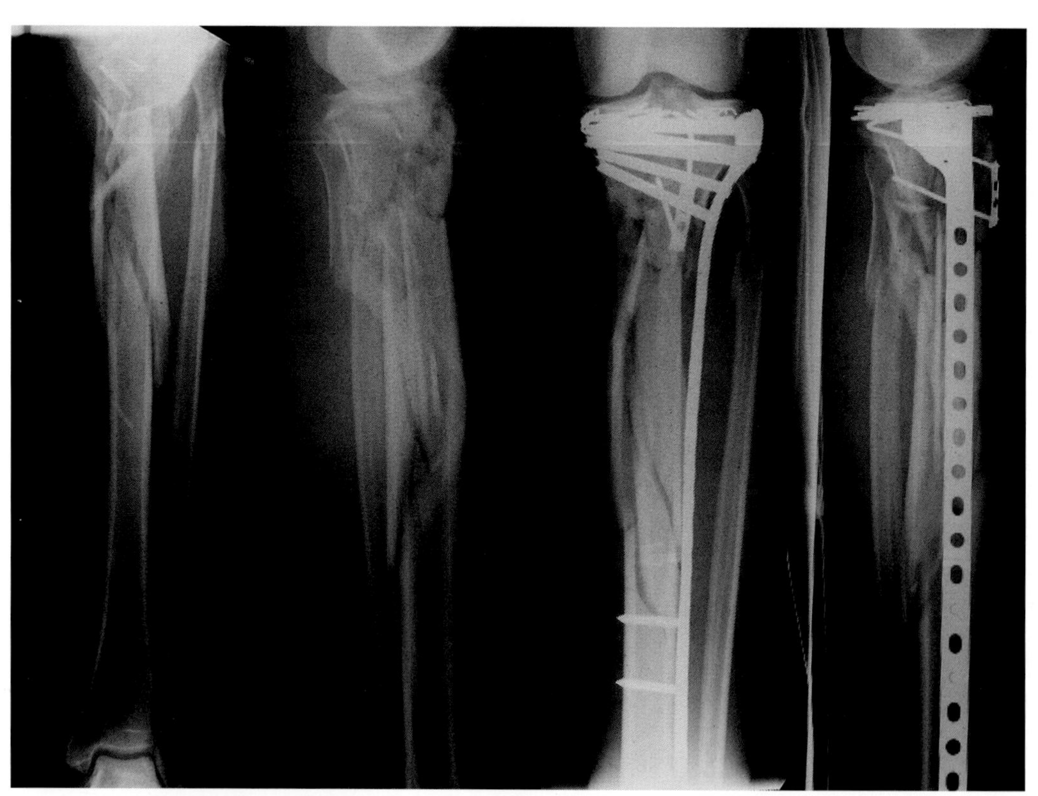

图23-35 桥接钢板技术是高能量胫骨近端骨折有效的固定方式。

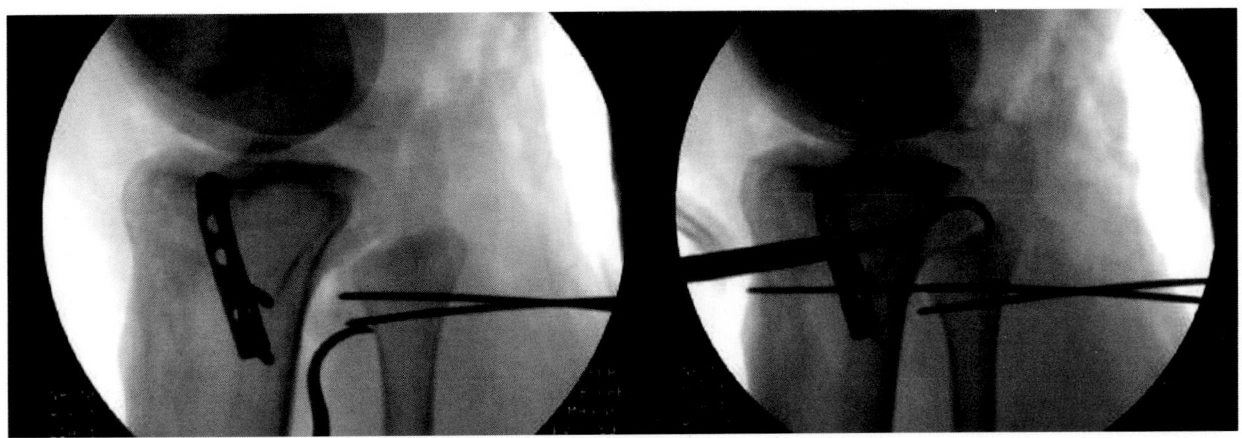

图23-36 术中侧位透视显示采用肩关节钩复位上胫腓关节的病例。

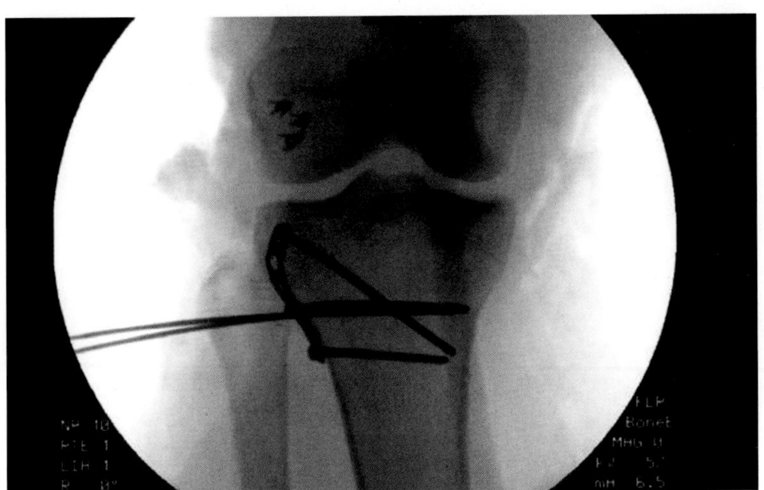

图23-37 使用克氏针复位脱位并置入空心钉导针。

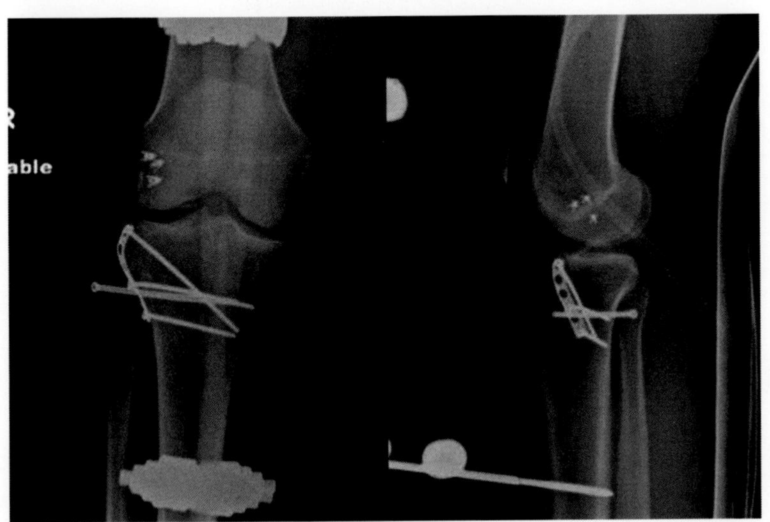

图23-38 术后影像显示上胫腓关节脱位复位并固定。

参考文献

[1] Tornetta P III, Riina J, Geller J, et al. Intraarticular anatomic risks of tibial nailing. *J Orthop Trauma.* 1999;13:247–251.

[2] Nowotarski PJ, Turen CH, Brumback RJ, et al. Conversion of external fixation to intramedullary nailing for fractures of the shaft of the femur in multiply injured patients. *J Bone Joint Surg Am.* 2000;82(6):781–788.

[3] Rubinstein RA Jr, Green JM, Duwelius PJ. Intramedullary interlocked tibia nailing: a new technique (preliminary report). *J Orthop Trauma.* 1992;6:90–95.

[4] Dunbar RP, Nork SE, Barei DP, et al. Provisional plating of Type III open tibia fractures prior to intramedullary nailing. *J Orthop Trauma.* 2005;19:412–414.

[5] Krettek C, Miclau T, Schandelmaier P, et al. The mechanical effect of blocking screws ("Poller screws") in stabilizing tibia fractures with short proximal or distal fragments after insertion of small-diameter intramedullary nails. *J Orthop Trauma.* 1999;13:550–553.

[6] Boraiah S, Gardner MJ, Helfet DL, et al. High association of posterior malleolus fractures with spiral distal tibial fractures. *Clin Orthop Relat Res.* 2008;466:1692–1698.

[7] Schmidt AH, Templeman DC, Tornetta P, et al. Anatomic assessment of the proper insertion site for a tibial intramedullary nail. *J Orthop Trauma.* 2003;17:75–76.

[8] Nork SE, Barei DP, Schildhauer TA, et al. Intramedullary nailing of proximal quarter tibial fractures. *J Orthop Trauma.* 2006;20:523–528.

[9] Vallier HA, Le TT, Bedi A. Radiographic and clinical comparisons of distal tibia shaft fractures (4 to 11 cm proximal to the plafond): plating versus intramedullary nailing. *J Orthop Trauma.* 2008;22:307–311.

第9篇
踝关节
Ankle

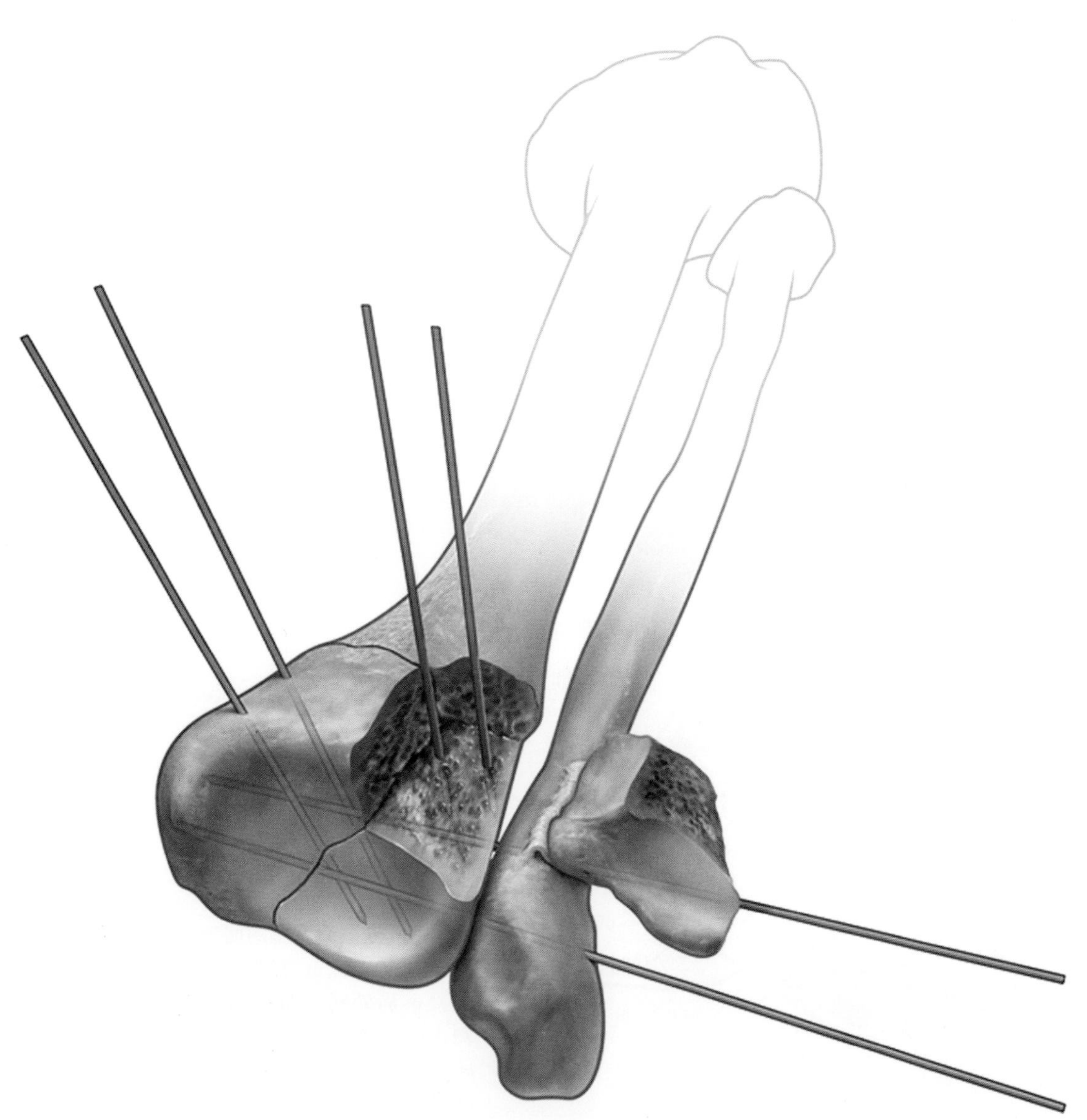

第24章

Joseph Cohen, Christopher Domes, Michael J. Gardner, Michael F. Githens, Clay A. Spitler, Lisa A. Taitsman

Pilon骨折

Pilon Fractures

无菌器械与设备

- 头灯。
- 止血带（必要时）。
- 股骨牵开器。
- 大号和小号点式复位钳（Weber钳）。
- 牙科骨钩和骨膜剥离器。
- 关节塌陷截骨刀。
- 内植物：胫骨远端关节周围解剖型板，锁定和（或）非锁定；内侧和外侧。
  - 小型钢板及螺钉。
  - 关节周围钢板。
  - 根据骨折类型选择微型螺钉和钢板（2.0 mm/2.4 mm）。
  - 长的3.5 mm骨皮质螺钉或空心螺钉用于固定内侧柱。
  - 骨松质移植骨片。
- 克氏针和电钻。

手术入路（图24-1）

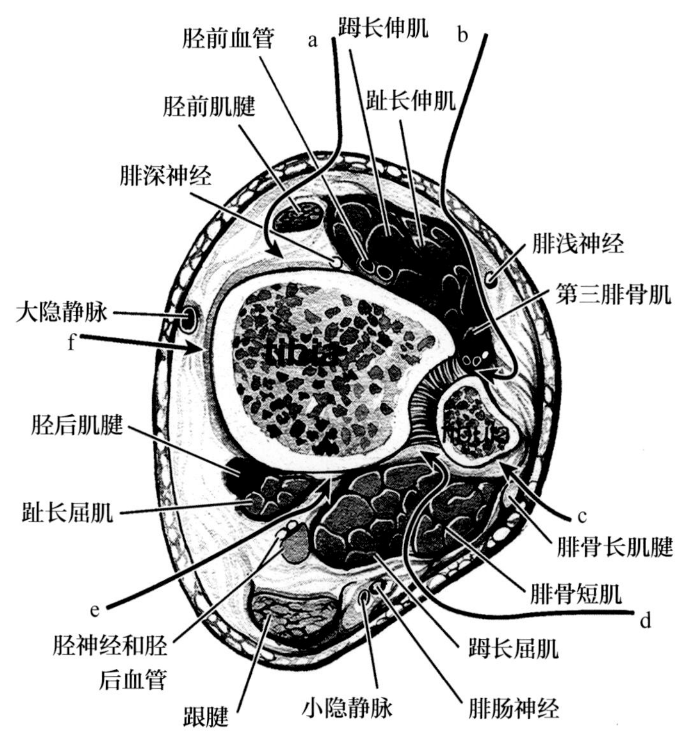

图24-1 横截面示意图展示Pilon骨折常用手术入路。a. 前内侧入路；b. 前外侧入路；c. 后外侧入路（经腓骨）；d. 后外侧入路（经胫骨）；e. 后内侧入路；f. 内侧入路（经允许引自 Howard JL，Agel J，Barei DP，et al. A prospective study for tibial plafond fractures. *J Orthop Trauma*. 2008;22:299-305）。

前内侧入路

- 患者体位。
  - 患者仰卧于可透视床上。
  - 将患者靠近床尾端。
  - 在同侧髋和躯干下用小垫垫高。
  - 必要时在同侧大腿放置充气止血带。
  - 患肢下放置软垫使其抬高以利侧位透视，并铺无菌巾覆盖下肢（图24-2）。
  - 切口从近侧开始，在胫骨嵴外侧1 cm。
  - 切口在踝关节线处以60° ~80°角度弯向内侧。
  - 切口继续向远处延伸至内踝远端1 cm处（图24-3）。
  - 浅层切开至筋膜，从筋膜表面游离皮瓣，从胫骨嵴向内侧进行手术操作（图24-4）。
  - 紧靠胫前肌腱内侧全层切开筋膜及骨膜，并与软组织瓣一同剥起。
    - 注意勿损伤腱鞘，骨折端腱鞘在骨膜外或与骨膜一起被剥开（图24-5）。

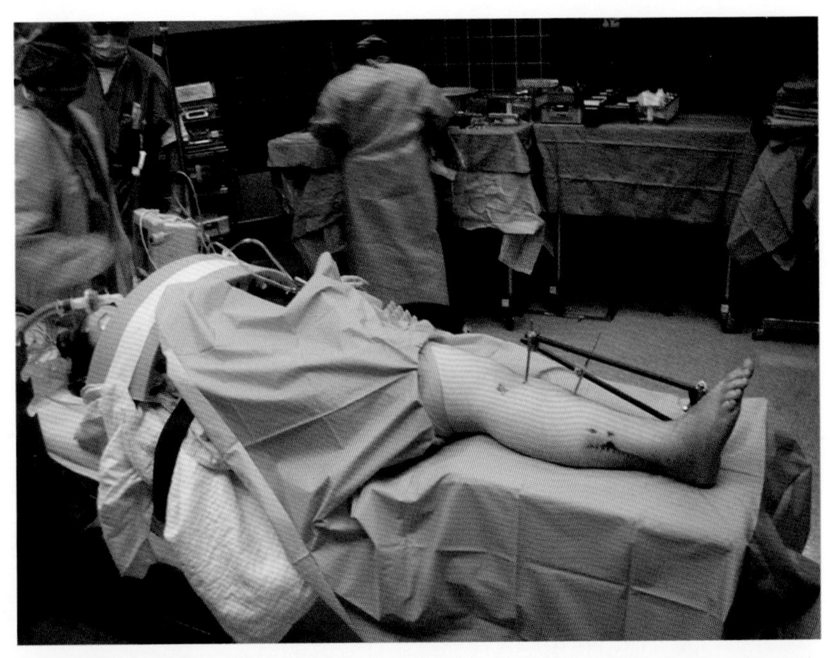

图24-2 患者取仰卧位，该体位适用于进行Pilon骨折前内侧或前外侧入路的手术。

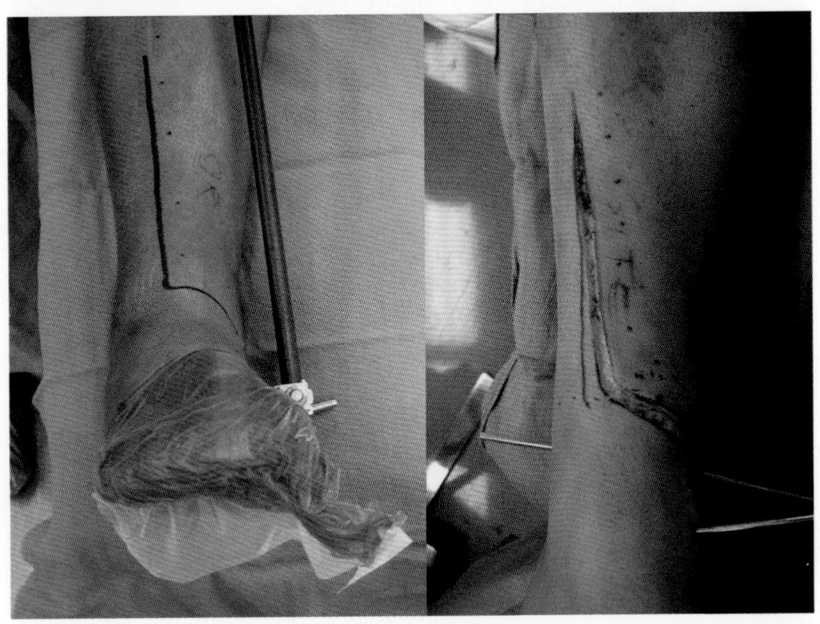

图24-3 Pilon骨折前内侧延展入路切口。

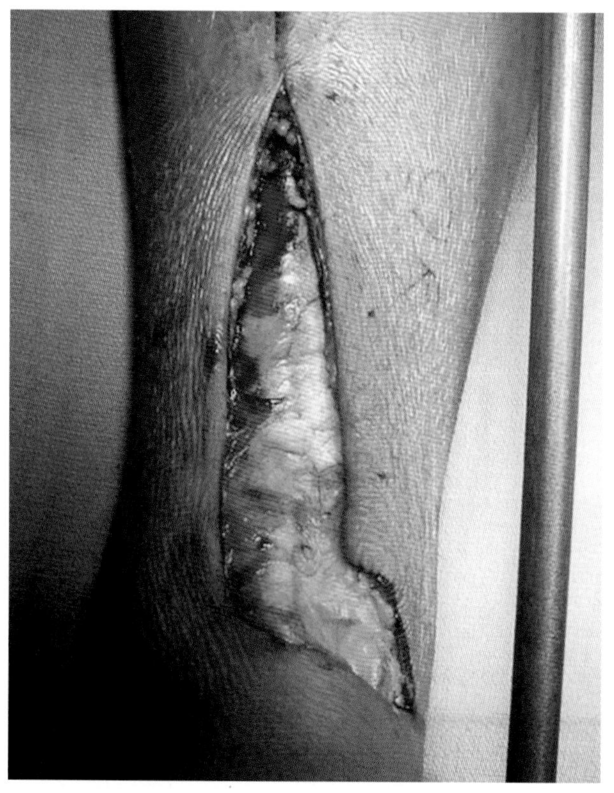
图24-4 前内侧手术入路，浅层分离至筋膜。

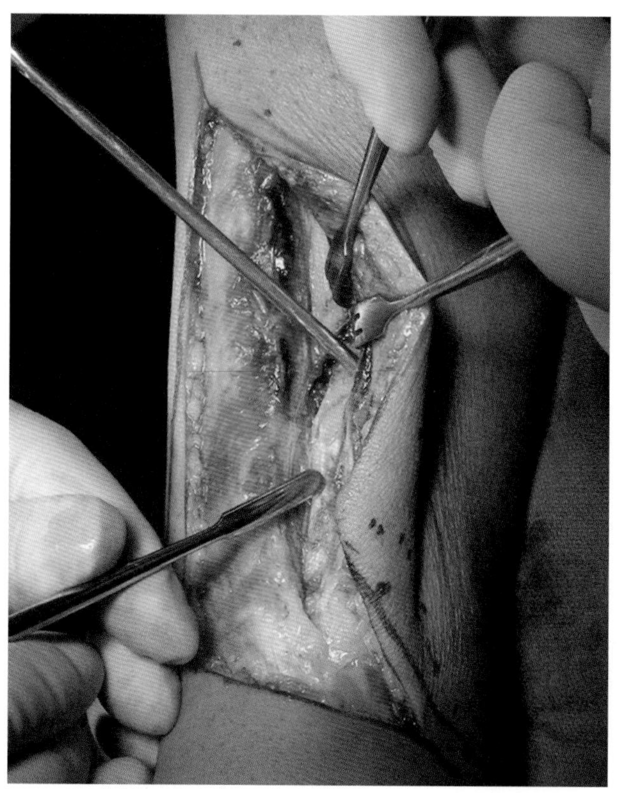
图24-5 紧贴胫前肌腱内侧剥开全厚皮瓣，以便能解剖对拢缝合。

- 或者可以从骨膜外向内侧抬起皮下层，按需要在骨膜上另作一个单独的骨膜“窗”切口。
  - 这样可以减少骨膜剥离，但使表面皮瓣更薄，应避免用于一些局部条件较差的患者(如吸烟、高龄、血管功能障碍等)。
- 注意避开位于切口远端内侧的大隐静脉和神经，必要时向内侧牵开大隐静脉。
- 沿主要的前方（矢状面上）骨折线切开关节囊。
- 可用椎板撑开器插入干骺端骨折线内进行撑开，以显露干骺端骨折块和关节面。
  - 注意勿损伤或破坏骨皮质壳的完整性，特别是对于骨质较脆或骨量下降的患者（图24-6）。
- 深部缝合很重要。
  - 用可吸收线缝合深层全厚软组织瓣边缘。
  - 将所有缝线和血管钳暂时放置到位。
  - 当所有的缝线缝好后一起牵引，使软组织整体向中间靠拢，然后依次打结。

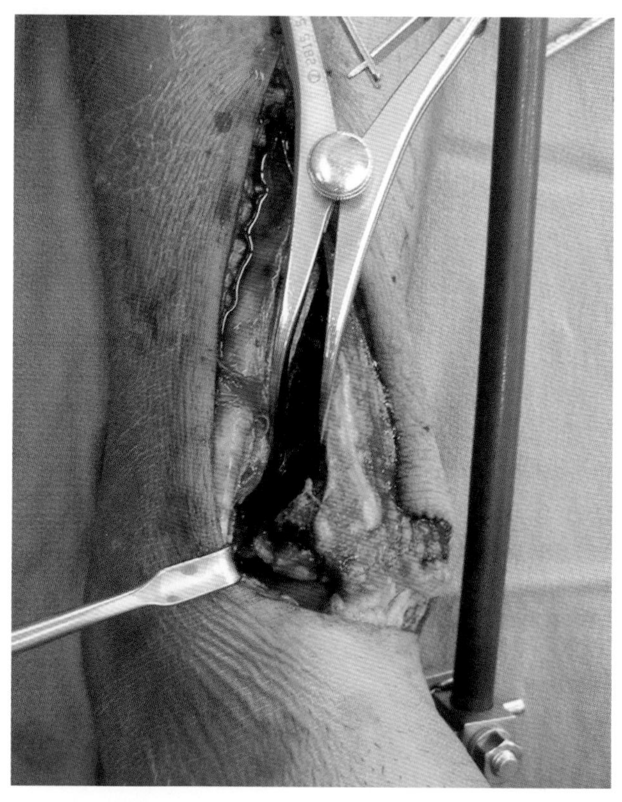
图24-6 根据骨折的类型，撑开骨折间隙以暴露关节内碎骨块。

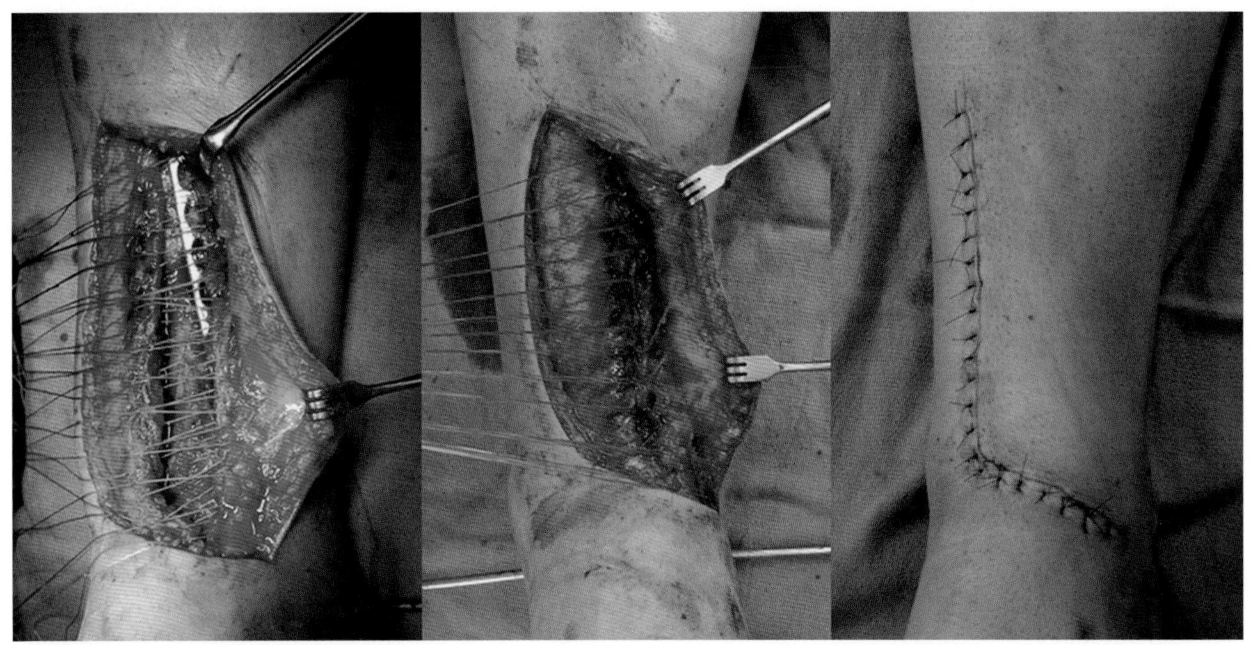

图24-7 将深层软组织用可吸收线间断全厚缝合，分别用血管钳标记，最后一起牵引并依次打结。这样能分散组织张力，既保证严密缝合，又可最大限度地减少组织撕裂。用Allgöwer-Donati方法缝合皮肤，可尽量减少皮肤边缘缺血。

    - 用3-0尼龙缝线以Allgöwer-Donati方法缝合皮肤（图24-7）。

前外侧入路

- 患者体位。
  - 患者仰卧位于可透视床上。
  - 将患者移至床尾端。
  - 在同侧髋和躯干下用小垫垫高。
  - 必要时在同侧大腿放置充气止血带。
  - 患肢下放置软垫使其抬高以利侧位透视。
- 切口为纵行，近端在胫骨嵴外侧2~4 cm，接近胫骨和腓骨间中线；切口远端指向足第4跖骨。
- 因为小腿前间隔肌肉的止点和方向的限制，切口向近端延伸，通常不超过踝关节线上方7 cm。
  - 钢板近端螺钉可以在认清腓浅神经走行后经皮置入。近端螺钉经皮置入钻孔和拧入过程中还有损伤腓深神经和血管的风险，应注意避免。
- 在关节线水平，切口经过踝穴中点。
- 必要时切口远端可沿距骨穹隆和距骨颈向足第4跖骨延伸（图24-8）。
  - 在浅层剥离时辨认腓浅神经（图24-9）。
  - 将前间隔的肌腱连同腱深组织和腱鞘一起牵向内侧，来暴露关节囊。
    - 最容易的是从胫骨外侧Chaput结节开始（图24-10）。
  - 使用骨膜剥离器而不是刀片，自胫骨干骺端远端骨膜下小心抬高前间室内容物，以避免损伤腓深神经和伴行的胫前动脉。
  - 在前方爆裂性骨折类型中，这些结构可能挤压在干骺端骨折块中。
  - 找到矢状面骨折，如果骨膜未撕裂，则从干骺端纵向切开骨膜至关节。
  - T形切开关节囊至胫骨远端，保留边缘关节囊组织（“冠状韧带”）（图24-11）。
    - 如果可能，注意保护踝前外侧动脉（腓动脉穿支的分支），其横跨踝关节囊并与胫前动脉吻合。

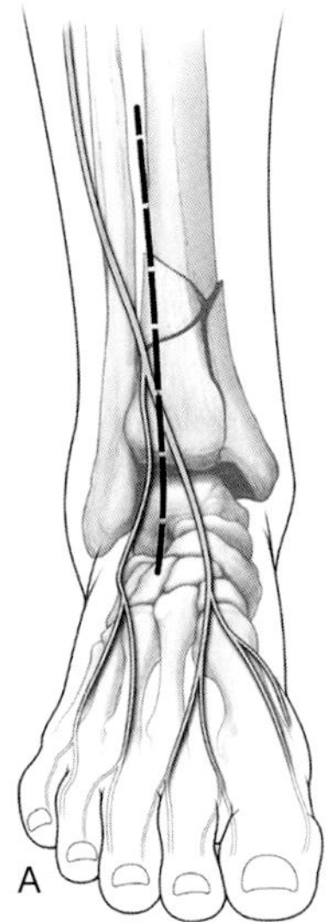

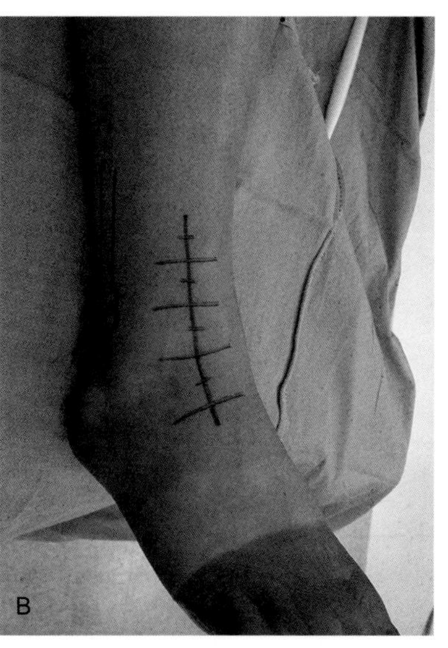

图24-8 A. 前外侧切口示意图。典型切口应经过踝关节中心点，并指向足第4跖骨。切口向近端的延伸被前间隔肌肉组织的止点所局限。B. 典型切口的位置和长度。该切口可暴露关节面便于骨折复位及在胫骨远端干骺端放置钢板。在更近端通常需另外做一切口，以向近侧放入钢板，更常用的是采取多个小切口来放置自外向内的螺钉。远端可能需要暴露距骨颈，以便在距骨上置钉进行踝关节牵引［经允许引自Nork SE, Barei DP, Gardner MJ, et al. Anterolateral approach for pilon fractures. *Tech Foot Ankle Surg*. 2009; 8(2): 53-59］。

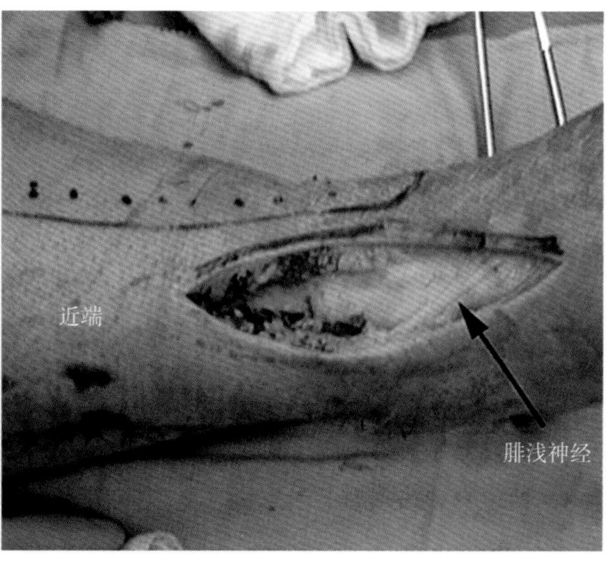

图24-9 做前外侧切口时，在筋膜浅面一定要辨认腓浅神经［经允许引自Nork SE, Barei DP, Gardner MJ, et al. Anterolateral approach for pilon fractures. *Tech Foot Ankle Surg*. 2009; 8(2): 53-59］。

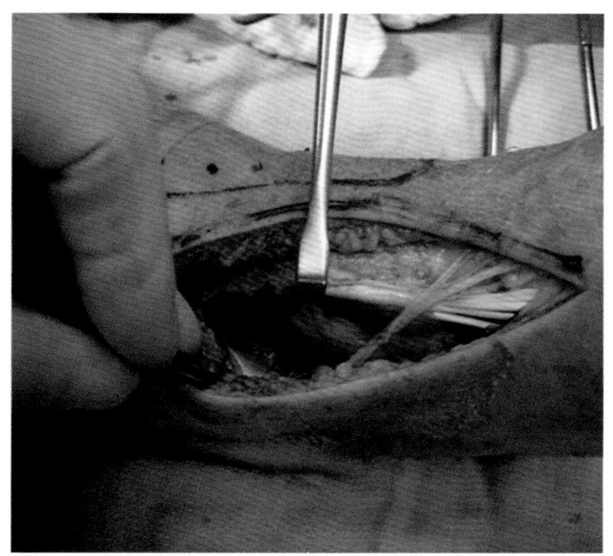

图24-10 将前间隔组织向内侧牵拉，尽量保持前间隔内包绕肌腱的腱膜的完整性。

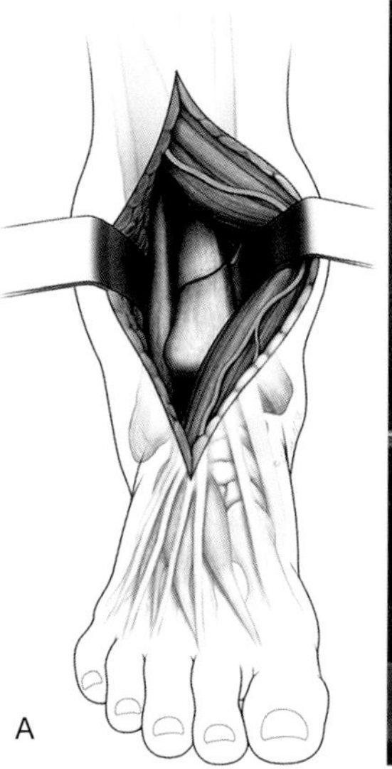

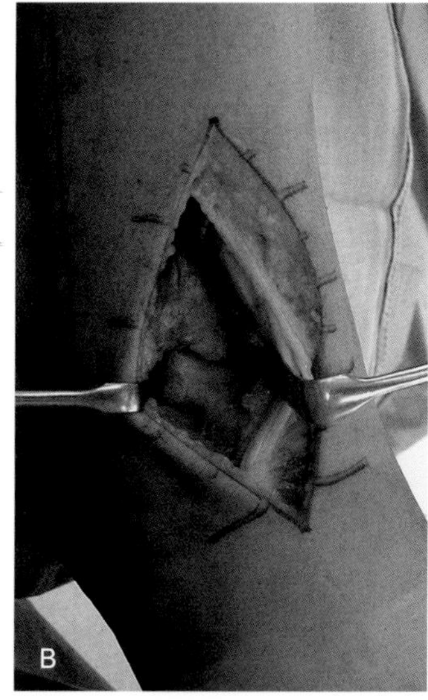

图24-11 A. 将前间隔组织整体向内侧牵开后，深层剥离，暴露胫骨远端干骺端。B. 踝关节囊切开后暴露胫骨远端和距骨颈，下胫腓前韧带于关节前外侧骨折块上的止点保留［经允许引自Nork SE, Barei DP, Gardner MJ, et al. Anterolateral approach for pilon fractures. *Tech Foot Ankle Surg*. 2009; 8(2): 53-59］。

后内侧入路

- 患者体位。
    - 患者仰卧或俯卧于可透视床上。
        - 如果取俯卧位，足背与手术床之间要保留足够空间，以使踝关节可以背伸。
    - 将患者移置床尾端。
        - 如果取俯卧位，将患者向远端移动，稍超出床尾，以利于手术中踝关节背伸。
    - 必要时在同侧大腿放置充气止血带。
    - 患肢下放置软垫使其抬高，以利于侧位透视。
    - 在对侧髋部下用小垫垫高使患肢外旋，这样有利于骨折复位及固定。
- 此入路暴露关节困难（除非利用牵开器），最易于进行关节外骨折复位。
- 如果一个或多个后间室内的结构被卡压在后内侧骨折线内（胫后肌腱），此时很需要这个切口。
    - 仔细评估CT扫描影像上的后侧结构位移情况，特别后内侧骨折线发生移位。
- 切口位于跟腱与胫骨后内侧缘的中间，在后间室胫后肌腱、趾长屈肌腱、踇长屈肌腱之上。
- 以下结构之间的间隙（或窗口）都可以用作骨折复位与固定：胫骨、胫后肌、趾长屈肌、胫后血管神经束及踇长屈肌。
    - 可以利用一个或多个间隙，这主要取决于骨折的位置、理想的内固定位置及螺钉的方向(图24-12)。

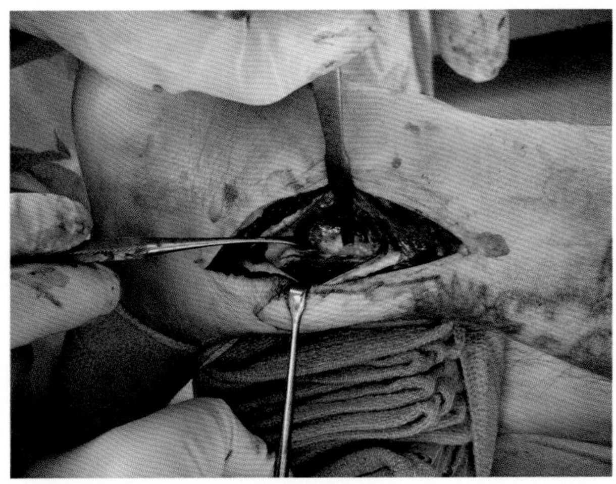

图24-12 俯卧位下后内侧入路行左踝手术。将胫后肌腱牵向前方，趾长屈肌腱和血管神经束牵向后方，可暴露胫骨远端后内侧部。

后外侧入路

- 患者体位。
    - 患者取半侧卧位或俯卧位。
        - 取半侧卧位不仅可充分暴露后方，在充分旋转髋关节的情况下还可以同时显露前方。
        - 俯卧位的体位摆放同后内侧入路（图24-12）。
    - 将患者移置床尾端。
    - 必要时在同侧大腿放置充气止血带。
    - 患肢下放置软垫使其抬高以利侧位透视。
- 此入路显露关节困难（除非利用撑开器）；最易于骨折皮质复位。
- 如此前未做腓骨切口，切口可位于跟腱与腓骨后缘的中间。
- 注意保护腓肠神经，其从小腿中部向远端走行至后踝外侧。
- 解剖间隙位于踇长屈肌腱与腓骨肌腱之间。
- 由外向内切开暴露胫骨后部。
- 切口内在胫骨到跟骨之间放置小型股骨撑开器可帮助恢复长度。

复位和固定技术

- 为了便于术中对关节面牵引，可用小Schanz钉（4.0 mm钉，2.5 mm钻头钻孔）置于距骨体和距骨颈作为牵引。
    - 撑开器螺纹杆应放置在偏后方，距骨牵引针插入距骨体/颈，紧贴关节面以远。
    - 这样放置可使踝关节轻度跖屈，并且可对胫距关节进行轴向牵引。
    - 这样放置可增加关节面的视野暴露，且避免了对距下关节牵引。
    - 如果采用前外侧入路，牵引针可直接从切口置入。
    - 切开趾短伸肌的肌膜，拉开肌腹即可暴露牵引针在距骨体/颈上的进针点（图24-13，图24-14）。

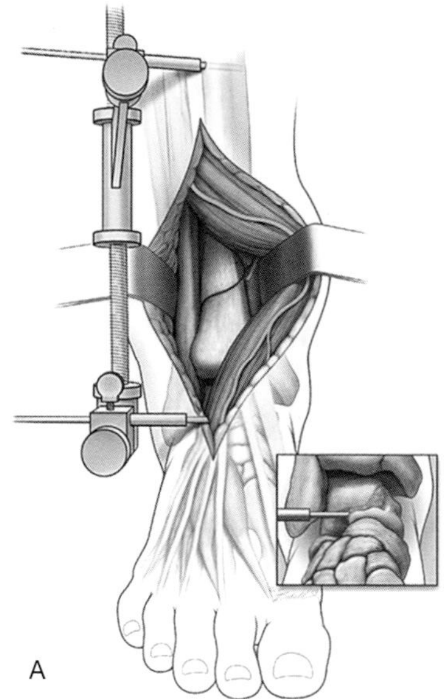

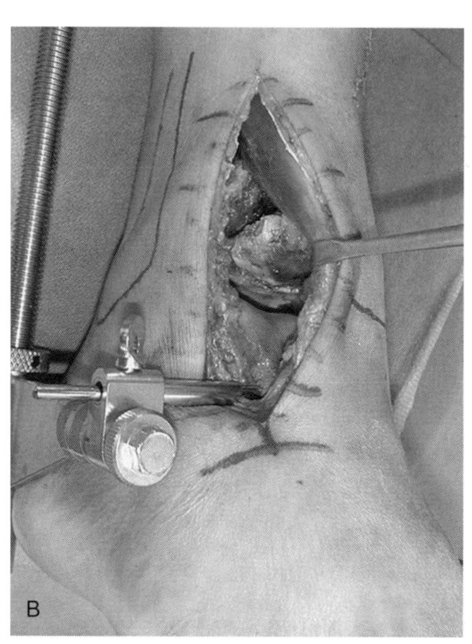

图24-13 A. 在胫骨和距骨颈、体之间安放小型股骨撑开器后，牵开胫距关节，这样可完全暴露胫骨远端关节面。B. 左侧胫骨 Pilon骨折病例，术中安放小型股骨牵开器。术中可通过头灯照明来改善视野［经允许引自 Nork SE, Barei DP, Gardner MJ, et al. Anterolateral approach for pilon fractures. *Tech Foot Ankle Surg*. 2009; 8(2): 53-59］。

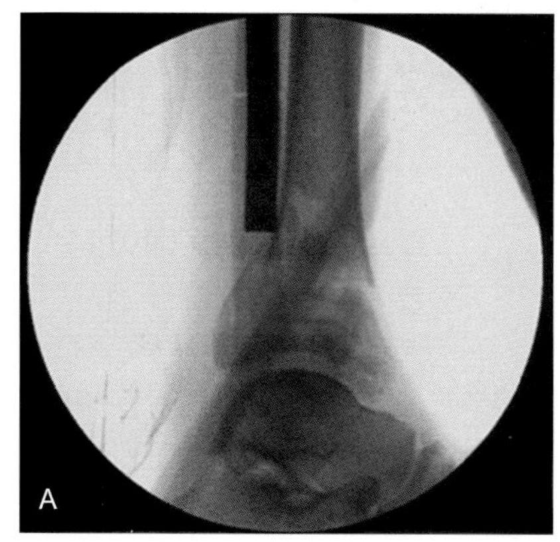

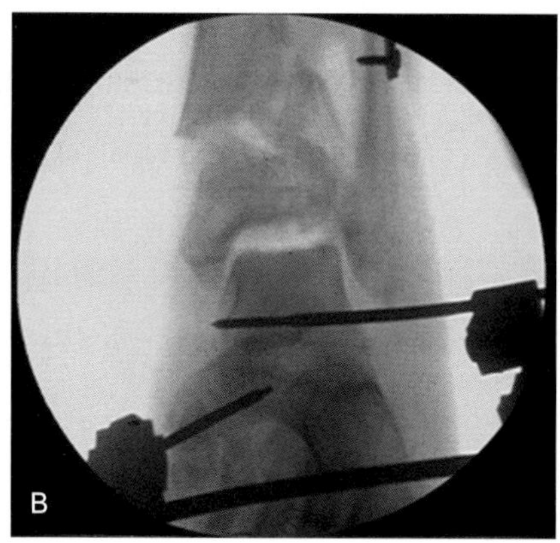

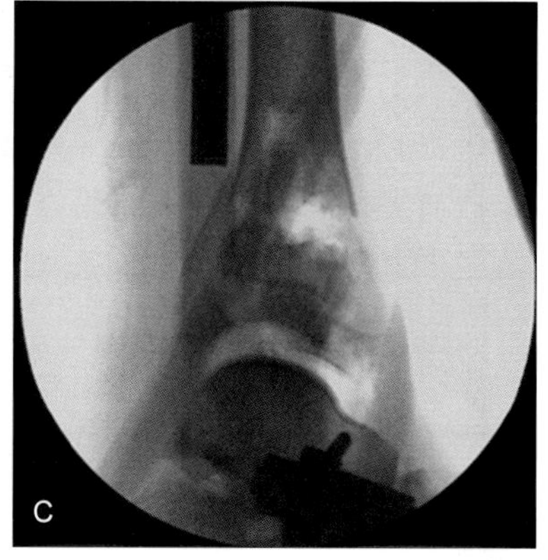

图24-14 在胫骨及距骨体上安置Schanz钉，并使用中号撑开器，可在关节面及关节面后的干骺端缺损处拥有更大的操作空间（A. 放置撑开器前；B、C. 放置撑开器后）。

- 撑开器除在外侧放置，也可在内侧使用。
  - 可经皮置入胫骨和距骨体/颈的牵引针。
  - 这样就不会妨碍经前外侧入路的操作。
- 另外，还可在跟骨上安放撑开器，以牵开关节后部。
  - 在距骨颈放置牵开器可牵开关节前部，同时使踝关节轻度跖屈（图24-15）。
  - 将距骨体牵引针置于内踝前丘正下方，可以获得踝关节的轴向牵引。
  - 只要牵引方向（从胫骨牵引针到距骨牵引针的连线）与腿-踝轴线一致，牵引通常不会造成踝关节背伸或跖屈。
- 在干骺端呈明显粉碎性骨折的情况下，特别是当内踝或内侧干骺端柱呈游离骨折块时，

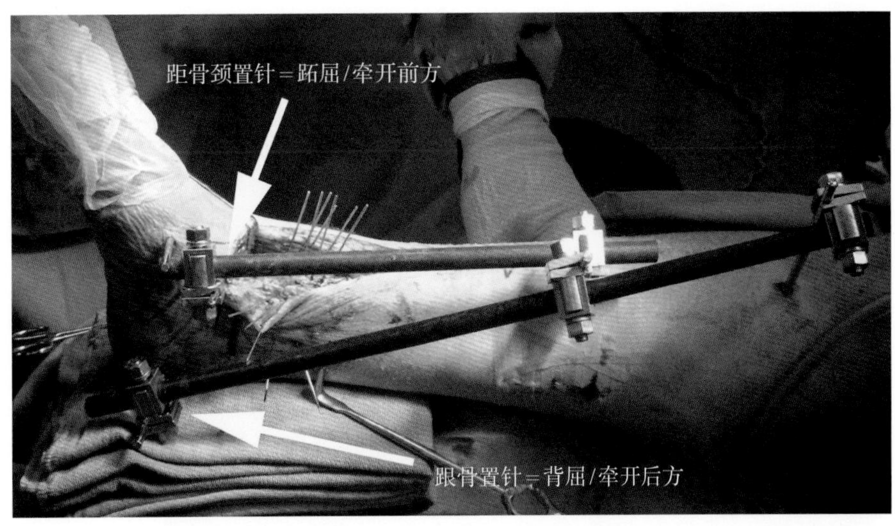

图24-15　术中利用外固定支架牵开关节，牵开后方通过跟骨置针，牵开前方通过距骨颈置针。

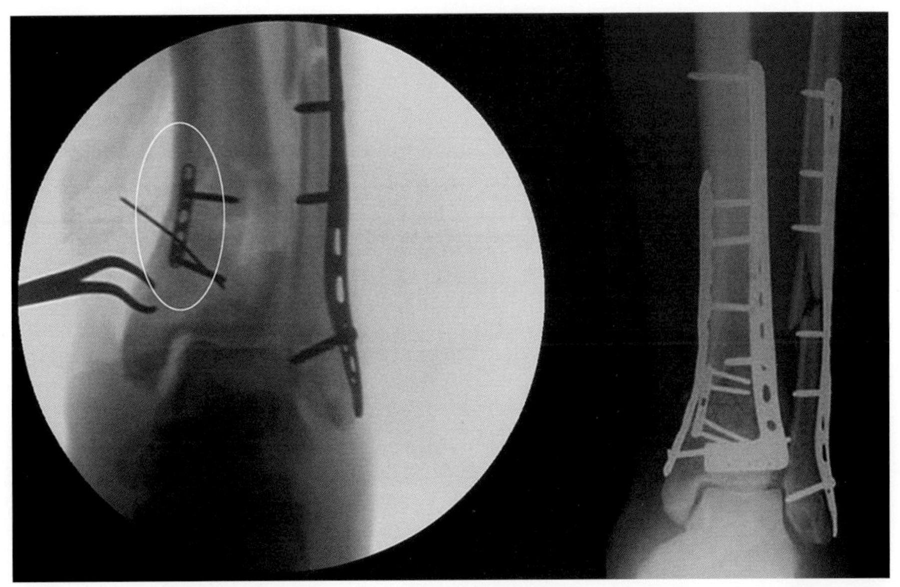

图24-16　在干骺端使用微型钢板可起到临时稳定的作用，然后可通过撑开器牵开关节（左图，圆圈处）。

通过踝关节牵引将很困难。

- 在这种情况下，可在干骺端使用微型钢板加以固定，然后再牵开关节（图24-16）。

- 常见有“刹车痕”（“skid zone”），即后外侧骨折块的前缘被压缩产生的致密影。这是由于在受伤当时距骨向该方向脱位/半脱位或挤压所致（图24-17）。
  - 先用弧形骨刀，再用直骨刀将压缩的干骺端及软骨下骨连同关节面一起抬起。
  - 也可以依次连续用几把骨刀层叠打入使关节面复位（图24-18，图24-19）。

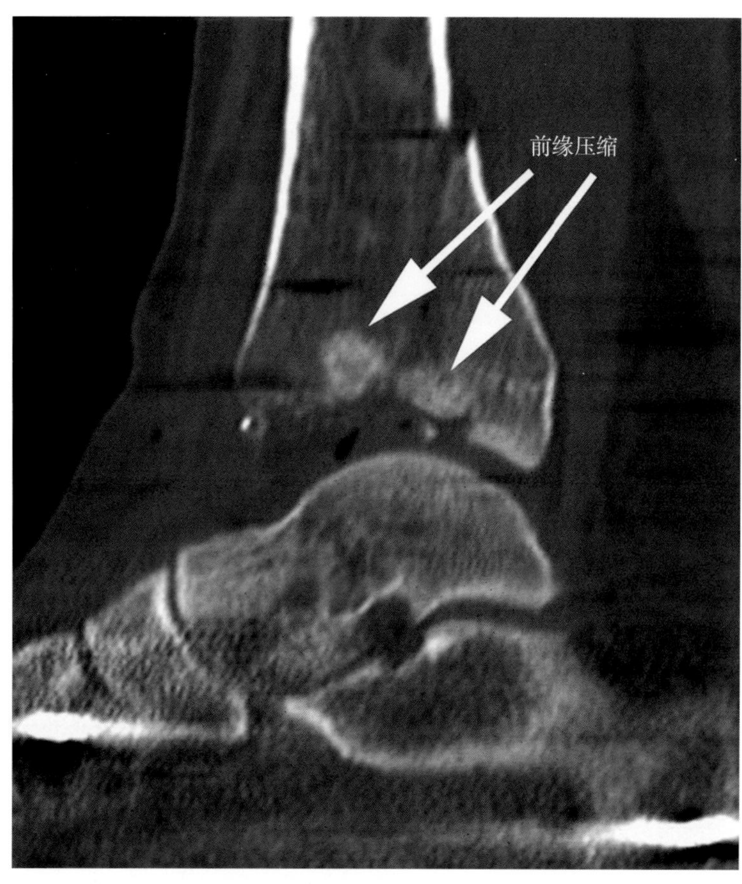

图24-17 CT矢状面重建图像可显示Volkmann骨折块的前缘压缩致密影。

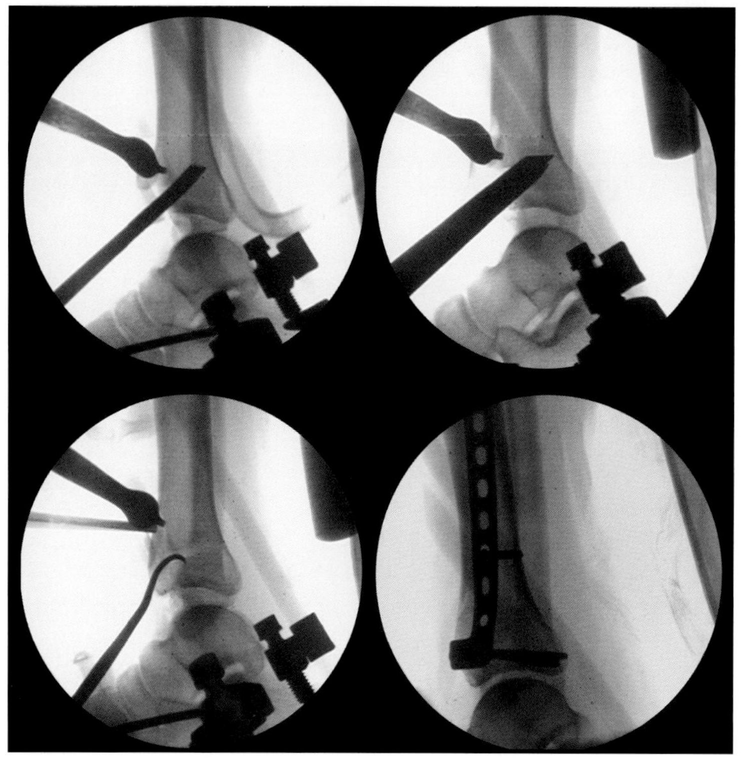

图24-18 连续层叠骨刀法复位关节面。

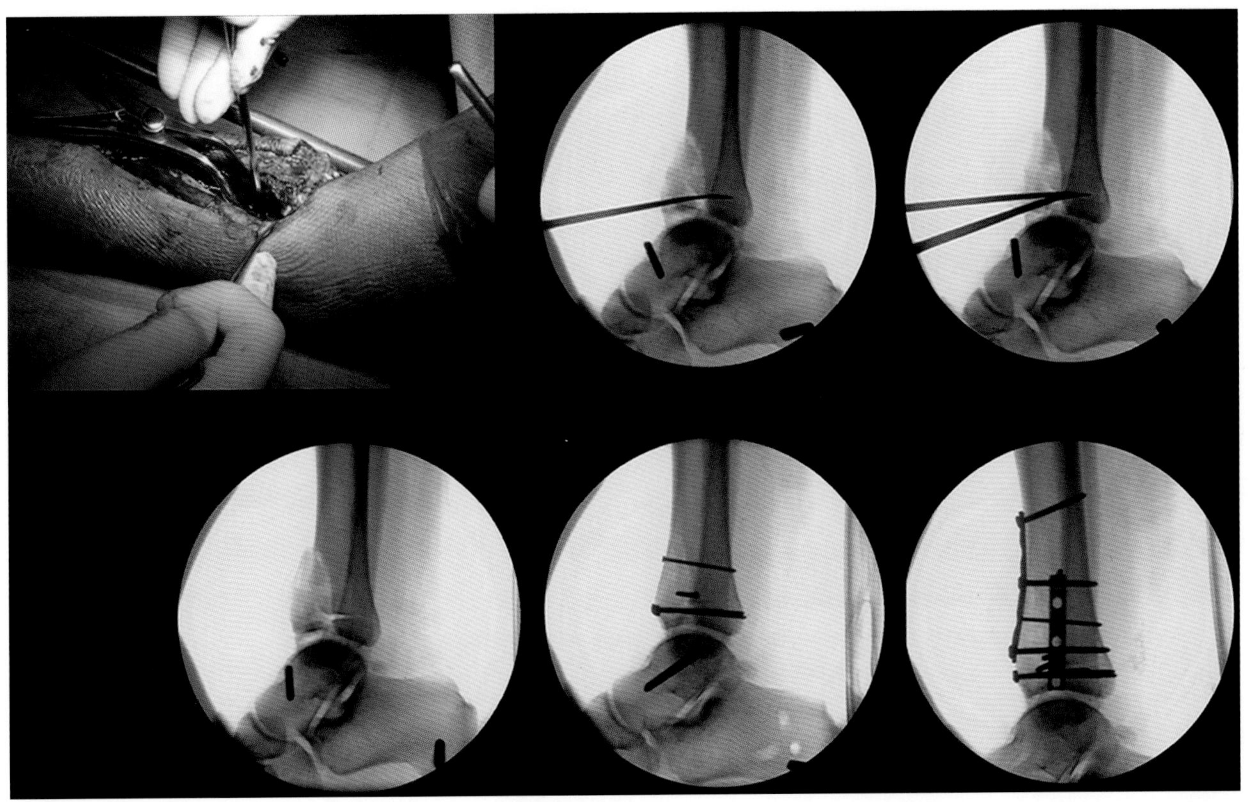

图24-19　另一例用骨刀将后方骨块的前关节面受压缩部位抬起和复位。复位后先使用边缘钢板保护已经抬起复位的Volkmann骨折块，此后安装最终的内固定。

  - 使用克氏针支撑复位的关节面骨块并使用骨松质移植骨块填充骨缺损。
- 如果后方的Volkmann骨折块未被压缩，但有移位，其典型的移位是在踝背伸时发生矢状面的旋转移位。
  - 对该骨折块的复位很重要。
  - 有下列几种方法可以选择。
    - 向外翻开与下胫腓前韧带相连的Chaput骨折块，或翻开粉碎的干骺端骨折块，都可暴露后外侧骨折块的前方骨松质面。
      - 这样可暴露关节中央的粉碎性骨折、血肿和碎骨片，以及后方的Volkmann骨折块。
      - 纠正后方骨折块的旋转移位，然后用克氏针从胫骨干向远侧打入骨折块做临时固定（图24-20）。
      - Volkmann骨折块复位后也可利用2~3枚克氏针由外向内经皮并穿过腓骨进行临时固定（经腓骨克氏针）。
        - 克氏针经过腓骨双皮质固定可增加悬臂固定的强度。
        - 因为克氏针置于手术野外，其不会妨碍对Pilon骨折的手术操作。
    - 复位钳的钳尖可以通过后外侧入路放置，也可以利用已有的腓骨切口，或通过小的针刺切口。
      - 根据骨折类型、可用的复位钳形状及Volkmann骨折块的大小不同，复位钳尖端可置于腓骨长短肌腱前方、腓骨后方，或腓骨长短肌腱的后方。
      - 复位钳尖端会经过下胫腓后韧带，然后置于后踝骨折块上（图24-21）。

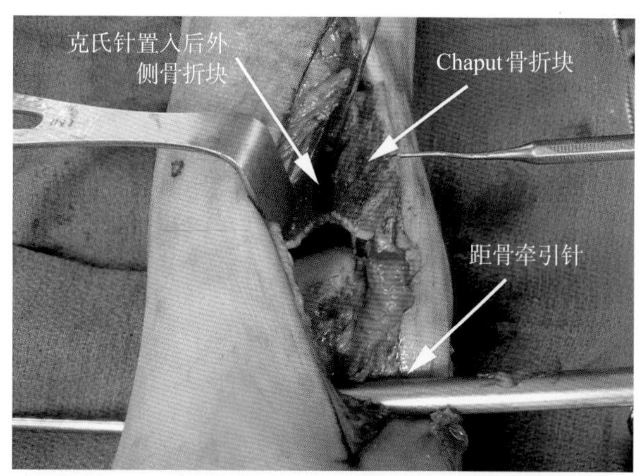

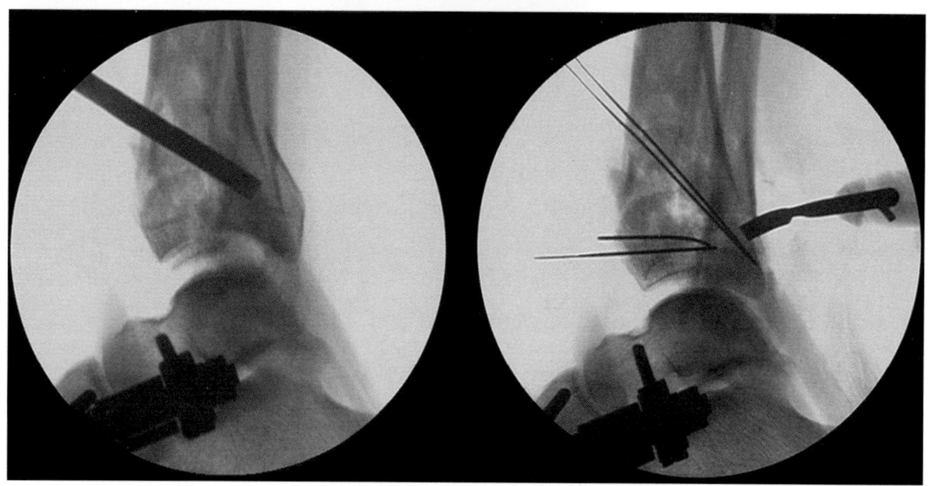

图24-20 通过前方骨折处能暴露后外侧Volkmann骨折块。

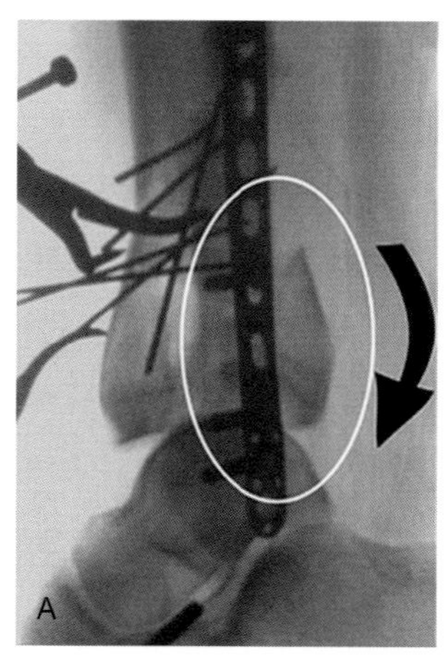

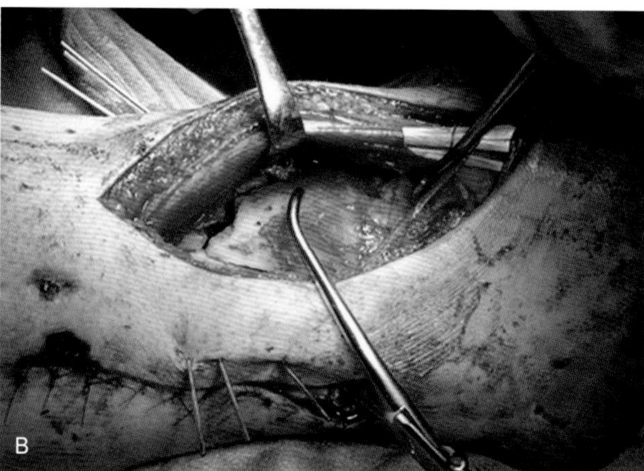

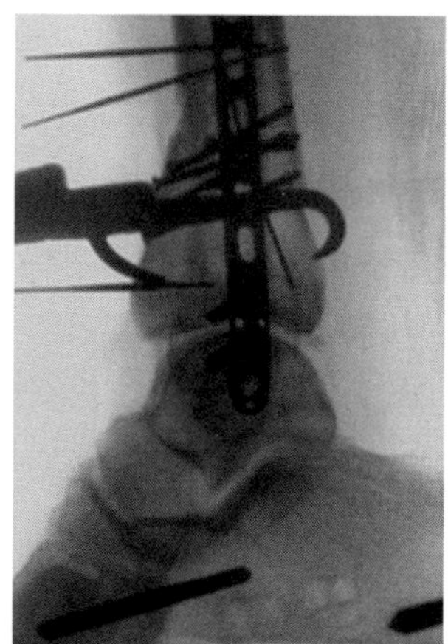

图24-21 后外侧Volkmann骨折块在踝背伸时的典型移位（A. 圆圈处，箭头显示旋转方向）。对该骨折块的复位是整个复位过程中至关重要的一步。可用Weber点式复位钳从后外侧小切口入路对该骨折块进行复位（B）。在侧位X线影像上可见该骨折块的位置已经复位，并且用从胫骨干顺行置入的克氏针进行临时固定。

◇ 也可用肩关节骨钩或小的剥离子经皮插入复位并加压Volkmann骨折块。

▪ 然后通过自前向后的克氏针对骨折块进行临时固定（图24-22）。

◆ 将大号点式复位钳的一个尖端穿过骨间膜放入，注意避免损伤胫后血管神经束（图24-23）。

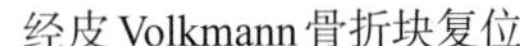

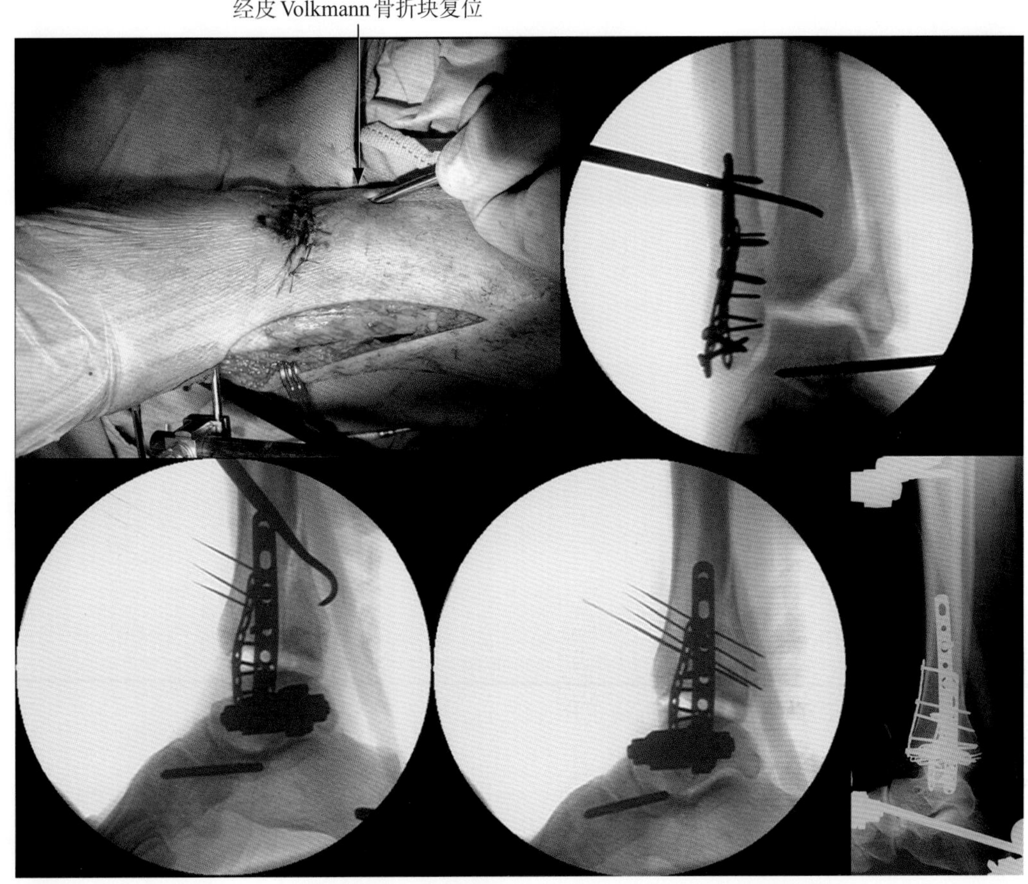

图24-22　可经皮用骨钩或小剥离子对Volkmann骨折块进行复位。

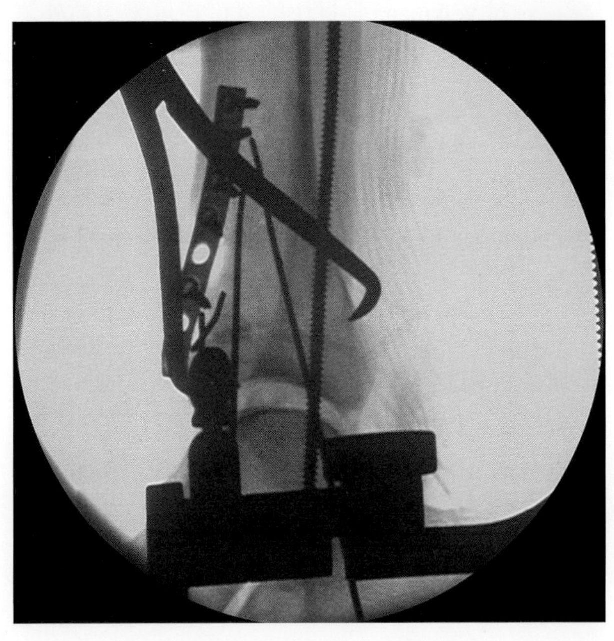

图24-23　将复位钳的一端穿过骨间膜放入，对后方的Volkmann骨折块进行复位。

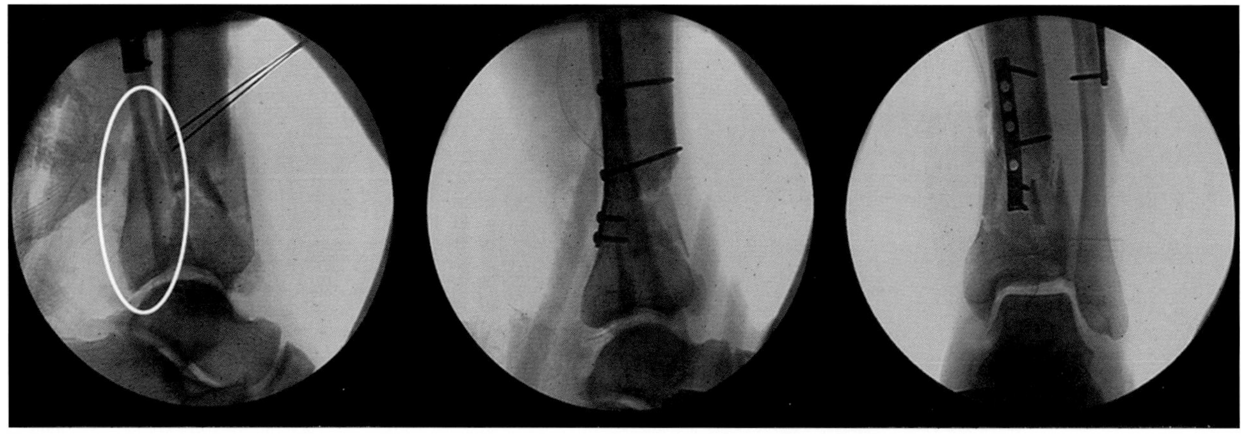

图24-24 临时钢板要选用短螺钉。对骨块近端骨皮质尖端进行解剖复位可间接复位该骨折块的关节面（左图中的圆圈处显示Volkmann骨折块）。

- 此外，还可以使用2.5 mm带螺纹Schanz钉经前方置入骨折块，用以纠正骨折块旋转。
- 可在后外侧另做一切口对后踝骨折块翘起的近侧尖端进行解剖复位。
  - 在骨折尖端可放置防滑钢板。
  - 此时，置入的螺钉要足够短，以避免影响仍未复位的前方骨折块（图24-24）。
- 如果存在大块骨软骨骨折块，可先标记出其位置，然后暂时移除。
  - 这样可从前方直接暴露Volkmann骨折块（图24-25）。
- 对Volkmann骨折块的复位还可采用前外侧或前内侧入路，经干骺端骨折进行。
  - 从前向后在骨折块中央钻1个小孔（2.0~2.5 mm）。
    - 用牙科骨钩、肩关节骨钩或螺纹针对骨折块进行复位，纠正其矢状面旋转移位。
    - 复位后用克氏针临时固定。

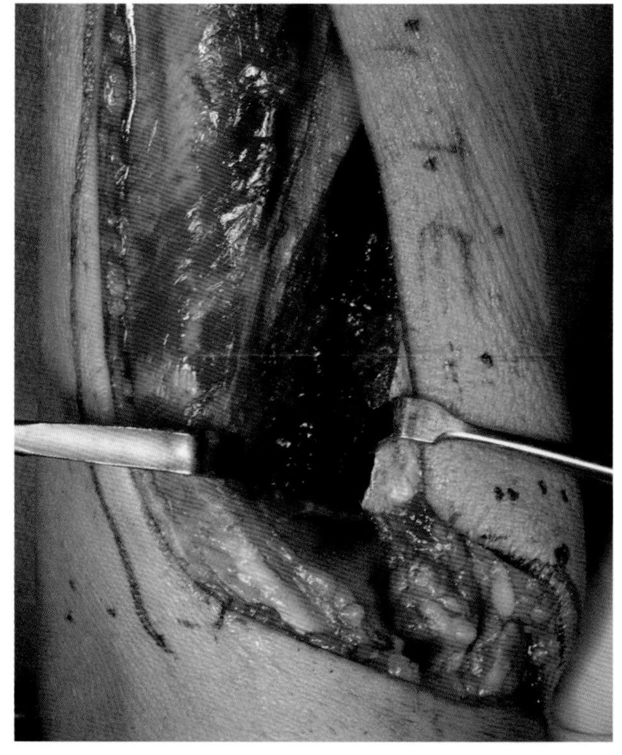

图24-25 可临时移除大块骨软骨骨折块来暴露后方的Volkmann骨折块，以便于操作和复位。

- 如果首先复位Volkmann骨折块，关节面其余骨折块就可以向该稳定骨块做复位（图24-26）。
- 关节面其余骨折块可向已复位的稳定骨块做复位（图24-27，图24-28）。
- 前方边缘钢板。
  - 对关节面矢状面进行加压。
  - 为了跨越胫骨远端前侧皮质整个表面，塑性一块2.0 mm十孔钢板。
  - 钢板的一端或两端在钉孔处剪断，折弯残端做成弯钩，加强固定（图24-29）。
  - 首先重建关节面并用克氏针做临时固定（图24-30）。

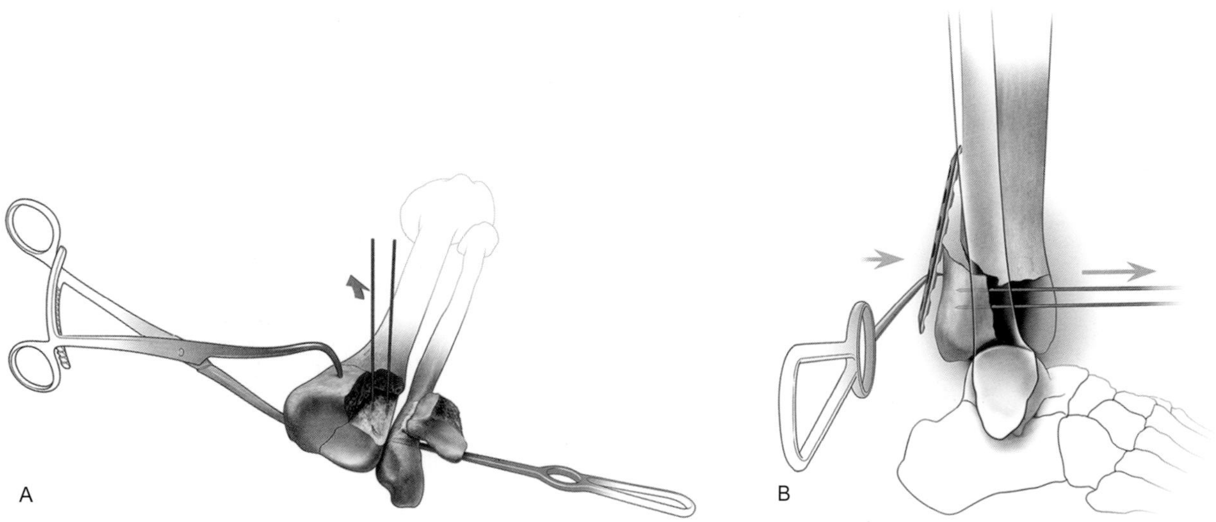

图24-26　复位Volkmann骨折块有多种方法，包括从前方置入克氏针（A、B），使用复位钳（A）、后外侧骨钩（A、B）或防滑钢板（B）。

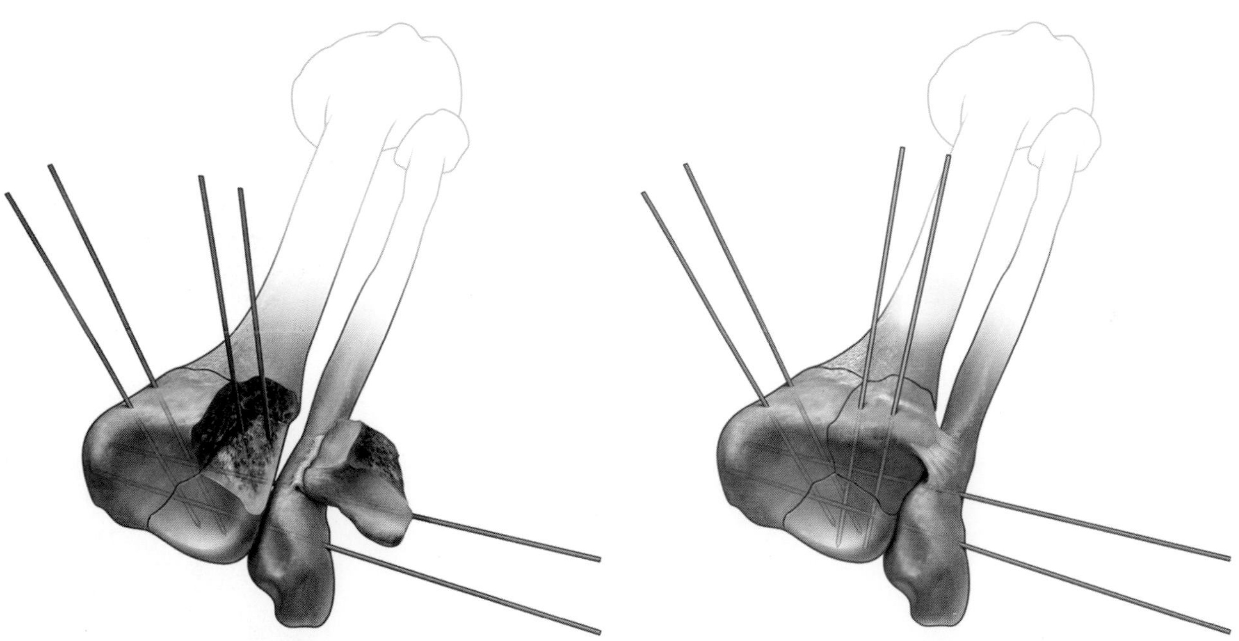

图24-27　后外侧骨折块复位后，剩余骨折块典型的复位顺序：先是中央粉碎性骨折块（未显示），然后是内侧骨折块。

图24-28　最后复位前外侧Chaput骨折块，并用克氏针固定。

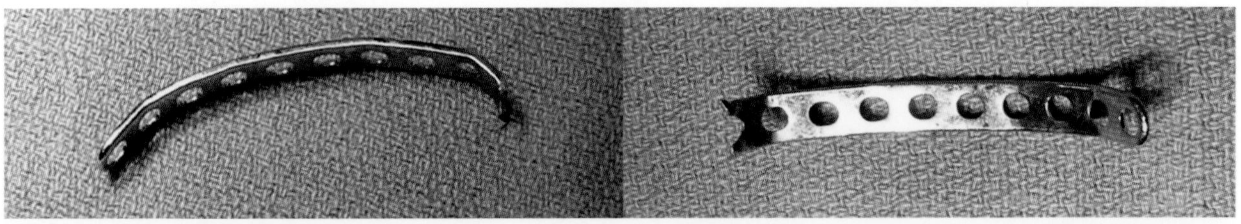

图24-29　2.0 mm前缘钢板可用于压缩关节面复位后的支撑，10孔钢板可跨越胫骨远端整个关节面进行固定，有时也可用更短的钢板。

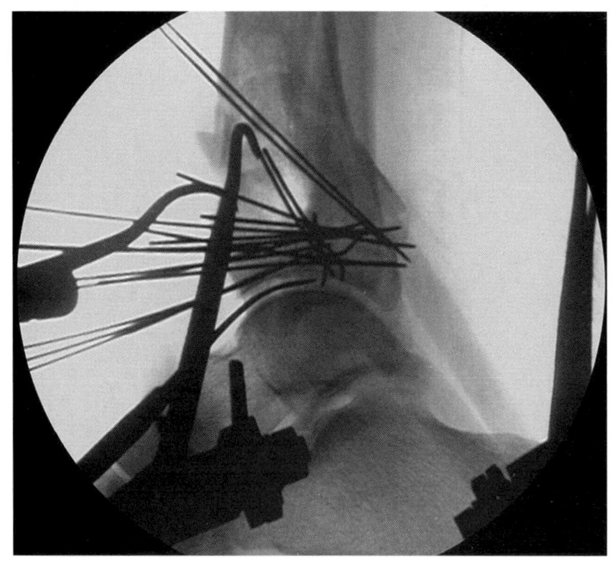

图24-30 首先进行关节面复位，可直视或用钝性骨膜剥离器探查了解关节面复位情况。

- 然后将边缘钢板置于胫骨前侧骨皮质的远端（图24-31）。
- 在侧位透视引导下，从前向后置入螺钉（图24-32）。
- 也可以用2.0 mm的5孔直钢板跨单个骨折线固定，或跨几个大关节骨折块进行固定。
- 然后用2.4 mm螺钉发挥拉力螺钉的作用（图24-33）。
- 如果需要固定内踝骨折块，应选用6孔钢板（图24-34）。
- 如果想固定分离的Chaput骨折块，应将边缘钢板放置于更加外侧的位置（图24-35）。
- 将钢板两相邻孔的同侧剪开，可形成侧方钩钢板。

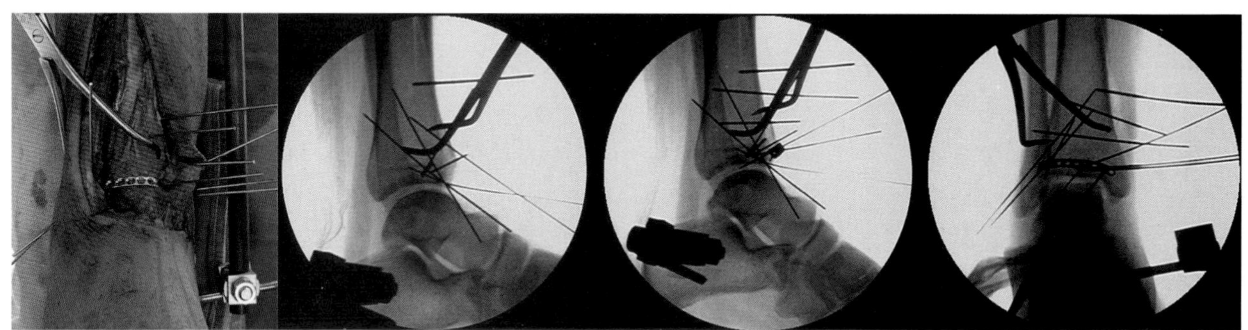

图24-31 位于皮质表面的边缘钢板的位置和方向，通过正、侧位透视确认。

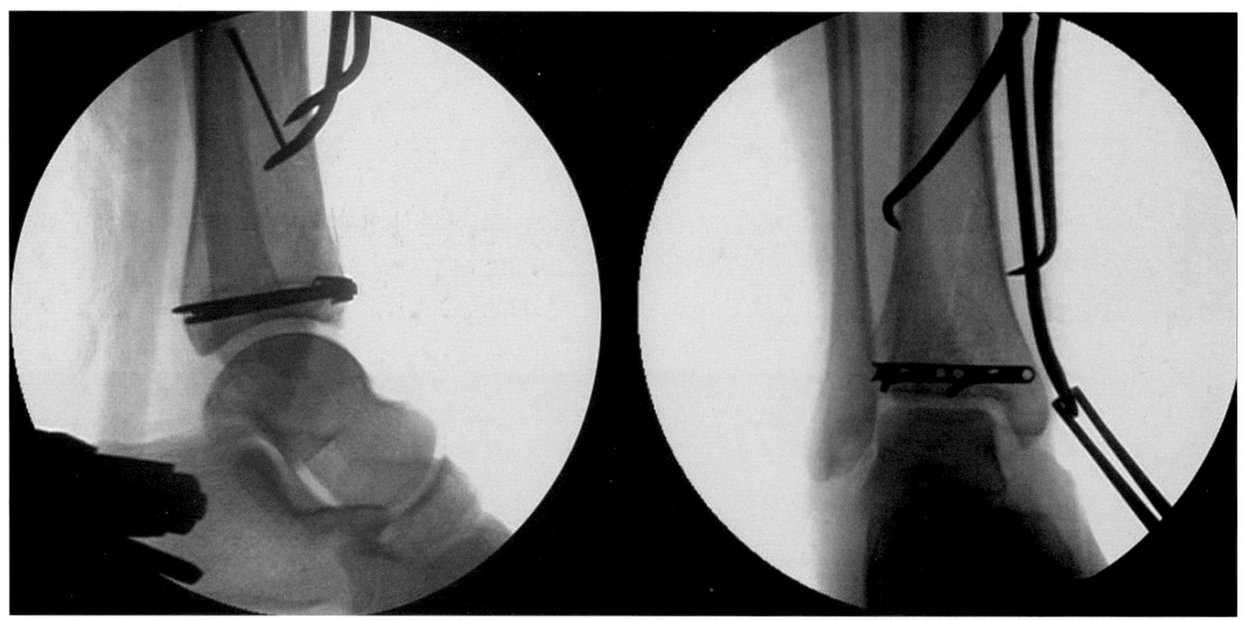

图24-32 在侧位透视引导下，将2.4 mm拉力螺钉从前向后置入。

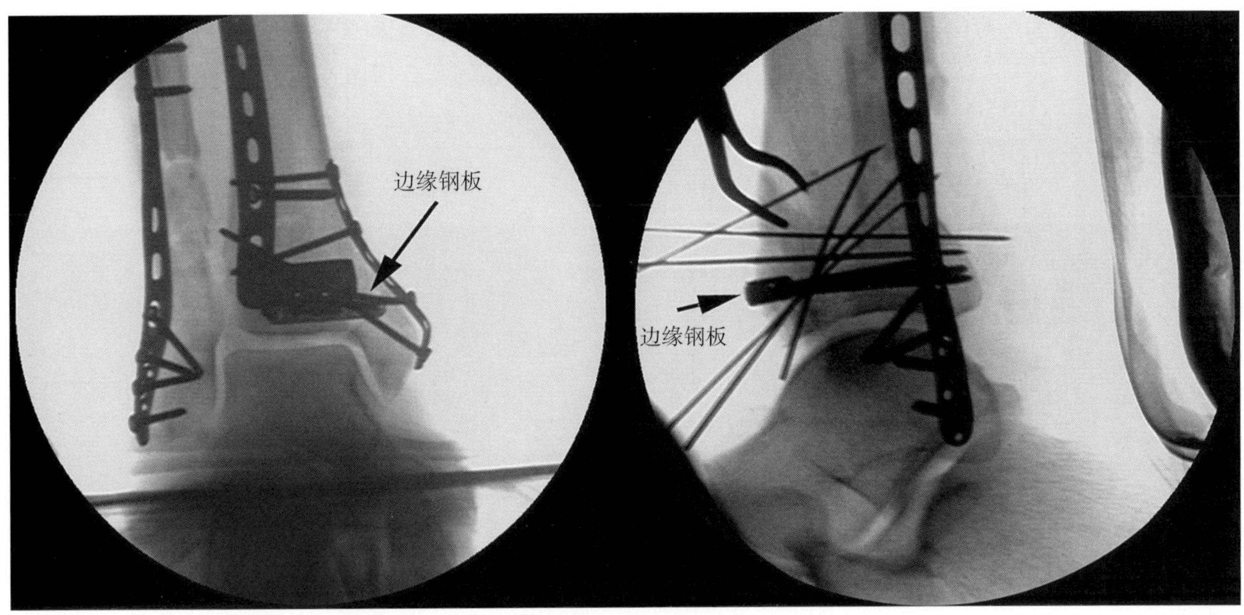

图24-33　一块较小的边缘钢板可选择性用于个别骨折线。

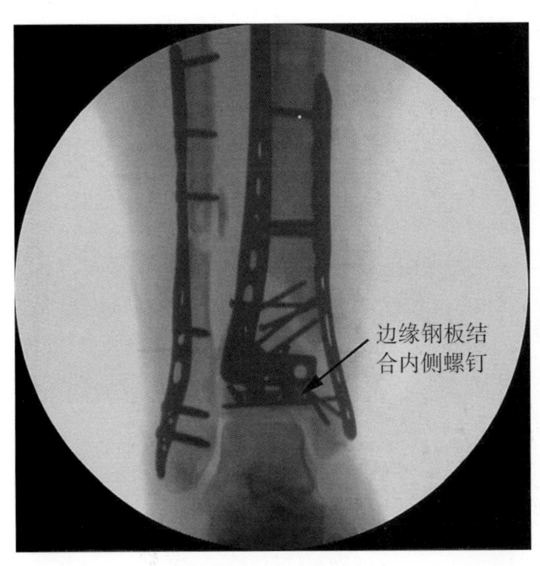

图24-34　一块6孔钢板可以使螺钉固定到内踝骨折块。

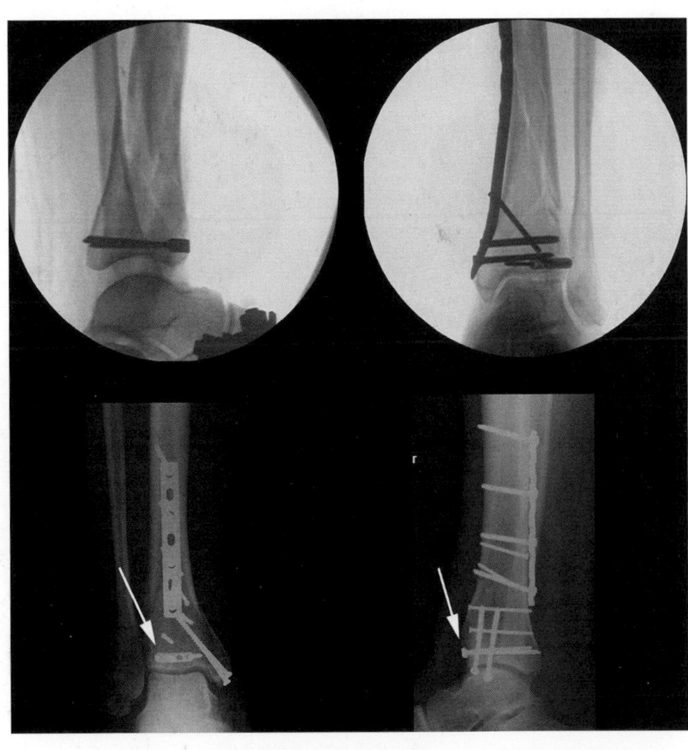

图24-35　利用小的边缘钢板固定前外侧Chaput骨折块的两个病例。

- 这样可使钢板不但可沿纵轴预弯，而且可沿钢板在其平面上预弯，类似重建钢板(图24-36)。

○ 如果前方有多个关节面微小骨折块，可用2.0 mm具有延展性的颌面外科钢板塑形后置于胫骨远端前缘作为支撑（图24-37)。

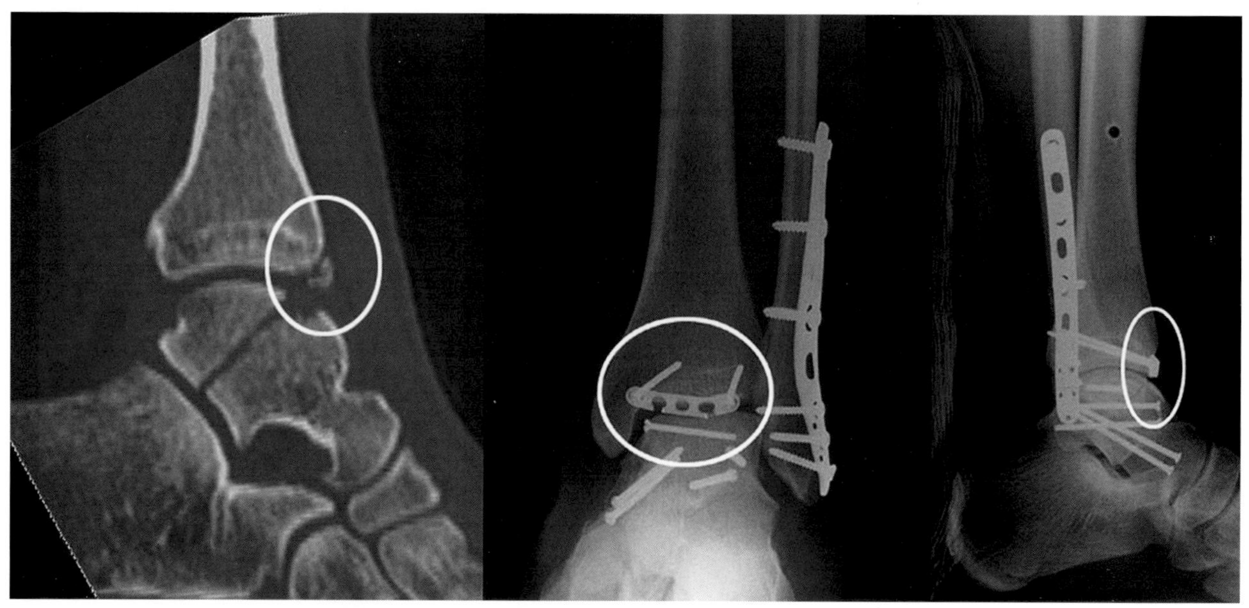

图24-36 可将小型钢板做成侧方钩钢板来把持关节面边缘的微小骨折块。

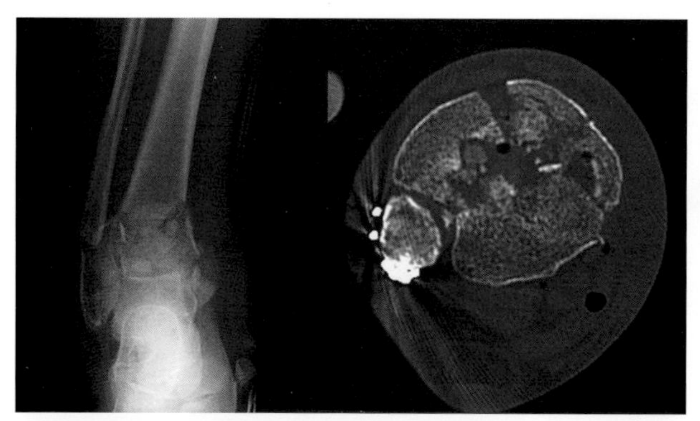

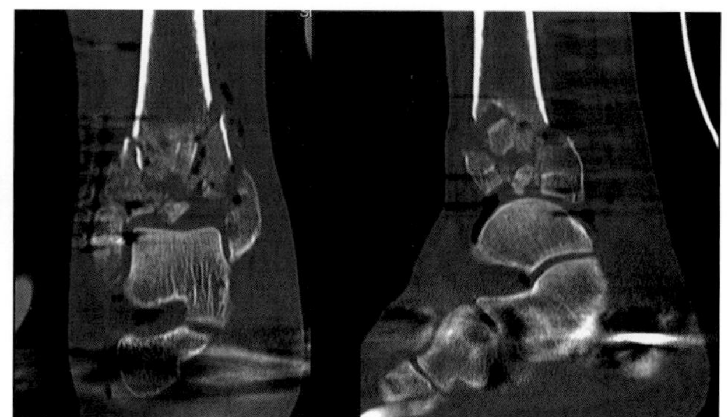

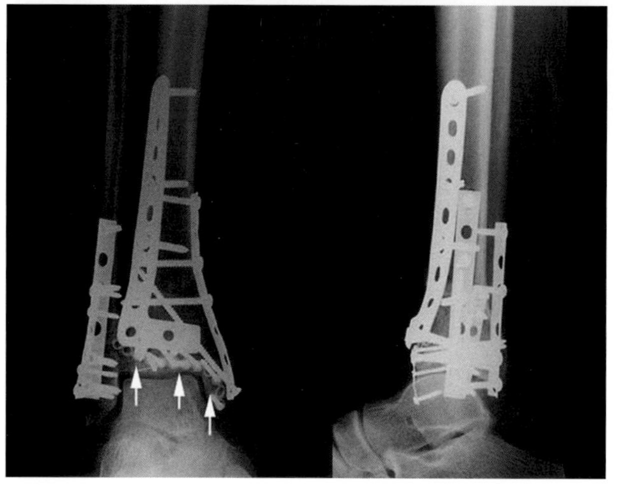

图24-37 用2.0 mm具有延展性的钢板塑形后置于胫骨远端前缘，以支撑小的关节面骨折块。

- 在对远端骨折块及其关节面复位后，如果关节面骨块从骨干上移位，可以使用Schanz钉或者其他器械将其复位到远端骨干上。
- 虽然理想的钳夹位置可能会挤压皮肤和软组织，但长斜行骨折仍可接受钳夹复位。

- 为了获得更加精准的钳夹效能并避免挤压软组织，可以通过放置经皮但皮质螺钉来“延长”钳夹的力臂。螺钉钉尾位于皮肤水平。
- 将复位钳的钳尖置于螺钉可有效地钳夹复位而不损伤软组织（图24-38，图24-39）。

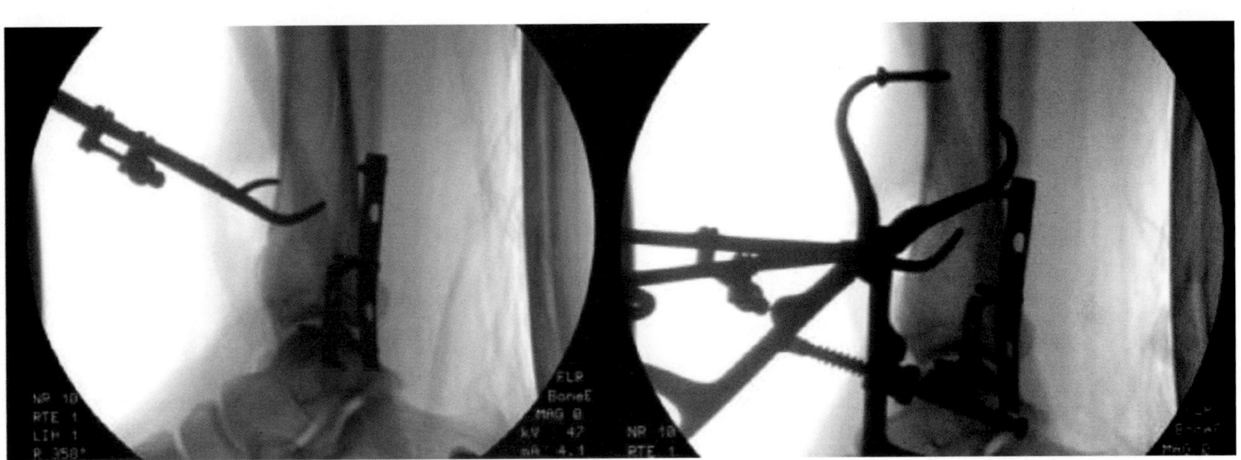

图24-38 透视影像展示了单皮质螺钉置入后作为复位钳的“延长臂”可精确地钳夹效能，而避免了对软组织的损伤。

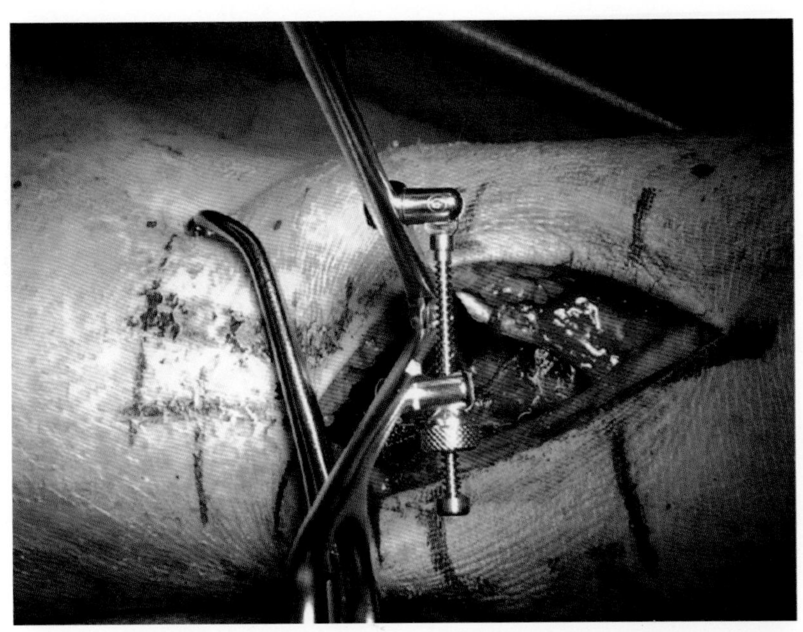

图24-39 术中照片展示复位钳在作为“延长臂”的经皮置入的3.5 mm螺钉钉尾上的使用。

- ◦ 如果整个关节骨块相对于胫骨干发生位移，外固定支架或尖锥状推子可以用于将胫骨干复位到关节骨块上（图24-40）。
- ◆ 可以使用克氏针临时固定复位的骨折块，其后用确定性钢板螺钉固定（图24-41）。

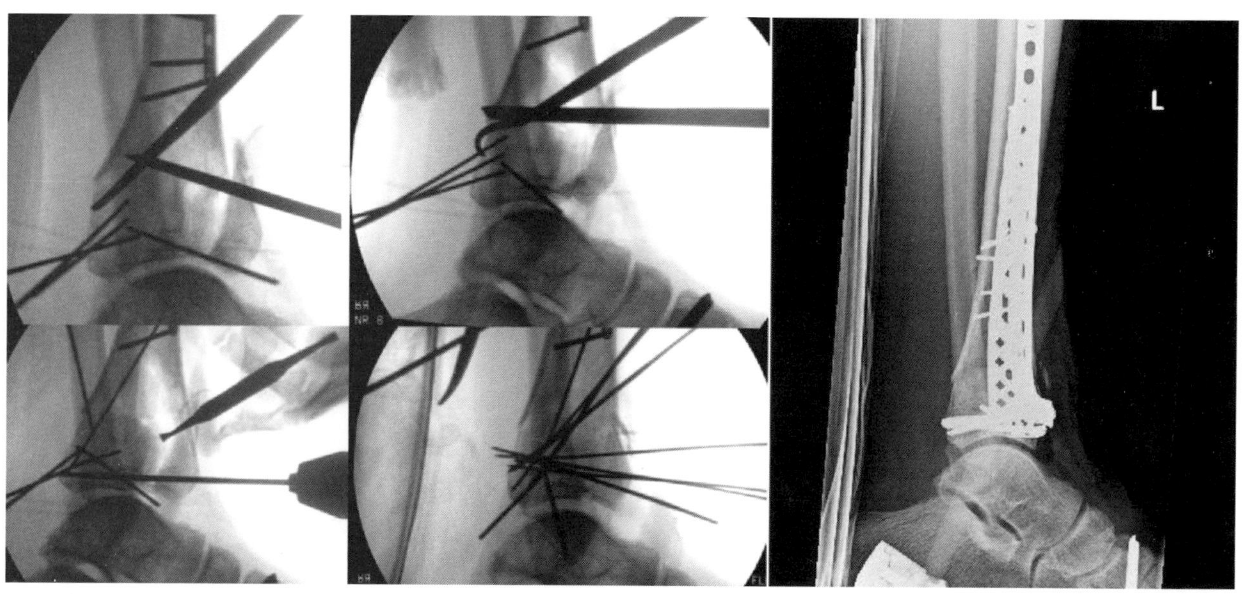

图24-40 有多种方法可以用以复位移位的Volkmann骨折块。这些术中影像展示了使用截骨刀和肩关节骨钩复位和固定骨折块。带螺纹的Schanz钉可以用于其他骨折块的复位。最后，可以使用外固定支架间接将整个关节面骨块复位到骨干。

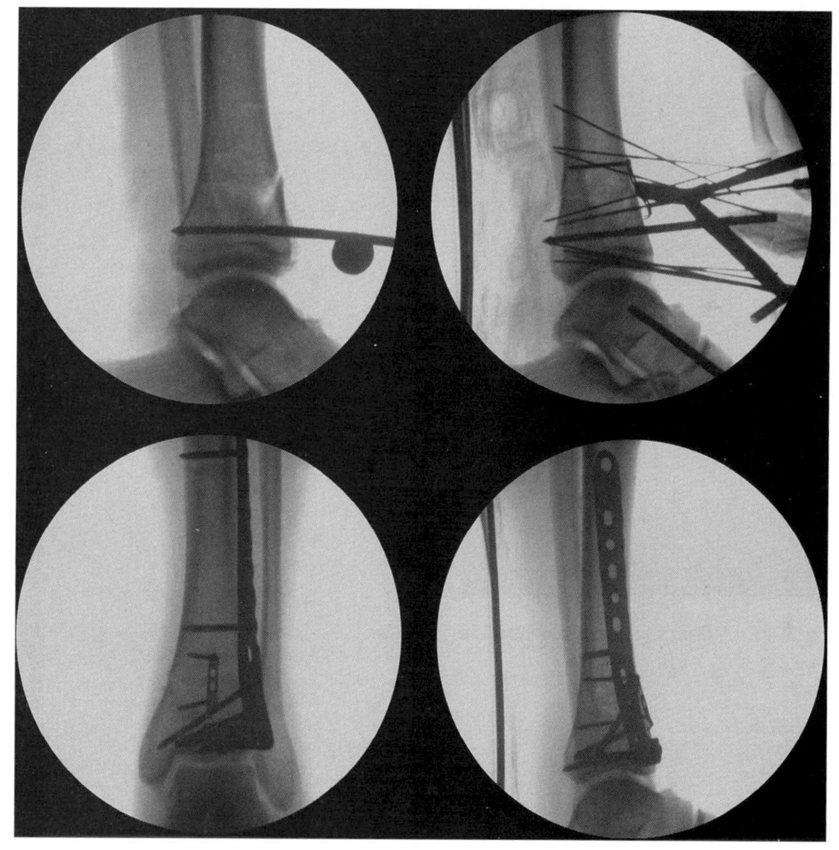

图24-41 Schanz钉可以用于纠正整个关节骨块的旋转。复位和临时固定可以继续使用克氏针和钢板。

TIP

拉力螺钉“大复位”

Clay Spitler, MD

病理解剖

一些粉碎性骨折中有大的、广泛移位的骨折块，尽管有桥接内固定的计划，改善这些骨折块的对位和对线还是有意义的。在这种情况下，钳夹复位常常使桥接钢板的应用变得困难。

解决方案

置入位置合适的拉力螺钉可以发挥复位钳的作用，对软组织的损伤最小，既可以改善骨折对位和对线，也可以在没有复位钳阻挡的情况下更容易地使用桥接钢板固定。

- 简单骨折采用直接复位坚强内固定，粉碎性骨折采用相对稳定固定。
- 关节内骨折需要解剖复位和坚强固定，而干骺端粉碎性骨折最好采用桥接钢板和相对稳定的固定方法。
- 下肢关节周围骨折周围的软组织往往决定了可行的手术入路，并阻碍了理想的手术入路。
- 当桥接粉碎性干骺端时，有时肢体的长度、对线和旋转已经恢复，例如通过通用牵引器、外固定器或完整的腓骨。在粉碎区的大的骨折块之间可能存在无法接受的位移间隙。在某些情况下，在桥接钢板之前将这些骨折块之间拉近是有利的。应用复位钳可以改善这种对位和对线，但复位钳经常阻碍或阻挡了钢板的置入。从术前CT扫描中分析骨折平面的方向可以允许应用经皮拉力螺钉的置入。这些螺钉的置入可以作为复位工具，改善骨折块的对位和对线，并允许了桥接钢板的应用。

操作技术

- 闭合性43C型胫骨Pilon骨折伴腓骨完整的病例（图24-42）。

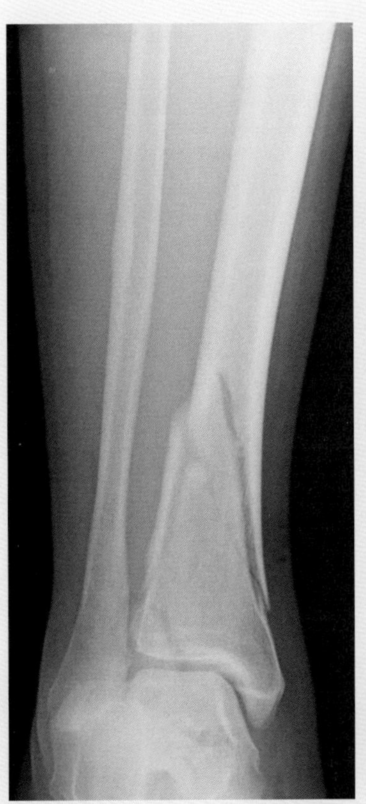
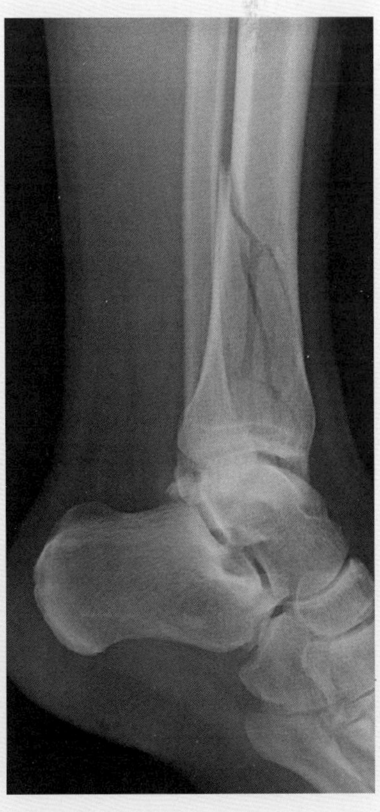

图24-42　一例闭合性43C型胫骨Pilon骨折的正位、侧卧位影像。

- 将1枚3.5 mm拉力螺钉置入粉碎性干骺端大的移位骨块之间（图24-43）。
- 然后进行桥接钢板固定，通常采用间接复位技术，以达到接近解剖的复位。钢板置入后，取下复位的拉力螺钉，以便允许适当的骨折块间活动，促进二期骨愈合（图24-44，图24-45）。
- 另一例开放性43C型胫骨Pilon骨折，距骨

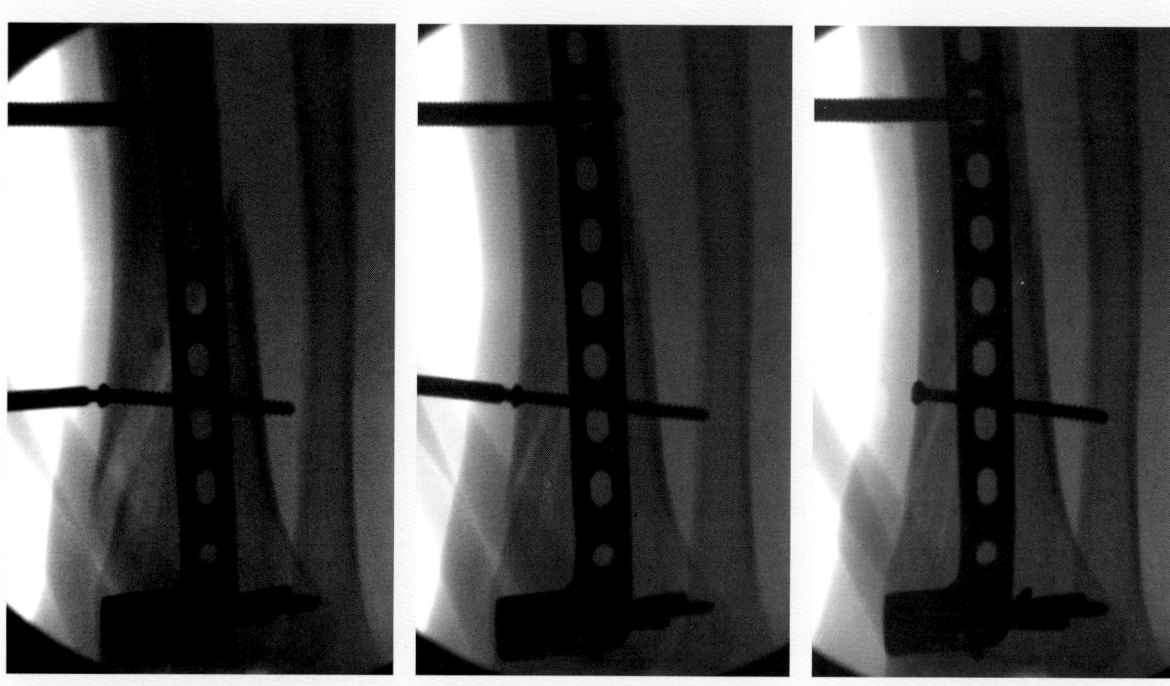

图24-43 连续拧紧拉力螺钉会形成间接复位。

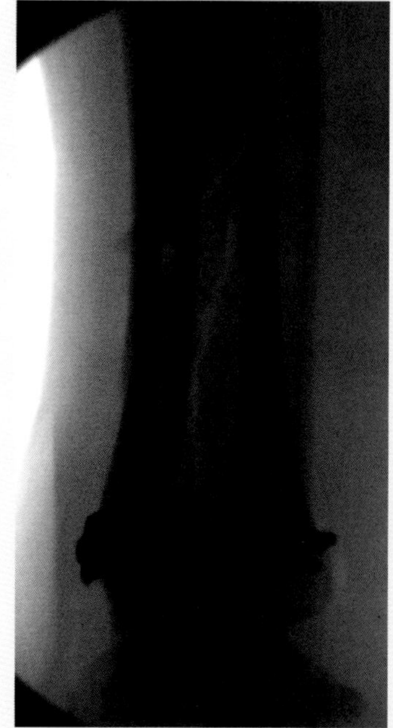

图24-44 在桥接钢板置入后移除复位的拉力螺钉。

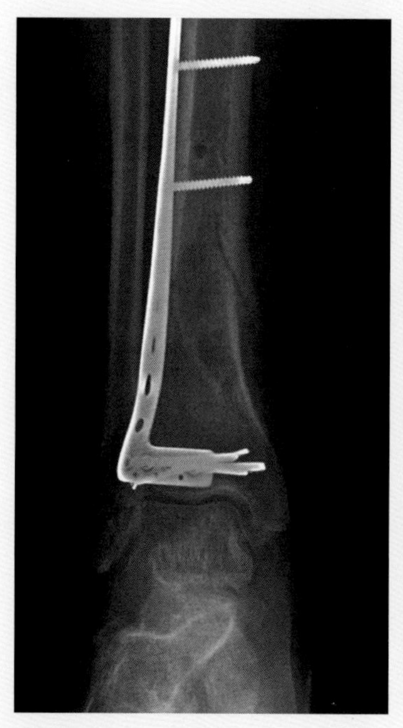

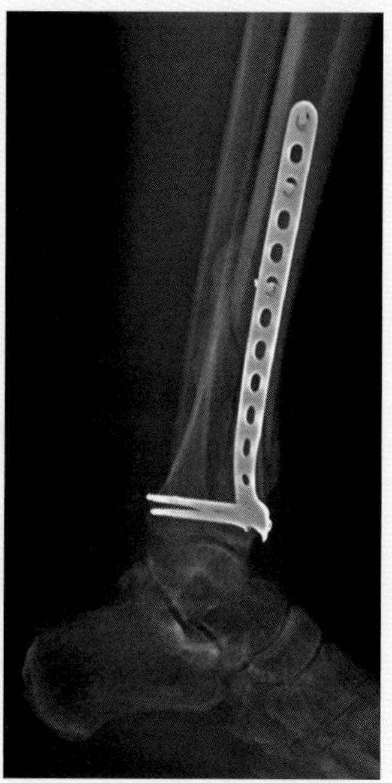

图24-45 愈合骨折的正位和侧位影像。

顶骨软骨骨折和舌型跟骨骨折（图24-46）。

- 首先，复位并固定腓骨骨折，然后通过有限的关节周切口固定骨折的关节内部分（图24-47）。
- 下一步，准备3.5 mm经皮拉力螺钉的置入通道。根据术前CT扫描确定其位置和通道（图24-48）。
- 置入拉力螺钉并充分拧紧，以便通过有限的关节周切口置入前外侧钢板固定（图24-49，图24-50）。
- 置入最终的确定性内固定后，X线影像显示肢体长度和力线的恢复（图24-51）。

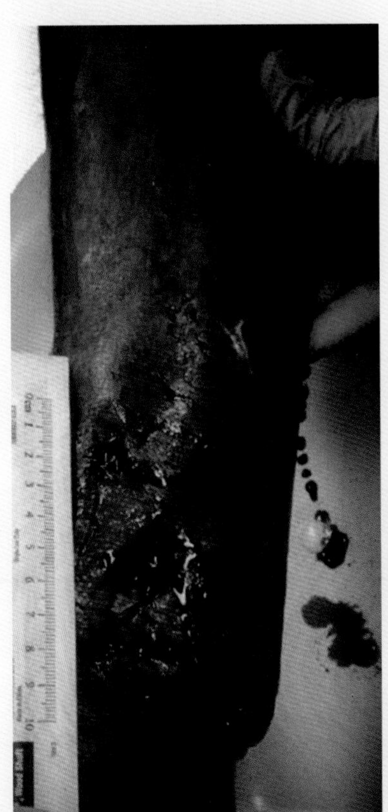
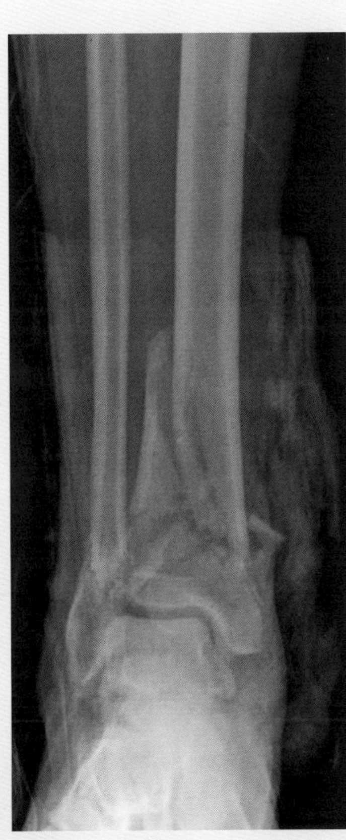
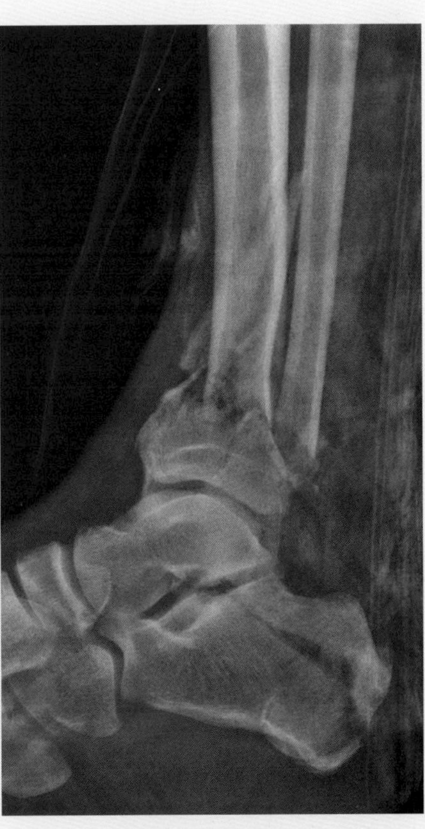

图24-46 开放性43C型Pilon骨折伴腓骨骨折、距骨顶骨软骨骨折和舌型跟骨骨折的临床照及正位和侧位影像。

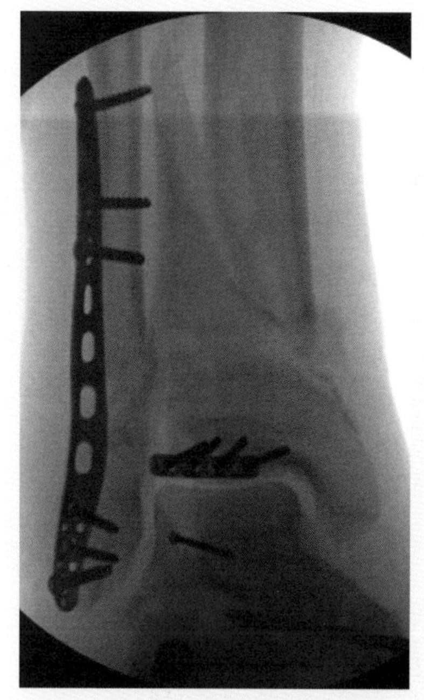

图24-47 胫骨关节骨折复位和腓骨固定后的透视影像。

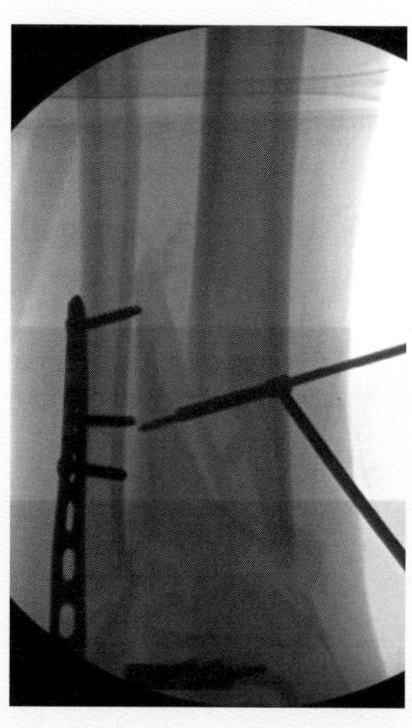

图24-48 准备经皮复位拉力螺钉的通道。

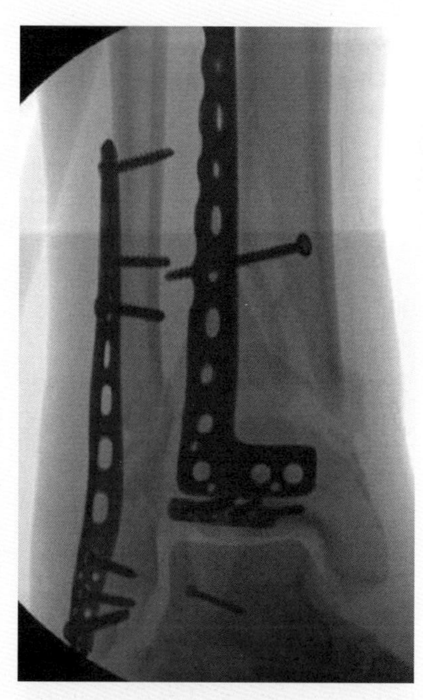

图24-49 在复位拉力螺钉充分拧紧后，应用桥接钢板固定。

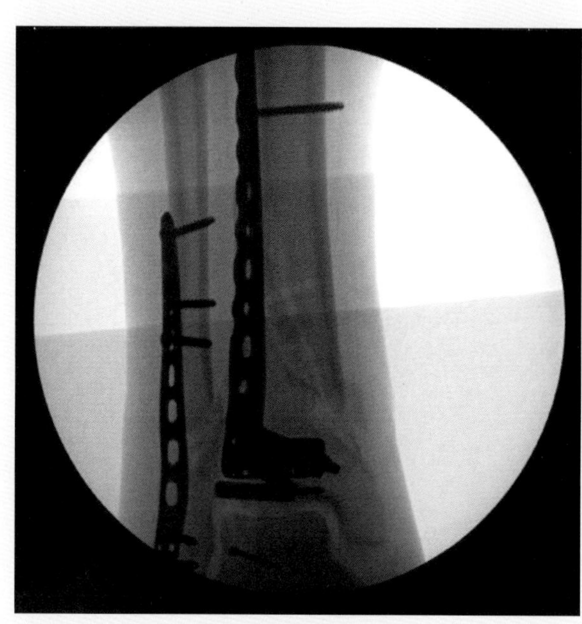

图24-50 在固定和拉力螺钉移除后的踝穴位影像。

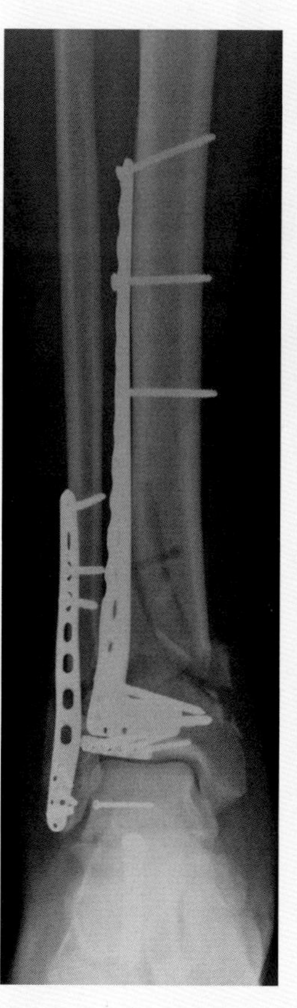

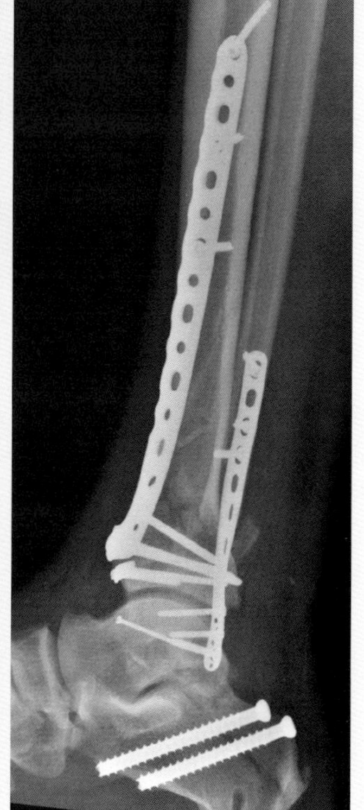

图24-51 内固定置入完成后的正位和侧位影像。

- 采用前外侧入路时，关节骨折块复位后可使用前外侧钢板将其固定于干骺端上（图24-52，图24-53）。

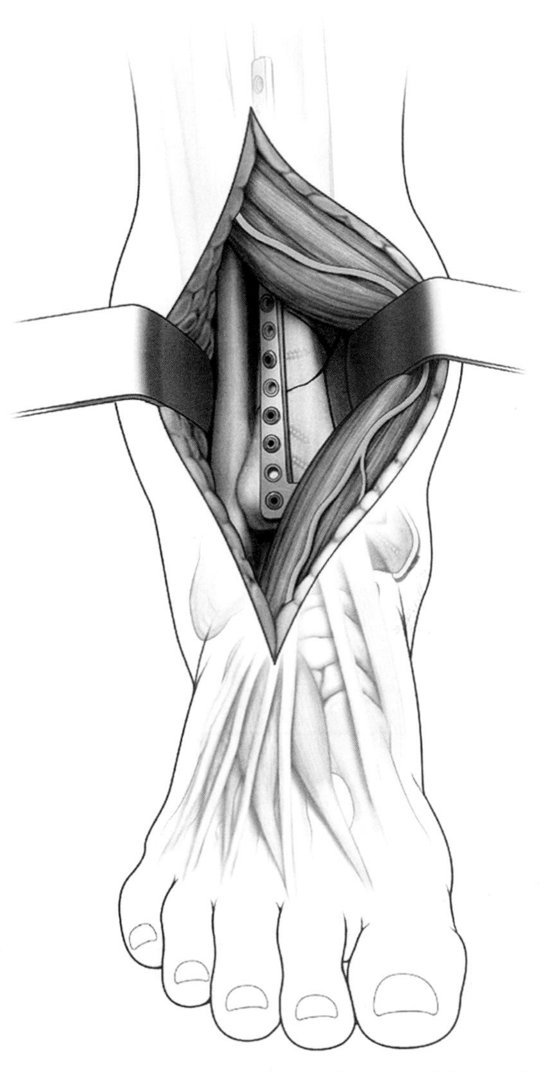

图24-52　关节面复位后，取前外侧入路用前外侧钢板从肌肉下插入，先将远端关节骨块固定，再将钢板近端固定于骨干上［经允许引自Nork SE, Barei DP, Gardner MJ, et al. Anterolateral approach for pilon fractures. *Tech Foot Ankle Surg*. 2009; 8(2): 53-59］。

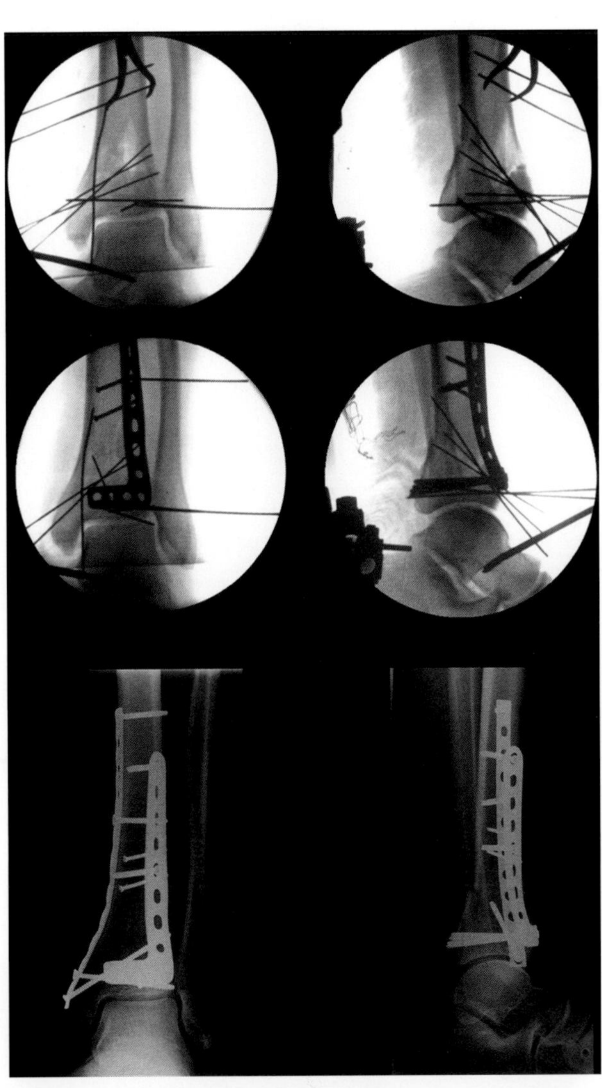

图24-53　X线影像显示经前外侧入路置入的前外侧钢板。

TIP

缝线辅助钢板引导治疗Pilon骨折

Lisa Taitsman, Christopher Domes, Joseph Cohen

病理解剖

前外侧入路常用于Pilon骨折的手术治疗。在固定Pilon骨折时，采用前外侧入路从远端到近端插入钢板时可能会损伤神经血管束。需要十分关注，在踝关节前外侧入路和骨干近端入路之间的皮肤和软组织桥置入骨干螺钉时的情况。无法直视下置入螺钉时会增加神经或血管损伤的风险。

解决方案

可在钢板最近端的螺钉孔处绑缝线，以方便其在神经血管束下安全通过。缝线也有助于引导钢板的末端，因为它向近端推进时可以最大限度地减少额外的软组织剥离，并保证了更准确的钢板放置。

操作技术

- 用于Pilon骨折和踝关节的前外侧入路皮肤切口与第4跖骨轴线一致。
- 切开支持带层，肌腱从外侧向内侧牵拉，以提供到踝关节的通道。软组织内的神经血管束（图24-54）随肌腱一起被牵开。
- 在近端做一个单独的切口，靠近所需钢板近端的胫骨嵴外侧。切开前间室的筋膜，将肌肉从胫骨的骨膜外拉开。
    - 注意不要损伤神经血管束。
- 两个切口之间的软组织桥保持完整。
- 复位Pilon骨折用克氏针临时固定。选用钢板，并将缝线绑在钢板近端螺钉孔上（图24-55）。

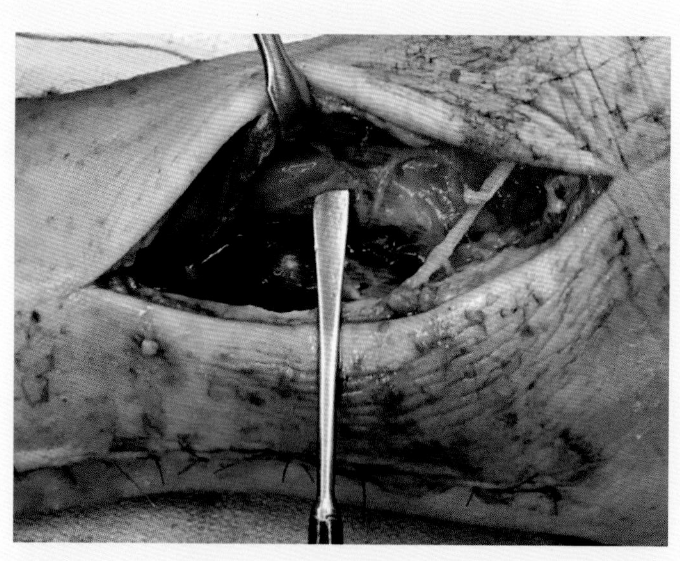

图24-54 右下肢病例中可见腓浅神经于支持带和前间室的浅表延伸。可用1把小的Langenbeck拉钩拉开前间室内的肌肉和肌腱，骨膜剥离器可指示胫前动脉和静脉及伴随的腓深神经。

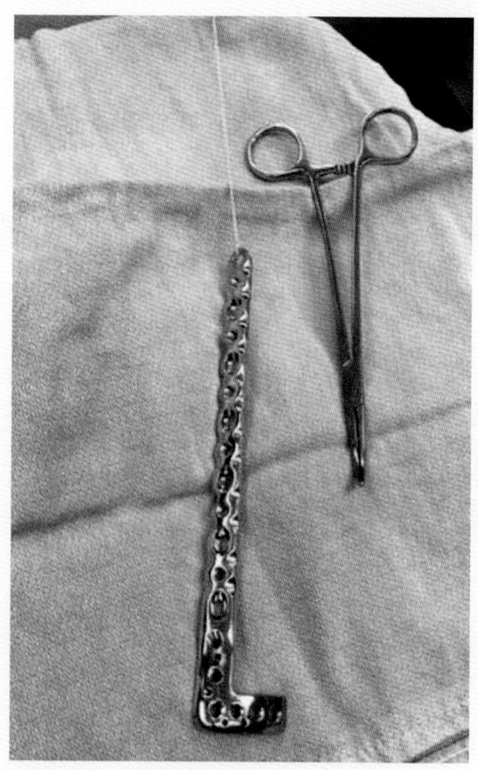

图24-55 缝线绑在钢板近端螺钉孔上。

- 一旦准备好放置钢板，在远端切口使用拉钩牵起包括神经血管束在内的软组织。重要的是，要通过直视下观察确认神经血管束被拉钩牵开并保护。可用1把长钳从近端切口通到远端切口（图24-56）。
- 在远端切口中可以看到长钳头，并确认长钳头位于拉钩下方，因此长钳头位于软组织（神经血管束）和骨之间。将缝线的末端放入钳中（图24-57）。
- 抓着缝线的钳子从远端拉到近端切口（图24-58）。
- 钢板可沿着胫骨向近端引导，安全地位于神经血管束之下，并定位在适当的位置（图24-59）。将钢板固定到位，并切断和拆除缝线。

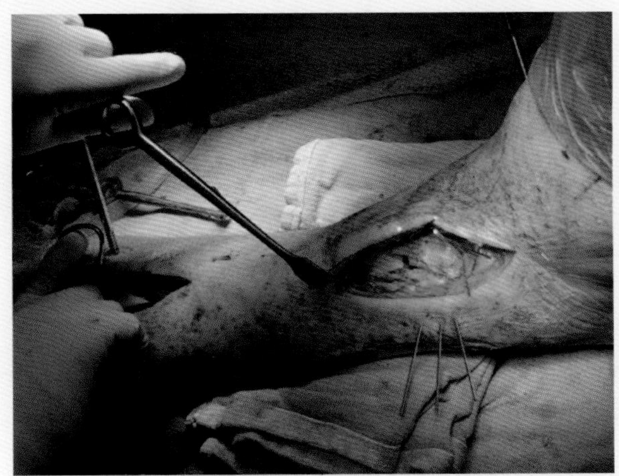

图24-56 用1把长钳从近端切口通到远端切口，位于前间室下方。

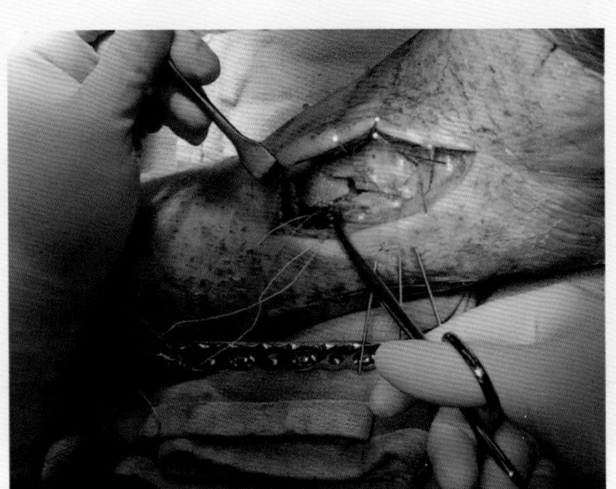

图24-57 长钳末端抓住绑在钢板末端孔上的缝线末端。

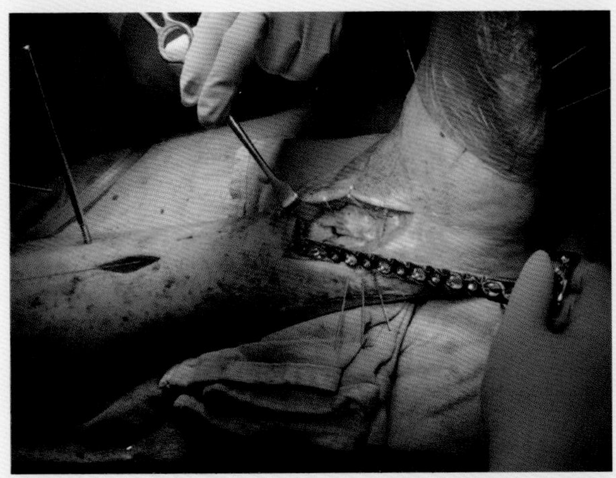

图24-58 当钳子从近端切口撤走后，牵拉缝线牵引钢板经骨膜外向近端置入。

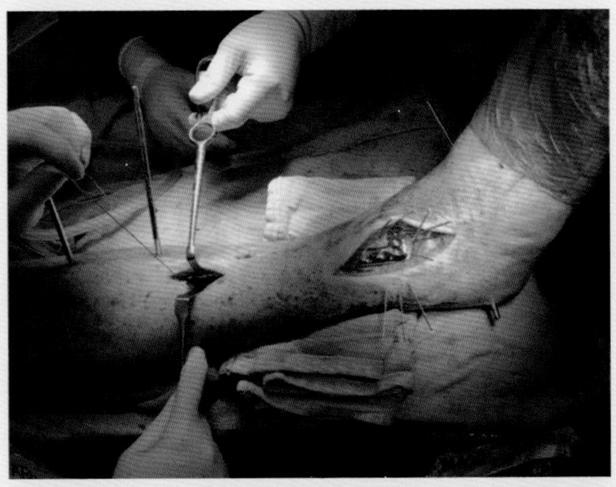

图24-59 一旦钢板最终位置被确认后用克氏针临时固定，近端的缝线拆除，并最终固定钢板。

- 如果取前内侧入路，可将切口远端向内侧延伸，然后将内侧板由此向近端经皮下置入。
  - 向内横向延长切口时，注意避免损伤大隐静脉和隐神经。
  - 近端螺钉可经皮置入（图24-60）。
  - 根据骨折类型，前外侧钢板也可通过前内侧入路置入。
- 如果Pilon骨折呈外翻畸形，此时内踝受牵拉骨折，可用一块小的张力钢板固定内踝骨折块。
  - 这种情况不必用大支撑钢板来固定内侧柱（图24-61）。
- 对侧桡骨远端背侧钢板的设计正好适合大块内

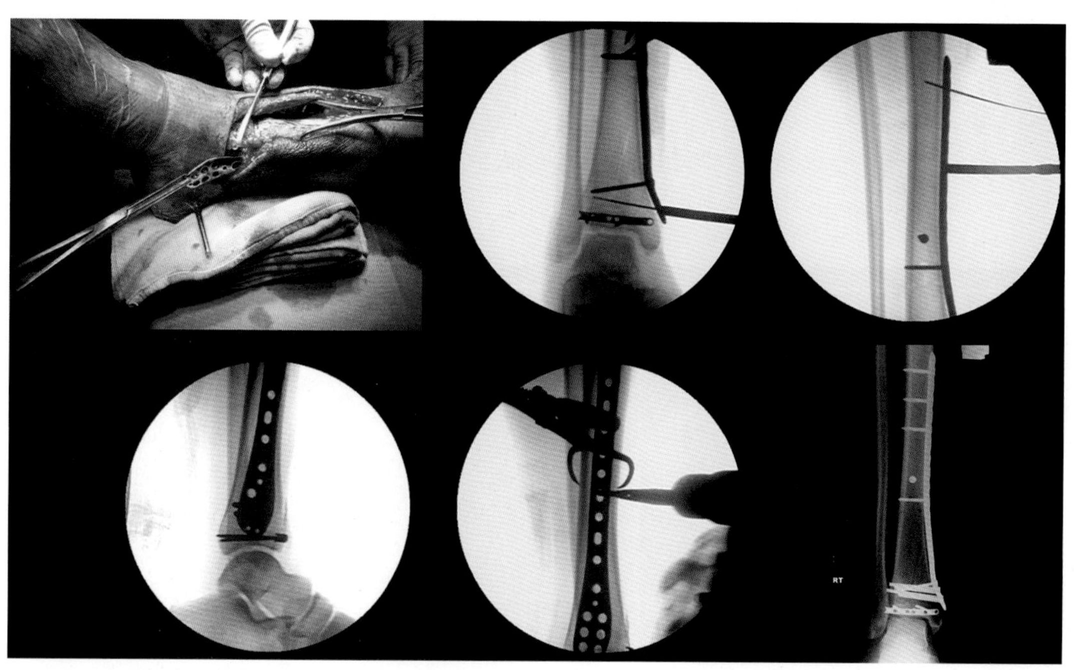

图24-60 如需加强内侧稳定性，可取前内侧入路向近端插入钢板。先固定远端，近端螺钉可经皮置入。

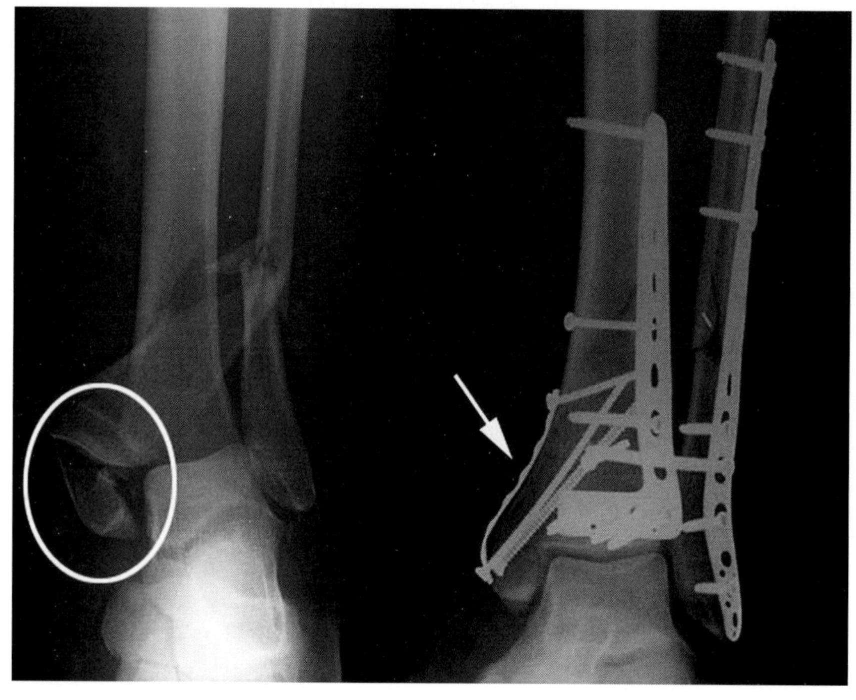

图24-61 当内踝受牵拉骨折时（圆圈），可用一块小的张力钢板（箭头）固定该骨折块。

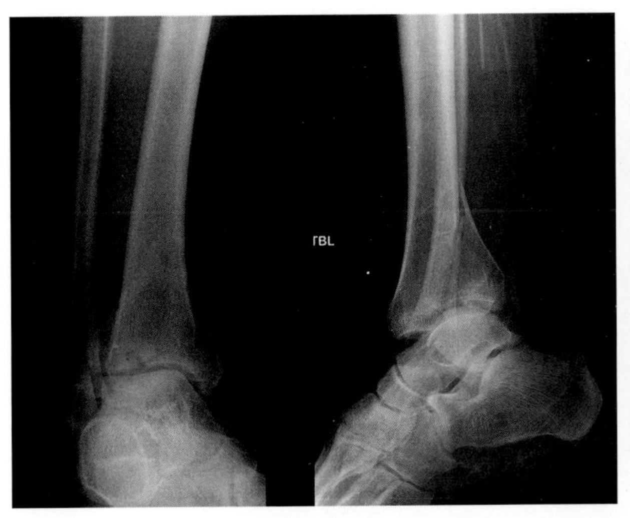

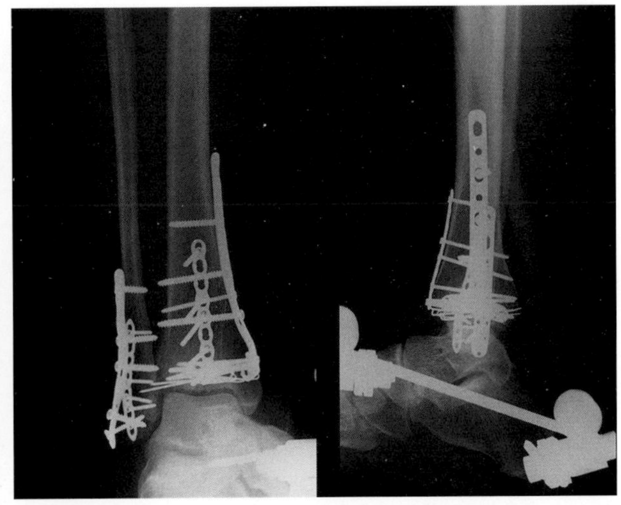

图24-62 左侧桡骨远端背侧钢板用于固定右侧Pilon骨折内踝较大骨折块。

踝骨折（图24-62）。

- 钢板技术的新进展允许通过单块钢板进行骨块特异性固定，这对于特别粉碎的骨折很有优势。

特殊类型骨折和手术技术

- 通过分析骨折部位的CT水平面影像来判断骨折端后内侧肌腱的位置（胫后肌/趾长屈肌）。
  - 如采用前侧入路复位后内侧骨折，此肌腱会严重妨碍骨折的间接复位（图24-63）。
- 如果Chaput骨折块和Volkmann骨折块很小，无法用内植物固定，下胫腓联合很可能存在不稳定，此时应考虑使用经下胫腓联合的“位置”螺钉固定（图24-64）。
- 如果软组织条件及骨折类型允许，通过临时固定，可先将Pilon骨折C型转变为B型骨折。
  - 最好从后内侧入路（有时后外侧入路）用1块小型钢板和螺钉固定。
    - 胫骨远端干骺端骨折最好选用更易塑形的钢板，对于累及胫骨干的骨折可考虑用3.5 mm LC-DCP。
  - 这一步可以通过一个干净的开放伤口首先进行，也可以作为等待前侧软组织水肿消退的中间治疗步骤。

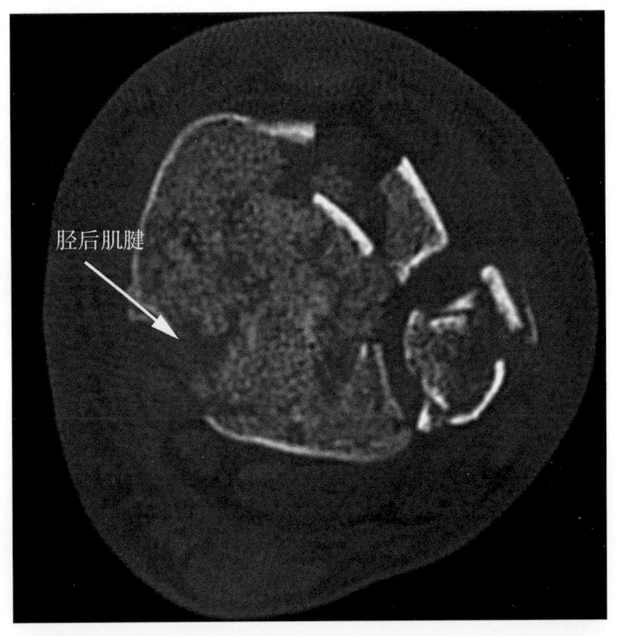

图24-63 在水平面CT影像上，在骨折部位可以看到胫后肌腱的影像。在骨折复位前应特别注意。通过股骨撑开器撑开通常有利于关节骨折的复位，但是如果骨折端有肌腱嵌入则会严重影响骨折复位。因为骨折被撑开后，嵌入的肌腱被拉紧，活动度受限，就更不利于骨折复位。此时松开撑开器才有利于将肌腱从骨折端移出。

  - 当建立一个稳定的柱后，剩余的骨折就可以此为基础进行复位，这使关节骨折的准确复位变得更加容易（图24-65）。
- 要想从前方入路对后方骨折块进行复位，可从多个方向，以不同顺序应用拉力螺钉（图24-66）。

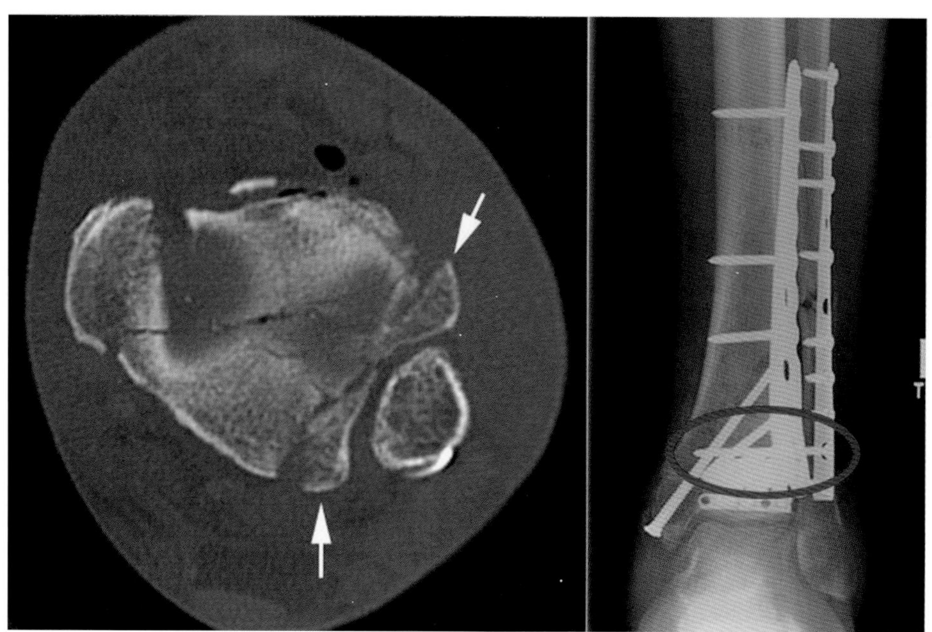

图24-64 当Chaput骨折块和Volkmann骨折块很小时（箭头），应考虑使用下胫腓螺钉固定（圆圈）。

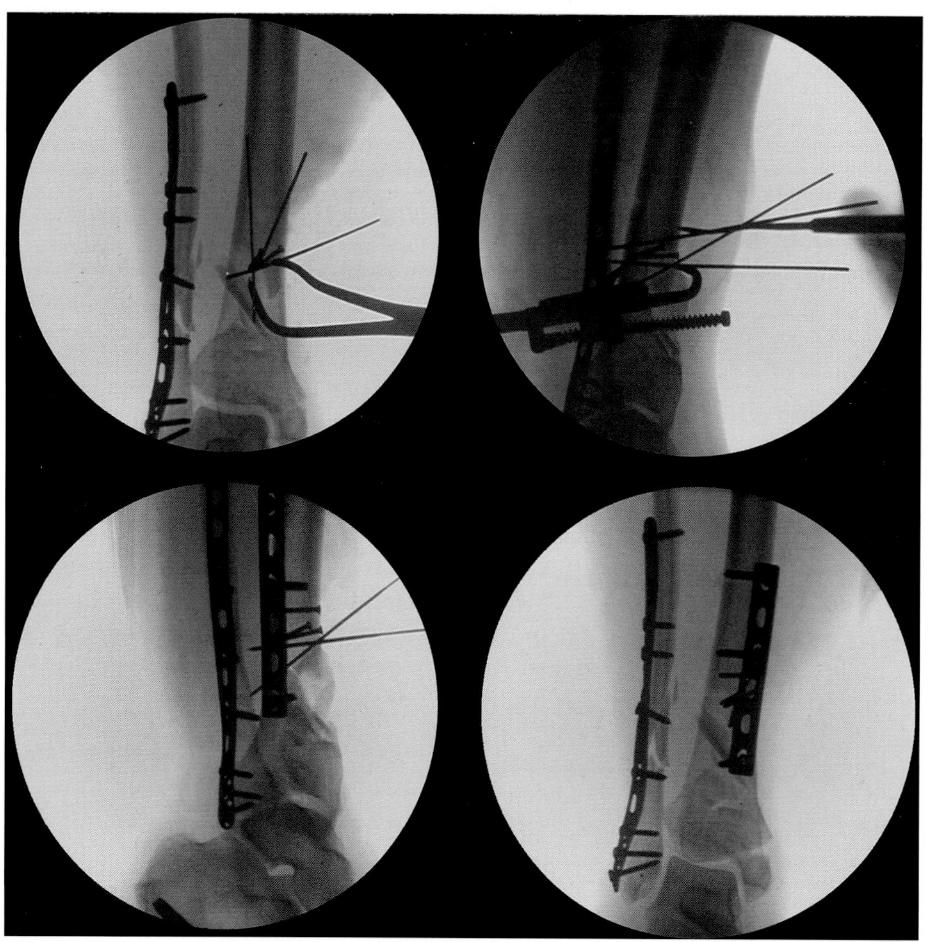

图24-65 在此病例中，用一块小型钢板和独立的拉力螺钉将一大块后内侧关节骨折块固定于胫骨干上。

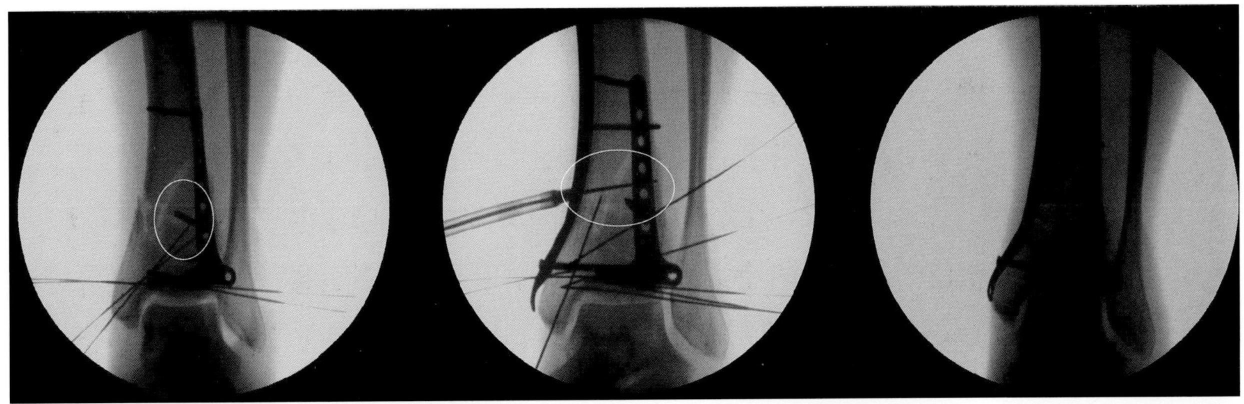

图24-66　先用拉力螺钉从前向后置入对后方骨折块复位（左图，圆圈）。为了纠正冠状面的移位，可松开第1枚螺钉，然后由内向外置入第2枚螺钉（中间图，圆圈）。

- 如果骨折模式主要在后方，可经后内侧或后外侧入路用后侧钢板进行固定。
  - 可用专门设计的关节周围解剖型钢板，或经适当塑形的对侧胫骨近端板（图24-67）。
  - 后侧入路的局限是很难观察关节面。
    - 前方入路能在直视下复位内侧及关节面的骨折，并可通过前后向拉力螺钉固定后方骨折块（图24-68）。

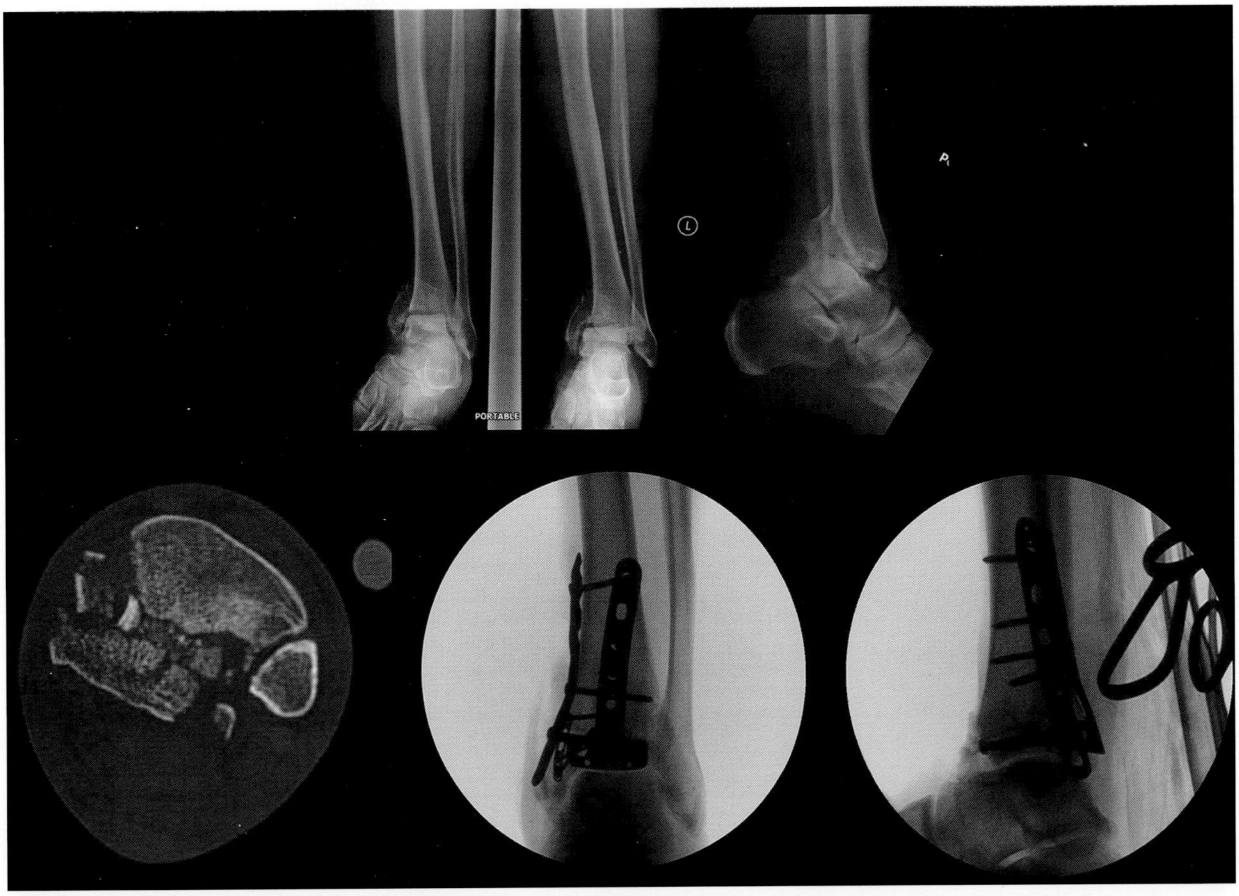

图24-67　当骨折块主要在后方时，可从后侧入路置入关节周围支撑钢板。

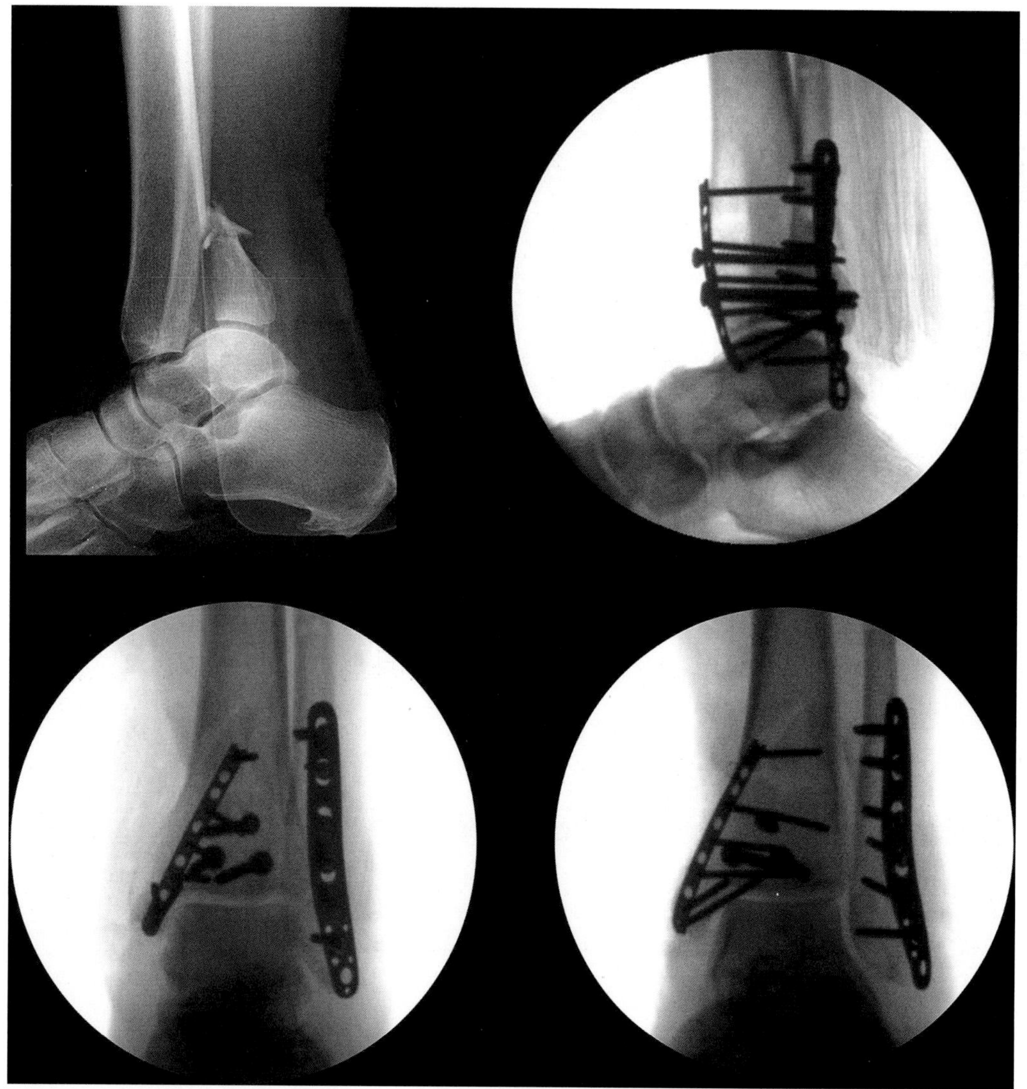

图24-68 经前侧入路处理后方B 型Pilon骨折，内侧剥离可直视下观察皮质骨折线并取出或复位关节内碎骨块。撑开关节可直接观察关节内骨折复位情况，然后用由前向后或由后向前的拉力螺钉对骨块进行固定。

- 根据骨折类型，另一个很有用的复位策略是，首先通过对合皮质骨折线来对内踝骨折进行复位。
  - 这样内踝骨折稳定后，其余骨折就可以此为基础进行复位。
  - 开始时，放置内侧钢板临时固定时应使用单皮质螺钉。
  - 当全部骨折复位后，将单皮质螺钉换为双皮质固定。
  - 钢板可以经皮下插入，所以传统的延长内侧入路对复位及钢板置入并不常规使用。
    - 这样就避免了在已经损伤的内侧软组织上做切口，而此类骨折通常都存在内侧软组织的损伤（图24-69）。
- 如果腓骨骨折呈横行、未粉碎且仅有轻度移位，可选用髓内钉或髓内针固定。
  - 皮质骨折线的对合能提供旋转稳定性。
  - 如果旋转不稳，应再用一枚螺钉来控制旋转。
  - 要知道开放复位是腓骨获得解剖复位的最确

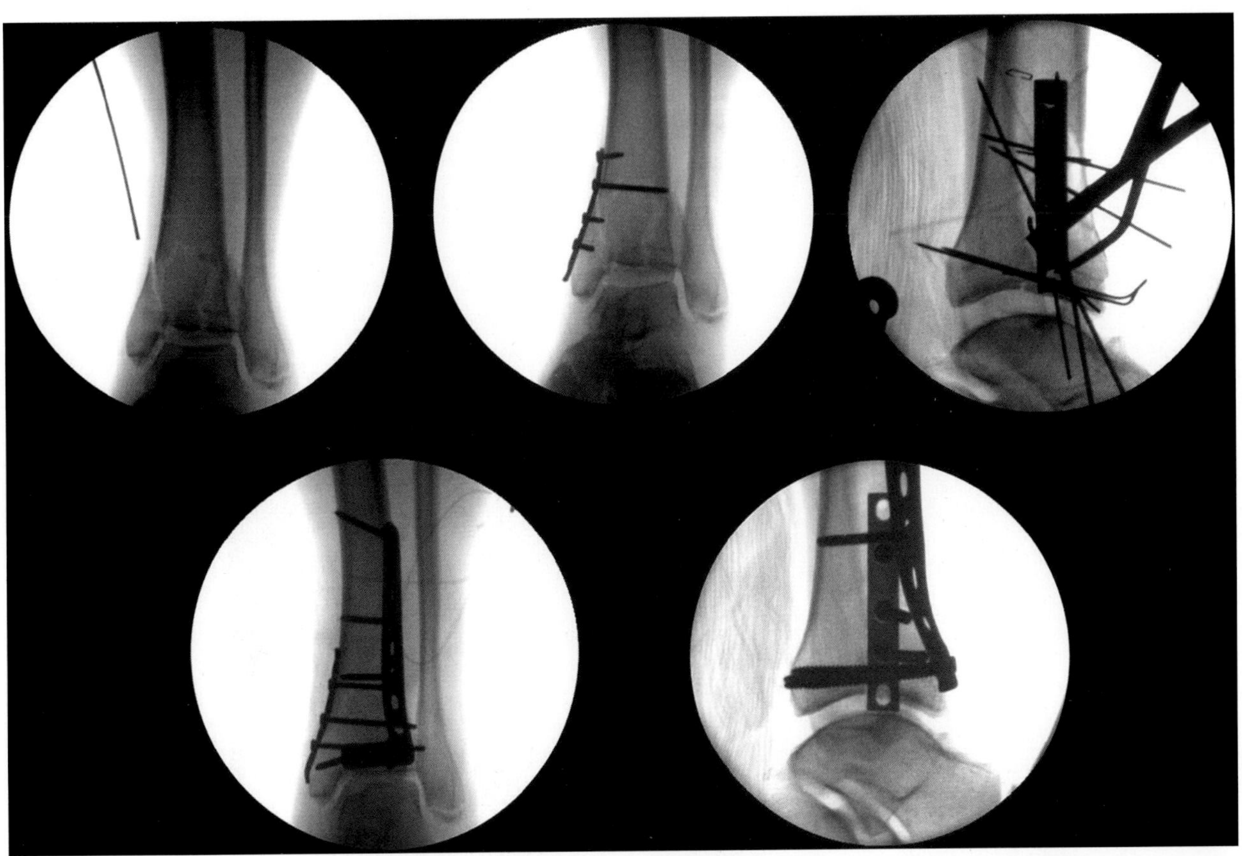

图24-69 在处理Pilon骨折时内踝骨折的复位可能是第一步，特别是当内踝是受牵拉而骨折时。先通过对合皮质骨折线对内踝骨折进行解剖复位，然后进行临时固定，这就形成了局部稳定基础，其余关节骨折块可以其为基础进行复位。图中内侧小切口用克氏针标记。内踝骨折复位后，在骨膜外放置小型钢板，用单皮质螺钉固定。然后其余骨折块就可向该稳定骨块进行复位。

切方法。

- ○ 先用2.5 mm钻头，然后在远端用3.5 mm钻头以便加压。
  - ◆ 与两槽钻头相比，用三槽2.5 mm钻头较好，其更加容易控制，不易在开口处“游走”(指钻头滑动)。
  - ◆ 当钻头斜向接触骨内膜表面时，钻头应尽量缓慢操作，避免穿透对侧骨皮质。
- ○ 侧位X线片进钉点的位置与所有髓内钉相似，因为其位置会影响骨折复位，因此很重要。
- ○ 通过调整进钉点位置可在矢状面上的不同方向获得所需的张力或压力（图24-70)。

- ● 用4.5 mm、5.5 mm或6.5 mm钻头导向器钻取圆柱状骨松质栓，填入干骺端骨缺损处。
  - ○ 胫骨近端干骺端是很好的供骨区。
  - ○ 另外，自体骨也可通过在跟骨外侧穿刺获得。
  - ○ 可以从几个不同的方向取得多个圆柱状骨移植物（图24-71)。

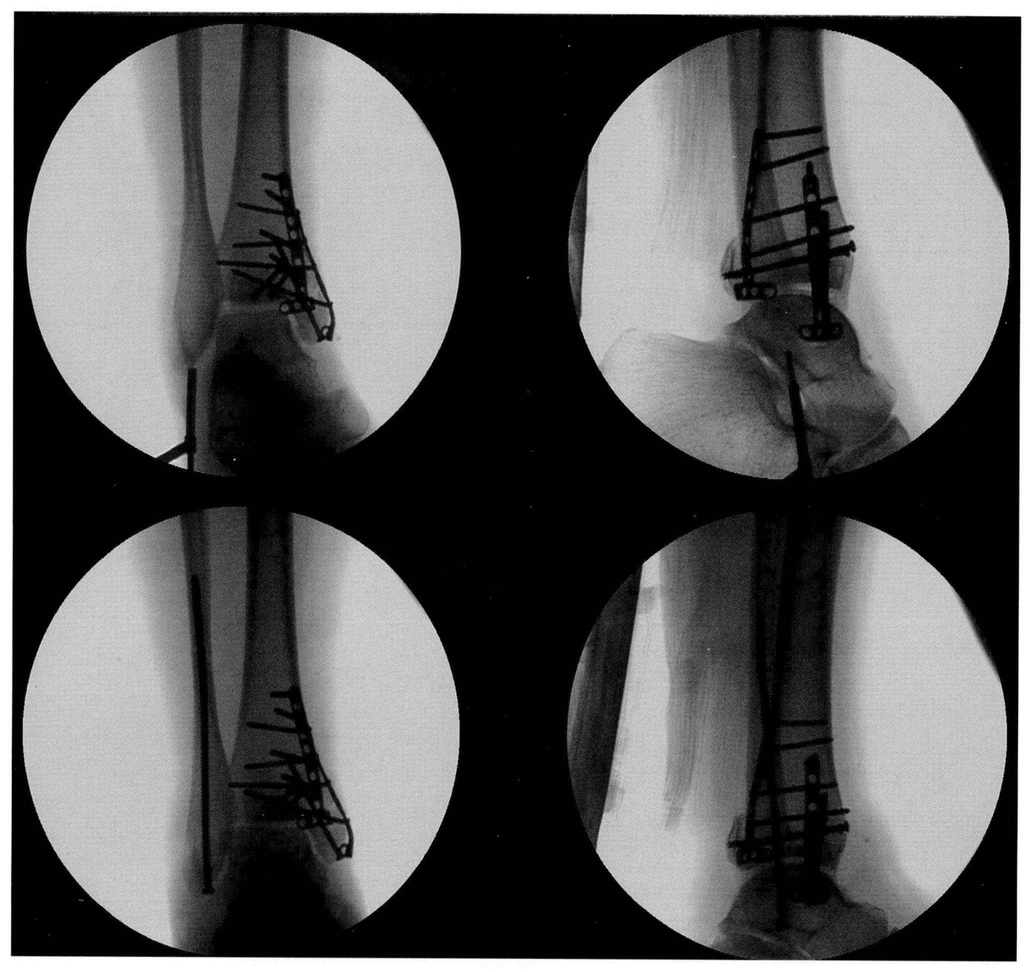

图24-70 应用腓骨髓内钉，在侧位片上进钉点轻度向前以纠正骨折向后的成角畸形。

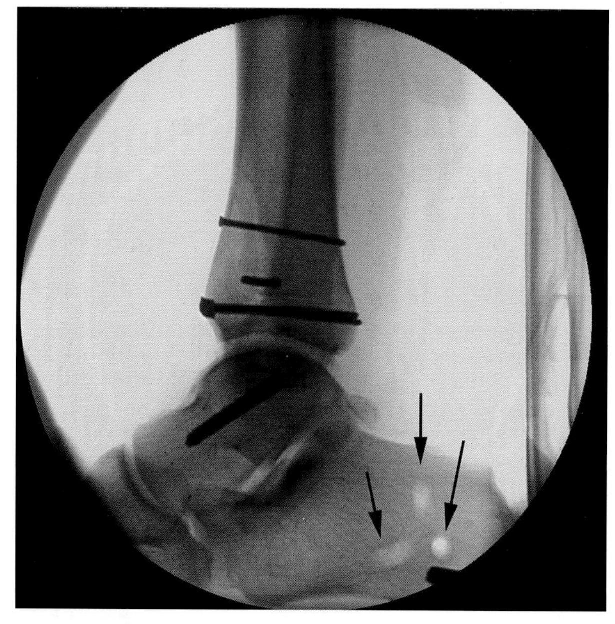

图24-71 为了取得更加致密且结构完整的骨松质移植物，可用4.5 mm、5.5 mm或6.5 mm钻头导向器在跟骨上通过穿刺切口钻取获得（箭头所指）。

维持外固定

- 对于B型和C型Pilon骨折，如果前方存在明显粉碎并伴随距骨前脱出，可以考虑保留外固定支架。
  - 即使在确定性固定后，仍有必要维持距骨的复位。
  - 这种方法更多应用于保护确定性固定的作用，又可以防止距骨早期的前脱位。
- 在手术结束时，获取胫骨全长的无菌平板X线片（侧位片）以确保距骨复位。
- 如果距骨是前脱位或前方内固定强度不够，维持外固定支架使整个关节存在向后的矢量以保证距骨复位，并减少对前方内固定的压力(图24-72)。
- 6~8周后移除外固定支架（图24-73）。

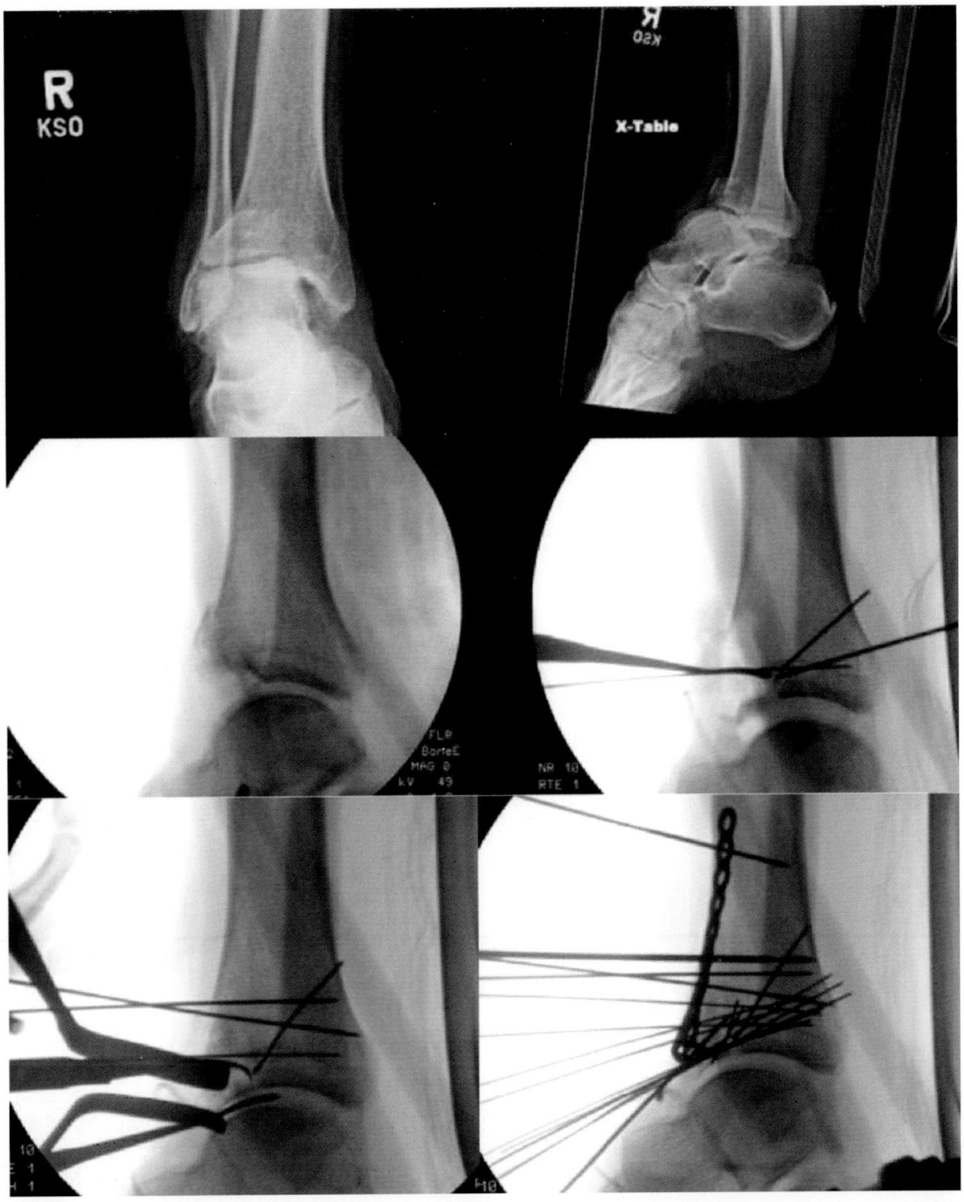

图**24-72** OTA-B型Pilon骨折的损伤时和术中影像，可见距骨向前脱位和胫骨远端前侧存在明显的粉碎。

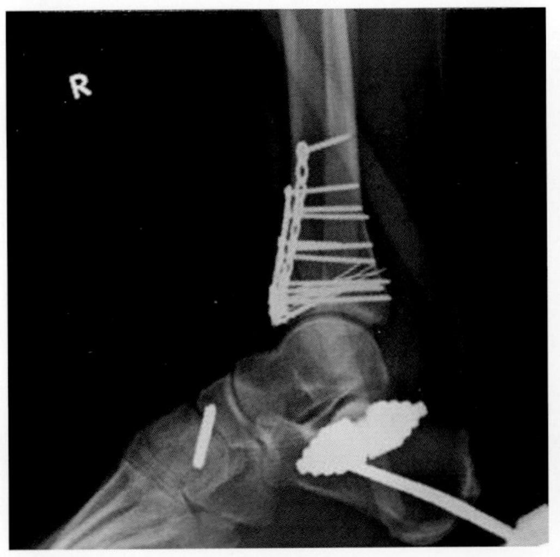

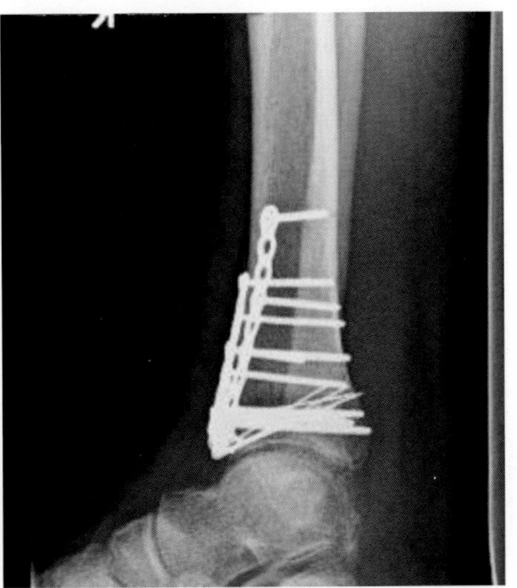

图**24-73** 术后即刻和3个月的随访影像显示外固定支架维持了6周的Pilon骨折。保留外固定支架以保护精细获得的复位和固定，并保持距骨在胫骨远端关节面下的复位。

第25章

David P. Barei, Daphne M. Beingessner, M. Bradford Henley, Eric D. Farrell, Michael J. Gardner, Jessica Hooper, Zachary V. Roberts, Matthew P. Sullivan, Nirmal C. Tejwani

踝关节骨折

Ankle Fractures

无菌器械与设备

- 止血带（必要时）。
- 小号点式复位钳（Weber钳）。
- 小号带齿复位钳。
- 牙科骨钩和骨膜剥离器。
- 临时固定螺钉恢复腓骨长度所用的撑开器。
- 复位下胫腓联合所用的大的四角带球头－刺的复位钳。
- 内植物：腓骨远端关节周围解剖板（外侧或后外侧），1/3管型钢板；2.0 mm和2.4 mm钢板/螺钉。
  - 固定下胫腓联合用3.5 mm（或4.0 mm）长骨皮质螺钉。
  - 固定内踝/前丘用3.0 mm、3.5 mm或4.0 mm长骨皮质螺钉、骨松质螺钉或空心加压螺纹钉。
  - 微型螺钉和微型钢板（2.0/2.4 mm）用于加强外踝骨折时单独拉力螺钉固定的强度，或者后踝及内踝的粉碎性骨折。
- 克氏针和钻头。

手术入路/患者体位

- 根据损伤类型有所不同。
- 大多数外踝、双踝及三踝骨折，患者取仰卧位，同侧臀下垫高。
  - 对于单纯内踝骨折（或后内侧入路治疗后踝骨折）可不用垫高，可将髋关节充分内旋或外旋位，以便术中透视踝穴位。
- 后踝骨折多采用侧卧位或俯卧位。
  - 俯卧位也可用于内、外踝骨折切开复位内固定手术，但俯卧位时踝关节的透视影像对很多医生来说并不熟悉。
  - 侧卧位最适合后踝和（或）外踝骨折，如果患者髋关节能充分外旋，也可进行内踝骨折的复位和固定。
- 后外侧入路。
  - 解剖间隙位于腓骨后缘与腓骨肌腱之间。
  - 有以下优点：
    - 如果需要，可同时显露后踝（解剖间隙位于踇长屈肌腱与腓骨肌腱之间）。
    - 同时存在Pilon骨折时，不影响另做一前外侧切口。
    - 不易损伤腓浅神经。
    - 内植物不是直接位于皮下。
- 后内侧入路。
  - 有几个操作窗可以使用，从以下间隙暴露内踝后部及后踝：胫后肌腱前方或胫后肌腱/趾长屈肌腱后方。
  - 一般来说，踇长屈肌腱一般与胫后血管神经鞘一起被牵向后外侧。

复位和固定技术

腓骨骨折：旋转机制

- 对大多数螺旋型腓骨骨折（旋后外旋型，SER），除钢板固定外，还需要用2.4 mm或2.7 mm拉力螺钉固定。

- 拉力螺钉可单独使用，在外侧钢板放置前使用，或通过后外侧钢板钉孔置入。
- 拉力螺钉应由后向前放置以避免向前方剥离软组织。

- 用克氏针进行临时固定。
  - 为避免影响后外侧钢板，克氏针经皮从前向后置入（图25-1）。钢板固定好后取出克氏针。
- 对于Weber C型骨折的近侧骨折线，可考虑使用小拉力螺钉固定。
  - 使用2.0 mm、2.4 mm或2.7 mm拉力螺钉固定牢固，且头部较小，不影响钢板放置（图25-2）。
- 腓骨远端钢板放置于后外侧（图25-3）。
  - 在外踝远端由后向前置入螺钉固定时所需的螺钉更长（一般为24~30 mm），固定更牢固。
  - 采用双皮质固定时，钉尖常露于前方，远离了关节软骨。

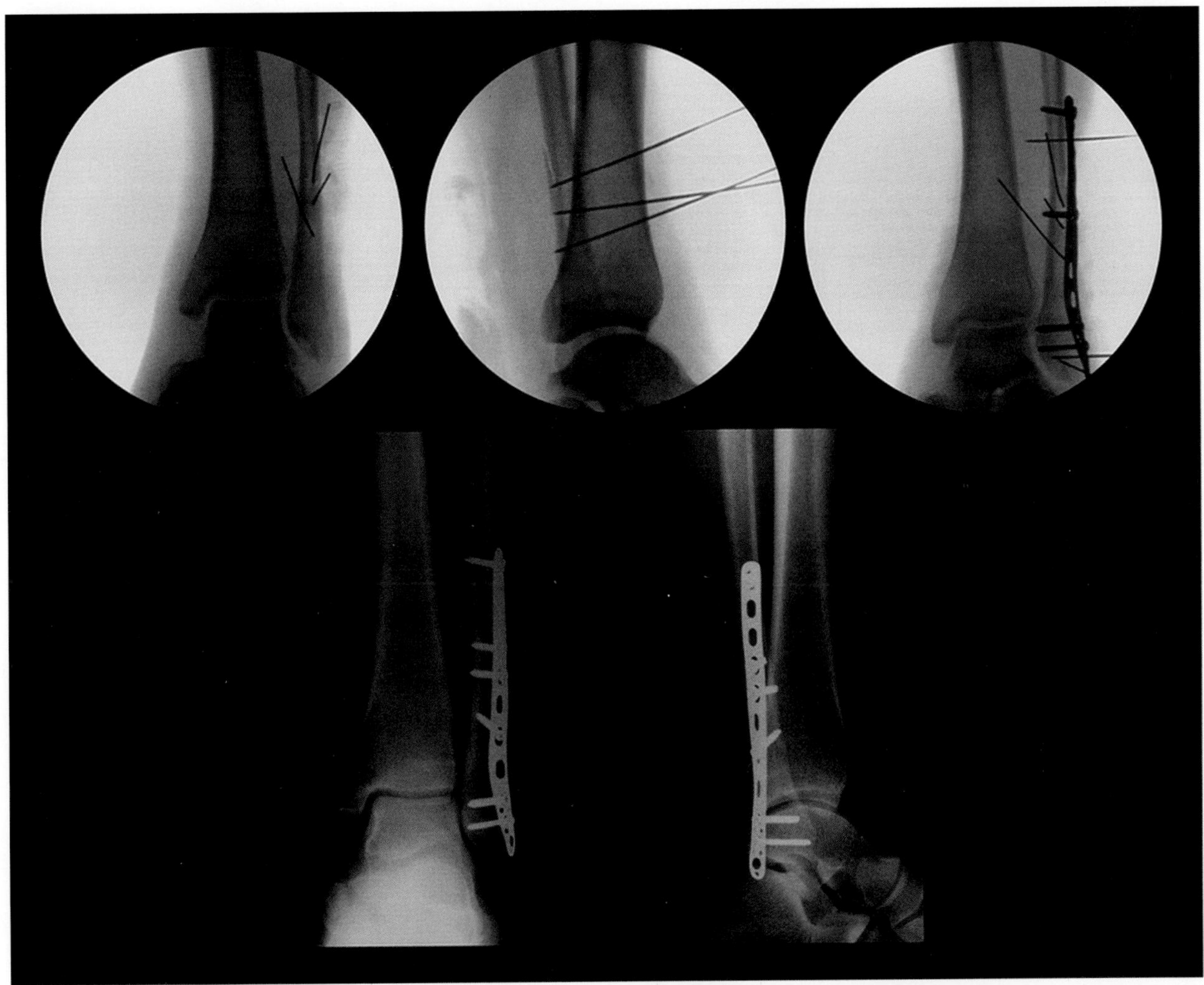

图25-1　克氏针经皮从前向后置入，这样可以避免影响后外侧钢板和由后向前置入的拉力螺钉。

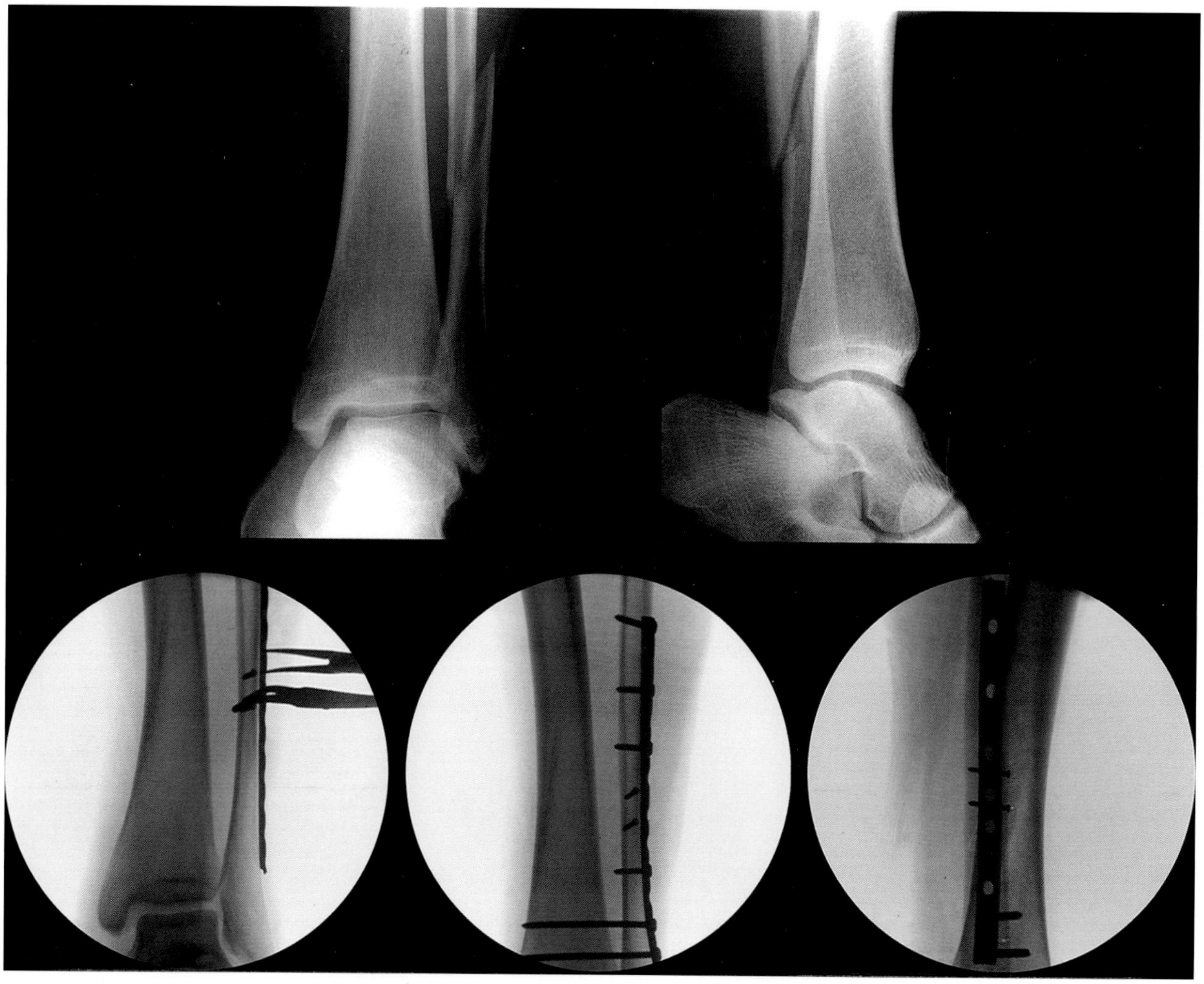

图25-2　两枚小的拉力螺钉即可获得良好的骨折块间加压固定，且不影响钢板放置。

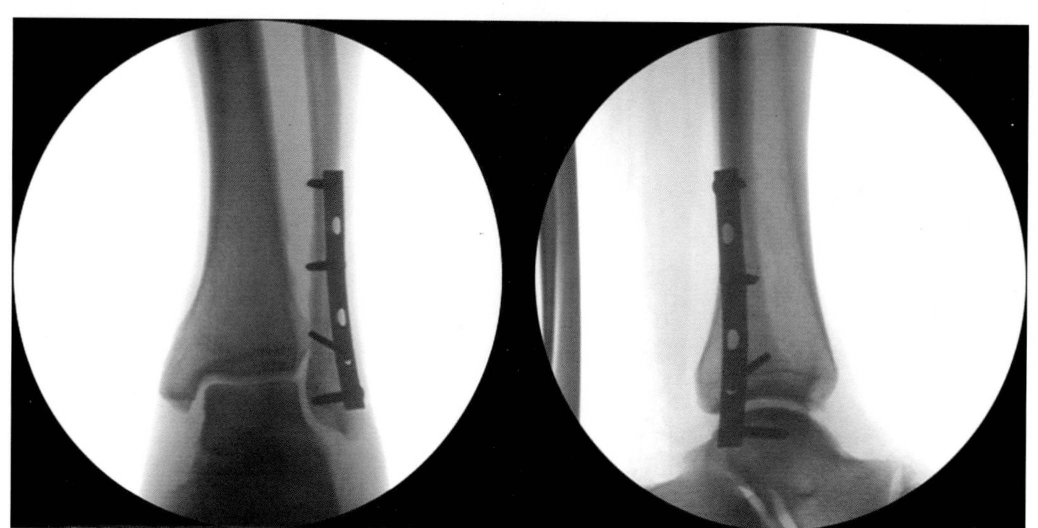

图25-3　腓骨远端钢板放置于后外侧，有以下几点原因：钢板放置于后外侧从力学上可防止短缩及骨折向后外侧移位，而这些情况在大多数旋后外旋型骨折都会出现。另外，拉力螺钉可通过该钢板向前固定于近端前侧较厚的骨皮质上。在远端拉力螺钉由后向前固定，则所需螺钉更长，固定更牢固。该病例应用了1/3管型钢板，使用一枚2.7 mm拉力螺钉及在近端和远端使用3.5 mm螺钉。

- ○ 抗滑钢板放置在骨折凸侧在生物力学上更合理。
- ○ 在后侧放置钢板，可以减少钢板突出皮肤及内固定取出的发生。
- ○ 在抗滑钢板远近端固定后，通过钢板置入拉力螺钉可加强骨折端的加压。
  - ◆ 2.7 mm拉力螺钉头部较小，突出不明显，可以减小对腓骨肌腱的刺激（图25-3）。
  - ◆ 使用2.7 mm拉力螺钉的另一个优点是，当怀疑固定不牢固时可将其换成更大直径的螺钉。
    - ◇ 当怀疑2.7 mm拉力螺钉固定不牢固时，可用更大的3.5 mm拉力螺钉（通常与2.7 mm螺钉头部大小相当）替换以提供更强的骨折块间加压。
- ● 为加强远端固定，可考虑将远端螺钉尖汇聚。
  - ○ 通过螺纹间相互咬合，致螺钉间“交锁”，可增强固定效能（图25-4）。

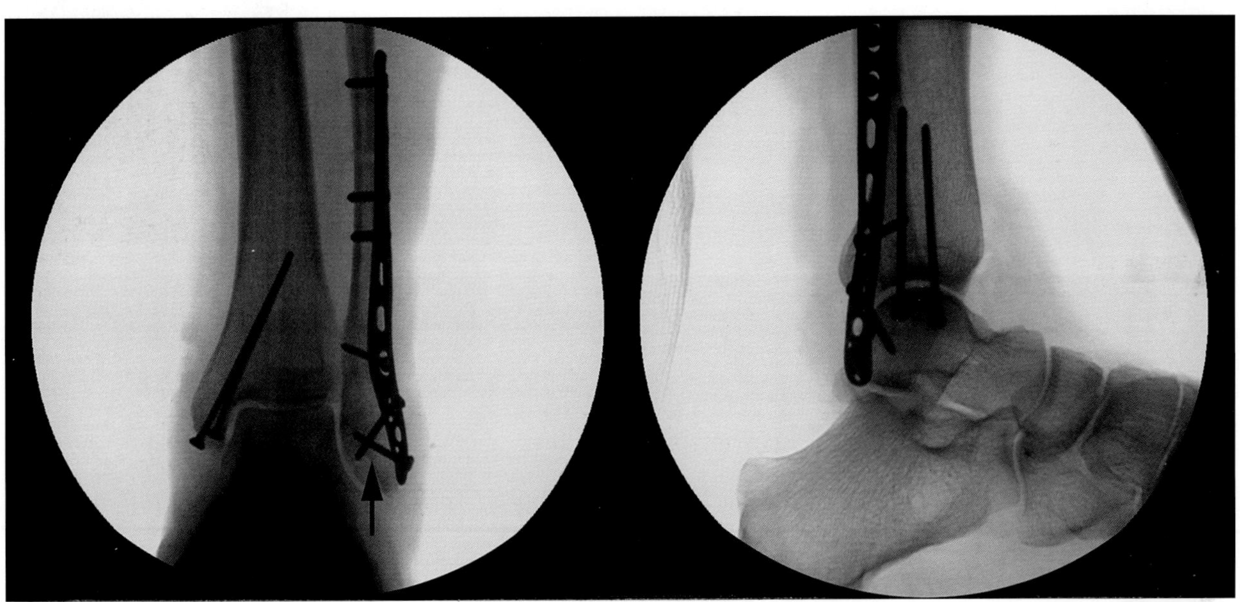

图25-4 远端螺钉间交锁（左图，箭头处）。远端2.7 mm螺钉形成三角形构型，螺纹互相咬合，加强固定。

TIP 2.7 mm和2.4 mm重建钢板ORIF腓骨骨折

Eric D. Farrell

病理解剖

有多种内植物可以完成对腓骨骨折的切开复位内固定治疗。尽管有更新的“解剖型”锁定钢板可以对所有重要骨折块进行固定，但是在某些特定骨折类型中Wagstaff结节的固定还是困难的。

解决方案

在腓骨后外侧放置2.7 mm重建钢板并加2.4 mm或2.0 mm钢板的技术可以协同固定腓骨远端的粉碎性骨折。

操作技术

器械

- 2.7 mm重建钢板和螺钉。
- 2.4 mm或2.0 mm锁定钢板和螺钉。
- 3.5 mm钻头。

病例：27岁男性足球运动至左侧三踝骨折。患者在急诊接受石膏固定并随访（图25-5）。

- 伤后10天待软组织损伤缓和后接受手术治疗。
- 使用后外侧入路处理腓骨。腓骨肌腱牵向后方。

  - 切口内暴露并注意保护腓浅神经。
- 使用复位钳复位骨折（图25-6），使用克氏针临时固定，选取2.7 mm重建钢板并在合适长度剪短。
  - 小技巧：钻头夹头的粗糙部分可用于打磨钢板的切割边缘。
  - 也可以选取其他钢板。
- 如果要联合使用下胫腓联合螺钉，选取的钢板上相应的螺钉孔要扩大到可以容纳3.5 mm螺钉，而不会使螺钉卡在钢板上。
  - 此外，下胫腓联合螺钉可能需要在钢板中倾斜置入，因此需要一个较大的钢板孔。在这种特殊的病例中，需要暴露下胫腓联合，直视下注意防止加压导致不稳。
- 为了完成这些，使用3.5 mm钻头对选定的置入下胫腓联合螺钉的钢板孔进行扩大。
  - 使用一个或两个大钳子或虎钳夹住钢板，然后再用3.5 mm钻头与螺钉孔同轴下全速转动，将钻头在孔中慢慢地推进。注意：在钻头钻孔开始前启动钻头，而不是将钻头置入孔中后启动（图25-7）。

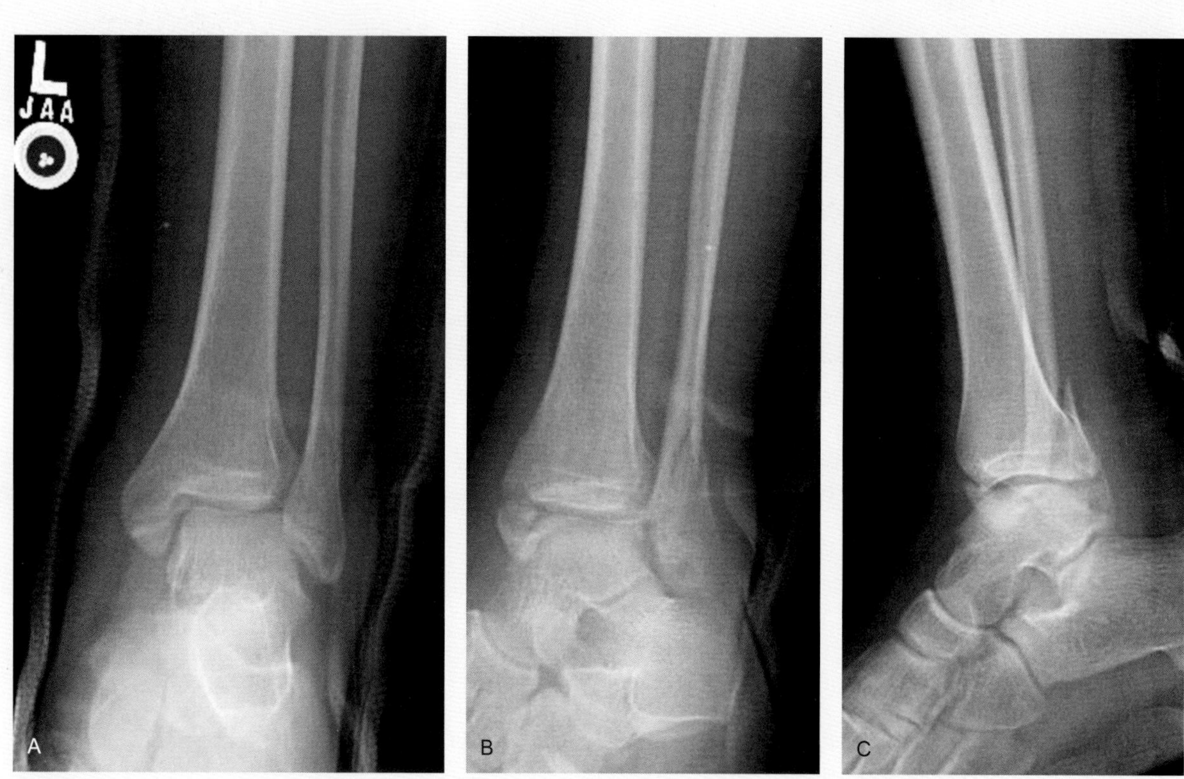

图25-5 A~C. 一例三踝骨折的正位、踝穴位和侧位影像。图像未能显示腓骨远端前部的粉碎。

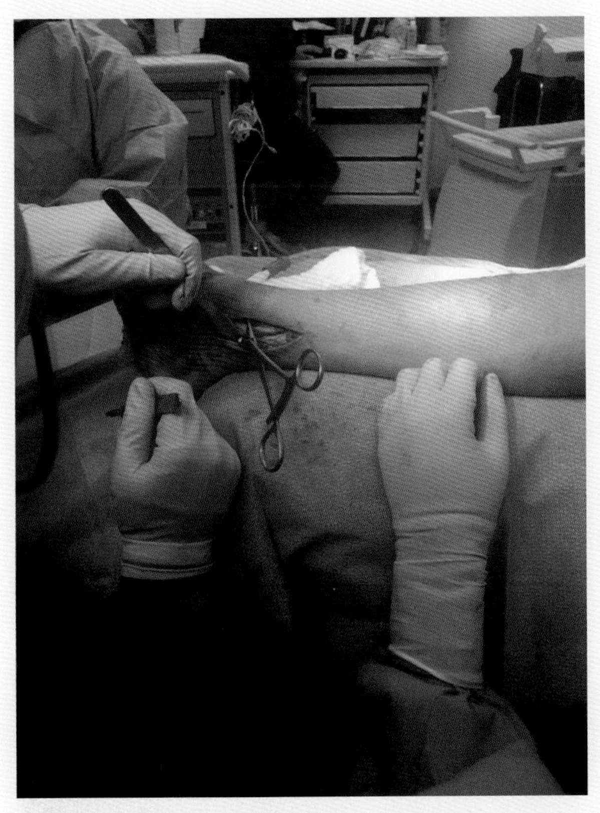

图25-6　暴露腓骨外侧和后外侧，并使用复位钳固定主要骨折块。

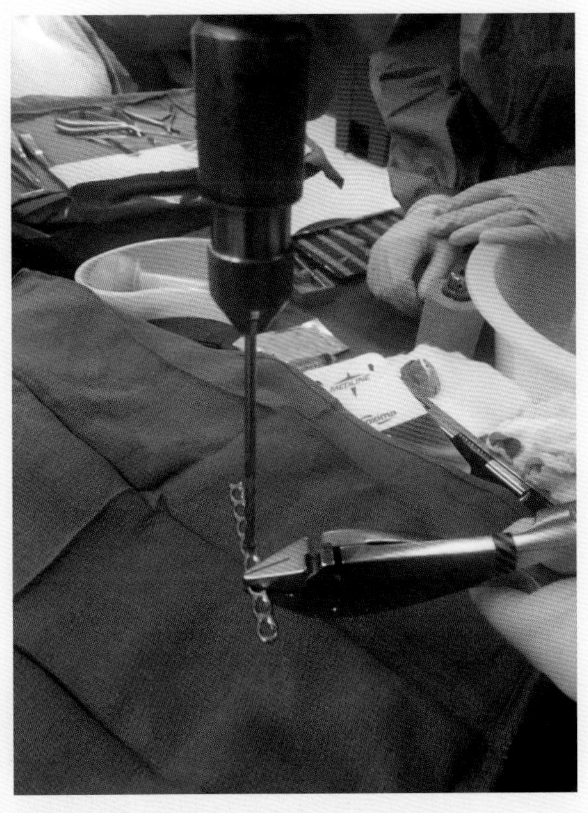

图25-7　钻头全速启动后再向螺钉孔推进扩孔。

 - 当钻头全速运转时，随着钻头角度的缓慢改变，钻头会移进-移出螺钉孔，从而扩大钉孔（图25-8）。
 - 一旦螺钉孔被充分扩大后，翻转钢板，从板的另一侧重复扩孔的过程（图25-9）。
 - 然后用无菌盐水冲洗钢板，继续固定骨折（图25-10）。
 - 钢板切断端应该置于肢体近端以减少对腓骨肌腱的刺激。
- 在这例病例中，在最初的X线上无法发现存在的前内侧骨折块。当使用后外侧钢板固定时无法覆盖到前内侧骨折块。因此决定选择使用2.4 mm重建钢板固定这个骨折块。
 - 小技巧：使用2.4 mm或2.0 mm钢板置于前侧固定Wagstaffe结节。当钢板塑形后，使用1~2个螺钉固定远端，其中一个可以是锁定螺钉。如果钢板塑形不够，当近端孔使用非锁定螺钉时，会对下方的结节给予加压（图25-11）。
 - 在腓骨固定后，复位内踝并使用1~2枚拉力螺钉固定（图25-12）。
- 在这例病例中使用了1枚3.5 mm螺钉双皮质固定，原本应该使用2枚小一点的螺钉（图25-13）。

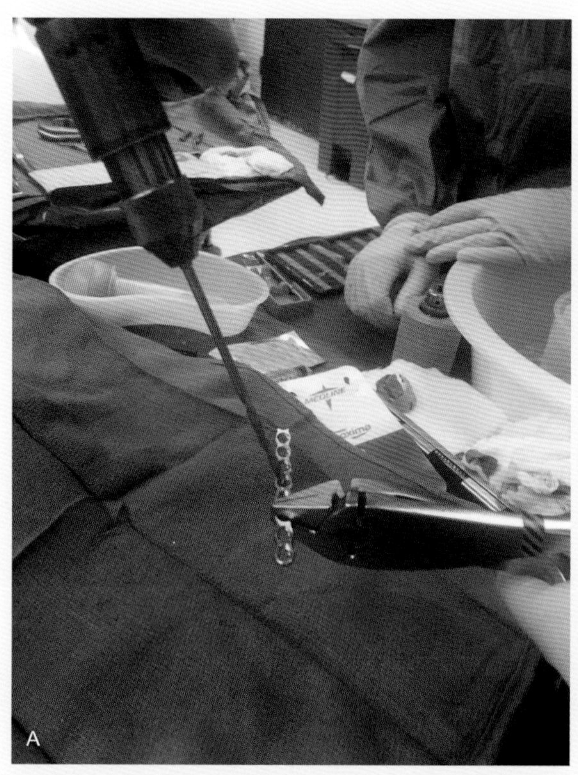

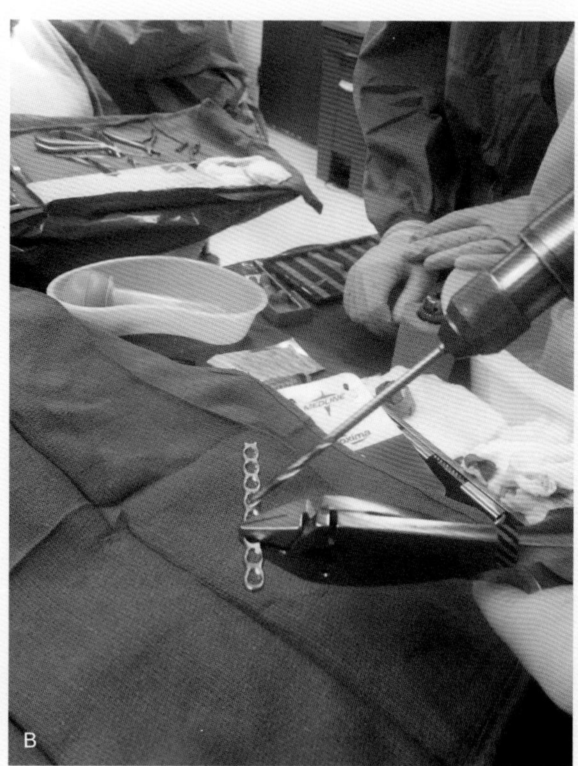

图25-8 A、B. 当钻头保持全速时，钻头的角度缓慢改变。

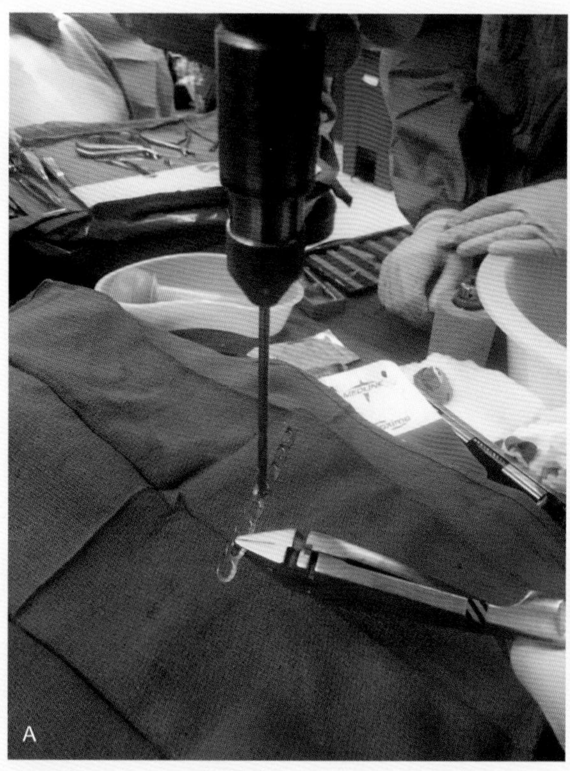

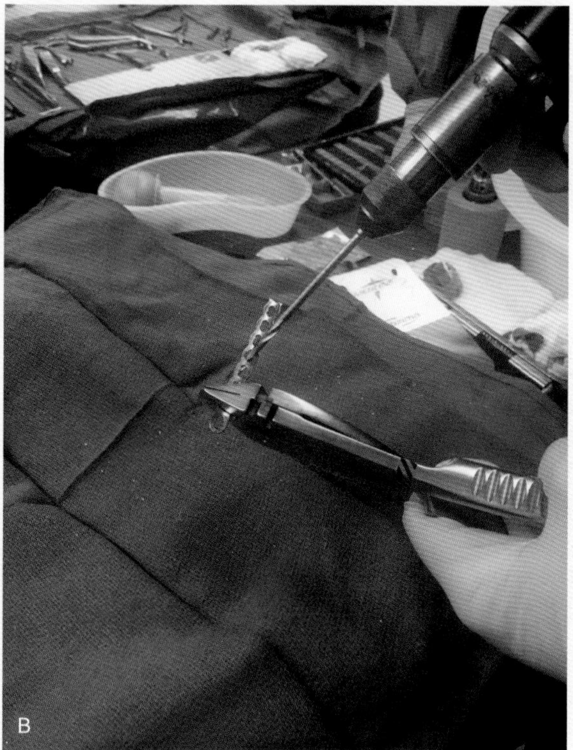

图25-9 A、B. 钢板翻转后，可以看到“无斜面”的螺钉孔，并重复扩孔过程。

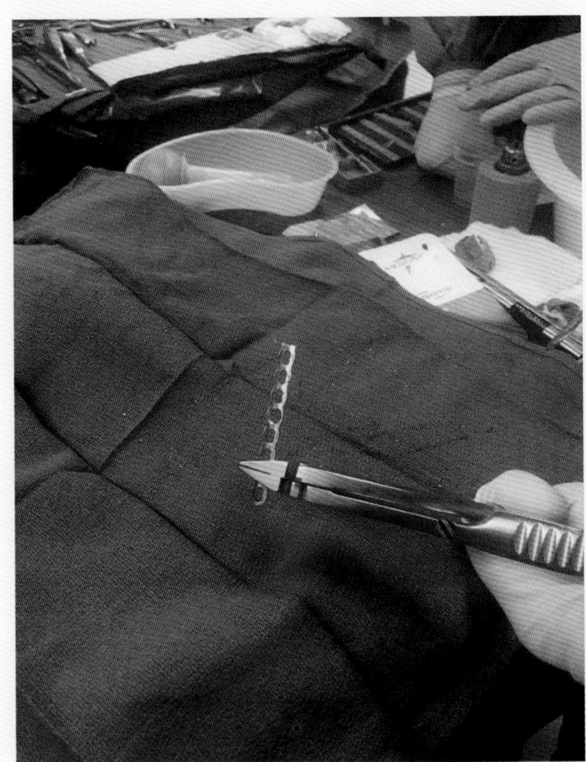

图25-10　完成扩孔。注意第四个孔的尺寸。

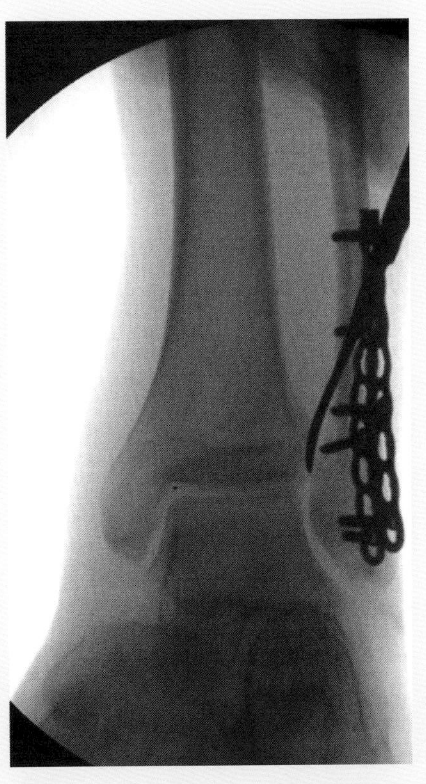

图25-11　后外侧2.7 mm重建钢板和前方2.4 mm重建钢板的置入，并评估下胫腓联合。

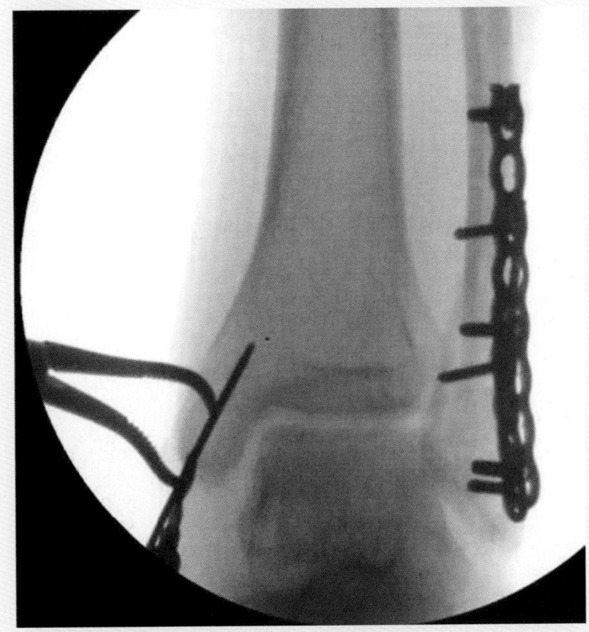

图25-12　通过一个小切口暴露内踝骨折，用点式复位钳钳和克氏针固定复位。该骨片很小，骨折线呈斜向。

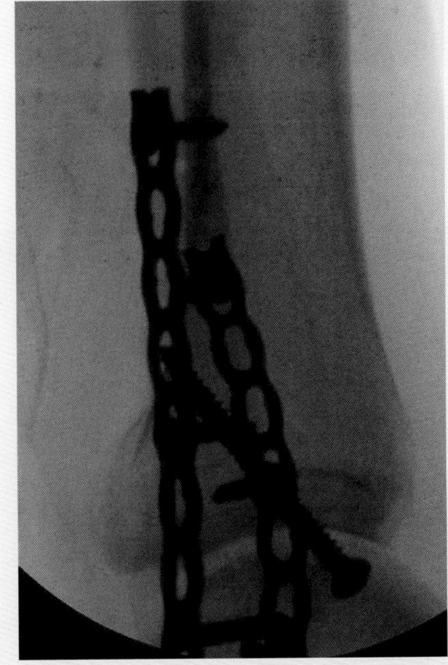

图25-13　内踝螺钉以双皮质方式置入，垂直于骨折线，具有良好的加压作用和稳定性。

- 最后需要判断是否需要使用下胫腓联合螺钉。
    - 使用复位钳沿下胫腓联合轴向维持复位。使用一枚1.6或2.0直径克氏针置入后增加额外的稳定性以阻挡前后向移位。
    - 在透视引导下，使用2.5 mm的钻头和钻头套筒钻孔下胫腓联合螺钉置入通道，然后丝攻通过三层皮质（图25-14）。
    - 在年轻或骨质量良好患者中置入自攻下胫腓联合螺钉时，应先丝攻胫骨近侧皮质，或将螺钉插入胫骨近侧皮质，然后取出螺钉，再将螺钉移至远侧皮质。这可能有助于防止由于“软木塞－螺钉效应”引起的下胫腓联合的细微变宽，这种效应允许螺钉在胫骨孔进入胫骨时旋转而不向前推进。如果腓骨/胫骨骨质量良好和/或如果螺纹与钢板螺钉孔的边缘接触，腓骨则可沿螺钉轴向外侧移位。
- 一旦所有内固定放置到位，通过多角度透视确认骨折复位和内植物位置情况（图25-15）。
- 图25-16为最终的影像中。
- 图25-17为术后5个月的X线影像。

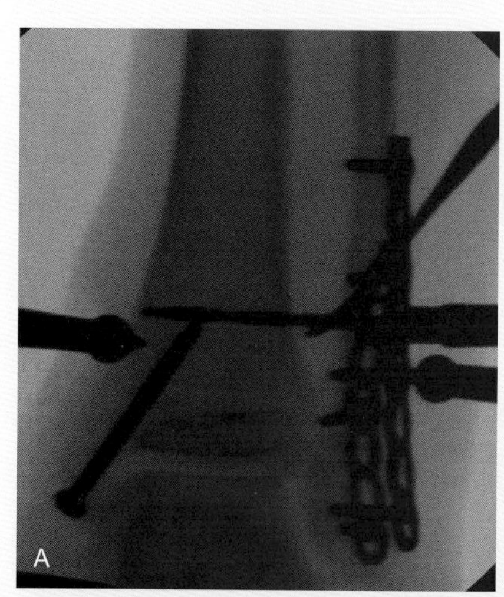

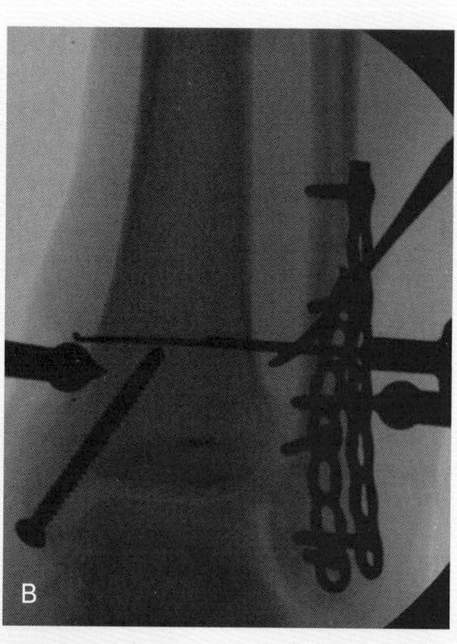

图25-14　A、B. 对下胫腓联合钻孔后，测深后置入四层皮质螺钉固定。

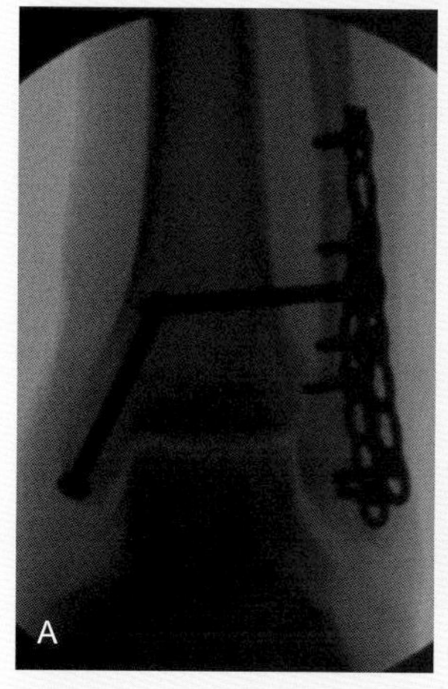

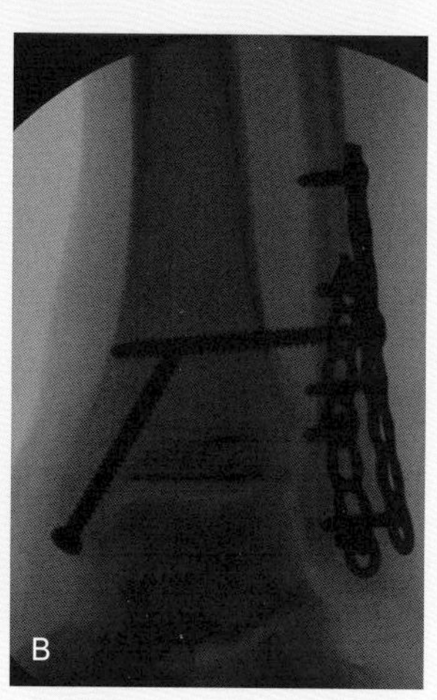

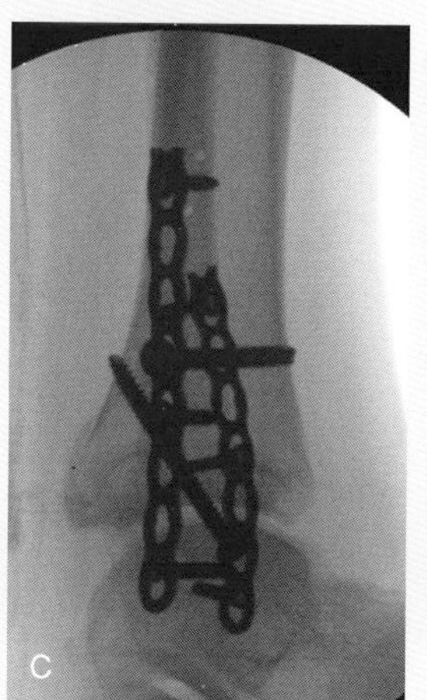

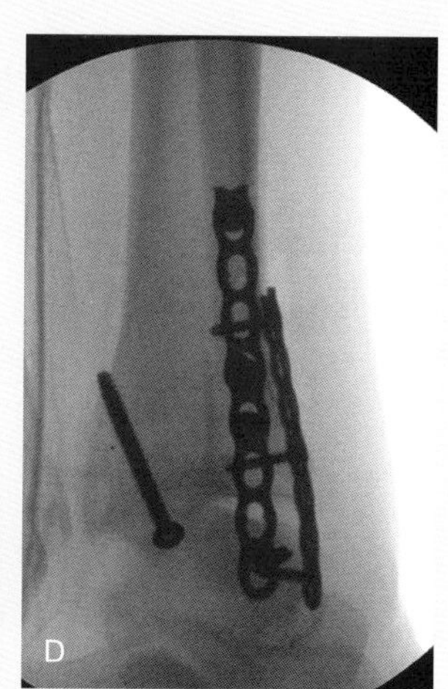

图25-15　A~D. 侧位和踝穴位透视影像。C. 可见内踝双皮质固定。C、D. 可见外踝前方放置的2.4 mm重建钢板及螺钉长度，以及下胫腓联合螺钉的位置。

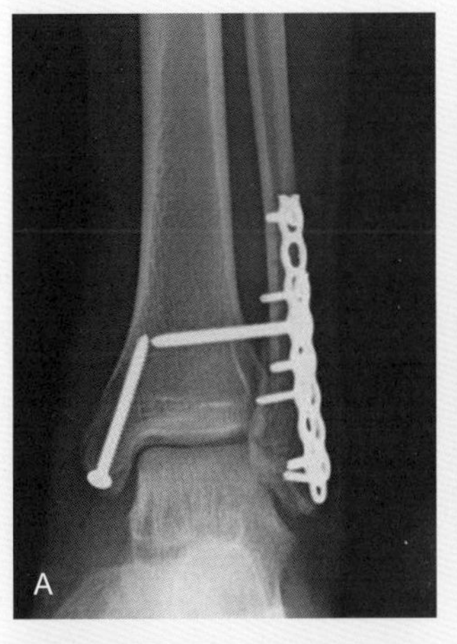

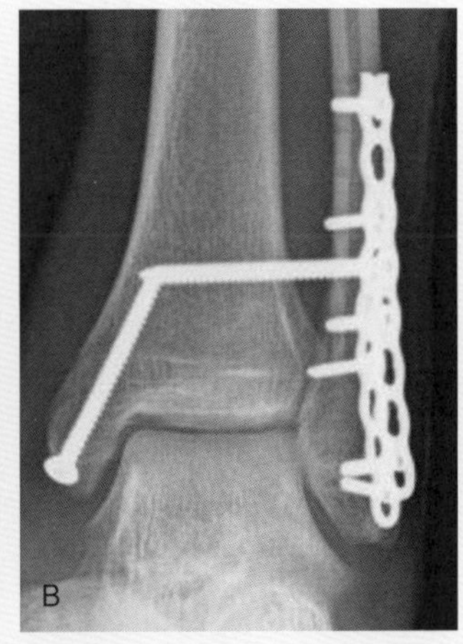

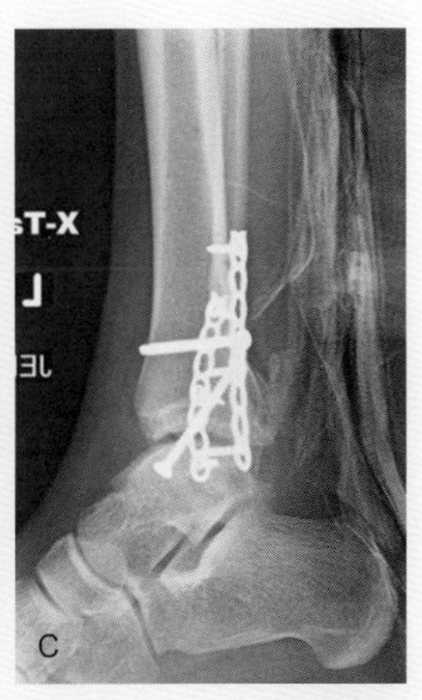

图25-16　A~C. 术中前后位、侧位、踝穴位影像确认良好的骨折复位和安全的内植物放置。

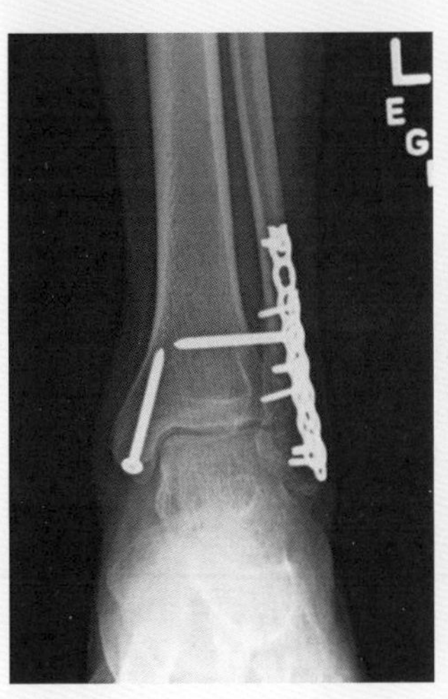
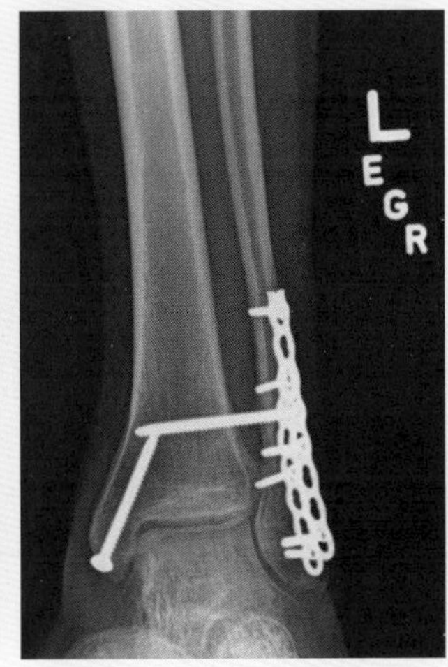
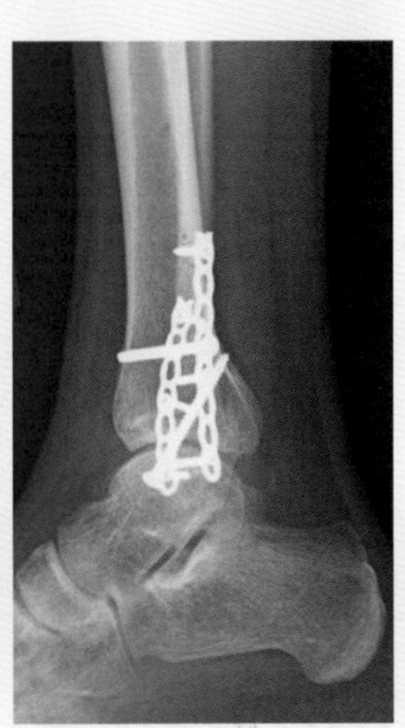

图25-17　术后5个月的X线影像。

腓骨骨折：外展机制

- 横行或短斜行骨折可伴有粉碎骨折块，这是这些损伤的特征。
- 利用骨折片帮助确定腓骨长度、对线和旋转。
    - 用对侧踝关节X线片做对比。
    - 恢复“硬币征”（dime sign）。
    - 对比两侧腓骨长度。
    - 对比两侧腓距关节面（外侧距骨关节面），使两侧对称。
    - 重建在远端外侧胫腓关节面踝穴位的Shenton线（图25-18）。
- 微型螺钉用于固定粉碎性骨折。
- 将2个1/3管型钢板重叠固定，或用更厚的关节周围钢板能增加粉碎骨折的固定强度。
    - 当使用重叠钢板固定时，先用2-0可缝线将2块钢板捆在一起以便于操作（图25-19）。
- 用间接复位技术恢复腓骨长度。
    - 用多枚克氏针和（或）螺钉固定钢板远端。
    - 在钢板的近端、正常骨干上埋入1枚双皮质螺钉。
    - 用片状撑开器撑开并恢复腓骨长度（图25-20）。
    - 用Verbrugge复位钳或带齿钳控制钢板，维持钢板近端与腓骨的位置。
        - 这些复位钳允许钢板在腓骨上移动，以便于腓骨长度的恢复。
- 当应用间接复位技术时，起初骨折远端需用克氏针通过钢板固定或单独用1枚螺钉固定。
    - 钢板远端应用多枚克氏针固定，可防止在间接复位过程中固定松动，从而导致复位丢失。

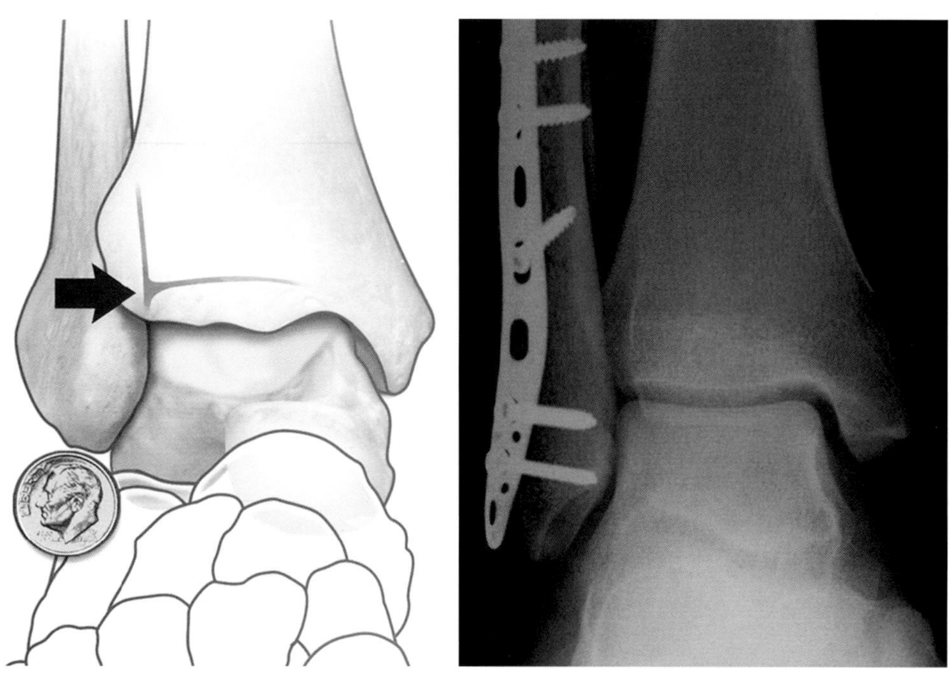

图25-18 当腓骨呈粉碎骨折时，有几个影像学标志有助于判断腓骨解剖的恢复，包括“硬币征”和腓骨Shenton线（箭头所指）。

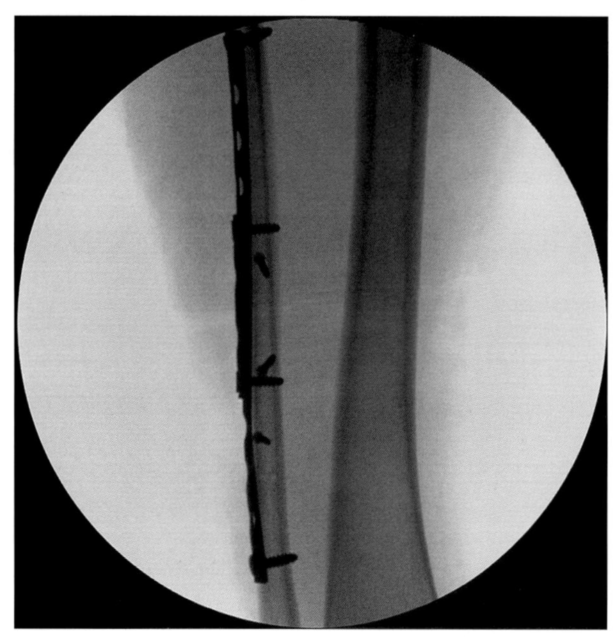

图25-19 将2个1/3管型钢板重叠固定可加强外侧结构，有助于支撑粉碎骨折区。用2-0可缝线将2块钢板捆在一起以便于操作。

  - 在骨质较软的情况下使用单枚螺钉固定，在撑开力的作用下螺钉周围干骺端骨质易形成空腔，导致螺钉固定松动。
  - 用克氏针进行双皮质固定，并使其与钢板呈直角或稍呈锐角（60°~90°），以便在撑开过程中维持钢板与骨的固定。
  - 用钳子取出克氏针，不要使用电钻，以防止在取出过程中将弯曲的针扭断。
  - 这样能够避免远端螺钉的牵拉，使螺钉－骨界面应力减小（图25-21）。
- 如外踝或内踝呈明显粉碎性骨折，可在前方用小腓骨钢板加强固定（图25-22）。

腓骨骨折：内收机制

- 在这种机制下，典型腓骨骨折表现为经下胫腓联合周围或下胫腓联合下方的横行（或短斜行）骨折。

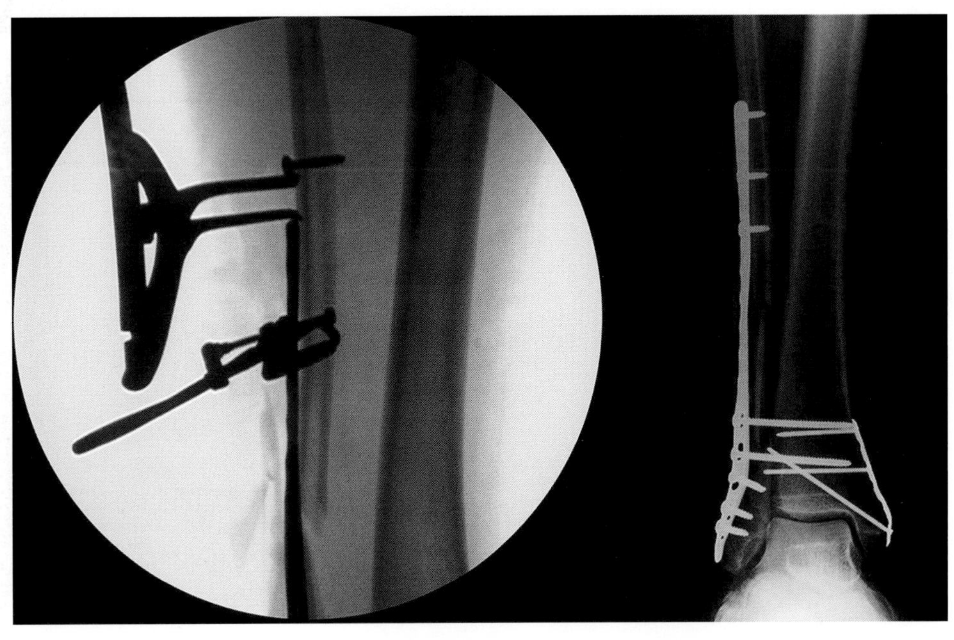

图25-20　用片状撑开器撑开近端螺钉与远端钢板，间接恢复了腓骨长度。

- 可能更适合用髓内钉固定。
- 要求为旋转稳定骨折类型（即骨折端嵌插并压缩）。
- 用3.2 mm或3.5 mm钻头将口开得稍大，以便于螺钉插入。
- 用一长的2.5 mm钻头进行腓骨扩髓并测深。
- 正确的开口非常关键。要保证开口点在前后位及侧位X线影像中都位于中间，且与腓骨髓腔呈一直线，否则当螺钉较嵌插的骨折端更坚固时，骨折端就会出现成角畸形。

• 另外，小的张力钢板也可以为腓骨小的撕脱骨折提供很好的旋转稳定（图25-23）。

• 当内踝骨折呈粉碎性或骨折块较小时考虑用更小的钢板固定。
  - 用1/4管型钢板和2.7 mm螺钉，或2.4 mm/2.0 mm钢板及螺钉从前侧或后侧进行固定。

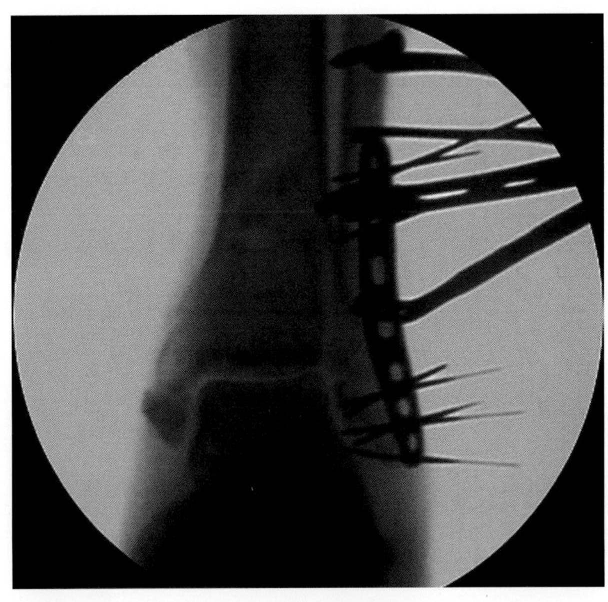

图25-21　用片状撑开器撑开近端螺钉和钢板近端边缘，间接恢复腓骨长度。本例钢板远端用克氏针固定于腓骨，以免复位过程中产生对钢板的异常应力。

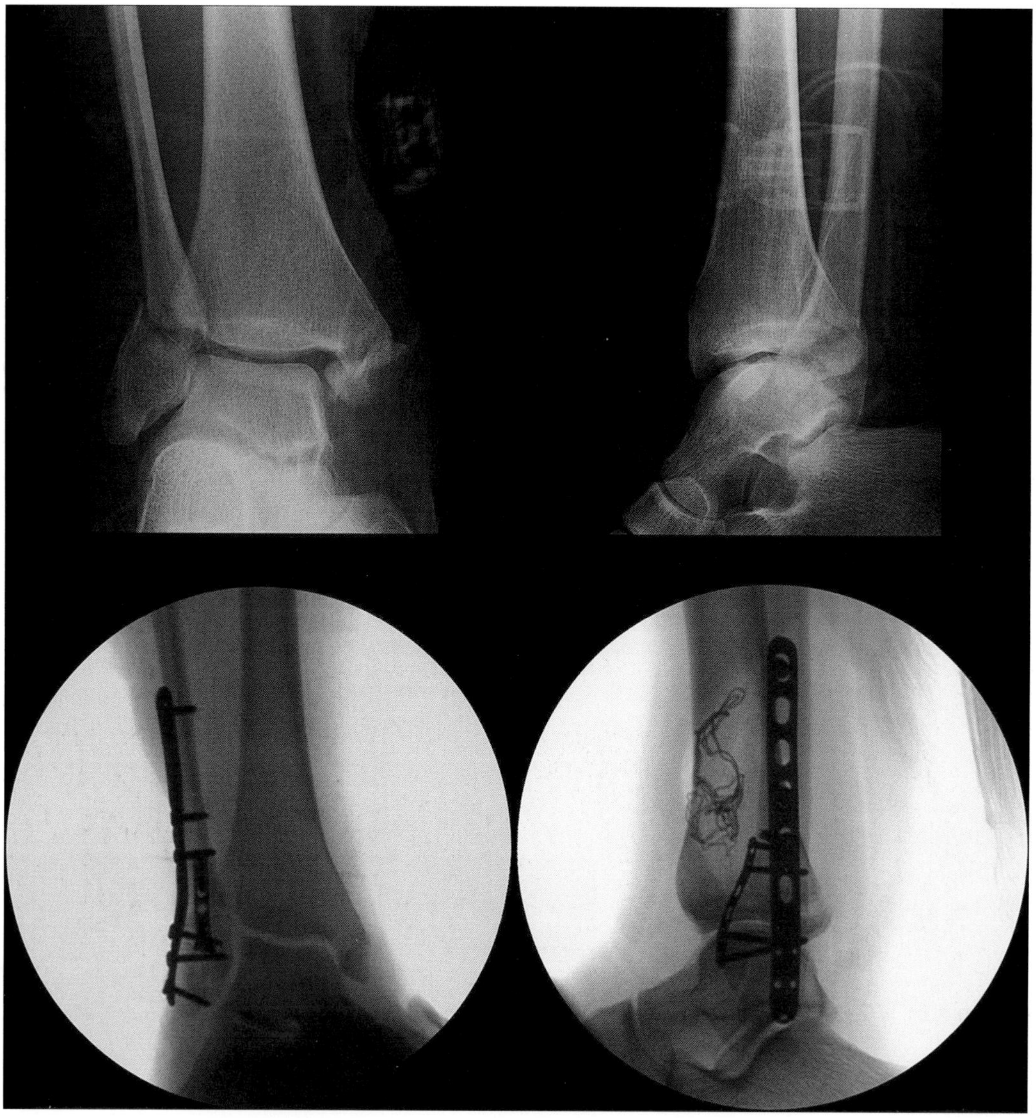

图25-22 在此双踝骨折病例中，用后外侧关节周围钢板及前方小型钢板固定腓骨粉碎性骨折。

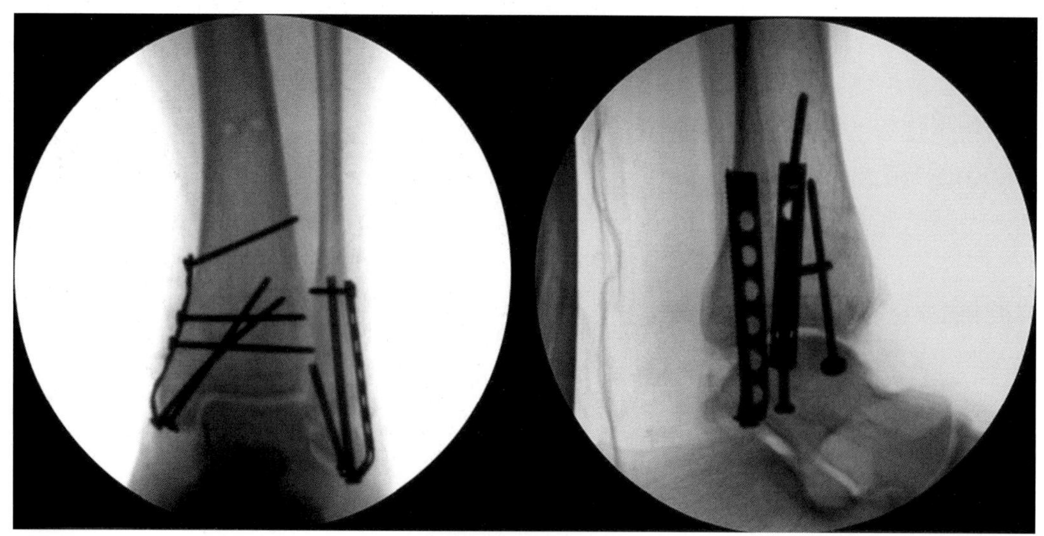

图25-23 微型张力钢板用于固定腓骨小撕脱骨折。

- 通常会存在胫骨远端关节面内侧角的压缩，注意不要漏诊，手术时抬高并支撑固定（图25-24）。

内踝骨折

- 手术入路需提供充足的暴露，范围由内踝前方关节至后方的胫后肌腱，及骨皮质表面。
- 如骨折块较大，可采用2枚3.5 mm或4.0 mm骨松质拉力螺钉，或用拉力技术置入2枚3.5 mm的骨皮质螺钉，其拉力作用可充分固定骨折，这些都取决于骨折块的大小（图25-25）。
    - 内踝前丘或后丘骨折，应考虑用更小的螺钉固定（3.0 mm/2.7 mm/2.4 mm）。
- 应用双皮质拉力螺钉固定能增加内踝固定的强度，在骨质疏松情况下该方法更有用。
    - 为了便于置钉，用克氏针做临时固定，克氏针轨迹要避开螺钉轨迹，但与之平行。
    - 预先置入的克氏针可为螺钉置入标记方向。
    - 钻孔时，近端骨皮质上的孔钻的稍大，便于拧入螺钉时较易找到对侧骨皮质的孔。
    - 因为螺钉与对侧骨皮质的骨内膜呈钝角，螺

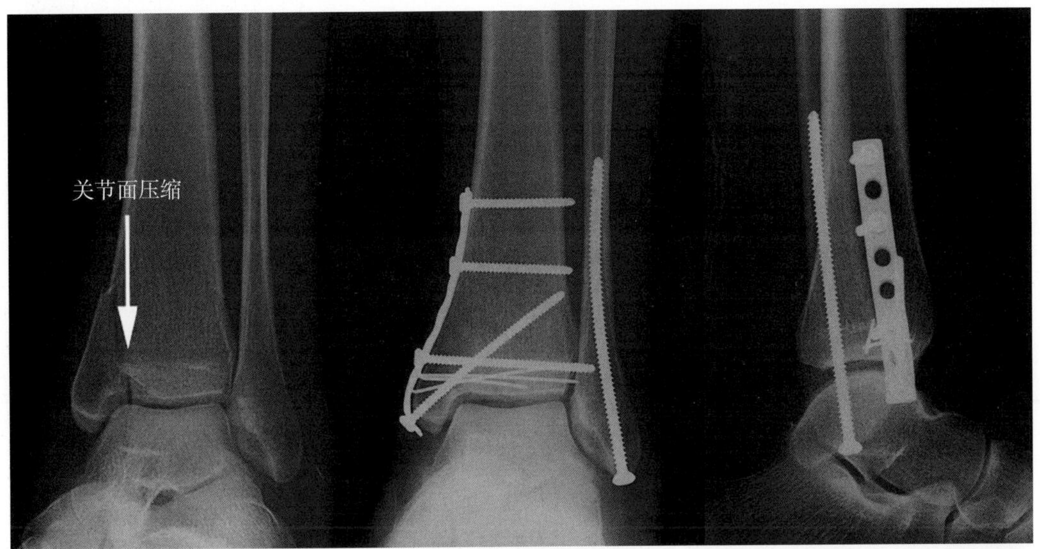

图25-24　对旋后内收型骨折行复位固定：胫骨远端关节面内侧角压缩骨折，复位并用克氏针及植骨固定。内踝骨折用抗滑钢板支撑，并用髓内钉固定腓骨。

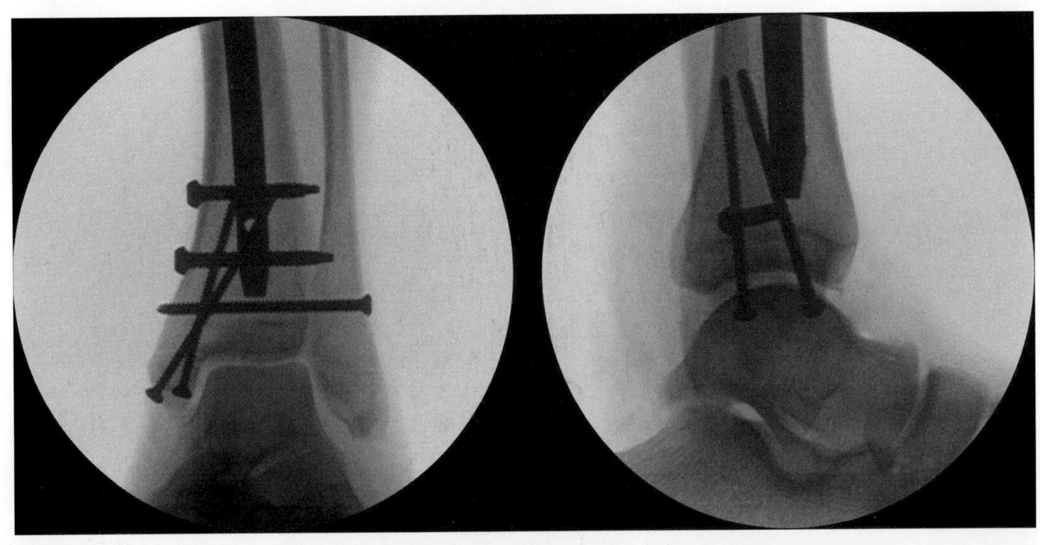

图25-25　通常采用拉力螺钉技术在内踝骨折处可置入2枚3.5 mm骨皮质螺钉进行固定。

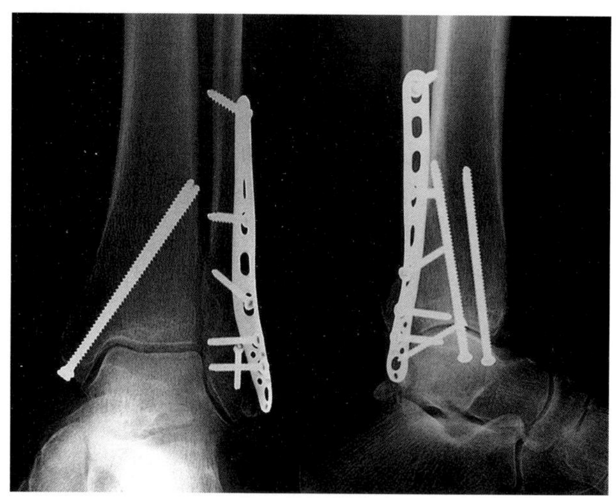

图25-26 用2枚3.5 mm双皮质骨螺钉（2.7 mm的钉头）来加强内踝骨折的固定，在骨质疏松情况下尤其重要。

钉尖端易在此处滑动，将双侧骨皮质完全攻丝有助于螺钉的置入（图25-26）。

- ○ 当钻头钻到对侧骨皮质时要缓慢推进，避免钻头弯曲或折断。
  - ◆ 如果钻头弯曲，取出钻头，用更坚固的工具（如2.4 mm光滑斯氏针）钻透对侧骨皮质。
- ○ 另一种获得双皮质固定的方法是，利用克氏针、空心钻及空心丝攻制作一拉力螺钉通道，同时具有滑动孔和螺纹孔。
  - ◆ 然后用非空心拉力螺钉固定。
- ○ 如骨质较疏松，注意不要过度加压骨折。
  - ◆ 因为干骺端后骨质较致密，可以形成较大的螺钉把持力，过度加压有可能引起内踝骨折处成角畸形或复位不良。

- 2.0 mm钢板适用粉碎性或多个碎骨片的内踝撕脱骨折（图25-27）。

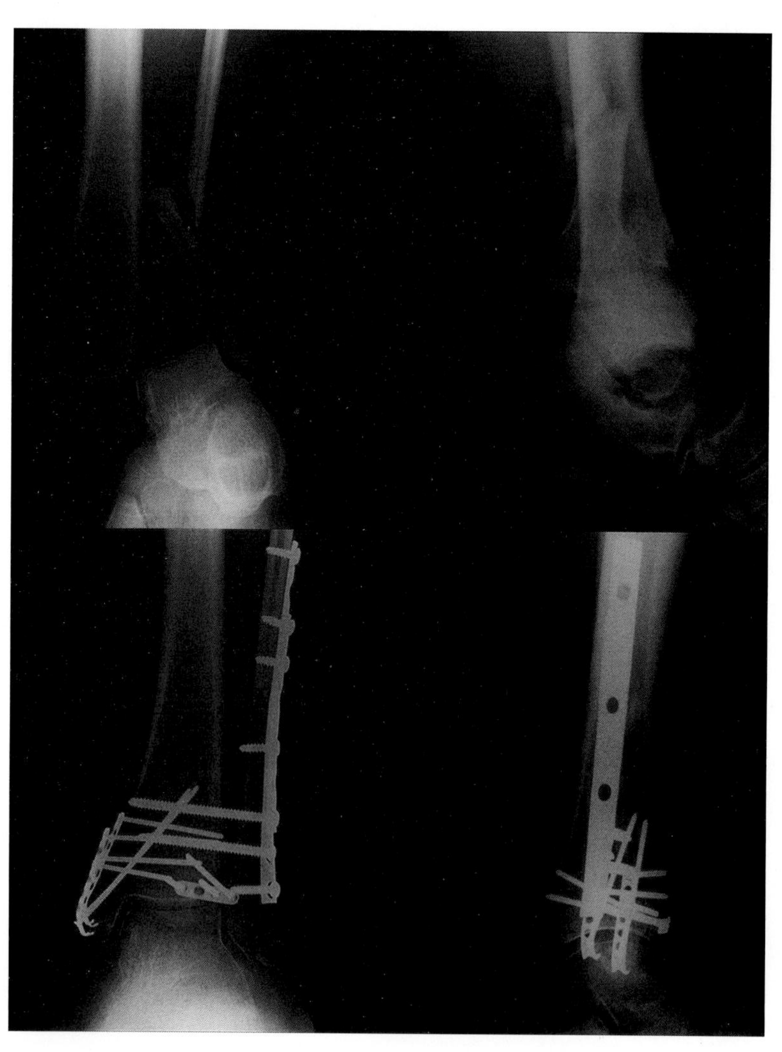

图25-27 2.0 mm直钢板与2.4 mm螺钉适用于粉碎性内踝骨折。图示叠加的1/3管型钢板用于加强累及关节的粉碎性骨折的外侧固定。撕脱的Chaput骨折块已经用4孔2.0 mm直钢板进行了固定。

Chaput（Tillaux-Chaput）骨折块和Wagstaf-Le Forte撕脱骨折块

- 若腓骨切口足够偏后使中间能保留足够宽的皮桥，可单独做一个前外侧切口处理上述骨折。
- 前方放置一块2.0 mm直钢板固定，既发挥张力带固定作用，又发挥了垫圈或带刺垫圈的作用。

后踝骨折

- 骨折形态：侧位摄片无法充分评估后踝骨折块大小及是否累及关节。
  - 患肢外旋30°侧位透视下，X线与骨折线相切，便于观察骨折情况。
  - 再结合踝穴正位X线影像，可指引拉力螺钉置入的方向。
- 可能可以通过探查内外踝骨折来进行处理。
- 取后外侧或后内侧入路行直接复位内固定（图25-28）。
- 后外侧入路。
  - 后外侧入路可直接暴露胫骨后侧皮质表面，但暴露踝关节有限。
    - 经后外侧入路，可以从下胫腓联合后韧带上方外侧沿其后内侧缘显露骨折线。
    - 骨折线的外侧部分常被下胫腓后韧带覆盖，除非骨折线超过该韧带之上方，否则不易显露。
  - 术前CT扫描有助于发现骨折块之间的小碎块及关节面压缩情况，这些都会阻碍后踝骨折的复位。
  - 术中摄片将患肢外旋，且摄片方向与骨折面相切可获得较理想的图像。通过CT扫描轴位图像可更精确地观察骨折面的方向。
  - 患者取侧卧位或俯卧位。

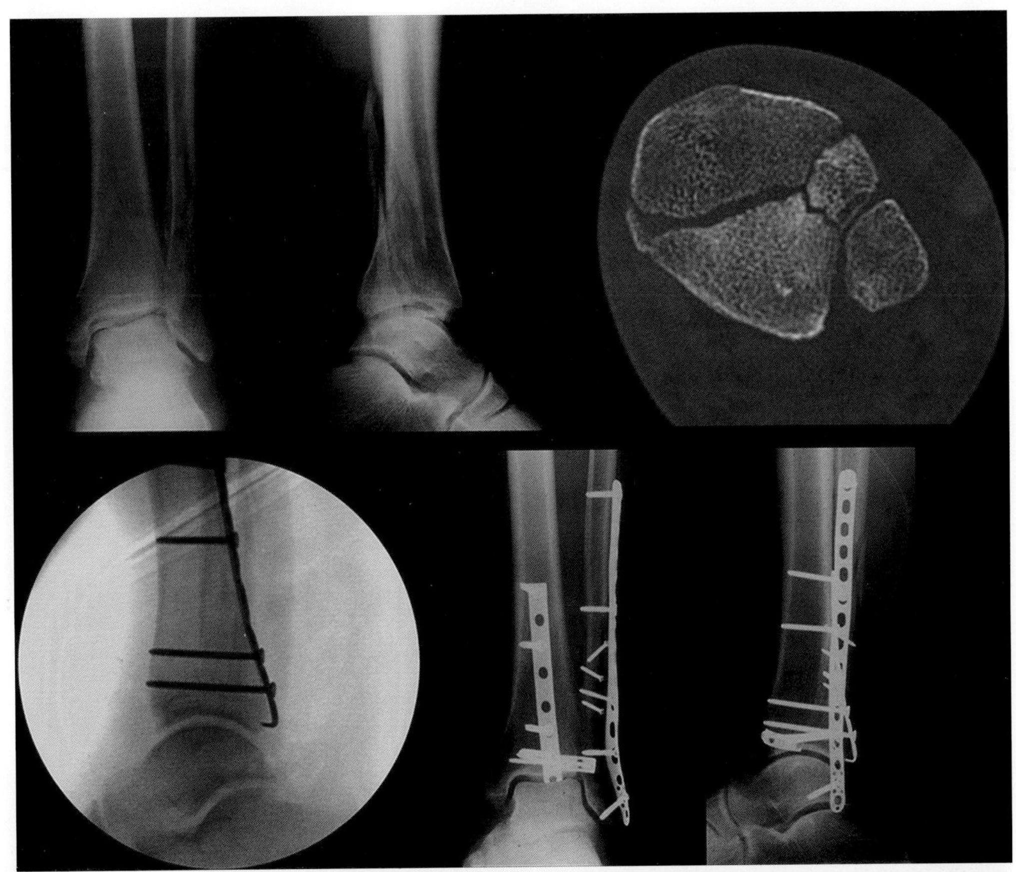

图25-28 后侧抗滑钢板。患者为侧卧位，取后外侧入路对较大的后踝骨折块复位，然后用1/3管型钢板（制成钩钢板）及3.5 mm螺钉固定。从同一切口对腓骨进行复位固定。或者取胫后肌腱前方的后内侧入路，该入路可直接暴露骨折（见图），但不是螺钉垂直置入的理想入路。Chaput骨折块通过一单独的前外侧切口，用1/4管型钢板及2.7 mm螺钉进行固定。

- 皮肤切口沿腓骨肌腱后缘。
- 在腓骨肌腱后内侧进行剥离，可以向远端暴露后踝。
  - 在腓骨肌腱前内侧分离暴露腓骨内缘。
    - 注意避免损伤横行的下胫腓联合后韧带。
    - 牵开踇长屈肌腱，注意保护在踇长屈肌深部沿骨间膜走行腓动脉。
  - 也可以通过踇长屈肌腱与腓骨肌腱之间的间隙暴露腓骨后缘。
    - 这在患者取俯卧位时较易进行。
- 为了减少剥离，有时可通过内踝骨折（如果存在）或腓骨骨折（复位前）暴露并复位一部分后踝骨折块。
- 用1/3管型钢板或更小的抗滑钢板与拉力螺钉通常可为此骨折提供满意的固定。
  - 有时对于后踝小骨折块，可考虑用2.4 mm和2.0 mm直或T形小型钢板提供有效的支撑。
- 复位钳对于关节面的解剖复位必不可少（图25-29）。

- 后内侧入路。
  - 如果患者髋部充分外旋以保证暴露和复位，患者可取仰卧或俯卧位。若取仰卧位时，患肢摆成“4”字位。
  - 可直接暴露骨折线。
  - 与后外侧入路相比，此入路显露不了腓骨。
  - 有几个显露间隙可用以暴露后踝：胫后肌腱

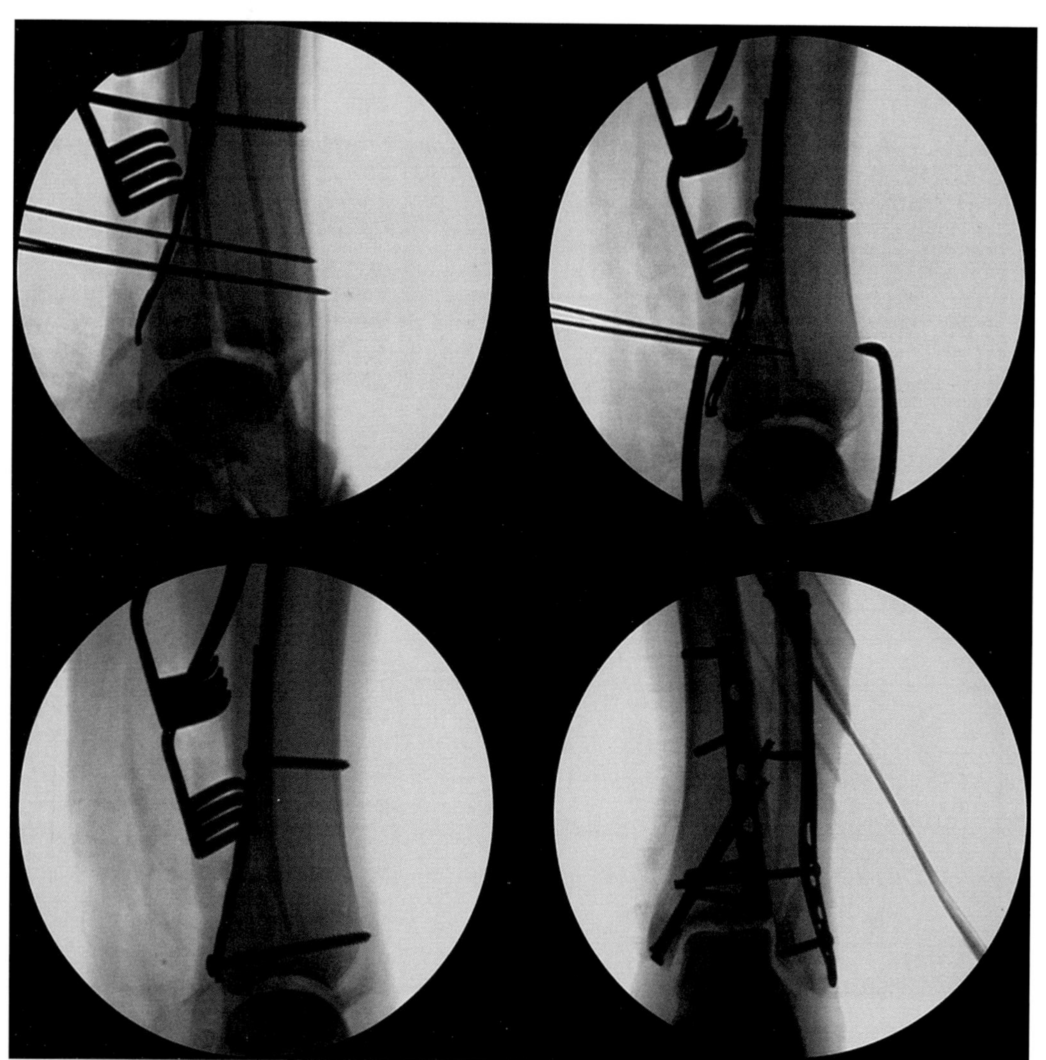

图25-29 如果间接复位关节面不能达到解剖复位，应使用复位钳帮助复位，其一端通过前方一小切口放入，另一端直接放置于Volkmann骨折块上（右上图）。

后侧和趾长屈肌腱前侧、胫后肌腱和趾长屈肌腱后侧，胫后血管神经束前侧或PT/FDL和血管神经束后外侧，并将FHL牵向外侧。
    - 一般，于这个暴露：PT/FDL后侧，将FHL牵向后侧并将胫后血管神经束牵向外侧。
  - 少数情况，同时需要后外侧和后内侧入路(图25-30，图25-31)。
- 间接复位。
  - 在三踝骨折中，用螺钉间接复位固定后踝骨折是一个不错的选择，因为这允许患者仰卧位完成整个手术过程。
  - 通过间接或经皮方法来复位后踝骨折块，缺点是复位透视受干扰，固定欠牢靠。
    - 肩关节钩或大号点式复位钳（Weber钳）对经皮操作复位后踝骨折块很有用（图25-32）。
  - 腓骨解剖复位后，通常后踝骨折也会获得间接复位。
    - 但腓骨板固定会使关节面和后踝骨折线的X线影像显示不清。
    - 在后踝骨折复位前，将腓骨复位后用克氏针或拉力螺钉做临时固定。
    - 当透视确定关节面复位后，再将腓骨行最终的牢固固定。
  - 仔细观察前后位及侧位X线影像，如发现内

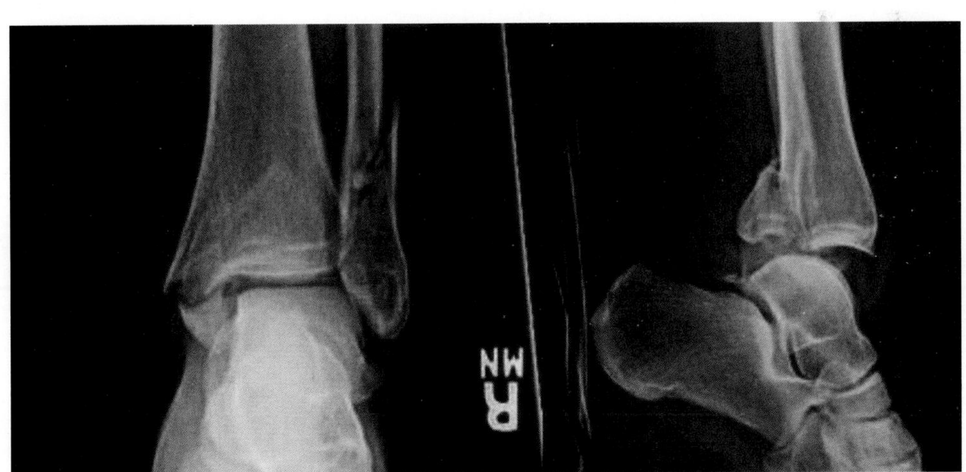

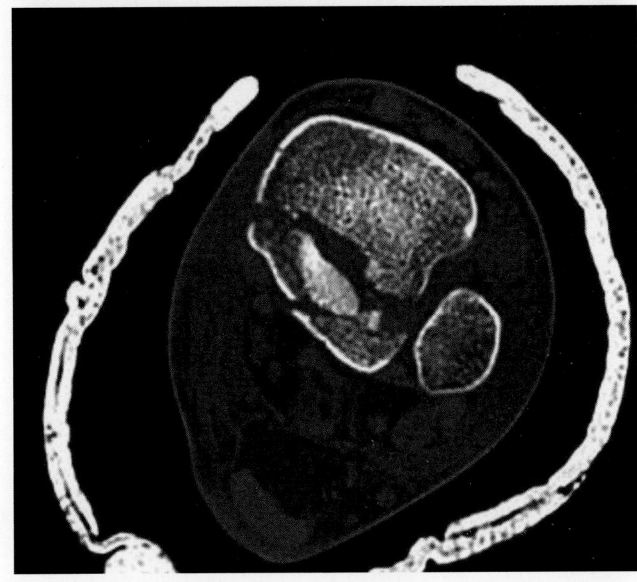

图25-30 患侧X线和CT扫描显示一例复杂的三踝骨折和多块粉碎后踝。同时经后内侧和后外侧入路充分暴露利于复位和固定。

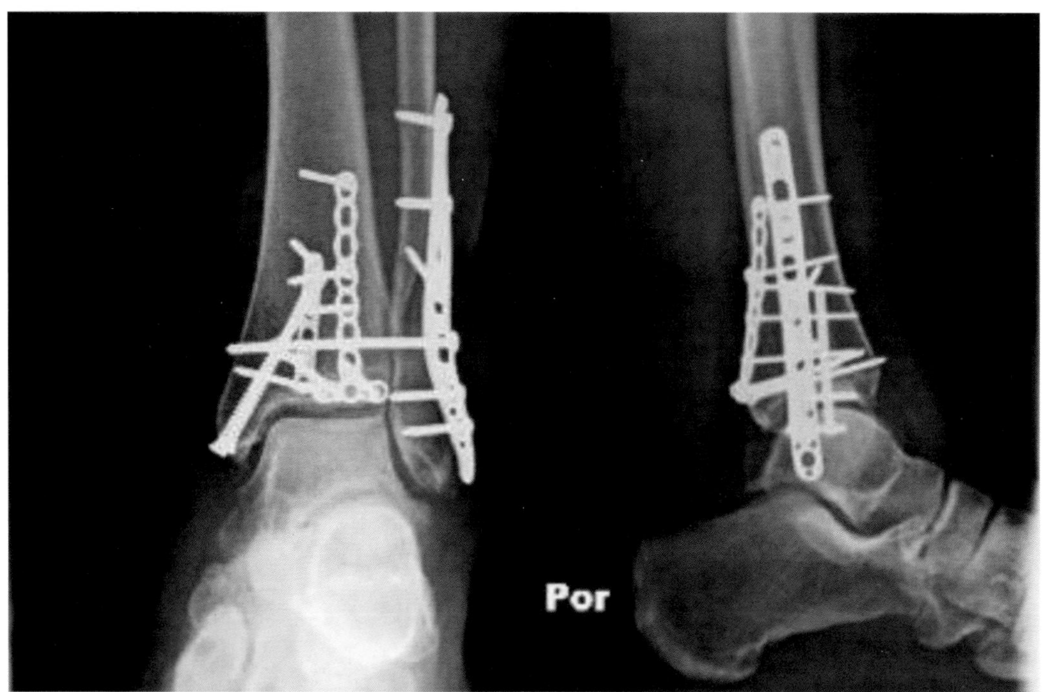

图25-31 术后影像显示精确复位和骨折块特异的固定方式，通过后内侧和后外侧入路实现。一个单独的小的前内侧入路用于复位内踝骨折。

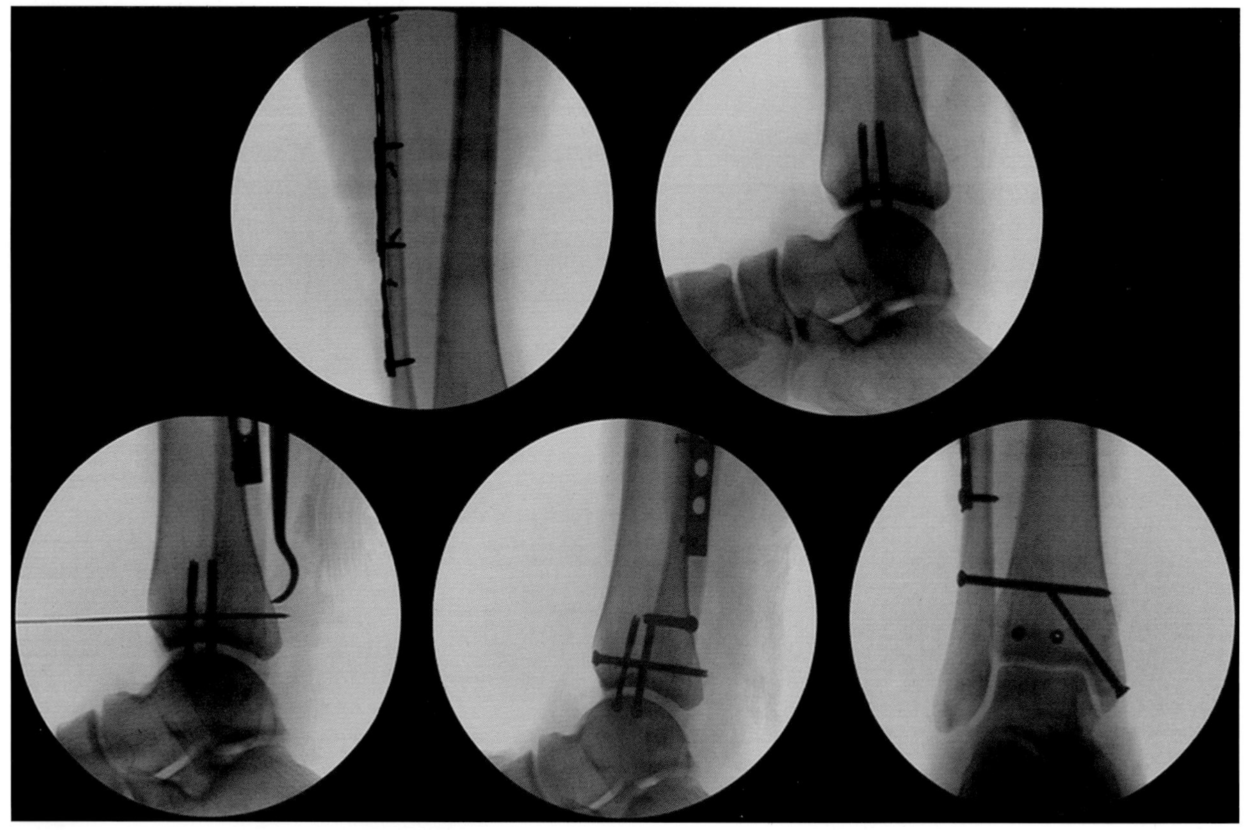

图25-32 在此三踝骨折病例中，开始对腓骨骨折进行解剖复位后，后踝骨折已基本获得解剖复位。注意如果腓骨板向远端再延长，则会使后踝骨折的X线影像显示不清。在透视下用肩关节钩复位Volkmann骨折块使其尽可能向远端（左下图）。用自前向后的空心拉力螺钉固定后踝骨折。下胫腓联合复位后用经联合4.0 mm皮质螺钉进行固定。

侧（和后侧）双密度影，通常提示存在后内侧骨折块。

- 可考虑做CT检查进一步评估（图25-33）。

下胫腓联合

- 当下胫腓联合处有粉碎性骨折，或为慢性或陈旧性下胫腓联合损伤者，可考虑进行开放复位（图25-34）。
- 矢状面不稳。
  - 摄侧位片观察矢状面上腓骨和距骨的半脱位情况。

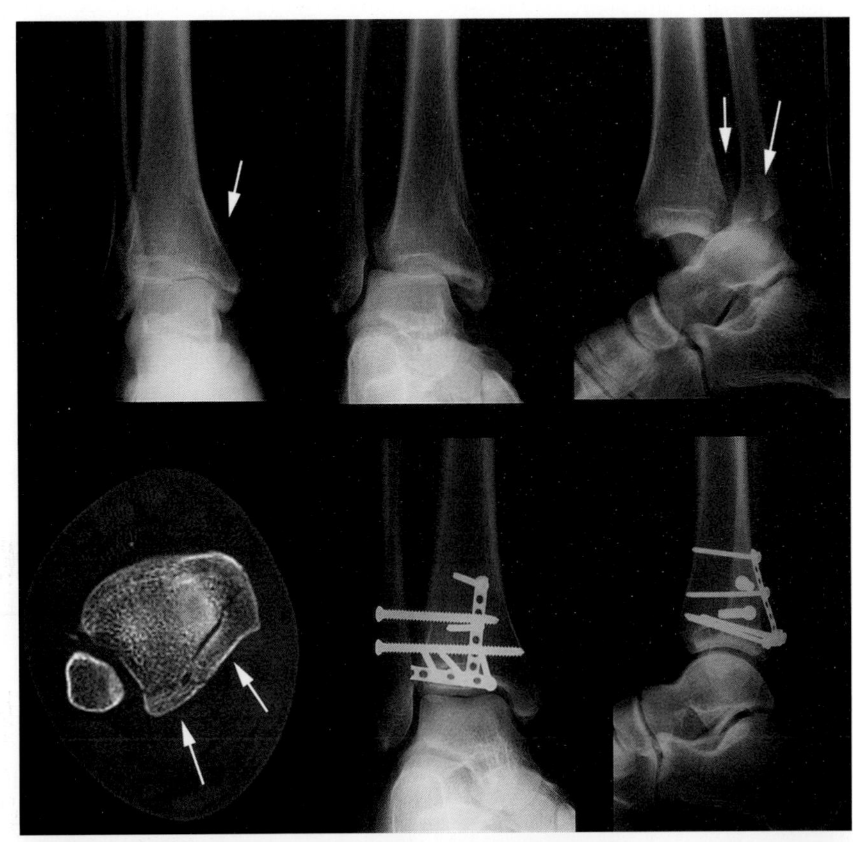

图25-33　前后位X线影像显示内侧（左上图箭头示）及后侧（右上图箭头示）双密度影。然后行CT检查，进一步评估胫骨远端后方的骨折形态（左下图箭头示）。该骨折可取后内侧入路，用横向微型钢板同时固定后外侧和后内侧骨折块。

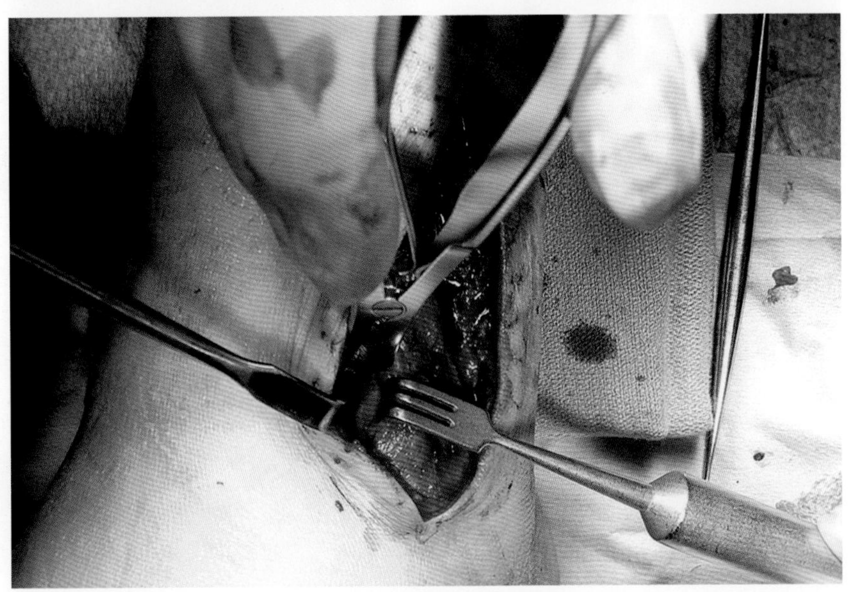

图25-34　可通过充分延长后外侧切口暴露下胫腓联合，软组织牵开，或通过另做一与第4跖骨呈一直线的前外侧切口。用片状撑开器撑开下破裂的下胫腓关节，去除关节内血肿、机化组织、韧带或碎骨片。

- 经皮骨线性复位钳复位后，然后用1~2枚1.6 mm（0.062 in）克氏针临时固定踝穴及下胫腓联合。
  - 然后进行最终的内固定（图25-35）。
- 下胫腓联合螺钉可通过外侧腓骨钢板置入，因为此位置与下胫腓联合处垂直，便于螺钉置入（图25-35）。
  - 理想状态下，螺钉应与下胫腓联合切迹及腓骨垂直（图25-35）。
  - 但是，若下胫腓螺钉是通过后侧或后外侧钢板打入，如果打孔前腓骨未固定在复位位置，腓骨会沿着下胫腓螺钉的方向向前移位。
  - 所以，在钻下胫腓联合螺钉通道前，用1或2枚经克氏针做临时固定很重要，并作为下胫腓联合通道，特别是通过后外侧腓骨钢板置入螺钉时。

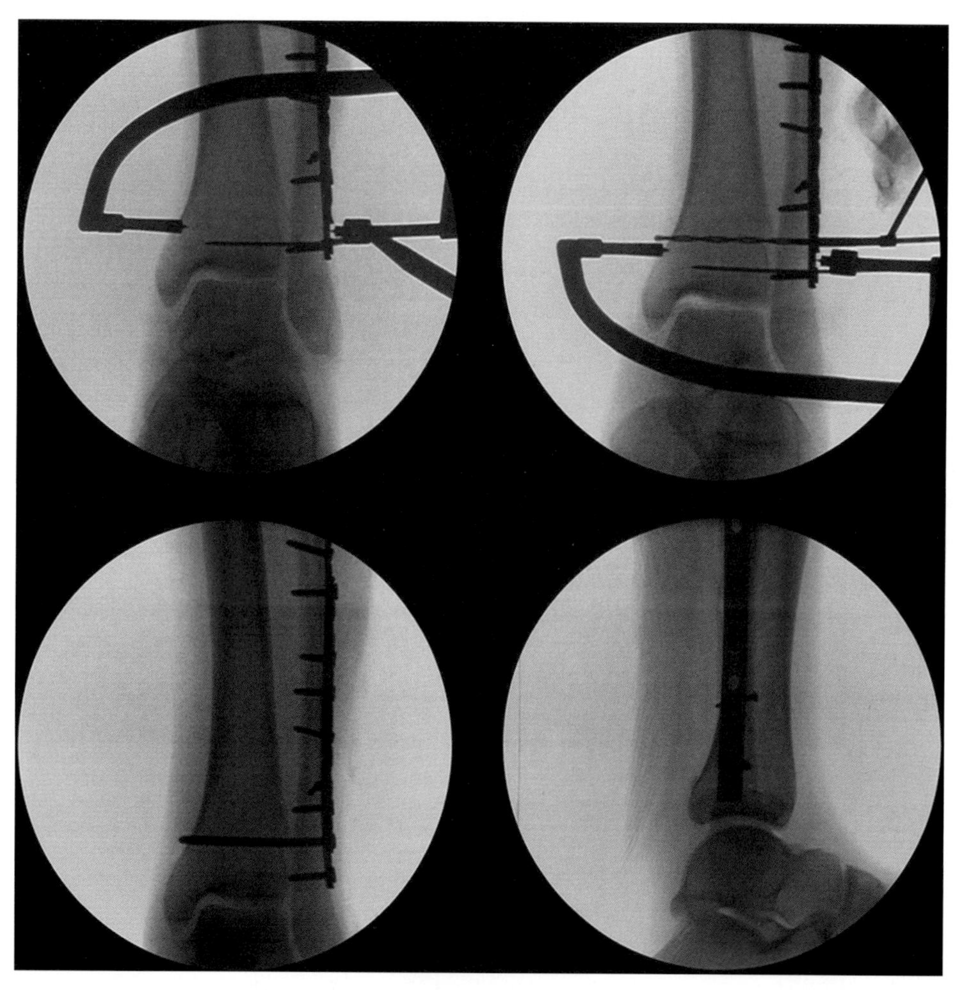

图25-35 先复位下胫腓联合，用复位钳固定，然后摄正、侧位片确定复位情况，用克氏针做临时固定，最终使用相应内植物固定。

TIP 下胫腓联合损伤解剖闭合复位内固定

Matthew P. Sullivan, David P. Barei, Daphne M. Beingessner

病理解剖

下胫腓联合精确的解剖性复位是很难重复实现的。

解决方案

充分了解患者健侧的解剖和影像学图像。

操作技术

- “正确”复位下胫腓联合的第一步是明确“正确”是怎样的。健侧影像学图像至关重要。在复位患侧下胫腓联合前先获取健侧踝关节侧位和踝穴位影像，这些影像可以反映精细的解剖变异（在这例特殊病例中硬币征有缺陷）（图25-36）。
  - 如果医生在定位和摆放患侧肢体前忘记了采集这些图像，可以通过铺巾外旋健侧踝关节获得侧位影像。
- 有限的前外侧入路可以辅助下胫腓联合的复位和固定。
  - 这一入路经典的切口是与第4跖骨轴线一致，位于伸趾肌腱和第3腓骨肌之间。鉴于这种方法的局限性，在透视下定位切口比较有效。
  - 手术切口下皮下组织内通常可见腓浅神经。
- 下胫腓联合前韧带通常在体部撕裂。另外，也可能遇到在Chaput结节或Wagstaffe结节的撕脱。
- 下胫腓关节位于韧带的正后方略上方。
  - 下胫腓关节可通过外踝的轻微侧向移位进入，使用光滑的片状撑开器可能会有帮助。
  - 清理任何嵌入的组织或韧带。
- 用拇指和手指挤压脚踝轻轻复位关节。
  - 对外踝施加指腹压力使其轻微的前后平移并内/外旋转腓骨，应能使其在下胫腓切迹内复位。
  - 直视下观察复位情况。
- 复位后，置入1枚克氏针通过下胫腓联合做临时固定。

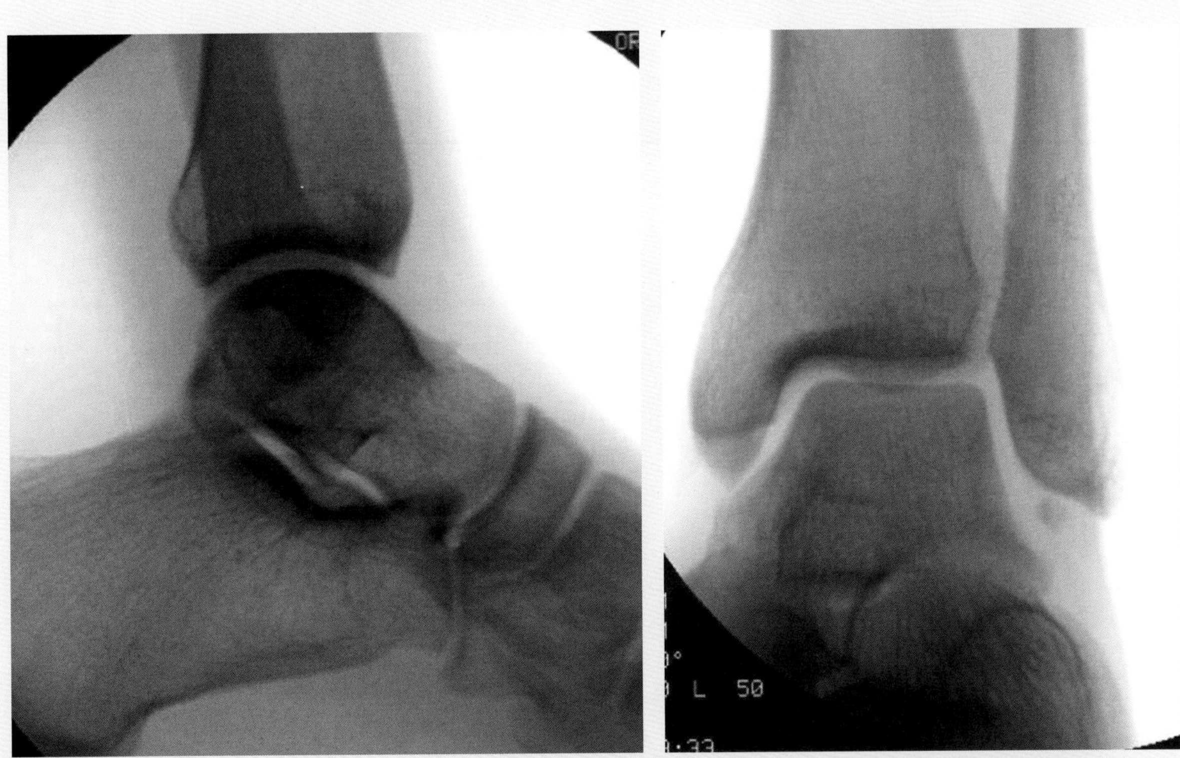

图25-36　患侧踝关节术前透视影像。应该小心获得健侧侧位和踝穴位影像，这些对于术中比较是非常重要的。

- 医生通过透视并与健侧对比确认复位情况（图25-37）。
- 这里比较的临界点是腓骨与胫骨的前后关系（评估前后向平移）和腓骨到胫骨的相对大小（评估腓骨旋转）。
- 只要克氏针将切迹等分，如果在踝穴位透视图像上踝穴显得较宽，并经直接观察证实，则可对下胫腓韧带联合进行适当的内外向压缩。
- 笔者倾向于使用大的可向下旋转的Weber钳，它比四边形关节周复位钳更精确。
  - 使用该复位钳时要尽量避免过度加压(图25-38)。

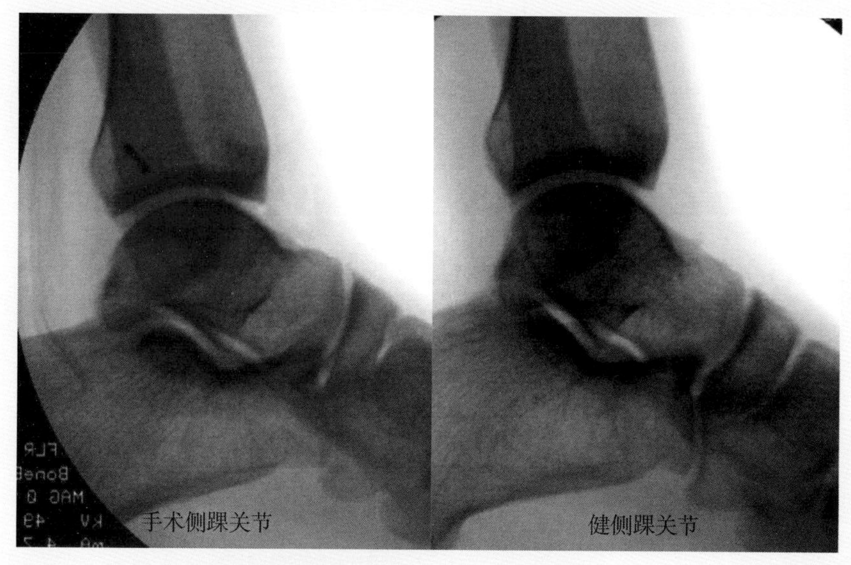

图25-37 在下胫腓联合复位后，置入1枚克氏针临时固定，并与健侧踝关节比较复位情况。特别要注意的是胫骨前后皮质与腓骨皮质之间的关系。与健侧相比，手术侧可见对称的复位。

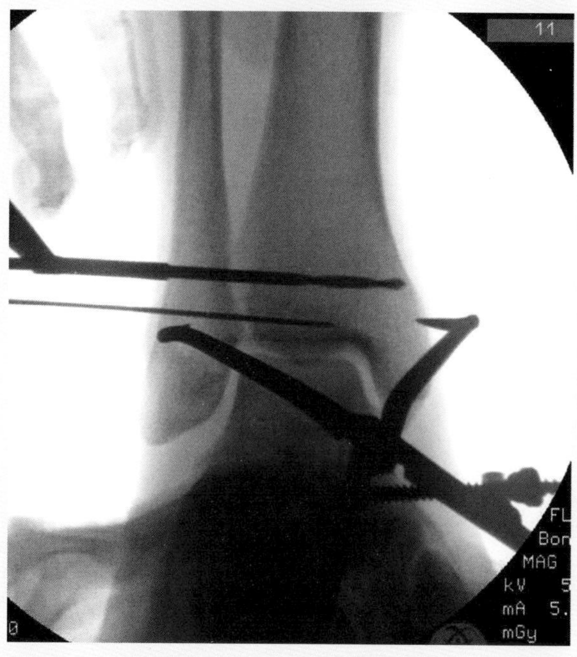

图25-38 在固定时使用一个大的旋转Weber钳可以提供精确而适度的加压，而跨下胫腓韧带联合的克氏针可以防止腓骨在切迹内的前移。

- 此时，医生可以有多种固定结构选择；最后，在关闭伤口前最终的透视影像要与健侧比较（图25-39）。

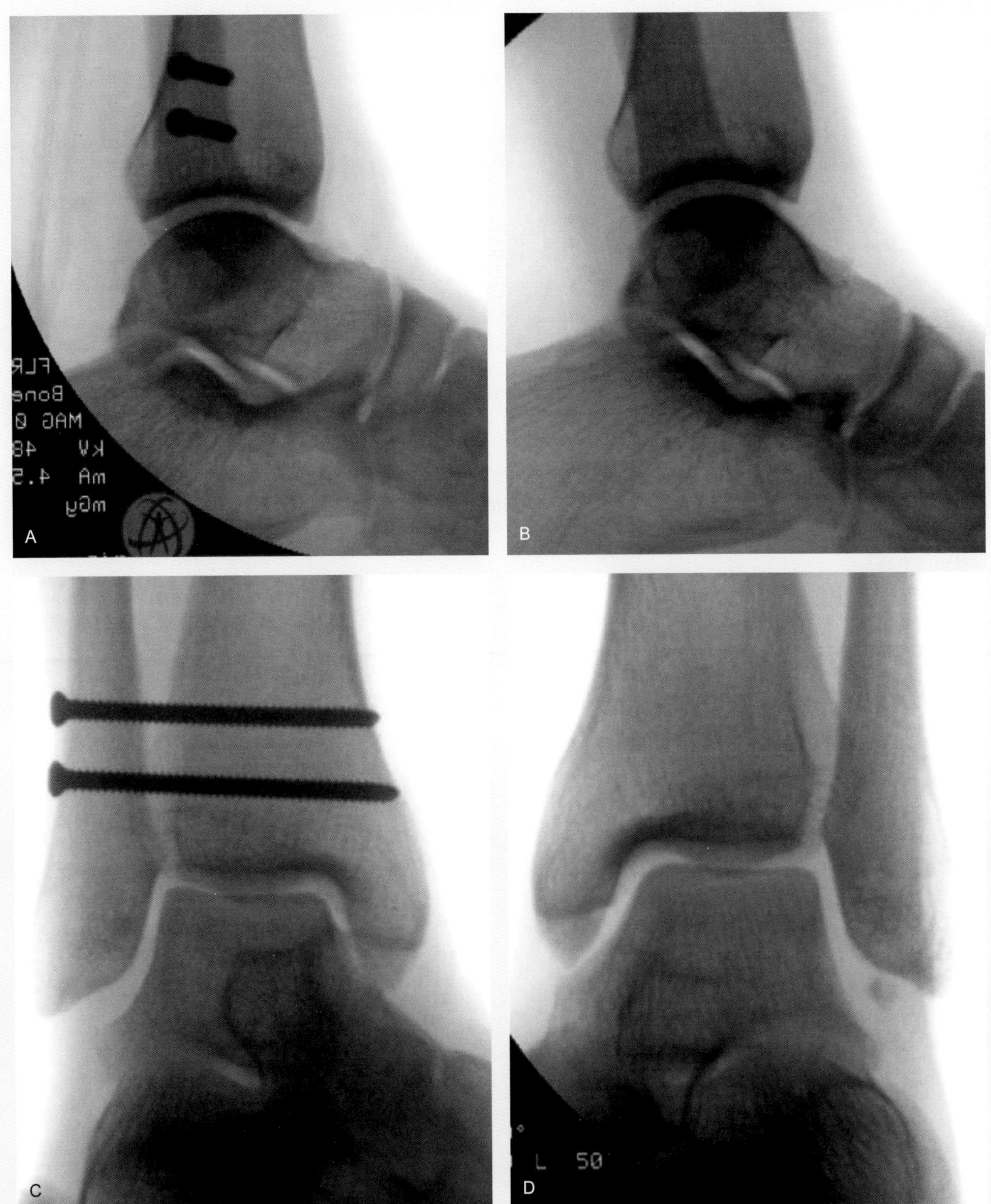

图25-39　最后透视的影像（侧位和踝穴位）要与健侧比较以确认获得了下胫腓联合的解剖复位。

- 通过外侧或后外侧腓骨钢板所置入螺钉的尖端会穿出，顶到下胫腓切迹，进而影响腓骨和下胫腓关节的复位（图25-40）。
- 如果下胫腓联合损伤为前联合韧带的胫骨止点撕脱骨折（Chaput或Tillaux-Chaput结节骨折块），应行开放复位并用小的钩钢板固定，这样可保证韧带的解剖修复（图25-41）。
- 如果下胫腓联合处胫骨或腓骨端为粉碎性骨折，则联合处可能会被加压过紧（图25-42）。

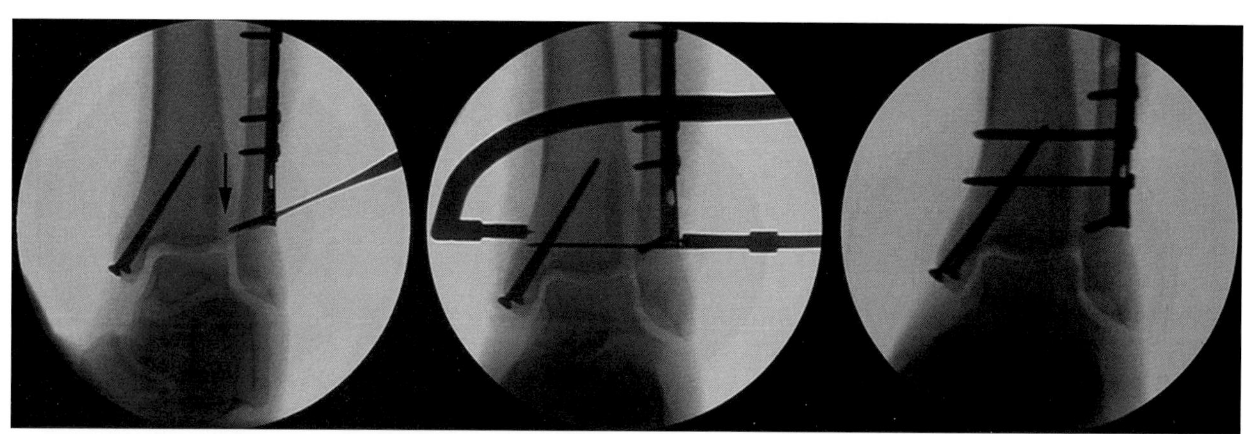

图25-40 腓骨1/3管型钢板远端的长螺钉阻碍了下胫腓联合的解剖复位（左图箭头所示）。注意尽管胫距关节面较平行，但下胫腓联合间隙明显增宽。此时对下胫腓联合进行开放复位，并将远侧的螺钉换短（中图）。下胫腓联合已经固定，去除复位钳（右图）。

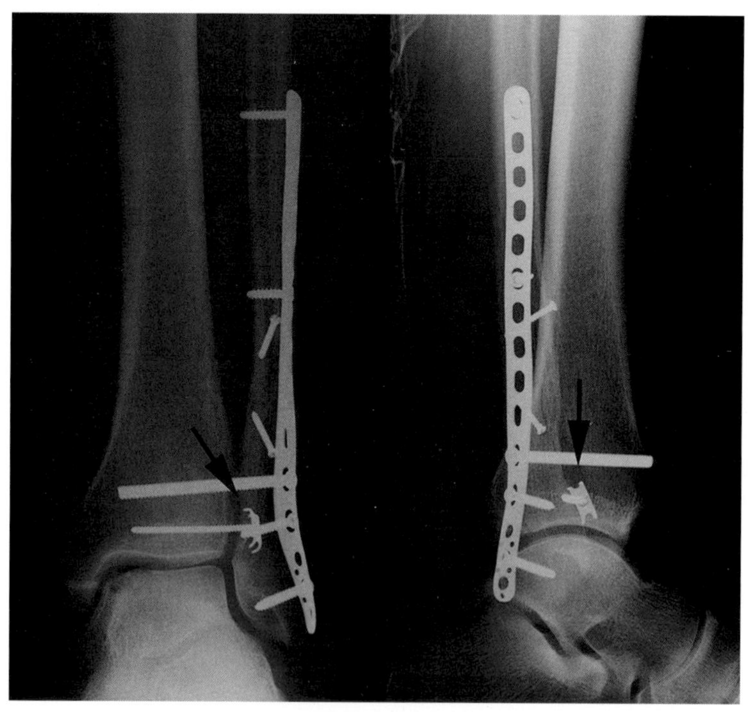

图25-41 切开复位撕脱型下胫腓联合损伤，可用小的钩钢板固定，其由3孔2.0 mm直钢板制作而成（箭头处）。下胫腓螺钉跨4层皮质固定。

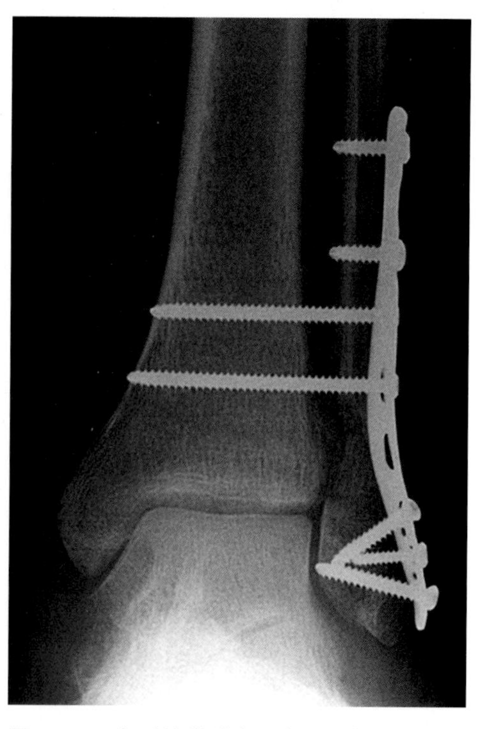

图25-42 当下胫腓联合区有明显的粉碎性骨折时一定要引起注意。如果在胫骨、腓骨的任何一侧呈粉碎性骨折，则下胫腓联合处可能会被加压过紧。

TIP 中和钢板固定踝关节下胫腓联合

Jessica Hooper, Nirmal C. Tejwani

病理解剖

踝关节下胫腓联合损伤最常见的原因是踝关节背屈位过度外旋，导致骨间韧带复合体的破坏（图25-43，图25-44）。

将腓骨解剖复位于胫骨的切迹上并牢固固定以限制腓骨旋转，这是成功治疗这类损伤两个重要方面。

解决方案

- 固定下胫腓联合的理想方法应该是能够提

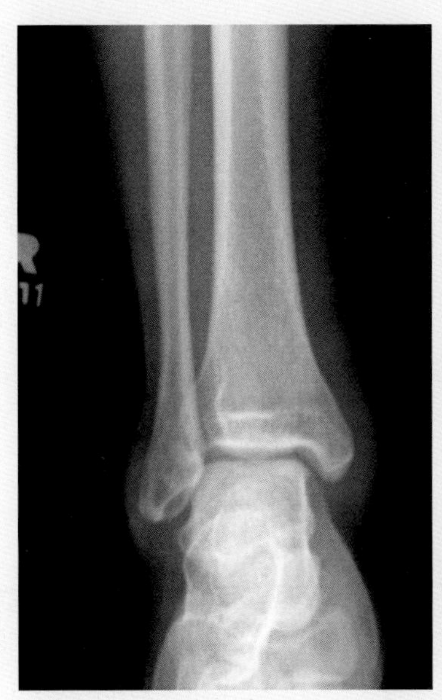

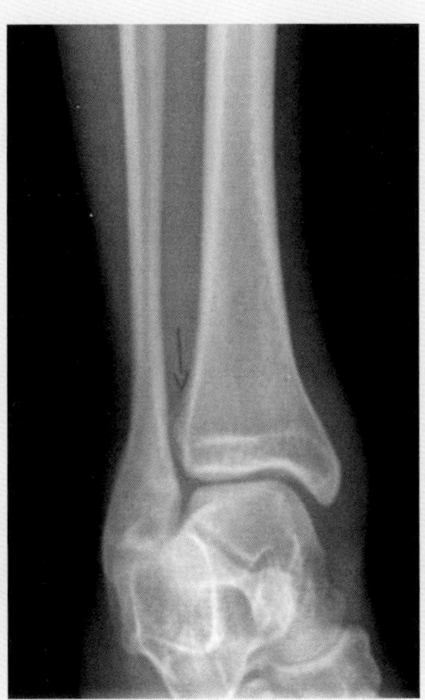

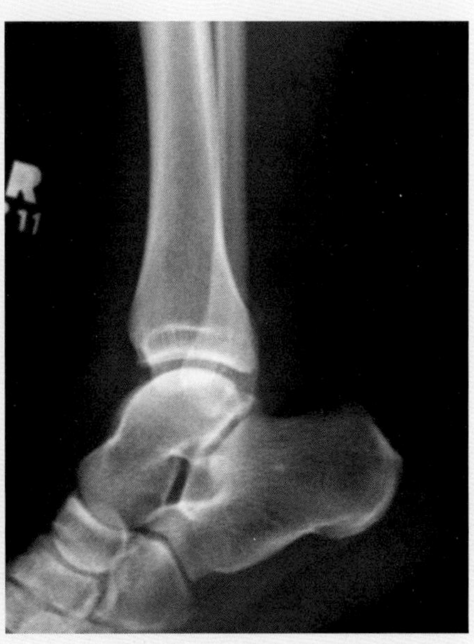

图25-43 损伤透视影像，从左到右分别为右侧踝关节的前后位、踝穴位和侧位影像显示没有骨折。在踝穴位上可见下胫腓的重叠缺失提示下胫腓联合韧带损伤。

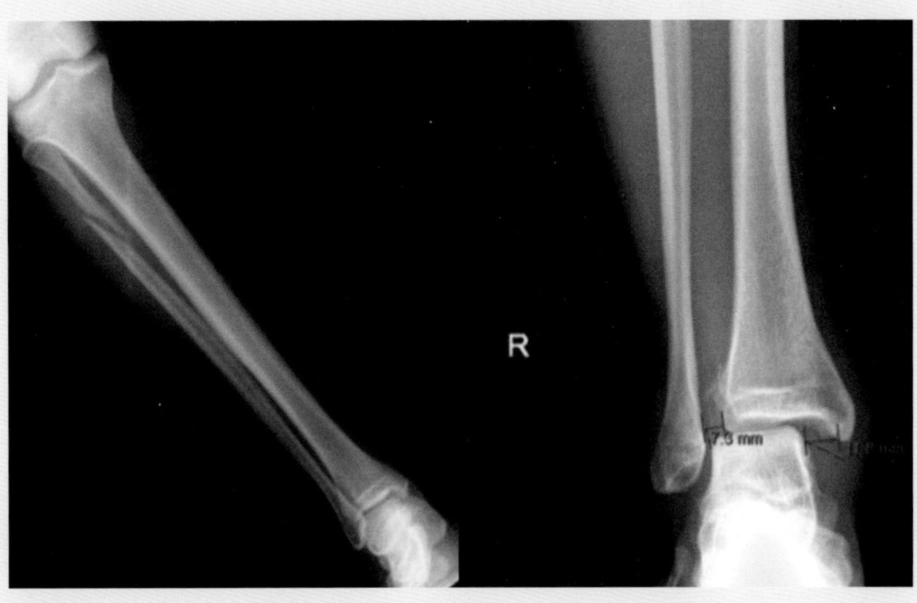

图25-44 左侧，损伤侧小腿透视影像显示斜行Weber C型高位腓骨骨折。右侧，右侧踝关节的应为影像示下胫腓联合撕裂及踝关节内侧间隙的增宽。

供固定并且不影响踝关节活动，这取决于对下胫腓关节的解剖复位。
  - 当使用螺钉时，应将螺钉居中于腓骨内，以避免偏心放置而造成皮质骨折和内固定失效的风险。
- 我们提出了一种可重复的方法，用于复位和固定单纯的下胫腓联合韧带损伤，使用短的（两孔或三孔）1/3管型钢板应用于腓骨后外侧表面，允许安全地解剖复位和最佳的螺钉放置。

操作技术

- 患者仰卧于标准手术台上。麻醉诱导后，在同侧髋关节下放置垫枕，以消除肢体外旋。在术侧腿下放置一个透光垫，以方便术中透视。透视检查以获得踝关节的真实踝穴位（约15°内旋转）视图。保持踝关节中立位背屈，使用一个大的骨复位夹将腓骨置于正中，保持腓骨复位于胫骨切迹。透视检查复位情况。
- 此后，在距离踝关节近端约2 cm处的胫骨远端前方放置一个不透光的直线器械或钻头。提示：使用透视引导，使器械与踝关节踝穴平行，并在皮肤上画一条线。所有螺钉置入完毕之前，没有必要再进行透视检查。
  - 画在皮肤上的线代表期望的下胫腓联合螺钉的横向轨迹，它为手术医生提供了视觉检查，从而缩短了手术时间和减少了辐射暴露。
  - 直接在这条线的外侧，在腓骨后外侧做一个3~4 cm纵向切口。如果遇到腓浅神经，要保护它。在骨膜外显露腓骨。
  - 小技巧：将短（两孔/三孔）1/3管型钢板固定在腓骨后外侧，以平行于踝穴的线为中心。
- 使用短钢板比联合螺钉或纽扣钢板固定有以下几个优点：
  - 钢板作为一个垫圈，对一个或多个螺钉施加均匀的压力。
  - 三孔钢板可能比两孔钢板更可取，因为它允许中心孔用于夹具的放置，以保持螺钉在骨的中心。
  - 中心位放置螺钉可以防止过前或过后放置时导致的腓骨皮质骨折和相关的下胫腓联合固定丢失。
  - 在腓骨上稍后外侧放置钢板可以减少内固定突出，并有助于螺钉垂直于下胫腓联合。
  - 如果使用三孔钢板，在中心孔放置一个小的尖复位钳，以保持钢板在骨头的中心位置。如果使用双孔钢板，使用一个小锯齿形复位钳将钢板固定在腓骨上，注意保持钢板在骨的中心位置。
  - 在正常骨中，以三皮质方式将两枚3.5 mm的皮质螺钉穿过钢板的近端和远端孔（图25-45，图25-46）。
    - 螺钉的轨迹应与画的代表踝关节踝穴的线平行，并在前后位X线片上从后外侧向前内侧方向，与切迹垂直交叉。获得踝关节的完整透视（前后位、踝穴位和侧位视图），以确保下胫腓联合解剖复位，内固定位置适当。
    - 在骨质量差的患者（如骨质疏松、骨软化症等）和感觉改变的患者（如伴有周围神经病变的糖尿病患者）中可考虑使用四皮质固定。
  - 如果需要固定内踝，就像真正的Maisonneuve骨折一样，可以很容易地与下胫腓联合固定技术结合，而不需要修改任何一种固定技术（图25-47，图25-48）。

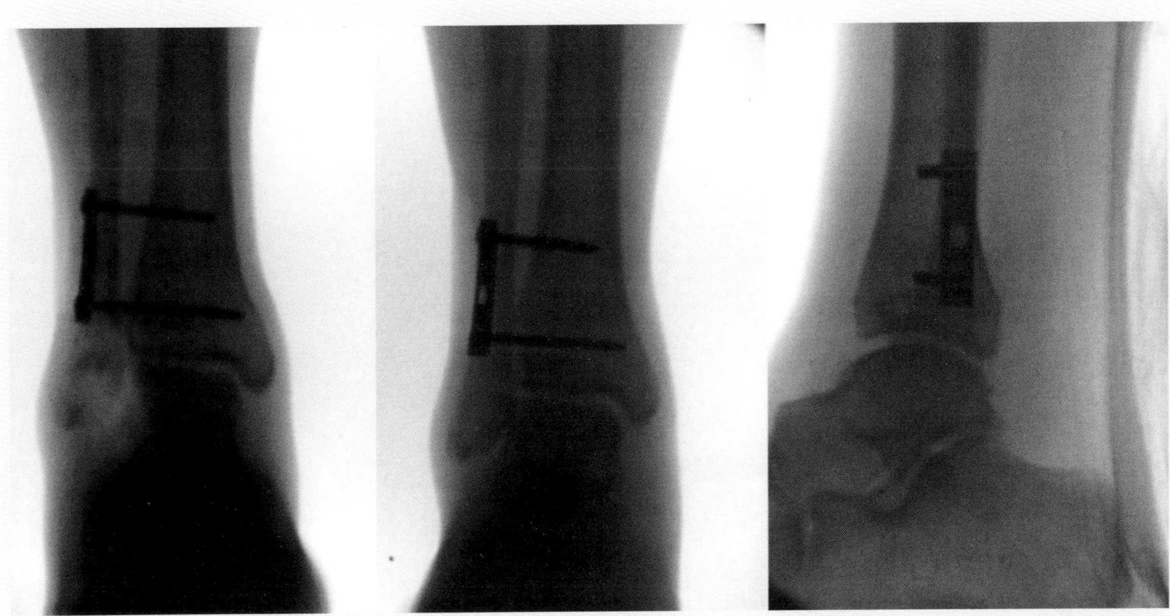

图25-45 使用一块三孔钢板和两枚3.5 mm三层皮质螺钉固定下胫腓联合的透视影像。从左到右，踝关节前后位、踝穴位和侧位透视影像显示下胫腓联合复位、踝穴位复位及螺钉平行于踝穴。

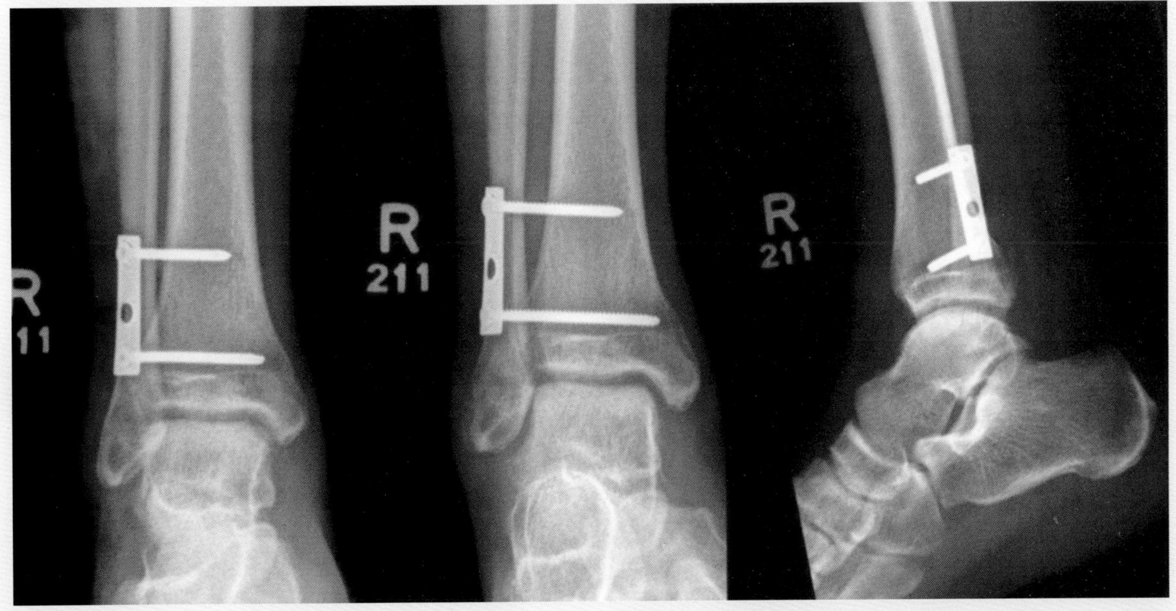

图25-46 病例1：下胫腓联合固定后6周。从左到右，踝关节前后位、踝穴位和侧位透视影像显示内固定置入位置合适且下胫腓联合复位未丢失。

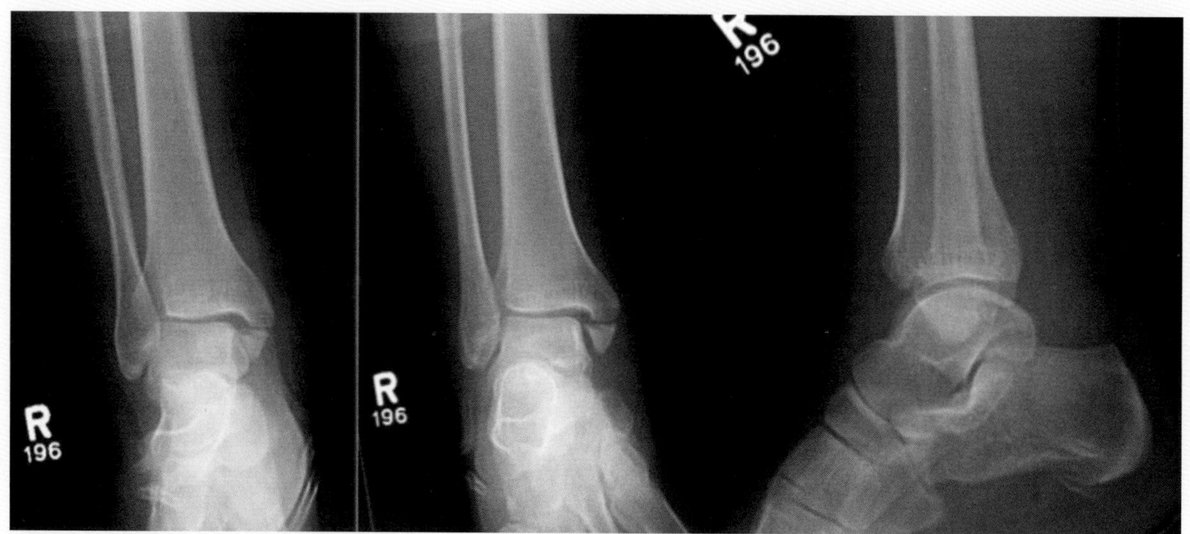

图25-47 患侧踝关节影像。从左到右，踝关节前后位、踝穴位和侧位透视影像显示内踝横行骨折。

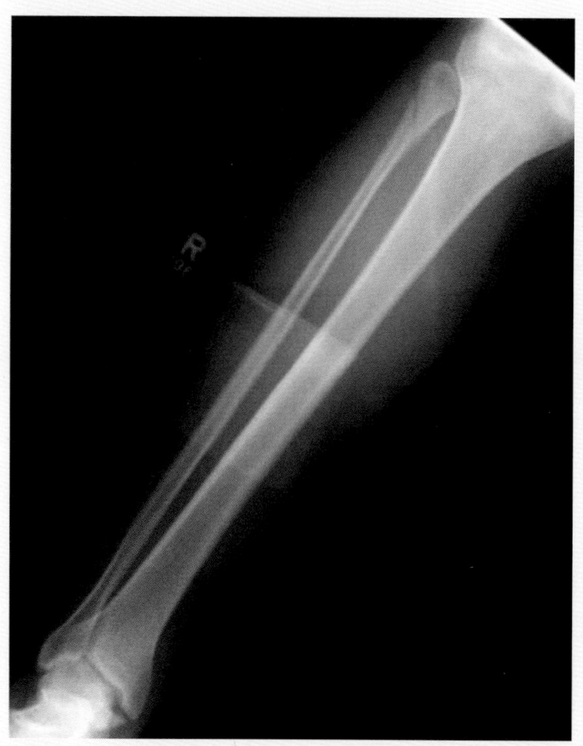

图25-48 患腿影像。右侧胫腓骨前后位影像显示腓骨斜行骨折和内踝横行骨折。不需要应力位摄片。两个骨折同时存在骨折表明下胫腓联合撕裂，损伤能量从内踝传导到腓骨近端。

- 我们建议最先对内踝进行固定，以便在踝关节踝穴位视图上更准确地评估下胫腓联合复位情况。
- 内踝螺钉为下胫腓韧带联合螺钉提供了一个“门柱”，是判断其轨迹的另一个视觉线索（图25-49，图25-50）。
- 一旦切口闭合，将患者置于短腿夹板中。夹板应保持在适当的位置2周，这时拆除缝合线，将患者置于CAM靴中，以允许踝关节活动范围。
- 术后患者应保持6周的无负重状态，然后在耐受范围内可过渡到负重状态。

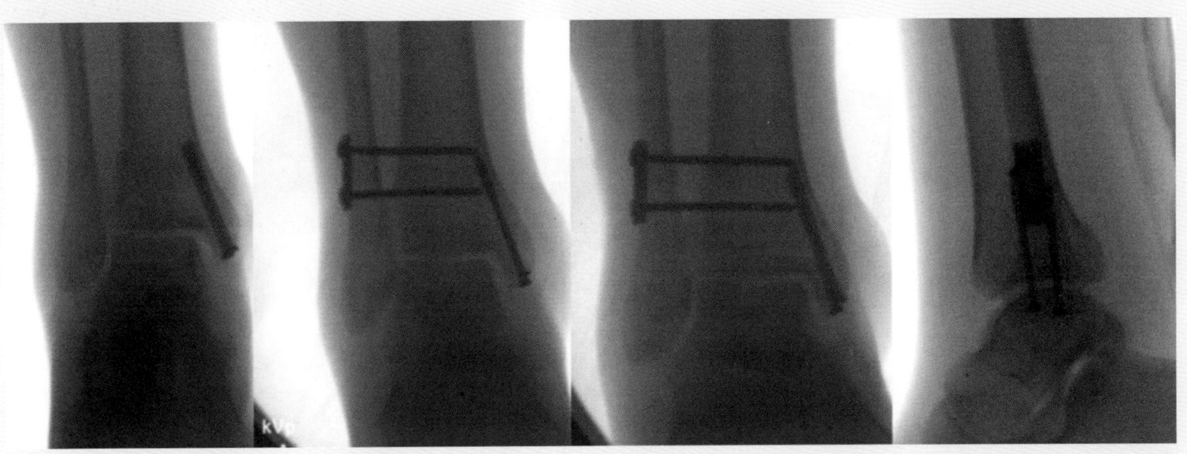

图25-49　右踝透视影像。左侧，2枚螺钉固定内踝骨折后的踝穴位影像。内踝骨折固定以及两孔钢板固定下胫腓联合后的前后位、踝穴位和侧位影像。

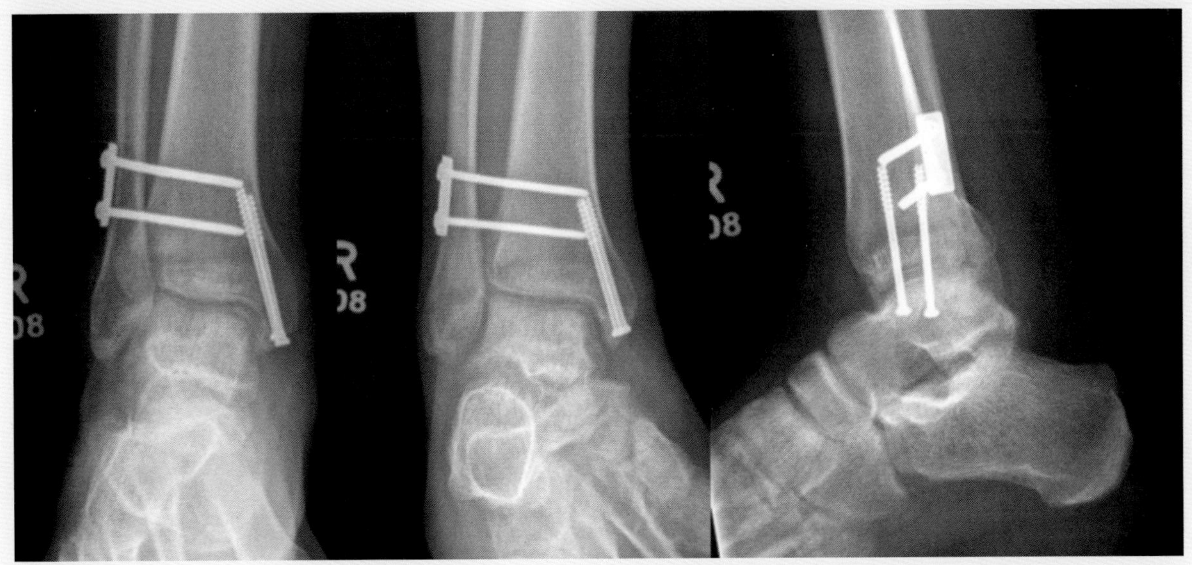

图25-50　病例2：术后6周。从左到右，前后位、踝穴位和侧位影像显示内固定位置适当且没有复位丢失。

骨质疏松骨固定的注意事项（图25-51，图25-52）

- 用经下胫腓联合螺钉加强腓骨钢板固定。
- 腓骨双钢板固定。
- 可考虑使用锁定钢板。
- 使用多枚下胫腓联合螺钉通过钢板固定。
- 使用双皮质方式固定内踝骨折。
- 钳夹复位时要轻柔，避免将骨块夹碎。

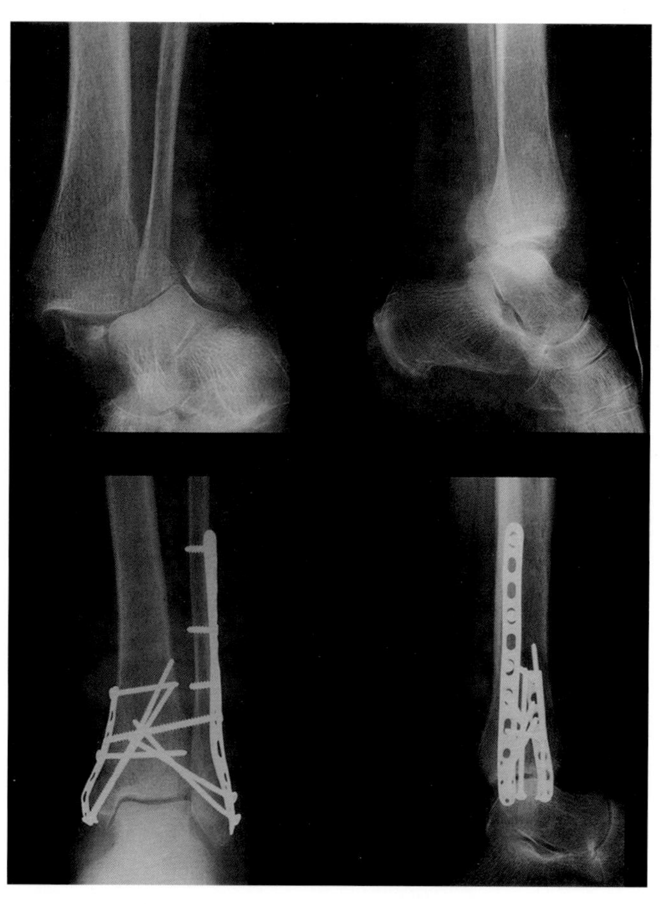

图25-51 在该骨质疏松性踝关节骨折脱位病例中，应用内侧钢板和多枚经下胫腓联合螺钉来加强固定。

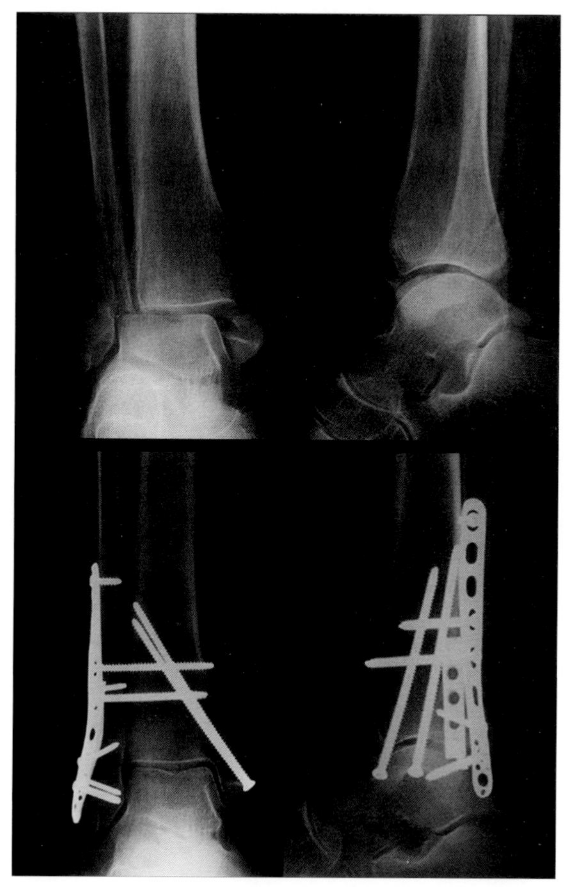

图25-52 用同样方法加强固定的另一个骨质疏松性踝关节骨折病例。

David P. Barei, Daphne M. Beingessner, Michael L. Brennan, Matthew Garner, Michael F. Githens, Sean E. Nork

第26章

距骨骨折

Talus Fractures

无菌器械与设备

- 止血带（必要时）。
- 头灯。
- 小号点式复位钳（Weber钳）。
- 牙科骨钩和骨膜剥离器。
- Schanz钉（2.5~4.0 mm）。
- 通用牵开器或外固定器（小）。
- 内踝截骨时需微型摆锯。
    - 3.5~4.0 mm骨松质螺钉或骨皮质螺钉用于截骨后固定。
- 内植物：
    - 微型螺钉、微型钢板及螺钉（2.0 mm/2.4 mm/2.7 mm/3.5 mm）。
    - 自体骨、异体骨或其他骨替代物用于填充骨缺损。
- 克氏针和电钻。

患者体位和透视影像

- 患者取仰卧位，患足置于可透视手术台上。
- 患肢臀下垫高。
- 3个位置摄片观察距骨骨折复位情况：距骨/踝侧位片、Canale位及踝穴位。
- 计划行后内侧或后外侧入路治疗距骨体后段骨折时可以采用俯卧位。

手术入路

- 内外联合入路治疗距骨颈骨折[1]。
    - 因为从单侧入路的来推断距骨另一侧的复位情况很难评估，所以两侧入路不可避免。
- 前外侧切口与足第4跖骨一致（图26-1，图26-2）。
    - 锐性分离，全层皮瓣。
    - 避免暴露切口近侧的腓浅神经。
    - 经趾长伸肌腱和趾短伸肌腱之间的间隙。
        - 一般来说，向跖/外侧牵拉短肌组织。
        - 避开足背动脉分支、EHB和EDB肌支，跗骨外侧动脉。
    - 将前间室肌腱向内侧牵拉。
    - 牵开或切除跗骨窦脂肪。
    - 视野应包括距骨外侧穹窿、距骨外侧突、距骨颈外侧、距骨头外侧和距骨外侧关节。
    - 从足底到距骨外侧突的解剖可到达距下关节的后关节面，便于骨和软骨碎片的复位和/或清创。
- 前内侧入路位于胫前和胫后肌腱之间（图26-3，图26-4）。
    - 从内踝前侧到舟骨。
    - 保护三角韧带。
    - 避免足底剥离。
    - 切开距舟关节囊，距内侧动脉近端。
    - 暴露距骨颈背内侧和距骨体内侧。

- 暴露范围包括距骨顶内侧、距骨颈内侧和距骨头。
  - 牵开关节囊和背侧软组织可见距骨穹窿的前部至外侧。
- 根据骨折类型，如需行内踝截骨应先设计好切口。

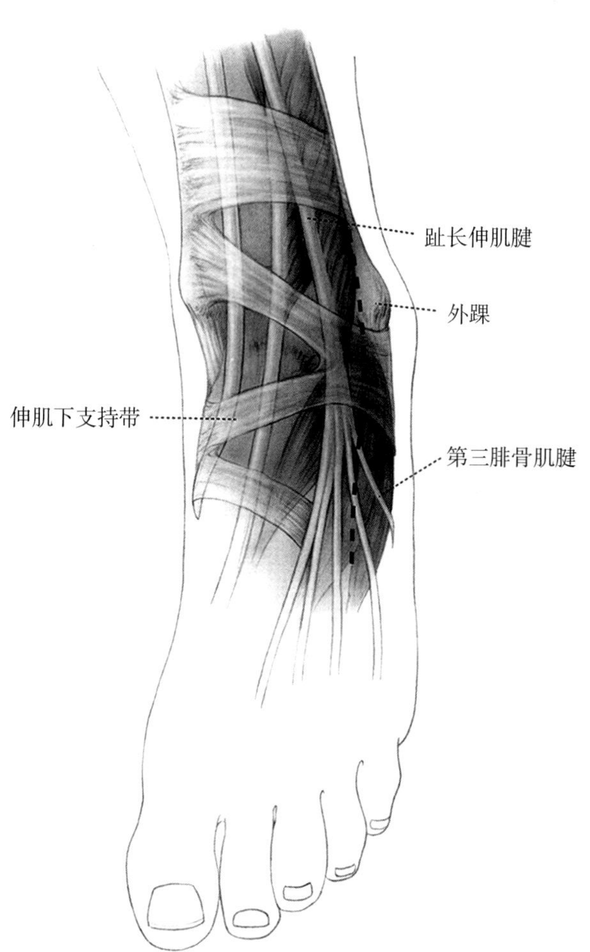

图26-1 用于距骨骨折的前外侧入路切口［经允许引自Vallier HA, Nork SE, Benirschke SK, et al. Surgical treatment of talar body fractures. *J Bone Joint Surg Am*. 2004; 86(1 suppl 2): 180-192］。

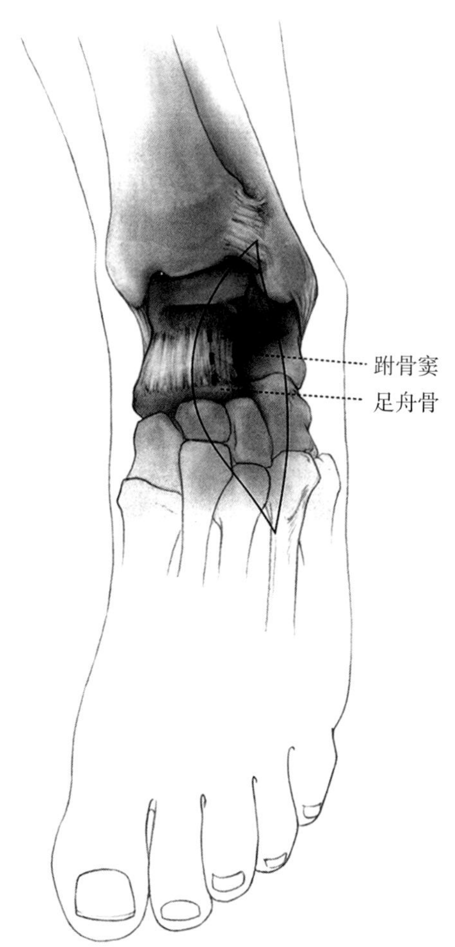

图26-2 前外侧入路深部剥离［经允许引自Vallier HA, Nork SE, Benirschke SK, et al. Surgical treatment of talar body fractures. *J Bone Joint Surg Am*. 2004; 86(1 suppl 2): 180-192］。

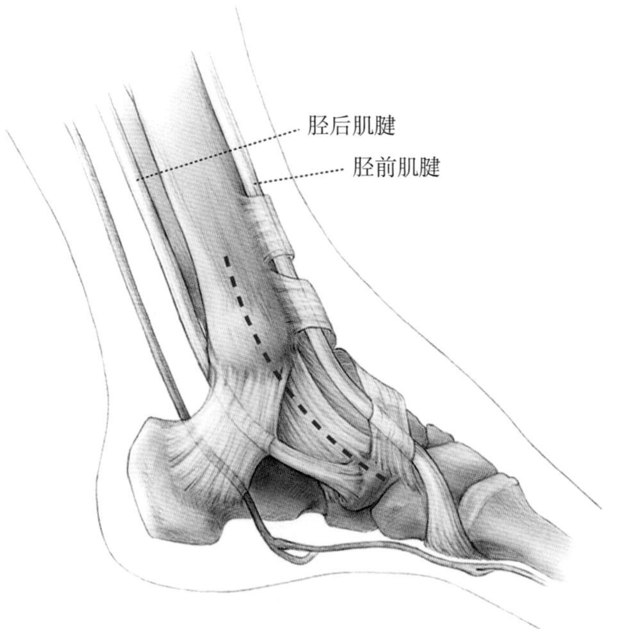

图26-3　前内侧切口［经允许引自Vallier HA, Nork SE, Benirschke SK, et al. Surgical treatment of talar body fractures. *J Bone Joint Surg Am*. 2004; 86(1 suppl 2): 180-192］。

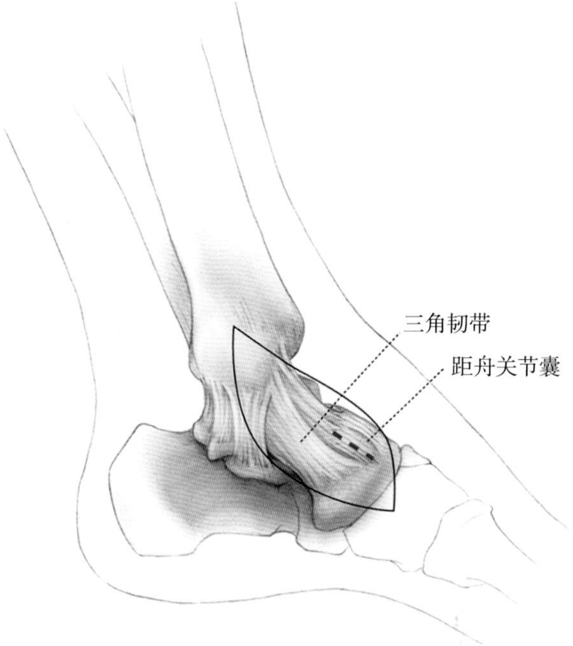

图26-4　前内侧入路深部剥离［经允许引自Vallier HA, Nork SE, Benirschke SK, et al. Surgical treatment of talar body fractures. *J Bone Joint Surg Am*. 2004; 86(1 suppl 2): 180-192］。

TIP 前外侧和前内侧入路

Matthew Garner, Daphne Beingessner

病理解剖

- 距骨血供：
  - 距骨颈和距骨体骨折常常导致血供的中断。
  - 在手术时一定要注意减少对其血供的医源性损伤，以避免骨折不愈合和缺血坏死的风险。
  - 距骨体和距骨颈由三条动脉分支供血：
    - 胫后动脉。
      - 跗骨窦动脉（主要供血）。
        - 供应距骨体大部分。
      - 胫后动脉三角支。
        - 在距骨颈或体部移位骨折中，通常是唯一完整的动脉血液供应。
        - 支配距骨体内侧。
    - 胫前动脉（足背支）。
      - 直接供应距骨头颈部。
    - 腓动脉穿支。
      - 跗骨窦的动脉供应距骨头颈。

解决方案

在距骨颈骨折固定前，使用保留血管的手术入路和小型万能牵引器或外固定支架来恢复长度和力线。

操作技术

- 内侧和外侧入路联合使用（Vallier HA，et al. *J Bone Joint Surg*. 2003；85A：1716-1724）。
  - 因为从单一入路的一侧推断距骨对面的复位情况是很难评估的，所以联合入路不可避免。
- 从前外侧入路开始。
- 前外侧入路：

- 切口与足部第4跖骨轴线一致（图26-1）。
- 锐性分离，全层皮瓣。
- 在切口近侧注意避开腓浅神经。
- 从趾长伸肌腱和趾短伸肌腱之间的间隙进入。
  - 一般来说，通常向跖/外侧牵拉短肌。
  - 避开足背肌支、EHB和EDB肌支和跗骨外侧动脉。
- 将前间室肌腱向内侧牵拉。
- 牵开或切除跗骨窦脂肪。
- 视野应包括距骨外侧穹窿、距骨外侧突、距骨颈外侧、距骨头外侧和距腓关节。
- 从足底到距骨外侧突的解剖可到达距下关节的后关节面，便于骨和软骨碎片的复位和/或清创。

• 内侧切口定位：
  - 通过前外侧切口放置骨膜剥离器，穿过骨折的距骨颈至内侧软组织（图26-5）。
  - 在骨膜剥离器下方标记内侧切口。

• 前内侧入路（图26-3，图26-4）。
  - 胫前肌腱和胫后肌腱之间的间隙。
  - 从内踝前侧到舟骨。
  - 保护三角韧带及其血液供应。
  - 避免进行足底剥离。
  - 切开距舟关节囊，位于内侧跗骨动脉近端。
  - 暴露距骨颈背内侧和距骨体内侧。
  - 暴露范围包括距骨顶内侧、距骨颈内侧和距骨头。
    - 牵开关节囊和背侧软组织可见距骨穹窿的前部至外侧。
  - 根据骨折类型，如需行内踝截骨应先设计好切口。

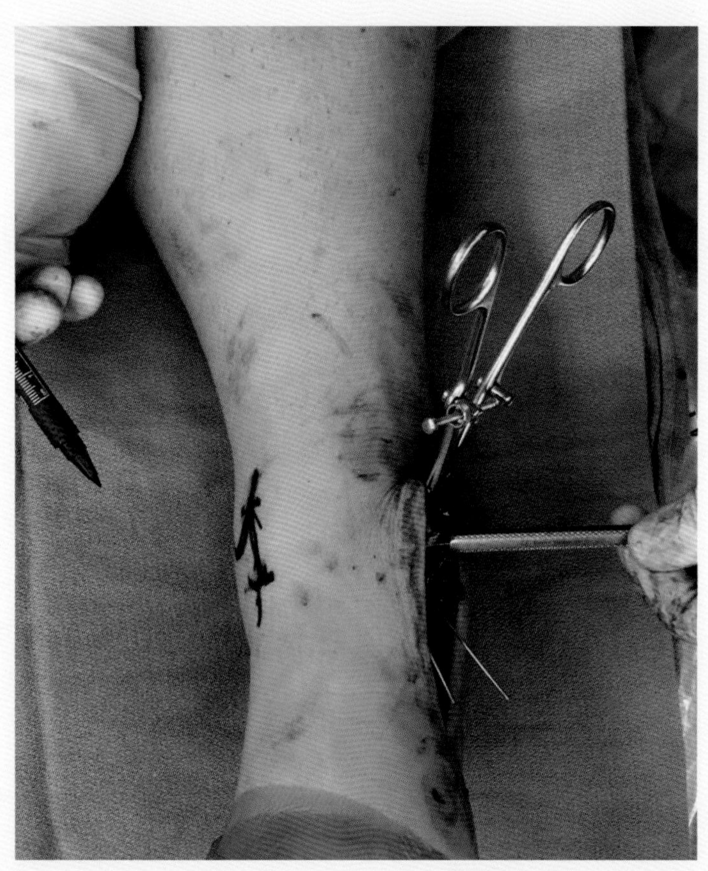

图25-5 通过前外侧切口使用骨膜剥离器通过距骨颈前方定位内侧切口水平。

- 后内侧入路：
  - 用于距骨体骨折后侧及后内侧突骨折。
  - 当使用撑开器，可以看到距骨体的后面大半。
    - 通过腓肠肌收缩可进一步改善暴露。
  - 患者取仰卧位，患足置于可透视手术台上。
  - 在俯卧泡沫斜坡或毯子斜坡上抬高术侧肢体，以方便侧位透视成像。
  - 切口正好在跟腱内侧，不进入腱旁肌（图26-6）。
  - 将跟腱向外侧牵开，露出FHL的肌腹（图26-7）。
  - 将FHL连同所有后部深间室内容物内侧抬高并牵开。
  - 切开踝关节囊，露出距骨后部（图26-8）。

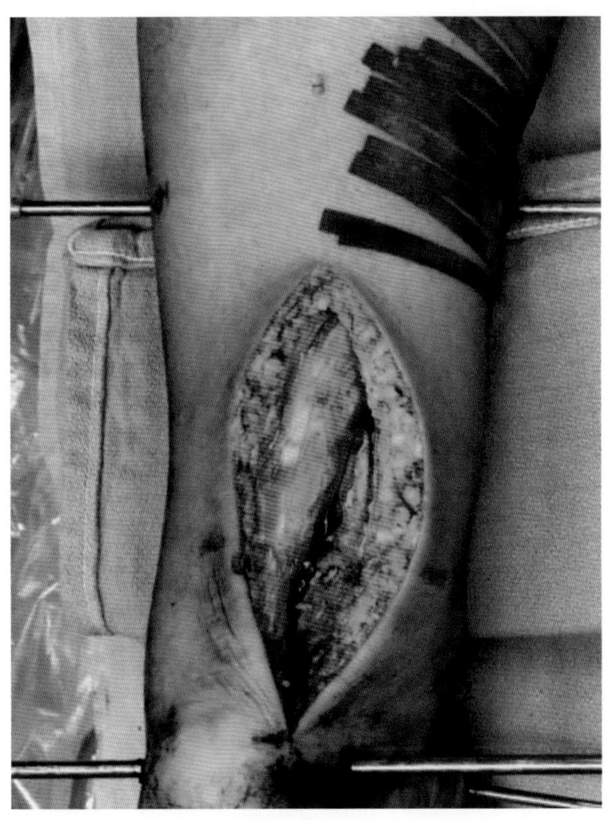

图26-6 切口正好在跟腱内侧，不进入腱旁肌。

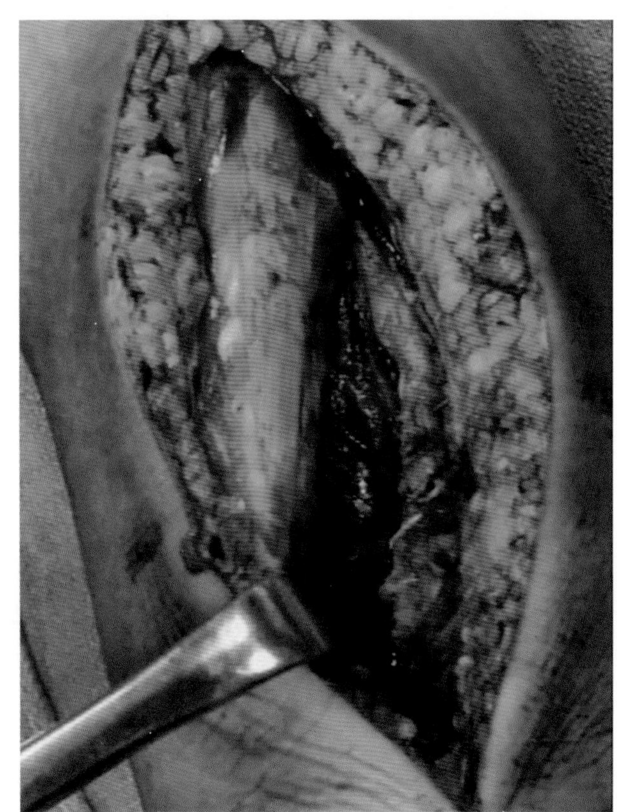

图26-7 将跟腱向外侧牵开，露出FHL的肌腹。

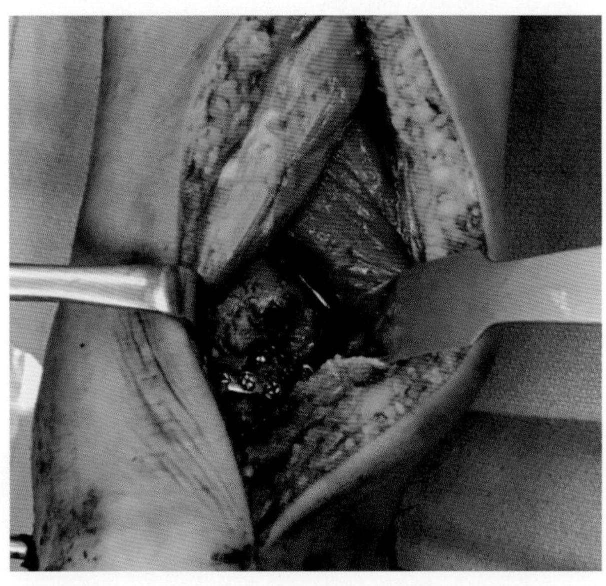

图26-8 将跟腱向外侧牵开，露出FHL的肌腹，将FHL连同所有后部深间室内容物内侧抬高并牵开暴露胫距关节和距下关节囊。

    - 用克氏针穿过胫骨后踝的切口以保持对FHL的牵引。
    - 踝关节背屈伴牵引暴露了距骨体的大部分。
    - 医生可以从该入路观察到胫距关节和距下关节。

复位和固定技术

脱位距骨体复位

- 距骨体通常向后内侧脱位，靠近跗管内的血管、神经及肌腱组织。
- 很难在患者清醒状态下进行复位，但在急诊室时可以在镇静状态下尝试复位。
- 基本步骤如下：
    - 膝关节屈曲使腓肠肌放松。
    - 做跟骨纵向牵引。
    - 反牵引作用于股骨远端后方。
    - 将跟骨置于外翻位。
    - 直接将距骨体压向踝穴。
- 如上述方法不成功，则：
    - 可以使用对称的外固定支架以留出充足的空间复位脱位的距骨体。
    - 置入经跟骨的Schanz钉。
    - 置入双皮质胫骨干Schanz钉（内侧和外侧）。
    - 构建双平面框架，将胫骨外侧钉连接到跨跟骨外固定的外侧，将胫骨内侧钉连接到跨跟骨外固定钉的内侧。
    - 内侧和外侧开放式加压-牵引装置在跟骨和胫骨平台之间形成对称的、可控的撑开以接受距骨体。
- 如上述方法不成功，则：
    - 确保外固定支架提供的牵引力是足够的。
    - 采用前述的两个入路进行（前外侧和前内侧）。
    - 如果存在软组织嵌顿，这可能会阻碍复位。
    - 用骨钩或将Schanz针插入距骨体的非关节面，直接对胫骨体进行操作。
- 如上述方法还不成功，则：
    - 进行内踝截骨（很少用）。

距骨颈

- 通过对合骨折线进行复位。骨折线常见于外侧或内下侧，而压缩或粉碎骨折常见于背内侧。
- 有时垂直的距骨颈骨折会横穿距骨体前方的软骨关节面。
    - 通常软骨关节面的对合表明复位满意。
- 想直视下观察复位情况，需做内侧和外侧两个切口。
    - 微小的旋转和成角畸形可从两侧观察发现。
- 正确理解距骨与足部周围的解剖关系，才能在透视下准确复位。
    - 前后位X线片上的距骨轴线。
        - 通常复位不良表现为内翻畸形。
    - 侧位X线片上的距骨轴线。
        - 通常复位不良表现为背伸，特别是在高能量损伤时。
        - 这些高能量损伤通常要用三皮质植骨块或骨松质来填充压缩区或粉碎区以恢复距骨-第1跖骨角。
        - 无论正位还是侧位，距骨-第1跖骨角几乎平行。
    - 前、中关节面在距骨头上，后关节面在距骨体上。
        - 摄片确定这些关节面是否平整。
    - 相邻或不相邻侧突骨折常与距骨颈骨折相关。
        - 侧突骨折应尽可能复位和固定。
        - 如果颈部骨折累及外侧突，可考虑将前外侧切口近端稍微偏向足底。这将改善侧突的显露，而不影响到颈部的暴露。
        - 暂时用多根小克氏针固定。
        - 使用2.0 mm T形钢板固定。
        - 如果侧突为多段骨折，克氏针应被切断、弯曲和埋入，作为最终固定的一部分。
- 处理周围粉碎性骨折。
    - 较难处理。
    - 可用小的外固定支架从胫骨远端内侧和足舟骨内侧部之间，以及腓骨和足舟骨外侧部之间撑开，可以恢复距骨颈长度和成角。
    - 透视下复位跟距关节的前中关节面（即头部

关节面）和后关节面（即体部关节面）。

- 当这些关节面平整后，距骨颈的长度也就恢复了。

临时固定

- 用多枚克氏针自前内侧和前外侧行逆行固定。
  - 避免将克氏针打入腓骨或进入胫距/距下关节。
- 用股骨撑开器和Schanz钉在胫骨远端内侧和楔状骨之间撑开，可帮助暴露及复位（图26-9）。
- 可以用Weber钳对距骨颈骨折加压复位。
  - 复位钳后尖从内踝后侧置入，要注意避免损伤血管、神经及肌腱（图26-10）。
- 当处理距骨体骨折受限于近端的距骨颈骨折（或伸至胫距关节前部），为便于骨折复位，应先将距骨体固定住。
  - 将足置于跖屈位可将骨折部位暴露出来（这样避免了胫骨前唇的遮挡）。
  - 足跖屈位用1枚或2枚斯氏针通过胫骨或腓骨固定在距骨体上（避开负重关节面）。
  - 由于只有一个骨折碎片可以自由移动，因此可以方便地将中足复位到稳定的后足上。
- 克氏针通过两侧切口横向穿过距骨头，以便复

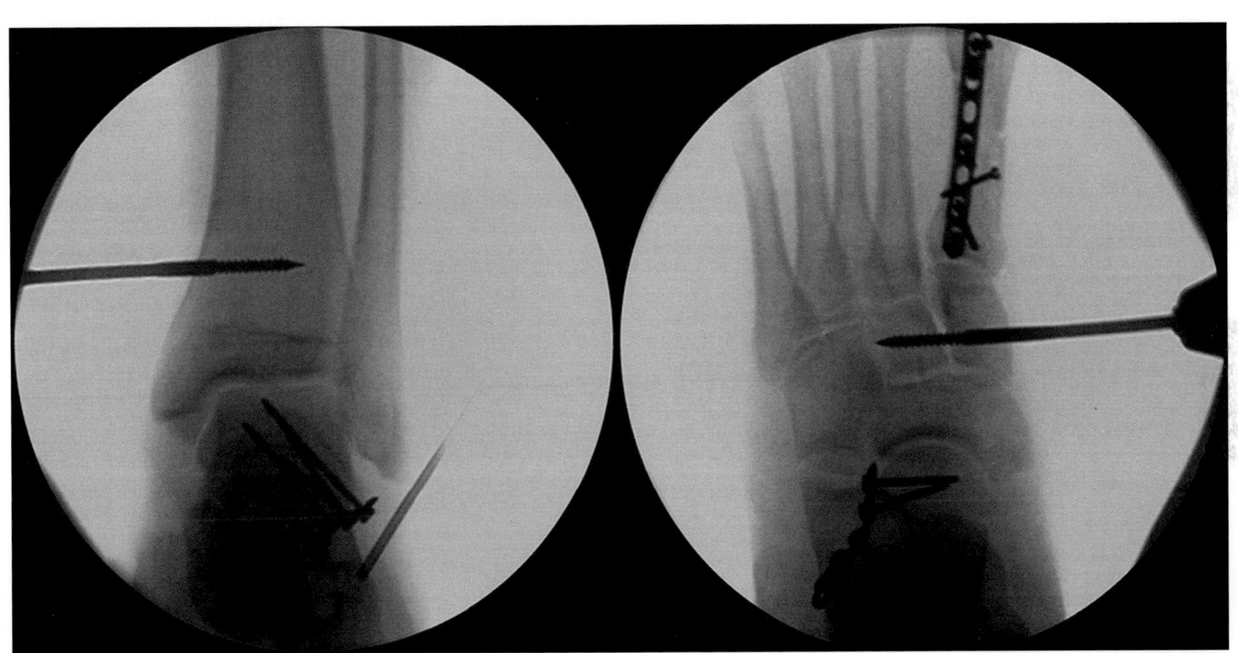

图26-9 通用撑开器置入胫骨与足中部可用于恢复距骨颈长度。

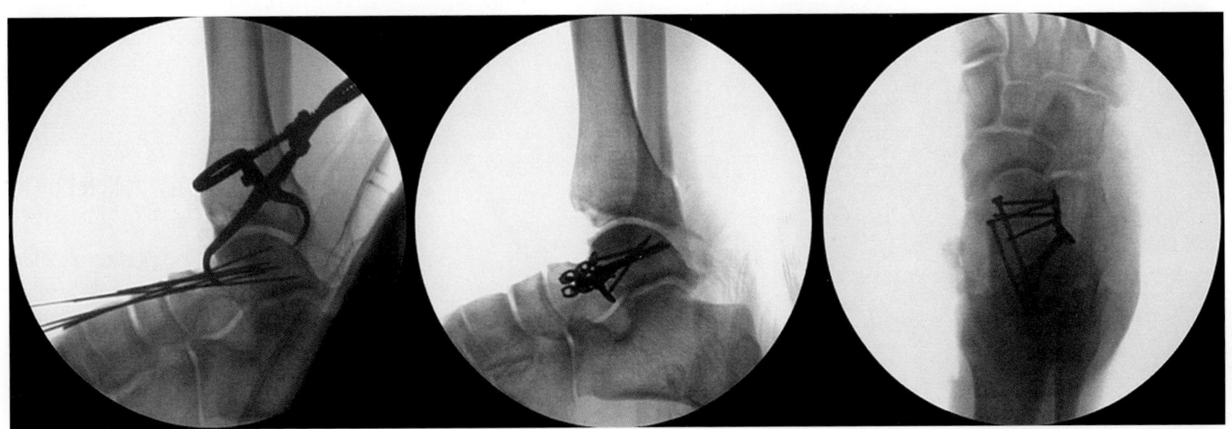

图26-10 复位钳跨过距骨颈线对非粉碎的骨折线进行加压。

位距骨颈远端骨折。

- ◦ 尽量避免距骨颈背侧的剥离，以减少血供破坏（图26-11）。
- 或者用骨钩和骨膜剥离器复位骨折。

确定性内固定置入

- 克氏针较软，用螺钉较合适。
- 虽然从力学上讲螺钉从后向前置入要优于从前向后置入，但目前主要倾向于在前方应用小或微型钢板固定粉碎性骨折。
  - ◦ 1.5 mm、2.0 mm、2.4 mm、2.7 mm及3.5 mm螺钉。
  - ◦ 2.0 mm或2.4 mm微型钢板。
  - ◦ 很多手、足外科器械中都有上述螺钉和钢板。
  - ◦ 直钢板和T形钢板都可使用。
  - ◦ 使用前要确定最大螺钉长度。
- 骨折复位临时固定后，除非内侧无粉碎性骨折，内植物通常都放置于外侧。
  - ◦ 当骨折无粉碎，且已解剖复位，骨质较好时，可考虑单独用螺钉固定。
- 距骨骨折用钢板固定是很好的方法。
  - ◦ 距骨外侧比内侧更适合钢板的应用。
  - ◦ 通常用4孔或5孔2.0 mm直钢板屈（伸）预弯50°~70°，与关节外表面贴合，沿距骨颈放置，在距骨头与外侧突起之间（图26-12~图26-16）。

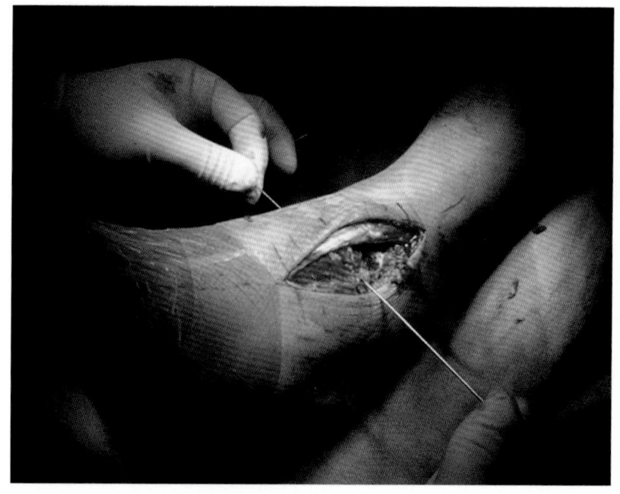
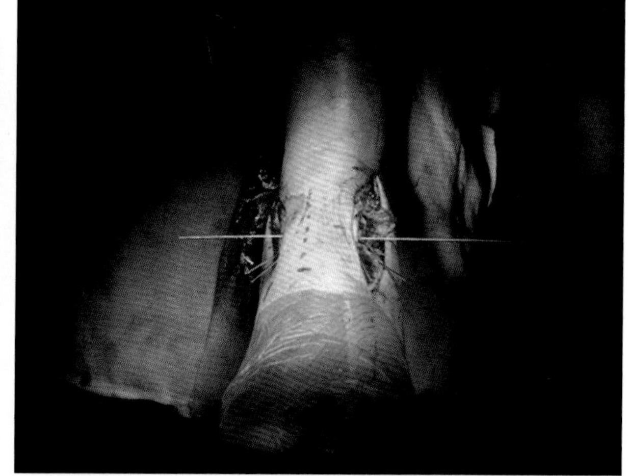

图26-11 用克氏针横向固定于远端骨块便于复位操作。

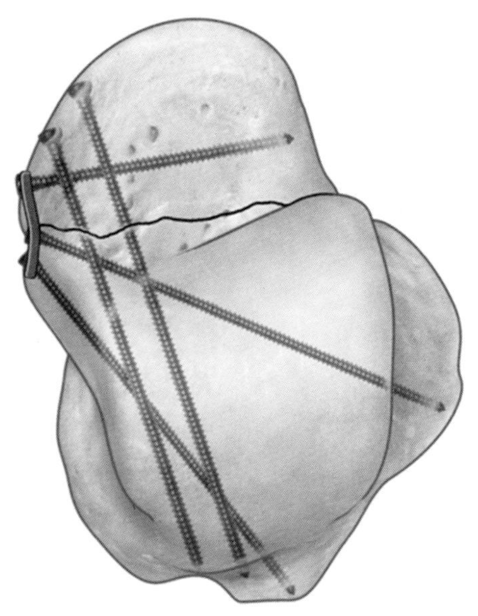
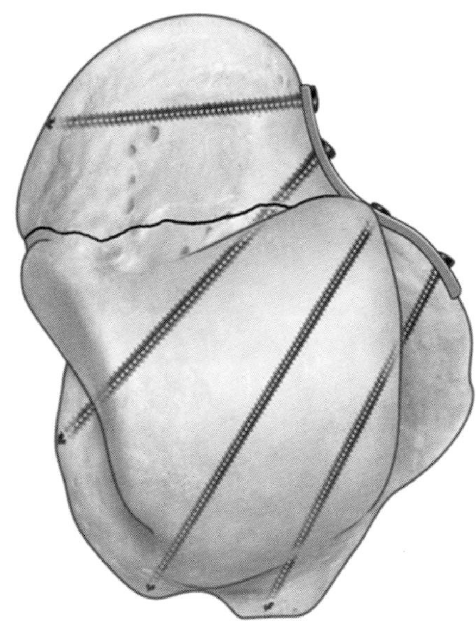

图26-12 在距骨内侧放置内植物的操作包括使用纵向螺钉、螺钉埋头及小型钢板（左图）。突起的舟骨结节可去除，便于内固定的放置，且不影响功能。距骨外侧钢板通常放置在牵张外力所致的骨折线上。图中显示可根据骨折类型组合应用多种固定方法。

  ◦ 确保该钢板不会在足外翻和外展时撞击距骨的腓骨关节面。
- 当需要再加一块钢板固定时，可用2.0 mm T形钢板，其T形的头端沿距骨颈前端垂直放置，紧贴距骨头关节面边缘。
  ◦ 这样还可以使用螺钉经钢板固定距骨头（图26-17）。
- 距骨内侧钢板要放置在距骨头软骨关节面与前内侧距骨体之间，因为空间很小，所以很难放置。
  ◦ 这个区域骨表面光滑。
  ◦ 将足完全内翻后检查，确认钢板近端不会撞击内踝。
- 独立放置的螺钉通常为直径2.7 mm或3.5 mm。
  ◦ 通常，这些螺钉用于固定距骨内侧柱，并作为穿过距骨颈内侧部分的全螺纹支柱，以避免内侧柱短缩。

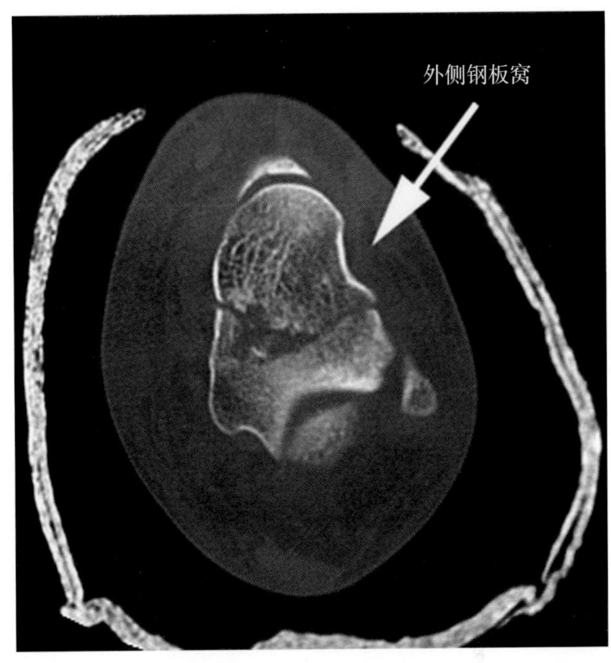

图26-13　CT图像显示放置钢板的距骨外表面。注意距骨外侧被牵拉断裂，内侧距骨颈呈粉碎性骨折。

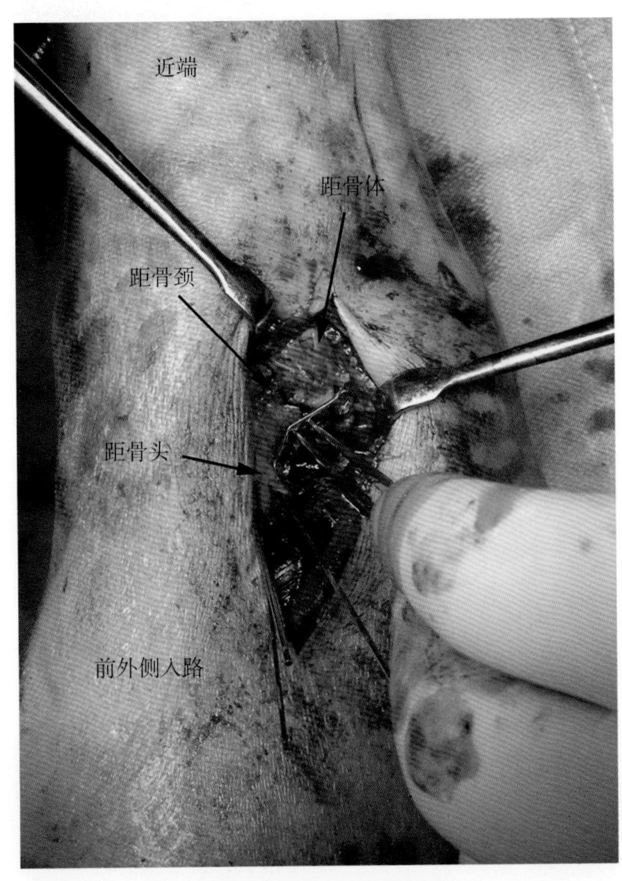

图26-14　距骨颈骨折外侧钢板固定的病例。

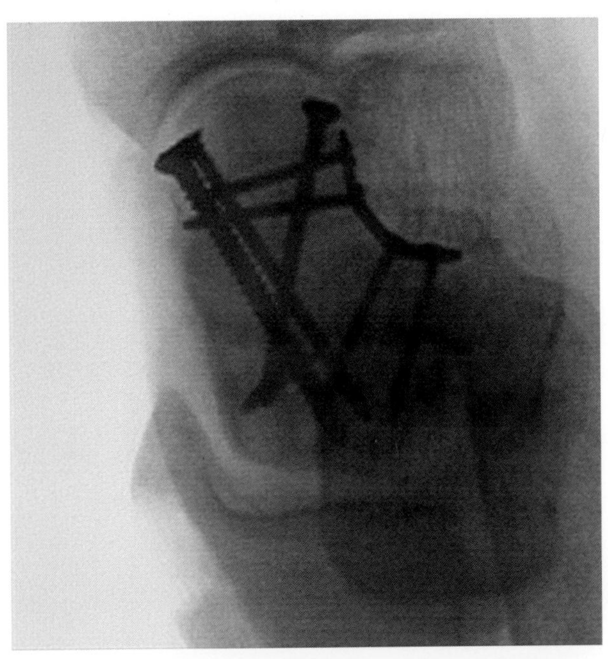

图26-15　距骨颈骨折典型内固定置入位置的影像学表现。

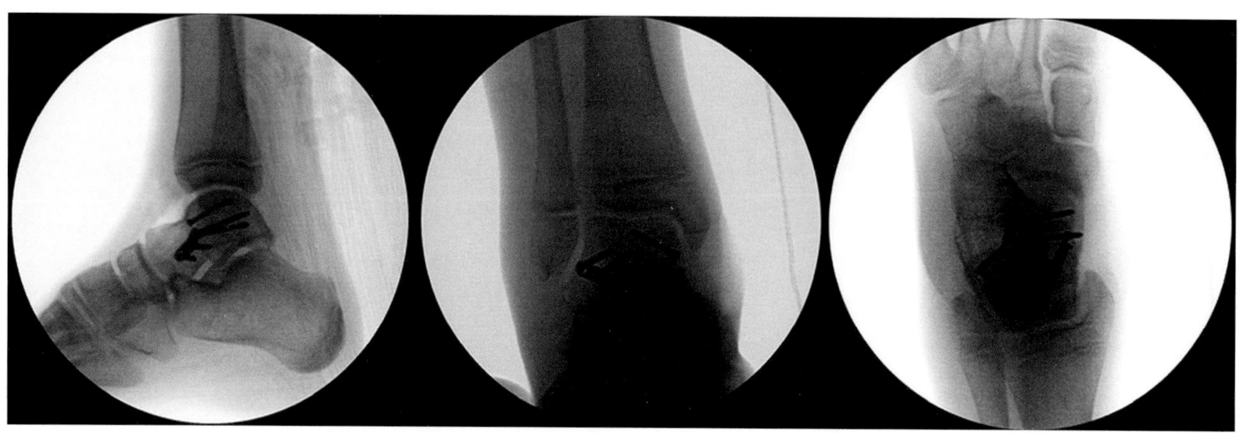

图26-16 另一个距骨颈骨折的病例，用外侧钢板和内侧螺钉固定。

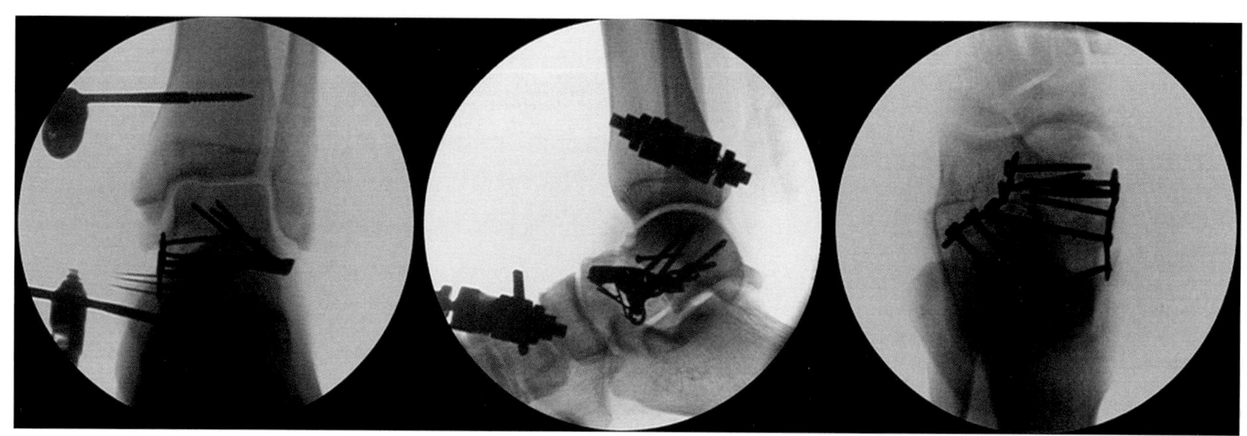

图26-17 内外侧钢板固定距骨颈粉碎性骨折的病例。T形钢板放置于内侧以加强远端固定。

- 将足距舟关节外翻，显露距骨头内侧关节面。
- 如螺钉通过软骨面固定，则将螺钉做埋头处理。
  - 为便于暴露内侧距骨头，可去除一小部分突起的舟骨结节。
- 用同样的方法放置外侧纵向螺钉。

- 根据距骨颈骨缺损的大小及复位后的稳定性，选用颗粒骨或大块骨移植来填充之。

TIP 复位和固定技术

Daphne Beingessner, Matthew Garner

- 使用皮质表面的突起作为复位的标志，通常发生在外侧或下内侧，因为背内侧压缩或粉碎很常见。
- 一些颈部垂直骨折横穿距骨体的软骨前表面。
  - 通常情况下，沿着这部分骨折的软骨交错可以提供复位的精度评估。
- 在内外侧两个切口内直视下评估复位质量。
  - 可以从一侧或另一侧观察到细微的旋转和角度畸形复位。
- 影像学检查需要了解正常距骨与足部其他部位的关系。
  - 前后位X线片上的距骨轴线。
    - 通常复位不良表现为内翻畸形。
  - 侧位X线片上的距骨轴线。
    - 通常复位不良表现为背伸，特别是在高能量损伤时。
    - 这些高能量损伤通常要用三皮质植骨块或骨松质来填充压缩区或粉碎区以恢复距骨-第1跖骨角。
    - 无论正位还是侧位，距骨-第1跖骨角几乎平行。
  - 前、中关节面在距骨头上；后关节面在距骨体上。
    - 摄片确定这些关节面是否平整。
- 可置入贯穿式和穿透式克氏针以处理远端距骨颈碎片。
  - 避免距骨颈背侧剥离，以减少血管破裂(图26-11)。
- 临时固定：
  - 距骨颈粉碎性骨折的长度和力线很难评估，在固定时骨折复位也很难维持。
  - 术前对健侧肢体的影像学检查，包括足部三个透视影像和距骨颈影像（Canale位），对评估距骨颈的长度、力线的恢复和内固定很有帮助。
  - 从前内侧和前外侧入路逆行置入多枚克氏针（图26-18）。
    - 避免将克氏针置入腓骨内或穿过胫距/距下关节。
- 处理粉碎性骨折：
  - 使用小型外固定支架或小型通用牵引器牵开粉碎性、压缩的距骨骨折可以帮助恢复长度和力线，也可以在置入临时和/或确定性固定时保持复位。
    - Schanz钉置于胫骨远端内侧和腓骨干。中足钉可以从内侧或外侧置入舟状骨或楔形骨。
    - 如果已经有置入的外固定支架，可以将固定杆连接到现有的内外侧外固定钉或固定杆，而不必在胫骨远端或腓骨放置新的固定钉。

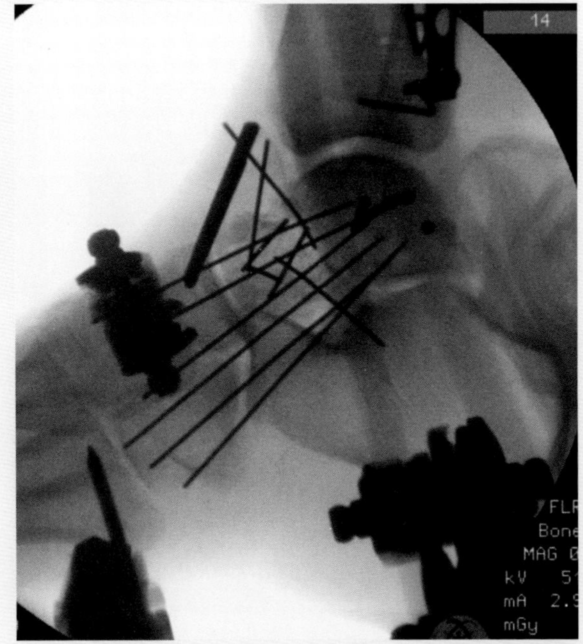

图26-18　X线片显示逆行克氏针临时固定通过骨折。影像也展示了4.0 mm Schanz钉置于楔形骨外侧和舟状骨内侧。

- 应将外固定杆或通用牵引器置于下方，以便通过手术切口观察（图26-19）。
- 可调整与距骨颈一致的内侧和外侧牵张，以恢复长度及内翻和外翻力线（图26-20）。

◦ 影像上，将前和中间关节突（即头部骨块）复位到跟骨，将后关节面（即体部骨块）复位到跟骨。
◦ 如果这些关节是平整的，那么距骨颈的长度是正确的。

- 明确的内植物放置。
  - 克氏针在力量上稍弱，所以最好使用螺钉。
  - 尽管后前向螺钉置入比前后向螺钉置入力学上更强，但粉碎性骨折首选从前方放置小型和微型内植物。
    - 1.5 mm、2.0 mm、2.4 mm、2.7 mm和3.5 mm螺钉。
    - 钢板是2.0 mm或2.4 mm的微型内植物。
    - 这些可以在模块化的手或足部内植物中找到。
    - 直形板和T形钢板都有用。
    - 确保置入装置的最长螺钉长度。
    - 锁定钢板在粉碎性骨折中是有用的，角度固定结构是首选。
  - 骨折复位和临时固定后，除非没有内侧粉碎性骨折，通常从外侧开始固定。
    - 对于无粉碎性骨折、解剖复位和骨质量好的骨折，仅采用螺钉即可获得令人满意的固定。
- 预防内翻塌陷：
  - 距骨颈内侧和外侧的严重粉碎会使固定困难。
  - 在距骨颈的内侧或外侧置入钢板通常可以防止内翻塌陷。

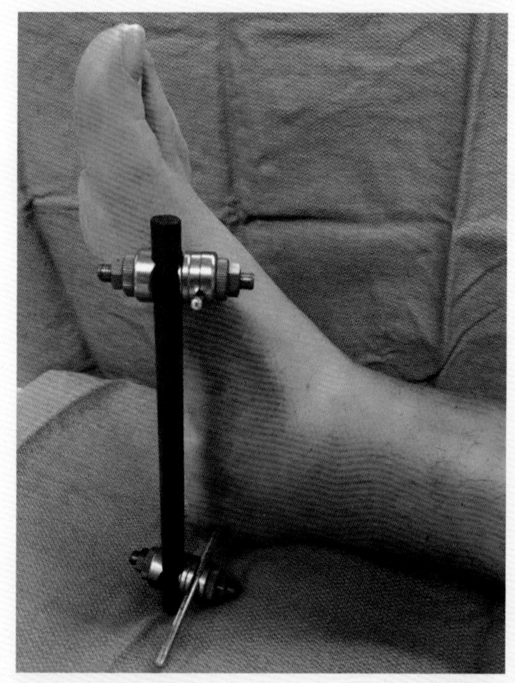

图26-19 固定夹头和杆（或一个小的通用牵引器）放置在较低的位置，以便在进入计划的手术切口的同时可以牵拉内侧柱和外侧柱。可以使用通用的牵引器或标准外固定装置中的夹头进行牵引。

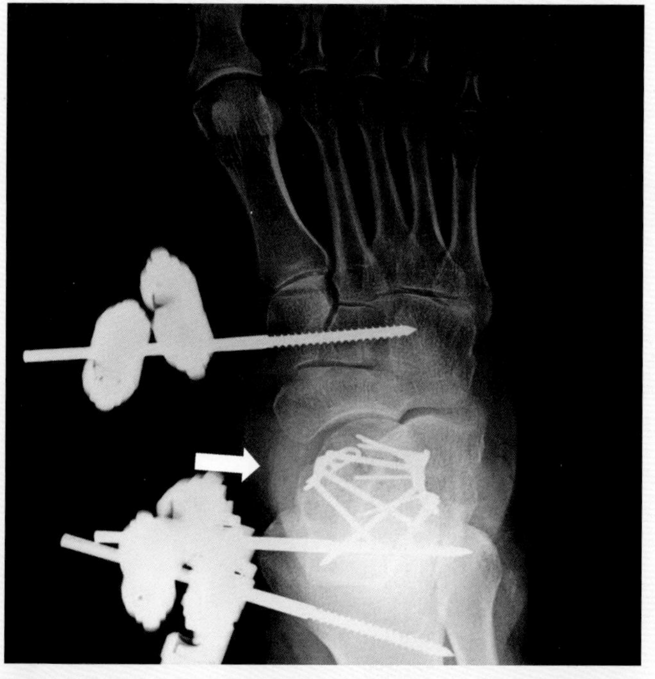

图26-20 术中X线片显示通过外部固定针和2.0 mm固定针内侧牵张，以及T形钢板弯曲成固定角度装置并置于内侧（箭头所指）。T形钢板的弯曲部分作为支撑，在严重距骨粉碎情况下，防止距骨头内翻塌陷。

- 距骨的外侧面积更大，更适合钢板的应用。
  - 可使用3~5孔2.0 mm或2.4 mm钢板，预弯50°~70°，允许沿距骨颈关节外表面置于距骨头和侧突之间。
- 内侧置入钢板比较困难，因为距骨头软骨面与距骨体前内侧软骨面之间的可用空间非常小。
  - 内侧钢板可用2.0 mm直形板完成。
  - 当需要通过钢板进行额外的固定时，可以使用2.0 mm T形钢板，将T形的水平部分垂直放置在距骨颈的前部，刚好靠近距骨头关节缘。
  - 在严重粉碎和长度丢失的情况下，2.0 mm T形钢板或直型钢板可以被塑形成固定角度的“刃钢板”，以提供内侧支撑，并防止距骨头内翻塌陷（图26-20，图26-21）。

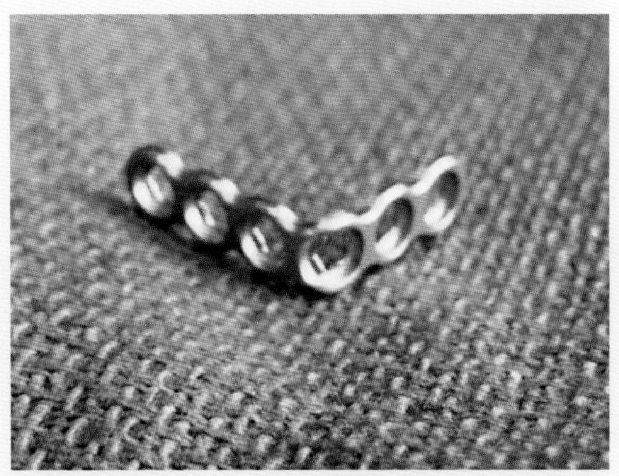

图26-21　一块2.0 mm的锁定直板预弯成角固定装置，适应距骨内侧的轮廓，以防止内翻塌陷。

距骨头骨折

- 最常见的是由距舟关节半脱位或脱位引起的关节剪切骨折（图26-22）。
- 常常合并于距骨颈或体部骨折，比单纯骨折更常见。
- 内侧距骨头剪切骨折比外侧骨折更常见。
- 可通过上述前内侧切口进行治疗。
  - 内侧放置撑开器有助于骨折的暴露（图26-22）。
  - 此外，为了复位骨折和内固定置入，舟骨内侧角的一部分可以用咬骨钳切除。
- 复位可以通过骨钩和克氏针操纵杆操作（图26-23）。

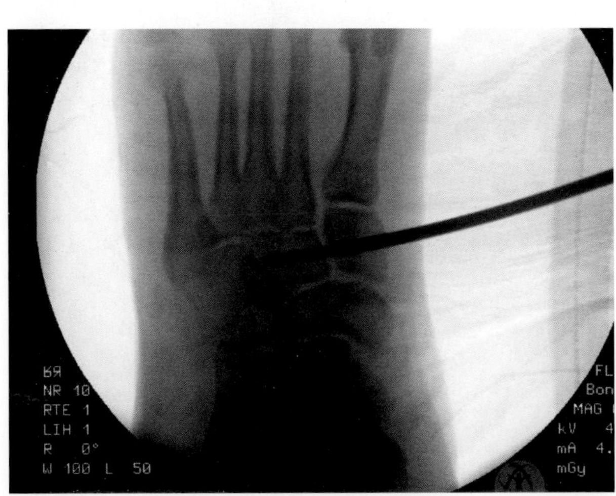

图26-22　透视图像显示由剪切机制引起的距骨头内侧骨折。内侧牵开器可用于帮助损伤的部位的暴露和辅助复位。

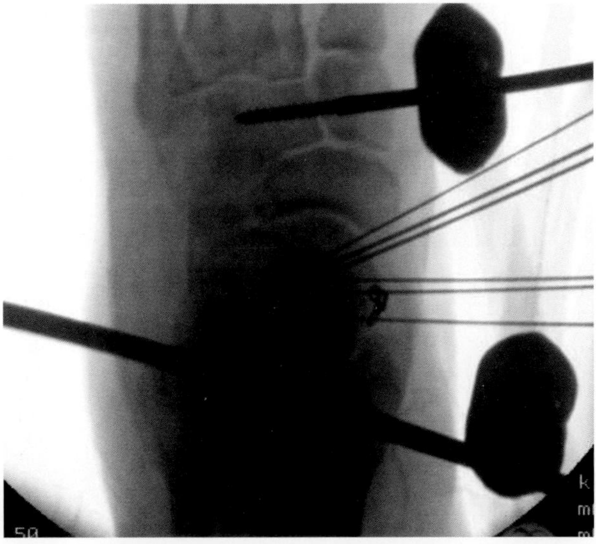

图26-23　复位是通过克氏针作为操纵杆和骨钩实现的，并由多个小的克氏针维持复位。

- 最终用2.0 mm拉力螺钉埋头固定。
- 如果骨折形态允许，可以在距骨内侧放置一个小的支撑板，刚位于距骨头内侧的软骨边缘(图26-24)。

距骨体骨折

- 目标：恢复距骨穹窿（胫距关节）和后关节（距下关节）的关节面。
- CT扫描很有价值。
  - 通过CT扫描决定最佳入路。
  - 观察与内外踝相对的距骨的主要骨折线。
  - 决定是否需要进行内外踝截骨，以利显露、复位和（或）固定。
- 包括以下3个主要入路。
  - 前内侧入路：如需要，可通过内踝截骨加强显露。
  - 前外侧入路：如需要，可通过外踝截骨加强显露（很少用）。
  - 后内侧入路：如需要，可通过内踝截骨加强显露。
- 应用小股骨撑开器或外固定支架及头灯会改善视野。
- 距骨体骨折会影响距下关节后关节面。
  - 距骨体的后关节面骨折块通常会被压入距骨体中，妨碍周围骨折块的复位。
    - 需要先将移位及压缩的后关节面骨折块复位，然后再复位距骨穹窿和外周骨折块。
- 用多枚克氏针临时固定。
- 用多枚微型螺钉（1.5 mm、2.0 mm、2.4 mm、2.7 mm）进行最终固定。
- 以下情况骨坏死及延迟愈合的发生率会增加。
  - 多条关节内骨折线或严重挤压的粉碎性损伤。
  - 有脱位。

距骨后内侧骨折

- 距骨后侧骨折可取后内侧入路，骨折复位后用后内侧钢板进行固定（图26-25，图26-26）。
  - 患者取俯卧位。
  - 头灯很有帮助，拉钩必不可少。
    - 在胫骨远端内侧和跟骨内后方结节处穿入克氏针可以作为拉钩。
- 主要入路间隙在跟腱（向外侧牵开）和整个后深间室（向内侧牵开）之间。
  - 有时，需要利用额外的间隙来进入处理内侧骨折碎片。最常见的涉及FHL和神经血管束之间进行操作。

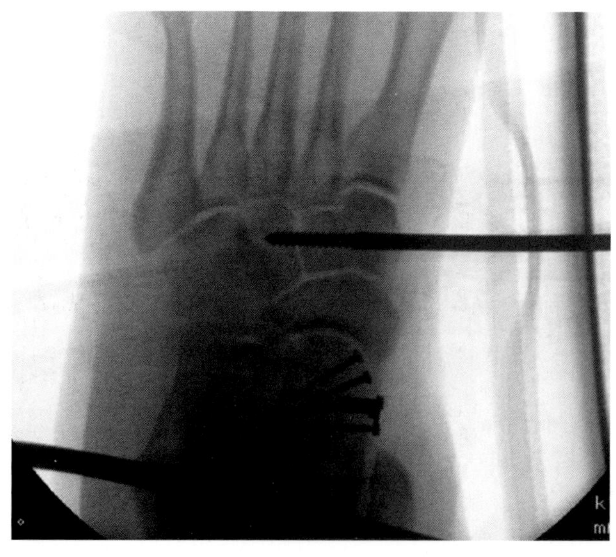

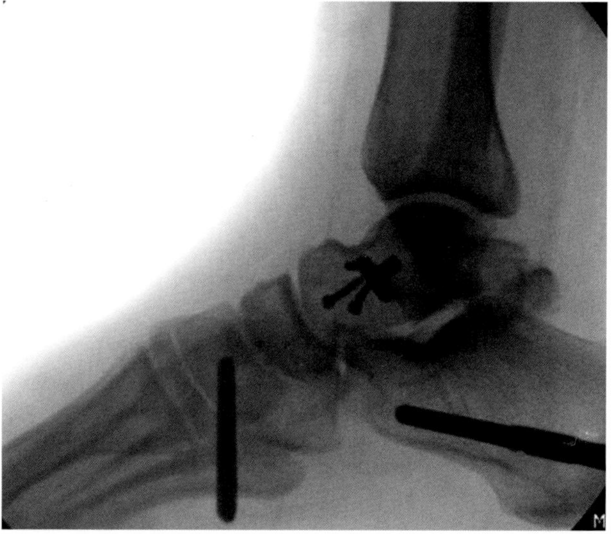

图26-24　正位和侧位透视显示埋头拉力螺钉和小支撑板固定距骨头剪力骨折。

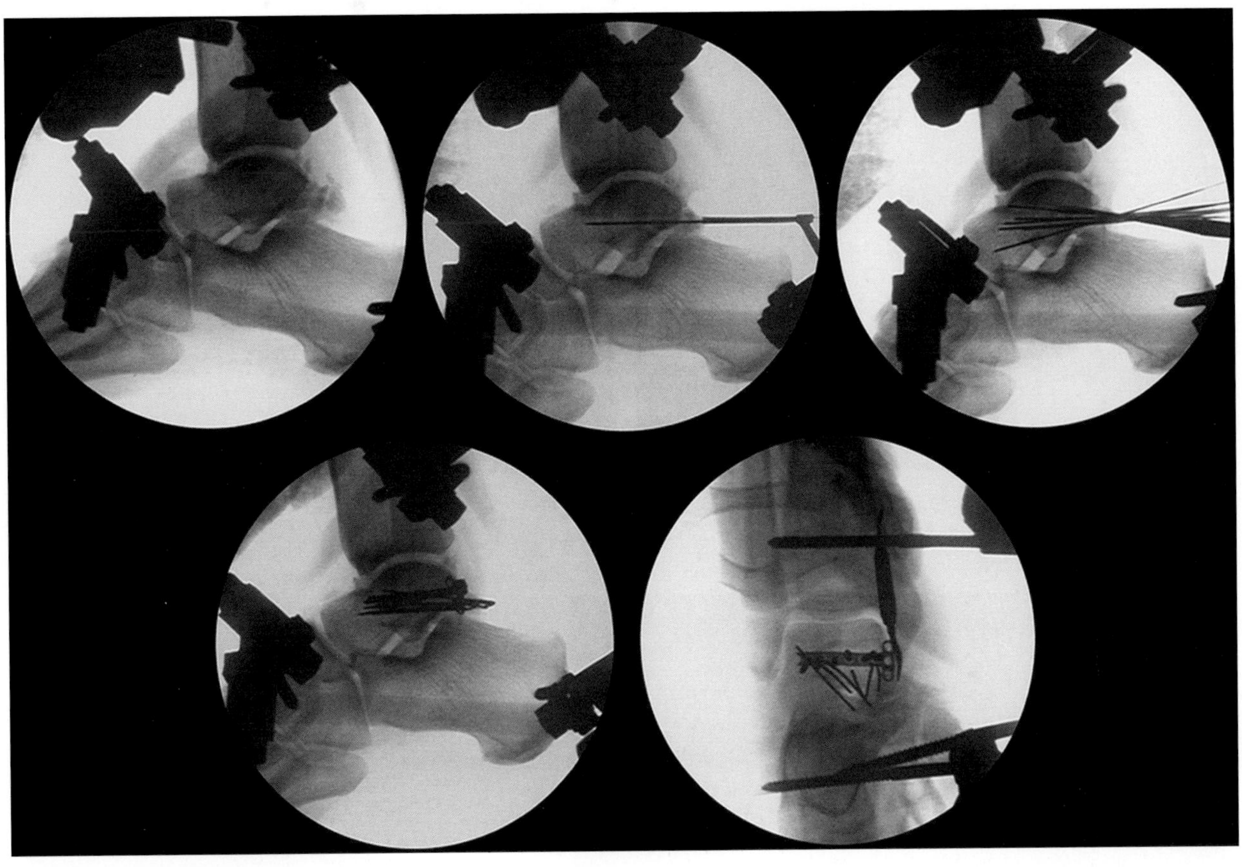

图26-25　距骨后内侧骨折钢板固定病例。

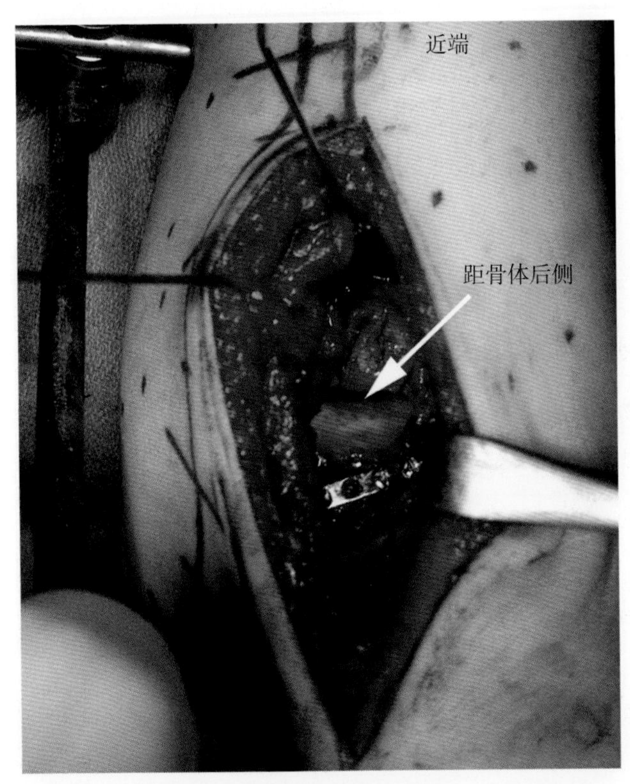

图26-26　距骨体后侧骨折钢板固定术中照片。用克氏针牵开FHL。

- 首先，评估距下关节的压缩情况。
  - 关节面的塌陷可由骨膜剥离器或窄的截骨刀提高，并用克氏针临时固定。
- 接下来，粉碎的碎骨片被重新复位，并用克氏针固定。这可能需要在主要碎骨片之间创建一个“工作窗口”。
- 最后，大的骨折块复位后用克氏针固定。
- 根据骨折形态的不同，可使用独立的埋头的2.0 mm或2.4 mm拉力螺钉固定单个骨折块。
- 沿距骨体后部水平放置2.0 mm直形或T形钢板，沿距骨圆顶软骨下方的软骨边缘（图26-27，图26-28），即可实现最终的固定。
  - 将多个2.0 mm或2.4 mm拉力螺钉或位置螺钉穿过钢板置入距骨体，注意不要将其置于距下关节内。

距骨外侧突骨折

- 做横行切口，起自外踝尖，向前延伸2~3 cm，

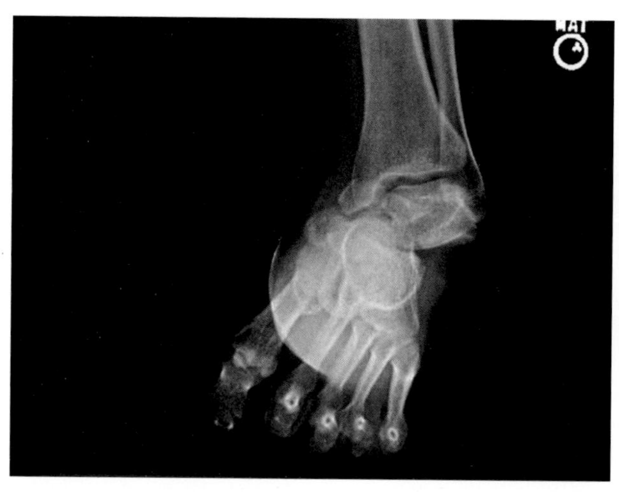
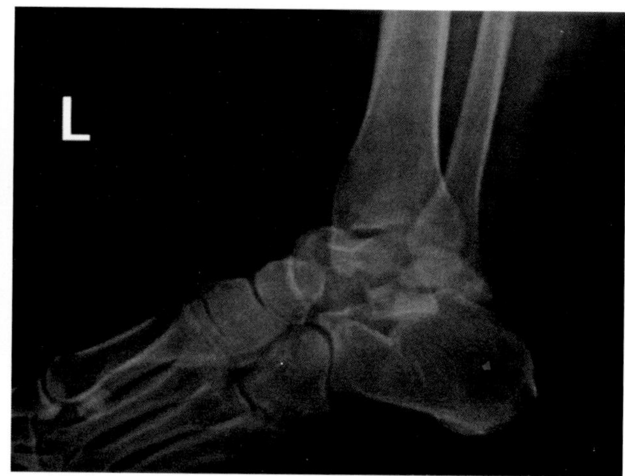

图26-27 受伤时的影像显示内侧距下脱位伴距骨体后部骨折。

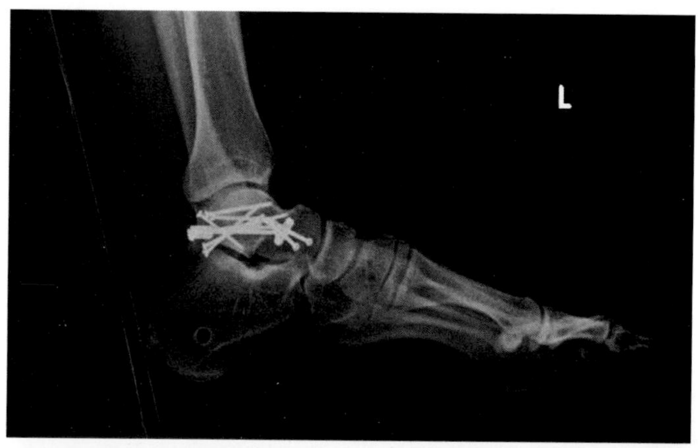

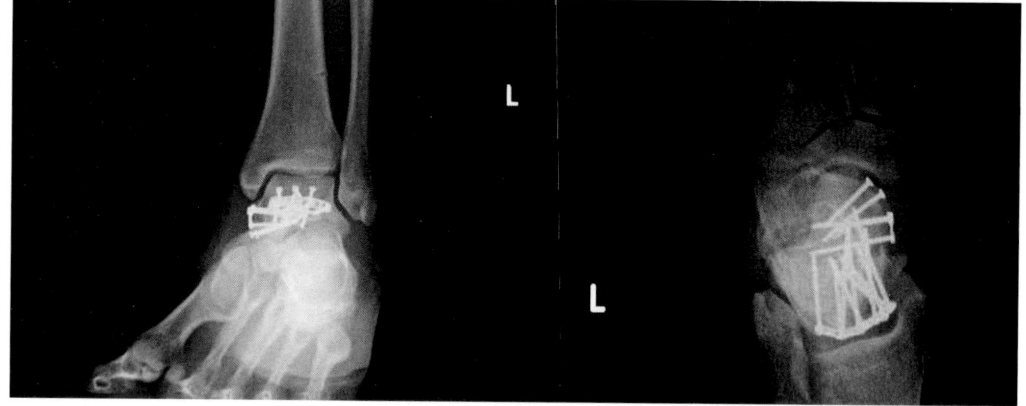

图26-28 侧位、踝穴位和正位影像显示距骨头剪切骨折和距骨体后部骨折联合固定。

与足底外缘平行（图26-29）。

- 直接复位。
- 通常用经过预弯的4孔2.0 mm钢板较合适。
  - 将钢板两端的孔剪断弯成钩，中间两孔用2.4 mm螺钉固定（图26-30）。

距骨后外侧骨折

- 将腓骨至跟骨间撑开。
  - 用2.5 mm钻头在腓骨上钻孔。
  - 用4 mm短螺纹Schanz钉置入腓骨。
  - 同样的Schanz钉由外向内置入跟骨结节。

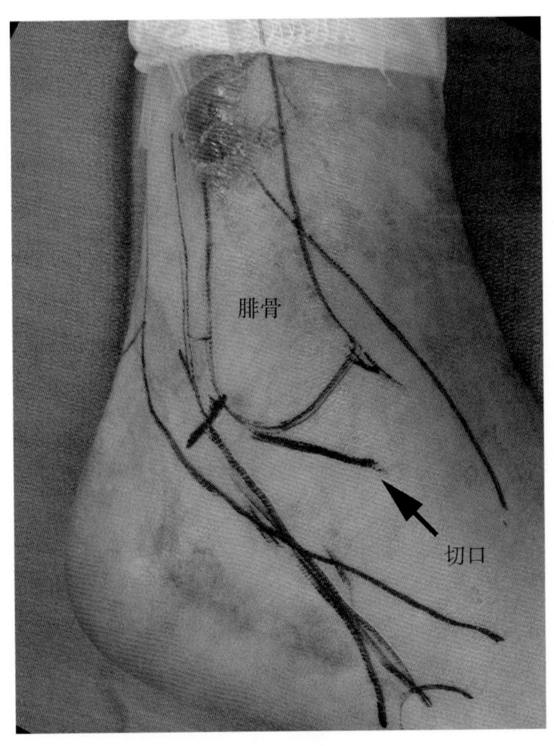

图26-29 距骨外侧突骨折所用切口。

- 背伸踝关节。
- 用直径8 mm杆及锁扣连接两个Schanz钉，用于撑开。
- 然后撑开踝关节外侧柱（图26-31）。

- 后外侧入路。
  - 用后外侧入路直接在跟腱外侧暴露踝关节，注意不要损伤跟腱腱鞘。
  - 从腓肠神经内侧显露。
  - 用多普勒超声探头确定切口在腓动脉内侧（图26-32）。
  - 分离至关节囊水平。
  - 切开关节囊，直接显露距下关节及胫距关节（图26-33）。

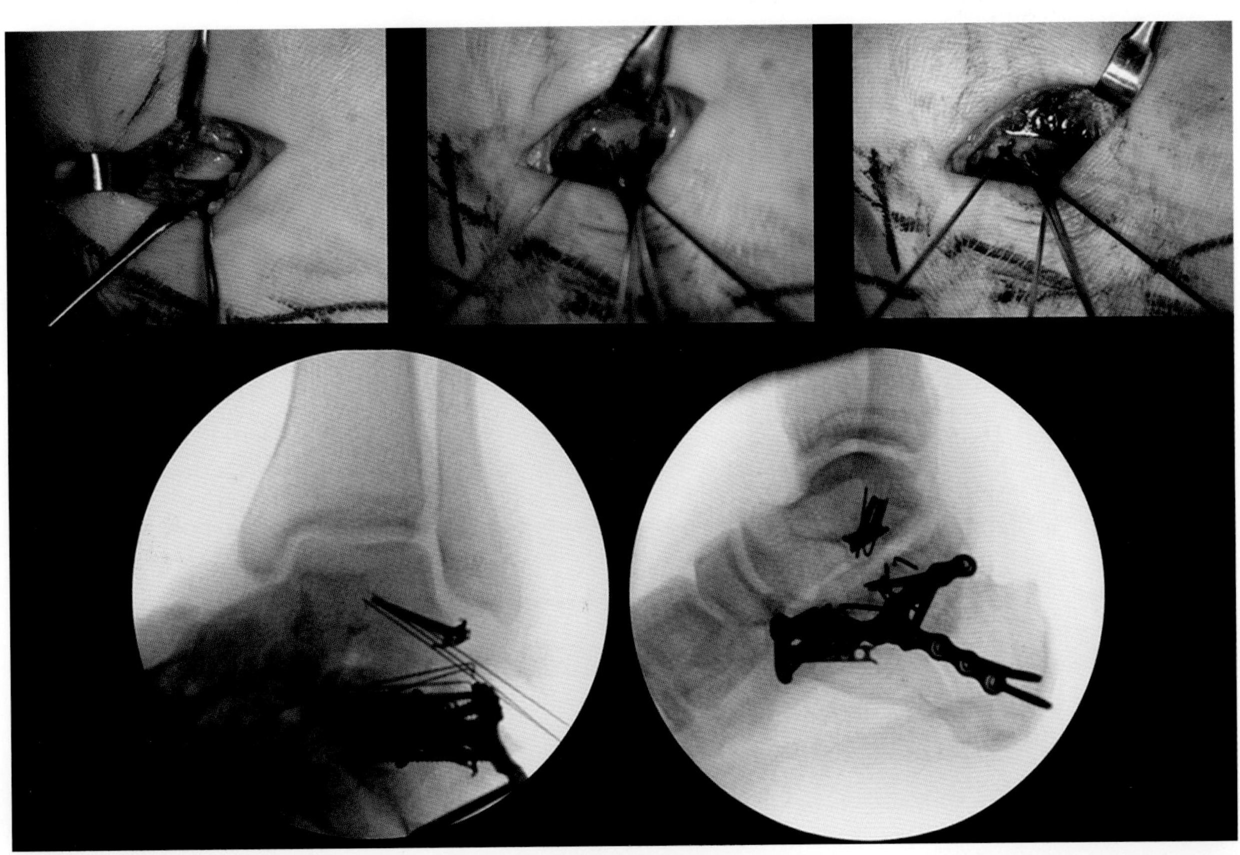

图26-30 距骨外侧突骨折复位固定的术中照片及术中透视。

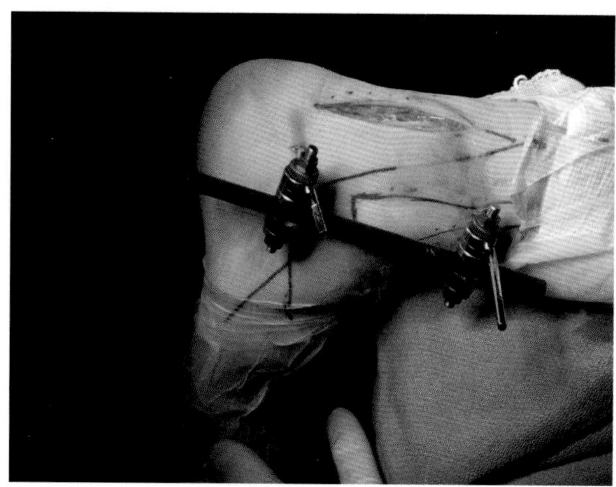

图26-31 在腓骨与跟骨间用外固定。

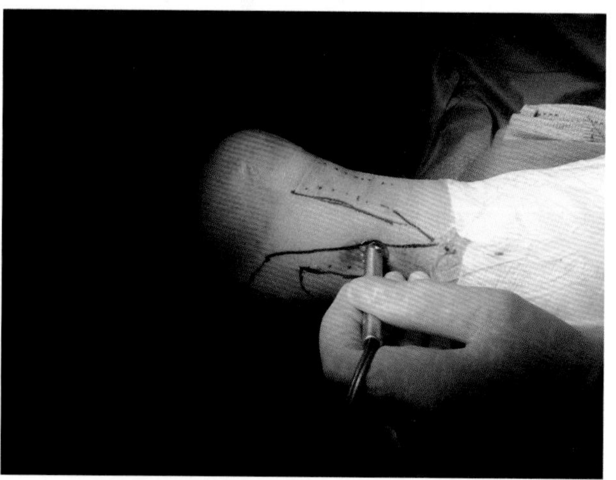

图26-32 用血管超声探头确保切口不损伤腓动脉。

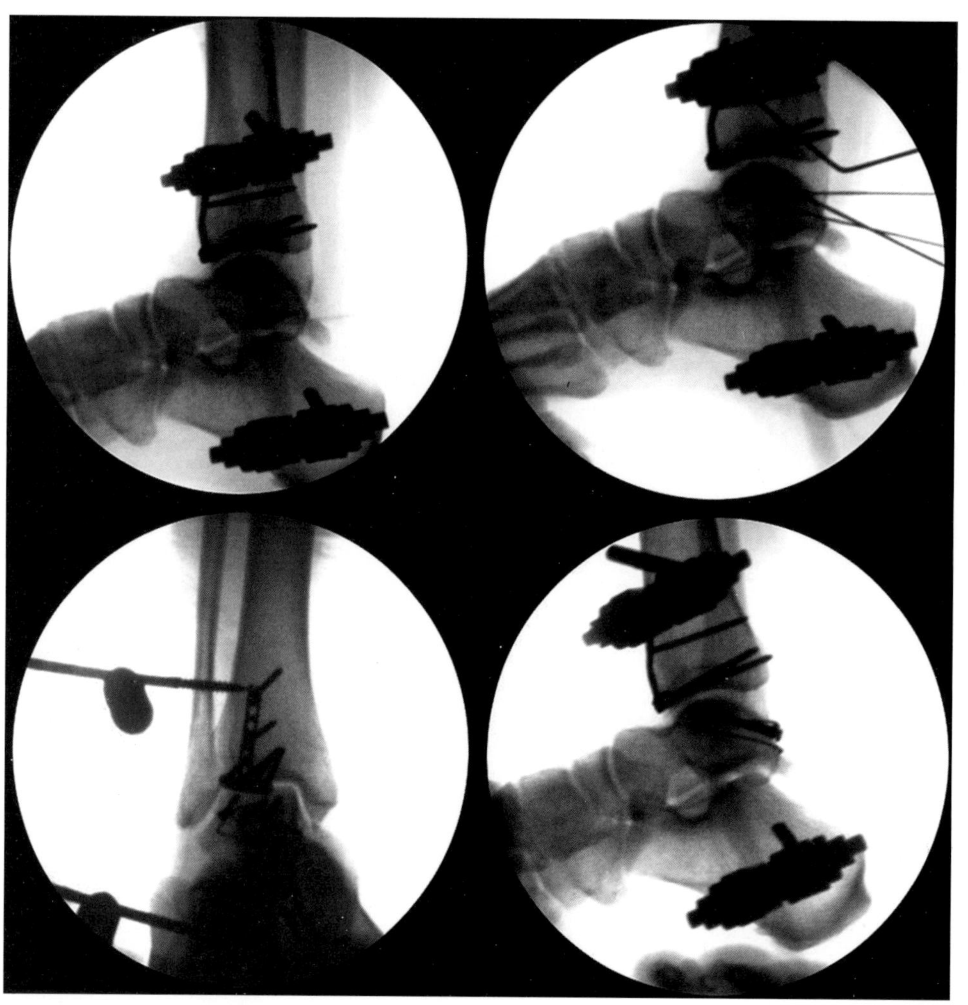

图26-33 距骨体后外侧骨折固定的病例。

参考文献

[1] Vallier HA, Nork SE, Benirschke SK, et al. Surgical treatment of talar body fractures. *J Bone Joint Surg Am*. 2003;85-A:1716–1724.

第10篇 足

Foot

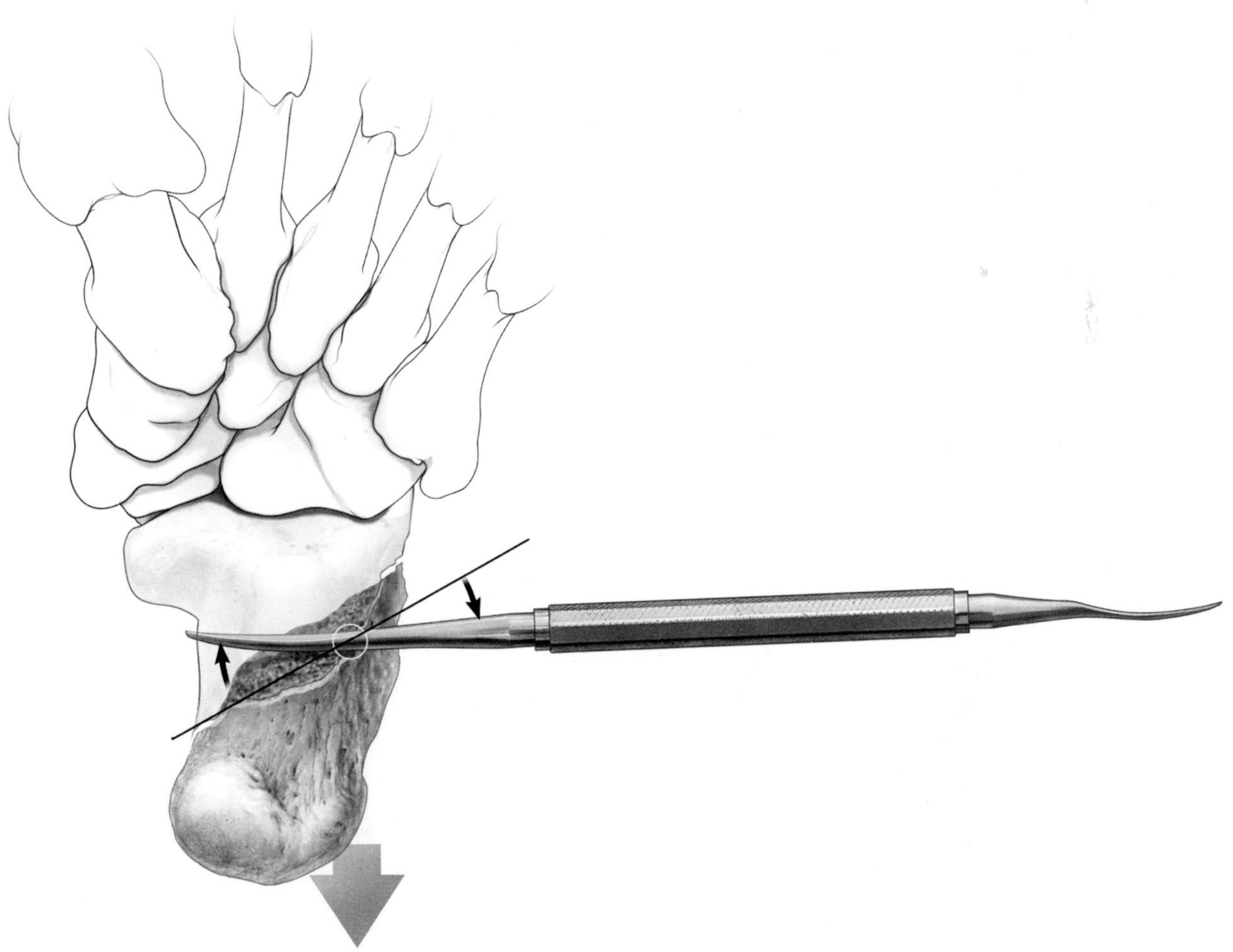

第27章

Michael L. Brennan, Peter A. Cole, Anthony J. Dugarte, Daniel N. Segina, Brad Yoo

跟骨骨折

Calcaneus Fractures

无菌器械与设备

- 止血带。
- 头灯。
- 大号点式复位钳（Weber钳）。
- 椎板撑开器。
- 牙科剥离器及骨膜剥离器。
- 肩拉钩。
- 2.5~4.0 mm Schanz钉。
- 股骨撑开器。
- 内植物：
  - 微型或小型骨片螺钉及微型钢板系统（2.0 mm/2.4 mm/2.7 mm/3.5 mm）。
  - 锁定或非锁定跟骨钢板。
  - 对于结构型缺损需使用自体骨移植、同种异体骨松质移植或人工骨。
- 克氏针、电钻和钻头。

患者体位

- 患者处于侧卧位。
  - 注意在所有骨突起下方垫软垫，包括股骨大转子、腓骨头（腓总神经）和肘关节（桡神经）。
- 参阅第1章的详细描述。

手术入路

- 采用Benirschke和Sangeorzan描述的延展的外侧入路[1]。
- 位于跟腱前方约1 cm处做垂直切口。
  - 可用多普勒超声检查确定皮瓣供血血管的位置。
  - 切口垂直支向近端延伸时应避免损伤该血管。
    - 注意避免损伤沿垂直切口方向走行的供应大部分皮瓣血液的跟骨外侧动脉（图27-1）。
  - 为了确定腓肠神经走行，在腓骨尖远端后方约1拇指宽处画一个点，该点与第5跖骨底的连线即为腓肠神经的走行（图27-2）。
  - 轻度的弧形切口，沿足跟无毛边界处做水平支切口（图27-3）。
  - 从跟骨外侧壁沿骨膜下仔细剥离软组织。
    - 骨膜下置入小钉耙，防止软组织层分离。
  - 剥离跟腓韧带。
  - 在腓骨肌腱鞘骨反折处的下方分离，同时向前上方剥离腓骨肌腱。
  - 将1.6 mm（0.062 in）克氏针钻入腓骨和距骨，折弯后牵开软组织。
    - 注意软组织的点接触压力。
- 或者，根据骨折类型和成角可以采用经皮入路或跗骨窦入路。

复位和固定技术

- 跨跟骨外固定支架（图27-4，图27-5）。
- 用于早期恢复跟骨形态，特别是关节面凹陷和舌型骨折块伴有明显缩短、高度丢失、内翻和外侧移位。
  - 支架放置于内侧以保护外侧软组织，待软组

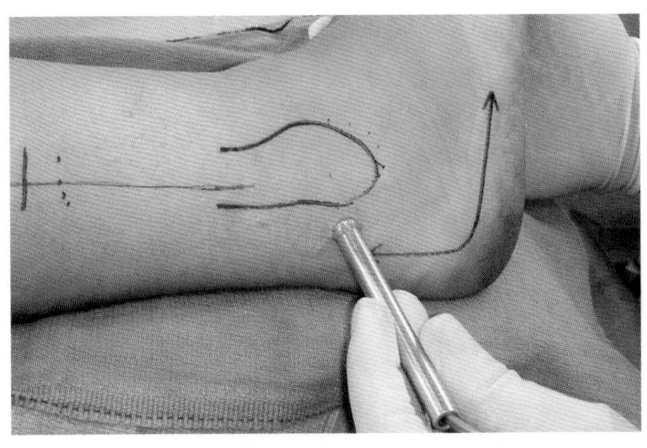

图27-1　可通过多普勒超声声像图显示灌注足跟外侧皮瓣的血管位置。

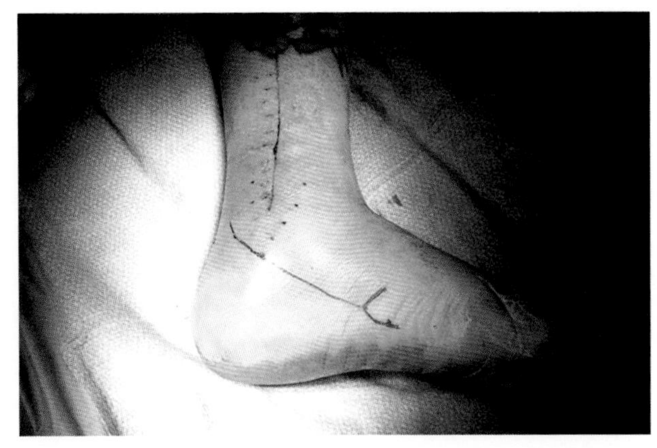

图27-2　基于腓骨及第5跖骨大致确定腓肠神经的走行。

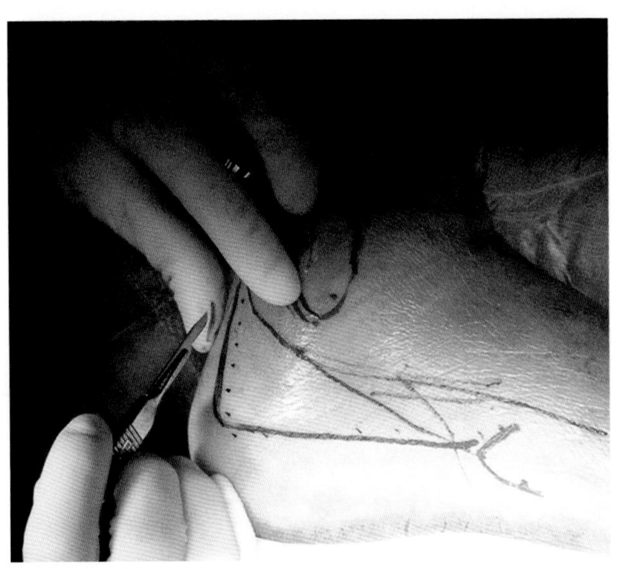

图27-3　延展的外侧切口。

织愈合后可行外侧暴露。

- 在内侧楔骨上做一个内侧切口。
- 将1枚长170 mm、直径5.0 mm的Schanz钉从内侧打入直至外侧楔状骨中线。
- 将第2枚长170 mm、直径5.0 mm的Schanz钉经皮置入胫骨内侧，以提供胫骨的点固定。
- 放置外固定钳夹及外固定杆以连结楔骨和胫骨上的钢针。
- 经内侧切口在跟骨结节上放置第3枚直径5.0 mm的单侧Schanz钉。
  - 这枚单侧Schanz钉经双皮质置入，但不是只穿外侧面。
- 通过针-杆钳夹进行撑开牵引，并连接先前由楔骨至胫骨的外固定杆，形成T形外观。
- 通过撑开牵引恢复高度、长度及位置，并可对嵌压的骨折块进行解压复位。
  - 该方法有助于最终重建时恢复跟骨的解剖高度与长度。
- 如有必要，可增加额外的外固定杆作为附加的撑开牵引。
- 将椎板撑开器放在两个针-杆夹具之间或针-杆夹具与通用套筒之间，用于内移跟骨结节骨折块。
- 撑开牵引完成后，进行足侧位、轴位及正位透视，确认钢针的位置及撑开牵引的效果。

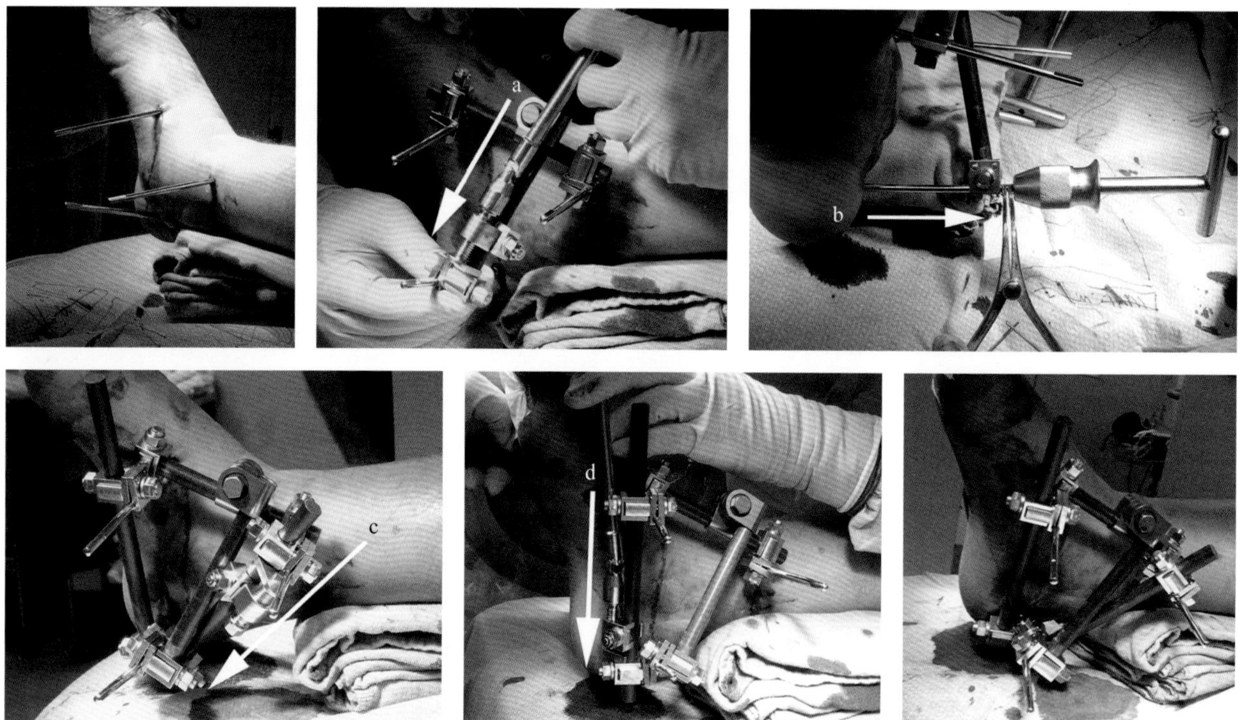

图27-4 跟骨外固定支架的放置。将单侧固定杆放置于楔骨、跟骨结节和胫骨远端内侧。首先重建跟骨的长度（a），接着纠正跟骨结节骨折块的内翻和移位（b），然后微调恢复跟骨的高度和长度（c、d）。

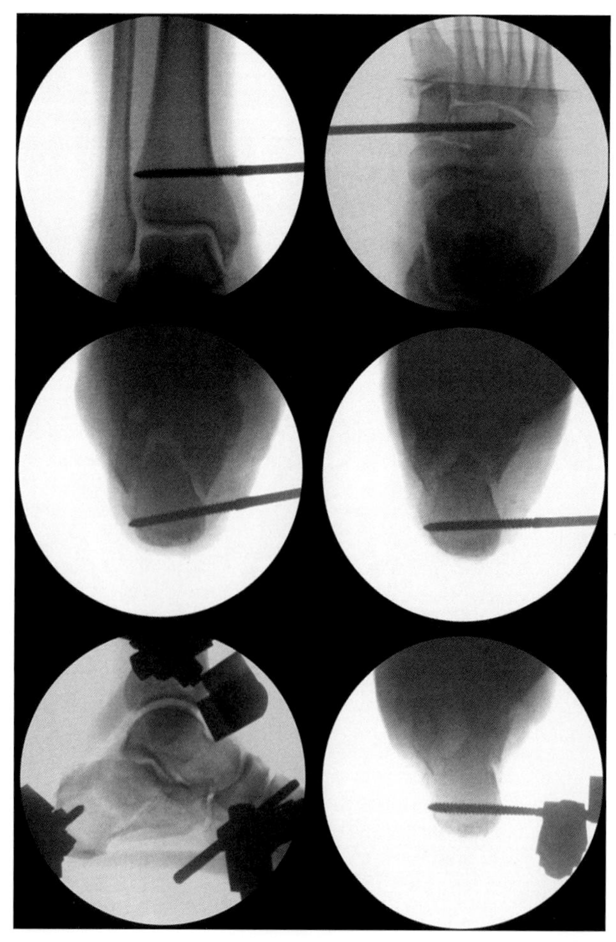

图27-5 在胫骨远端、楔骨和跟骨结节置入Schanz钉后（上图），跟骨的高度、长度、内翻和移位被逐渐复位纠正（中图和下图）。

TIP 跟骨外固定

Peter A. Cole, Anthony J. Dugarte

病理解剖

涉及跟骨的骨折发生在脆弱的包被软组织上。在过去，伴随跟骨骨折切开复位内固的软组织并发症经常发生。

解决方案

与常见的分阶段治疗的下肢骨折类似（如不稳定的胫骨平台和Pilon骨折），跟骨骨折也可以采用临时性的外固定治疗。

操作技术

可以使用3枚外固定钉改善跟骨的长度、高度和力线，从而保持包被软组织的合适张力，加速水肿消退，减轻接下来手术的软组织并发症。

临时性跟骨外固定的理论基础。

- 放置外固定风险较低。
    - 从理论上讲，跟骨骨折不会有固定钉置入点感染的风险，但是这种做法对于Pilon骨折是可以接受的，而且是常规的治疗方法。
- 临时外固定支架和分阶段治疗是下肢关节骨折的主要手术方式。
- 恢复皮肤张力和足跟皮肤长度避免未来的问题。
    - 如果不及时治疗，即使是延迟治疗，跟骨骨折治疗并发症的发病率也会增加。
- 如果确定患者不适合手术，外固定改善跟骨结节的位置可以确保明确的护理管理计划。
    - 例如，如果患者有合并症或依从性差，将结节放置在适当的位置进行愈合，可以恢复足跟的尺寸和轮廓，以便将来适应穿鞋。
- 舌型和关节压缩型跟骨骨折可能需要不同的外固定构型，这需要思考钉的置入设计。
- 老年骨质疏松患者可能需要羟基磷灰石涂层钉来提高固定的把持力。

适应证

- 移位性、开放性或闭合性跟骨骨折。

禁忌证

- 骨骺未闭合的未成年患者。
- 患有慢性足部溃疡和周围动脉阻塞性的患者。
    - 患者可能发生深部钉道感染和骨髓炎。
- 无移位骨折。

术前计划

- 影像检查。
  - 患侧和健侧跟骨侧位和Harris轴位图(图27-6)。
- 除了由Böhler角确定的跟骨高度外，还应由累及的跟骨前突或跟骨体来评估跟骨长度（图27-7)。
- 此外，在轴位图中内翻力线应该受到重视。
- 尽管二维重建的CT扫描能够评估，尤其是半冠状面和矢状面，但是这个步骤也可以通过X线摄片完成（图27-8)。

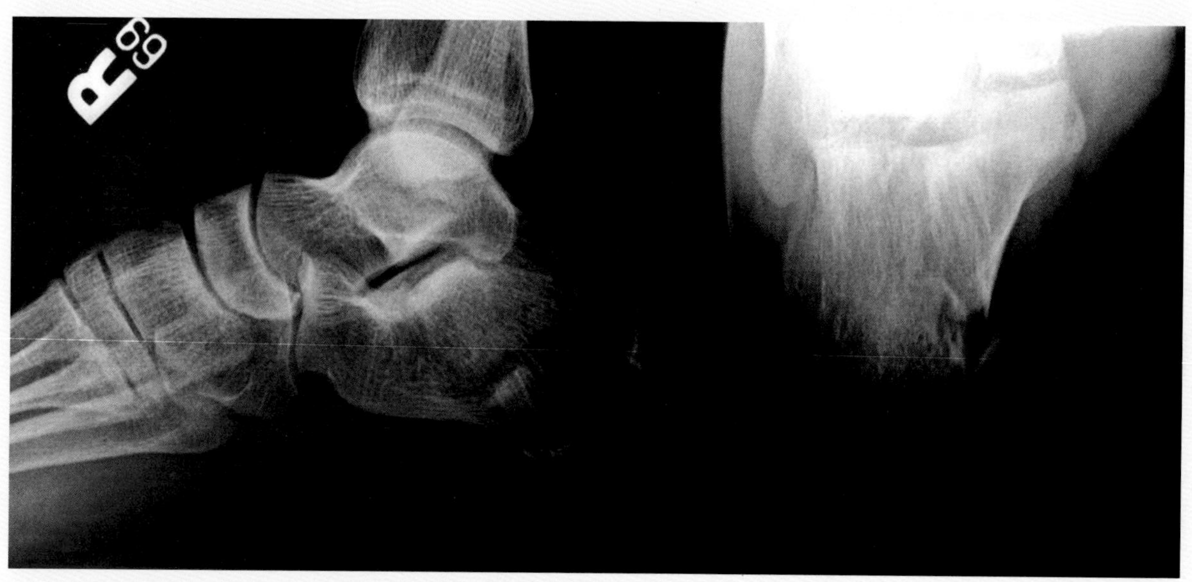

图27-6 跟骨侧位（左）和Harris轴位（右）显示两个粉碎、最小的移位骨折累及跟骨的中后1/3，两处骨折都可能进入距跟关节后面和距跟关节中部。

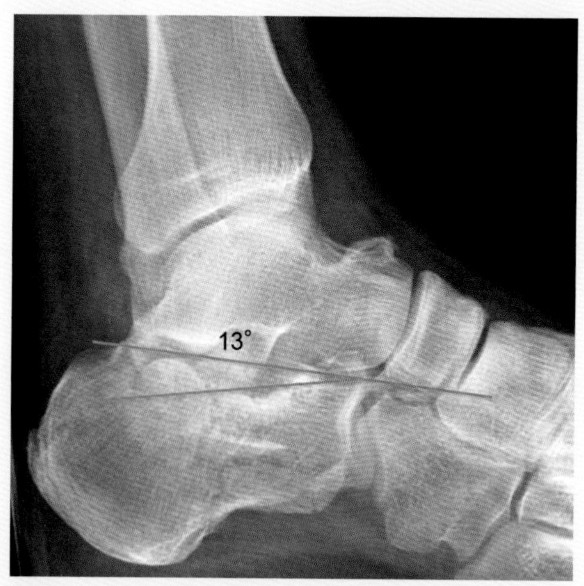

图27-7 跟骨侧位X线显示Böhler角为13°。

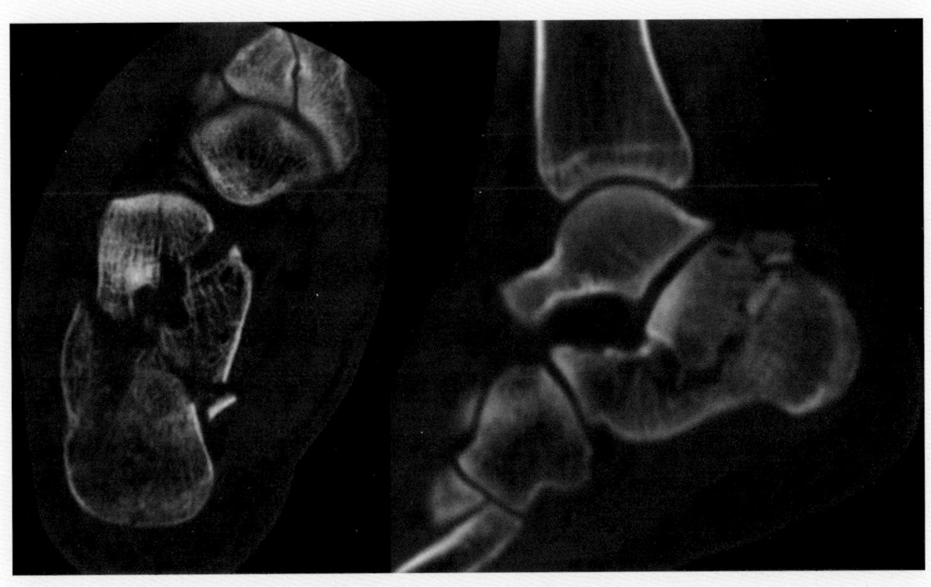

图27-8 半冠状面（左图）及矢状面（右图）CT成像显示右侧粉碎性轻度移位的关节内四部分跟骨骨折，累及距跟关节和跟楔关节的后、前关节面。

患者体位

- 因为针架是内侧外固定，患者应处于仰卧位。
- C臂机应位于患侧肢体的同侧。
  - 在这种方式下，术中Harris轴向和侧向透视可用以评估复位情况。

手术入路

- 第1枚钉应该置入胫骨远端，在踝上区域。
  - 这种体位应避免刺穿隐神经和血管。
- 第2枚钉应通过1 cm的切口穿过跟骨内侧，距跟骨后缘约1 cm，距皮缘1 cm。
  - 跟骨钉应该垂直于跟骨结节力学轴线，跟骨结节经常发生内翻。
- 第3枚钉应该在第1跖骨基底部（图27-9）。

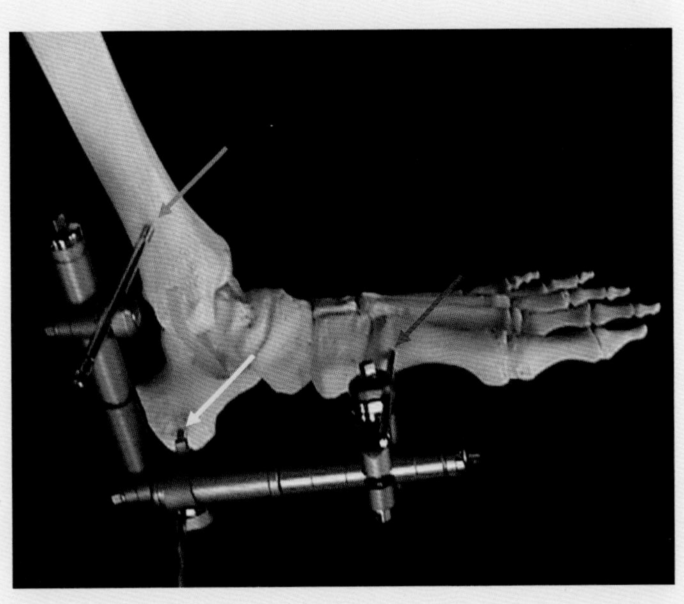

图27-9 跟骨骨折的内侧多平面外固定器模型的轮廓视图，图中显示胫骨远端（蓝色箭头）、跟骨后内侧（黄色箭头）和第1跖骨基底部（红色箭头）或内侧和中部楔骨的入钉位置。

- 一般来说，5 mm Schanz钉用于跟骨和胫骨，4 mm的钉用于第1跖骨的基底部。
- 所有3枚钉应该是穿过双皮质的，但是不应该穿透对侧的皮肤。
- 羟基磷灰石涂层钉用于骨质疏松患者。

要点

- 首先，通过牵拉第1跖骨和跟骨钉来恢复长度。
    - 这使跟骨结节从最初的内翻转向正常。
- 长度恢复后，通过牵拉胫骨和跟骨钉来恢复结节高度和跟腱长度。
- 注意不要过度牵拉。
    - 避免牵拉穿过足室或神经和血管结构，因为这可能导致胫神经功能障碍。
    - 一些小的外固定框架被设计用来分散应力，对于延期治疗的患者很有用。
- 每次尝试都应该在受伤后3天内进行跟骨外固定。
    - 如果损伤后5~7天，临时外固定应重新考虑。
- 关节塌陷性损伤使后关节面进入结节，阻止了Böhler角的完全恢复。
    - 因此，这个角度不太可能在切开复位内固定前恢复正常。
- 如果患者有舌形骨瓣，可以将一根5 mm Schanz钉置入舌形骨块中，位于软骨下骨的远端，可以采用复位操作，然后再将钉固定在框架上。
    - 了解舌形骨瓣的病理解剖是至关重要的。对舌形骨瓣的操作必须纳入外支架中，以避免后跟与跟腱处的软组织并发症。
    - 外支架可以暂时留在原位，直到软组织肿胀消退至满足切开复位内固定条件，也可以保留至有明确的治疗方案后，但不能短于6~8周（图27-10）。

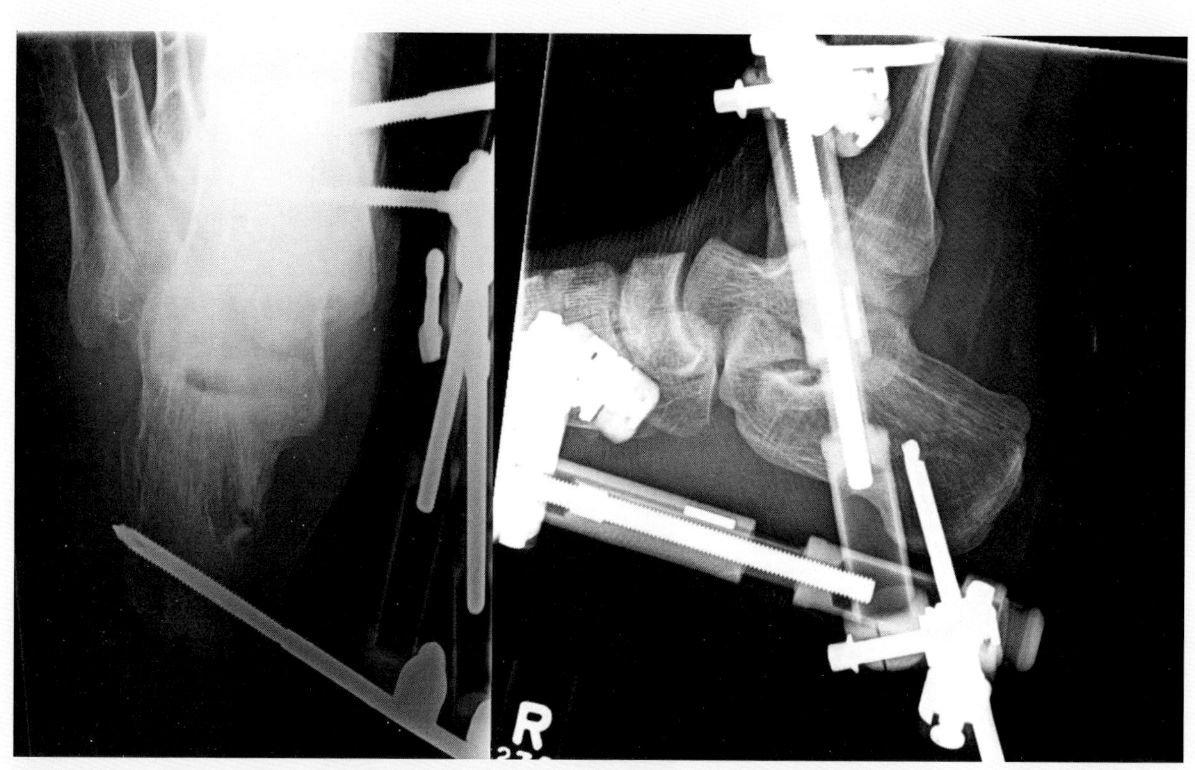

图27-10 术后轴位（左图）和侧位（右图）X线片显示维持跟骨的高度、长度和力线的解剖位置。

- 根据患者的需要，可以在框架上增加一个“支架”，以帮助肢体抬高，并降低足跟和脚的压力（图27-11）。

术后管理

- 伤口护理。
  - 钉道护理应积极进行，以避免钉道感染。
  - 在钉－皮接触面应减轻皮肤拉伸。
  - 可以用肥皂和水清洗外固定支架。
  - 在切开复位内固定之前应该在预手术部位强制抬高。
- 康复护理。
  - 在患者能耐受的情况下尽早进行主动和被动的足趾活动，防止爪形趾形成。
  - 继续皮肤和软组织管理，直到肿胀消退，以便进行切开复位内固定或微创内固定。
  - 闭合外固定处理6~8周，随后进行逐步增加的负重耐受性训练（WBAT）。

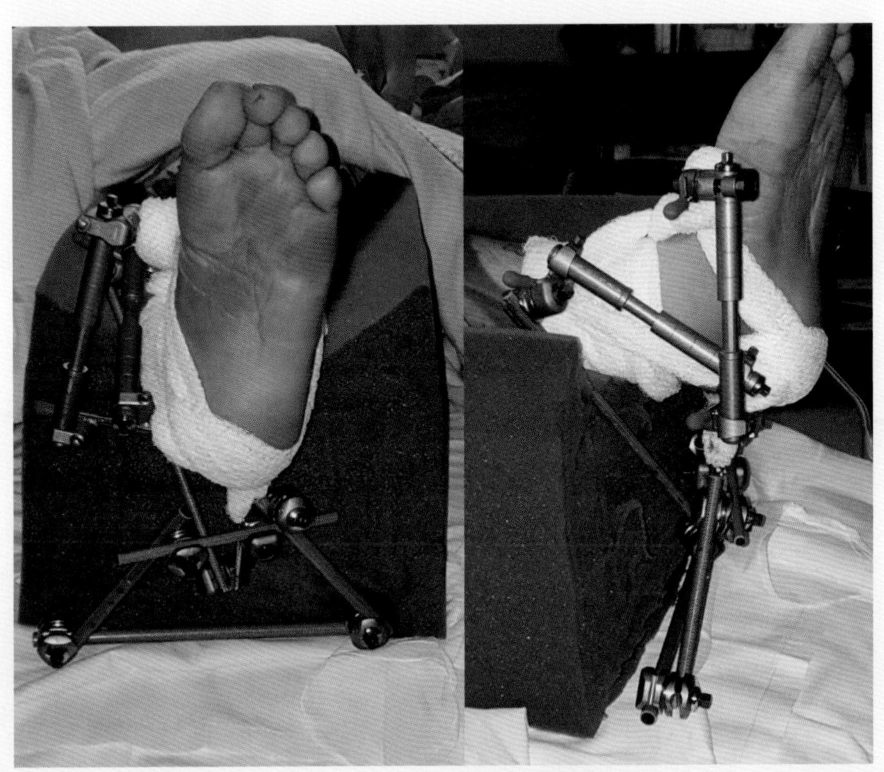

图27-11 可选支架结构示例，它可以抬高肢体并帮助跟骨减压。

舌型骨折

- 应高度警惕跟骨后方软组织的受压情况。
- 因嵌压情况的不同，舌形骨折块有很多变异。
  - 通过后方小切口，于跟骨结节置入Schanz钉，以手法复位跟骨结节，并从Gissane关键角处复位压缩的关节面骨折块（图27-12）。
- 在腓骨尖远端做跗骨窦切口，可评估关节面的复位情况。
  - 复位后经皮穿入多枚1.6 mm克氏针做临时固定（图27-13）。
    - 最前方的克氏针位于跟腱止点处稍前方，其他克氏针放置于第1枚克氏针的后方。
  - 如有必要，可在跟骨内侧做一小切口并用大点式复位钳或肩拉钩对跟骨结节做辅助复位。
  - 然后将轴向克氏针自后外侧向前内侧置入载距突（图27-14）。
  - 将所有克氏针置入后，在跟骨侧轴位透视下确定复位效果及克氏针的位置，然后将1枚

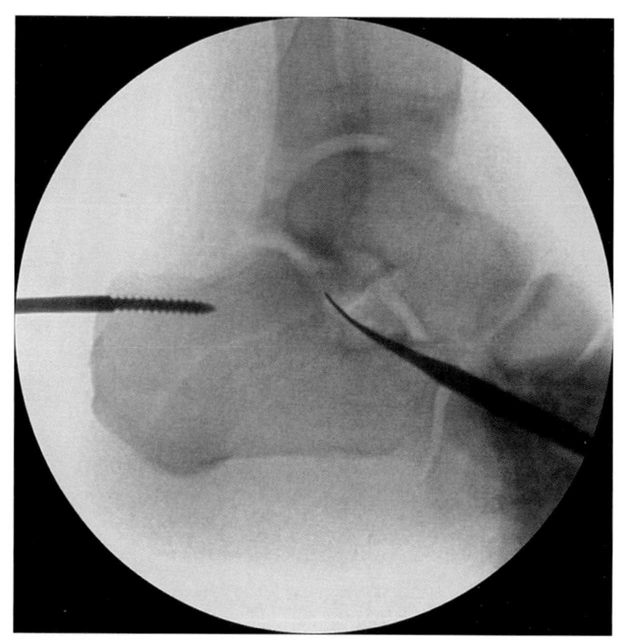

图27-12 将Schanz钉置入移位的跟骨结节骨折块，并作为撬杆，用于复位舌型骨折。如果骨折涉及后关节面，外侧小切口可允许剥离子进行直接探触，以确认关节面的复位情况。

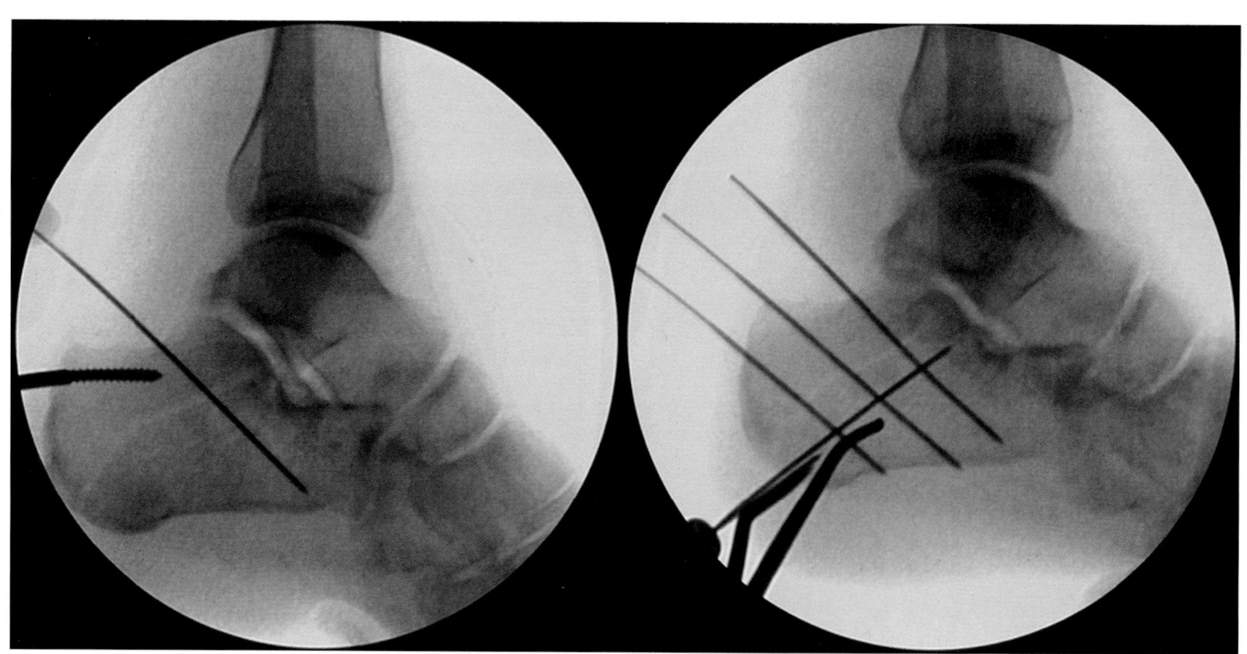

图27-13 复位后，用多枚克氏针临时固定骨折端。

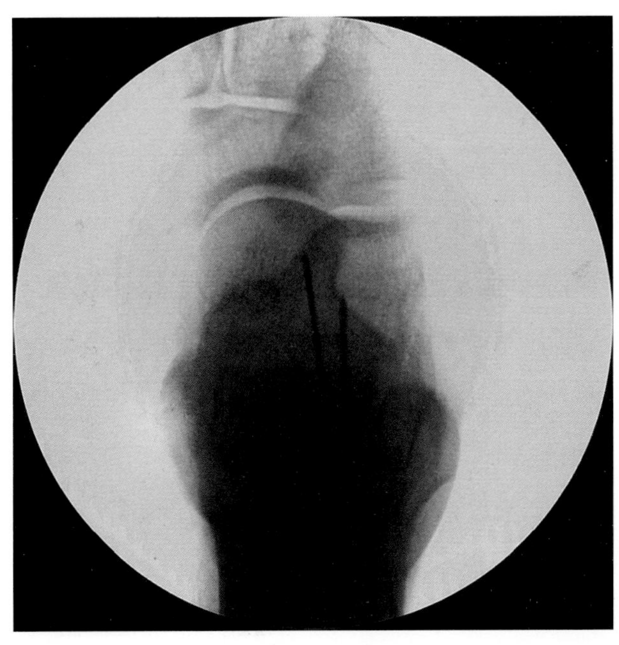

图27-14 足正位X线影像显示克氏针及其后的螺钉位于载距突，良好的骨质可为内固定提供把持力。

3.5 mm空心钉沿着中间那根克氏针，以拉力螺钉的方式拧入。
- 这可以给予加压，旋紧螺钉使其远端穿过跖侧骨皮质。
- 其他上下两根螺钉沿着相应的克氏针依次拧入。
- 然后经小切口沿2枚轴向克氏针的方向拧入轴向空心钉（图27-15）。

- 使用一块小型钢板作为垫圈，防止螺钉头部穿透近侧骨皮质。
- 舌型骨折（备选方法1）。
  - 使用剥离器经分段扩大切口的方法复位嵌压的后关节面。
  - 用2.5 mm Schanz钉插入跟骨结节后方，以帮助复位。
  - 复位完成后，由外向内行后关节面拉力螺钉固定，同时用纵向旋入螺钉固定舌形骨块(图27-16)。

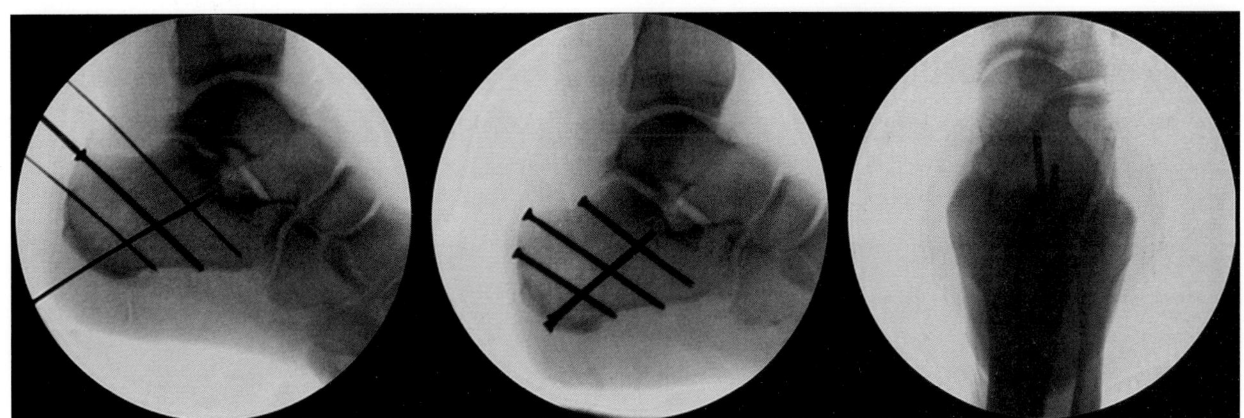

图27-15 随后置入多枚空心或实心螺钉作为最终固定。

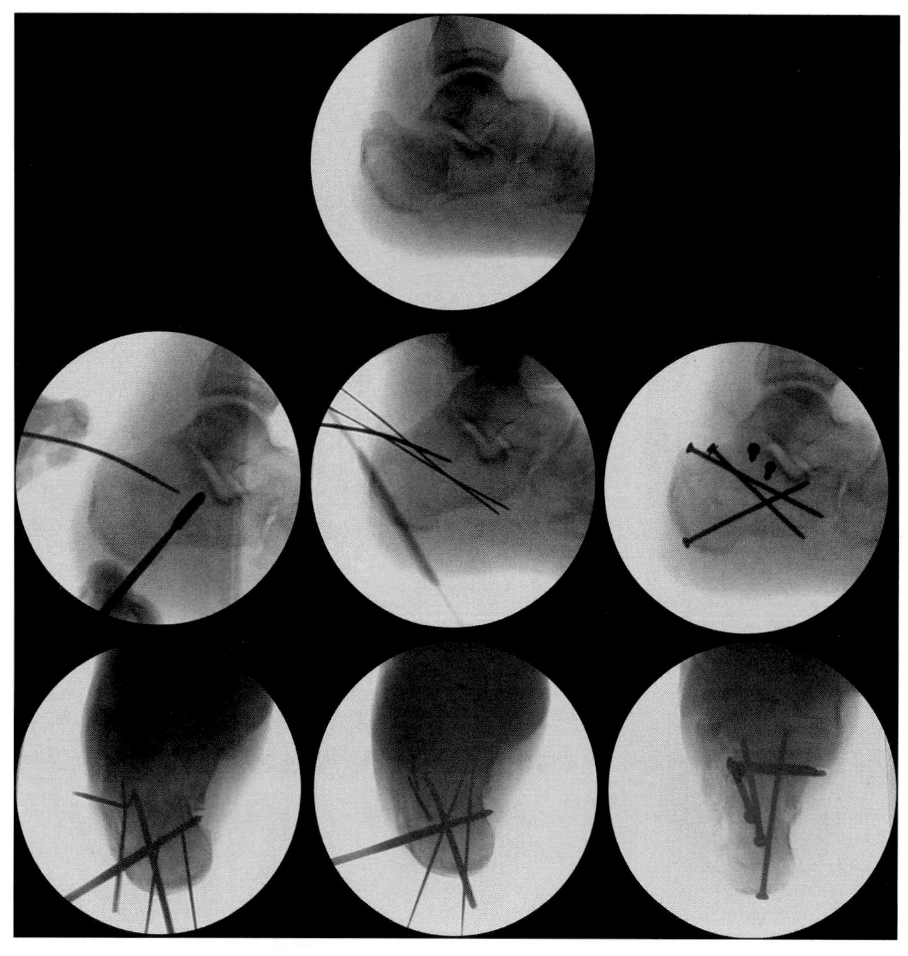

图27-16 根据骨折类型，剥离器可用于抬高后关节面骨折块。

- 舌型骨折（备选方法2）。
  - 跨过骨折线经皮放置复位钳。
  - 沿着扩大切口的方向在足外侧缘皮肤做切口。
  - 滑动复位钳深至足跟部脂肪垫，并钳夹跟骨结节下方骨皮质（图27-17）。
- 跟骨结节撕脱骨折。

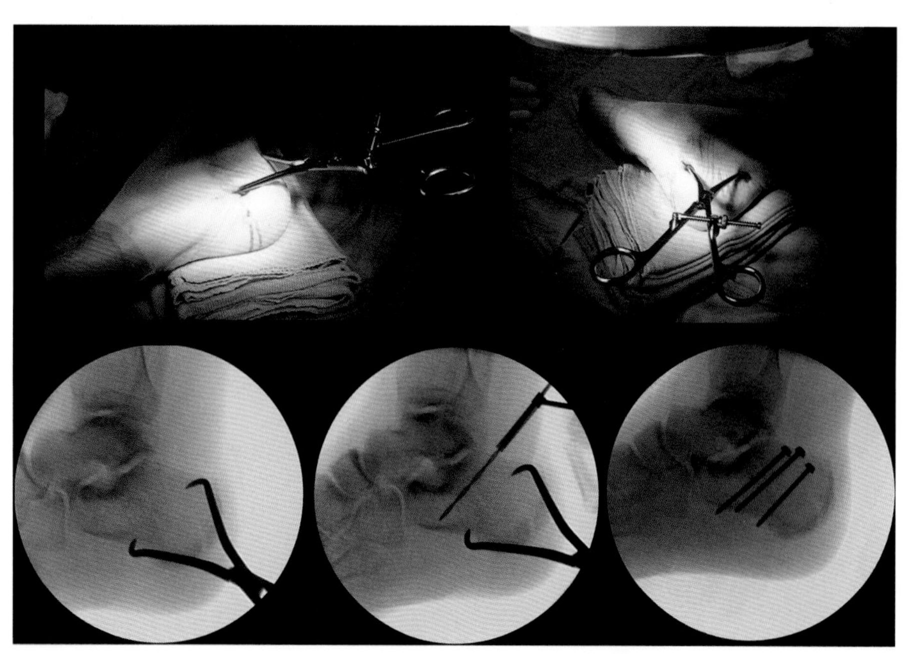

图27-17 大号点式复位钳同样对复位骨折相当有效。

- 此类损伤对皮肤带来的风险特别高。
- 需急诊复位，并密切观察皮瓣情况。
- 通过小切口直接以复位钳复位，然后用克氏针及拉力螺钉固定（图27-18）。

- 内侧突骨折。
  - 跟骨内侧突附着了大部分跖筋膜，容易遭受机器绞钮式损伤。
  - 内侧突骨折移位（>1 cm）若不及时复位固定，可造成足跟疼痛、步态改变。
    - 足跟部脂肪垫向内侧移位。
  - 采用斜行切口进行复位，注意保护足底内侧神经，颈椎H形钢板是理想的固定材料（图27-19）。

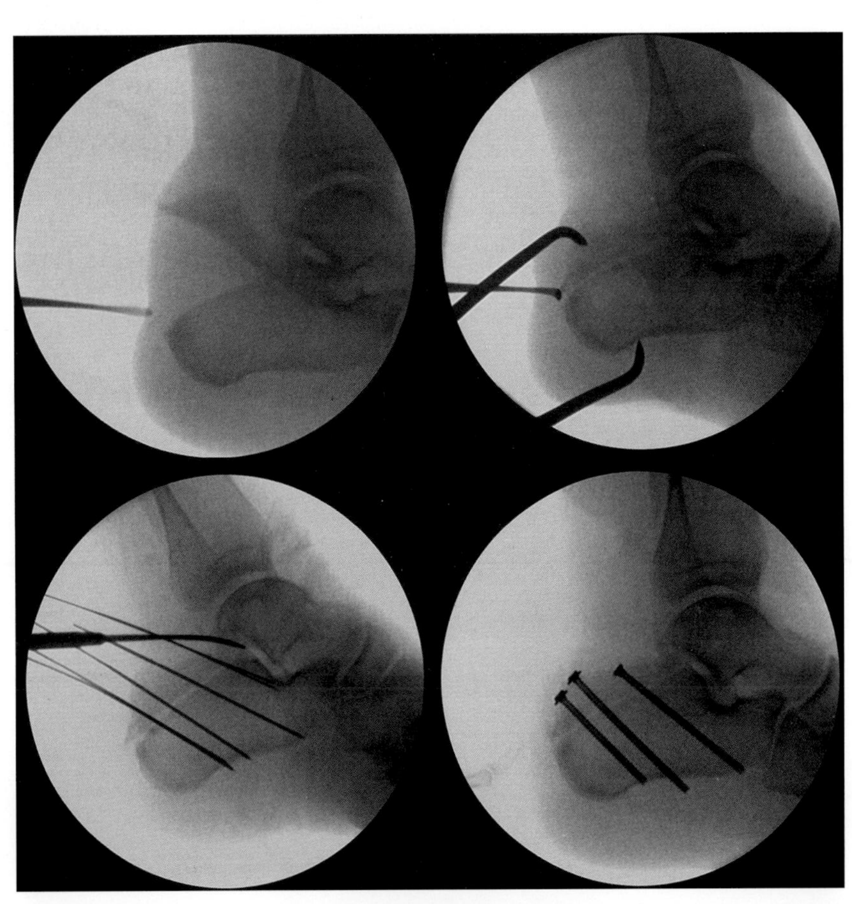

图27-18　广泛移位的跟骨结节骨折存在后方软组织坏死的风险，必须考虑急诊处理。

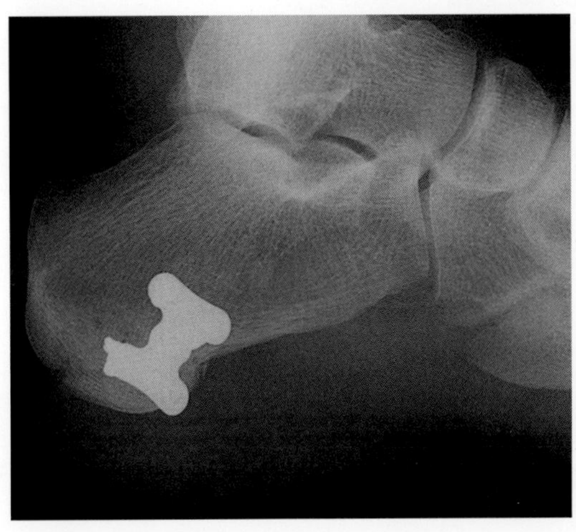

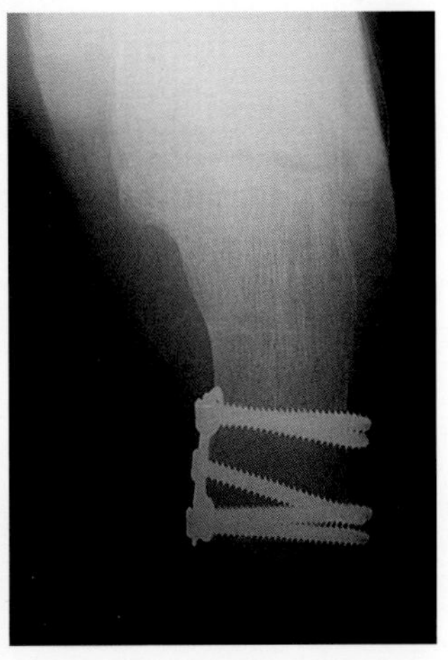

图27-19　跟骨内侧突撕脱骨折复位固定后的病例。

- 关节内压缩骨折。
  - 很多骨折具有可以预计且相似的骨折线形态。
    - 了解骨折类型的三维形态、骨折块的位置、术前计划复位顺序和方法及内植物的放置至关重要（图27-20）。

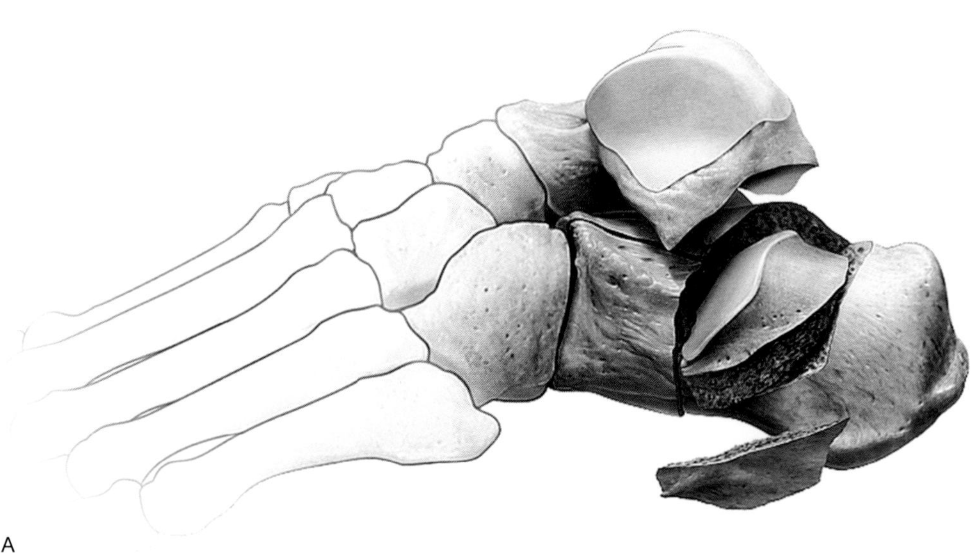

图27-20A 侧位X线影像显示典型的跟骨关节内压缩骨折。原始骨折线从Gissane角向后内侧延伸，将载距突与跟骨的其他部分分开。后关节面被压缩，外侧壁向外侧移位。该病例中，在跟骨前突可见矢状面继发骨折线。

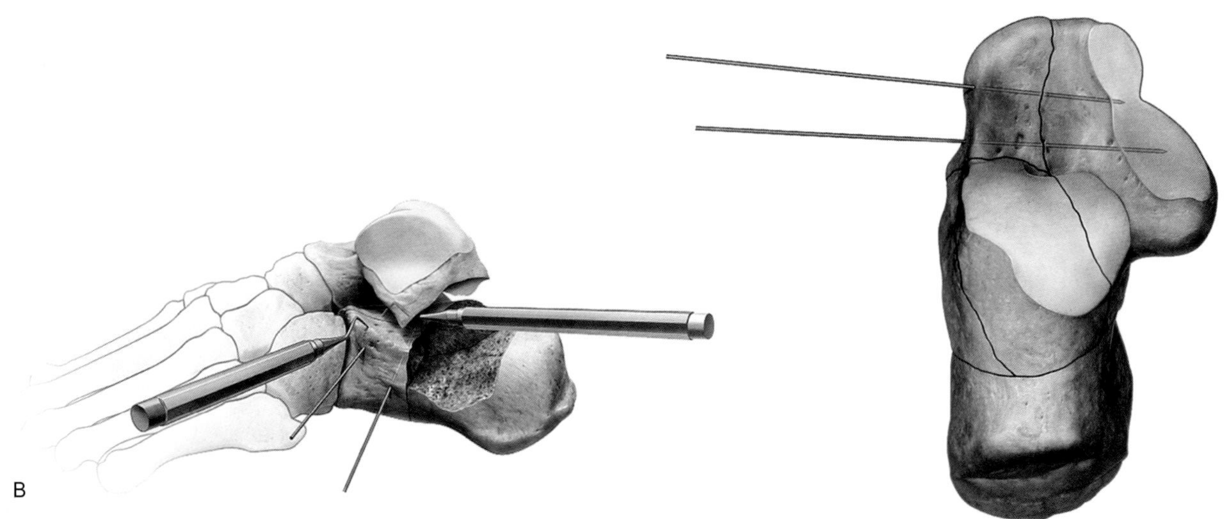

图27-20B 典型的复位顺序通常从前内侧向后外侧方向进行。在直视下使用牙科剥离器和其他复位工具复位跟骨前突骨折线，自外向内钻入克氏针做临时固定。右图从跟骨上方角度显示克氏针位置。

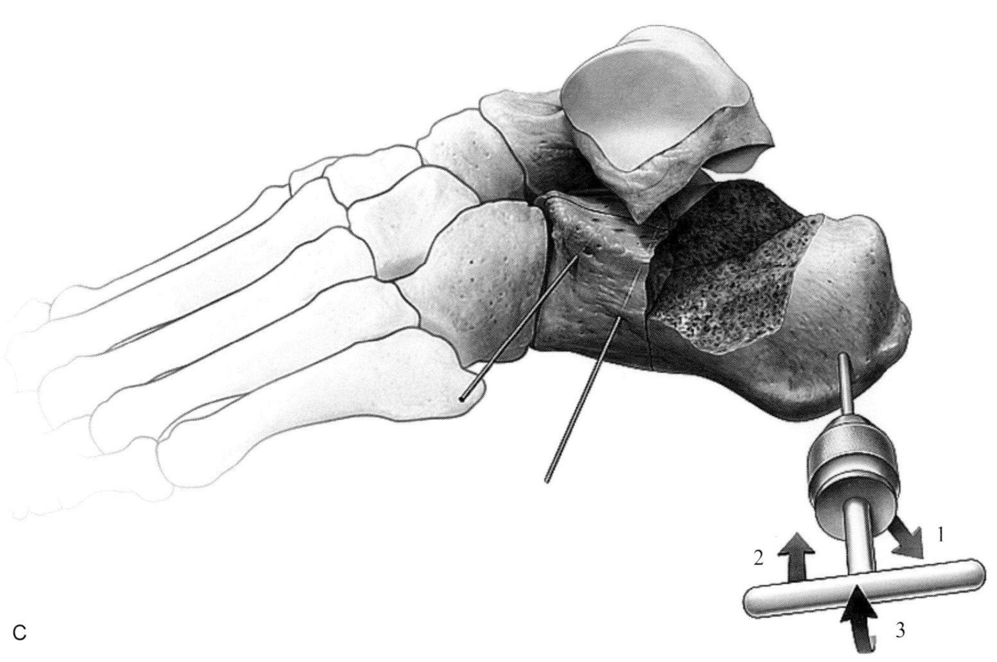

图27-20C　紧接着对后关节面进行解压，或者可将关节面完全取出，放在消毒的护士器械台上。于切口后下角处自外向内打入Schanz钉，用手法复位典型的跟骨结节畸形。常用的跟骨结节手法复位技术包括：①向后下方移位（恢复跟骨的高度和长度）；②向内侧移位（纠正外侧移位）；③外旋（复位内翻畸形）。

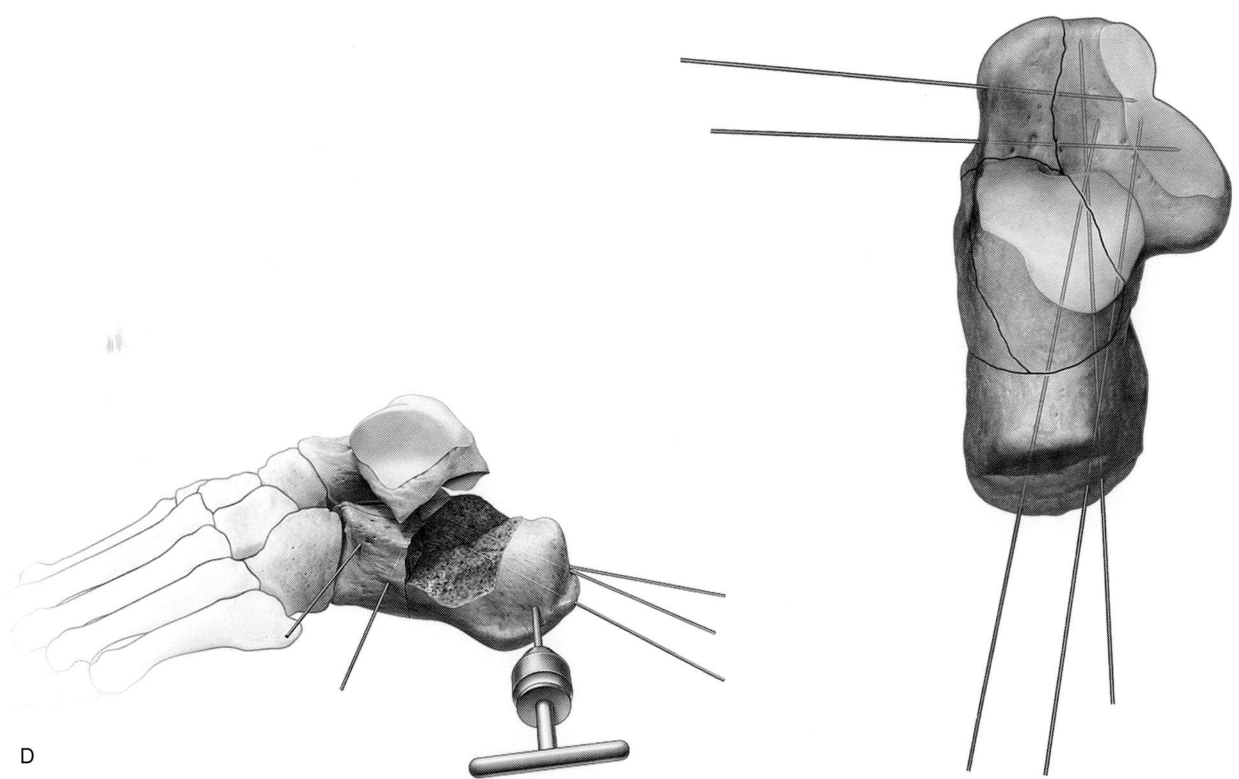

图27-20D　跟骨结节复位后，对从跟骨结节至前内侧载距突的骨折块经皮置入轴向克氏针固定。

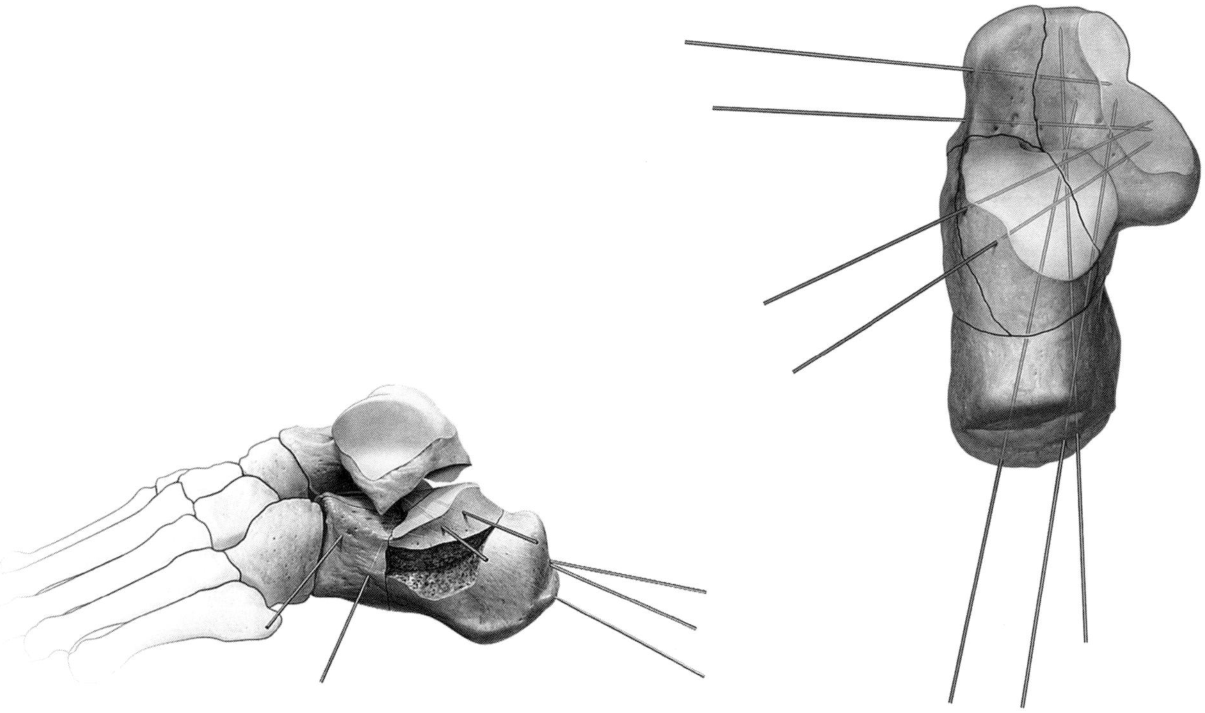

E

图27-20E 跟骨前突及结节复位后，保留缺损区，以允许后关节面骨折块的解剖复位。位于Gissane角处的跟骨后关节面前部是评估复位效果的关键。此外，还需要评估跟骨结节骨折块交界处的关节面骨折块后部。然后将克氏针从后关节面的下方置入载距突。

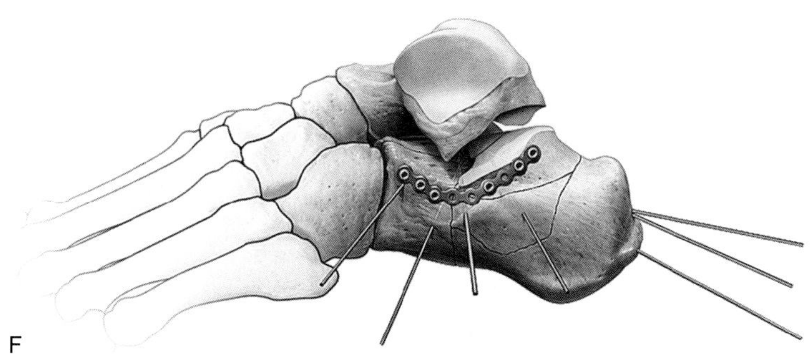

图27-20F 复位外侧壁，沿Gissane角方向放置微型弧形钢板，可对后关节面及前突骨折块进行拉力螺钉固定。

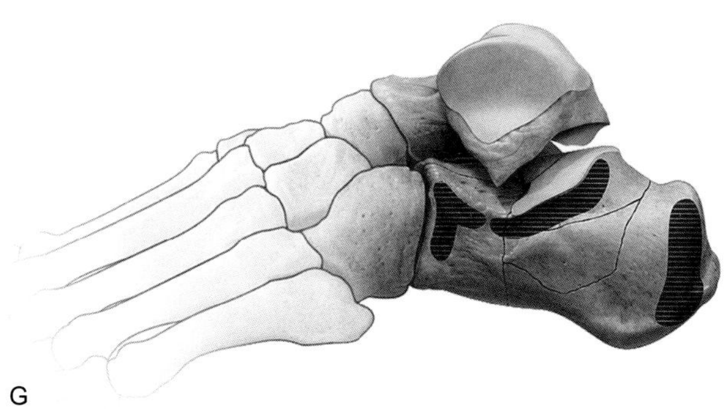

图27-20G 跟骨一些解剖区域坚固的骨质条件有利于对内植物的良好把持，这些区域包括前突、Gissane角、后关节面的软骨下骨及跟骨结节的后部。

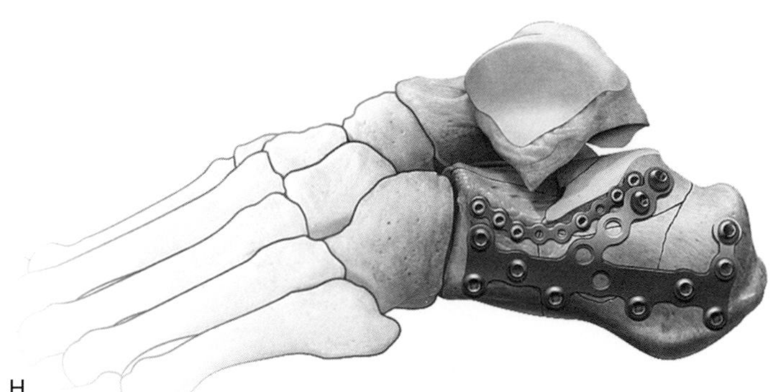

图27-20H 最终，放置大小合适的跟骨钢板，拧入关键性的螺钉，完成固定。

- ○ 跟骨结节的复位对于恢复跟骨整体形态及关节面之间的空间关系至关重要。
  - ◆ 要特别重视Gissane关键角和跟骨前突的复位。
  - ◆ 要达到这个目标，应确保在中段关节面水平可以直视下观察内侧骨折块的复位。
  - ◆ 在距跟骨间韧带前方操作是可行的，可避免剥离该韧带。
- ○ 由于后关节面的前后径相对较长，术中可通过切口垂直支从后上方在直视下评估后关节面的复位程度。
- ○ 在跟骨外侧放置直径4.0 mm的Schanz钉，并使用直径4.5 mm钻头导向器进行操作（图27-21）。
  - ◆ 这样可避免术者的手遮挡视野。
- ○ 椎板撑开器有助于重建跟骨结节的长度和高度（图27-22）。
- ○ 克氏针或非锁定螺钉从跟骨外侧壁以稍偏前的方向拧入内侧坚强骨质的载距突，从而获得良好把持力（图27-23）。
  - ◆ 从足正位影像中确认螺钉的位置及长度。
- ○ 在后关节面与后侧结节间的粉碎骨折和嵌顿，常导致这些解剖标志之间留有较大的骨松质缺损。
  - ◆ 三皮质的自体或同种异体髂骨移植可用来填塞缺损区域，也能帮助提供后关节面的结构性支撑（图27-24）。

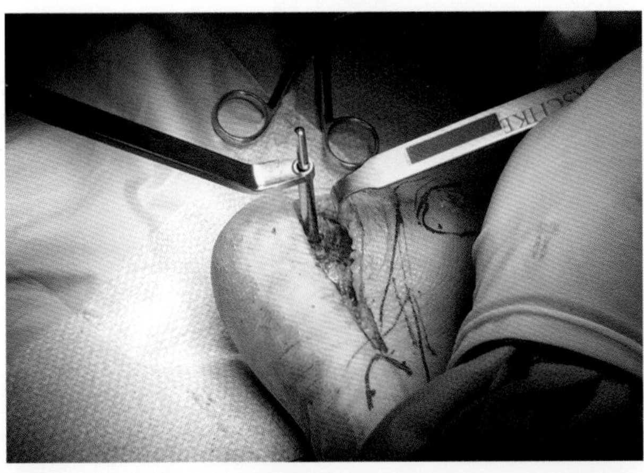

图27-21 使用钻头导向器或Schanz钉把手，通过跟骨结节的Schanz钉进行有效的手法复位。

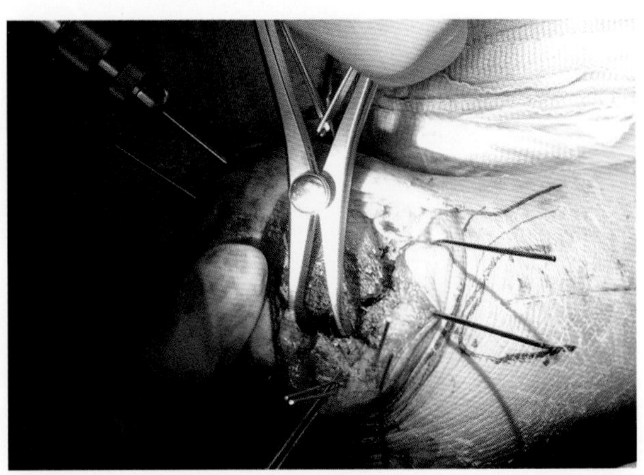

图27-22 使用椎板撑开器，可将后关节面从跟骨结节内抬起。

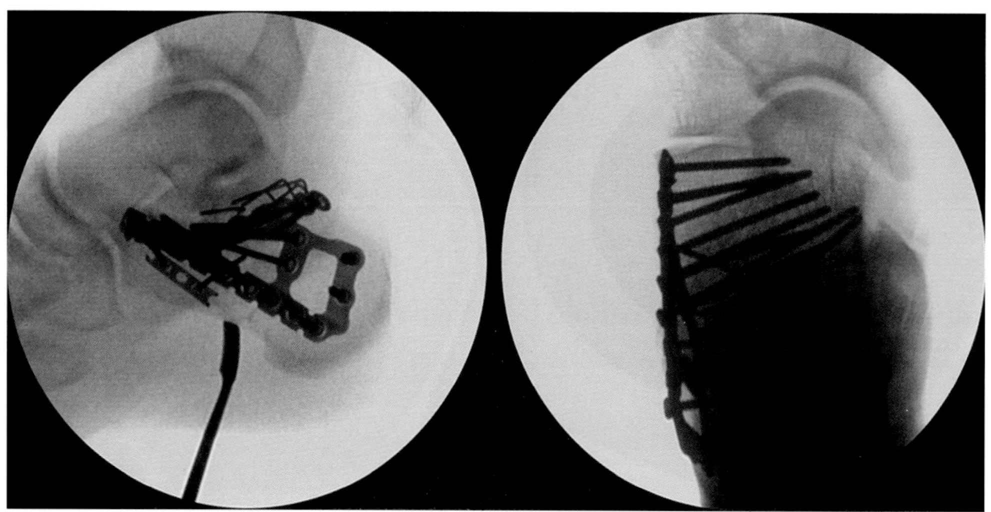

图 27-23 克氏针及螺钉稳定地固定于内侧坚固的载距突。

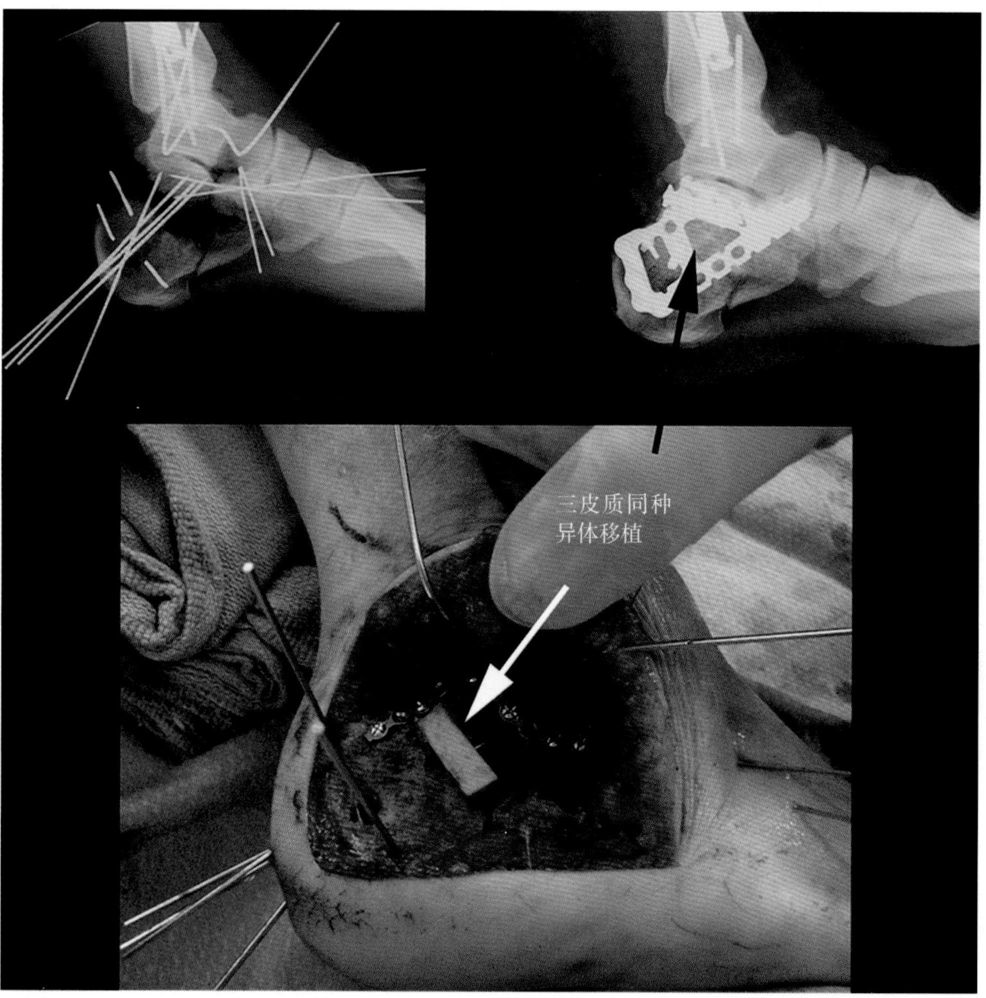

图 27-24 三皮质同种异体髂骨或腓骨移植可有效地给抬高的关节面骨折块提供力学支撑。

TIP 辅助跟骨结节骨折复位的技术

Brad Yoo

病理解剖

- 原发骨折线造成跟骨结节和远端前突段之间的不连续（图27-25）。
- 胫后肌和腓肠肌复合体的不对称张力及轴向损伤机制导致跟骨结节移位，这种移位包括内翻、皮质移位和轴向长度短缩等。

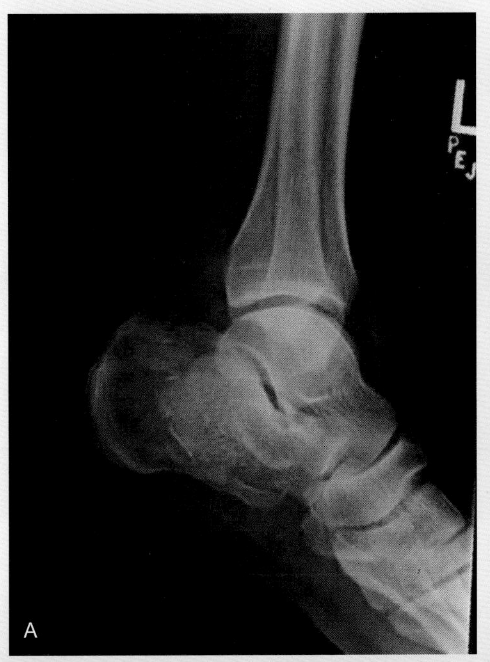

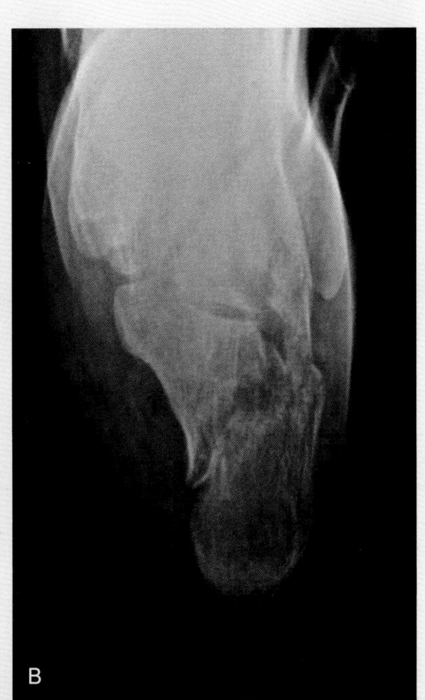

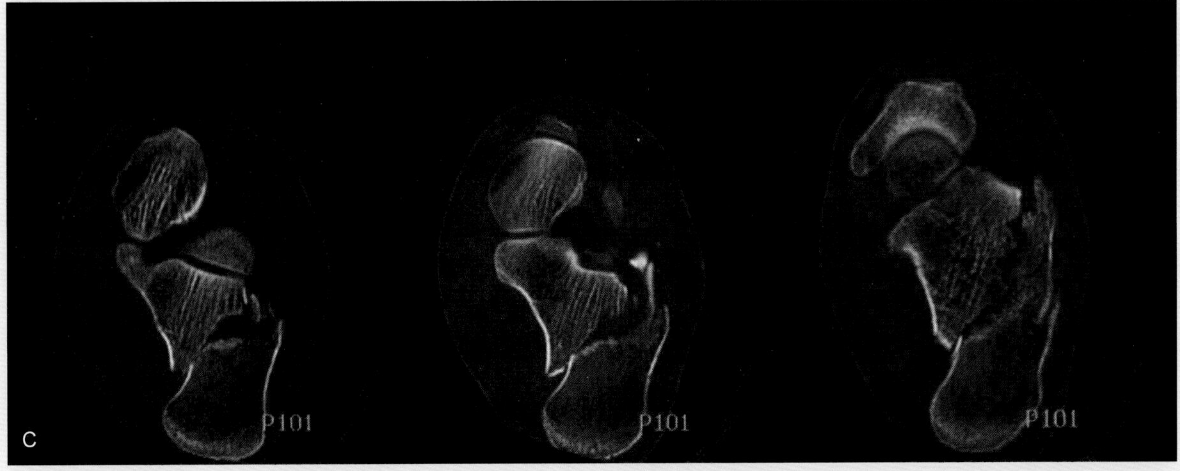

图27-25 A. 典型的原发骨折线穿过跟骨的Harris轴位片。B. 同一骨折侧位片。C. 同一骨折的轴向CT图像。

影像摄片

- 内侧骨折线的成像对于准确复位至关重要。患者取侧卧位，确保双脚的位置不阻碍成像（图27-26）。
- 透视单元定位于患者周围以获得侧位、正位和Harris轴位视图（图27-27）。Harris轴位和侧位图提供了评估结节复位最有用的视角。

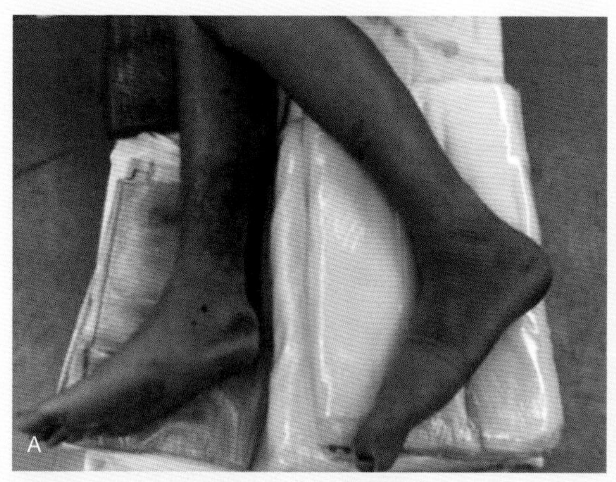
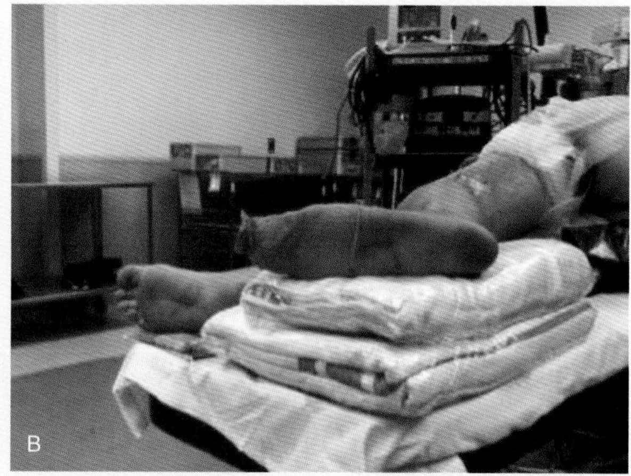

图27-26 跟骨外侧伸展入路时的足体位。

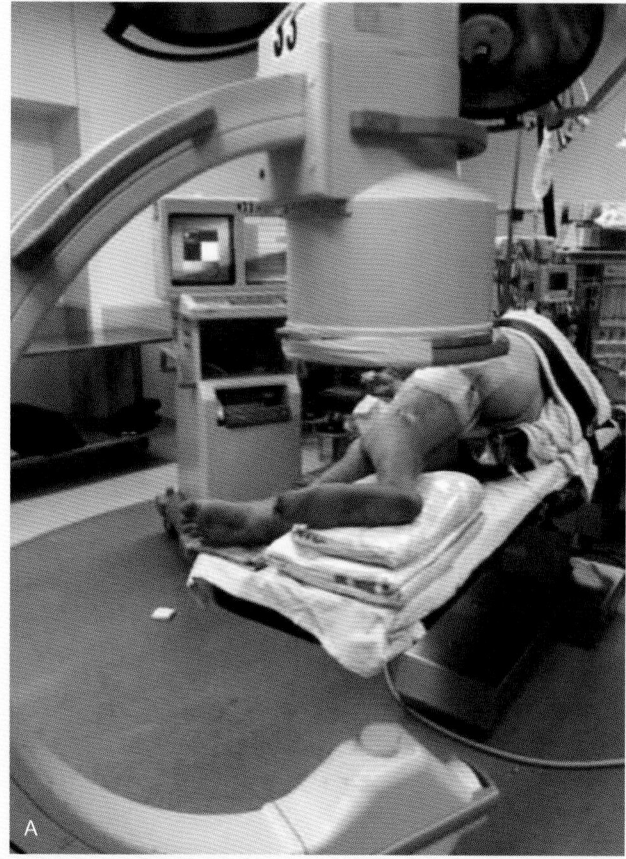
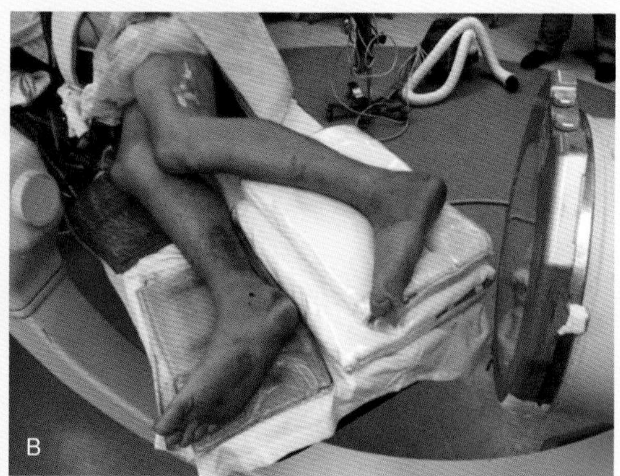
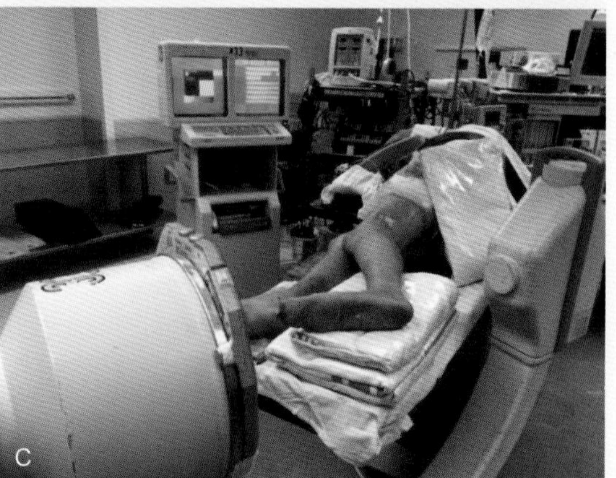

图27-27 A. 透视单元定位的足跟侧向视图。B. 透视单元定位的足正位视图。C. 透视单元定位的Harris轴位视图。

操作技术

- 外固定针在跟骨结节内从外侧向内侧置入或在轴向平面从后向前置入，将有助于操作骨折骨块。这些类型的操纵杆作为唯一的复位装置，常常不能提供足够的力量，而且很快松散。
- 作为跟骨结节操纵杆的附件，可以利用杠杆通过主骨折线，利用距骨内侧的骨折线作为支点。可以使用各种骨膜剥离器（图27-28）。
- 轴向置入克氏针可以初步置入跟骨结节内。
- 在杠杆操作过程中，从跟骨结节外侧向内侧置入Schanz针可以减少内翻。

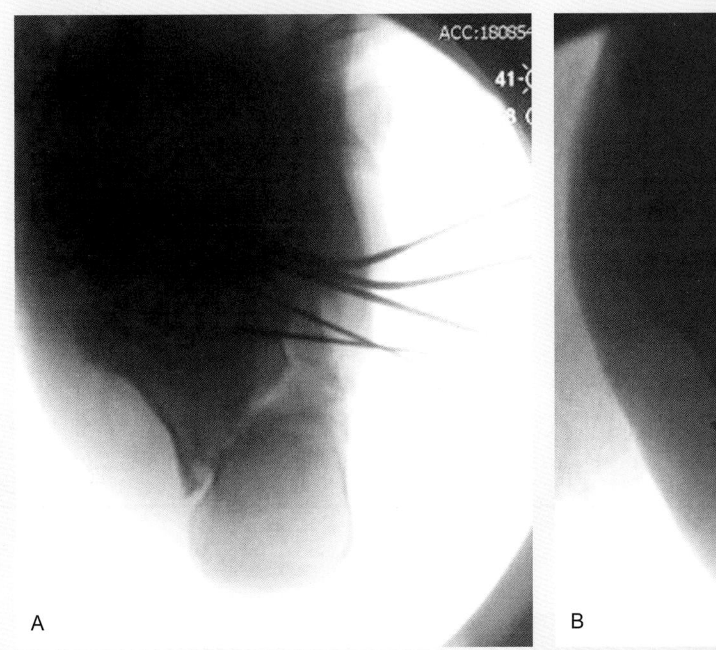

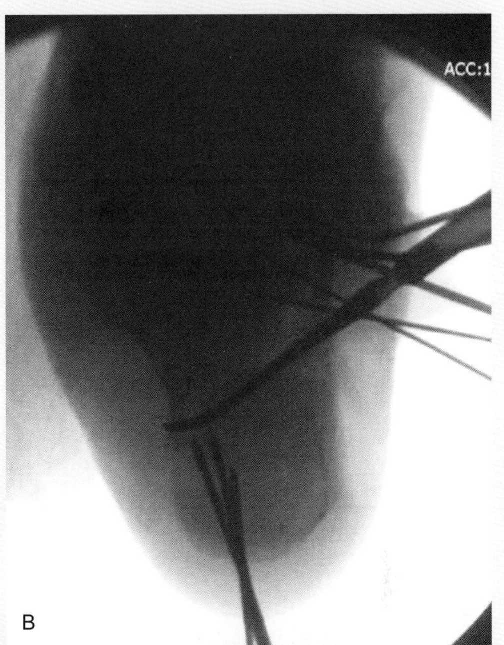

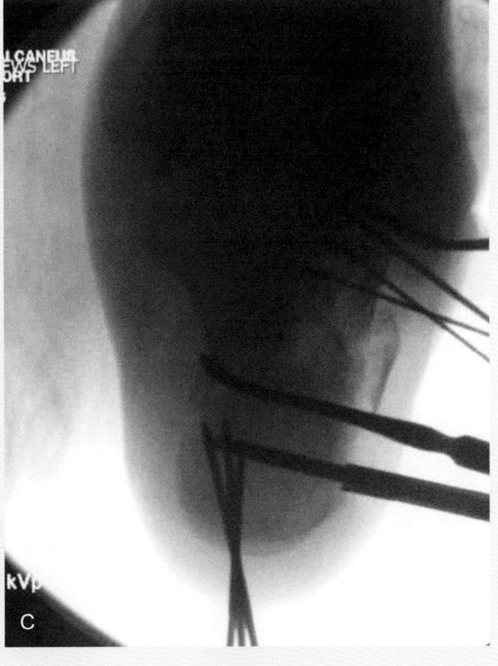

图27-28 A. 透视单元Harris轴位成像显示跟骨结节位移和原始骨折线。B. 引入一个杠杆通过主要骨折线，以骨折的距骨内侧边缘作为一个支点。C. 跟骨结节是杠杆进入位置，也是轴向放置克氏针进行复位的地方。跟骨结节不再内翻，而且它的高度已经被重新恢复。

- 大的骨折块钻套可以放置在Schanz钉上，以稳定钉防止过度穿透，并协助操纵跟骨结节骨折块。
- 一旦复位已经实现，复位的结节可以被置入的克氏针暂时维持（图27-29）。
- 锁定板对骨折的加压有助于减少残留的结节移位（图27-30）。

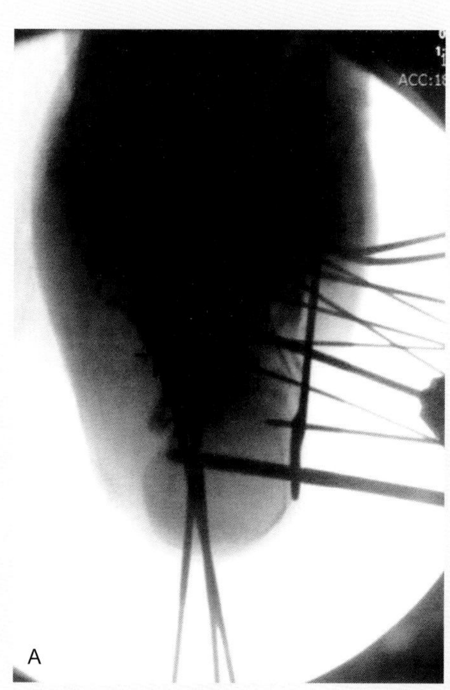
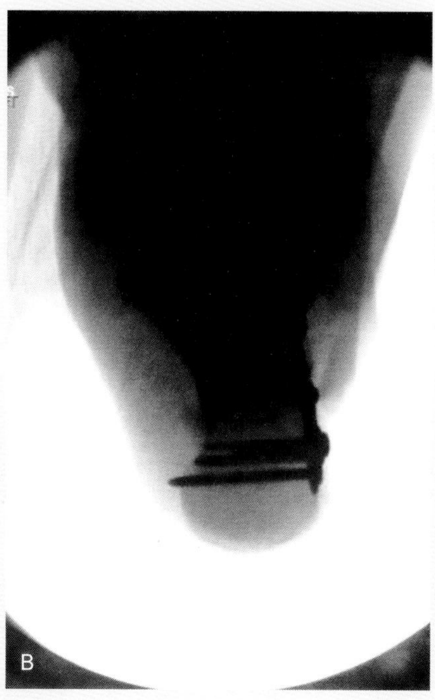

图27-29 框架固定好，为螺钉置入做准备。锁定板对结节的加压将进一步改善结节的复位。

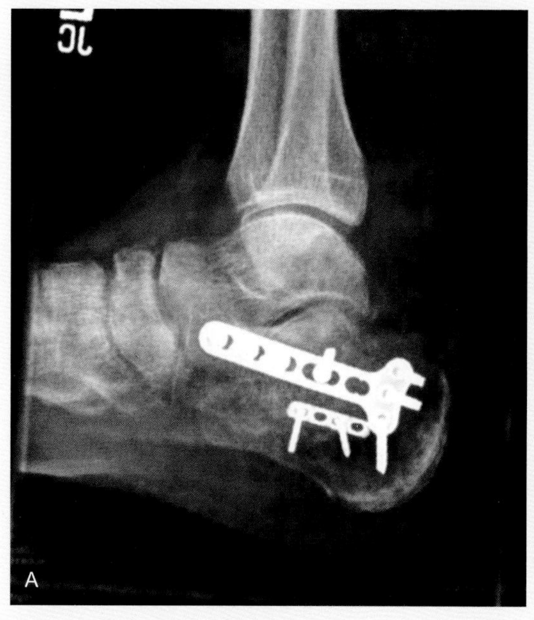
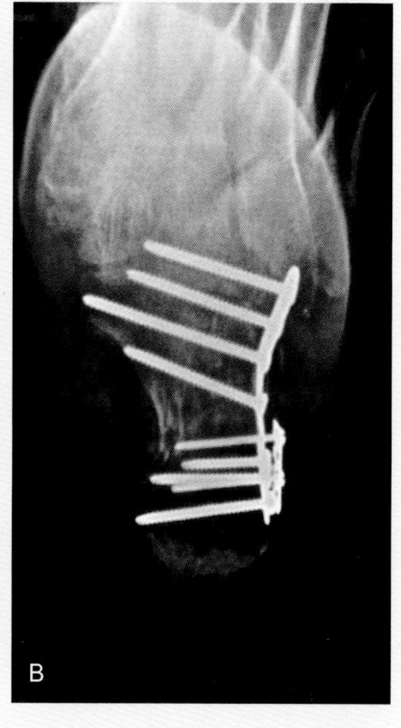

图27-30 术后侧位和轴位影像。

TIP

牵引器在跟骨骨折复位术中的应用

Daniel N. Segina

病理解剖

移位性跟骨关节内骨折（DIACF）的传统固定方法涉及关节损伤的解剖修复。其他重建目标包括恢复跟骨形态，特别是跟骨高度、宽度和冠状力线。因为正式的切开手术通常需要为消除软组织肿胀而等待一段时间，所以骨折块通常难以通过传统技术进行复位。

解决方案

在后结节内使用Schanz钉是一种行之有效的形态学修复技术（图27-31~图27-33）。

另一个有用的策略是使用内侧放置的牵引器以协助恢复跟骨形态。

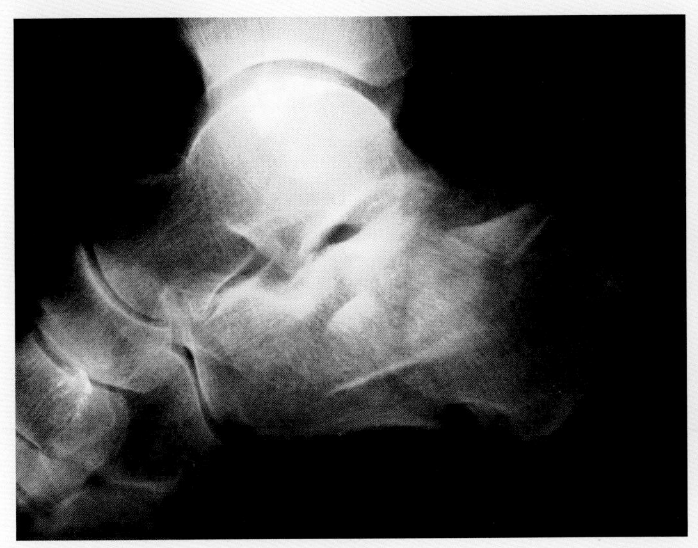

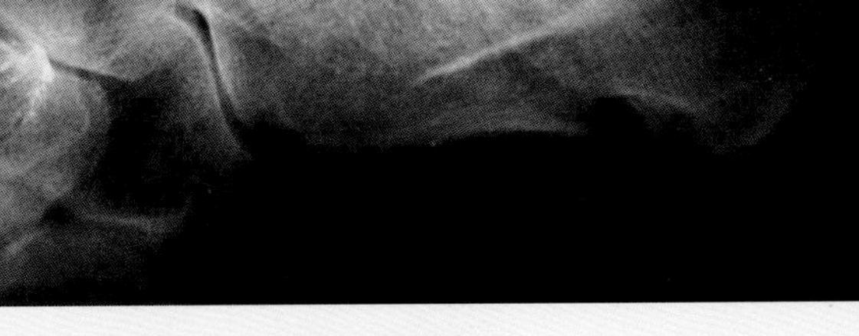

图27-31　粉碎性关节塌陷跟骨骨折。

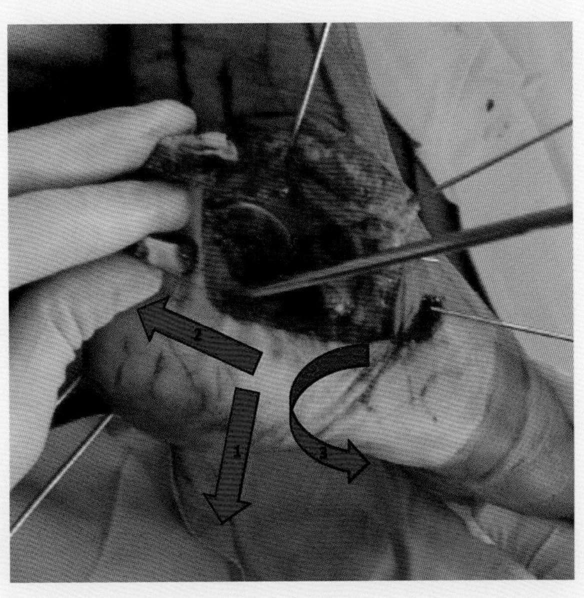

图27-32　从外侧延展入路采用Schanz钉纠正移位和成角应力。第1个（箭头1）轴向长度恢复；第2个（箭头2）结节被旋出内翻；第3个（箭头3）结节向内侧移位，以便在Harris轴向图像上对齐结节的内侧边界。

操作技术

- 患者被放置在“悬臂式”可透视手术台尾侧，取侧方体位，消毒铺单。
- 患肢外旋，以便对胫骨内侧和后内侧跟骨结节操作（图27-33）。
- 将5.0 mm带末端螺纹的Schanz钉置于胫骨干中，第2枚4.0 mm、5.0 mm或6.0 mm带末端螺纹的Schanz钉应用于后结节内侧。必要仔细放置，不阻挡跟骨透视成像。
  - 另一个辅助手段是翻转C臂机，改善包括侧位和Harris位成像（图27-34，图27-35）。
- 将固定钉在外固定支架的平面切平，可使

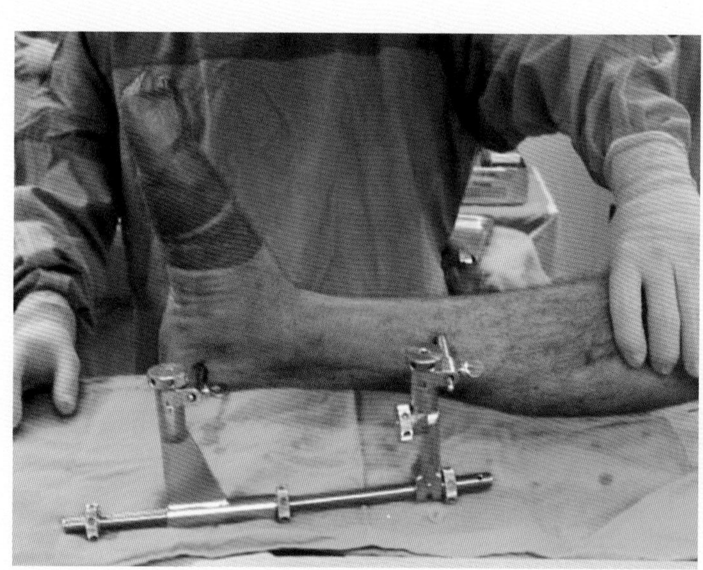

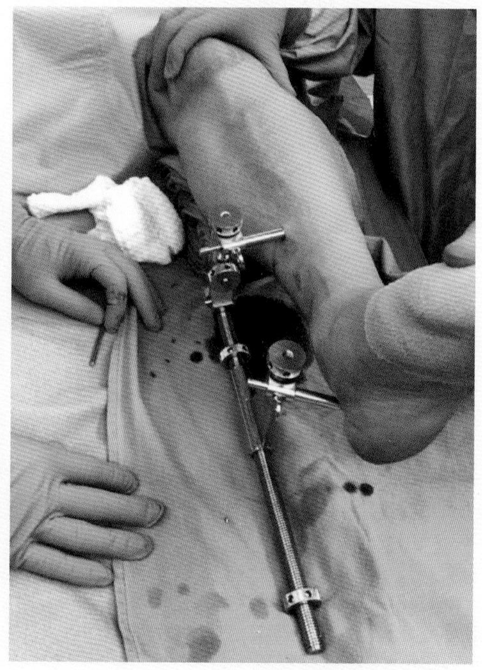

图27-33　术中观察应用通用牵引器后肢体外旋。注意针和牵引器的位置（后侧和内侧），确保不阻碍C臂机成像。

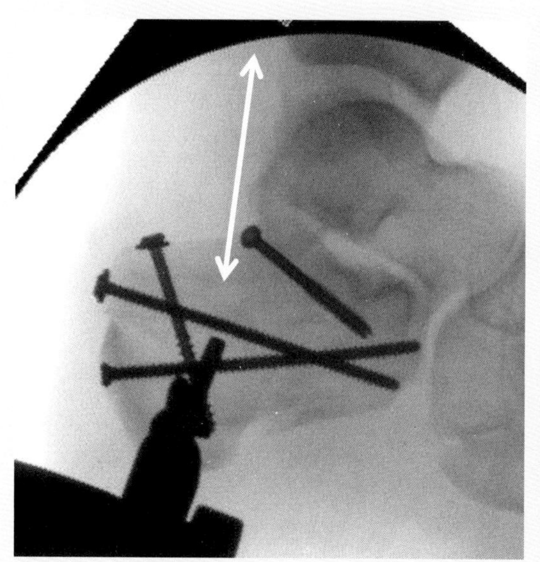

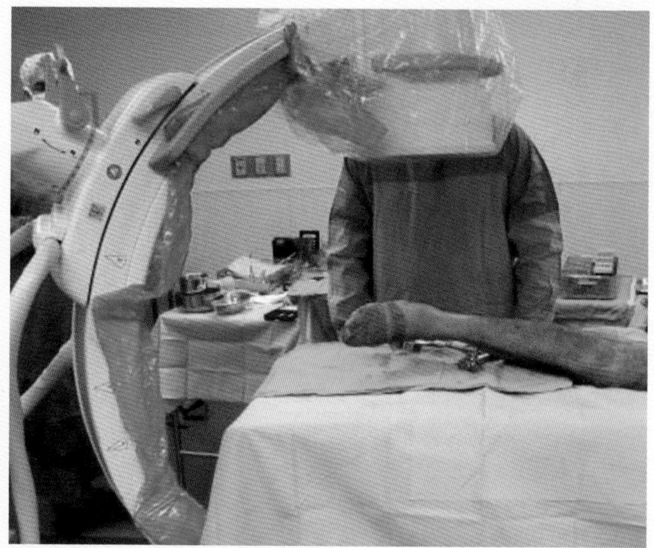

图27-34　在临床中，将牵引器与C臂机放置在相应的位置可以获得侧位影像。白色箭头显示牵引方向。

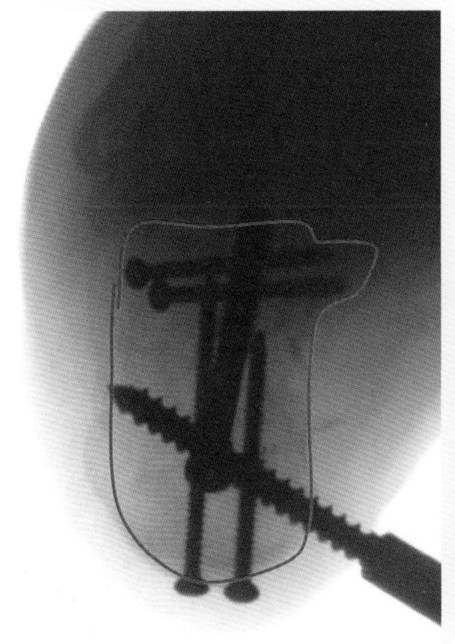
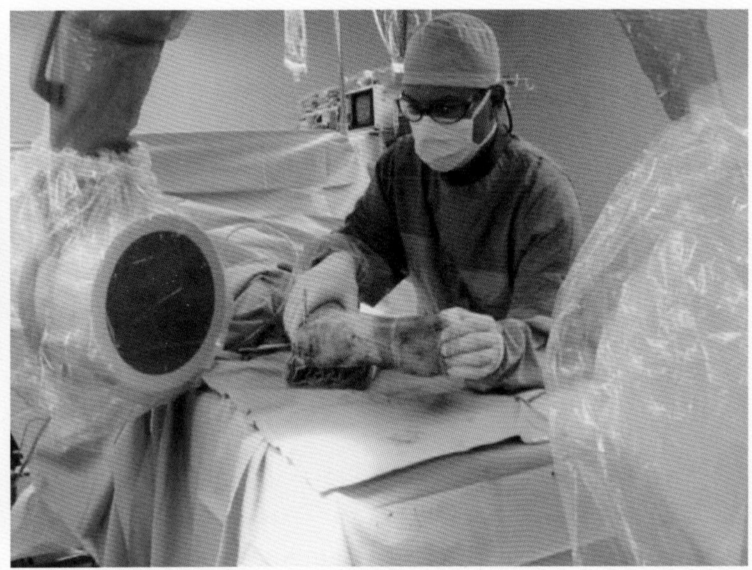

图27-35 在临床中，牵引器和C臂机放置在相应的位置，获得轴位（Harris）影像。

肢体外旋进行标准的外侧入路并对骨折操作。内侧放置牵引器能够提供更有利的机械作用，特别是减少内翻畸形，以及恢复高度、宽度和后侧结节的内移。

- 接下来将肢体旋转至外侧位进行常规的骨折修复（图27-36）。
- 牵引器的实用性在于它可以用于经皮、小切口或延长外侧手术入路的治疗（图27-37）。

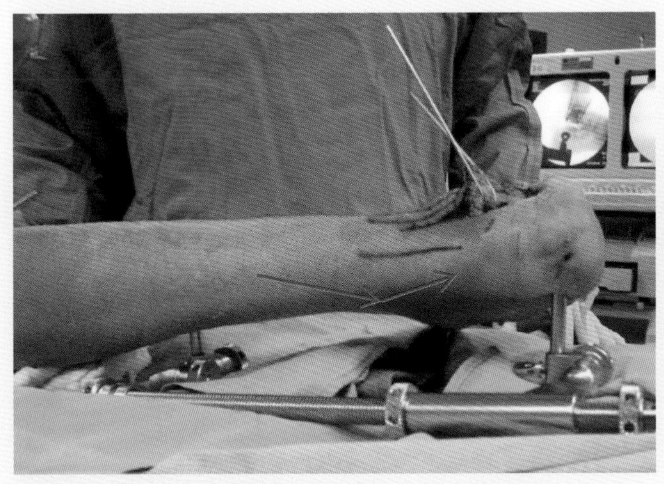
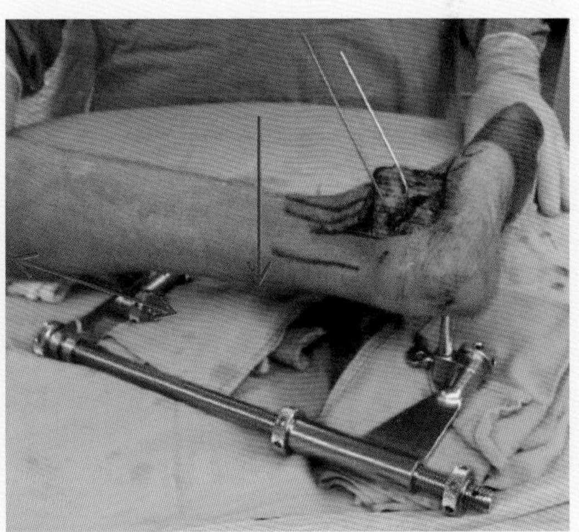
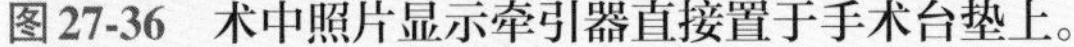

图27-36 术中照片显示牵引器直接置于手术台垫上。

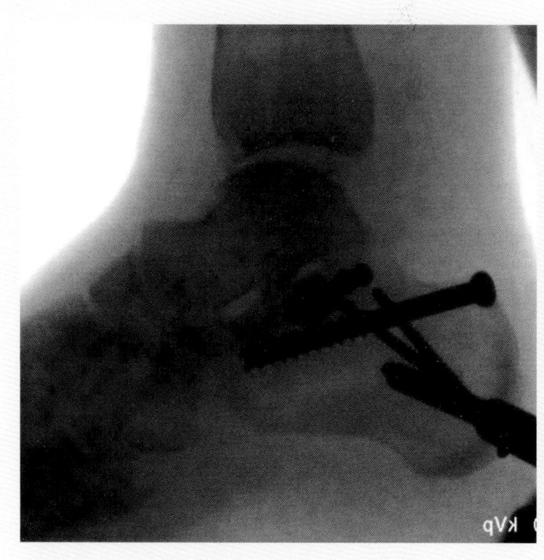

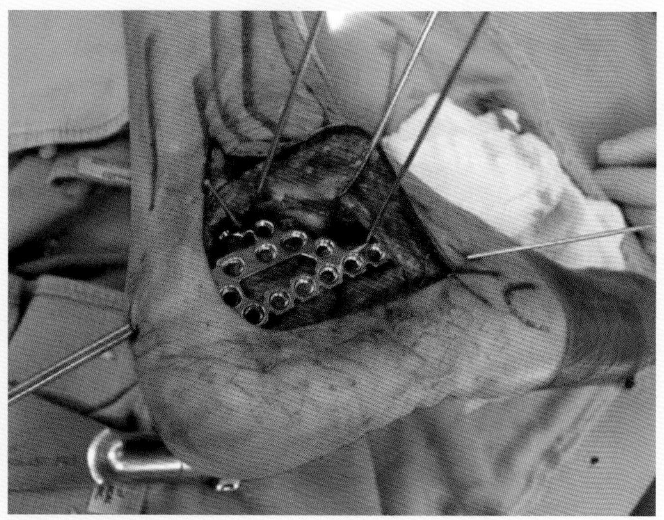

图 27-37 两个不同的病例，第1个显示牵引器用于经皮内固定技术，第2个显示牵引器用于切开复位技术。

腓肠肌滑移术（Strayer手术）

- 抬高患肢并放置在三角枕上。
- 于小腿后内侧做切口（大约于膝内侧关节线与内踝连线的中点），切开皮肤及皮下组织至筋膜层。
- 纵行切开筋膜，确认腓肠肌与比目鱼肌间隙，由内向外游离。
    - 注意识别及电凝任何穿支血管。
- 辨认跖肌肌腱后，切除5 cm长一段。
- 仔细地由内向外游离腓肠肌背侧部，并且松解包括腓肠神经在内的所有背侧软组织。
- 向后牵开所有的软组织，向前牵开比目鱼肌，腓肠肌腱膜可分离至与比目鱼肌筋膜的结合部。

参考文献

[1] Benirschke SK, Sangeorzan BJ. Extensive intraarticular fractures of the foot. Surgical management of calcaneal fractures. *Clin Orthop Relat Res*. 1993;292:128–134.

[2] Gardner MJ, Nork SE, Barei DP, et al. Secondary soft tissue compromise in tongue-type calcaneus fractures. *J Orthop Trauma*. 2008;22(7):439–445.

Michael F. Githens, Nicholas M. Romeo

第28章

舟骨和骰骨骨折

Navicular and Cuboid Fractures

无菌器械与设备

- 止血带，必要时可用。
- 头灯。
- 牙科骨钩和骨膜剥离器。
- 肩或骨拉钩。
- 小号点式复位钳（Weber钳）。
- 小型牵引器或外固定支架。
- 克氏针、电钻和钻头。
- 内植物。
  - 锁定和非锁定微型或小型螺钉钢板系统（2.0 mm/2.4 mm/2.7 mm）。
  - 塑形的解剖型舟骨和骰骨钢板。
- 同种异体骨松质骨片。
- 结构性同种异体骨（腓骨或三层皮质髂骨）。

舟骨骨折

患者体位和影像

- 透射悬臂工作台。
- 患者取仰卧位，脚放在床尾。
- 同侧髋关节下方放小垫枕。
- 在整个手术过程中评估正位、侧位和斜位影像。
- 比较健侧X线片，有助于评估患者的原始解剖和力线。

手术入路

- 主要由骨折形态和软组织状况决定。
- 通常采用前内侧切口，经常需要附加一个侧切口。
- 当有外侧柱粉碎时为内固定需增加外侧入路。
- 对有柱明显短缩的骨折，在皮肤切开前可应用外固定支架对内外侧柱进行牵引（图28-1）。
  - 使用外固定支架时应确保充分的暴露，同时获得或维持复位。
- 前内侧入路。
  - 切口位于胫前肌腱和胫后肌腱之间。
  - 在对腓深神经和足背动脉探查、推移和保护

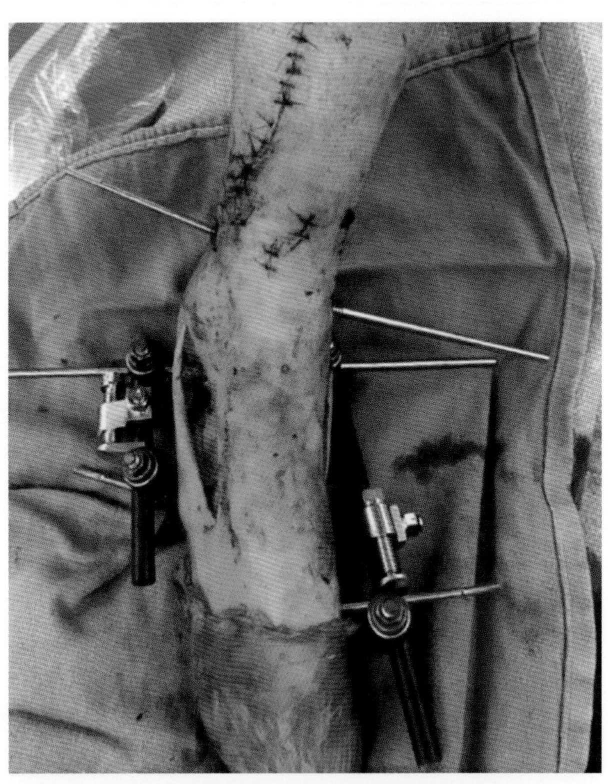

图28-1　临床大体照显示内侧和外侧外固定支架配合开放-压缩牵引装置，通过控制牵引恢复足中部形态。

后，进行深部解剖。

- 在手术结束时修补关节囊切口。

- 侧方入路。
  - 在舟骨的背外侧有一个由放射影像标记的切口。
  - 进行深层剥离，移动趾短伸肌（EDB）。
  - 关节囊切开之后需要修复闭合。

复位和固定技术

- 对于足中部骨折和骨折脱位的患者，应考虑采用腓肠肌滑移（Strayer手术）来卸下足中部和前部的负荷。
- 伴有跗跖关节脱位的高能量损伤最好采用分期外固定辅助复位和消肿治疗，然后再进行明确的切开复位内固定。
- 应力性骨折或单纯性骨折（图28-2）。
  - 双切口可用于复位骨折和置入背侧板。
  - 避免通过破坏背部血供导致软组织剥脱或缺血。
  - 对于移位的骨折，在确定骨折线并清理碎骨片后，使用小号骨钳和小号复位钳的组合来复位骨折。
  - 克氏针用于临时固定（图28-3）。
  - 背侧小型板在加压中的应用（图28-4）。
  - 用两个切口将钢板置于舟状骨前侧表面。
  - 如果钉道允许，最内侧的螺钉可以拉力螺钉置入，也可以锁定螺钉置入。
  - 外侧螺钉按顺序置入，随着螺钉的拧紧，钢板逐渐贴合，同时对骨折端施加压力。
- 单一的足底大骨折块可以通过独立螺钉固定。
  - 选择单一切口（通常是前内侧）。
  - 清除所有骨折处的碎骨片。

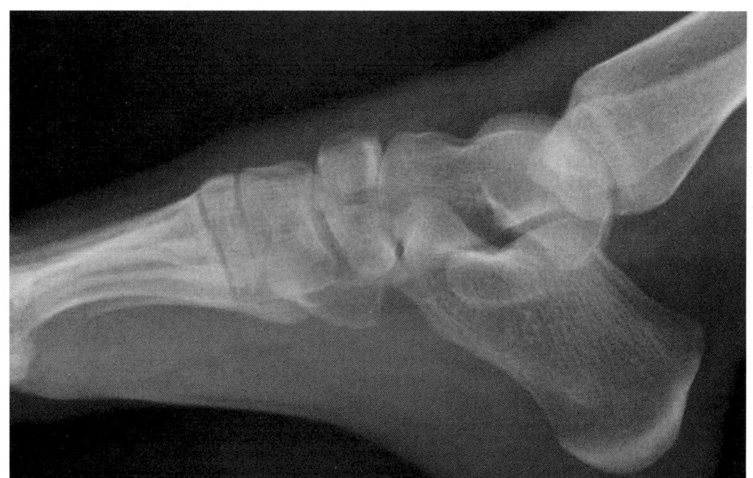

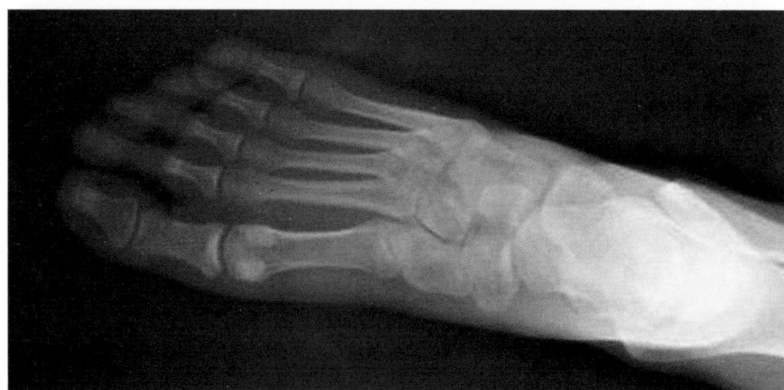

图28-2　侧位片和正位片显示单纯舟状骨骨折，无明显粉碎。

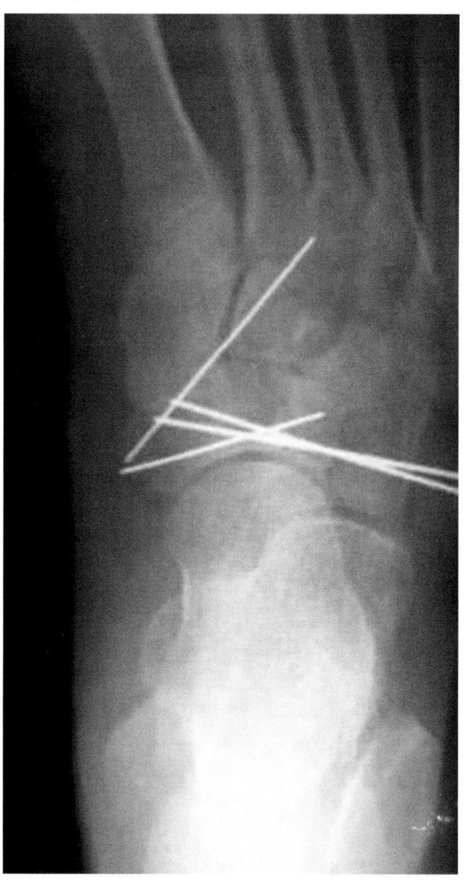

图28-3　复位后，用克氏针进行临时固定。

  - 牙科骨钩或小号点式复位钳用来复位和加压骨折。
  - 2枚克氏针用于暂时维持复位，1枚螺钉用于加压骨折。
- 骨折脱位或严重粉碎性骨折。
  - 通常情况下，足处于缩短时，舟状骨外侧显示大部分粉碎和嵌顿，距骨头易落入这一缺损处（图28-5）。
  - 在这种情况下，距骨头占据舟骨的正常位置，建议应用外固定支架恢复中足长度，防止畸形的复发。
  - 为了纠正缩短，采用了内侧柱和外侧柱牵引器进行牵张。
  - 中足必须向外侧推挤移位，以提供距舟关节的覆盖。
  - 通过以下方法实现复位。
    - 通过牵引器牵开舟状骨柱。
    - 用小的截骨刀或骨膜剥离器解除关节面的压缩。
    - 使用牙科骨钩将骨折片复位到合适的位置。
    - 在临时置入钢板之前或之后，可以使用点式复位钳对较大的骨块加压或从内侧到外侧加压。
    - 用小号（0.045 mm/0.035 mm/0.028 mm）克氏针固定碎骨片。
    - 对任何缺损进行填塞植骨。
  - 通过使用T形板横跨固定到楔状骨，用以提供足够的稳定性和维持柱的长度（图28-6）。
  - 钢板的T形部分应用于舟骨的侧面，而钢板长的部分则固定在楔状骨侧面上。
  - 钢板临时用小的克氏针固定，随后可以用螺

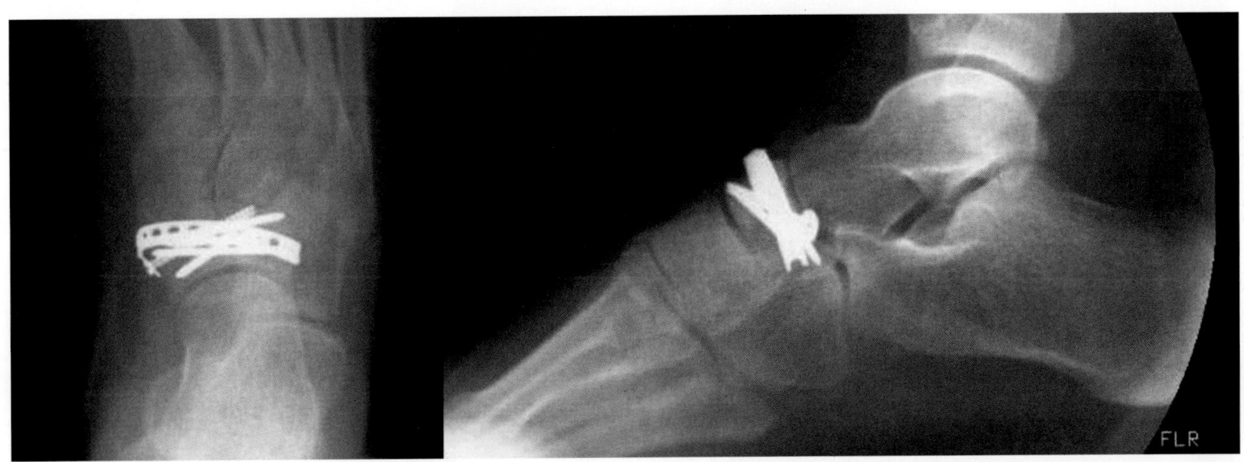

图28-4 正位和侧位片显示舟状骨背侧张力钢板。

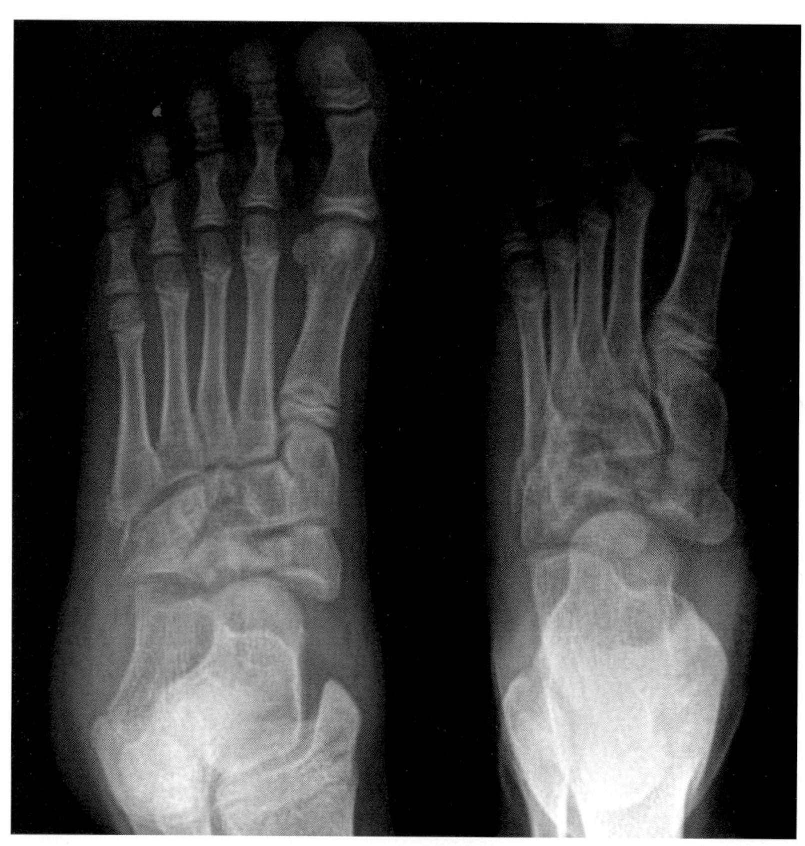

图28-5 足部斜位和正位片显示舟骨粉碎性骨折，伴有中足明显缩短和内侧舟状骨骨块的内侧半脱位。

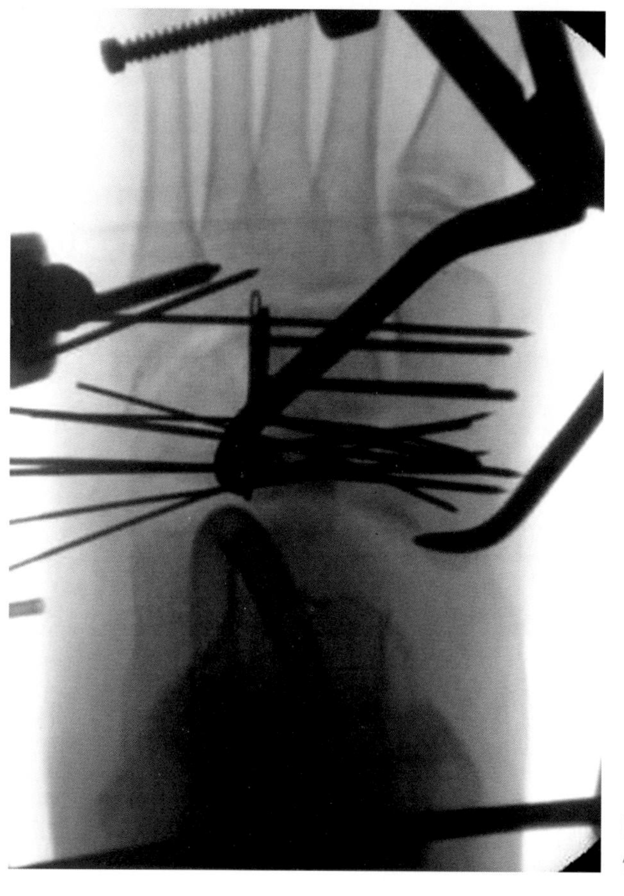

图28-6 内侧舟状骨与楔状骨桥接固定。注意使用内侧和外侧牵引恢复中足长度，从而允许恢复舟状骨形态。

钉替换。

- 为了避免钻头断裂，可用克氏针作为钻头。
- 对骨折线从外向内的加压可通过在钢板上置入拉力螺钉来实现。
- 辅助使用独立螺钉可用于提供额外的加压。
- 直形板可应用于T形板的底下，用以提供额外的支撑（图28-7）。
- 面对内侧粉碎性骨折或内侧骨折脱位，可以通过内侧入路同样地应用从舟状骨到内侧楔状骨的跨骨固定（图28-8）。
- 或者，外固定支架可以放置6周，以保护固定，防止早期损伤或畸形的复发。

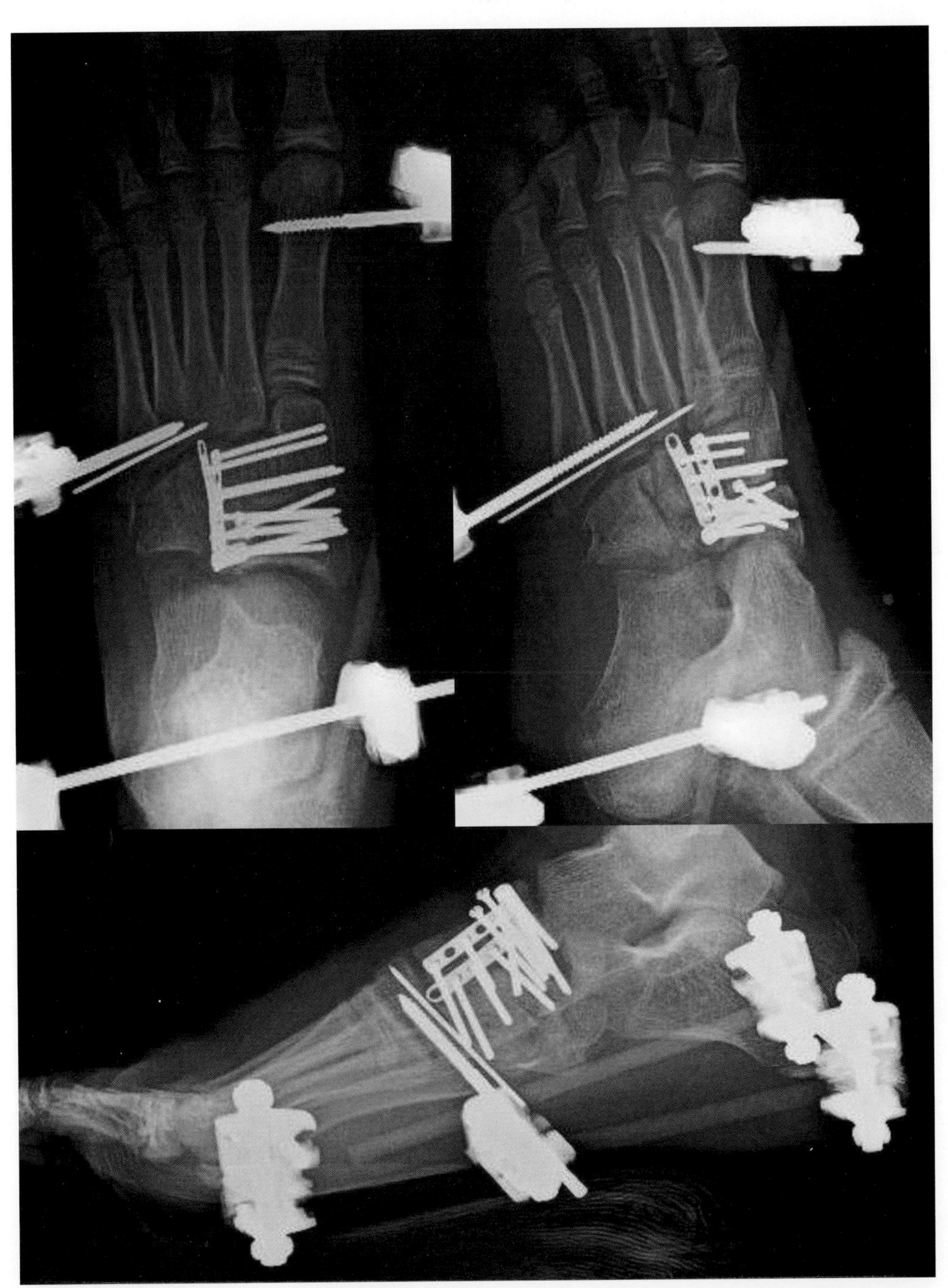

图28-7 足部的正位、斜位和侧位X线片显示横向应用的T形和直钢板从舟状骨到外侧楔状骨。采用双侧外固定支架辅助复位，固定后维持6周。

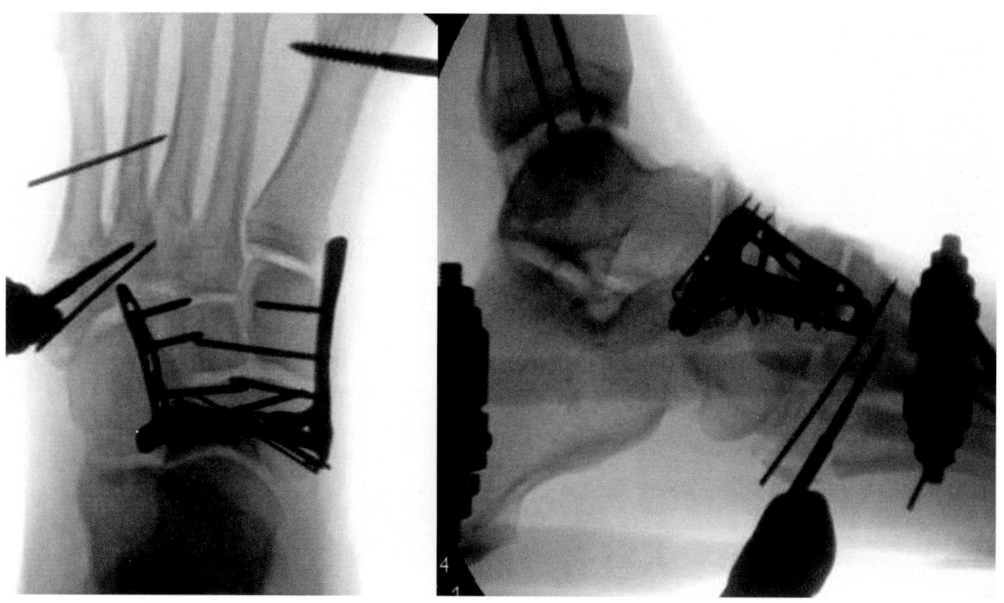

图28-8 正位和侧位X线片显示内侧和外侧跨骨锁定板固定以形成长度稳定结构。

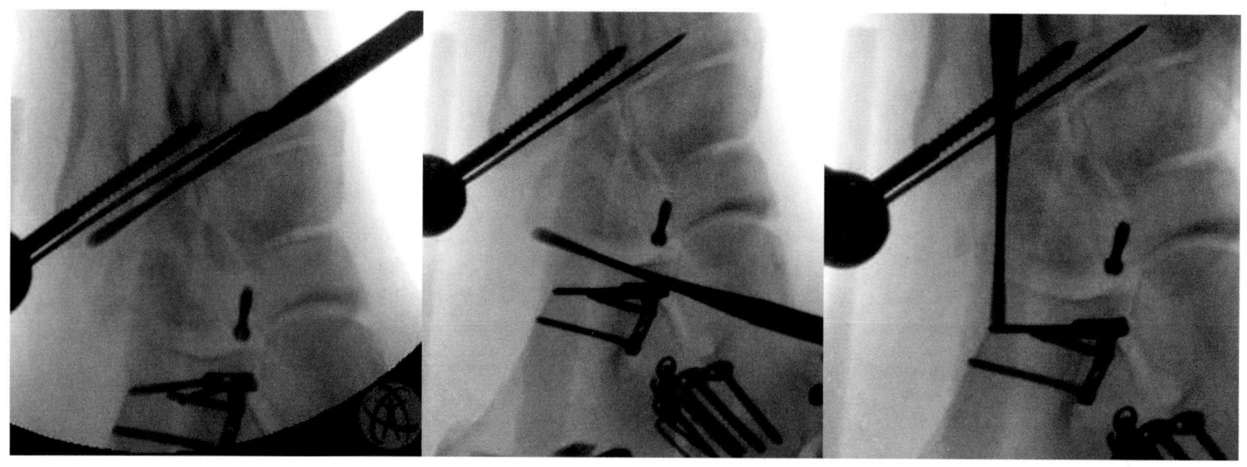

图28-9 放射影像显示使用骨膜剥离器标记计划的覆盖骰骨的切口。

骰骨骨折

患者体位和影像

- 可透视手术床。
- 患者取仰卧位，脚放在床尾。
- 在同侧髋关节下面放一个小垫枕。
- 正位、侧位和斜位X线片。

手术入路

- 皮肤切口直接在骰骨上方，从跟骨前部延伸到第4和第5跖骨的底部。
- 在进行皮肤切开之前，通过影像学检查确定骰骨的近端和远端关节及足背关系，以确定切口的位置和长度（图28-9）。
- 抬高趾短伸肌（EBD）筋膜，肌肉向背侧抬高。
- 骰骨的近端和远端关节面全部暴露，但不影响骰骨的稳定性。
- 骰骨的内侧面必须完全暴露，以适当减少向关节内的延伸。

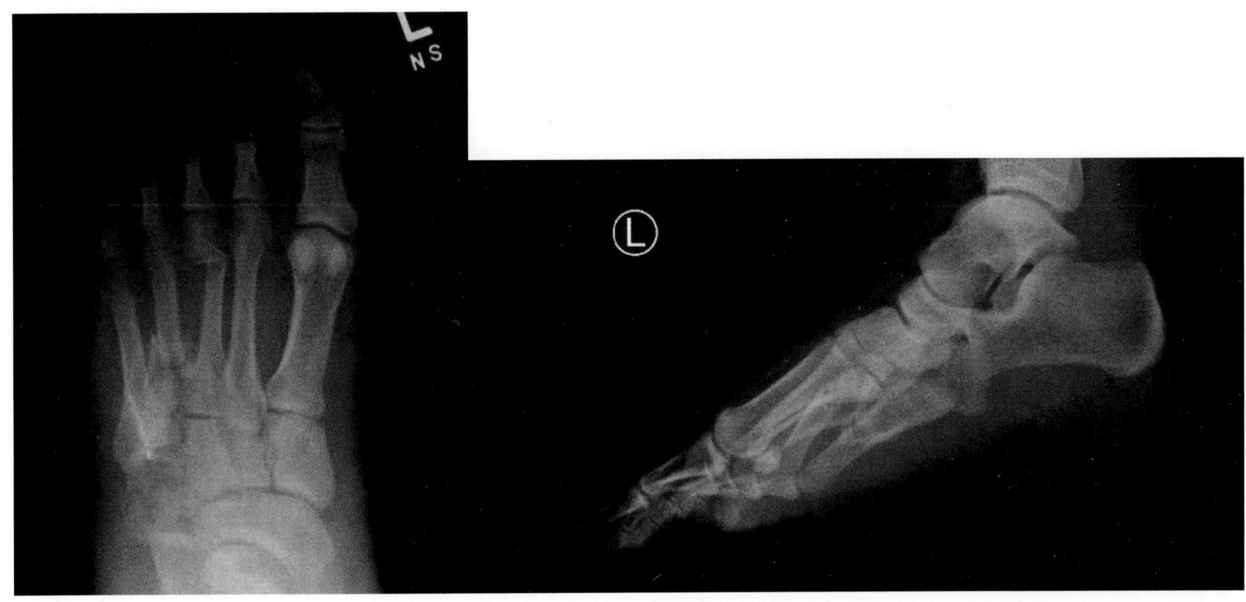

图28-10　正位和侧位X线片显示，高能量足部损伤导致外侧柱粉碎合并Chopart关节脱位。考虑到严重的骰骨粉碎，计划从跟骨到第4跖骨桥接钢板固定。

复位和固定技术

- 骰骨骨折很少单独发生，其他中足病理状况应在固定之前进行评估。
- 伴有跗跖关节脱位的高能量损伤最好采用外固定支架分期治疗，之后进行确定性的切开复位内固定。
- 外侧柱的任何短缩都应通过手术纠正。
- 如果外侧柱缩短愈合，足部将出现外展和过度内旋。
- 钢板固定是常用的固定方法。然而，对于严重粉碎性骨折，可以采用从跟骨前突到第4跖骨的临时桥接钢板固定（图28-10）。
- 通常情况下，骰骨体的大部分向内侧移位（图28-11）。
- 这种移位很大程度上通过牵引外侧柱来纠正。
- 在切开皮肤之前，在跟骨及第4和第5跖骨底部各置入一个固定杆，并放置外侧牵引器。
- 在正常外侧柱长度恢复之前，施加初始牵拉。
- 通常情况下，骰骨的近端和远端关节面压缩，可使用小截骨刀或骨膜剥离器将其抬高。
- 牙科钳或肩拉钩用于将所有向内侧移位的关节内骨折块向外侧牵拉复位。

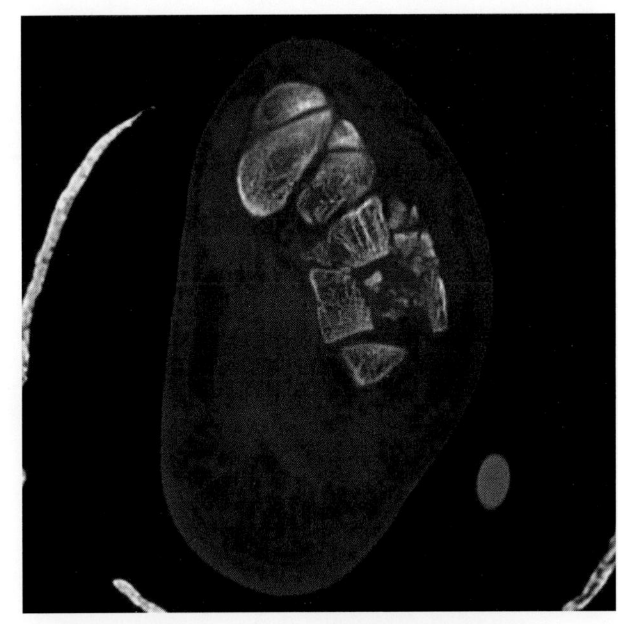

图28-11　足部轴位CT显示内侧骰骨体向内侧移位。

- 复位关节面，然后用小克氏针维持。
- 加压置入骨松质骨片，维持关节复位。
- 大块粉碎性节段可以用结构性同种异体移植物支撑。
- 然后在骰骨的外侧面用一个预弯的长方体钢板或T形钢板，并用克氏针固定位置（图28-12）。

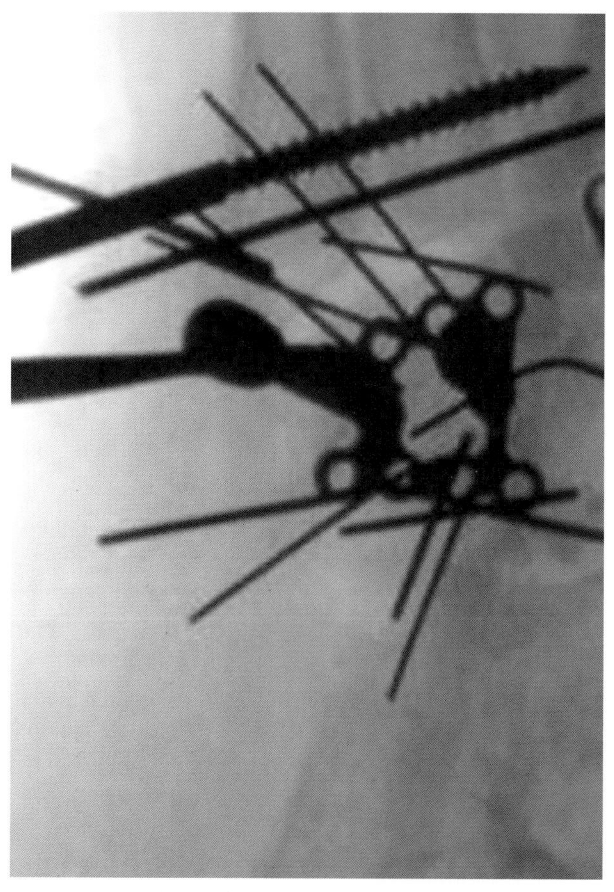

图28-12　用小克氏针维持骰骨关节面及骰骨体的复位。应用预塑形骰骨解剖钢板，放射学检查确定位置。

- 如位置合适，每个关节表面应首选置入中心螺钉，作为拉力螺钉，以防止背侧或足底侧关节表面的任何骨折间隙（图28-13）。
- 如果骨质量差或存在严重粉碎，可以将皮质螺钉更换为锁定螺钉。
- 如果明确的骰骨固定是不够强，要么应用从跟骨到第4跖骨基部的桥式钢板固定，或预留一个外侧柱外固定支架。
- 患者腿部放置在一个贴合良好的垫短腿夹板，维持2~3周。
- 拆线后，给患者配备一个可移动的后腿夹板，开始早期运动。
- 患者维持3个月的无负重。
- 如果保留外固定支架，在6周时取出。
- 如果使用桥接钢板固定，于6~8个月后取出。

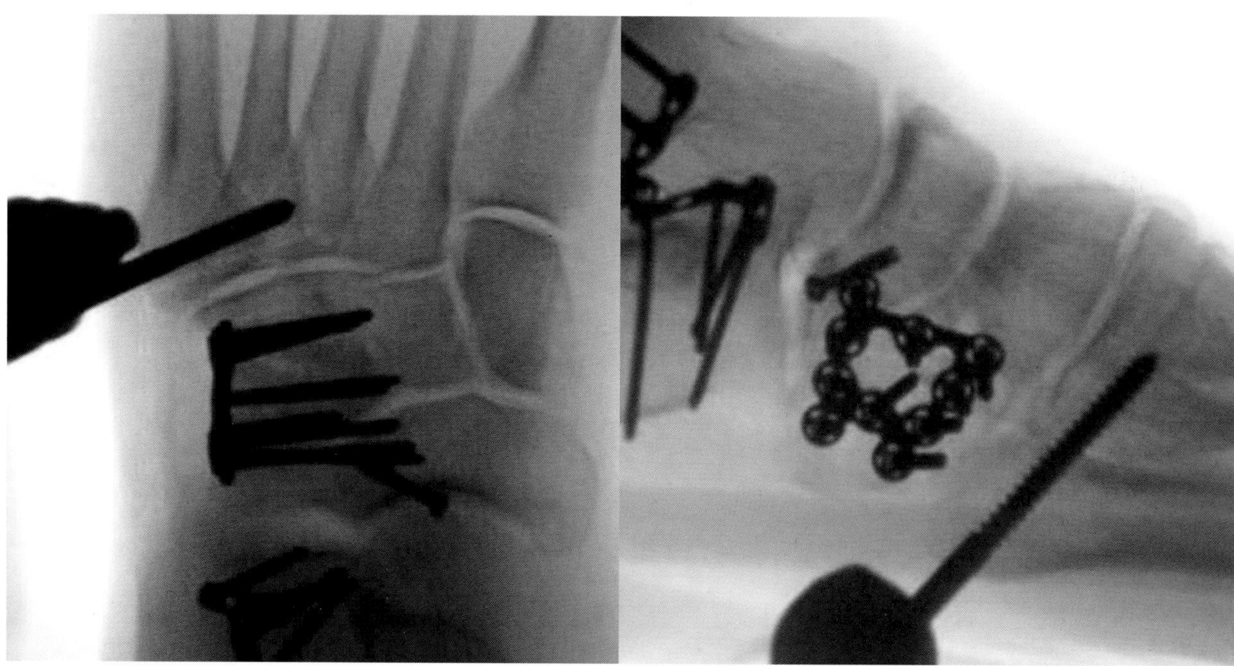

图28-13　内侧骰骨体向内侧的移位已经通过使用侧向牵引器得到了矫正。骨折块间加压从中心螺钉开始，然后依次用周围螺钉。

Andrew R. Evans, Randall E. Marcus

第29章

Lisfranc损伤

Lisfranc Injuries

无菌器械与设备

- 牙科剥离器。
- Freer和AO骨膜剥离器。
- 尖头顶棒。
- 克氏针（直径0.35 mm、0.45 mm、0.54 mm 和0.62 mm）。
- 小号点式复位钳。
- 2.0 mm和2.4 mm螺钉。
- 3.5 mm和4.0 mm骨皮质螺钉。
- 2.4 mm和2.7 mm钢板螺钉系统（直钢板或T形钢板）。

手术入路

中足背侧入路

- 患者体位。
  - 仰卧位。
  - 悬臂式可透视手术床。
  - 将患肢置于手术台末端的悬足支架上。
  - 在患肢同侧的臀部下方垫小垫，将肢体置于中立旋转位。
  - 消毒铺巾至患侧腹股沟。
  - 膝下放置尺寸合适、消毒的可透视三角形支架。
- 透视下，在前后位影像中确定第1跖骨间间隙。
- 于第1跖骨间间隙纵行切开皮肤及皮下组织。
  - 保护腓浅神经、腓深神经分支和足背动脉。
    - 根据分布位置向内或外侧牵拉，加以保护。
- 剥离第1和第2跖楔关节背侧的关节囊。
  - 通常，这些关节囊因创伤已被破坏。
- 沿第1跖楔关节边缘切开关节囊，以能直视关节的背面、内侧和跖侧。
- 沿第2跖楔关节边缘切开关节囊，以能直视关节的背面、背内侧和背外侧。
- 当第3、第4或（和）第5跖楔关节呈半脱位、脱位或骨折时，需在第3和第4跖骨间间隙做第2个切口。
  - 通过第1跖骨间间隙切口很难充分观察第3跖楔关节，因此需要利用第2个切口。
  - 在透视下确定跖楔关节及第3和第4跖骨间间隙，从而决定切口位置。
  - 于第3和第4跖骨间间隙纵行切开皮肤，向近端延伸切口，分离皮肤及皮下组织。
  - 剥离至骨质，牵开肌腱及神经血管束（适当向内或外侧），以直视第3和第4跖楔关节。

挤压伤或开放性损伤

- 考虑使用跨关节外固定支架临时固定中足骨或肌腱损伤。
  - 当水肿消退及软组织条件充分改善允许做手术切口时，才可进行最终的切开复位和内固定。
  - 必须仔细观察软组织1~6周，然后决定切开复位和内固定的时间，从而使相关的并发症风险降至最低。
- 对于严重的挤压伤或开放性损伤，特别是足底脱套的“拖鞋足”损伤及大面积足底撕裂伤，应考虑截肢（图29-1）。

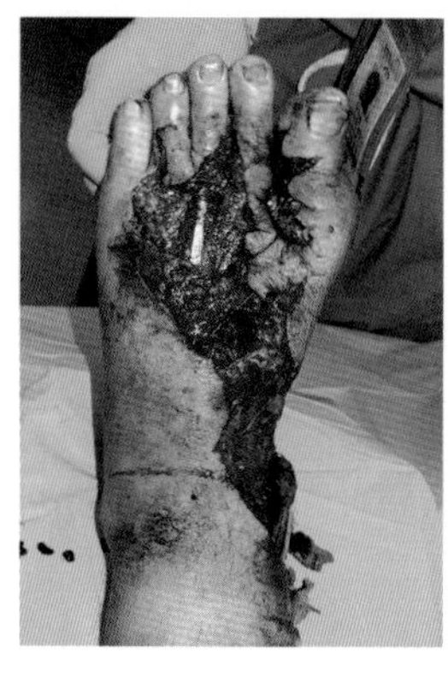
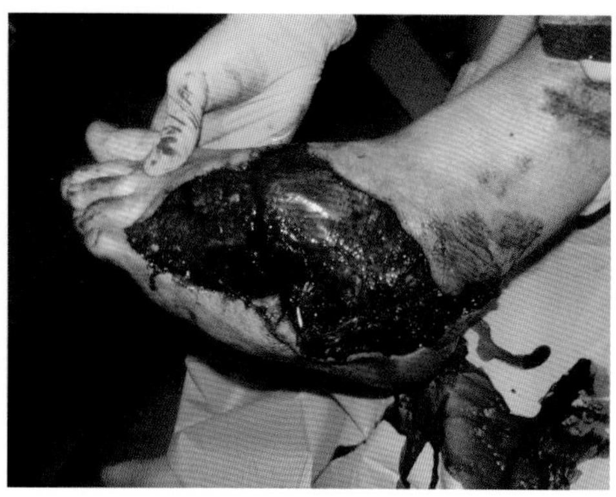
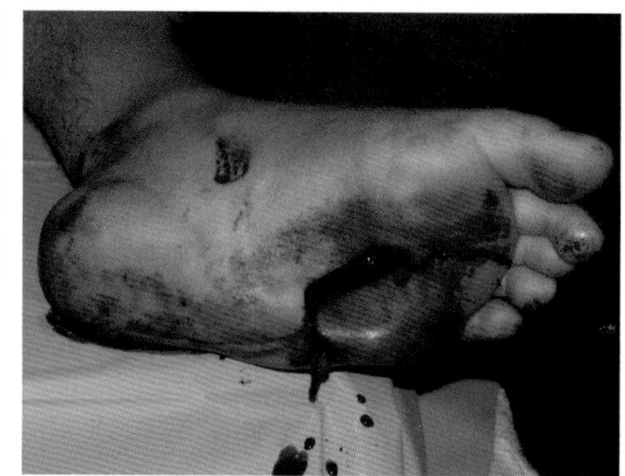

图29-1 多例严重的足部毁损伤应考虑行截肢的病例。

复位和固定技术

外固定支架

- 对于严重的足部挤压伤或开放性损伤，特别是存在足部不稳定、短缩、脱位或畸形的患者，推荐用外固定支架做最初的临时固定。
  - 一般来说，当软组织条件允许做切开安全时，可将初期手术的外固定支架更换为内固定。
  - 也可作为内固定的辅助固定。
- 这种临时固定的目的在于恢复足部力线，特别是恢复内、外侧柱的长度。
  - 韧带牵引可帮助复位骨折、嵌压或脱位的跗骨及跖骨。
  - 骨与软组织的固定有助于炎症及水肿的消退。
- 典型的中足内、外侧外固定支架包括以下几种。
  - 5.0 mm或6.0 mm中心螺纹跟骨固定钢针（或内侧直径5.0 mm 单侧固定针只用于固定内侧柱）。
  - 第1跖骨用4.0 mm Schanz钉。
  - 第4和第5跖骨底用3.0 mm或4.0 mm Schanz钉。
  - 连接内、外侧柱的内、外侧夹块相应的连接杆（图29-2）。
  - 其他图片可参阅第33章。
- 相应地，单侧固定针也可用于内、外侧柱单柱损伤的固定。
- 为了获得需要的韧带牵引，需行手法牵引。
  - 可使用开放性加压-撑开装置作为额外的牵引，利于恢复对线、复位骨折或脱位。
  - 可考虑使用夹板或跨踝外固定支架，将踝关节维持于中立背伸位，防止腓肠-比目鱼肌马蹄状挛缩。

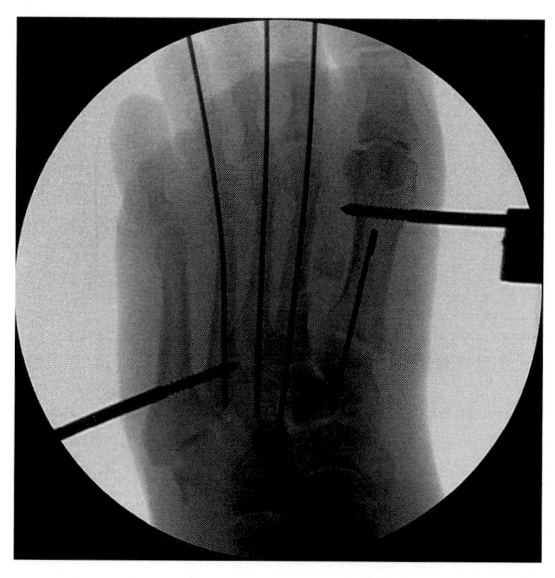

图29-2 将位于第4和第5跖骨底的4.0 mm钢针与位于第1跖骨的4.0 mm钢针通过两个夹杆连接跨跟骨钢针，对内、外侧柱做临时固定。髓内克氏针临时固定跖骨头、跖骨颈、跖骨体骨折块（第2、第3和第4 跖骨）及其跖跗关节。对第1 跖跗关节脱位采用跨关节克氏针做临时固定。当进行跖跗关节最终固定时，第3和第4 跖骨髓内克氏针需从跗中关节退至相应的跖骨底。

切开复位内固定

- Lisfranc骨折脱位的固定顺序应遵循由内向外的原则。

- 通常，操作的第1步应先复位第1跖跗关节，并用克氏针临时固定。
  - 解剖复位需在直视下确定，同时触摸第1跖跗关节的背侧、内侧和跖内侧面（以评估关节是否吻合），同时还需进行影像学确定。
- 然后复位并用克氏针固定第2跖跗关节，必要时再复位外侧跖跗关节（图29-3）。

- 在对Lisfranc损伤开始进行手术固定之前，应先评估跗骨间的稳定性。
  - 距舟关节。
  - 楔骨间关节（图29-4）。
- 复位第1跖楔关节，从背侧、内侧及跖侧评估复位效果，以确定关节是否吻合。
  - 粉碎的骨折块应尽量保留，它们常随跖跗关节脱位或半脱位一同复位。
  - 应冲洗并清除无法复位的微小骨折块及血块。
  - 对于碟状的第1跖楔关节，应从各个方向确定关节吻合情况，特别是从跖侧。
  - 第1跖楔关节复位不良极有可能造成其他受损的跖楔关节（外侧）复位不佳。
- 一旦成功复位并恢复关节吻合，用克氏针做临时固定。
  - 然后复位并用克氏针固定外侧跖跗关节。
- 如果仅有脱位（没有骨折），可采用3.5 mm或4.0 mm骨皮质螺钉（如Lisfranc螺钉）从背侧向跖侧由远端向近端固定第1跖楔关节，并注意为第2枚在相同平面相反方向固定的螺钉保留一定的空间，该螺钉需从近端向远端穿过关节[1]。
  - 术中需要对螺钉头进行埋头处理，以在较大的表面积上分散接触的压力，并避免螺钉头部突出。
  - 在正位、斜位及侧位透视下确定螺钉未进入舟楔关节。

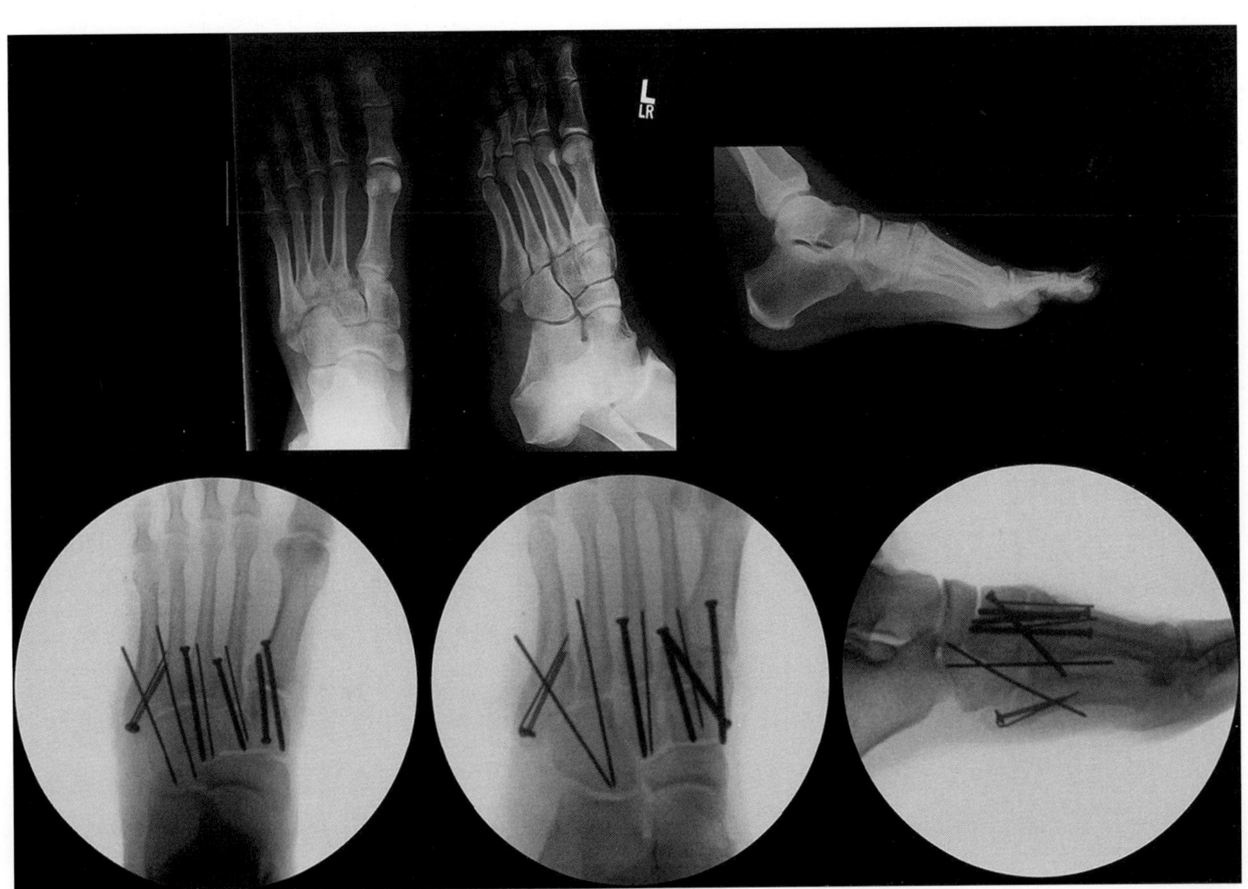

图29-3 Lisfranc完全损伤手术固定病例。

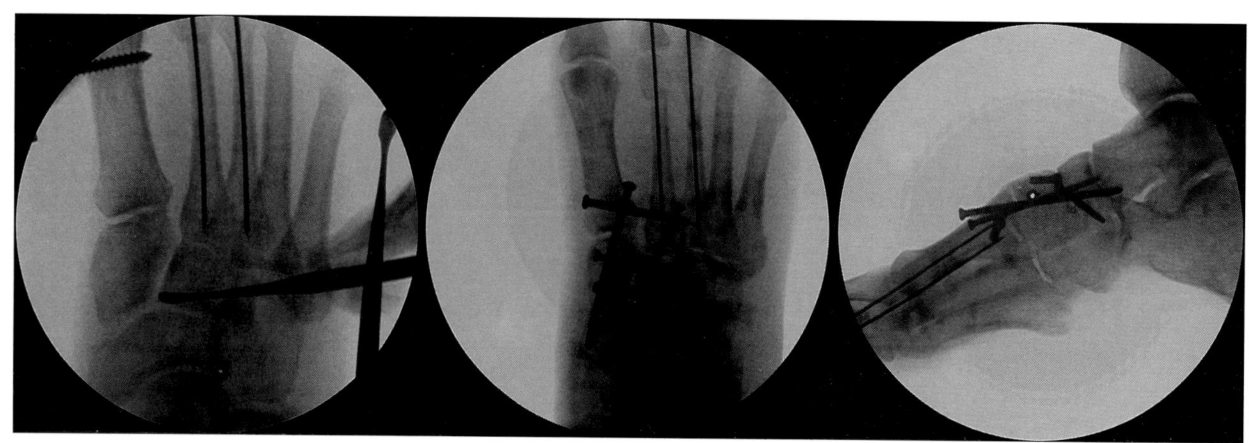

图29-4 在复位前应先评估楔骨间的稳定性，以决定复位顺序及固定方式。如影像学证实跗骨间不稳，除稳定跖跗关节外，还需固定跗骨间关节。

TIP

Lisfranc螺钉置入通道

Randall E. Marcus

病理解剖

当进行Lisfranc骨折脱位的内固定或跖跗关节融合时，在每个跖骨及其相关跗骨之间实现刚性固定是非常重要的。

我们建议使用逆行实心螺钉，如3.5 mm全螺纹皮质螺钉（或在体型较大的患者身上应用4.0 mm全螺纹皮质螺钉在第1跖跗关节）。

由于跖骨的轮廓和螺钉的形状，当螺钉拧紧时，难以在不引起跖骨近端干骺端医源性骨折的情况下进行该手术。

解决方案

通过增加接触面积来降低螺丝头与骨表面之间的接触应力峰值，从而降低单位面积的受力。

操作技术

- 识别跖骨近端的干骺端–骨干结合部（通常，在Lisfranc损伤时第1、第2和第3跖跗关节用螺钉固定）。
- 使用1把小型截骨刀垂直放置，与干骺端–骨干结合部处呈90°，制作一个90°的壁龛骨槽，用来包纳每个置入螺钉的头部（图29-5A）。
- 然后使用动力钻在跖骨背部形成一个纵向槽，该槽干骺端–骨干结合处向远端延伸至壁龛（图29-5B）。
- 这个槽应该符合皮质螺钉头的外形，能容纳螺钉头直径大约一半的尺寸（图29-6）。
- 医生应该小心不要穿透皮质，避免不经意间进入跖骨干部分的髓腔。
- 然后在透视监控下将螺钉从跖骨近端的干骺端–骨干结合部逆行置入合适的楔骨。使用标准的AO技术时，如需要使用拉力螺钉技术，AO“头帽”将不适合跖骨的轮廓，因为螺钉的直径。因此，使用2.5 mm钻头以逆向钻孔，穿过跖骨干骺端区域，穿过跗跖关节，进入楔骨。如果需要采用拉力螺钉加压，则可以用3.5 mm钻头钻跖骨的干骺端区域。测量后使用合适的3.5 mm全螺纹皮质螺钉置入。作为置入部，螺钉的头部将填充骨槽，并停止在跖骨干骺端的壁龛，实现在骨折部位的加压（图29-5C，图29-7）。

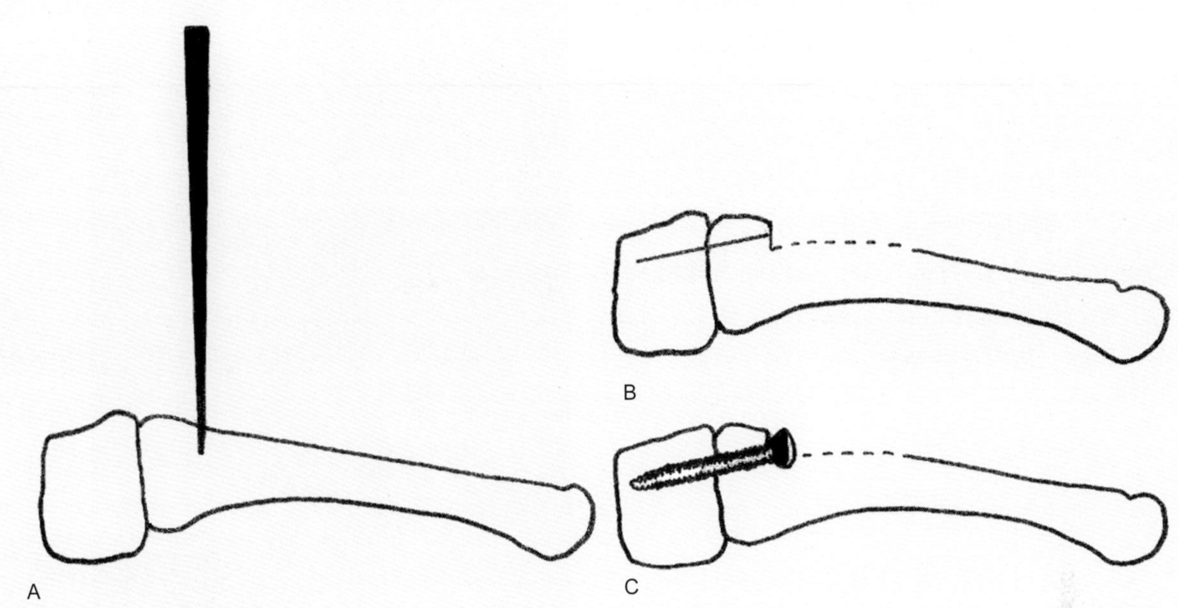

图29-5 A. 显示1把小型截骨刀垂直放置在干骺端–骨干结合部，在跖骨干–干骺端结合处形成一个壁龛骨槽。B. 动力钻已在跖骨背面形成一个向远端延伸至骨槽的纵向槽，这个槽应该在髓腔表面。C. 3.5 mm的全螺纹皮质螺钉已经逆行穿过跖骨的干骺端区域，穿过跗跖关节进入楔骨。值得注意的是，螺钉头与干骺端骨表面之间的接触应力峰值随着接触面积的增加而减小。

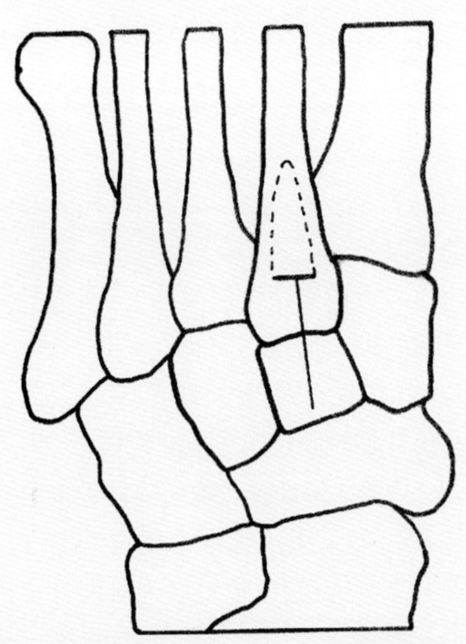

图29-6 在跖骨背部使用了一个动力钻来形成一个纵向的壁龛，延伸到远端的骨槽。2.5 mm的钻孔已经从跖骨干骺端向楔骨逆行放置。

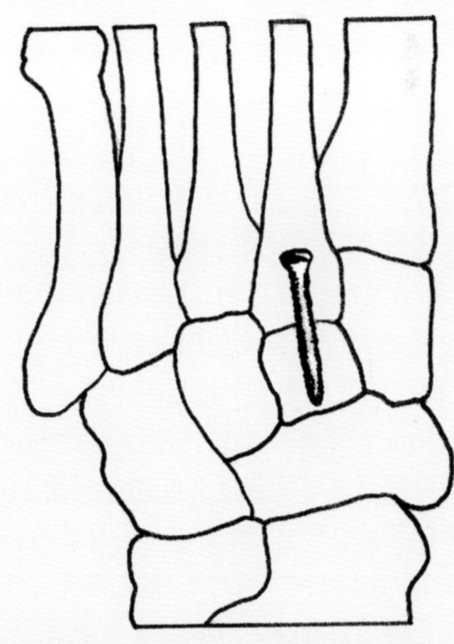

图29-7 3.5 mm全螺纹皮质螺钉已经逆行插入，从跖骨干骺端延伸到楔骨。

- ○ 用实心皮质螺钉代替空心螺钉，因为相较于空心螺钉，它增强了疲劳强度。注意，放置3.5 mm空心螺钉的工具可能有助于校准每个螺钉的钉道。然而，考虑使用实心螺钉而不是空心螺钉，因为空心螺钉强度不足（图29-8）。
- 为了融合第1跖跗关节，从内侧楔骨将1枚逆行螺钉和另1枚顺行螺钉置入第1跖骨干骺端，用以保持稳定。

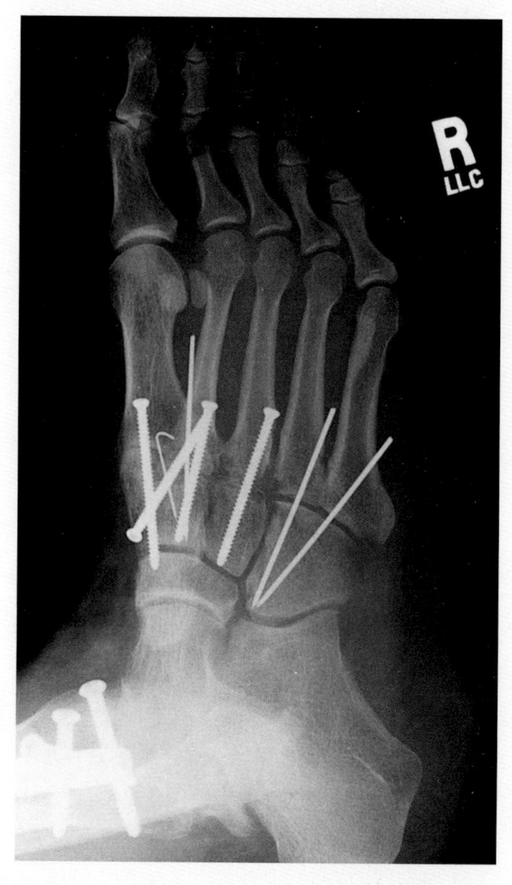

图29-8　足斜位下将3.5 mm全螺纹皮质螺钉嵌入第1、第2和第3跖跗关节间进行融合。

- ○ 始终保持关节内有至少两个固定点，以防止跖骨旋转及随之而来的畸形。
- ○ 第1跖骨基底、楔骨和/或舟状骨的骨折脱位或骨折粉碎可能需要使用从距骨或舟状骨远端到第1跖骨的跨关节钉板固定。
  - ◆ 2.7 mm加压板或普通（刚性）2.7 mm重建板可提供足够的强度和低切迹（图29-9）。
  - ◆ 由于第4和第5跖跗关节、距舟关节和跟骰关节的运动和功能需要极高的活动性，应避免使用钉板跨关节固定这些关节。
    - ◇ 这些钢板可以应用于最初的固定，但应在约4个月后取出，以恢复关节活动。
  - ◆ 也可以使用外固定支架代替或结合跨关节钉板固定任一柱。
- 复位第2跖骨底，使其锲入第1跖骨及中间楔骨间的榫眼。
- 使用小号点式复位钳能使第2跖骨底解剖复位获得足够的轴向加压，同时也有助于复位第2跖骨底与第1跖骨和内侧楔骨间的移位（图29-10）。
- 用克氏针临时固定第2跖跗关节。
  - ○ 第2或第3跖骨底严重粉碎性骨折的病例并不少见，如果无法置入皮质拉力螺钉，应考虑采用2.4 mm钢板螺钉系统对楔骨及相应的跖骨进行跨关节固定（图29-11）。
  - ○ 尽可能避免固定舟楔关节。但对于部分楔骨严重粉碎性骨折或压缩性骨折的病例，可考虑利用舟骨用于近端辅助固定（图29-12，图29-13）。

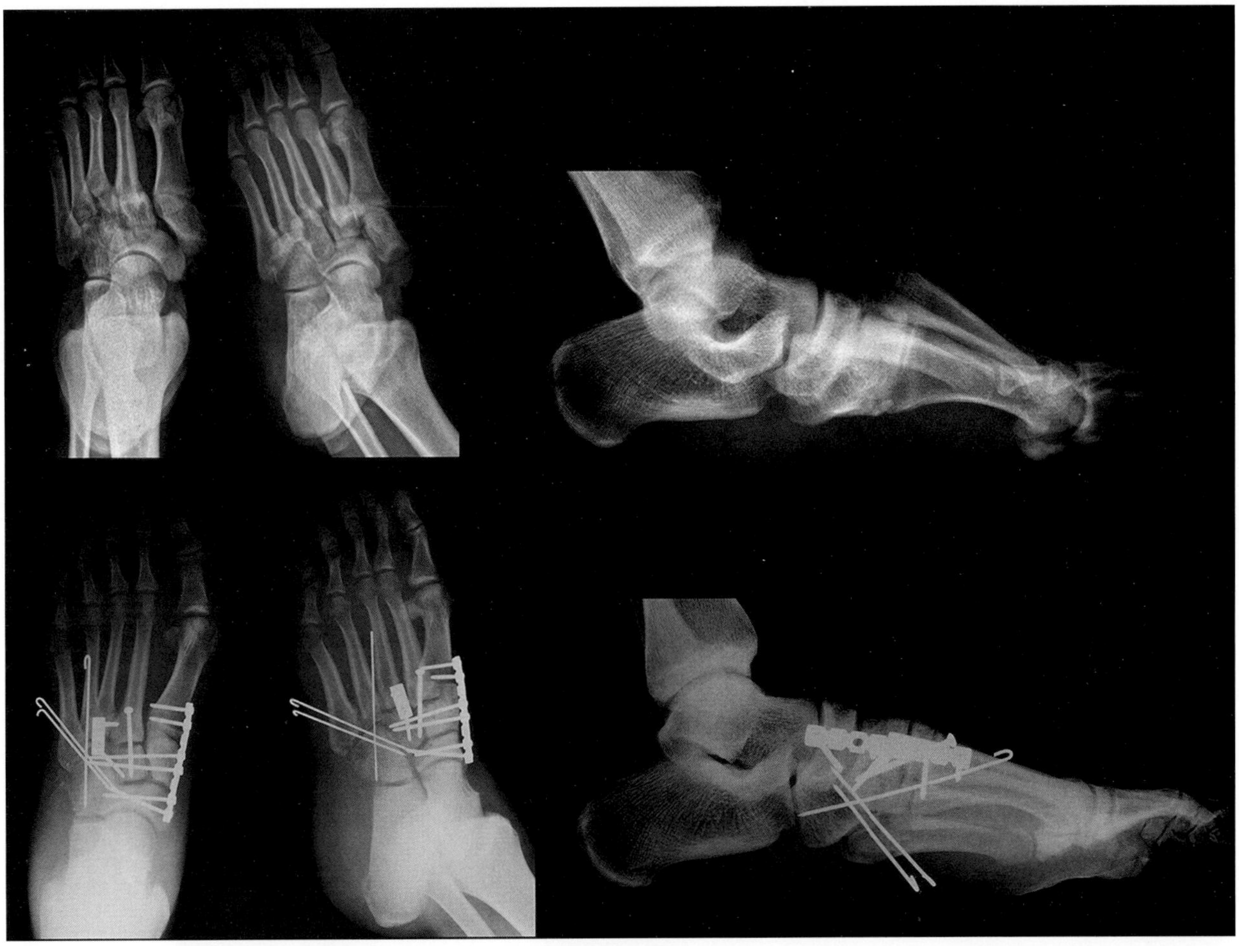

图29-9　为了桥接粉碎段，可以使用普通（刚性）2.7 mm重建钢板。

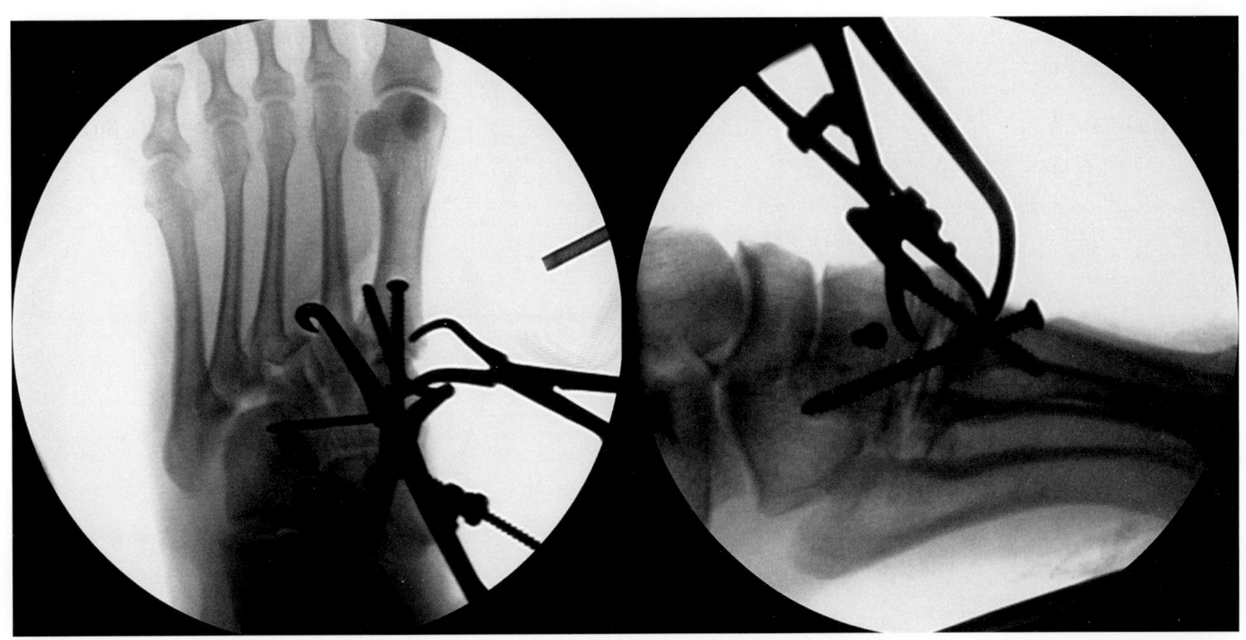

图29-10　将大号和小号点式复位钳置于第1跖跗关节及内侧楔骨和第2跖骨底之间的病例。

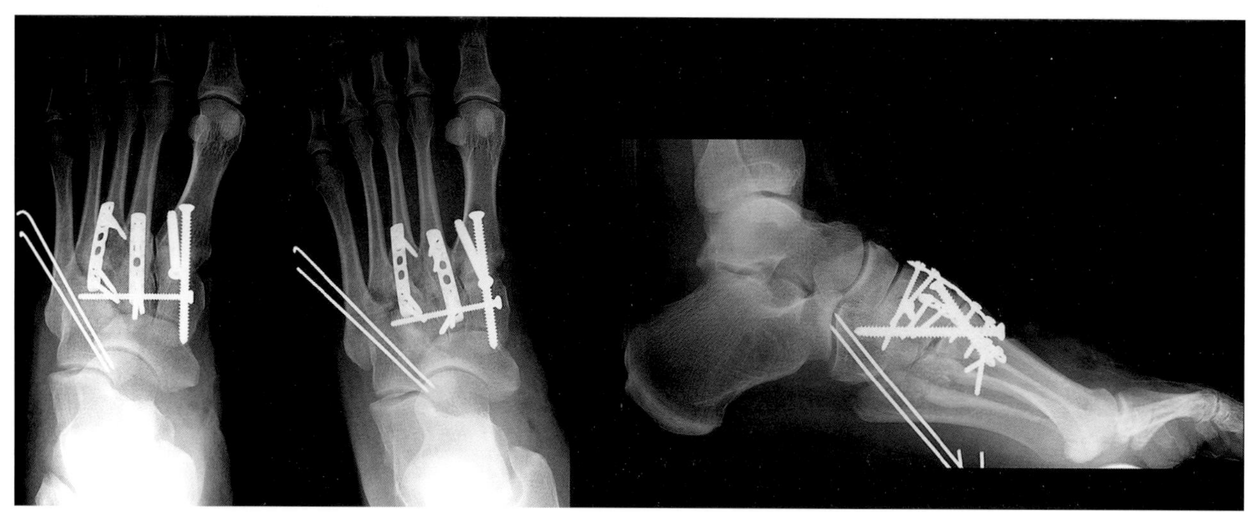

图29-11 对于小的跖跗关节粉碎性骨折的病例，使用微型钢板较使用螺钉更为明智。

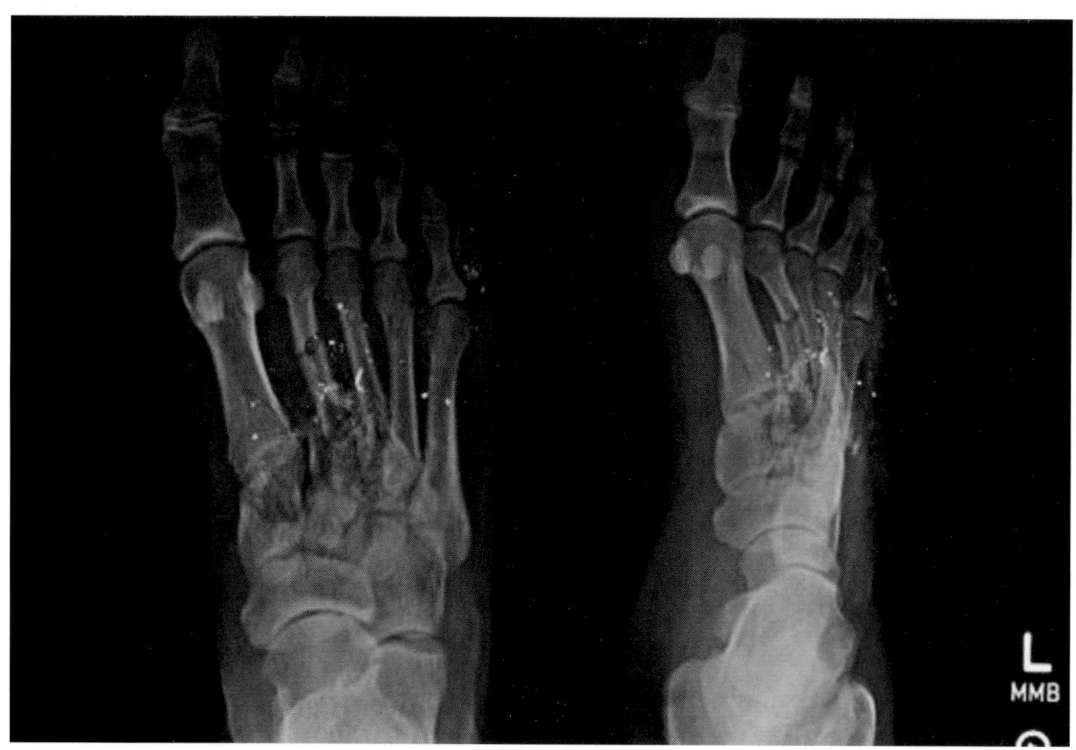

图29-12 图像显示累及内侧和中间楔骨的粉碎性Lisfranc损伤。

- 与第2跖楔关节一样复位第3跖楔关节，用克氏针做临时固定，并完成最终固定。
- 切开复位后，从跖骨底外侧面至骰骨穿入克氏针，跨关节固定第4和第5跖骨底至骰骨。
  - 手法复位常需将第4跖骨底向足底和内侧挤压复位。
  - 将克氏针对准骰骨近端内侧角处，跨跃骰骨最大跨度。
  - 经皮穿入克氏针，将克氏针尾部留在皮肤外或剪短后埋于皮下。

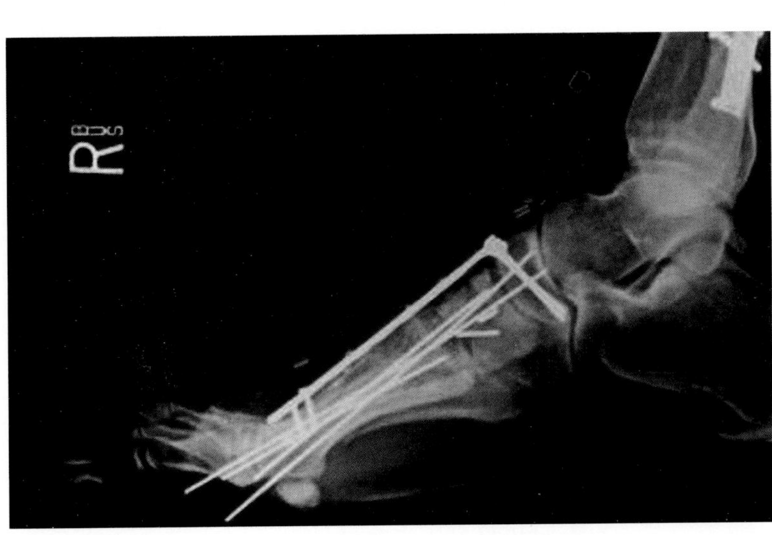
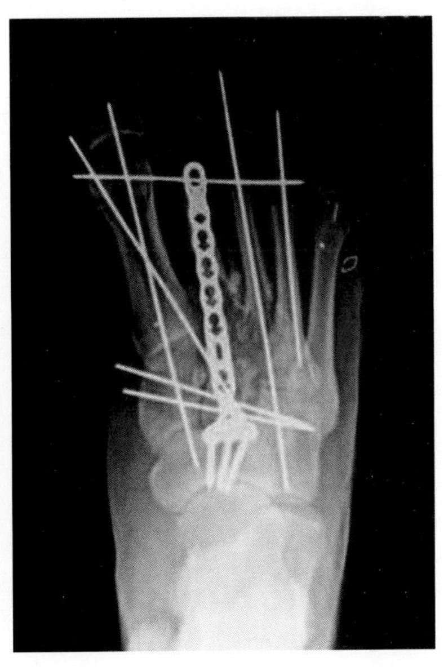

图29-13 术后影像显示粉碎性lisfranc损伤的桥接钢板固定。因为中间楔骨粉碎阻碍了稳定固定，桥接固定从舟状骨到远端跖骨。

    - 克氏针如何留置取决于医生的喜好、患者的皮肤条件及期望愈合所需的时间。
- 对于跗骨及后足骨折，应同时行切开复位内固定，以恢复关节解剖，固定不稳定的骨折块和（或）重建内、外侧柱长度。
- 术后使用塑形良好的夹板将踝关节固定于中立背伸位。

中足融合

- 对于关节面严重粉碎性骨折，以及骨质损伤、中足固定后持续不稳或中足有严重创伤性关节炎的患者，中足关节融合术是合适的治疗选择[2, 3]。

合并马蹄足畸形

- 部分医生认为，较其他类型的骨折，马蹄足畸形患者更易发生Lisfranc损伤。
- 对于这种情况的患者（通常为双侧），应考虑在临时固定的初期治疗阶段（如行外固定支架）或最终固定治疗阶段行Strayer腓肠肌松解术。

参考文献

[1] Kuo RS, Tejwani NC, Digiovanni CW, et al. Outcome after open reduction and internal fixation of Lisfranc joint injuries. *J Bone Joint Surg Am*. 2000;82-A:1609–1618.

[2] Coetzee JC, Ly TV. Treatment of primarily ligamentous Lisfranc joint injuries: primary arthrodesis compared with open reduction and internal fixation. Surgical technique. *J Bone Joint Surg Am*. 2007;89(Suppl 2 Pt 1):122–127.

[3] Ly TV, Coetzee JC. Treatment of primarily ligamentous Lisfranc joint injuries: primary arthrodesis compared with open reduction and internal fixation. A prospective, randomized study. *J Bone Joint Surg Am*. 2006;88(3):514–520.

第30章

Michael J. Gardner

跖骨颈骨折

Metatarsal Neck Fractures

无菌器械与设备

- 小号点式复位钳（Weber钳）。
- 肩拉钩、牙科剥离器、骨膜剥离器。
- 趾套及Mastisol牵引器。
- 内植物。
  - 1.6 mm克氏针。
  - 微型钢板螺钉（2.0 mm和2.4 mm）。
- 克氏针、电钻和钻头。

患者体位

- 患者仰卧于可透视的手术床上。
- 将小枕垫垫于同侧髋关节下，使髌骨朝向前方。

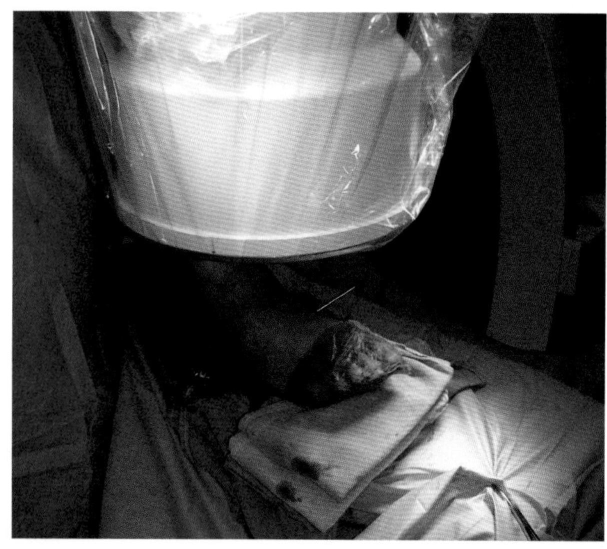

图30-1　前足下垫5层手术巾，使X线光束垂直于地面，以提供满意的透视影像。

- 使用胫骨髓内钉专用三角形支架，将长边倒置，以获得满意的中足前后位、斜位透视。
- C臂机放置于手术台对侧。
- 也可在胫骨髓内钉三角形支架上屈膝90°。使X线光束垂直于地面，前足下方垫5层折叠的手术巾，以利于提供满意的透视野，也可为复位及穿针提供稳定的平台（图30-1）。
- 最好在侧位影像中确定C臂机的角度，使正、斜位的X线光束均垂直于跖骨颈和距骨体部。
- 于正位及斜位影像间旋转患足，用于确定内－外侧、背－跖侧克氏针的方向。

手术入路

- 经皮复位及用克氏针固定。
  - 为放置复位器械及克氏针，选择性地做小切口。

复位和固定技术

- 轴向牵引足趾，根据骨折块旋转及移位的程度向内侧或外侧行手法复位（图30-2）。
  - 如果握持足趾困难，可加用足趾套和Mastasol牵引器（图30-3）。
- 如使用其他类型的髓内钉，进针点至关重要，并可能影响复位（图30-4）。一个完美的中心进钉点应在正位和30°斜位两个方向上确认。
- 固定有以下两种方法：①克氏针在近节趾骨底的下方通过。②克氏针经跖趾关节跨关节固定。

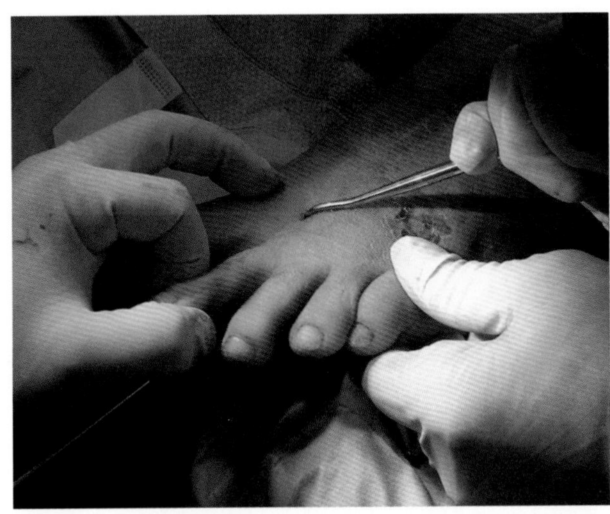

图30-2　轴向牵引足趾，向内侧或外侧推挤以辅助骨折复位。

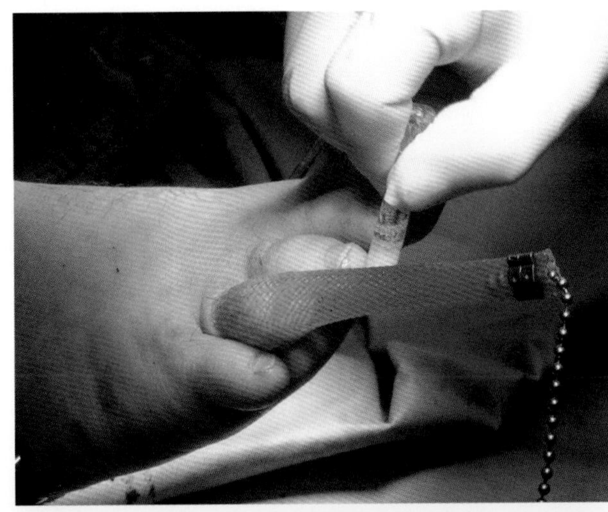

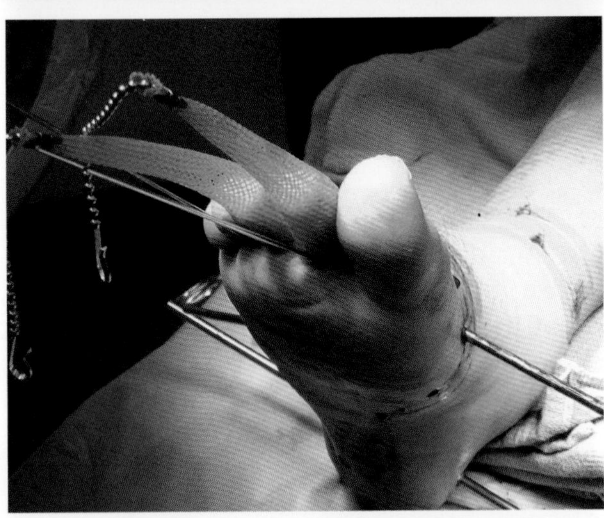

图30-3　轴向牵引足趾帮助分离嵌压骨折端以获得满意复位时，使用趾套和Mastasol牵引器是很有效的技术。

- 克氏针通过近节趾骨底下方的方法：
  - 轻微背伸及牵引足趾，使克氏针穿过趾横纹的跖侧。
  - 于近节趾骨底跖侧置入1枚1.6 mm克氏针，将克氏针尖置于跖骨头。
  - 该方法可能导致跖趾关节部分过伸，这取决于克氏针穿入跖骨头的位置。
  - 克氏针会阻碍跖趾关节屈曲，但背伸不受影响。
- 跨跖趾关节的固定方法：
  - 于近节趾骨底跖侧的下方进针。
  - 以锐角穿入近节趾骨底。
  - 继续进针穿过近节趾骨底关节面，但不要进入跖骨头。
  - 将跖趾关节置于中立位，继续进针穿过跖骨头，可以从跖骨体上方穿出，也可以从跖骨体的跖侧穿出。
- 辅助复位方法：
  - 经皮克氏针技术：利用1.4 mm或1.6 mm克氏针作为微型尖头推进器，可将跖骨体向任何方向移动：内侧、外侧、背侧或跖侧。
  - 安放通用夹头来控制克氏针（图30-5）。

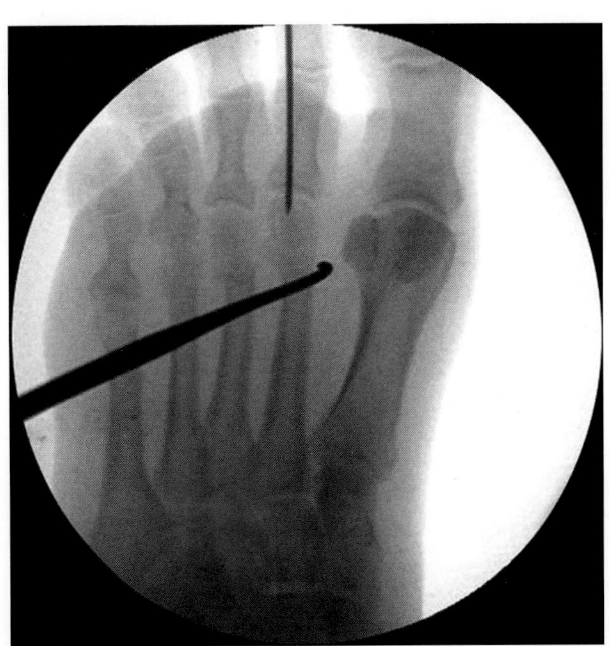

图30-4　无论跖骨头相对于跖骨体的位置如何，进针点须位于跖骨头中心，这点至关重要。

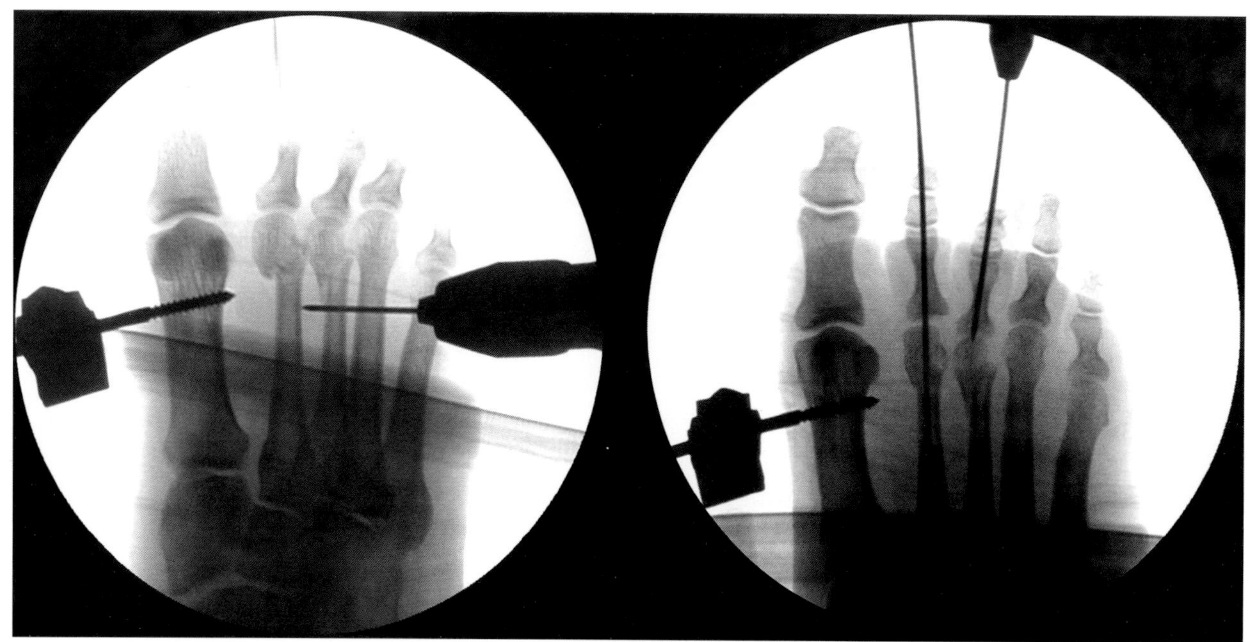

图30-5 套有通用夹头的克氏针是有用的复位工具，可以在跖骨头下方复位跖骨体。当向远端牵引第2趾骨时，将套有通用夹头的克氏针向内侧移位，跖骨干或跖骨颈也内移，与跖骨头成一直线，然后将克氏针插入，穿过复位的骨折块。

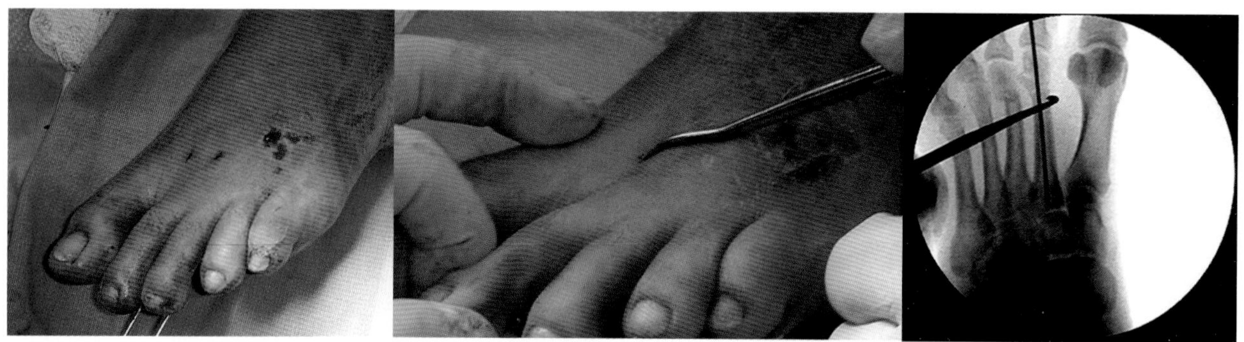

图30-6 通过足背侧小切口，经皮插入肩拉钩，复位跖骨体。

- 肩拉钩或牙科剥离器。
  - 有时可做一小切口，然后插入肩拉钩或牙科剥离器，帮助跖骨体复位至跖骨头（图30-6）。
- 将克氏针固定至跖骨底，注意不要穿过跖楔关节（图30-7）。
- 置入克氏针后，可屈曲或背伸跖骨以折弯克氏针，并稍作微调。
- 可用持针器或金属吸引器套头折弯克氏针。
  - 90°折弯两次，最终折弯成接近180°，然后剪去尾端（图30-8）。
  - 尾端套上保护帽。
- 或者，沿克氏针滑动钢针切割器切断克氏针，埋在皮肤下，把皮肤往后推，然后切断克氏针，这样当切断克氏针时皮肤会沿着针回弹。
  - 因此，克氏针不会向近端移动，而且无法恢复，它们的置入深度应该直至跖骨基底部的软骨下骨。
  - 牙科剥离器可以把皮肤和皮下组织从克氏针周围挑出来。
  - 埋下克氏针可以降低感染的风险，但是它们也更难取出。

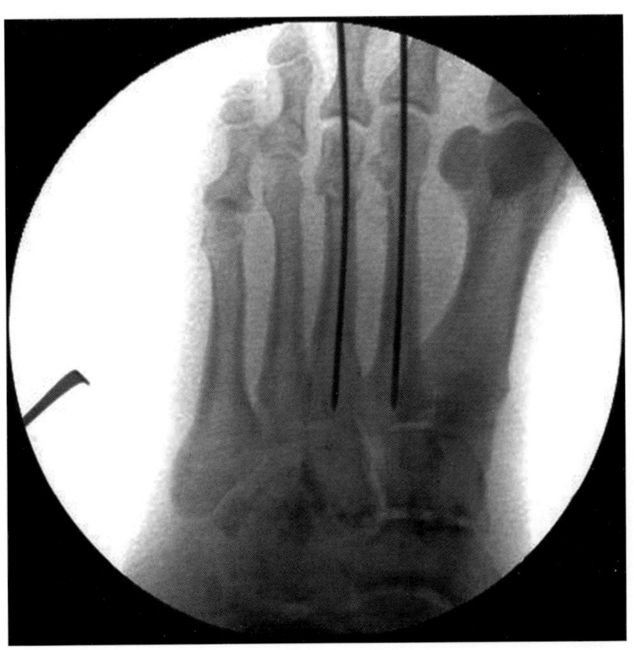

图30-7　将克氏针固定至跖骨底。

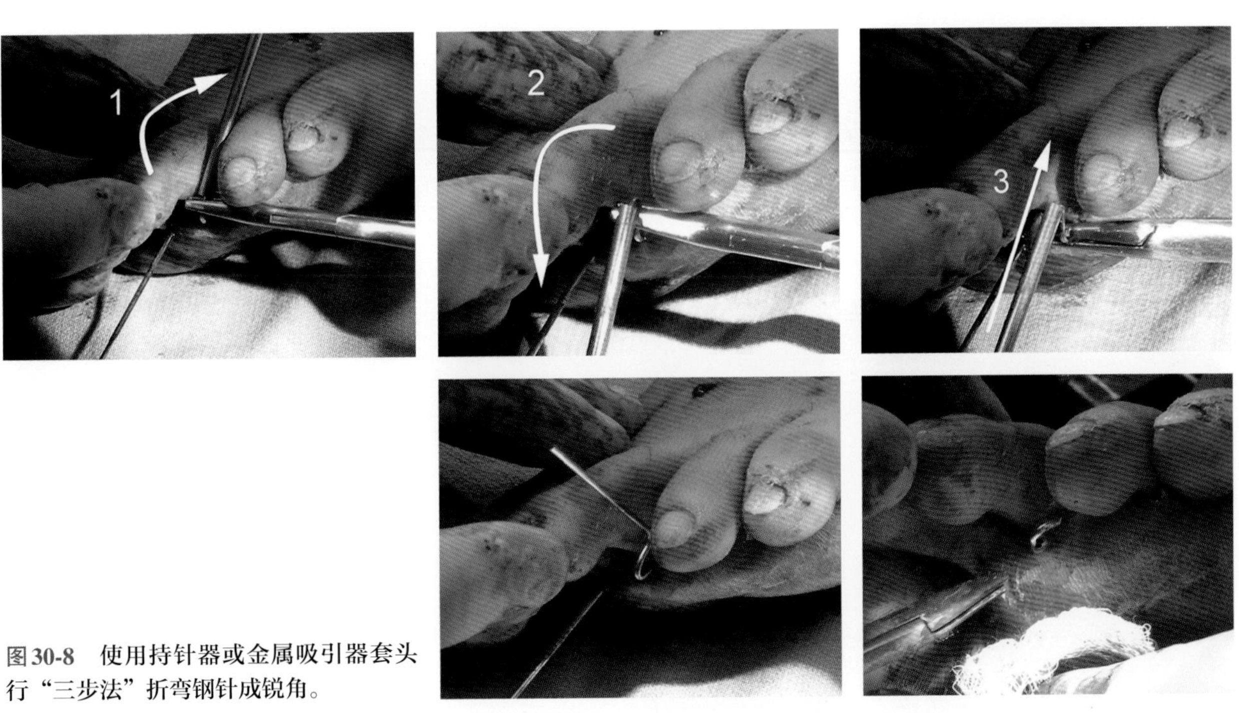

图30-8　使用持针器或金属吸引器套头行“三步法”折弯钢针成锐角。

- 使用标准钉固定长度不稳定的跖骨骨折可能会导致骨折短缩。
  - 在这种情况下，可以在解除牵引之前，将1枚横向克氏针从长度稳定的跖骨置入长度不稳定的跖骨中来维持跖骨的长度（图30-9）。
  - 在逆行置入克氏针后，克氏针穿过跖骨颈。
  - 在置入克氏针的同时计算皮质层数，确保它在每个跖骨中都是双皮质固定的。
  - 维持跖骨长度对于维持正常的跖骨排布很重要（图30-10）。

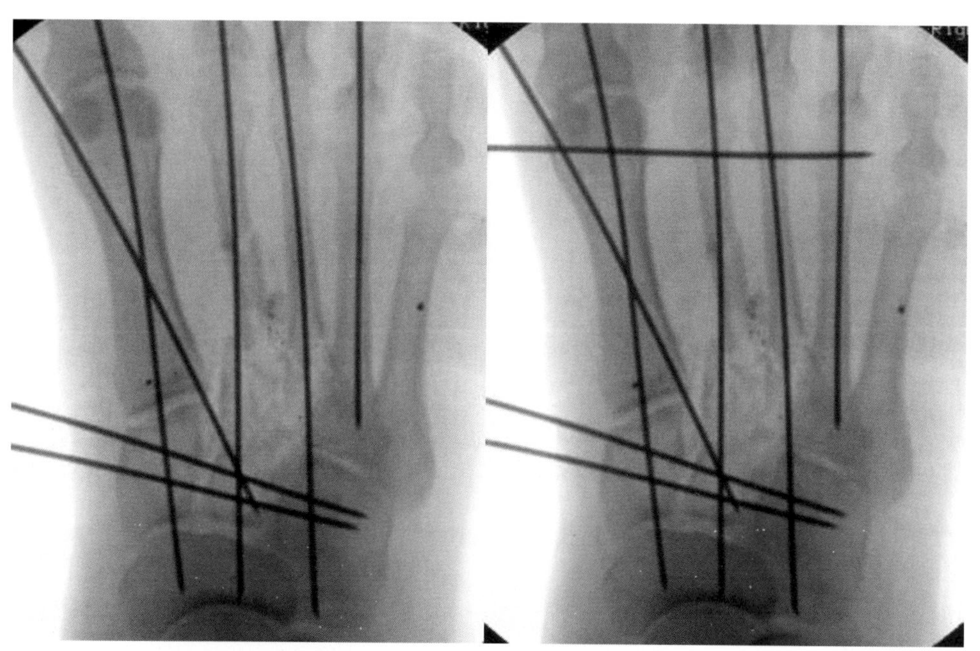

图30-9 长度不稳定跖骨骨折的术中影像。第1和第4跖骨（长度稳定）用于防止长度不稳定的第2和第3跖骨短缩，在解除牵引前用钢针穿过所有4个跖骨。

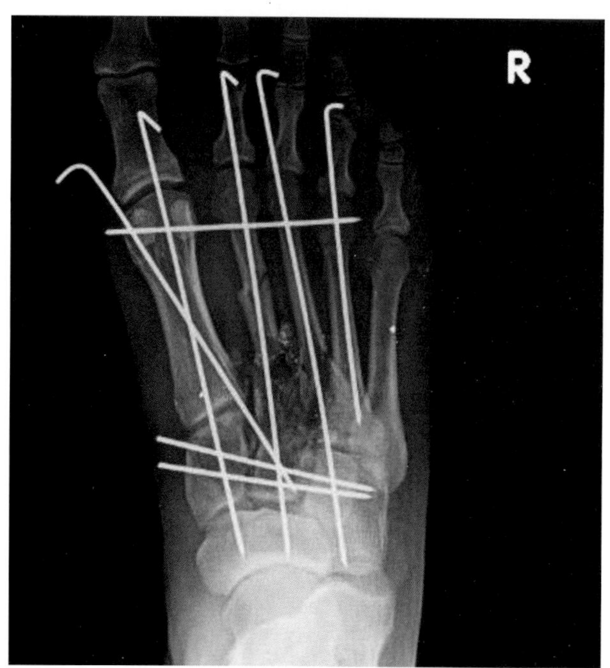

图30-10 术后正位片显示置钉防止长度不稳定跖骨的短缩。

第 11 篇

外固定及各种技巧

External Fixation and Miscellaneous

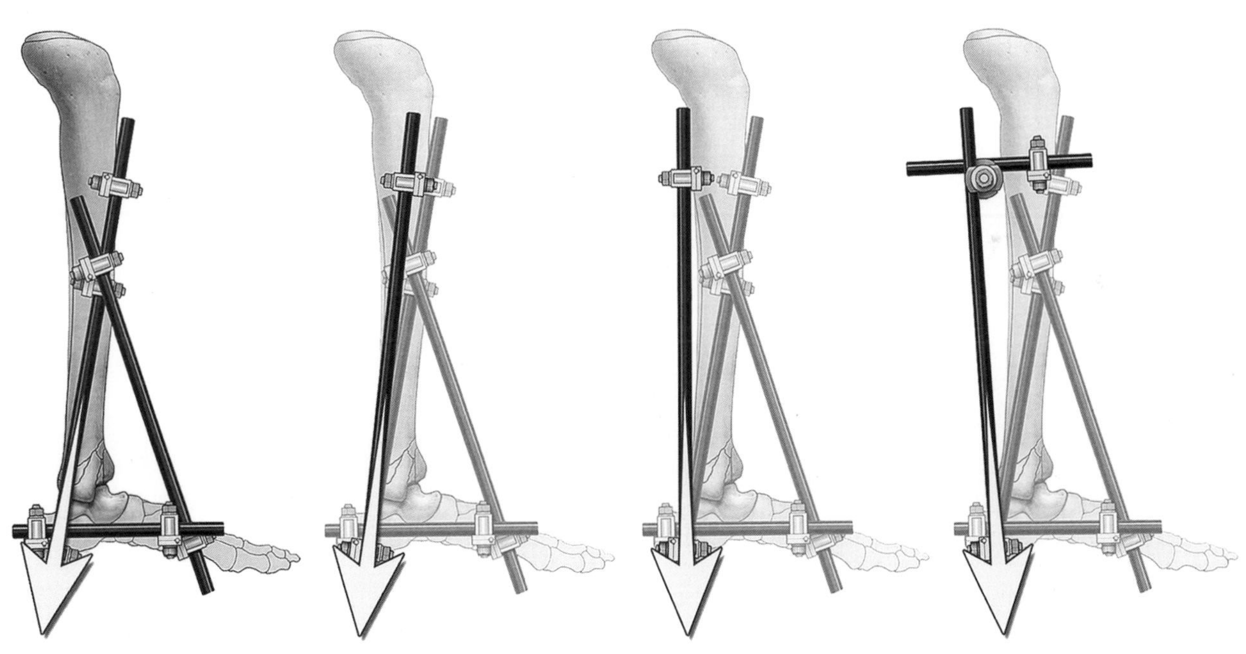

第31章

M. Bradford Henley, Michael J. Gardner, Michael F. Githens

跨膝关节外固定

Knee-Spanning External Fixation

无菌器械与设备

- 大型外固定系统。
- 开放加压－撑开器。
- 4.0 mm部分螺纹固定钉。
- 巾垫。

患者体位

- 患者仰卧于悬臂式手术台上。
- 使患者靠近手术台的尾端。
- 用巾垫将同侧的髋关节和躯干垫高。
- 患肢用软垫抬高，便于侧位摄片。

手术指征

- 膝关节周围复杂骨折的阶段性治疗。
- 骨科手术创伤控制。
- 在跨关节外固定前，不建议进行CT检查，除非这类外固定会被用于最终确定的骨折治疗。
- 最好在接受跨关节外固定后再进行CT检查。
    - 外固定可维持骨折肢体的长度、对线，并通过韧带复位原理来复位骨折。
    - 因此，如果需要CT等进一步的影像学检查来进行术前计划，应该在完成外固定之后和进行最终内固定手术之前进行，这样成本效益最高。

复位和固定技术

- 从正位影像评估骨折类型，判断在何处施加牵引力才能取得最佳复位效果。
    - 如果骨折呈内翻畸形，可以跨关节牵引，在正位片上牵引力线与肢体力学轴线一致或轻微偏内（图31-1）。
    - 同样道理，如果骨折呈外翻，在正位片上牵引力线与肢体力学轴线一致或轻微偏外。
    - 可以调整置钉的位置，也可以调整连接杆夹具在钉的内侧或外侧。
- 在股骨近侧1/3穿入1枚固定钉（直径5 mm，长度200 mm），在胫骨远侧穿入另1枚（直径5 mm，长度170 mm），置钉时要使用三叠套筒保护软组织。
    - 矢状面上，2枚钉都是由前向后。
    - 在两侧第1个固定钉沿同一方向置入前，要纠正旋转力线，使其接近正常解剖结构，且2枚钉垂直于股骨近端和胫骨远端。
        - 如果前2枚固定钉的方向不同（如远端胫骨钉与近端股骨钉不在同一个矢状面，旋转未对准），当连接杆与钉直接连接来牵引复位或加压时，势必会引起或加重骨折的旋转移位。
            - 然而，如果连接杆能与肢体轴线对齐（常需要增加一个连接杆来矫正钉的偏移），这样使用外固定来改变肢体长度就不会造成肢体旋转。

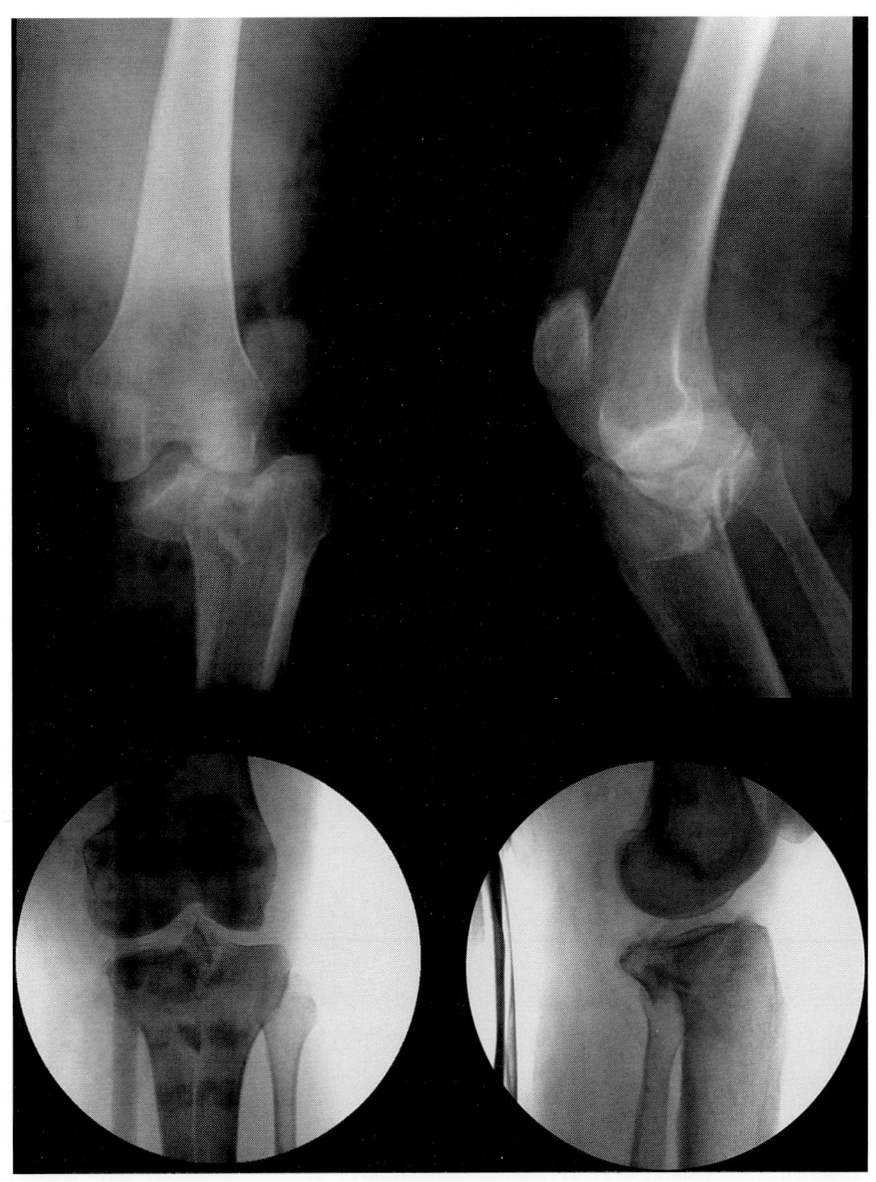

图31-1　膝关节骨折脱位后，通过2枚牵引针之间的撑开，发挥韧带整复作用，准确恢复长度和力线。注意复位之前的内翻畸形，外固定支架的连接杆位于下肢力线的内侧。

- 牵引后如旋转畸形没有纠正，可通过位于股骨和胫骨的固定钉作为操纵杆来进行调整。
- 在旋转未纠正前不能置入第3枚钉，一旦第3枚钉位置固定，对于大多数外固定系统而言都将再也不能调整旋转，除非某些系统的连接杆之间通过万向关节连接（允许多平面矫正）。

○ 理想情况下，前3枚钉（或甚至所有4枚）都应在同一平面上（如矢状面）。

• 连接固定杆与钉，2个固定杆用杆－杆夹具连接。

○ 确保金属夹具不与关节线重叠，以免影响透视。

- 对胫骨近端骨折，杆－杆夹具放在股骨远端水平。
- 对股骨远端骨折，杆－杆夹具放在胫骨近端水平。
- 这样对术后影像检查和最终固定术中摆放C臂机都是有利的。
- 这样的放置也减少了临时固定后CT扫描过程中的伪影。

- 目标是要将下肢固定于“舒适”的膝关节屈曲位（5°~15°），这与长腿石膏固定的位置相似。
  - 当外固定支架于前侧放置，牵引通常会增加膝关节的屈曲或骨折的屈曲。
    - 同样，如果固定物于外侧放置（螺钉位于冠状面），则会增加内翻角度。
    - 这类“增加”的度数取决于牵引复位之前膝关节屈曲或伸直（外翻或内翻）及杆-杆之间的成角度数。
  - 为消除这种情况，在用力牵引之前肢体应被摆放成最小的屈曲角度（-5°~+5°），杆-杆之间固定于最小成角的位置（5°~15°）。
    - 最后肢体成角的程度也取决于肢体最初缩短的程度和骨折最初移位的情况，因为这与矢状面旋转有关（屈曲或伸直）。
- 手法牵引使韧带紧张来获得复位，从正位和侧位影像中评估复位情况。
- 通过手法调整，以固定钉为轴旋转骨折块，纠正冠状面的成角畸形（外翻或内翻）。
  - 确定冠状面的移位畸形也要纠正（只需要很少的手法复位）。
- 通过垫在胫骨近端、膝关节和（或）股骨远端下的软垫来纠正矢状面移位畸形（前、后平移）。
  - 如果矢状面需要额外的纠正，可以通过调整胫骨位置来进一步纠正。
- 在置入第3枚固定钉前，纠正任何可能的旋转畸形。
- 接着，先使用加压-牵引器来恢复肢体正常解剖长度（或轻微过牵关节或骨折），然后置入第3枚固定钉。
- 第3枚固定钉应置于较接近损伤处的非骨折骨上，但不要影响最终固定手术的术野。
  - 对于胫骨平台骨折，第3枚固定钉应置于股骨。
  - 对于股骨髁上骨折，这枚固定钉应置于胫骨。
  - 这枚固定钉可增加复位后的稳定性，可在残存的平移或成角畸形纠正后将其置入。
- 随后置入最后1枚钉。以胫骨平台骨折为例，也就是胫骨上的第2枚钉。这枚钉可用来加强和保持矢状面上的骨折复位（图31-2）。

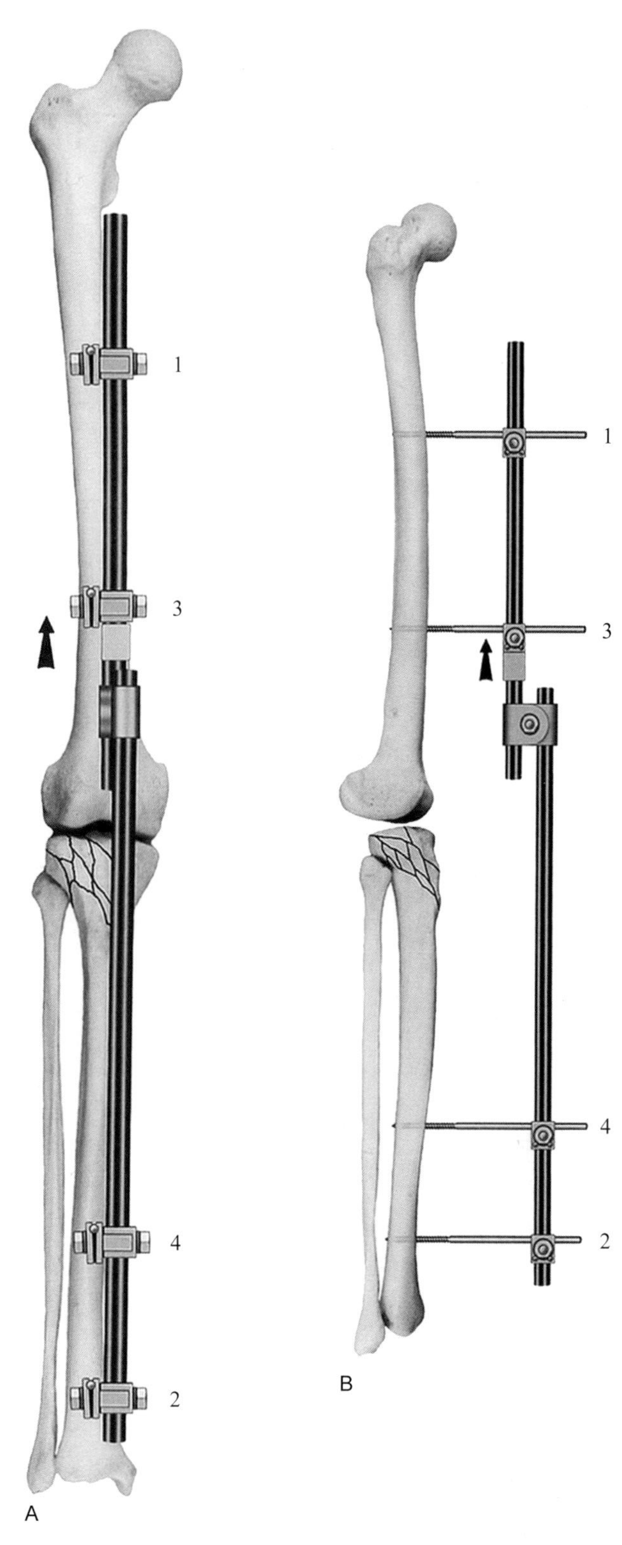

图31-2 图解中冠状面（A）和矢状面（B）显示跨膝关节外固定钉置入顺序［经允许引自Ertl W, Henley MB. Provisional external fixation for periarticular fractures of the tibia. *Tech Orthop*. 2002; 17(2): 135–144］。

◦ 另一种置钉顺序：先放置2枚股骨钉，接着再置入1枚胫骨远端钉。这种方法允许有一个稳定的“臂”（即股骨）以对胫骨骨折进行复位。
  ◆ 这种方法的缺点是如果“臂”不能与肢体的矢状面共线，远端固定杆需与近端固定杆通过杆-杆夹具连接在一起时会形成两个平面的成角。
  ◆ 这意味着任何额外的牵引（除了期望的轴向牵引之外）都会在最少2个面也可能在所有3个面（矢状面、冠状面和旋转面）形成力向量，影响骨折的复位。
◦ 最后1枚钉置入胫骨后，可在矢状面施加“推”或“拉”的力量以进行平移时小的附加修正（图31-3）。
  ◆ 较大的矢状面复位需要松开夹-钉连接（而不是松开夹-杆连接）。
- 用最后1枚固定钉来调整复位需要仔细计划。
  ◦ 这枚固定钉的位置受限于连接杆和胫骨干的位置。
  ◦ 该位置可能会导致钉向量与残存畸形的平面不垂直。
- 确保两个相邻的固定钉远离将来的手术切口。

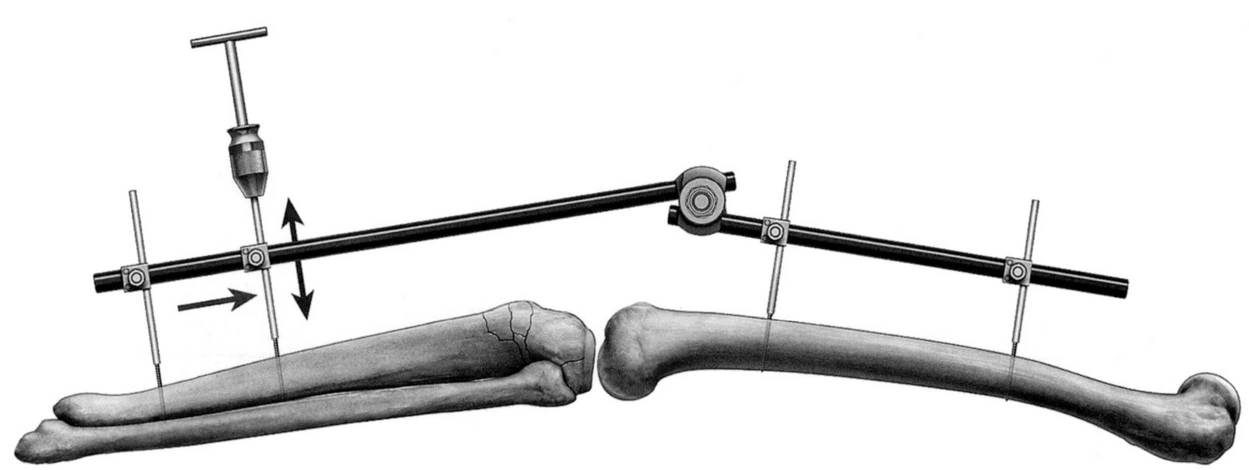

图31-3 在这例胫骨平台骨折中，第2枚（近端胫骨）钉可被最后置入，作为万向手柄来精调矢状面与冠状面的复位，并固定于连接杆。

TIP 针对浮膝损伤、不稳定胫骨平台骨折和下肢节段性损伤的跨膝关节外固定改善复位维持的辅助技术

Michael F. Githens

病理解剖

跨膝关节外固定可能无法充分控制冠状面或矢状面骨折的稳定性。

解决方案

针对浮膝损伤、不稳定的胫骨平台骨折和下肢节段性损伤的跨膝关节外固定改善复位维持的辅助技术，主要包括：

- 改善稳定性可以加速软组织损伤的修复，并且防止进一步的皮肤损伤。
- 在确定性手术中使复位更加容易。

操作技术

针对外固定术后持续性的冠状面或矢状面不稳定：

- 使用经皮Weber钳、带尖顶棒或肩拉钩进行

复位（图31-4）。

- 1.6 mm（0.062 in）或更粗的克氏针放置在Weber钳的斜面。
- 切断克氏针至皮肤平面以下，然后用牙科剥离器将皮肤从切断的克氏针上提起，把克氏针埋在皮肤下面。
- 在开放性骨折或筋膜切开伤的情况下，可以选择2.0 mm、2.4 mm或2.7 mm钢板行单层皮层。
- 理想情况下，钢板应放置在有良好的软组织覆盖的地方。
- 钢板可作为最终固定结构的一部分，也可以在确定性手术时取出（图31-5）。
- 不要将钢板置入最终确定性内固定的位置。

对软组织条件差的移位性胫骨结节骨块：

- 经皮使用的肩拉钩（或牙科剥离器）进行复位。
- 1.6 mm（0.062 in）或更大直径的克氏针放置在肩拉钩的斜角上。

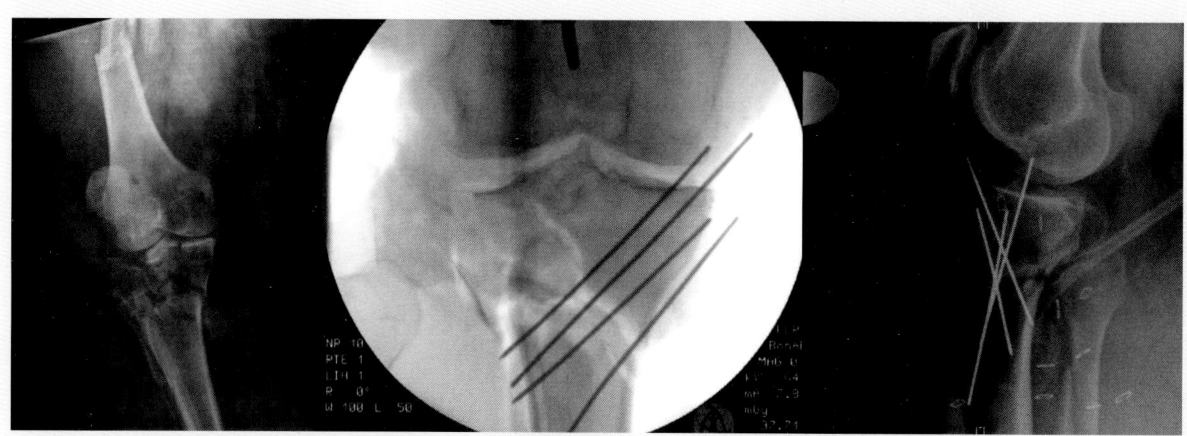

图31-4 右侧影像显示为浮膝损伤；外固定后（中间和左侧），经皮置入克氏针，以维持在严重相关软组织损伤下内侧干骺端和胫骨干的关系。

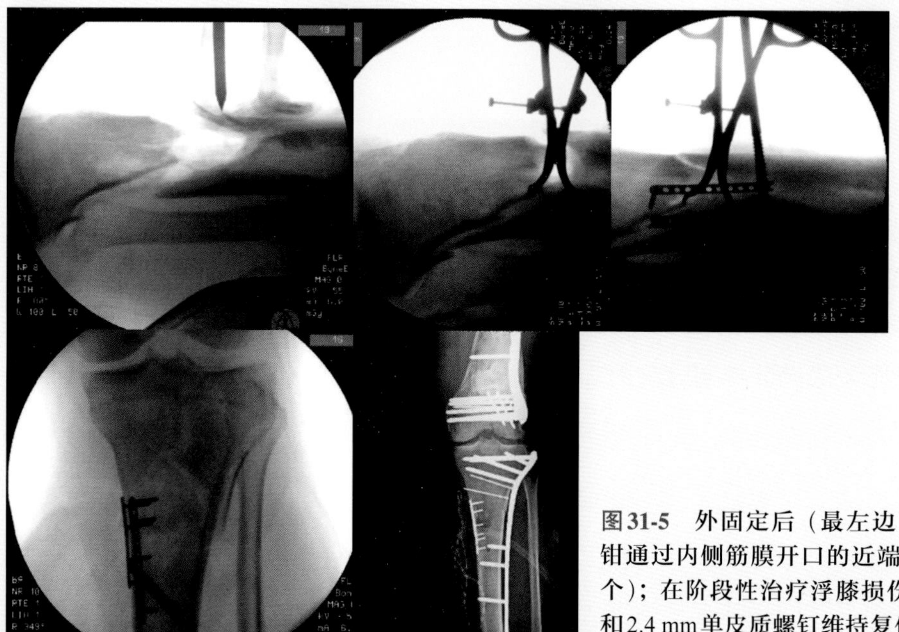

图31-5 外固定后（最左边），使用改良的小型Weber钳通过内侧筋膜开口的近端部分改善复位（左起第二个）；在阶段性治疗浮膝损伤中，应用2个2.0 mm钢板和2.4 mm单皮质螺钉维持复位（第1排中心右侧和最右侧）。左下图显示明确性固定后的正位X线片。

- 克氏针剪短至皮肤平面下，然后用牙科剥离器埋在皮肤下面。
- 或者，如果不干扰最终固定结构，可以置入3.0 mm或3.5 mm空心螺钉或实心螺钉(图31-6)。

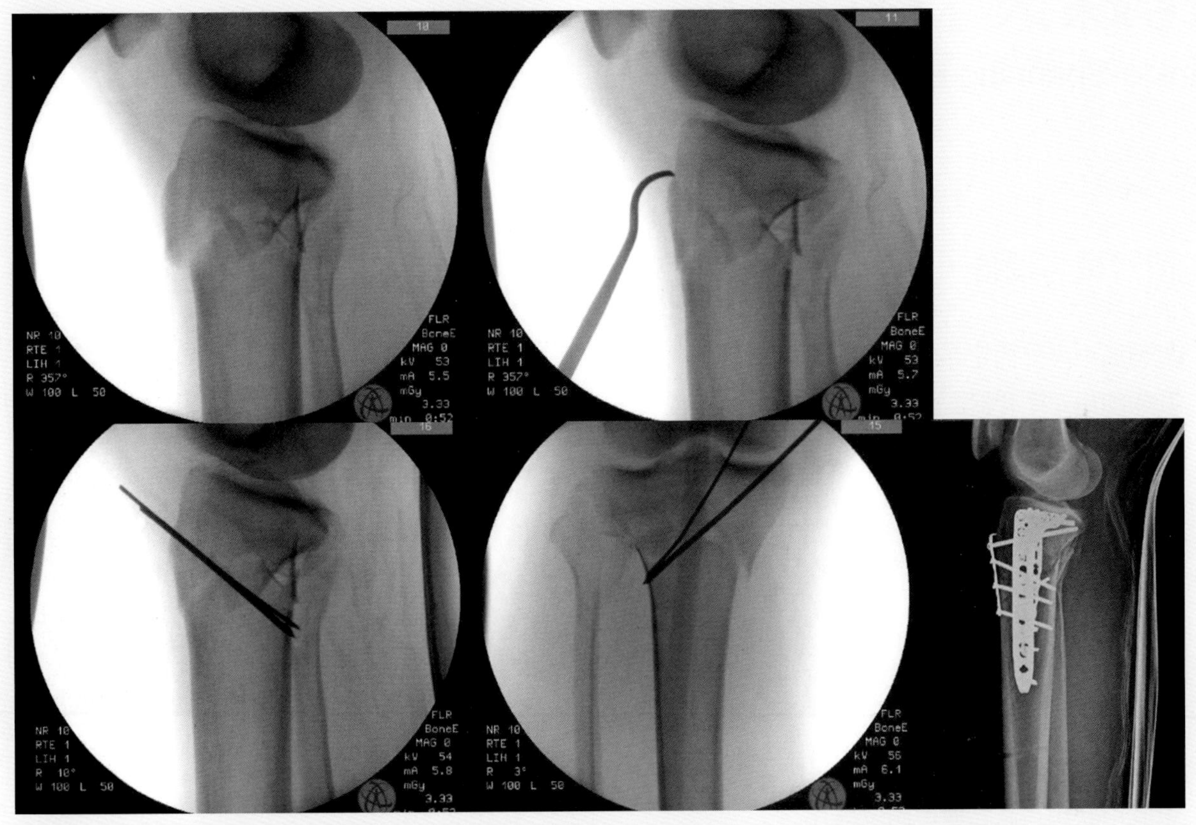

图31-6　经跨膝关节外固定支架固定后，用肩拉钩经皮复位移位的胫骨结节骨折块。用几枚1.6 mm（0.062 in）克氏针固定骨折块，保护受到威胁的前部软组织封套和皮肤。

- 对肥胖、肌肉发达及不能平卧的患者（脑外伤），或者要长时间使用外固定的患者，可考虑给单杆外固定系统另加上1根连接杆，以获得额外的稳定性（“双叠”前侧单边外固定支架）(图31-7)。
- 确保皮肤与最低的固定杆之间有足够的间隙，一般2 cm足够。
- 最终内固定术和移除外固定时，在麻醉下活动松解膝关节，尽量减小股四头肌瘢痕形成、黏连、股骨钉处的异位骨化。
- 这类技术只用于短期、暂时性地跨膝关节外固定。
    - 如需长期使用外固定支架，需另外置钉和组装外固定支架。

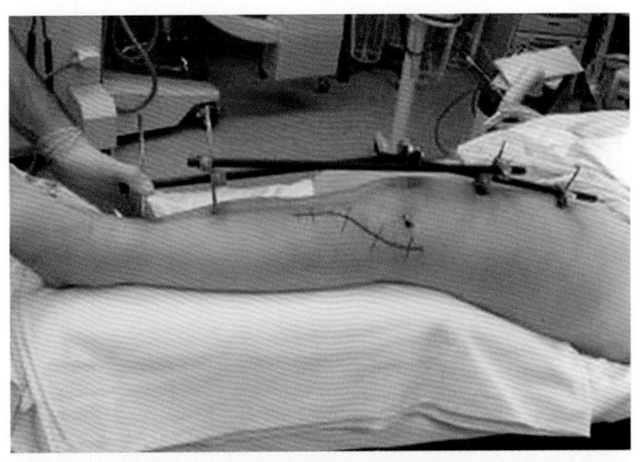

图31-7　跨膝关节的4钉外固定支架的病例。注意胫骨平台骨折最终内固定术的手术切口，以及中间2枚固定钉间的加强连接杆。

第32章

M. Bradford Henley, Michael J. Gardner

跨踝关节外固定

Ankle-Spanning External Fixation

无菌器械与设备

- 大型或中型外固定系统。
- 开放加压－撑开器。
- 4.0 mm部分螺纹固定钉。
- 巾垫。

患者体位

- 患者仰卧于悬臂式可透视手术床上。
- 使患者靠近手术台的尾端。
- 用巾垫将同侧的髋关节和躯干垫高。
- 患肢用软垫抬高，便于侧位摄片。

复位和固定技术

- 直径5.0 mm或6.0 mm中央带螺纹固定钉穿过跟骨，可用以从内、外两侧固定，形成“三角形”单平面外固定框架。
- 从内侧置入直径5.0 mm Schanz固定钉，用于内侧外固定支架的连接。
- 跟骨置入点很重要，要避免损伤跖外侧和跟内侧的神经，还有其稍前方的胫后血管神经束（图32-1）。
- 首先置入跟骨钉，侧位透视下位于跟骨结节后下部（图32-2）。
- 如果腓骨完好或已经急诊行切开复位内固定，外侧柱即获稳定。这种情况下，可以外侧的腓骨为支撑来完成内侧柱的牵张复位（仅跟骨内侧的半钉固定即可），来恢复肢体长度和力线（图32-3）。
- 中足钉由内至外置入，穿过内侧2个楔状骨或所有3个楔状骨。
    - 因为足呈拱形，钉应置入在内侧楔状骨的背侧半，在侧面观上避免过度偏跖侧，而导致血管神经损伤（图32-4）。
    - 用2.5 mm钻头钻孔以置入直径4.0 mm、长100 mm、带部分螺纹的Schanz半钉（图32-5）。

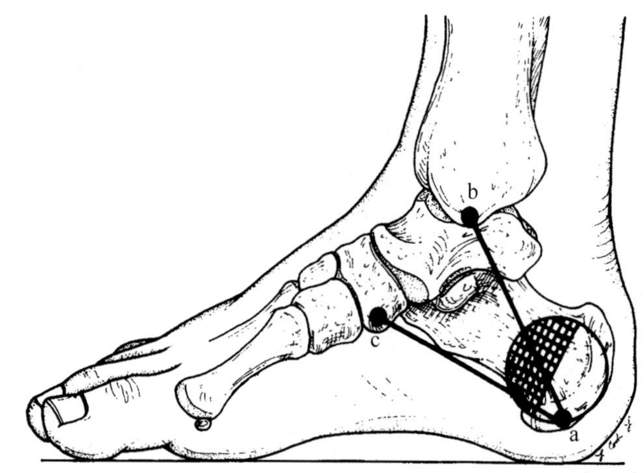

图32-1　跟骨钉应从内至外置入，在跟骨结节后侧所形成的圆形轮廓上，将钉安置在后下半圈内。避免将钉安放在图中交叉阴影区域。钉要与矢状面垂直，可以用作单侧固定钉，也可以穿过跟骨作为双侧固定用。a，跟骨内侧后下方；b，内踝下方；c，舟骨结节［经允许引自Casey D, McConnell T, Parekh S, et al. Percutaneous pin placement in the medial calcaneus: is anywhere safe? *J Orthop Trauma.* 2004; 18(8 Suppl): S39–S42］。

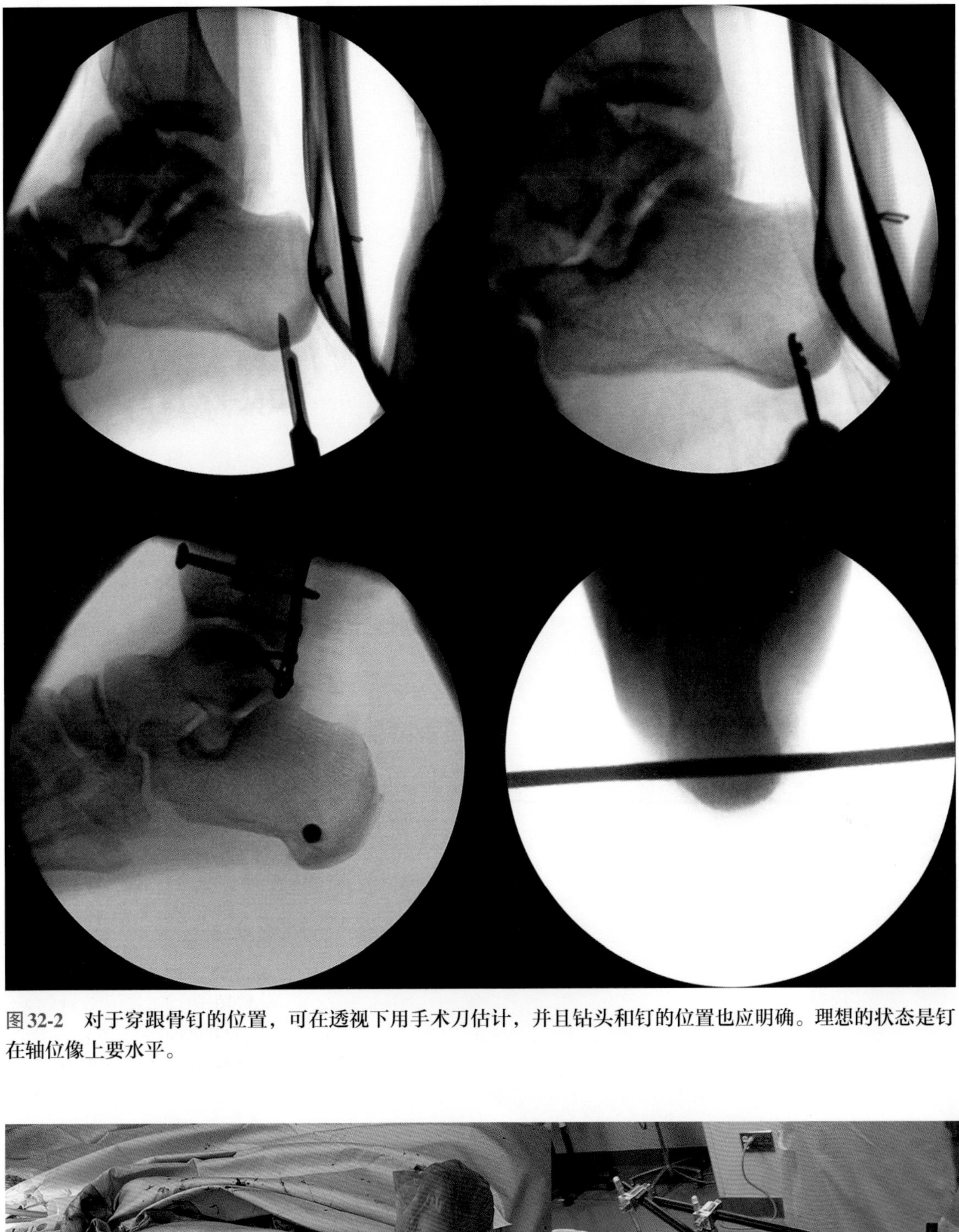

图32-2　对于穿跟骨钉的位置，可在透视下用手术刀估计，并且钻头和钉的位置也应明确。理想的状态是钉在轴位像上要水平。

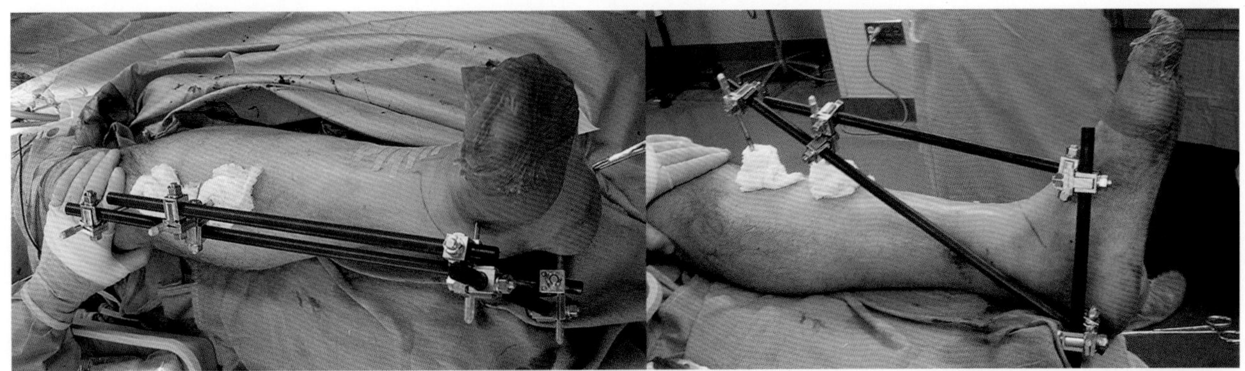

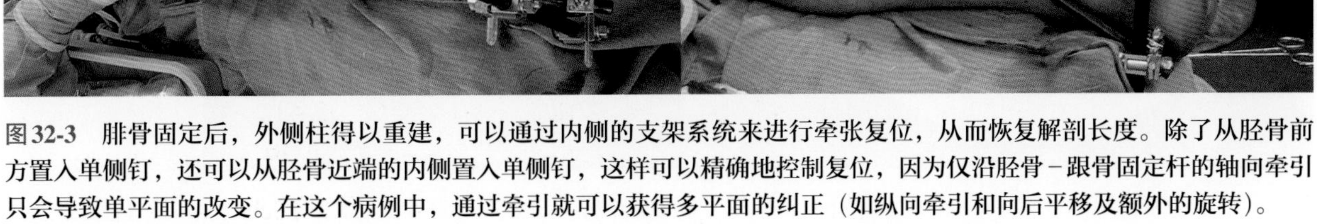

图32-3　腓骨固定后，外侧柱得以重建，可以通过内侧的支架系统来进行牵张复位，从而恢复解剖长度。除了从胫骨前方置入单侧钉，还可以从胫骨近端的内侧置入单侧钉，这样可以精确地控制复位，因为仅沿胫骨－跟骨固定杆的轴向牵引只会导致单平面的改变。在这个病例中，通过牵引就可以获得多平面的纠正（如纵向牵引和向后平移及额外的旋转）。

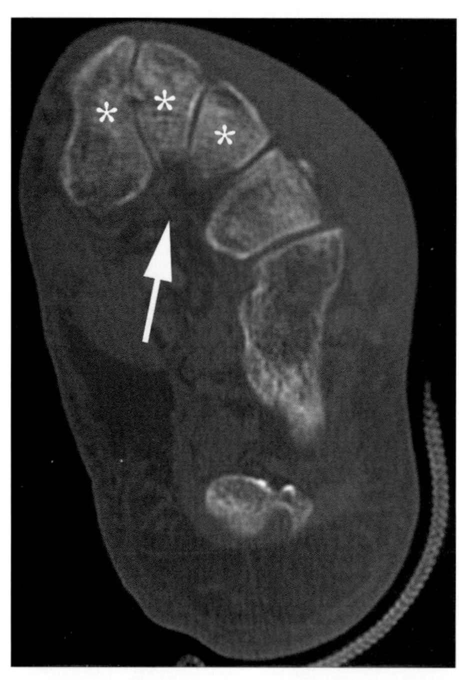

图32-4 足部的轴向CT图像显示楔骨（星号标记）呈拱形排列结构。由内向外置入的钉需要从最内侧楔状骨的背侧半置入，从而避免损伤拱形结构（箭头所指）跖侧的组织。

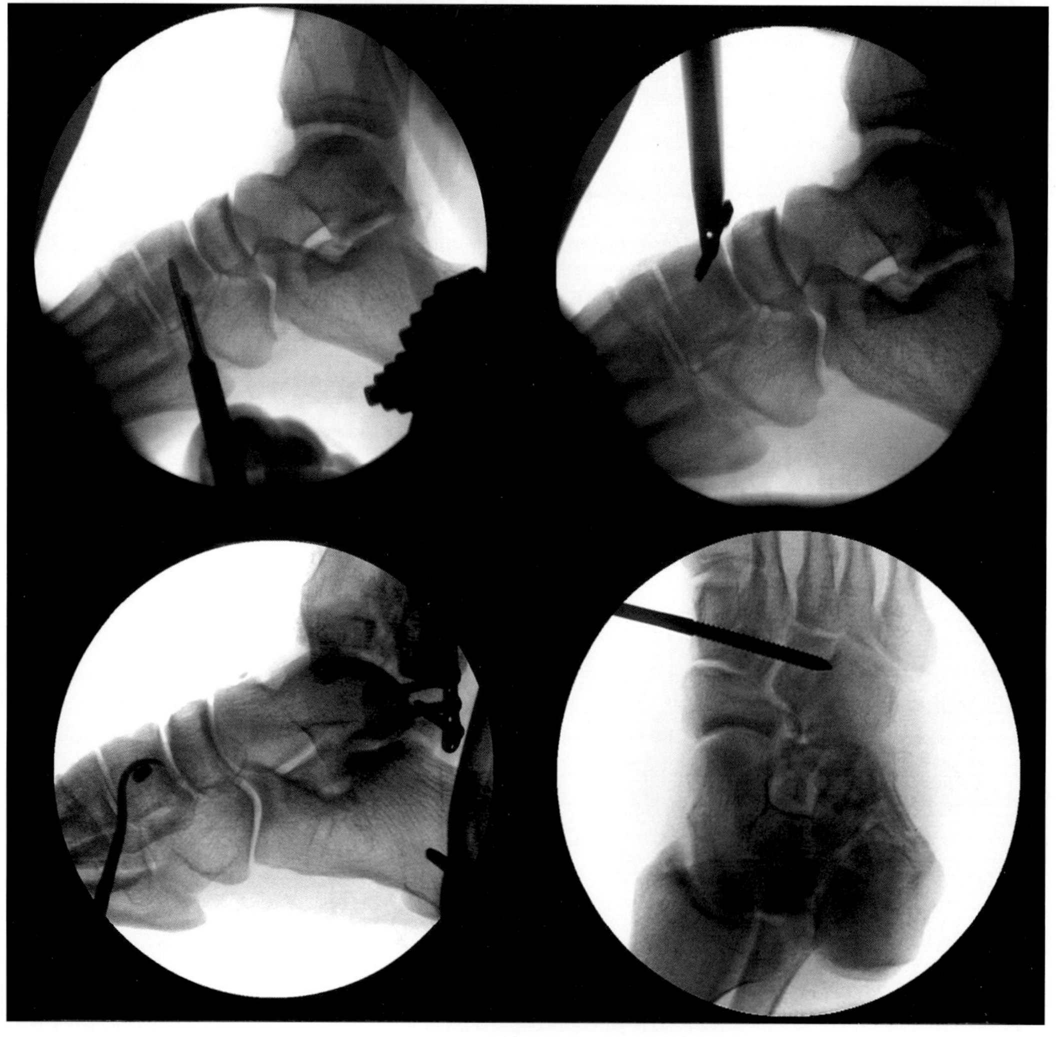

图32-5 手术刀标记出背侧进钉点，从侧位和斜位影像上确定钻头钻入的位置和钉安放的位置。

- 在骨骼入路允许的体型较大患者中，可以在中足部置入5.0 mm Schanz钉。
    - 5.0 mm固定钉具有更长的螺纹长度，当计划外部固定支架需要保留更长时间时，能发挥特别的作用。
- 在跨踝关节牵引之前先放置中足钉会更方便。
    - 跨踝关节和距下关节牵引后，小腿三头肌被拉紧，就难以使足背屈来拍足的正位像。
- 屈膝90°下置入中足钉。
    - 助手可帮助保持膝关节屈曲，或者用三角垫放于膝关节下以辅助屈曲。
    - 为了获得真实的Lisfranc关节的前后位图像，在前足下垫5层手术单并使透视射线方向与地板垂直（与中足呈直角，与跖趾关节平行）。
    - 使用这个视野置入楔骨钉（图32-6）。
- 胫骨的2枚钉可从前侧、前内侧或内侧置入。
    - 确保这些钉在膝关节以远，未来计划手术区域的近侧，并且没有穿过任何肌肉或筋膜间隙（避免在胫骨干外侧置钉）。
    - 特别注意避免穿过前（或外）侧间隙，因为这会增加钉孔渗液、松动、肌肉坏死、血管神经损伤和感染的可能。
    - 直径5.0 mm、长170 mm的固定钉通常比较合适，置入之前要先用3.5 mm的钻头在骨皮质钻孔。
    - 钻孔时冲洗钻头，防止热坏死。
- 在近端胫骨钉与跟骨钉之间放置连接杆，可仅行内侧固定，也可以内、外双侧固定，这取决于想要的框架结构。
- 旋紧钉－夹连接和2个杆－夹连接中的1个。
- 手动牵引，轻轻旋紧钉－杆夹（图32-7）。
- 如果用内侧外固定支架，第1步则是恢复肢体长度，然后旋紧胫骨近端钉和跟骨钉与杆之间的夹具（图32-8）。
- 当注意力都集中在多平面的复位操作上时，夹具和连接杆可能会不知不觉地滑向皮肤，使得位置不佳。
    - 复位后，这些杆和夹就会被拧紧在不当位置。
    - 为预防这种情况，可以在皮肤和固定杆之间放几个毛巾垫或海绵垫，以便在复位过程中维持皮肤－连接杆之间的距离（图32-9）。
- 外固定支架的开放加压－牵开器对于额外的轴

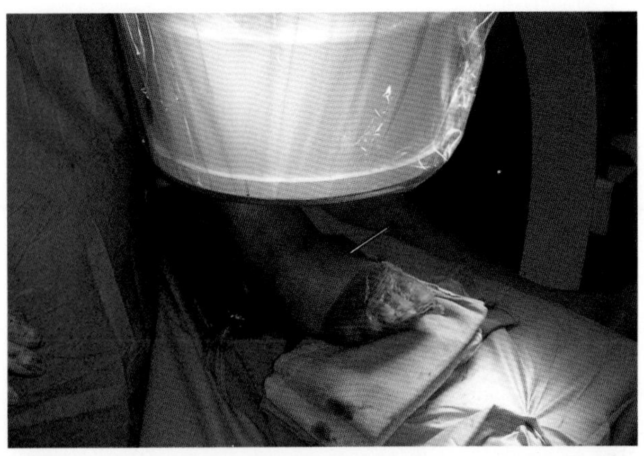

图32-6　将5层手术单垫在前足下，并使透视射线与地板垂直，这样的拍摄方式使中足图像更加清楚，也便于在内侧楔状骨置入固定钉。

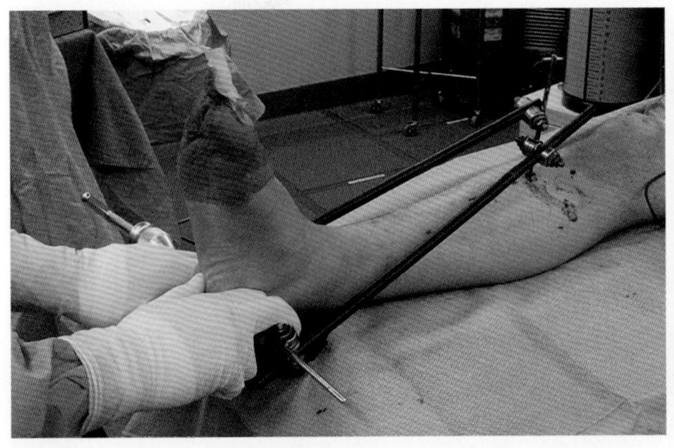

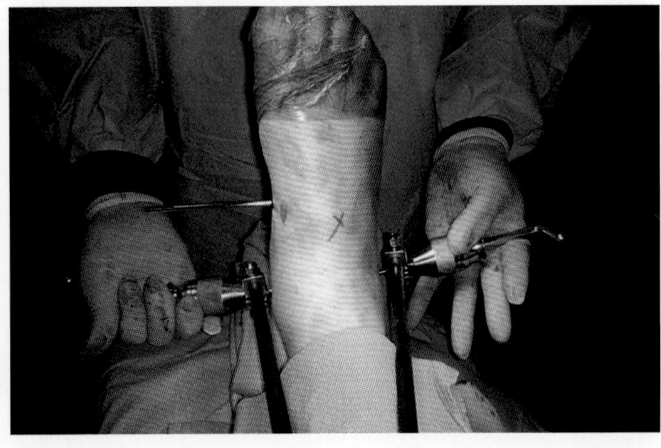

图32-7　旋紧钉－杆连接的一端后，手动牵引可以减少大多数肢体缩短。

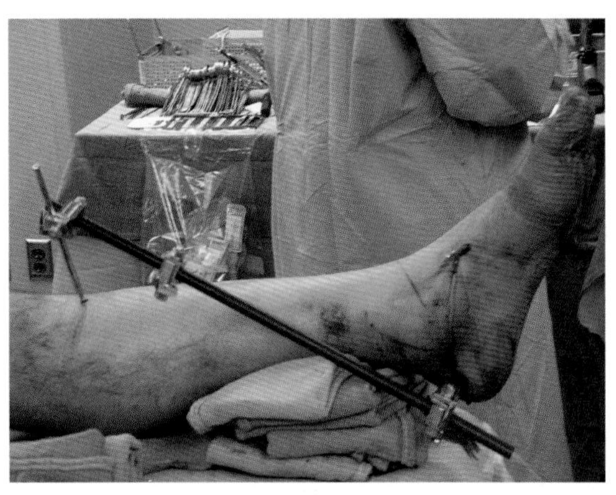

图32-8 使用内侧外固定支架，第1步是通过胫骨钉与跟骨钉之间的固定杆来恢复肢体长度。如果可用的夹具不能满足需要，就要在其他钉-杆夹之间再安放一个夹具，以便置入第2枚胫骨钉。

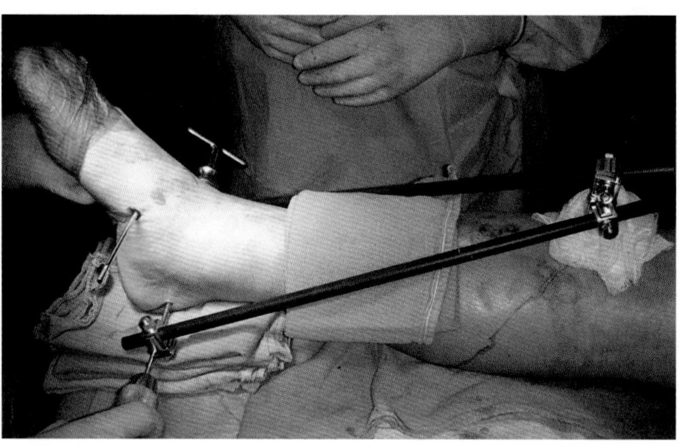

图32-9 将毛巾垫在连接杆下，以便手法复位后连接杆能紧固在适当的位置上。

向牵引有一定效用。
  - 也能用于内翻或外翻畸形的调整（图32-10）。
- 当使用从前向后置入的矢状面单侧钉时，牵引会造成骨折区顶端向前的成角畸形。
  - 如果将手术巾垫在脚后跟下会制造轻微地向后方成角畸形，在牵引前就能避免之。
  - 在使用这种配置的外固定支架时，对内侧连接杆进行牵引时，应该先将骨折置于轻微内翻位。
  - 通过牵引内侧的固定支架，两个平面的畸形都能被纠正。
  - 这种多平面的畸形（向后成角或外翻伴旋转）通过安装一个单平面（仅冠状面）的外固定支架就可以避免，这个外固定包括胫骨钉和跟骨钉，这些钉在同一个平面从内向外置入。
    - 如果钉-杆相连，内侧连接杆与胫骨-距骨轴在同一冠状面上，牵引只会造成外翻。
    - 这通常是比较理想的（特别是如果腓骨已经置入了钢板，可以提供很好的外侧支持），因为它可以避免向后成角和旋转。
    - 而这种外翻是可以预估的，在通过胫骨钉与跟骨钉之间的内侧杆进行牵引之前，将

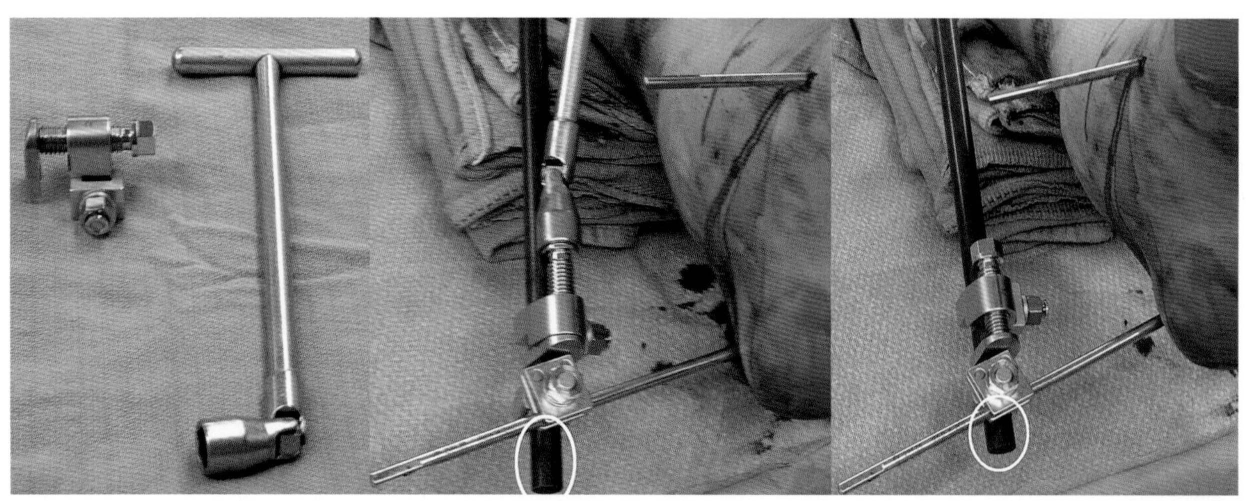

图32-10 外固定可用的开放加压-牵开器（左图）。将加压器与连接杆固定后，松开钉-杆连接。牵引力量的大小可以通过连接杆超出部分的长度来估计（中图：牵引前；右图：牵引后）。

肢体预先放置于一定的内翻位，就可以将其抵消[1]。

- 在置入第3枚钉之前，评估矢状面成角畸形及所有的平移畸形和肢体旋转十分重要。
    - 提前于脚后跟、跟腱或小腿处垫上软垫，在Pilon骨折中可部分地纠正一些外固定中的常见畸形。
    - 有策略地选择第1枚胫骨钉的位置和方向及钉-杆夹的位置，可影响力的方向和旋转运动，这样就可以有意识地将半脱位或脱位的距骨移向前侧或背侧、内侧或外侧等方向。
- 如果骨折类型包括胫距关节后脱位，需要沿肢体轴线建立一个从近后侧到远前侧的力向量，以维持距骨复位。
    - 近端胫骨钉可置于后内侧位置，以便产生力矢量的后起点（图32-11）。
    - 可以旋转夹具，以使得连接杆自近后侧向远前侧形成最大的夹角（图32-12）。
        - 通常需要一个前方的延长杆与第2枚胫骨钉相连，从而避免在该钉置入的过程中穿过后内侧软组织（即小腿三头肌）。
    - 如果需要一个较大的自后向前的向量，可以用1根短棒从前面的胫骨钉向后，并再用1根纵向固定棒将后延长杆和跟骨钉连接在一起。
- 2枚胫骨近端钉中的第2枚即靠远侧的那一枚，

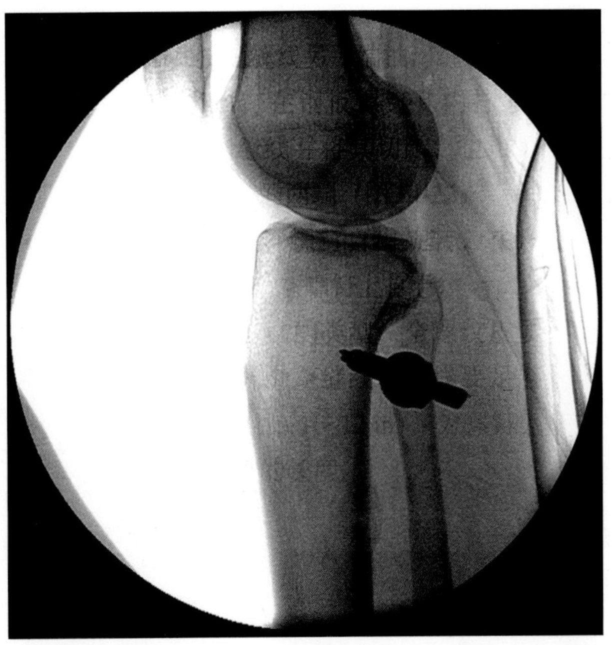

图32-11　在这个病例中，近端胫骨钉从后内侧打向前外侧，当与内侧跟骨单侧钉相连时，加强了通过踝关节的后-前向力向量。

应靠近预计内固定切口的近端。钉的置入位置由在连接杆两端最先置入的2枚钉制造的连线决定。

- 位置是基于路径确定的线之间创建的前两个插脚插入在每个纵向杆的两端。
- 这样，该钉的位置和方向都有所限制。
    - 一旦骨折复位，即可以置入该钉，以进一

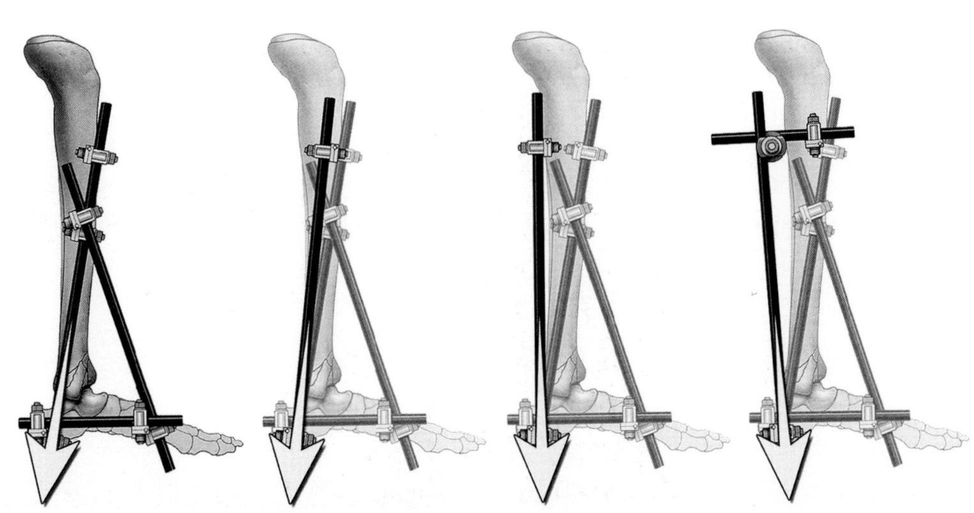

图32-12　内侧外固定支架多样的结构使其可在矢状面上创造多种力向量，从前向后（左）扩展到从后向前（右）。标准的支架、旋转夹具、胫骨近端后内侧置钉、自胫骨钉向后延伸固定杆。

步维持复位和预防连接杆两端钉周围可能出现的旋转。

- 顺着固定钉的纵轴推拉钉来复位的方法不可靠，因为固定钉的方向不可能正好完全顺着畸形的方向。
- 然而，如果固定钉从正前方向正后方置入，并且距骨也是向前（或向后）的轻微移位，或者干骺端骨折有前（后）移位，可在钉-杆夹具和T形手柄之间用椎板撑开器撑开，从而校正轻微的矢状面畸形（图32-13）。
- 作为最后一步，足置于中立位，用1个短杆把中足连到胫骨干固定钉（图32-14）。

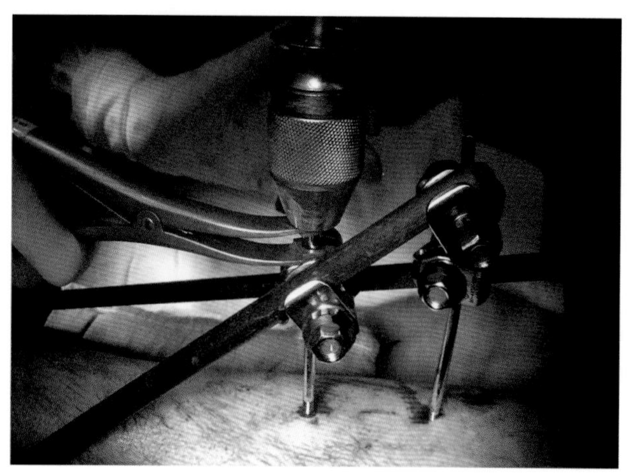

图32-13 用椎板撑开器在杆夹具和万向手柄之间向前拉动胫骨骨折块，从而纠正矢状面的畸形。

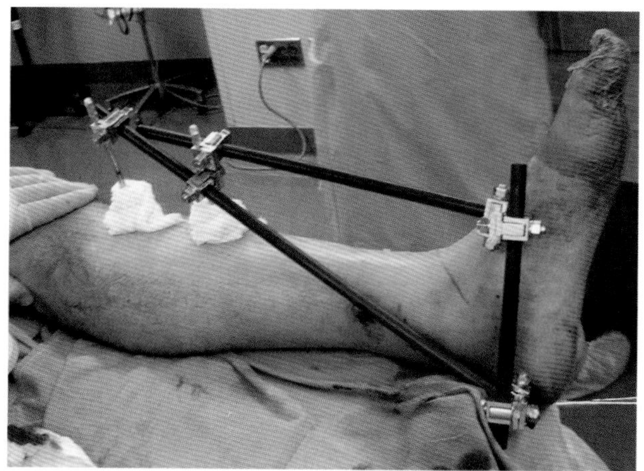

图32-14 中足固定钉与胫骨远端固定钉相连，作为维持足中立位的最后一步。

参考文献

[1] Ertl W, Henley MB. Provisional external fixation for periarticular fractures of the tibia. *Tech Orthop*. 2002;17(2):135–144.

Michael L. Brennan

第33章

足部外固定

Foot External Fixation

无菌器械与设备

- 大型或中型外固定系统。
- 开放加压-撑开器。
- 4.0 mm半螺纹的前足固定钉。
- 巾垫。
- 牙科剥离器。
- 三角垫。

患者体位

- 患者仰卧于悬臂式可透视手术床上。
- 使患者靠近床尾端。
- 用巾垫将同侧的骨盆和躯干垫高。
- 患肢用软垫抬高，便于侧位摄片。
- 使用三角垫便于足的透视（图33-1）。
- 如果需要，将膝关节尽可能地屈曲，将5层巾垫垫于前足下，以获得正确的Lisfranc关节的前后位影像。

手术入路

- 在透视下经皮置入Schanz钉。

复位和固定技术

- 根据骨折的类型和畸形，选用中央带螺纹的5.0 mm或6.0 mm的Schanz双侧固定钉，或用内侧或外侧5.0 mm单侧固定钉，固定于跟骨。
- 在第1和第2楔状骨或者第1跖骨使用直径

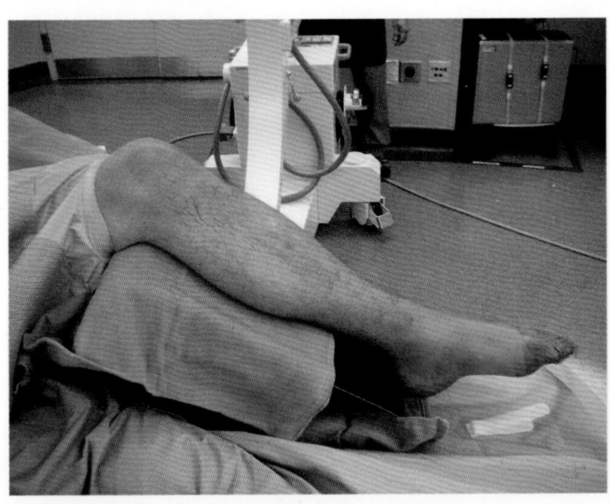

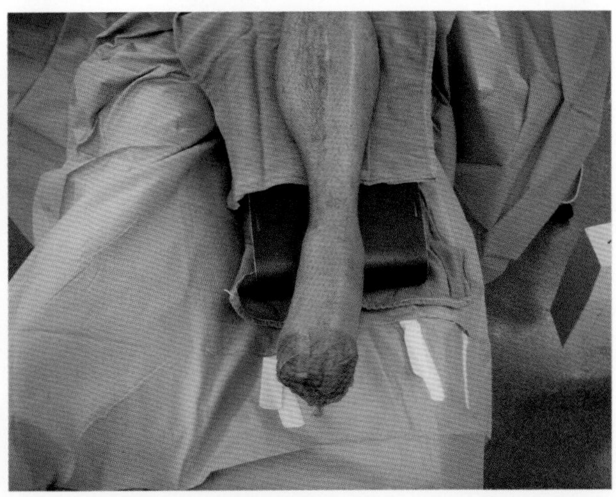

图33-1 外固定术中足的摆放位置。C臂机呈垂直位，注意用可透视三角垫保持屈髋屈膝位，以便获得足真正的前后位和斜位影像。

4.0 mm、长100 mm的固定钉（图33-2）。

- 克氏针穿过第4和第5跖骨的基底部。
- 通过导向器的克氏针定位孔打入克氏针，然后置入1枚直径4.0 mm或5.0 mm Schanz钉。
    - 这种情况多用于外侧柱受到破坏者。
- 在Schanz钉之间进行牵引。
- 对于Lisfranc损伤，从内侧安置一个中号的外固定支架并暂时旋紧。
- 用于Schanz钉上的通用T形手柄可作为万向操纵杆，在透视下整复骨折或脱位（图33-2）。
- 助手旋紧外固定钉－杆夹。
- 通过经皮切口和牙科剥离器来复位骨折块（图33-3，图33-4）。
- 如果在手法复位和外固定术后跖跗关节或跗骨半脱位仍未改变，可采用经皮克氏针固定来增加临时性外固定的稳定性（图33-5，图33-6）。
    - 克氏针被剪短，埋在皮肤下。

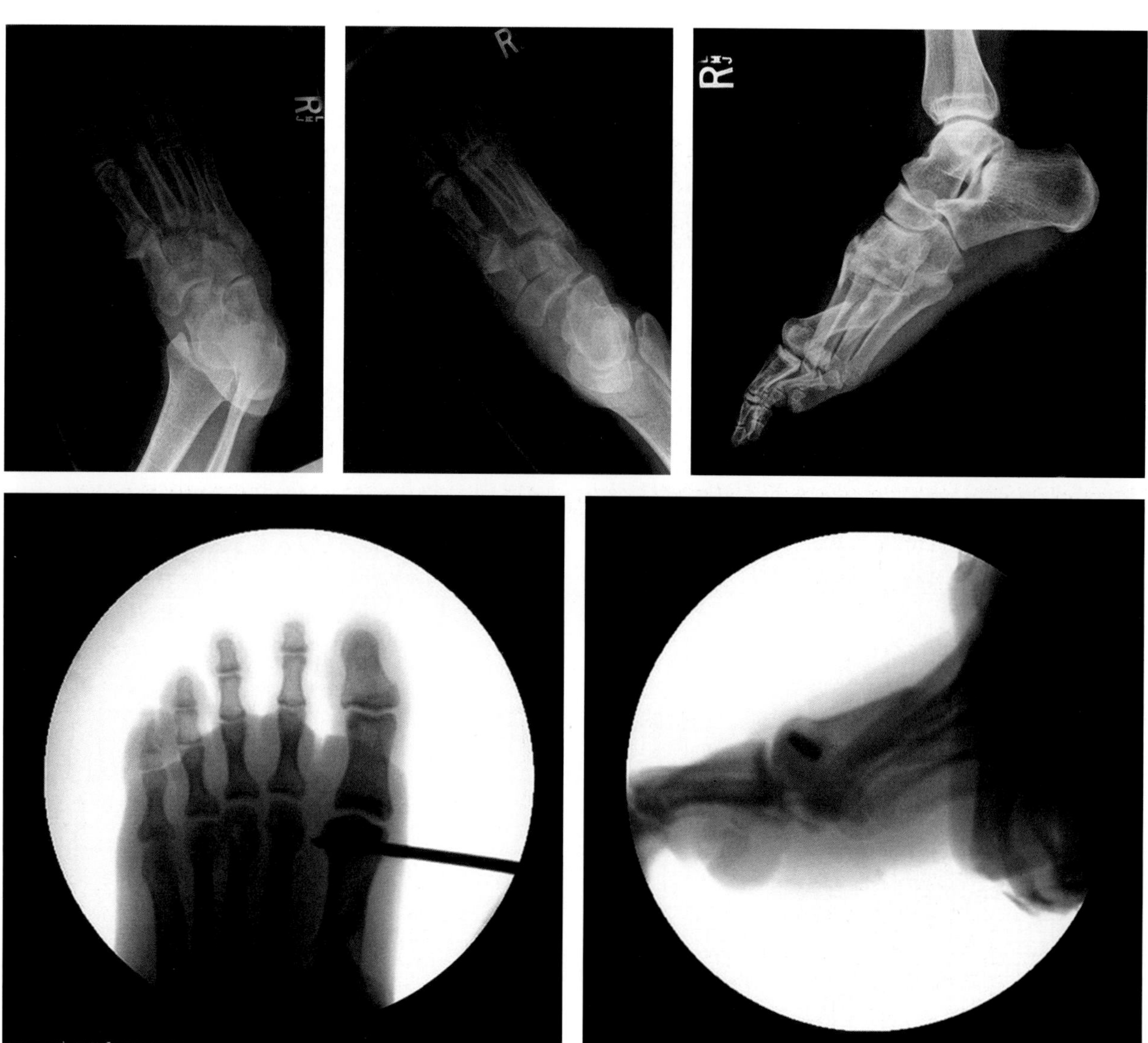

图33-2 一例严重的中足挤压伤病例。1枚4.0 mm的单侧钉置入第1跖骨远端，该枚钉与跟骨内侧钉相连，从而跨越内侧柱。

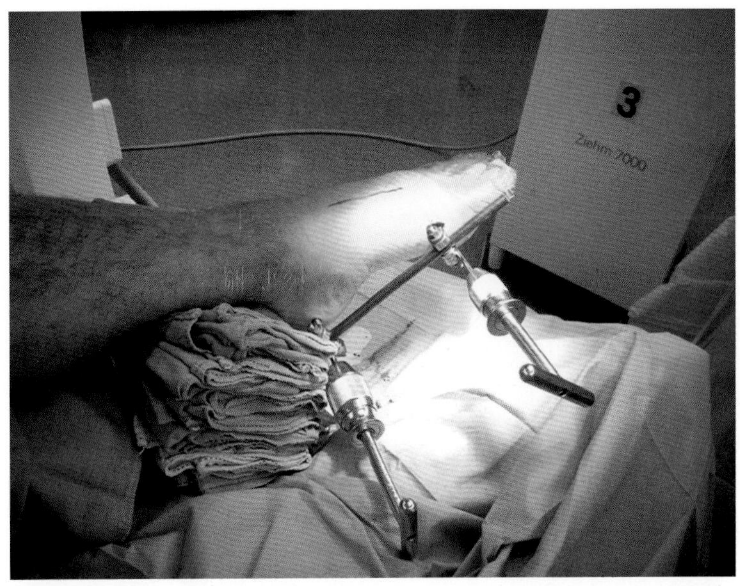

图33-3 内侧Schanz钉与通用手柄一起使用，以恢复肢体长度并便于内侧柱的重排。

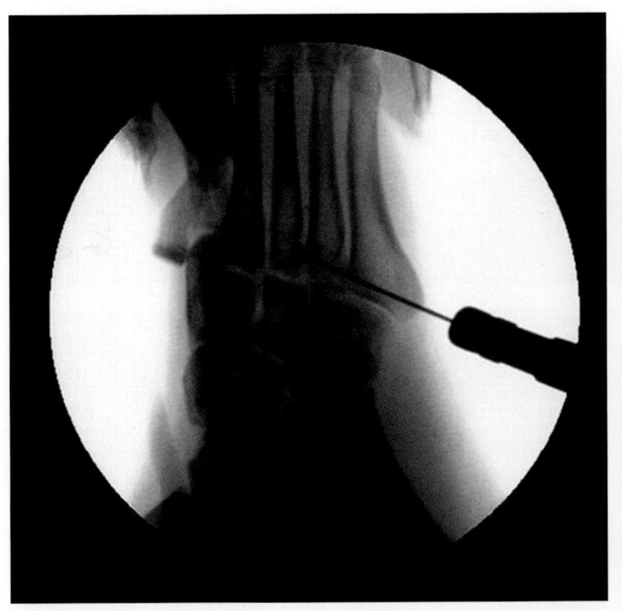

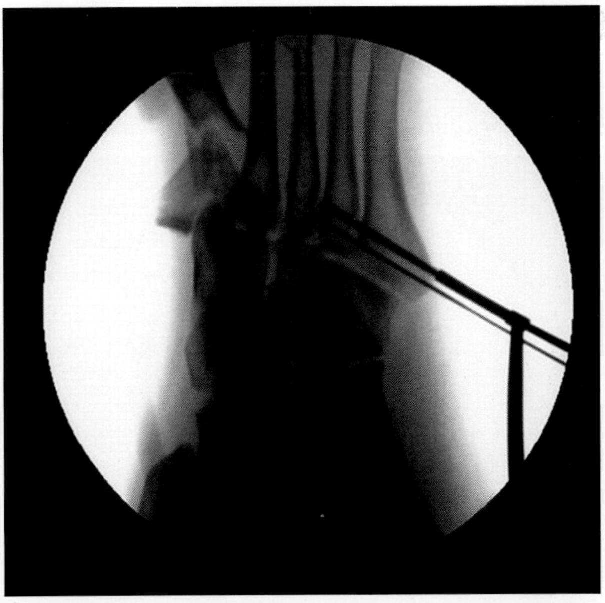

图33-4 如果需要，1枚4.0 mm的外侧单侧钉可置入第4和第5跖骨的基底部。首先通过2.5 mm钻头导轨上平行的相邻孔置入克氏针，以便在置钉前对准钻头/钻孔。

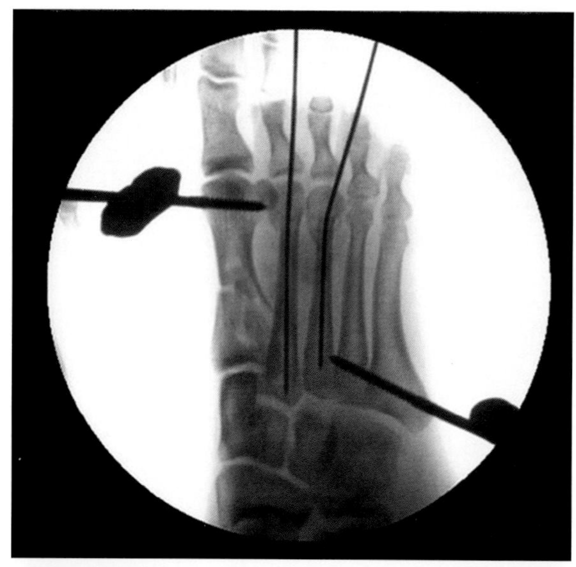

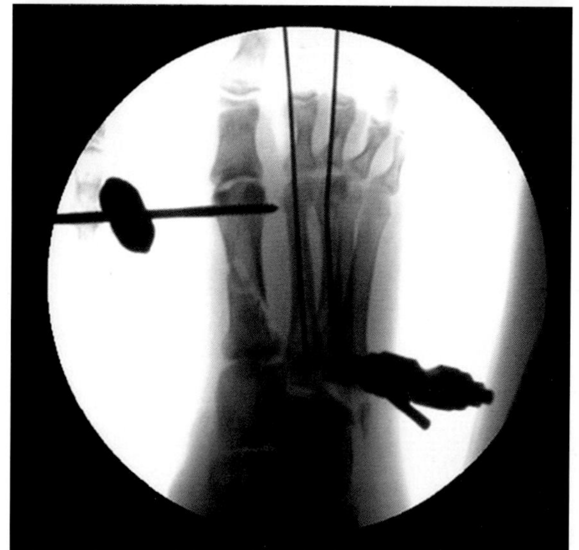

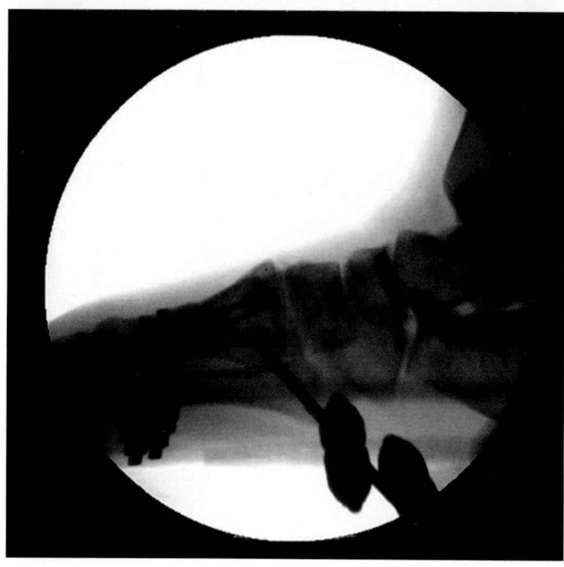

图33-5 然后置入4 mm Schanz钉，移去克氏针。最后的影像显示外固定钉在位。

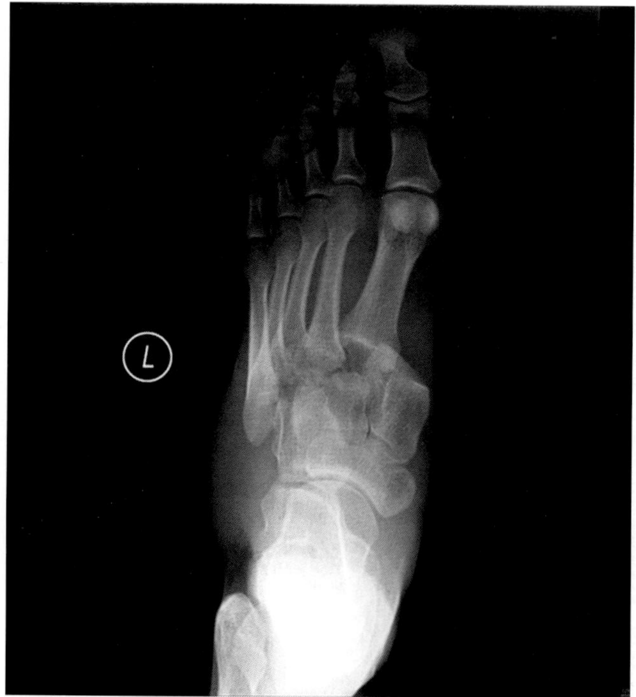

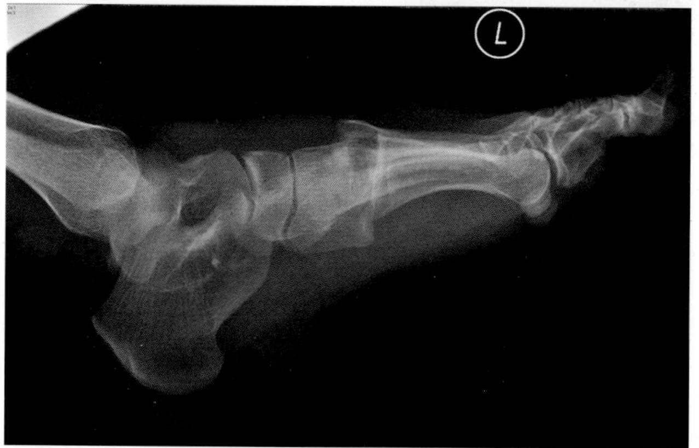

图33-6 另一例病例，对Lisfranc骨折或脱位的临时外固定。由于外侧软组织严重受损，所以选择使用内侧外固定支架。

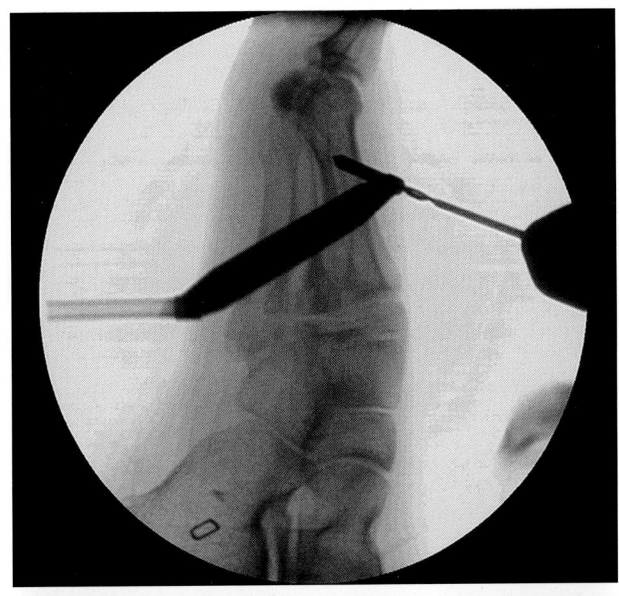

图33-6（续）。

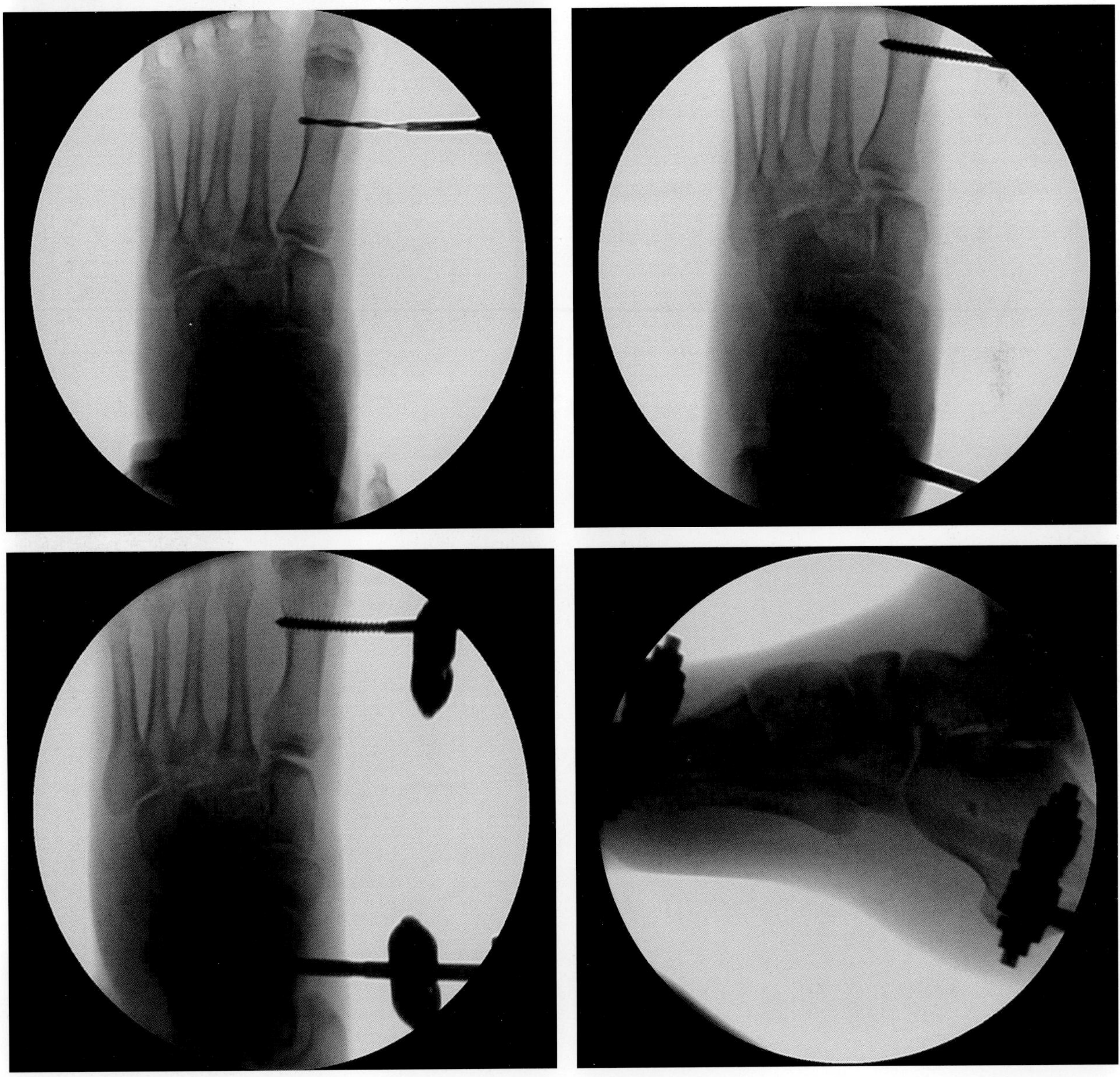

第34章

Stephen K. Benirschke, David Brokaw, Christopher Domes, Eric D. Farrell, Reza Firoozabadi, M. Bradford Henley, Lisa A. Taitsman

各种技巧和内固定移除技巧

Miscellaneous and Hardware Removal Tips

TIP Weber钳改良

David Brokaw

病理解剖

接骨术需要复位骨折块以重建解剖结构和稳定性。保持软组织的附着对保持骨的血供至关重要。有时，在不破坏软组织附件的情况下，复位骨折很难。未经改良的复位钳（Weber钳）的形状并不总是适用对骨折块的加压，或可能从坚硬的骨皮质表面滑落。用于加压和复位的器械可能会妨碍最终内固定的放置。临床医生自己动手改良复位钳可以避免这种情况。

解决方案

各种经改良的大、小骨折复位钳（Weber钳或点式复位钳）可以辅助对骨折或骨不连部位的加压，同时不妨碍最终内固定的放置（图34-1）。

操作技术

骨皮质密度硬，即使锋利的钳尖也无法在骨皮质上咬稳而不滑移。经改良的复位钳可以对横行骨折面进行加压，但其放置的位置可能会阻碍最终内固定的放置。在骨折线邻近的骨皮质上，与骨折线垂直轴线上或钢板放置轴线外钻单皮质孔用于复位钳尖放置，有助于骨折复位和加压稳定（图34-2，图34-3）。

- 将复位钳的锐性钳尖向外掰直，留下一个小

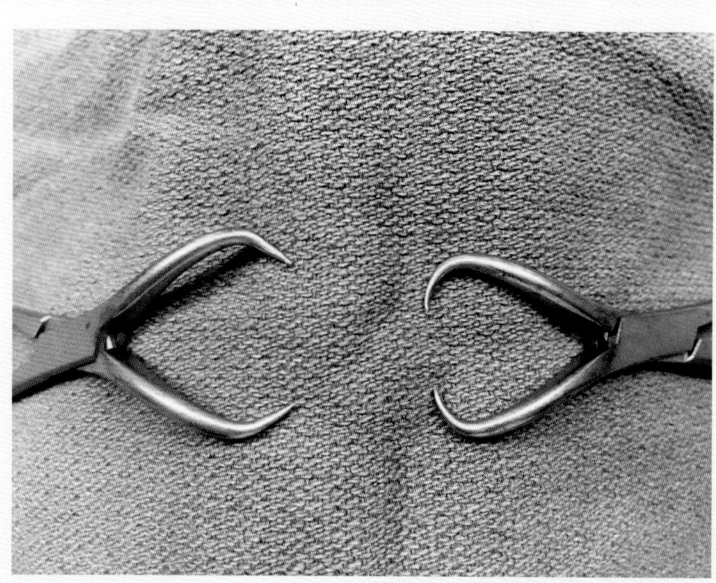

图34-1 左图为经改良的复位钳，右侧为未改良的钳子。

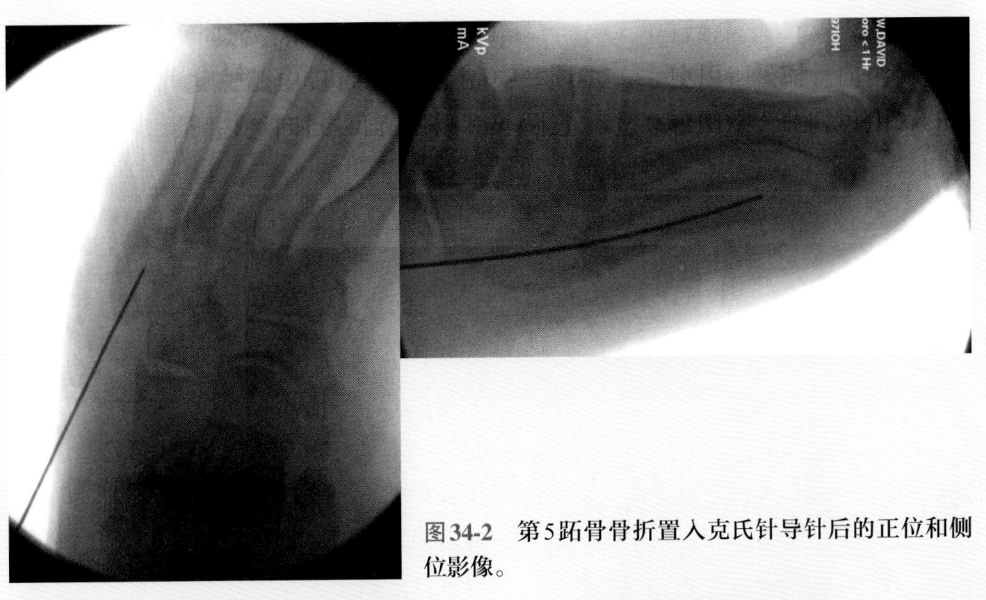

图34-2　第5跖骨骨折置入克氏针导针后的正位和侧位影像。

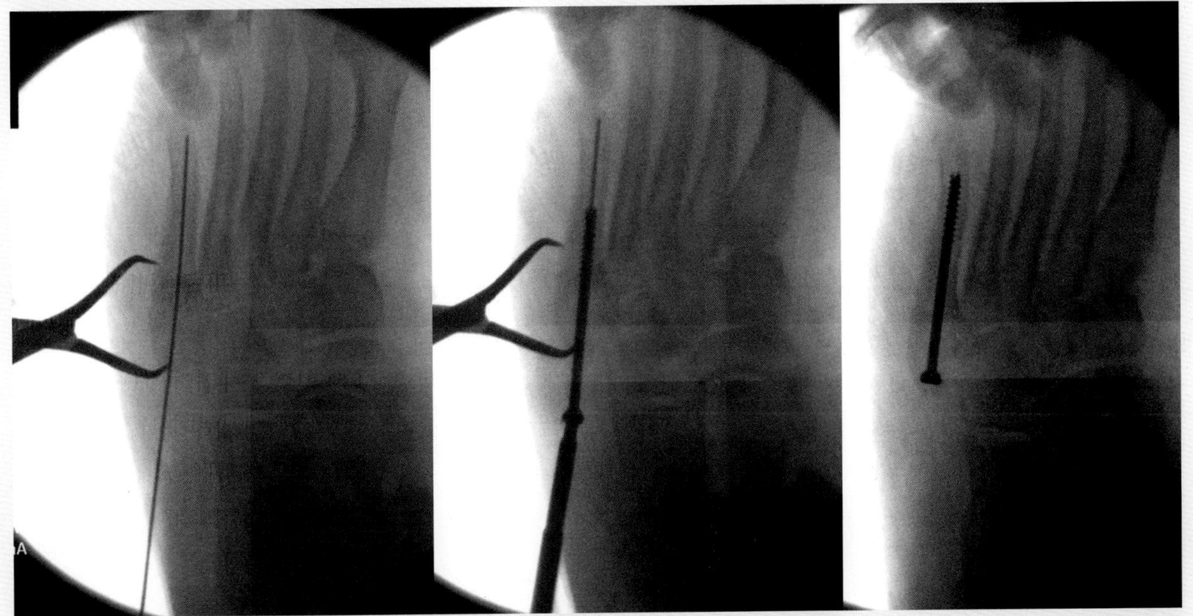

图34-3　使用改良的Weber钳，咬住骨干上的钻孔对骨折进行压缩，然后将克氏针导针置入（左图）。置入拉力螺钉以保持并获得额外的骨折块间压缩（中图），然后再取出改进的复位钳（右图）。

的向内弧线，可以与预先钻好的、骨折或骨不连一侧或两侧的皮质孔咬合（图34-1）。

  ○ 或者，仅拉直左侧钳尖、仅右侧或双侧钳尖同时拉直来制作3种不同的钳夹工具，以创建一套完整的复位工具。

- 为了稳定范围大的骨折，或当使用单侧加压时骨丢失可能导致的成角畸形，使用两个改良的单皮质复位钳可能会很有帮助。该技术也可用于髓内钉固定后钢板辅助固定（图34-4）。
- 当遇到小的带血管的蝶形骨块需要重建稳定时，可以清理非常小的骨膜区域，并通过钻头向骨折方向约30°的方向创建一个小的2.0 mm单皮质孔（图34-5）。

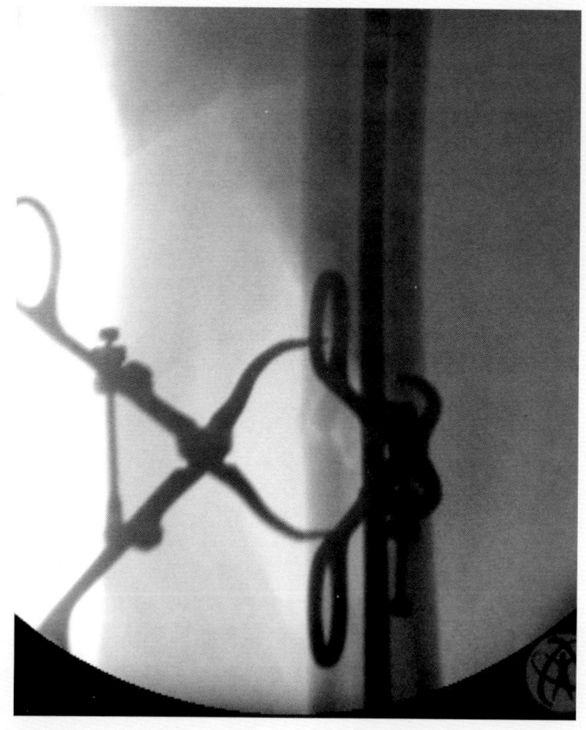

图34-4 一例右股骨3A型开放性骨折清创后的，在置入髓内钉时，使用2个改良的Weber钳（一个在外侧，一个在前外侧）对骨折进行加压。

- 单皮质孔使碎片更容易被复位钳的钳尖所咬合，特别是如果相邻的皮质也被预先钻用以放置复位钳的两个钳尖。
  - 使用牙科骨钩和骨折复位钳，在加压前可以从三维维度上对骨折块进行控制。该技术可以控制骨折块并保持带血管的肌肉附着（图34-6）。
  - 这些骨皮质表面的钻孔可以通过一个手持牙科骨钩的锋利末端咬合，而骨折块的另一端可用复位钳移动和固定。一旦这些小的蝶形骨块复位和被复位钳固定，可以使用克氏针或微型钢板固定。另外，如果改进后的夹钳不干扰计划的内固定，则可以继续使用，直到骨折获得稳定固定。
  - 考虑钢板或最终置入结构的合适位置将指导医生找到这些预钻、单皮质孔的最佳位置。这些小孔设计的目的是不干扰骨折的稳定性，或引起骨膜和肌肉附件的剥离。如果需要稳定骨折，它们也不会干扰后续的骨块内螺钉固定。

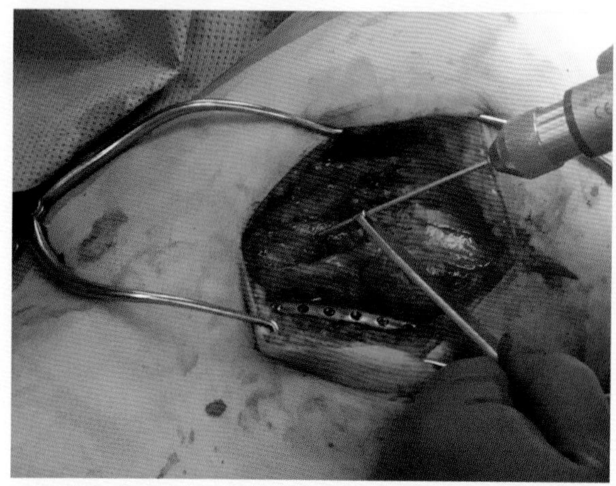

图34-5 使用2.0 mm钻头为改进的复位钳钳尖的咬合创建一个皮质孔。

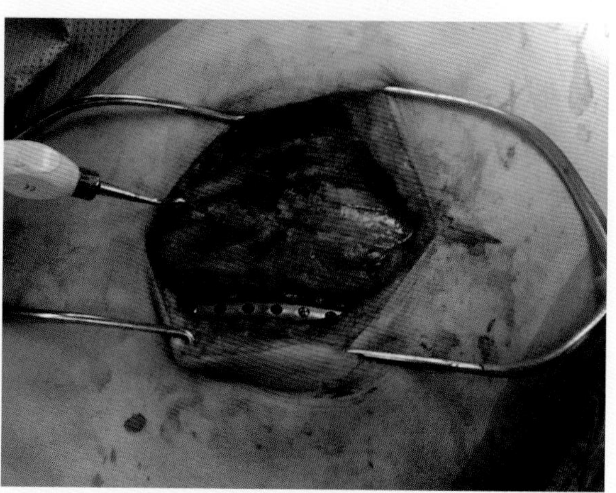

图34-6 牙科骨钩也可用于移动骨折块，为复位和复位钳的放置做准备。

TIP

克氏针弯折

Reza Firoozabadi, Stephen K. Benirschke

病理解剖

克氏针被广泛使用，尽管它们的使用导致了一些问题。两个最常见的问题是克氏针从骨表面突出，这导致组织刺激和克氏针游走。

解决方案

为了消除这些问题，我们开发了一种技术，在克氏针的末端进行180°弯曲，将克氏针埋入骨头中。这种弯曲使克氏针末端呈现光滑的表面，与骨头表面齐平，并防止克氏针的游走。此外，如果有必要，这种技术有助于容易地拆除克氏针。

操作技术

这种方法专门为需要被埋入骨头的克氏针设计，如张力带技术和永久性骨折固定技术。同时，这种技术也可用于克氏针作为临时置入时，以便于拆除。推荐的技术工具如图34-7所示。

该技术包括7个关键步骤，旨在将克氏针弯曲180°。关键步骤如下：

- 第一步是用钻头将克氏针从所需的深度拉回5~10 mm。这将防止在克氏针弯曲和敲击到位后穿透第2层皮质。
- 将尖嘴钳的钳头于骨头齐平放置（图34-8A），并将一个7 Fr、8 Fr、9 Fr、10 Fr吸引器头放置在克氏针露出骨面部分，即从露出的一端到尖嘴钳（图34-8B）。用钳子夹住克氏针，吸引器头和克氏针垂直于钳子旋转90°（图34-8C）。这会导致克氏针90°弯曲。
- 吸引器头沿着克氏针滑动，在刚刚弯折的5 mm距离内，尖嘴钳移动，使它在被弯曲的平面上抓住克氏针。吸引器连同其内的克氏针一起弯曲120°（图34-9）。
- 尖嘴钳移回克氏针初始起点，与骨面齐平（图34-10A）。吸引器的尖端向下放置到第2个弯折处，第2个弯折处用作继续弯曲的杠杆（图34-10B）。这样就制作了一个170°的弯折。注意，无法将第1个弯折处弯曲到170°，因为骨阻挡了弯曲的路径。第2个弯曲是必要的，为吸引器和克氏针提供通道。

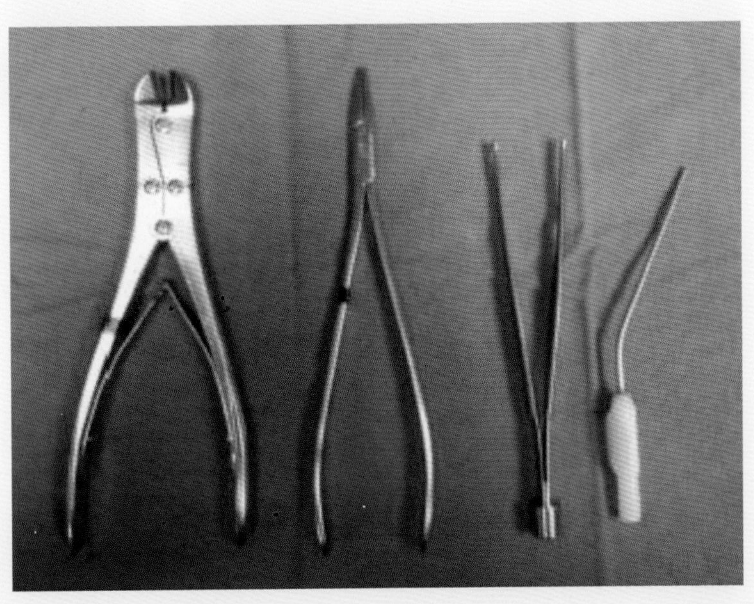

图34-7 推荐工具：克氏针剪，尖嘴钳，敲击钳，以及7 Fr、10 Fr或12 Fr吸引器头，取决于要弯曲的克氏针尺寸。

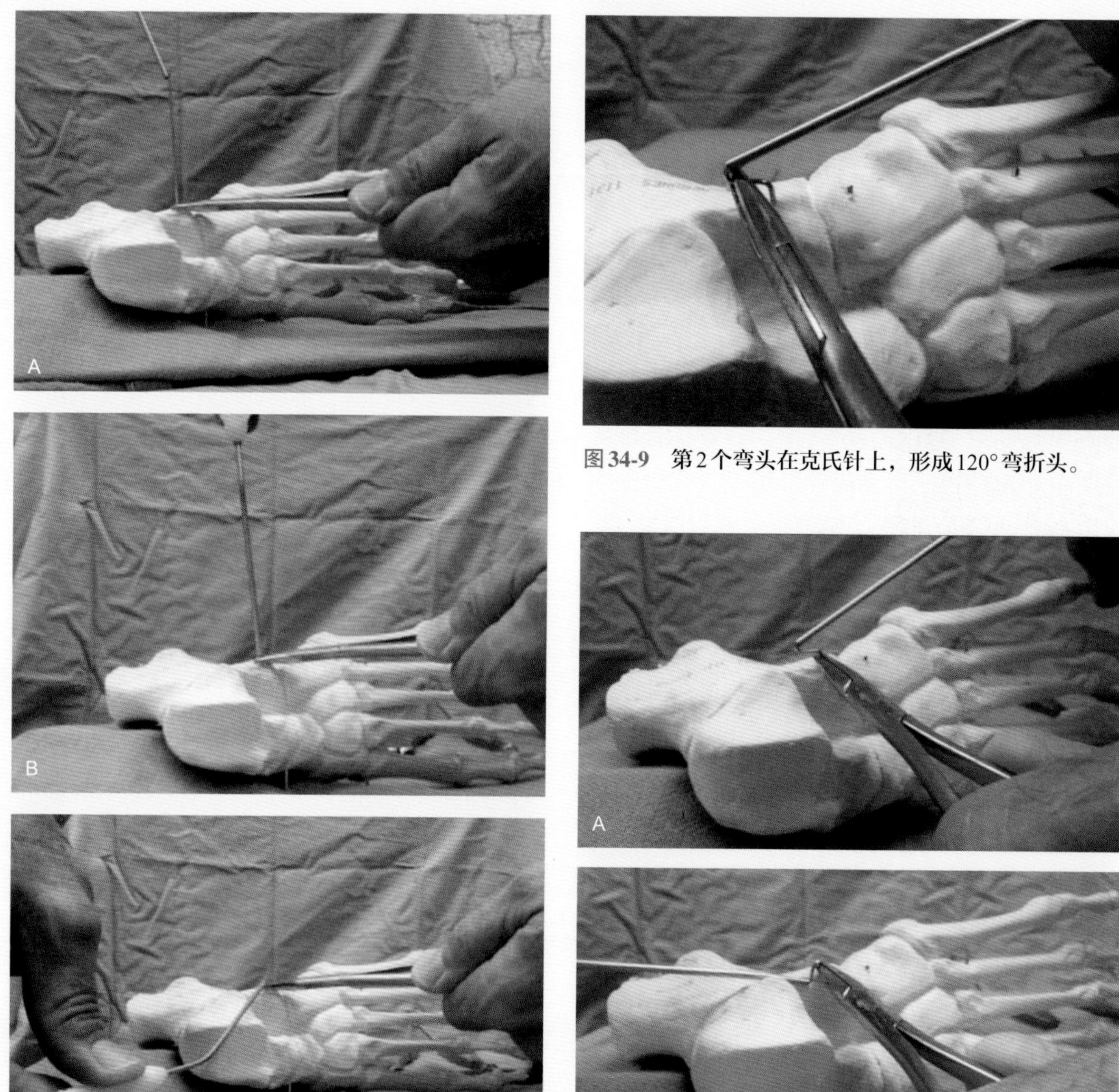

图34-8　示范实现第一个步骤，将克氏针弯曲90°。

图34-9　第2个弯头在克氏针上，形成120°弯折头。

图34-10　第3次弯曲可产生一个170°的弯折。

- 然后用克氏针剪在距离第1个弯折5 mm处剪断克氏针（图34-11）。
- 使用尖嘴钳，使弯折处弯曲增至170°~180°（图34-12）。
- 然后用一个敲击钳将剪断的克氏针顶入骨内（图34-13A），其结果是折弯钩与骨表面齐平（图34-13B）。

演示克氏针弯曲使用的X线透视样本（图34-14）。

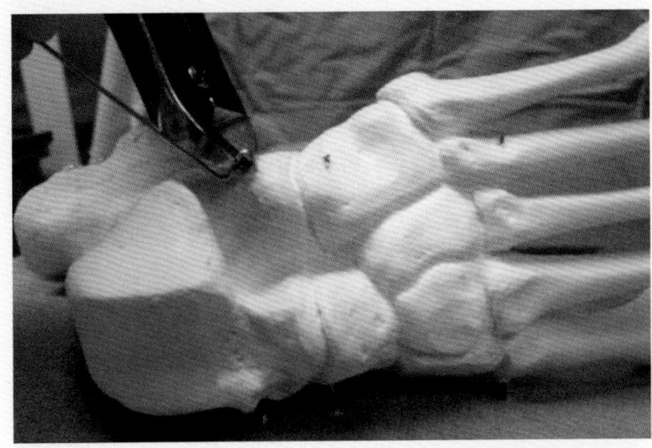

图34-11　剪断克氏针，为最终的弯曲和敲击做准备。

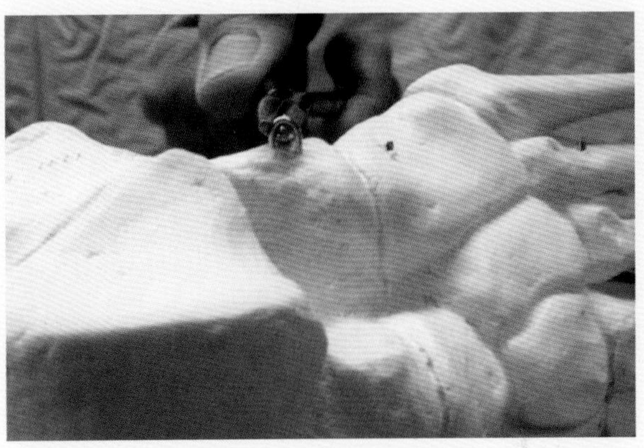

图34-12　使用尖嘴钳，使弯折处弯曲增至170~180°。

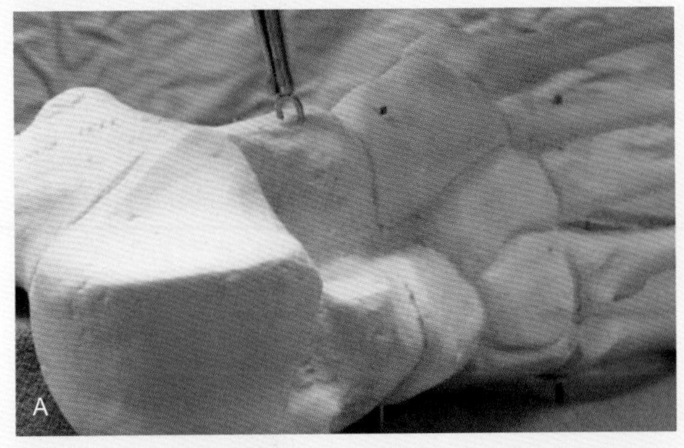

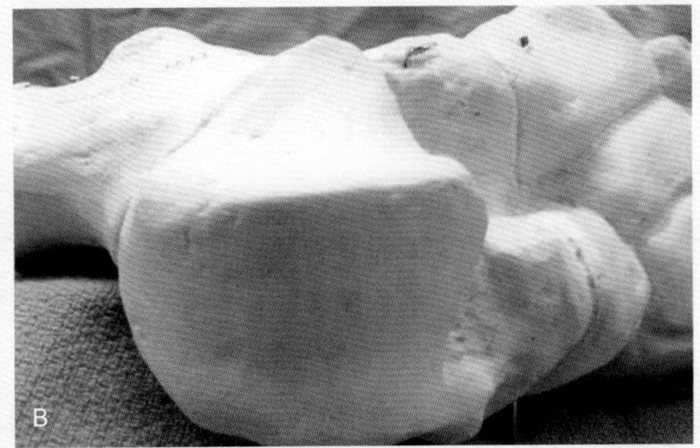

图34-13　克氏针被夯实到骨头中（A），它与骨皮质表面齐平（B）。

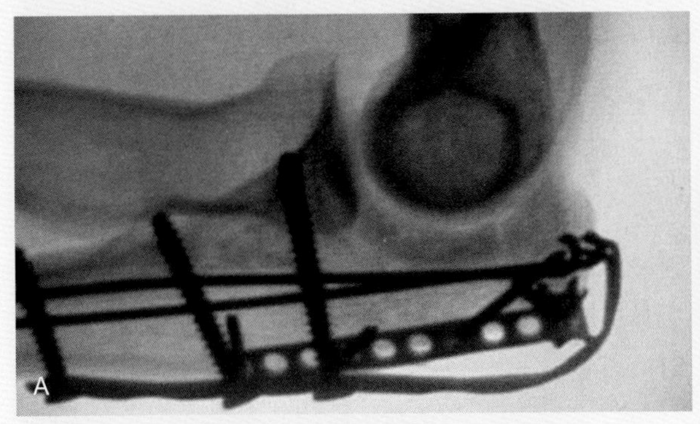

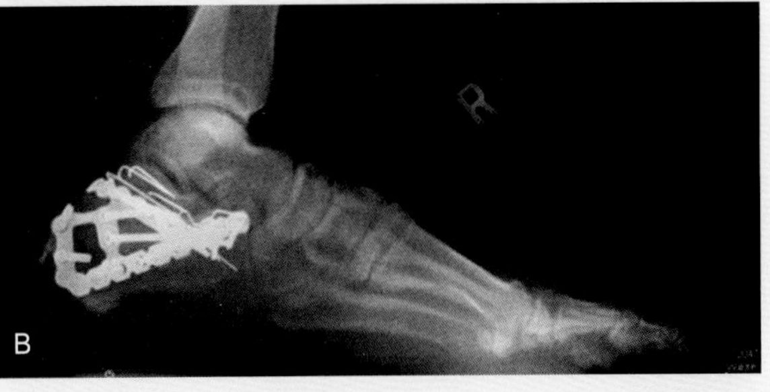

图34-14　X线片展示了克氏针弯曲使用的病例。

参考文献

[1] Firoozabadi R, Kramer PA, Benirschke SK. Kirschner wire bending. *J Orthop Trauma*. 2013;27(11):e260–e263.

TIP

用于确定性螺钉固定的克氏针技术

Christopher Domes, Lisa Taitsman

病理解剖

克氏针通常用于骨折临时固定，一般置入最终螺钉的理想位置。在小的骨块中，除了确定性的内植物外，要找到足够的临时固定空间是很有挑战性的。克氏针最初的置入通常垂直于骨折形态，以最大限度地获得固定骨折的临时稳定性。克氏针的轨迹通常是最终螺钉置入的理想选择；然而，克氏针的占位往往会使钻头难以操作，也难以在靠近克氏针的地方置入螺钉。

解决方案

当固定小碎骨块时，最好使用克氏针孔或路径，并更换大小和尺寸合适的螺钉进行最终固定。为了使用这种技术，有必要知道克氏针的尺寸，从而为螺钉匹配合适尺寸的钻头。

操作技术

- 暴露待固定骨折并识别骨折碎片，初步完成克氏针的临时固定（图34-15）。
- 根据骨折块的大小，在不导致骨折块进一步粉碎的情况下，在克氏针之间置入1枚或多枚螺钉的空间可能很小或不足。在骨块中心置入的克氏针是最终螺钉置入的理想位置和方向。用等长克氏针进行比对可以用来测量骨内克氏针的深度，从而得到预期的螺钉长度。
    - 临时固定的克氏针需进行X线透视检查，以确保其置入最终螺钉的精确深度。
    - 将1枚相同长度的克氏针直接放置在将要被替换的置入克氏针旁边。用尺子测量2枚克氏针末端的长度差，该长度差对应于螺钉的适当长度。
    - 或者，也可以取出克氏针，使用标准的小型测深器。
    - 参照克氏针的直径，选择合适的螺钉尺寸。克氏针也可发挥钻头的作用（表34-1）。

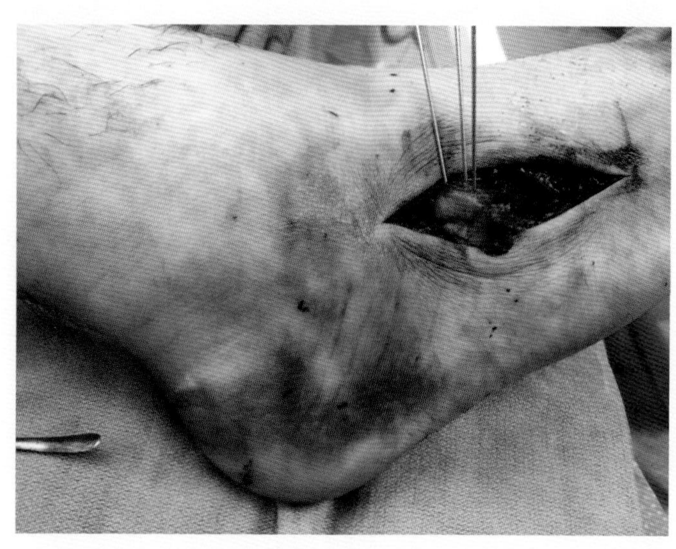

图34-15 骨折复位和用克氏针临时固定一小块骨碎片。

表34-1 克氏针尺寸、对应微小碎片螺钉直径和推荐螺钉的钻头直径

克氏针尺寸（in）	克氏针尺寸（mm）	对应螺钉直径（mm）	对应钻头直径（mm）
0.045	1.1	1.5	1.1
0.054	1.4	2.0	1.5
0.062	1.8	2.4	1.8
（5/64）0.078	2.0	2.7	2.0

注：当将克氏针置入坚硬的骨皮质时，此表也有帮助。可用尺寸稍小的钻头钻双皮质孔，用于克氏针的置入（防止热坏死）。例如，对于0.062 in的克氏针，理想的钻头是1.5 mm；对于0.054 in的克氏针，理想的钻头是1.1 mm。1 in=25.4 mm。

- 1.6 mm（0.062 in）的克氏针直径为1.8 mm，对应螺钉直径为2.4 mm（钻头直径1.8 mm）。按正常方式置入螺钉（图34-16）。
    - 注意，一般螺钉不会以拉力螺钉方式置入，除非如本例所示，近皮质已用2.4 mm钻头钻过孔。

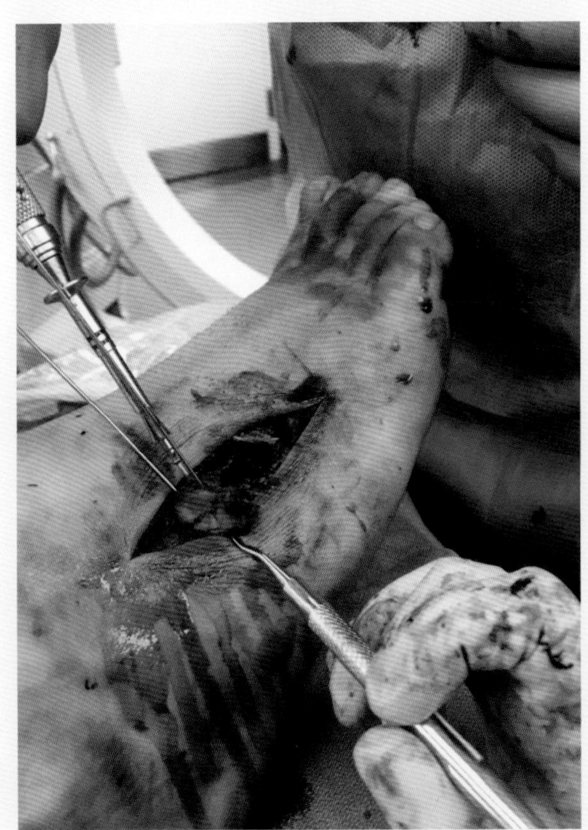

图34-16 移除用于建立骨隧道的1.6 mm（0.062 in）克氏针后，置入2.4 mm螺钉。

TIP

螺钉套索技术

David Brokaw

病理解剖

钢板内固定的进展已经通过经皮和肌肉下置入技术得到发展。经皮螺钉置入具有挑战性，特别是当螺钉脱离螺丝刀时，可能导致螺钉卡在肌肉包膜内，且为螺钉拆除增加了手术时间和透视的使用。

解决方案

可以用普通的缝线将任何尺寸的螺钉固定在螺丝刀的末端，用于骨皮质螺钉或拉力螺钉的置入。

操作技术

- 用0号、1号或更粗的抗菌Vicryl缝线在螺钉杆顶部与螺钉尾相邻处打一个简单的防脱结（图34-17）。
- 用缝线的中点打结，然后在钉杆上端和螺钉尾之间的连接处打紧（图34-18）。
- 医生用非优势手保持缝线的张力，同时使用电钻或手动螺丝刀将螺钉经皮置入适当的预钻螺钉孔。
  - 足够的缝线长度允许医生在使用优势手引导螺钉经皮置入预钻孔的同时，用非优势手轻轻向后保持张力（图34-19~图34-21）。
- 在置入过程中，对缝线的自由端施加轻微的张力，以保持螺钉与螺丝刀头的咬合（图34-19~图34-21）。螺钉完全取出或重新定位置入可防止螺钉脱落。

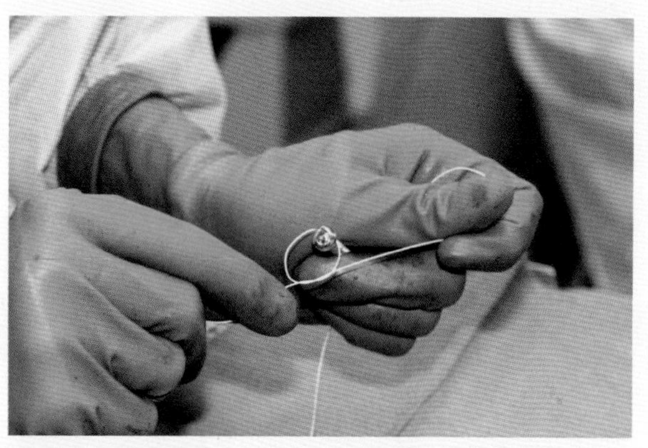

图34-17 用中号Vicryl缝线在螺钉尾部下方的螺钉杆上系防脱结（“简单”）。

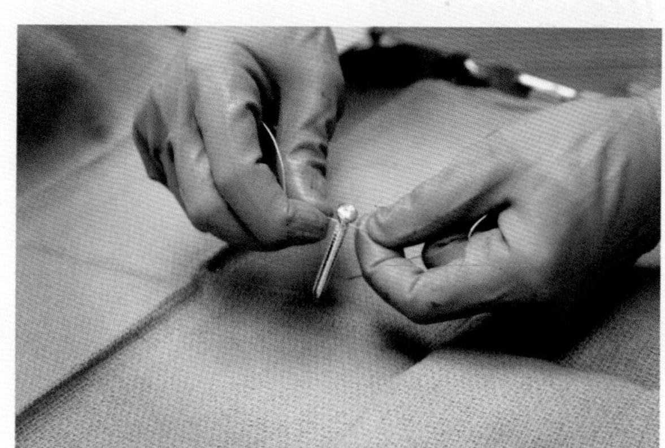

图34-18 在螺丝尾下面打紧结。

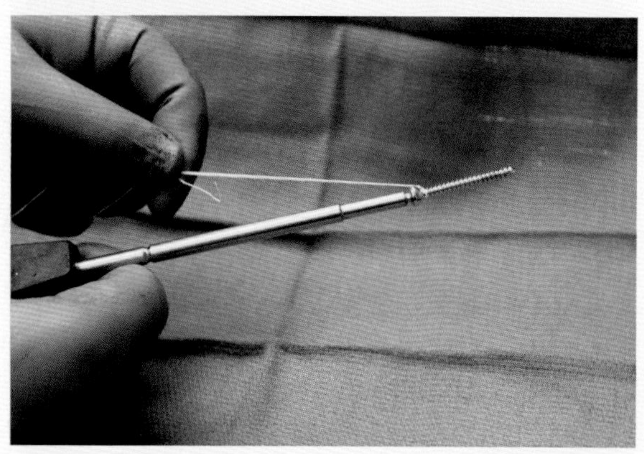

图34-19 缝线两端的张力用于保持螺钉和螺丝刀的咬合。

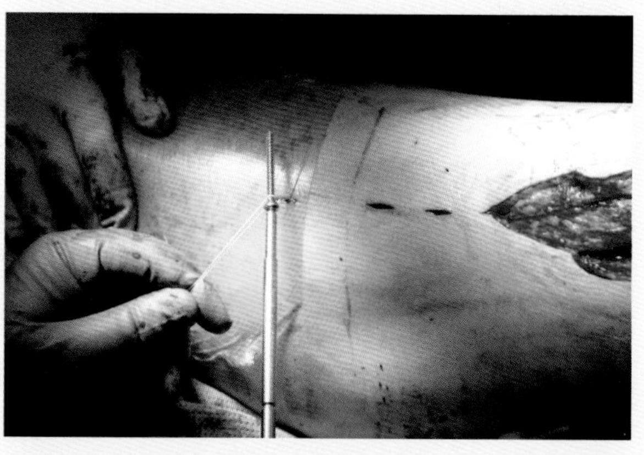

图34-20 经皮置入前螺钉与螺丝刀配对。

- 很多时候，医生需要通过触感或透视引导将螺钉重新定位到钢板的适当孔内。如果没有这种向后的张力，螺钉可能会从螺丝刀上脱落而“丢失”在组织包膜内。
  - 使用一次性缝线维持后向张力可以最大限度地提高螺钉置入的准确性，可在一定程度上减少回收脱落螺钉的需要。
  - 该操作减少了手术时间及对医生或患者的放射线暴露。
- 一旦螺钉完全固定，通常可以通过释放缝线的一端并拉动缝线另一端抽出缝线。
  - 或者，当螺钉在钢板螺钉孔内拧紧时，可能会切割缝线并将其切断，也可以在皮下切断缝线的两端（图34-22）。
- 简单的防脱结允许螺钉自由旋转，在螺钉拧入时缝线则不会在螺钉上打卷。
  - 然而，不管线结的类型，全螺纹皮质螺钉可能挂住并缠绕缝线。缝线要足够长（25.4~30.48 cm，10~12 in），为螺钉完全固定提供足够的长度。

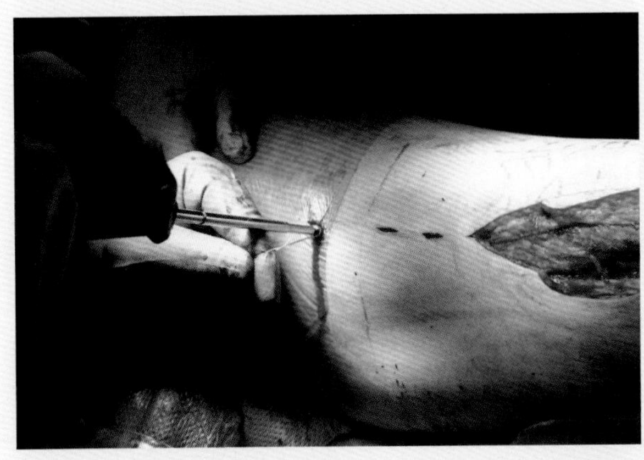

图34-21　在缝合线两端保持张力的情况下，经皮置入螺钉。

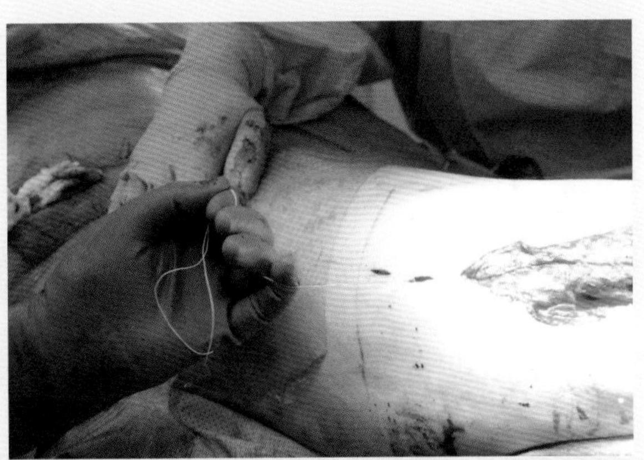

图34-22　要移除缝线，松开一端，拉另一端抽出缝线。

TIP 内固定移除微创技术

Eric D. Farrell

病理解剖

经皮或小切口内固定增加了内植物移除时复杂性。此外，如果在切开复位内固定中使用延展的入路，通过原始切口移除内植物可能会增加伤口并发症的可能性和发病率。

解决方案

微创技术移除内植物通常可以通过原来的切口或新的入路。

操作技术

- 用透视和/或触诊的方式标记钢板的近端或远端，确保内植物与之前的切口共轴。
- 如果内植物与原切口不共轴，重新打开之前的切口，使切口长度足够露出钢板的末端和最近的螺钉孔。
  - 如果内植物与原切口相距很远，应考虑做一个新的切口，但要有足够的皮桥。
- 继续剥离至筋膜层，然后切开并最终缝合。

- 从钢板表面抬起组织（图34-23）。
- 透视下定位螺钉钉尾和标记区域。
- 可使用小克氏针进一步定位内植物，使其与螺钉轨迹一致（图34-24，图34-25）。
- 在螺钉钉尾上做一个小切口，然后用1把直螺丝刀顶推至螺钉钉尾。空心螺钉可以用导针置入空心钉中心轴中，以辅助取出。
- 将螺丝刀插入螺丝头上，然后取下螺丝（图34-26）。
- 当内固定表面软组织较厚时，在螺钉钉尾上放置一个部分打开的止血钳，并施加压力压迫表面的软组织，这可能有利于螺钉钉尾的暴露（图34-27）。
- 在取出所有螺钉后，用1个骨膜剥离器将软组织从钢板的近端剥离，并在钢板的深面推起。
- 使用小的刮勺剥离器从钢板深面剥离软组织（再次使用触诊和透视引导下）。这种方法将有助于释放剥离器钢板边缘和空螺钉孔内的软组织（图34-28）。
- 一旦钢板内的螺钉完全取出，用一个小骨钩或类似的工具通过钢板的末端孔插入它的尖

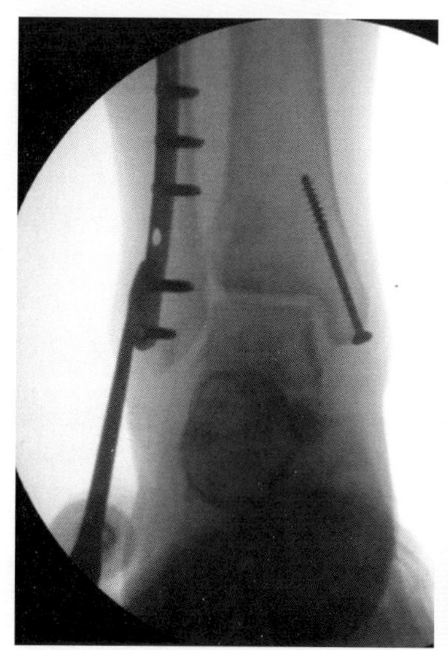

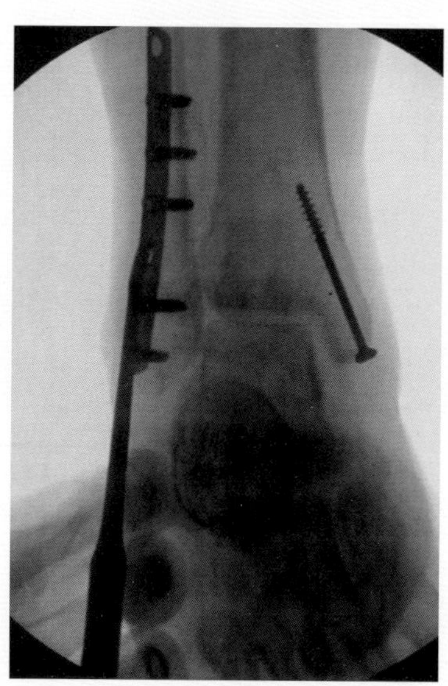

图34-23　通过远端2个螺钉孔上的小切口（在这种情况下使用了以前的切口）置入骨膜剥离器。在钢板表面向近端剥离并抬起软组织。

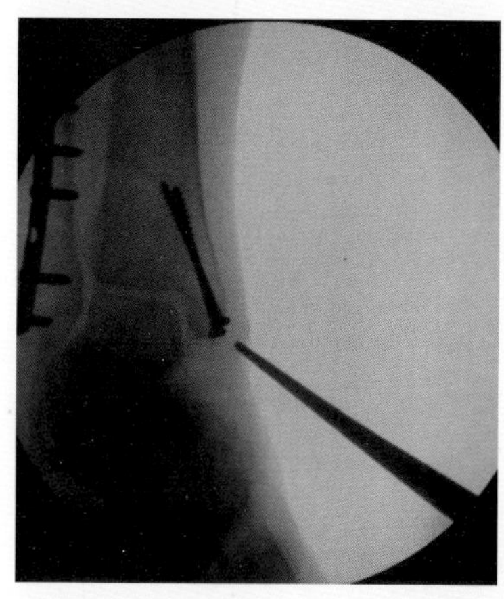

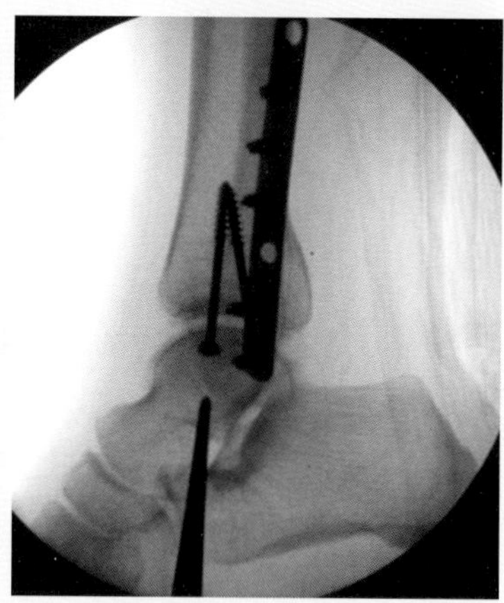

图34-24　在透视下正位和侧位影像中定位螺钉钉尾。在这个病例中，用一个切口取出内侧2枚螺钉。在2个螺钉的远端中间做一个切口。

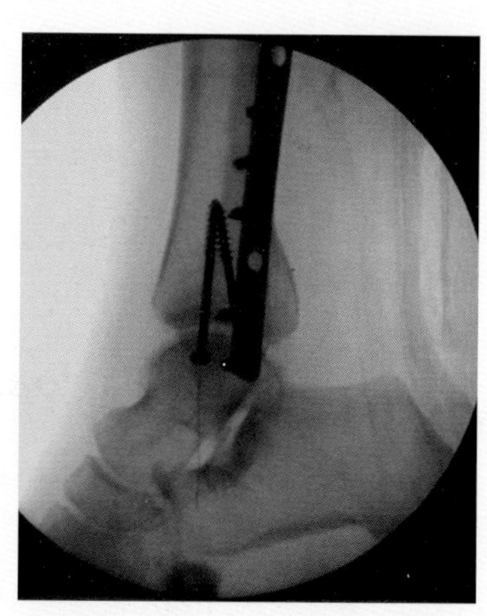

图34-25　用1枚小的克氏针经皮定位前方的螺钉及其轨迹。

头。骨钩尖从末端孔中伸出朝向钢板的表面。用锤子敲击骨钩将钢板移除。注意，可以使用钳子、Cobb剥离器或类似的工具夹持骨钩以方便锤击骨钩移除钢板（图34-29）。

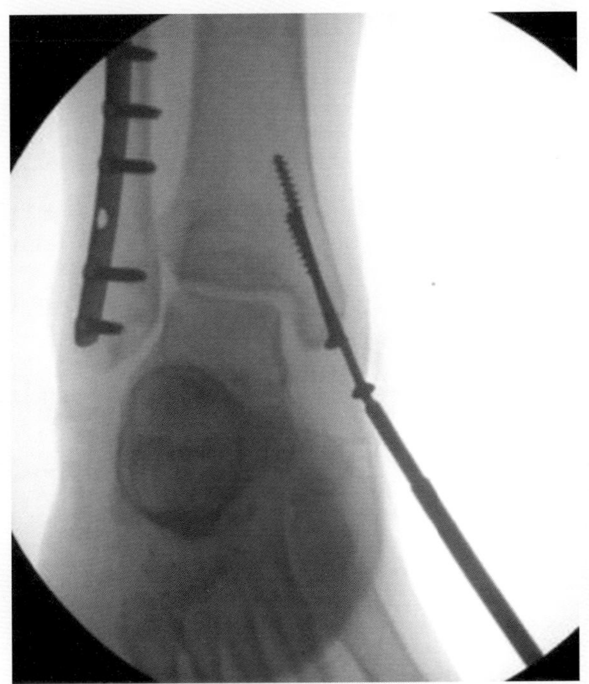

图34-26　通过经皮切口取下螺钉。

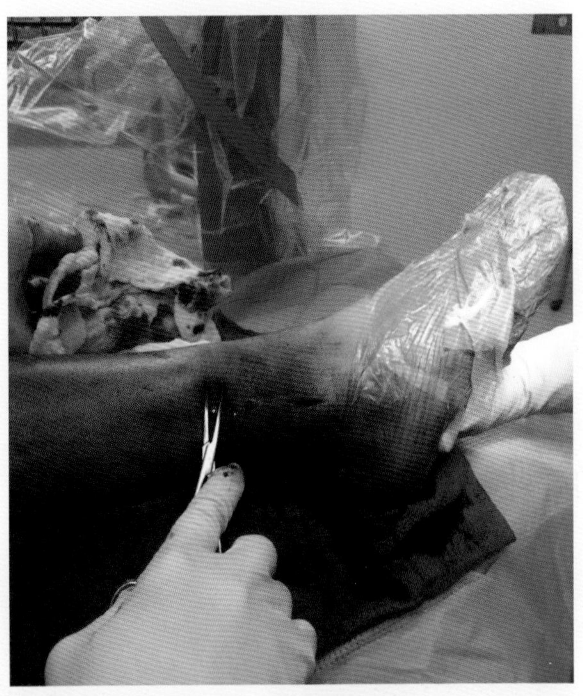

图34-27　止血钳有助于螺钉钉尾的暴露。

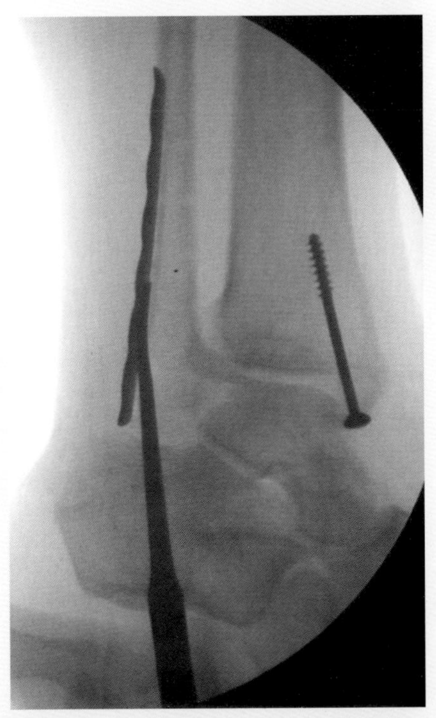

图34-28　从远端切口内用刮勺剥离器剥离钢板深面的软组织。

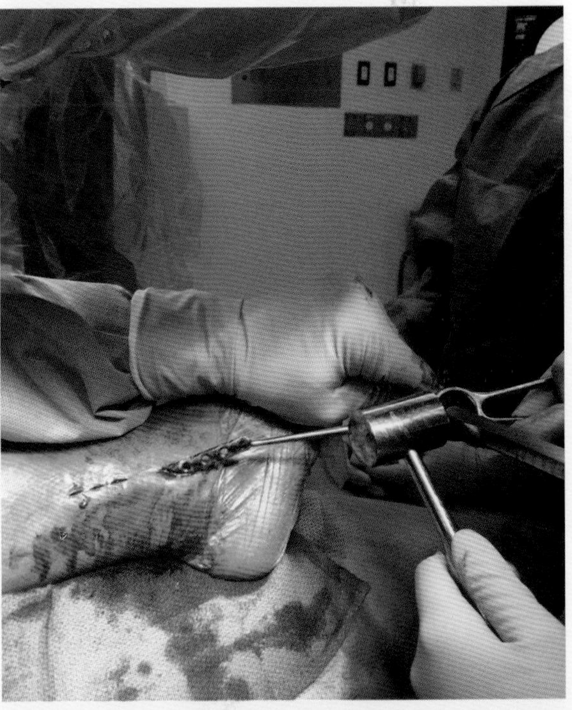

图34-29　通过钢板远端孔放置的骨钩（尖端朝向钢板表面），锤子敲击产生剪切力移除钢板。

- 或者，如果钢板周围的软组织不坚韧，可以尝试单独使用锤子槌击来移除板，以便施加足够的剪切力，而不剥离钢板周围的软组织。该方法适用于大多数皮下置入的钢板。
- 冲洗伤口，然后缝合筋膜，用尼龙缝线缝合皮肤切口。

病例

- 患者，女性，30岁，因胫骨平台外侧骨折在外院接受切开复位内固定治疗。切开复位内固定是通过一个可延展的前侧切口进行。术后患者出现膝关节疼痛和内植物相关症状（图34-30）。
- 通过新的小切口取出内植物，以避免使用原切口时剥离大的外侧皮瓣（图34-31）。
- 钢板近端暴露后，使用骨膜剥离器和小的Cobb剥离器将钢板从浅深层软组织中剥离出来（图34-32~图34-36）。

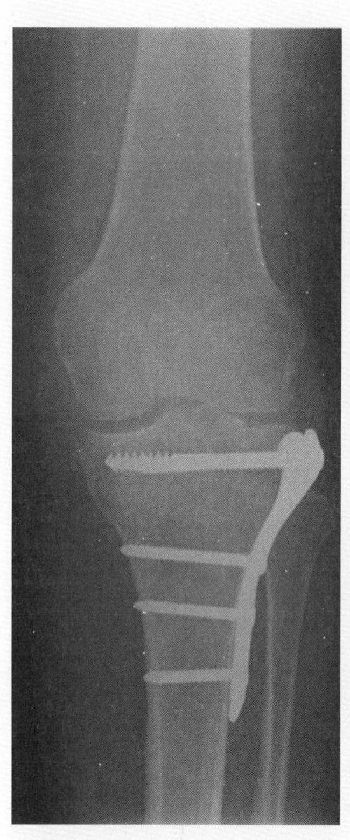

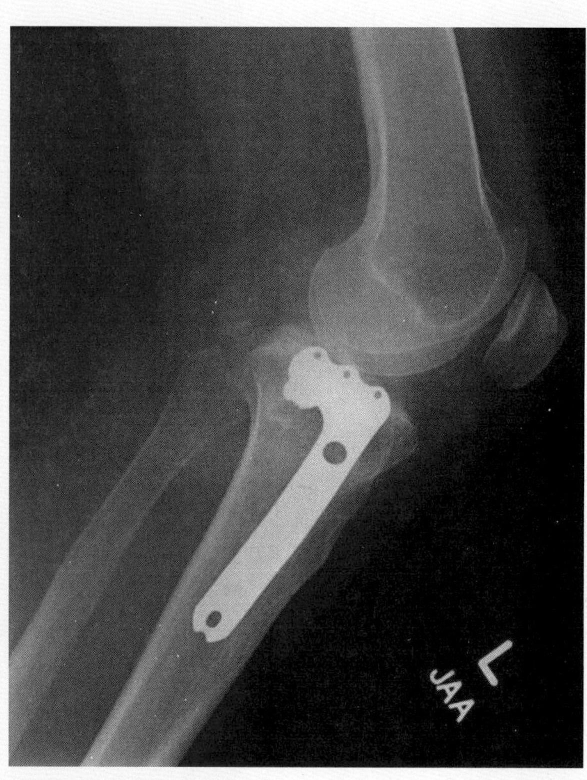

图34-30 外侧支撑钢板固定的胫骨平台外侧骨折已愈合。

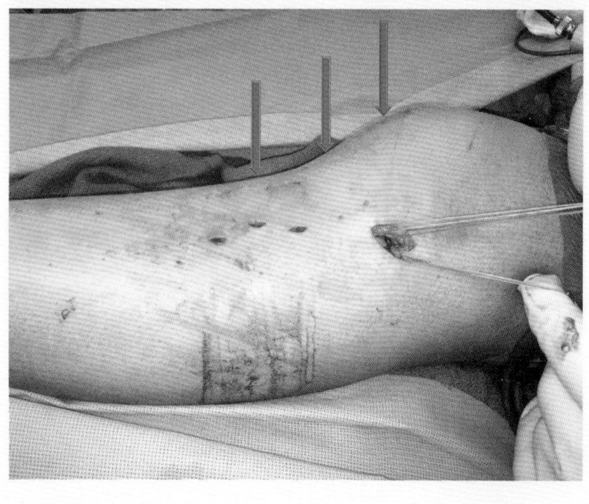

图34-31 切开皮肤后，用缝线标记深筋膜以便牵拉。近端螺钉通过近端切口取出，远端螺钉经皮取出。注意红色箭头指示的是原延展的前侧切口。

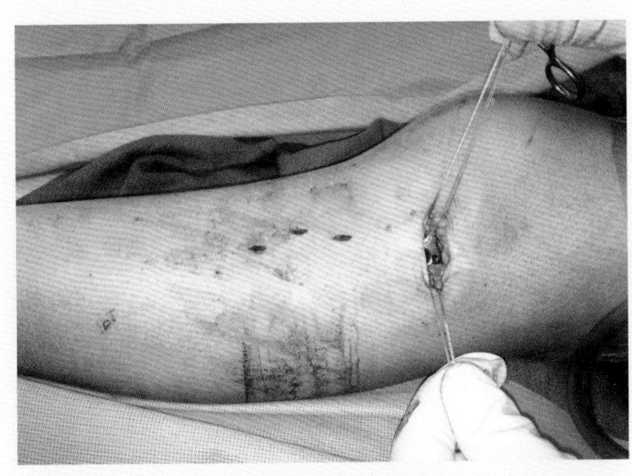
图34-32　钢板近端已被剥离器剥离抬高，近端孔可以放置骨钩。

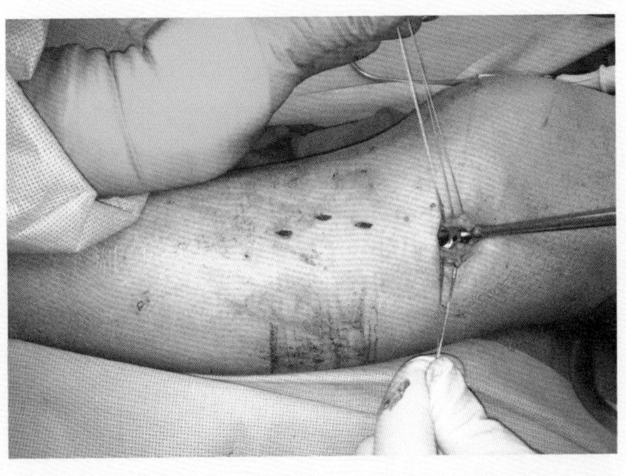
图34-33　骨钩置入钢板孔中，钩尖朝向钢板表面以防止对皮肤和下面的骨头造成伤害。

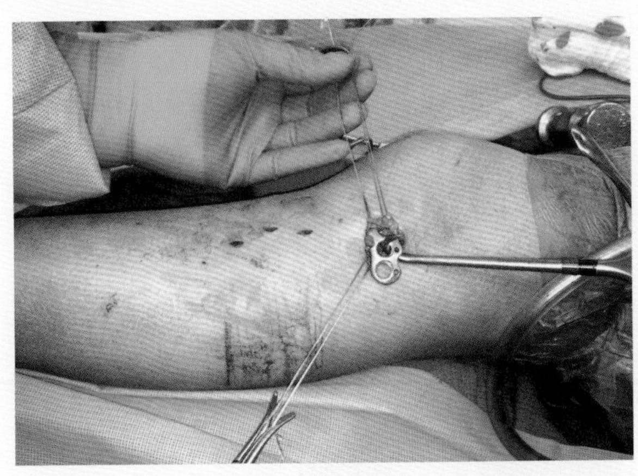
图34-34　用锤子轻锤将钢板取下。在这种情况下，最初骨钩或钢板内旋，于后筋膜施加牵引，以暴露和清理钢板后深部。

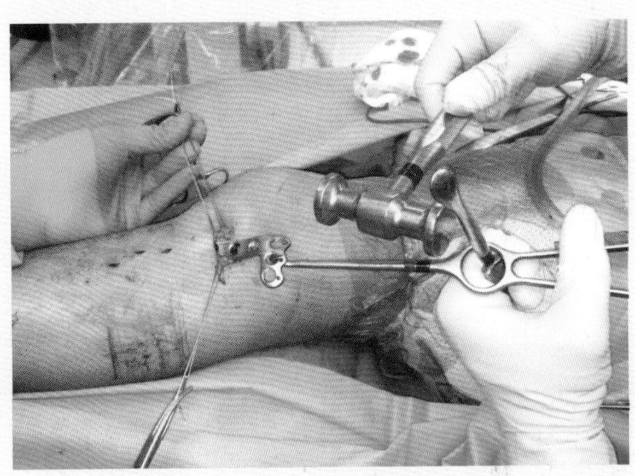
图34-35　注意在骨钩后部置入Cobb剥离器，以方便锤子锤击。也可以使用其他工具，如钳子。

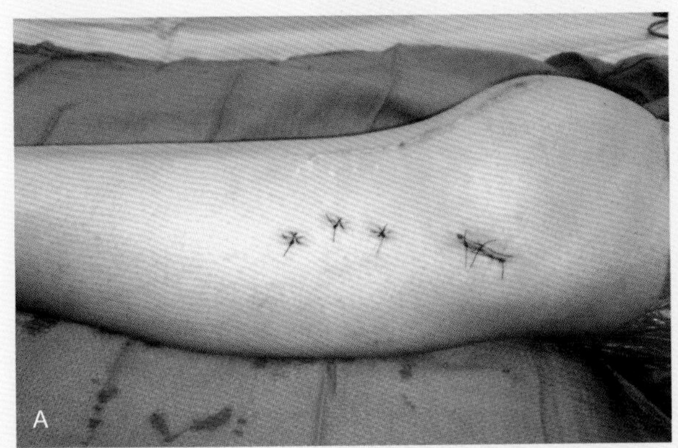

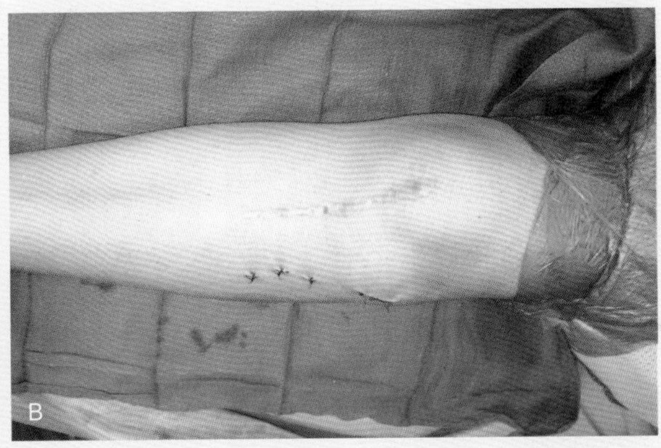

图34-36　术后切口及其与原切口的关系。

TIP 开槽胫骨髓内钉的取出

Eric D. Farrell

病理解剖

移除内植物可能是一项艰巨的任务，特别是当它们固定效果很好或长时间存留时。可能需要特殊的器械，医生也可能需要“打破常规”思维。尽管有充分的术前计划，专门为移除髓内钉设计的特殊商用器械工具可能无法获得或有不足之处。

解决方案

1/3管型锁定钢板和2.4 mm导针可作为弹性截骨工具，以帮助取出开槽胫骨髓内钉。

操作技术

患者，男性，49岁，因胫骨中段骨折接受开槽髓内钉治疗后约30年。患者出现踝关节关节炎，采用空心螺钉进行踝关节融合失败。需要移除胫骨髓内钉，以促进踝关节翻修融合(图34-37，图34-38)。

- 之前的髌骨切口或入路用于暴露胫骨髓内钉近端进钉点。将1枚2.4 mm末端带螺纹导针插入髓内钉的近端，并在透视下确认(图34-39)。
- 然后在导针上插入空心开孔钻（8~11 mm），并推至髓内钉的顶部。注意保护髌腱和导针螺纹。
- 用刮匙和小的钻头将髓内钉近端残留的骨块小心地取出。螺纹内的骨也被移除，而不破坏螺纹。

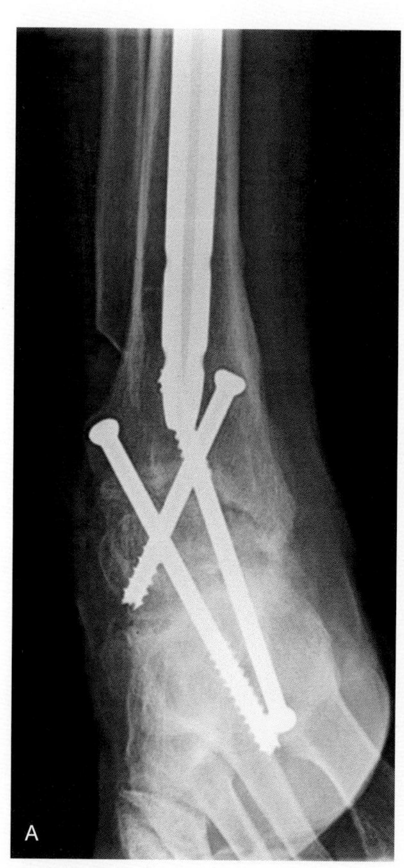

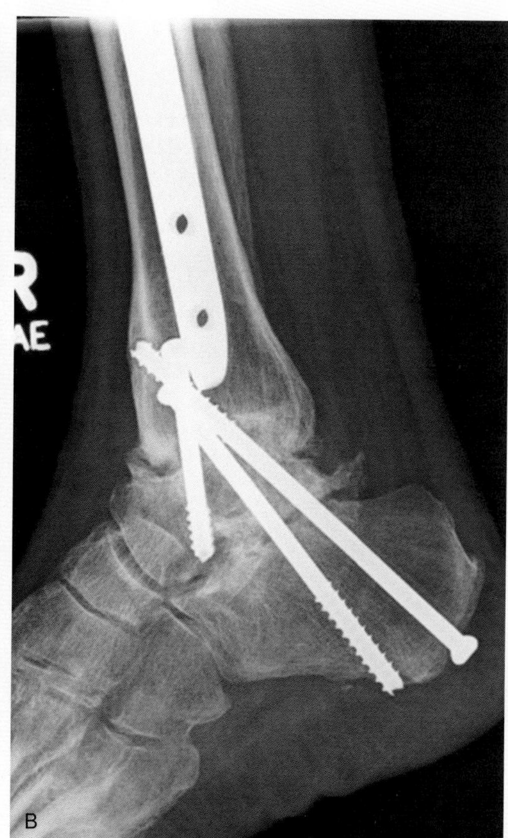

图34-37 踝部空心螺钉融合失败。

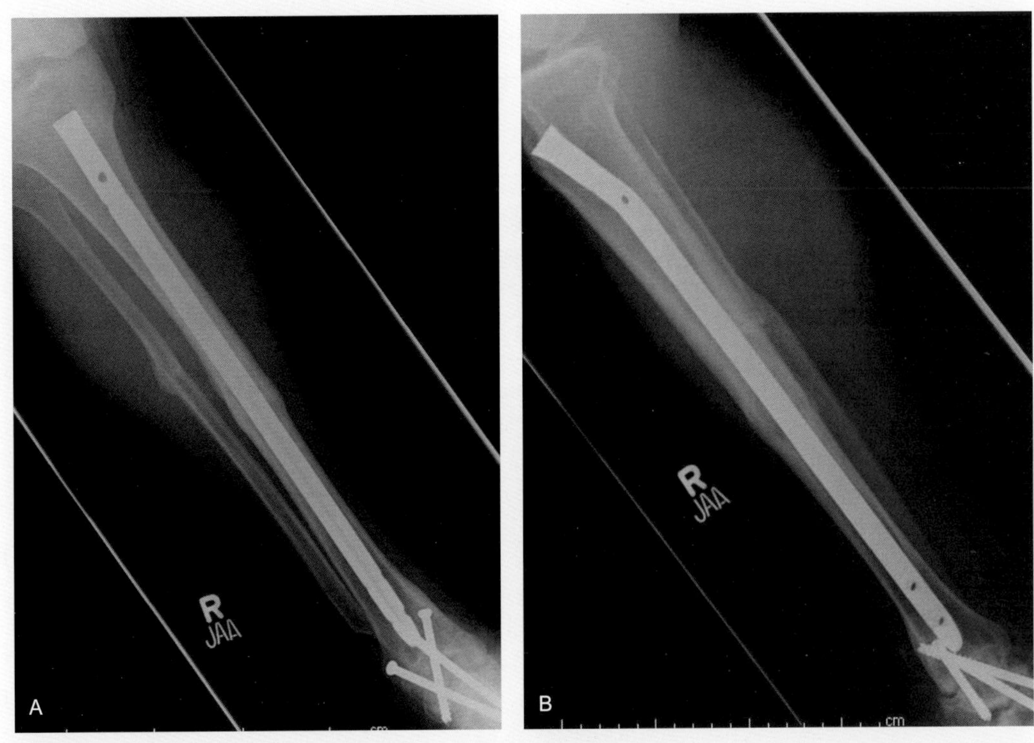

图34-38 开槽胫骨髓内钉，之前交锁螺钉已拆卸，骨折愈合良好。

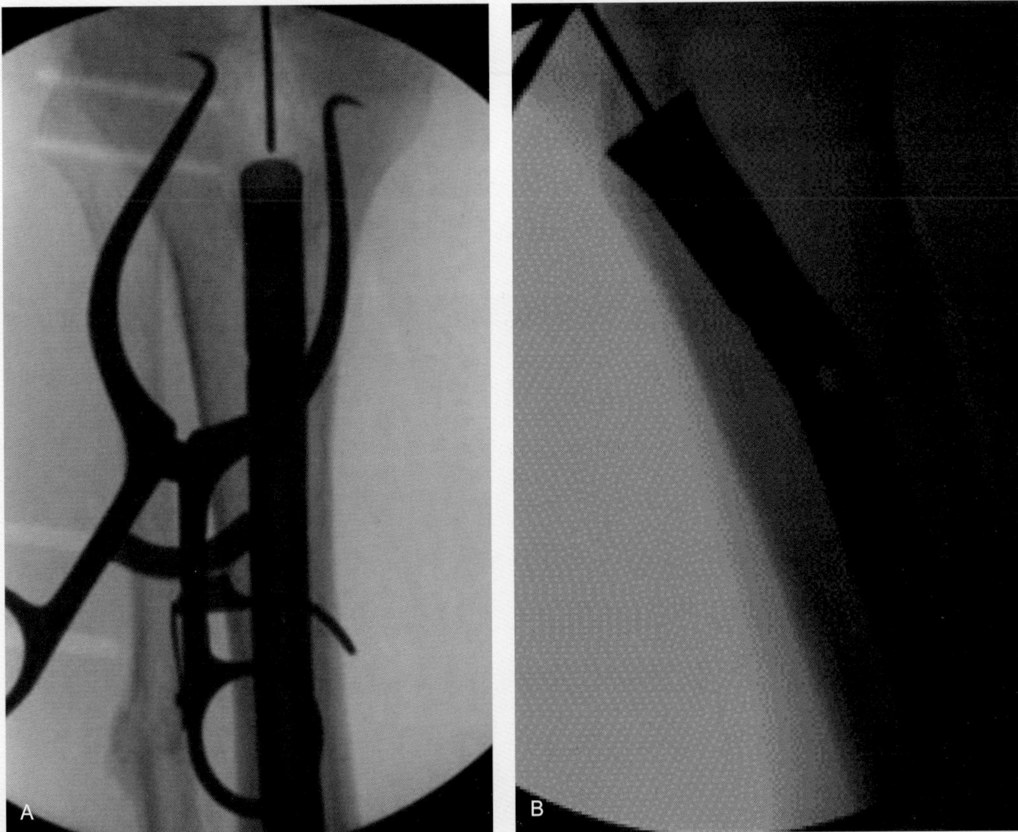

图34-39 正位和侧位影像确认导针插入髓内钉。

- 在这种情况下，因为髓内钉有Herzog曲线，这会使髓内钉取出更加困难。
- 应注意清理朝向髓内钉曲线及后侧的一些骨质，并释放足够的空间。
- 弹性截骨刀是清理髓内钉周围骨质的理想工具，它不会清理掉过多的骨质。如果没有这些工具，可以选择1/3管型钢板代替。
- 技巧：长的1/3管型钢板在第2~3孔处弯折。然后将钢板置于髓内钉近端后侧，并用锤子将钢板向远端敲击。可将老虎钳夹在胫骨近端的钢板上，用于接受锤击（图34-40）。

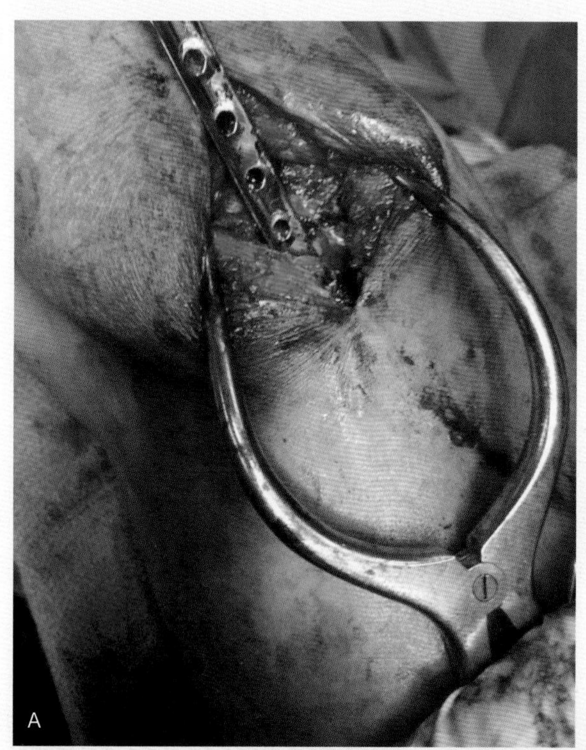

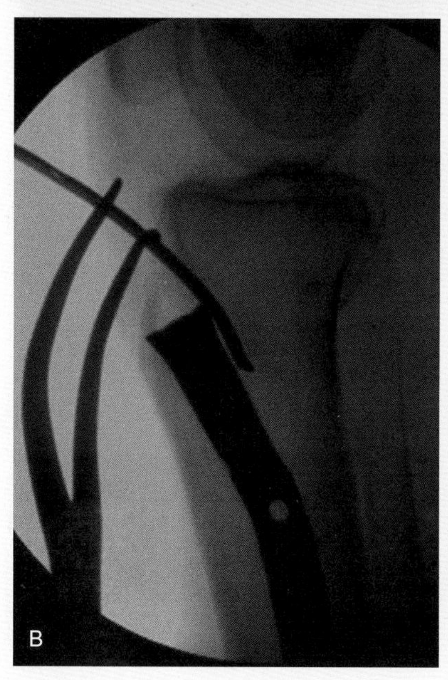

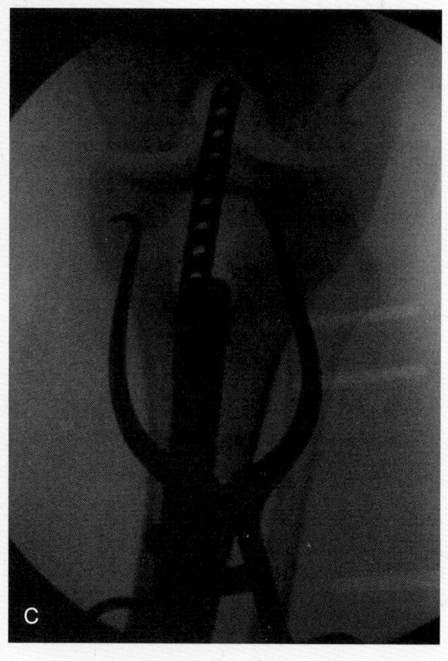

图34-40　用于游离髓内钉近端的弹性截骨刀。

- 钢板尽可能向远端和后方推进（图34-41）。
- 然后用钢板在髓内钉前方进行游离（图34-42），条件允许时也可在内侧和外侧进行游离。
- 使用钢板时，向内侧和外侧的远端游离比较困难，此时可用2.4 mm的导针。在透视

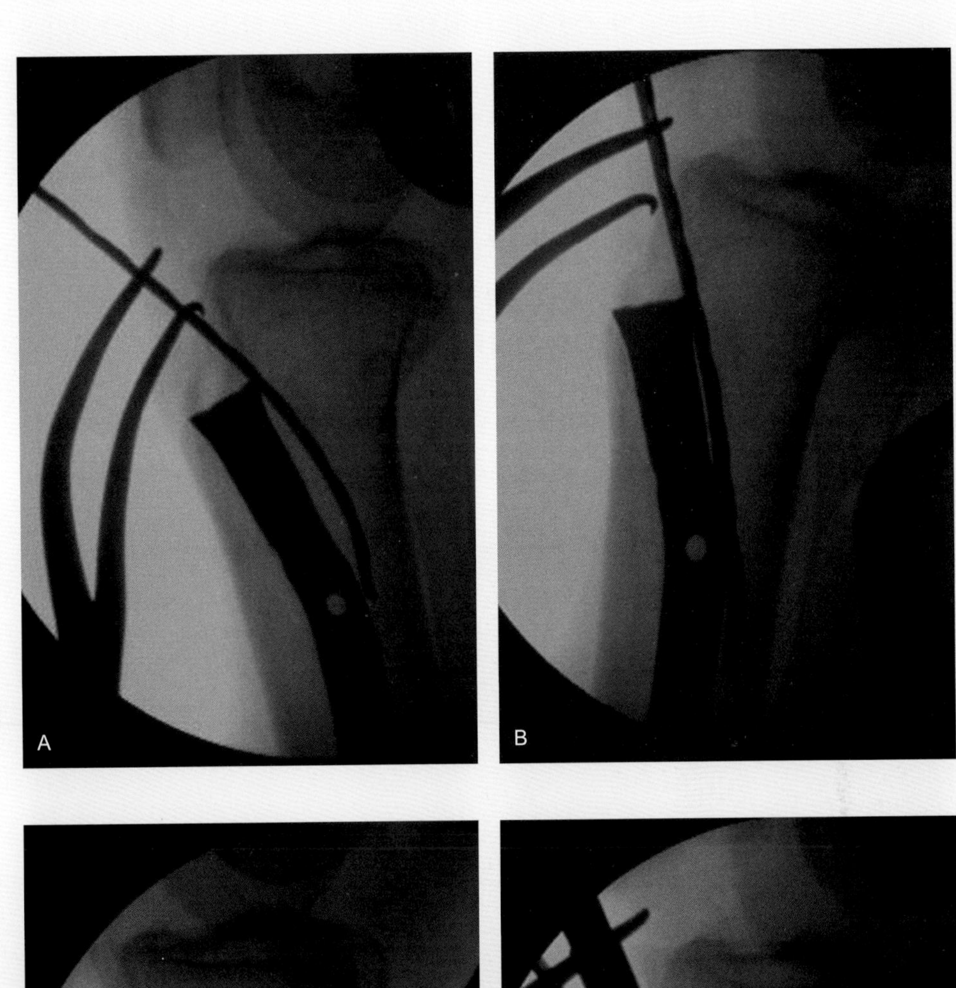

图34-41　钢板向后和向远端推进。

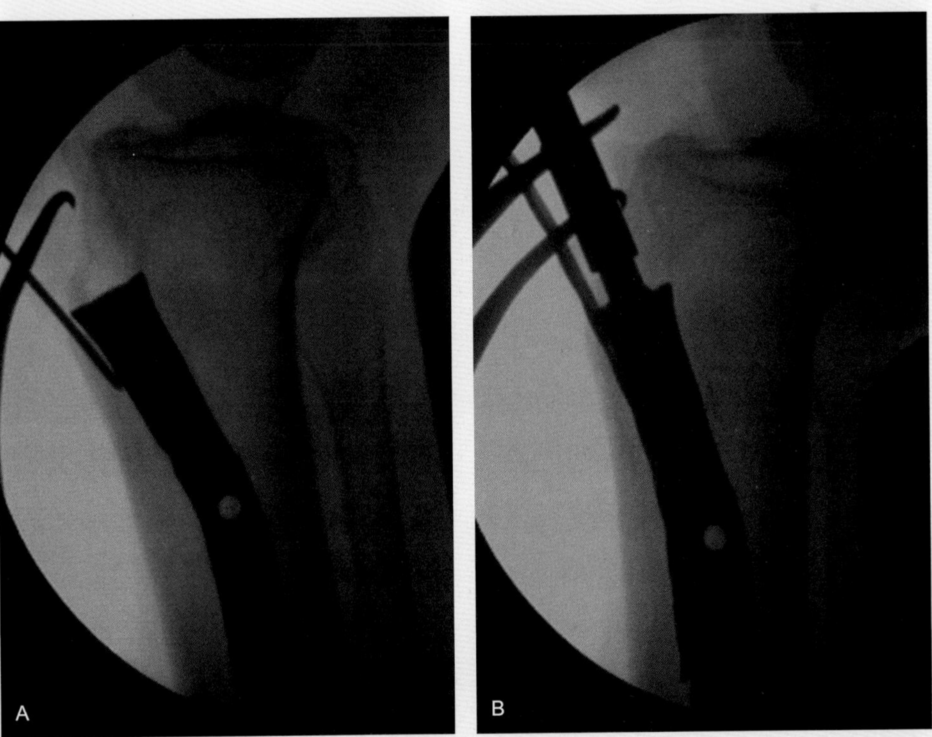

图34-42　前侧游离。

引导下，用带螺纹尖导针推进。将钻头放在摆锯上可以帮助重新定向轨迹（图34-43，图34-44）。

- 在长期留置的内植物中若没有交锁螺钉，骨头易向螺钉孔中长入。在交锁髓内钉的近端和远端交锁孔中，长入的柱状骨会将髓内钉固定到干骺端骨质上。可通过在髓内钉的内侧和外侧进行游离将这些骨柱剥离。
- 或者，可以用尺寸合适的钻头（3.2 mm或4.3 mm）“钻通”这些交锁孔。类似于使用C臂机辅助徒手置入交锁螺钉的技术。
- 然后将合适的取出螺钉固定在髓内钉近端。将导针（2.8 mm/3.2 mm/4.3 mm）或钻头置入其中一个交锁孔中，以防止在拧紧取出螺钉时髓内钉在髓腔内旋转。
- 然后将取出器固定在取出螺钉上，用一个大锤子或滑锤回敲取出髓内钉。
    - 注意：在某些取出系统中，敲击近端可能会产生过大的弯曲应力，从而降低取出器的机械优势。此外，重复的偏移冲击可能导致取出器在取出螺钉顶部断裂。
- 技巧：如果在使用制造商推荐的技术取出时髓内钉纹丝不动，可用锤子敲击取出器的底部。
- 在这种情况下，一旦敲击更靠近固定栓的取出手柄，髓内钉就可以被顺利取出（图34-45）。

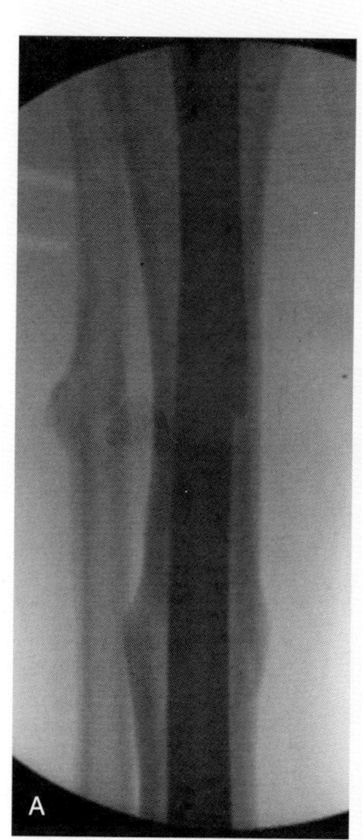

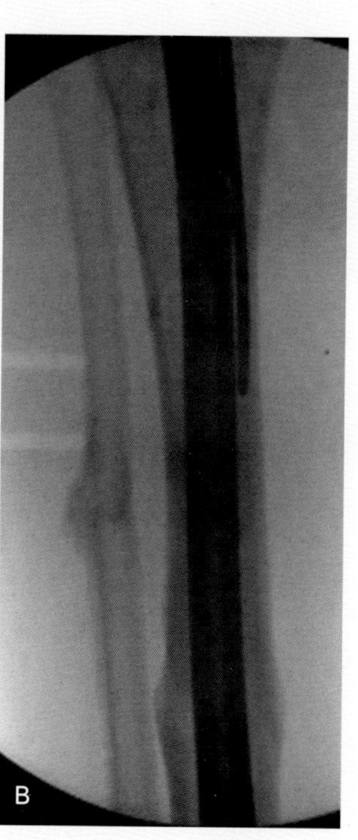

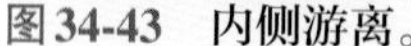
图34-43 内侧游离。

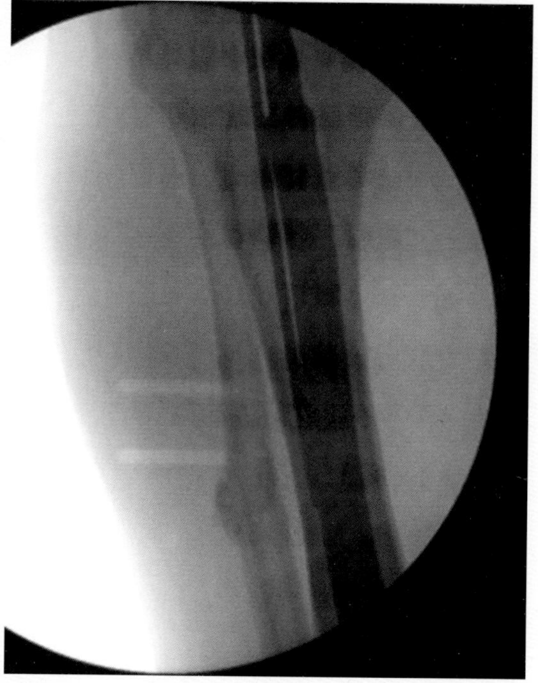

图34-44 外侧游离。

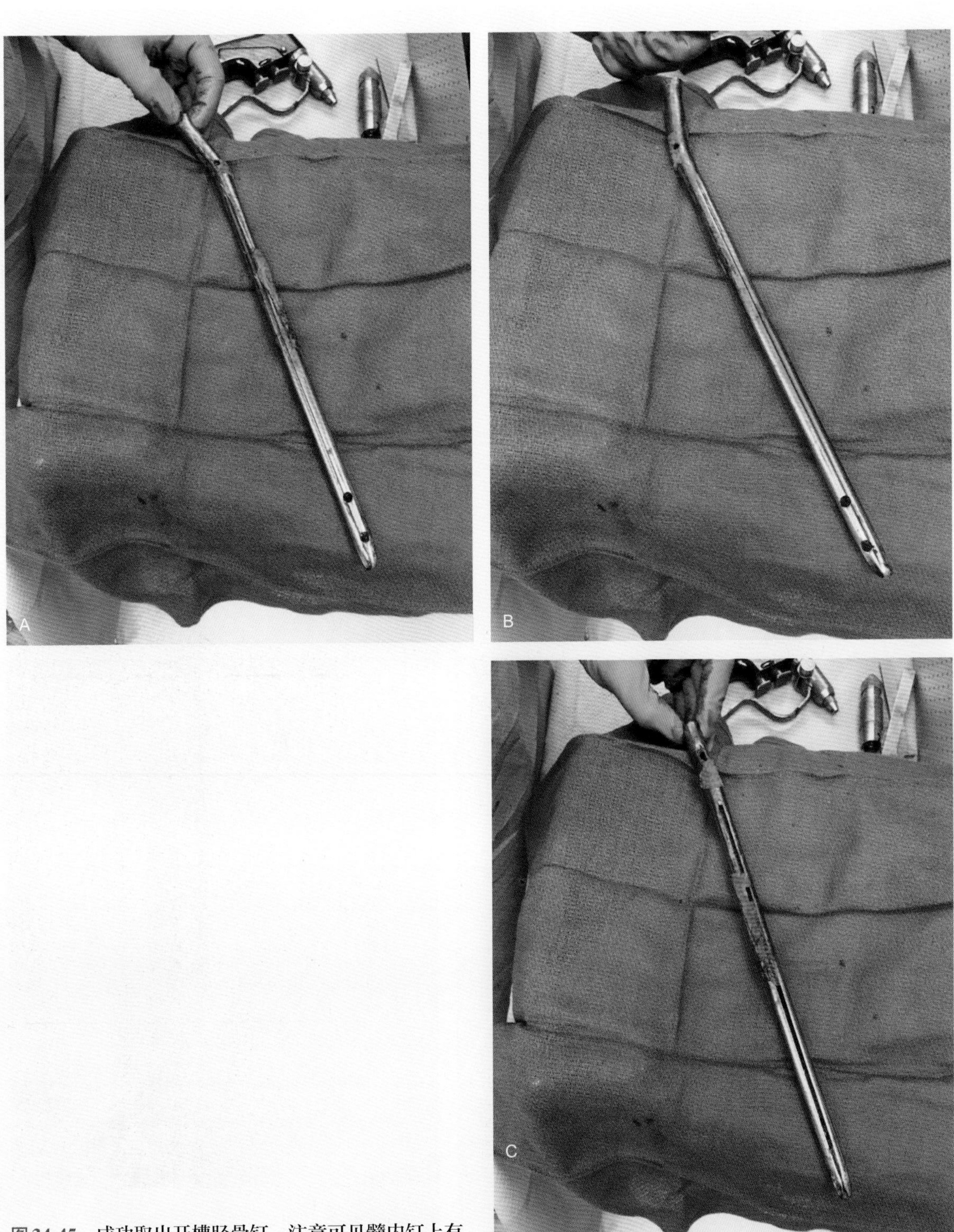

图34-45 成功取出开槽胫骨钉。注意可见髓内钉上有广泛的骨长入。

- 然后进行踝关节融合，8个月后X线片显示逐渐融合（图34-46）。
- 如果所有的取出操作都不成功，下一步是进行外侧骨皮质“切开术”，以增加髓腔直径并减少取出的阻力。
  - 在胫骨峡处部做一个前外侧切口，可向与髓内钉紧密接触的峡部近端和远端延伸几厘米。
  - 在距胫骨前外侧嵴约5 mm处切开胫前筋膜。
  - 将小腿前间室内的肌肉向外侧牵开，在胫骨峡部近端和远端的外侧骨皮质的中段分别钻2个4.5 mm孔。外侧皮质中段对应胫骨髓腔的中部，并在侧位影像上与髓内钉共轴。
    - 这2个4.5 mm孔用于在骨干扩张部减压。
  - 用微型摆锯切开外侧骨皮质。摆锯顶到髓内钉上。
  - 将几把薄骨刀插入到皮质切开处，从而扩大髓腔直径。
  - 截骨刀置于原位，再次尝试取出髓内钉。
  - 如果再次取出无效，则在皮质开窗处置入厚截骨刀或凿子以增加皮质窗的宽度，直到髓内钉表面的髓内压降低以允许取出。
  - 或者，通过在原先两个孔的近端和远端分别再钻2个4.5 mm孔，以增加皮质窗的长度。用摆锯锯通相邻的两个孔以延长皮质窗，在这些皮质开窗处插入更多的截骨刀或凿子以使髓腔进一步扩张。

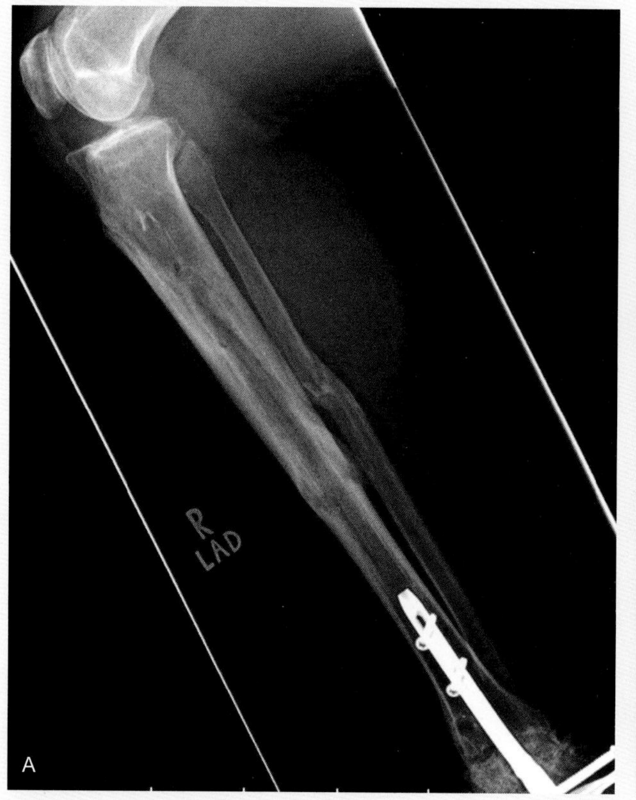

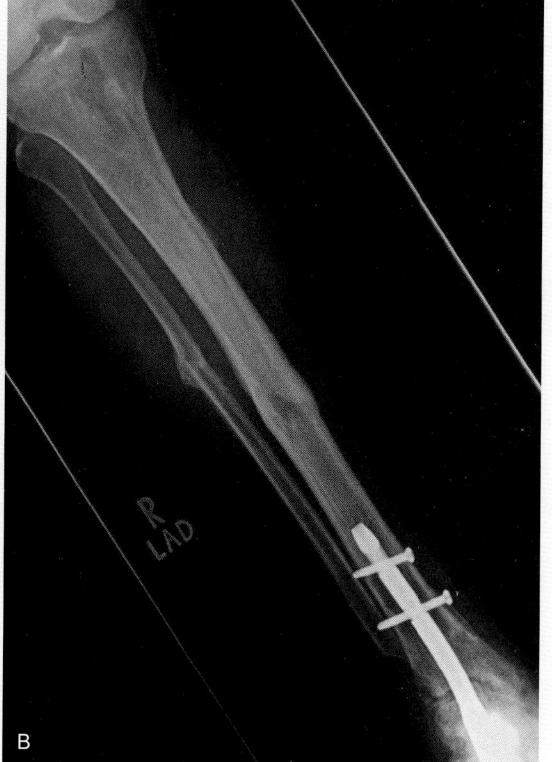

图34-46　踝关节融合和胫骨愈合影像。

索　引

（按首字汉语拼音排序）

H

J

K

L

M

N